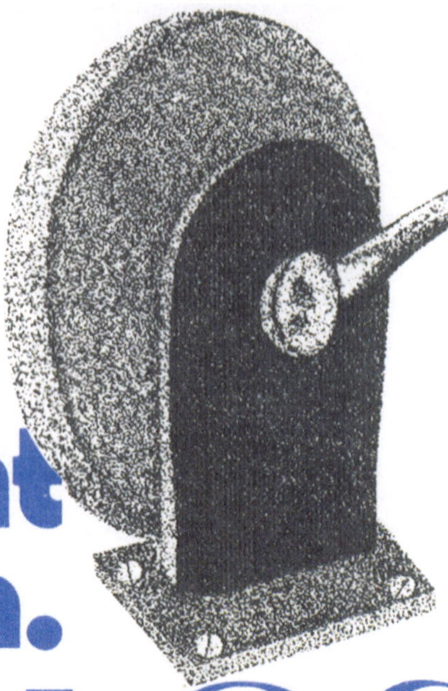

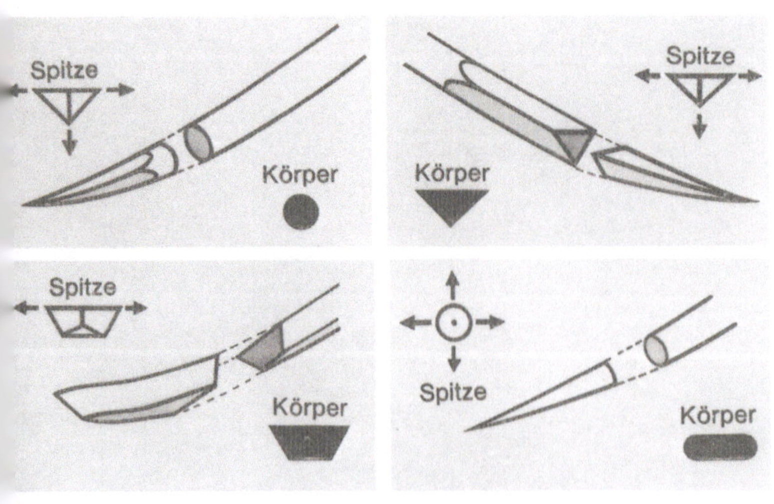

Nicht schleifen.

ATRALOC

Nadeln sind scharf!

Wir stellen unsere
Nadeln selber her, des-
halb wissen wir,
worauf es ankommt

ETHICON *fortschritte für die Chirurgie*

L 47241

Vervollständigen Sie Ihre Infusionstherapie mit
Aldactone® pro injectione

(Kaliumcanrenoat)

mannheim boehringer

Aldactone pro injectione wirkt als Aldosteron-Antagonist. Es fördert den Ausgleich intra- und extrazellulärer Störungen des Elektrolyt- und Säure-Basen-Haushalts an den Zellmembranen. Dadurch werden besonders Kalium- und Magnesium-Mangelzustände günstig beeinflußt.

1. Präoperativ,

wenn bereits mit einer Belastung des Elektrolyt-Haushalts gerechnet werden muß, so vor allem bei:

Erbrechen, Durchfällen, Fisteln, Peritonitis, Saluretika-Therapie, Drastika-Therapie, Ödemen, akuter und chronischer Leberinsuffizienz, Kaliumverlust-Niere.

2. Postoperativ,

wenn bereits Folgen der Elektrolyt-Störung, vor allem Kalium-Mangel, vorliegen:

Darmmotilitätsstörungen, paralytischer Ileus, Herzrhythmusstörungen, metabolische Alkalose, respiratorische Azidose, − sowie bei Stuporzuständen nach portokavalen Shuntoperationen.

Dosierung:
2 − 3 (− 4) Injektionsflaschen (zu 200 mg) Aldactone pro injectione i. v. oder die gesamte Dosis als Kurzinfusion präoperativ und/oder postoperativ zusätzlich zu der erforderlichen Flüssigkeits- und Elektrolyt-Substitution.

Zusammensetzung und Handelsformen:
1 Injektionsflasche Aldactone pro injectione enthält 200 mg Kaliumcanrenoat:
AP mit 10 Injektionsflaschen Aldactone pro injectione + 10 Injektionsflaschen mit je 20 ml Aqua dest. pro injectione
DM 69,35 m. U. f. Priv.

Kontraindikationen:
Bei Niereninsuffizienz mit Anurie und bei Hyperkaliämie.
Hinweis:
Bei gleichzeitiger Gabe von Aldactone pro injectione und Kalium sollte der Serum-Kalium-Spiegel sorgfältig überwacht werden.

kidney

INTERNATIONAL

Official Journal of
the International Society of Nephrology

Subscription information
Members of the
International Society
of Nephrology receive this
journal automatically.
Vols. 5 and 6 (6 issues each)
will appear in 1974.
Vols. 1–4 available.
Prices upon request.
Sample copies available.

North America:
1974 subscription rate:
$68.00, including postage
and handling.
Subscriptions are entered
with prepayment only.
Send your order or request to:
Springer-Verlag New York Inc.,
175 Fifth Avenue, N.Y. 10010.

Rest of the World:
1974 subscription rate:
DM 150,–, plus postage
and handling.
Send your order or request to:
Springer-Verlag
Promotion Department
Heidelberger Platz 3
D-1 Berlin 33

Editor: Roscoe R. Robinson, Durham
Assistant Editors: Claude Amiel, Paris and
C. Craig Tisher, Durham
with the collaboration of an international board
of editors

KIDNEY INTERNATIONAL serves as the respected
spokesman for the broadest possible range
of interest within international nephrology.
Multidisciplinary in scope, the journal plays an
important role as a source of continuing education
for the clinician and investigator alike. It collates
much of the best kidney-oriented research into
a single journal. The content consists mainly of
original disciplines—physiology, biochemistry,
pathology, immunology and morphology.
Special symposia directed toward clinical as well
as basic research problems are included within
the page of the journal.

The following are still available:
Symposium on Acid-Base Homeostasis
May 1972, Vol. 1, No. 5, DM 23,20

Immunological Aspects of Renal Disease
February 1973, Vol. 3, No. 2, DM 15,40

Divalent Ions in Renal Failure
August 1973, Vol. 4, No. 2, DM 23,20

Festschrift for Jean Redman Oliver
February 1974, Vol. 5, No. 2, DM 23,20

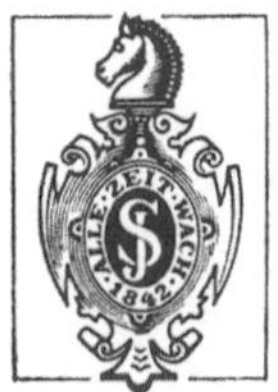

Springer-Verlag

Berlin Heidelberg New York

München Johannesburg London
Madrid New Delhi Paris Rio de Janeiro Sydney
Tokyo Utrecht Wien

Langenbecks Archiv für Chirurgie

Kongreßorgan der
Deutschen Gesellschaft für Chirurgie

Herausgegeben von
M. Allgöwer, Basel · K. H. Bauer, Heidelberg
W. Block, Hannover · E. Derra, Düsseldorf
E. K. Frey, München · H. Junghanns, Frankfurt
F. Linder, Heidelberg · M. Trede, Mannheim
R. Zenker, München

Band 337 · Kongreßbericht · 1974
Redigiert von H. Junghanns

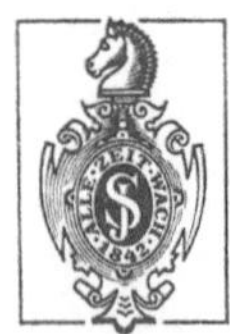

Springer-Verlag Berlin Heidelberg GmbH

Verhandlungen der Deutschen Gesellschaft für Chirurgie

91. Tagung
vom 8. bis 11. Mai 1974

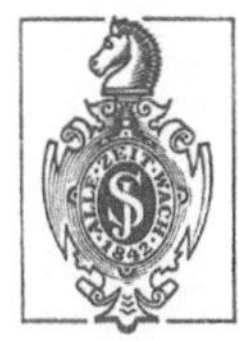

Springer-Verlag Berlin Heidelberg GmbH

Inhaltsverzeichnis

A

B

1

Inhaltsverzeichnis des Sitzungsberichtes
der 91. Tagung der Deutschen Gesellschaft für Chirurgie
vom 8. bis 11. Mai 1974

A. Eröffnung, Mitgliederversammlung, Schlußveranstaltung

B. Wissenschaftliches Programm

I. Rahmenthema

Indikationen zum Chirurgischen Eingriff — Wandlungen und Entwicklungen

II. Vorträge und Rundgespräche

A. Hiatusbruch, Sphincterinsuffizienz, Refluxoesophagitis

B. Fisteln im Bereich des Verdauungstraktes

C. Pathophysiologie der Mehrfachverletzungen

D. Interdisziplinäre Zusammenarbeit in der Intensivmedizin

E. Indikatorische Probleme in der Thorax-, Herz- und Gefäßchirurgie

F. Indikationen zur konservativen und operativen Knochenbruchbehandlung

G. Wissensvermittlung in der Chirurgie

H. Blutungen aus dem Magen-Darm-Trakt

J. Biomedizinische Technik und ihre Stellung in der modernen Chirurgie

K. Hospitalismus

L. Geschwulstbehandlung: Operation oder Bestrahlung

M. Präkanzerosen des Verdauungstraktes — Chirurgie und Endoskopie

Schlußveranstaltung

Rahmenthema: Interdisziplinäre Zusammenarbeit

III. Freie Vorträge mit Diskussionen
(Zusammenfassungen)

Bauchchirurgie — Galle, Pankreas, Ileus, Dickdarm

Bauchchirurgie — Oesophagus, Magen, Dünndarm

Thorax-, Herz- und Gefäßchirurgie

Unfallchirurgie

Plastische und Wiederherstellungschirurgie

Allgemeine Bauchchirurgie

IV. Forum

Die Vorträge F 1 bis F 77 liegen als gesonderter Band „Chirurgisches Forum 1974 für experimentelle und klinische Forschung" vor (Langenbecks Archiv für Chirurgie, Supplement 1974)

V. Filme

2

Contents

(*S*) Summary; (*F*) Film; (*E*) Scientific Exhibition

Contents

Contents

3

Alphabetische Rednerliste

R vor der Seitenzahl verweist auf ein Rundgespräch, die Vortragsnummer steht in Klammern

Alphabetisches Sachverzeichnis

A.

Eröffnung

Mitgliederversammlung

Schlußveranstaltung

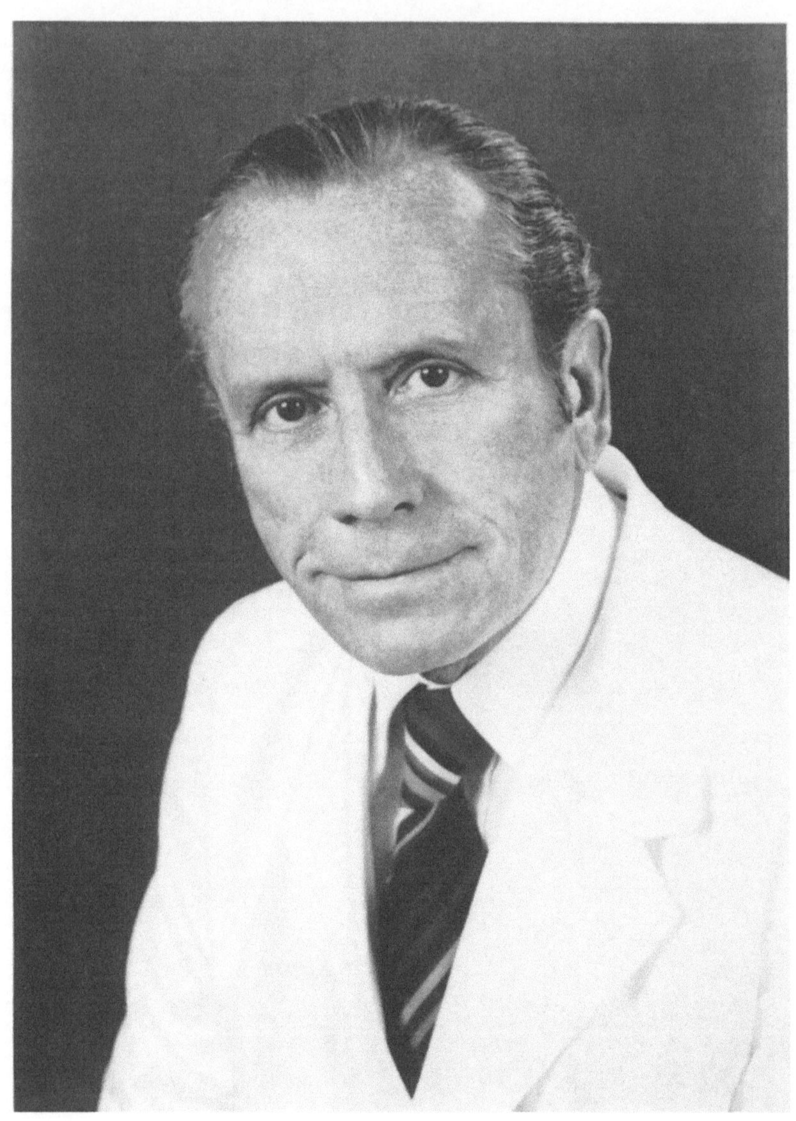

Fritz Kümmerle

Präsident
1973/1974

Mittwoch, 8. Mai 1974, 9.00—10.30 Uhr

Die 91. Tagung der Deutschen Gesellschaft für Chirurgie wird am Mittwoch, dem 8. Mai 1974, um 9.05 Uhr, nach einer musikalischen Einleitung, ausgeführt von der Münchner Petersturm-Musik (Bläserquartett Professor Friedrich Sertl) — Intrade von Martin Griebler und Marsch aus Berchtesgaden — durch den Präsidenten Professor Dr. med. F. Kümmerle, Mainz, feierlich eröffnet.

Eröffnungsansprache des Präsidenten

Professor Dr. med. Fritz Kümmerle, Mainz

Herr Ministerpräsident, verehrte Gäste, meine sehr verehrten Damen und Herren!

Ich eröffne die 91. Tagung der Deutschen Gesellschaft für Chirurgie. Es ist mir eine Ehre und Freude, Sie alle herzlich willkommen zu heißen.

Mein Gruß gilt im besonderen unseren Gästen, unseren Ehrenmitgliedern und unseren Korrespondierenden Mitgliedern, ferner allen Referenten und Vortragenden dieses Kongresses. Eine Reihe von Ehrengästen darf ich besonders begrüßen:

Als Vertreter der Bayerischen Staatsregierung, Herrn Ministerpräsident Dr. Goppel,
als Vertreter des Bayerischen Senats, dessen Vizepräsidenten, Herrn Professor Dr. Scheuermann,
als Vertreter der Stadt München, Herrn Oberbürgermeister Kronawitter,
der Regierung von Oberbayern, Herrn Regierungspräsidenten Dr. Deinlein,
des Bayerischen Staatsministeriums für Unterricht und Kultus, Herrn Staatssekretär Dr. Lauerbach,
des Bayerischen Staatsministeriums des Innern, den Leiter der Gesundheitsabteilung, Herrn Ministerialdirigent Dr. Hein,
in Vertretung des Inspekteurs des Sanitäts- und Gesundheitswesens der Bundeswehr, Herrn Generalstabsarzt Dr. Rebentisch.

Ich darf ferner begrüßen

die Präsidenten und Vertreter zahlreicher Fachgesellschaften,
die Vertreter der Medizinischen Fakultäten beider Münchener Universitäten,
und die Vertreter der ärztlichen Standesorganisationen.

Eine besondere Freude ist es mir, die Frau meines verstorbenen Lehrers Hermann Krauß, Frau Hilde Krauß, zu begrüßen.

Wie immer sind wir über die Teilnahme ausländischer Kollegen und Freunde besonders erfreut. Auch in diesem Jahr beehren uns eine große Zahl namhafter Vertreter unseres chirurgischen Fachgebietes aus nahezu allen europäischen und aus zahlreichen überseeischen Staaten mit ihrem Besuch.

Besonders begrüße ich den Präsidenten der Niederländischen Gesellschaft für Chirurgie, Herrn Professor den Otter,
den Präsidenten der Österreichischen Gesellschaft für Chirurgie, Herrn Hofrat Dr. Mandl,
ferner den Vizepräsidenten der Schweizerischen Gesellschaft für Chirurgie, Herrn Kollegen Deucher. Ungewollt ist es in diesem Jahr zu einer Koinzidenz der Jahrestagungen der Schweizerischen und der Deutschen Chirurgen gekommen, die sich aus organisatorischen Gründen nicht mehr beseitigen ließ.

1*

Daß aus der DDR nur vereinzelte Besucher zu uns kommen konnten, die ich herzlich begrüße, empfinden wir besonders schmerzlich, um so mehr fühlen wir uns menschlich und fachlich mit jenen verbunden, denen der Weg zu uns versperrt blieb.

Stets waren unsere Tagungen eine Dokumentation unserer klinischen, operativen und wissenschaftlichen Arbeit, bestimmt vom augenblicklichen Standort unseres Faches in der medizinischen Landschaft ihrer Zeit. Wie sieht diese Landschaft heute aus? Im klinisch-wissenschaftlichen Bereich sind besonders folgende Bewegungen und Fortschritte hervorzuheben:

1. Die Organtransplantation, mit der sich, seit die technisch-operativen Probleme weitgehend gelöst sind, die experimentelle Medizin im Sinne der Überwindung der immunologischen Barriere im großen Stil beschäftigt.

2. Die wachsende Verwendung implantierbarer Materialien aus Metall oder Kunststoff an Knochen und Gelenken, am Herzen und den Gefäßen.

3. Das weitere Vordringen der Chirurgie in Mikrobereiche bei der Naht von Nerven und Gefäßen.

4. Die Entwicklung der modernen Intensivmedizin mit besseren und schnelleren Möglichkeiten, Vitalgefährdeten, Schwerkranken und Frischoperierten zu helfen.

Unter dem Einfluß neuer pathophysiologischer Einsichten und Erkenntnisse, nicht zuletzt aus dem Bereich der theoretischen Medizin und der Naturwissenschaften, hat sich das Panorama unserer chirurgischen Arbeit gewandelt und erweitert. Weitere Merkmale sind: die zunehmende Verbindung von Medizin und Technik mit immer kürzer werdenden Zeiträumen der technischen Verbesserungen; die wachsende Zersplitterung der wissenschaftlichen Disziplinen in Medizin, Technik und Naturwissenschaften; damit einhergehend auch eine zunehmende Differenzierung von Aufgaben und Funktionen mit Spezialisierungen und Subspezialisierungen in der gesamten klinischen Medizin. Auf der anderen Seite: integrierende Kräfte, die durch Gliederung und Spaltung mobilisiert werden; das Zusammenwirken im Team; im Gegensatz zur genannten Zersplitterung die Notwendigkeit interdisziplinärer Zusammenarbeit im kleinen und großen Rahmen zwischen den einzelnen Fachgebieten, zwischen Medizin, Naturwissenschaften und Technik; in der Krankenversorgung und in der Forschung; Integration auch aus der Sicht von Effektivierung und Rationalisierung unserer Arbeit, von gemeinsamer Nutzung neuer Technologien. Eine Wissenserweiterung ohnegleichen, die uns zwingt, unsere Wissensvermittlung zu überdenken. An den Hochschulen Reformgesetze mit neuen Strukturen, Organen und Zuständigkeiten; die Umwandlung der alten, klassischen Universität in die Gruppenuniversität; Neuordnung auch des Krankenhauswesens; neue Definitionen von der Rolle des Arztes in unserer Gesellschaft; Gesundheitswesen und Berufsstand der Ärzte im Kreuzfeuer von Diskussion und Kritik einer aufgeklärten Öffentlichkeit. In allen Bereichen schließlich die wachsende Erkenntnis von den Grenzen des Wachstums, die den menschlichen Geist zu neuen Einsichten zwingt.

Vieles drängt sich in diesem Augenblick auf. Doch lassen Sie mich an dieser Stelle zunächst innehalten und im Sinne des Dichterwortes „Was man ist, das bleibt man andern schuldig" nach gutem Brauch meiner chirurgischen Lehrer gedenken: Carl Pfeiffer und Hermann Krauß. Dem ersteren, dem damaligen Chefarzt der Chirurgischen Abteilung des Kreiskrankenhauses Göppingen, verdanke ich die Grundlagen der Chirurgie, dem letzteren meine weitere Entwicklung in die akademische Laufbahn. Hermann Krauß, aus der Schule Sauerbruchs hervorgegangen, 1965 Präsident unserer Gesellschaft, gehörte zu den profiliertesten Vertretern unseres Fachgebietes. Er war ein großer Arzt und begnadeter Operateur, in jeder Hinsicht ein Mann des Maßes und der Realität, für seine Schüler eine zu keiner Zeit bestrittene, gewachsene Autorität, ausgezeichnet durch seine klare Auffassung von Pflicht und Ordnung, von Tradition und Fortschritt. In seiner Präsidentenrede beschwor er die Zusammenarbeit, vor allem zwischen Innerer Medizin und Chirurgie, ein Thema, das im Zuge der weiteren Spezialisierung an Aktualität nicht nur nichts verloren hat, sondern nach neuen Formen interdisziplinären Denkens verlangt. Er sagte über diese Zusammenarbeit folgendes: „Sie wird uns nicht geschenkt. Sie bedarf der sorgsamen Pflege, des immer neu gesuchten und gefundenen Kontaktes, des Verständnisses für die komplementäre Art der Nachbardisziplin. Sie ist keine Frage der Prävalenz, sondern eine solche der Toleranz, des Geschicks und nicht zum wenigsten der Bescheidenheit."

Wenn man seines Lehrers gedenkt und damit der „Schule", der man angehört, stößt man — zumal in unserer zur Traditionslosigkeit neigenden Zeit — fast zwangsläufig auf die Frage, inwieweit für unsere jungen Kollegen heute im Zuge von Reform, Strukturwandel und Spezialisierung die „Chirurgische Schule" als solche noch eine Bedeutung hat. Diese Frage ist um so berechtigter, wenn man auf die stattliche Zahl deutscher Chirurgenschulen zurückblickt, die von großen Namen geprägt wurden. Wenn ich hier und heute eine Persönlichkeit heraushebe, nämlich die von Victor Schmieden, der einer solchen weiter- und fortwirkenden Schule seinen Namen gab, so deshalb, weil er — zu seiner Zeit führend auf dem Gebiet der Bauchchirurgie, Präsident unserer 55. Tagung im Jahre 1931 — in diesem Jahr 100 Jahre alt geworden wäre.

Versteht man unter „Schule" eine systematische Form der Ausbildung, so ist eine solche in der operativen Medizin von ganz besonderer Bedeutung. Sie ist für den Lernenden die Richtschnur seines chirurgischen Handelns beim typischen Eingriff, für den schon Kundigen und Geübten die Grundlage, das Schwierige, das Besondere, ja das Außergewöhnliche auf das Typische, auf die Linie des sicher Beherrschten zurückzuführen. Aus der Sicht des Lehrers gesehen, gibt er weiter was er kann, weiß, entdeckt oder ahnt, seine ärztliche und chirurgische Individualität prägt den Vorgang seines Lehrens, in welchem er stets auch ein Lernender bleibt. Der Umfang unseres Wissensgutes zeigt jedem Lehrer jedoch auch seine Grenzen auf, um seinen Schülern Wege zu weisen, ihre Ausbildung an anderen Stellen zu vervollständigen. Was immer der einzelne junge Kollege an Wissen, Talent und Begabung besitzt, braucht er sowohl für seine praktische Ausbildung als auch für seine wissenschaftliche Arbeit die geeignete Anleitung, die in einem Fachgebiet wie der Chirurgie, in welchem komplizierte, technische und handwerkliche Fertigkeiten erworben werden müssen, sehr gezielt und abgestuft zu handhaben ist. Geht man davon aus, daß der junge Arzt nach dem Staatsexamen den wahrscheinlich größten Umfang tatsächlichen Wissens besitzt, der Ältere sich andererseits auf seine langjährigen ärztlichen, klinischen und operativen Erfahrungen stützen kann, so bildet sich im Koordinatensystem ihrer wechselseitigen Verflechtung eine Kurve heraus, welche das kollegiale Zusammenwirken der Ärzte aller Altersstufen im Rahmen ihrer Ausbildung und Entwicklung dokumentiert. Wir können aus dem Kurvenverlauf auch herauslesen, wo der einzelne steht. Mit anderen Worten: Jeder chirurgisch Tätige weiß vom anderen was er kann und was er nicht kann. Dies ist gut so, weil dieser Tatbestand zu realistischem Denken verpflichtet. Aufgaben, Pflichten und Verantwortung lassen sich auf diese Weise abstufen und entsprechend zuweisen. Kein Vernünftiger wird seine Grenzen leichtfertig verkennen oder gar überschreiten und kein Vorgesetzter, kein Chef braucht an seinen eigenen Qualitäten zu zweifeln, wenn von seinen Mitarbeitern im wechselseitigen Gedankenaustausch überzeugende Fakten beigesteuert werden. Im Gegenteil: die so viel strapazierte Mitbestimmung bedeutet hier den Sachverstand seiner Mitarbeiter in angemessener Weise heranzuziehen. Schwierige Entscheidungen werden gerade in der differenzierten operativen Medizin stets schwierig bleiben und werden auf der Stufenleiter der Verantwortung am Ende gerne der letzten Instanz überlassen. Dies entspricht zugleich auch einem naturhaften Ordnungsprinzip, das für die Bewältigung unserer Aufgaben im chirurgischen Alltag unerläßlich ist. Im Blick auf dieses gegenseitige Verhältnis, das nicht nur im Sachlichen, sondern auch im Menschlichen wurzelt, steht das Ziel, den Mitarbeiter und Schüler schließlich auf den eigenen Weg zu bringen, in die Selbständigkeit zu entlassen, um eigenes Wachstum zu entwickeln. Aus der Perspektive selbständiger Tätigkeit und Verantwortung entwickelt sich dann rückschauend auf Herkunft und Vergangenheit ein Gefühl von Gemeinsamkeit und Zusammenhalt. Die sich hier dokumentierende menschliche Haltung über Tag und Jahr hinaus ist es, was die „Schule" im Leben des Chirurgen so anziehend macht. Pflegen wir sie daher wo wir können, vor allem im Sinne unseres chirurgischen Nachwuchses, der für diese Dinge — auch heute und gerade heute — ein sehr feines Gespür hat. Damit befinden wir uns zugleich mitten in den aktuellen Problemen der Ausbildung und Weiterbildung.

Die neue Approbationsordnung sieht während des klinischen Studiums eine Intensivierung des Unterrichts am Krankenbett vor, sowohl in Form von Praktika als auch während des Internatsjahres, in welchem für die Chirurgie 4 Monate vorgesehen sind. Sie zwingt uns, Inhalt und Methodik des studentischen Unterrichts in der Chirurgie neu zu überdenken. Audiovisuelle Techniken können uns dabei helfen, unsere Lehrprogramme mit fachbezogenen Produktionen zu bereichern. Insbesondere im Internatsjahr sehe ich eine reelle Chance, Studierende schon frühzeitig für die Chirurgie zu interessieren, eine Chance, die wir im Hinblick auf unseren Nachwuchsmangel unbedingt wahrnehmen müssen. Freilich wird diese Aufgabe nicht nur von den Hochschulen allein, sondern nur unter der Mitwirkung akademischer Lehrkrankenhäuser zu lösen sein. Merkwürdigerweise ist in der neuen Approbationsordnung nur von Krankenhausbetten die Rede, nicht aber von den Patienten, die in diesen Betten liegen. Dem Unterricht am Krankenbett steht die Belastbarkeit des Patienten gegenüber, dem bei all seinem guten Willen nicht zu viel zugemutet werden darf. Ich bin deshalb überzeugt, daß im Hinblick auf theoretische Unterweisung und praktische Anleitung auch in Zukunft der großen Vorlesung ihre Bedeutung zukommen wird. Inwieweit sich auf der anderen Seite die Kapazitätsausdehnung in der Lehre nachteilig auf die ohnehin schon leidende hochschulische Forschung auswirken wird, bleibt abzuwarten.

Was die *Weiterbildung* auf dem Gebiet der Chirurgie anbetrifft, gilt es, die Weiterbildungsordnung im Hinblick auf die enstandenen chirurgischen Spezialgebiete fortzuentwickeln. Wir halten nach wie vor die weitere Gliederung des Faches Chirurgie in „Teilgebiete" für sinnvoller, als neue „Fachgebiete" einzuführen. Wir folgen mit dieser Auffassung der seitherigen Weiterbildungsordnung, in welcher die Teilgebietsbezeichnungen „Kinderchirurgie" und „Unfallchirurgie" bereits verwirklicht sind.

Auf dem Boden dieser Teilgebietsordnung läßt sich die Weiterbildung am besten organisieren und koordinieren. Nach seiner allgemein-chirurgischen Basisausbildung stehen dem jungen Chirurgen alle Möglichkeiten offen, sich dem einen oder anderen chirurgischen Spezialgebiet zuzuwenden, ohne sich mit seiner Entscheidung übereilen zu müssen. Die Ordnung nach Teilgebieten erleichtert im Sinne der Rotation die Weiterbildung des jungen Allgemeinchirurgen und Unfallchirurgen, die gerade in speziellen Bereichen nach wie vor eine möglichst breite Basis benötigen, um ihren zukünftigen Aufgaben gewachsen zu sein, schon deshalb, weil nach Lage der Dinge noch in 10 Jahren der weitaus größte Teil, d. h. ca. 80% der chirurgischen Versorgung unserer Bevölkerung, vor allem in den Krankenhäusern, der Grund- und Regelversorgung auf die Allgemeinchirurgie und die Unfallchirurgie entfällt.

So gesehen, sollten bei zukünftigen Entscheidungen die Gemeinsamkeiten von Chirurgen und chirurgischen Spezialisten in gebührender Weise berücksichtigt werden. Naturgemäß stellen sich mit wachsender Spezialisierung auch neu hinzukommende Perspektiven und Gemeinsamkeiten ein. So liegt es nahe und entspricht der wissenschaftlichen Entwicklung, daß der chirurgische Spezialist sich in seiner Ausbildung *auch* an den korrespondierenden nichtchirurgischen Gebieten seines Spezialfaches im Bereich der konservativen Medizin orientiert, so z. B. der Bauchchirurg an der Gastroenterologie, der Herzchirurg an der Kardiologie.

Auch der Frage der *Facharztprüfung*, die in Zukunft am Ende der Weiterbildung stehen soll, sollten wir nicht unvorbereitet gegenüberstehen. Die Facharztanerkennung kann meines Erachtens durch eine solche Prüfung durchaus eine Aufwertung erfahren, auf der anderen Seite sind jedoch die Schwierigkeiten der Prüfungsprozeduren, besonders in operativen Fachgebieten, nicht zu unterschätzen.

Betrugen die Zeit des Studiums und die Weiterbildungszeit in der Chirurgie jeweils 6 Jahre, so ist die *Fortbildung* zeitlos und ohne Grenzen, wenn wir unseren Leistungsstandard halten und verbessern wollen. Der Weg über den Durchschnitt hinaus zu größeren Leistungen war noch nie breit und bequem. Billroth meinte vor rund 100 Jahren (1883): „Der Vorrat an Kenntnissen hat beim Arzt das Gute, daß er um so größer wird, je reichlicher er ausgegeben wird." Auf welche Weise aber sollen wir unsere Vorräte auffüllen in einer Zeit, in der sich das medizinische Wissen innerhalb von 6 Jahren verdoppelt und die medizinische Weltliteratur täglich um über 2000 Publikationen zunimmt. Dem angebotenen Übermaß, der Flut von Informationen —, bei denen eine Trennung zwischen Wichtigem und Unwichtigem vonnöten wäre — der Vielzahl von Kongressen, Tagungen und Symposien auf den verschiedensten Ebenen steht schlicht der Faktor *Zeit* gegenüber, die der einzelne für seine Fortbildung aufwenden kann. Da Zwang positive eigene Motivationen nicht ersetzen kann, und wir mit unserer Zeit haushalten müssen, sollten unabhängig von Kongreßbesuchen und dem Studium von Fachzeitschriften unter Nutzung moderner Techniken geeignete Formen und Methoden auch der Fortbildung in der Chirurgie entwickelt werden, wobei vor allem an Lehrprogramme mit der Möglichkeit der Selbstkontrolle zu denken ist. Wir sollten uns mit diesen Möglichkeiten von wissenschafts- und praxisnaher Information im Hinblick auf die Beibehaltung des Prinzips der Freiwilligkeit rechtzeitig befassen, bevor dirigistische Maßnahmen die Fortbildung unter Zwang stellen. Sie werden verstehen, daß nicht zuletzt diese Überlegungen es waren, die mich veranlaßten, die Probleme der Wissensvermittlung in der Chirurgie als Tagungsthema zu wählen.

Im Hochschulbereich — erlauben Sie mir auch hierzu ein Wort — befinden wir uns — eingebettet zwischen Versäumnissen und opportunistischer Übereilung — mitten in der Verwirklichung der neuen Hochschulgesetze und damit der Erprobung neuer Organisationsmodelle. Es wäre eine Art von vergleichender Anatomie und Physiologie notwendig, um die Einordnung der Medizin in die Hochschulgesetze der verschiedenen Bundesländer zu beschreiben, die aufgrund neuer Strukturen und Modelle gemachten Erfahrungen auszuwerten und auf ihre Effizienz zu überprüfen. Probleme tun sich vor allem auf zwischen den Aufgaben der Krankenversorgung und der Funktion von Forschung und Lehre. Aus der klassischen medizinischen Fakultät sind mehr oder weniger viele Fachbereiche geworden. Wo sonst Vereinfachung und Zusammenfassung angestrebt werden, stehen wir einer Multiplizierung von Gremien und Ausschüssen gegenüber. Die an sich schon schwierige Koordination und die heute so zwingend notwendige Zusammenarbeit zwischen den Disziplinen werden erschwert. Der Konflikt zwischen Mitbestimmung der einzelnen Gruppen mit ihren Paritäten auf der einen und der Funktionstüchtigkeit der neuen Organisationsmodelle auf der anderen Seite ist in vollem Gang. Daß dabei die Entscheidungen nicht immer im wohlverstandenen übergeordneten Interesse im Sinne der Sache liegen, ist ohne weiteres zu verstehen. So hat sich das Prinzip der Demokratisierung mit ihrer Überbeanspruchung in Gremien bislang in Schwierigkeiten der Organisationsreform und Verwaltungsumstellungen verbraucht, ohne für die eigentlichen Aufgaben der Universität, der Studienreform, der Neugestaltung der Studienwege und der Ausbildungsmethoden wirksam zu werden. Auf der anderen Seite ist nicht zu leugnen, daß die Reform auch gute Veränderungen brachte, so die selbständigere und unabhängigere Entwicklung des jüngeren Wissenschaftlers in Lehre und Forschung und die Vertretung der Studenten in Gremien, in denen sie mitwirken bei Aufgaben, die sie unmittelbar betreffen. Überblickt man die hochschulische Landschaft, so kann man feststellen, daß in unseren Reformen auch viel von unserer angeborenen Neigung inkorporiert ist, alles zu übertreiben. Wen wundert es, daß die Stimmen, die eine Überprüfung der Funktionsfähigkeit der neuen Organisationsformen fordern, sich mehren? Welche Folgerungen ergeben sich hieraus nicht zuletzt auch im Hinblick auf zukünftige Novellierungen der Hochschulgesetze? Was wir brauchen, ist ein Programm der pragmatischen Vernunft mit überzeugenden Koordinationssystemen oder mit anderen Worten: eine Modernisierung der Ordnung, die sich vorrangig an dem Prinzip der funktionsgerechten Optimierung und nicht an Ideologien ausrichtet. Die Institutionen der Universität benötigen somit Leitungsstrukturen mit klaren Verantwortlichkeiten. Mitsprache- und Entscheidungsrechte müssen eindeutig definiert und abgegrenzt sein. Ausschüsse und Kommissionen bedürfen einer sach- und funktionsbezogenen Zusammensetzung; sie dürfen hinsichtlich ihrer Kompetenzen nicht überfordert werden. Die Aufgliederung der Medizin in mehr als 2—3 Fachbereiche erscheint problematisch, zumal einheitliche Studien- und Prüfungsordnungen bestehen.

Im Hinblick auf die in Gang befindliche Gliederung des Fachgebietes „Chirurgie" bietet sich an den Universitäten hinsichtlich Organisation und Leitung die integrierte Chirurgische Klinik, das Zentrum für Chirurgie, an, wie dies unsere Gesellschaft bereits 1972 empfohlen und wie sich dieses Modell mancherorts schon bewährt hat. Es verbindet die Prinzipien von Spezialisierung und Integration, von Autonomie und Gemeinsamkeit organisatorisch und funktionell in vernünftiger Weise, koordiniert die Krankenversorgung und sichert die Weiterbildung der ärztlichen Mitarbeiter ebenso wie die Ausbildung der Studenten.

Damit, meine verehrten Damen und Herren, befinden wir uns wieder auf dem Boden der Chirurgie. Es war mir ein Anliegen, diesen Kongreß in Rück- und Ausblick mit dem Thema „Indikationen zum chirurgischen Eingriff" einzuleiten, um damit zum Ausdruck zu bringen, daß der chirurgische Denkprozeß vor allem im indikatorischen Bereich verankert ist. Indikatorisches Denken heißt Abwägen zwischen Risiko und Nutzeffekt. Was den Patienten anbetrifft, sind in diese Überlegungen einbezogen die Fakten seines Grundleidens, seine Begleitkrankheiten, die daraus resultierenden Risikofaktoren, sein Alter, aber auch seine psychischen Eigenheiten, d. h. seine Aufgeschlossenheit, seine positive oder negative Einstellung zum geplanten Eingriff. Auf der anderen Seite wird das indikatorische Denken geprägt von der Individualität des Chirurgen selbst. In seine Entscheidungen fließen ein die kritischen Erkenntnisse aus eigenen praktischen Erfahrungen, seine Übung, sein Wissen um die Möglichkeiten und Grenzen sowohl seiner eigenen Fähigkeiten als auch jener seiner Institution, der personellen und sachlichen Ausstattung und Einrichtung seines Arbeitsfeldes. Die Entscheidung wird schließlich beeinflußt von der moralischen Entschlußkraft, die ebenso groß sein kann im Falle der Verneinung wie in der Bejahung des Eingriffes. In der Frage „was ist zu tun?" und „wie ist es zu tun?" erlangt auch der ganz persönliche, aus dem Boden jahrelanger Erfahrung entspringende intuitive Einfall seine ganz besondere Bedeutung. Auch wenn wir uns stets auf feststehende Fakten zu stützen haben, ist der Operateur in seiner Entscheidung am Ende auf sich selbst gestellt. Hier ist die Stelle, wo Verantwortung am deutlichsten sichtbar und fühlbar wird.

Blicken wir nach vorn, ist zu fragen, inwieweit die elektronische Datenverarbeitung, die chirurgische Datenbank, Entscheidungshilfen liefern kann. Blicken wir zurück, so stellen wir fest, daß unter dem Einfluß der Fortschritte von Naturwissenschaft und Technik, die der Chirurgie zugeflossen sind, die Indikationsbereiche sich gewandelt und verbreitert haben. Bewußt erwähne ich den Zeitpunkt der Indikationsstellung erst jetzt. Er liegt zwischen der notfallmäßigen Entscheidung und der Möglichkeit, sich Zeit zu lassen, um elektiv zu operieren. Hier können wir aber auch schwanken zwischen Übereilung und Versäumnis. Im zu spät vorgenommenen oder gar unterlassenen Eingriff erkennen wir unsere Verantwortung in der Konfrontation mit dem Faktor Zeit besonders schmerzlich.

Da die Operation heute mehr denn je als Teil eines größeren Behandlungsplanes zu sehen und insoweit in diesen zu integrieren ist, heißt indikatorisches Denken auch interdisziplinäres Denken, heißt Zusammenarbeit mit den Nachbardisziplinen der operativen und konservativen Medizin.

Je mehr Differenzierung und Spezialisierung fortschreiten, desto notwendiger, ja zwingender wird das Zusammenwirken der Disziplinen. Dies gilt für die Krankenversorgung ebenso wie für die Forschung, für die Technik ebenso wie für die Naturwissenschaften. Spaltung und Teilung schaffen immer mehr und immer neue Grenzflächen. Zugleich wird gerade an den Grenzen sichtbar, wie sehr die einzelnen Disziplinen aufeinander angewiesen sind. Fächerübergreifende Zusammenarbeit ist daher unerläßlich, vor allem wegen unserer Patienten, die klare ärztliche Zuständigkeiten wünschen und brauchen, und die freilich auf ihrem Weg durch die parzellierte Medizin sich manchmal auch etwas heimatlos, ja verloren, vorkommen.

Interdisziplinarität heißt auch Zusammenwirken unter dem Gesichtspunkt von Wirtschaftlichkeit und Rationalisierung, wenn wir die Kostensteigerung auf dem medizinischen Sektor nicht noch vervielfachen wollen, ja wenn es am Ende nicht gar zu einer tragischen Diskrepanz zwischen medizinischen Heilungsmöglichkeiten und ihrer praktischen Realisierung kommen soll.

Als eindrucksvollstes Modell von Synthese, Verflechtung der Fächer und kritischer Mittlerfunktion kann heute die moderne Intensivmedizin im weitesten Sinne gelten — unabhängig davon, wie die innerbetriebliche Organisation im Einzelfall aussieht, integriert oder fachbezogen. Die Intensivmedizin sucht das Leben bedrohter Patienten zu erhalten, deren Versorgung und Betreuung die Kräfte einer normalen Krankenstation übersteigen würden, das Leben von Schwerkranken, von Frischoperierten nach schweren Eingriffen und von Schwerverletzten. Einer der wesentlichsten Vorteile der Intensivmedizin ist die schnelle und bessere Bewältigung von Notfallsituationen im Sinne von Notfalldiagnostik und effizienter Soforttherapie, die heute nach Organ- bzw. Systembezogenheit des Notfalles eine gewisse Standardisierung erlaubt. Auf der anderen Seite hat die Intensivmedizin auch ihre Grenzen, vor allem auch die Grenzen der Wiederbelebung sichtbar gemacht und auch ihre Gefahren zu erkennen gegeben. Bei allem Wissen um die Zwangsläufigkeit der Progredienz bestimmter Krankheitsbilder und den aus der Primärkrankheit abzuleitenden Komplikationen müssen wir uns fragen, inwieweit die Intensivtherapie *selbst* und das Milieu, in welchem sie sich abspielt, eigenständige Komplikationen, eine Art von eigenständiger Morbidität entwickelt, so z. B. die häufigen Streßblutungen aus dem Magen-Darm-Trakt.

Die Intensivmedizin vergegenwärtigt uns auch den Einzug der *Technik* in die Klinik. Ihr Einfluß auf unsere tägliche Arbeit im Operationssaal und den verschiedenen Funktionsbereichen hat ein bisher nie gekanntes Ausmaß angenommen. Es erschien mir daher gerechtfertigt, die „Biomedizinische Technik und ihre Stellung in der modernen Chirurgie" als ein

Hauptthema des diesjährigen Kongresses zu wählen, vor allem auch deshalb, weil in diesem Jahr eine besonders umfangreiche medizinisch-technische Ausstellung die Möglichkeiten zur praktischen Orientierung am Ort bietet.

Die moderne Technik arbeitet — wie Kern es einmal ausgedrückt hat — *im* kranken Menschen, *an* ihm und *für* ihn. In ihm in Form von Implantaten aus Metall oder Kunststoff, *an* ihm überwachen am Krankenbett Apparate und Geräte seine vitalen Funktionen und *für* ihn dienen all die vielen Einrichtungen vom klinisch-chemischen Labor bis zu jenen der medizinischen Datenverarbeitung. Mechanisierung, Automation und Elektronik helfen uns und unseren Kranken. Die Technik mit ihrer eigenen Sprache ragt dabei weit in die Medizin, besonders in die Chirurgie hinein. Dann und wann auftretende Verständigungsschwierigkeiten sind daher begreiflich.

Dem Nutzen stehen die Aufgaben gegenüber, welche die Technik uns stellt und die sowohl von den Ärzten als auch vom nichtärztlichen Personal bewältigt werden müssen. Diese Aufgaben sind: 1. Die Integration der Technik in die Krankenhaushygiene und damit in die Bekämpfung des Hospitalismus — vor allem in Risikobereichen wie Operationssäle und Intensiveinheiten. 2. Die Einfügung der Technik unter dem Aspekt der Sicherheit für Patient, Arzt und Personal unter möglichster Ausschaltung von Risiken und Gefahren. 3. Die Humanisierung der Technik im Sinne der menschlichen Bewältigung und Durchdringung des technischen Fortschrittes. Die Kälte des Klinikmilieus mit seiner Mechanisierung und Wissenschaftlichkeit darf nicht dazu führen, daß am Krankenbett das Persönliche verschwindet, darf nicht den Anteil des Arztes am Mitempfinden ersticken. Ich denke hier vor allem an die technisch bedingte Partikularisierung der Diagnostik mit ihren z. T. sehr eingreifenden Methoden und an die ebenso durch die Technik geprägte Überwachung des Schwerkranken auf der Intensivstation. In beiden Bereichen droht die Gefahr, daß auf den Patienten in seiner konkreten Persönlichkeit nicht eingegangen zu werden braucht. Gewiß geschieht die Fortentwicklung medizinischer Technologien aus der hohen Absicht, für den Kranken das Bestmögliche zu erreichen, aber es dürfte dabei auch erforderlich sein, den Patienten so weit zu bringen, daß sein Vertrauen zur Person des Arztes auch sein Vertrauen auf dessen technische Möglichkeiten umgreift. Der Kranke muß zu dem Bewußtsein kommen, daß mit diesen technischen Mitteln sein konkreter „Fall" behandelt wird und daß er nicht etwa nur als „Nummer" im technischen Ablauf des klinischen Betriebes abgehakt wird. Weder Vertrauen noch Glaube können von technischen Apparaten geweckt oder gestillt werden, wohl aber von der Persönlichkeit des Arztes und seiner persönlichen Zuwendung. Auch die helfenden und dienenden Kräfte der pflegerischen Berufe, durch die Technik in eine neue Dimension gerückt, dürfen durch diese nicht so absorbiert werden, daß die unmittelbare Hinwendung zum Schwerkranken zu kurz kommt. Zwischen Technik und sittlichem Verhalten droht nicht nur in der Medizin eine Lücke zu klaffen, gegen deren Vergrößerung wir alles einsetzen sollten.

Andere Lücken sehe ich in der breiten Zone zwischen Medizin und Technik selbst — trotz ihrer großen Verflechtung und trotz des neuen Faches der *Biomedizinischen Technik*, das sich bemüht, Erkenntnisse und Möglichkeiten aus der Technik der Medizin nutzbar zu machen. Hier gilt es, das interdisziplinäre Zusammenwirken zwischen Chirurgie und Technik noch wesentlich zu vertiefen. Angesichts der technischen Vielfalt seines Faches ist es dem Chirurgen selbst bei bester Ausbildung kaum mehr möglich, die Physik seiner technischen Mittel im Sinne eines optimalen Funktionierens zu erfassen. Der angehende Chirurg sowohl als auch das nichtärztliche Personal müssen noch mehr in die Techniken eingewiesen werden, um deren Gebrauch und Einsatzmöglichkeiten kennenzulernen. Was die Klinik braucht, sind handwerkliche Praktiker und Mechaniker, welche im Alltag die Technik im Griff und unter Kontrolle haben. Akademisch gebildete biomedizinische Techniker sollten dagegen an den Nahtstellen der anzustrebenden interdisziplinären Forschung eingesetzt werden.

Die durch die medizinische Technik erweiterten Möglichkeiten in Diagnostik und Therapie sind in ihrer praktischen Nutzanwendung am Kranken und damit in ihrer Effektivität abhängig von der Zahl und Qualität derer, denen der größte Anteil in Pflege, Überwachung und Durchführung der Therapie zukommt: den Krankenpflege- bzw. medizinischen Assistenzberufen im weitesten Sinne. Ihre Arbeit erstreckt sich heute auch auf Wartung, Pflege, Instandhaltung der Apparate und Geräte, die sie in ihrem Funktionsbereich benutzen. Sie stehen damit zugleich auch in vorderster Front der Hospitalismusbekämpfung, in welche die Technik einbezogen werden muß, wenn wir nicht durch Verwendung von Technik Krankheiten des technischen Fortschrittes eintauschen wollen. Mit diesen wachsenden Ansprüchen hat sich auch das Berufsbild der medizinischen Assistenzberufe wesentlich weiterentwickelt und ist damit auch attraktiver geworden. Der Intensivierung ihrer Fortbildung müssen wir daher unsere größte Aufmerksamkeit widmen. Um ihre Mitverantwortung und die Partnerschaft mit unseren Mitarbeitern in der Bewältigung der täglichen Arbeit zum Ausdruck zu bringen, wird in diesem Jahr zum ersten Mal im Rahmen unseres Jahreskongresses ein Fortbildungsseminar für nichtärztliche Mitarbeiter veranstaltet. Dieses Seminar soll im Sinne der Fortbildung in Zukunft zu einer Dauereinrichtung unseres Kongresses werden.

Bei allen meinen Betrachtungen kam ich auch immer wieder auf den Faktor „Zeit" zu sprechen: Zeit für Ausbildung, Weiterbildung, Fortbildung; Zeit für die Forschung, Zeit vor allem für unsere Kranken. Das besondere Verhältnis des Chirurgen zur Zeit leitet sich ab aus seiner Kenntnis des geeigneten Zeitpunktes für den operativen Eingriff, seiner Kenntnis der Zeit, welche die Natur für die Heilung einer Wunde oder eines Knochenbruches braucht, auf der anderen Seite aber auch aus der Zeitspanne, die er für seinen chirurgischen Eingriff benötigt und die auch heute noch ein wesentlicher Bestandteil seines Erfolges ist. Spezielle Operationsmethoden sind mit wachsendem Zeitaufwand verknüpft. Nahezu die Hälfte unserer Arbeitszeit verbringen wir im Operationssaal. Der geordnete Wechsel von Aktivität und Regeneration kann nicht nach der Uhr erfolgen. Zuviel Unvorhergesehenes und nicht Eingeplantes kommt auf uns zu. Erstklassige Chirurgie ist jedoch nur durch äußersten Arbeitseinsatz zu erreichen, der sich nicht an der vorgeschriebenen Arbeitszeit orientieren kann. Unsere Arbeitszeit und damit unsere Arbeitskraft bedarf daher der Ökonomisierung, braucht Organisationsabläufe, die uns vor Zeitverlusten schützen, damit der Zeitmangel oder gar die Zeitnot, die eine Zeitkrankheit vor allem der Führungskräfte darstellt, nicht überhand nimmt. Gerade der kranke Mensch verträgt Zeitmangel seines Arztes am allerwenigsten. Die Operation an sich wird zeitlich zwar immer an das Werk unserer Hände gebunden sein, technologische Fortschritte werden weiter dazu beitragen, unsere Arbeit zu erleichtern, um hierdurch Zeit zu sparen. Wir benötigen diese noch freie Zeit mehr denn je zum Nachdenken, zur Differenzierung und Auswertung unserer Arbeit, zu der wir auch den zeitlichen Abstand brauchen, um unsere Erfolge, aber auch unsere Mißerfolge in der rechten Relation zu sehen.

Was wir in unserer Zeit jenseits der in Gang befindlichen Reformen brauchen, sind moderne integrierte Organisationsformen von Klinik, Forschung, Technik und Administration, die in ihren Strukturen wie in ihren notwendigen Zeitabläufen in einem vernünftigen Gleichgewicht stehen. Daran unentwegt mitzuarbeiten, nicht zuletzt zum Nutzen unseres chirurgischen Nachwuchses, meine verehrten Kollegen, sollten wir uns die Zeit nehmen, wenn sie nicht über uns hinweggehen soll. Mag alles, wie man heute sagt, seine Struktur haben — noch mehr gilt doch das Wort des alten Predigers Salomo: „Es hat alles seine Zeit!"

Langenbecks Arch. Chir. 337 (Kongreßbericht 1974)

Begrüßungsansprachen

Präsident: Das Wort zu einer Begrüßungsansprache hat der Bayerische Ministerpräsident Alfons Goppel.

Ministerpräsident Dr. h.c. Alfons Goppel, München: Herr Präsident, Herr Vizepräsident des Bayerischen Senates, meine sehr verehrten Damen, meine Herren, vor allem sehr verehrte liebe ausländische Gäste! Wir haben wieder einmal die Gelegenheit, hier die große deutsche Chirurgenfamilie zu Gast zu haben. Ich freue mich daher sehr, Sie alle, die Sie als Wissenschaftler und Praktiker zum 91. Deutschen Chirurgenkongreß gekommen sind, namens der Bayerischen Staatsregierung und vor allem auch persönlich recht herzlich willkommen heißen zu können.

Besonders freue ich mich, daß auch diesmal wieder zahlreiche Gäste aus dem Ausland, darunter auch viele namhafte Chirurgen aus osteuropäischen Ländern, nach München gekommen sind. Ihre Anwesenheit auf einem großen medizinischen Kongreß ist immer wieder ein schöner Beweis dafür, daß die Ärzte der Welt, die in Wissenschaft und Forschung tätigen wie die Praktiker im Operationssaal und am Krankenbett, sich über alle politischen, gesellschaftlichen und ideologischen Grenzen hinweg als eine große internationale Gemeinschaft des Erkennens, des Helfens und des Heilens verstehen und bewähren. Ihnen allen, meine sehr verehrten Damen und Herren, gilt daher heute mein Gruß und meine aufrichtige Anerkennung. Meine uneingeschränkte Anerkennung gilt in Ihrer, der chirurgischen Disziplin gleichermaßen allen Chirurgen. Sie gilt denen, die noch nicht über so vollkommene operationstechnische Möglichkeiten verfügen wie ihre glücklicheren Kollegen und die trotz erschwerter äußerer Bedingungen ihre ärztliche Pflicht erfüllen. Sie gilt ebenso aber auch den Chirurgen, die in einem mit dem letzten technischen Raffinement ausgestatteten modernen Operationssaal nicht vergessen, daß sie einem Menschen zu helfen und nicht nur ein naturwissenschaftlich-technisches Problem zu lösen haben.

Meine aufrichtige Anerkennung gilt neben allen anderen Ärzten vor allem jedoch auch den Chirurgen, die allen gesellschaftlichen und politischen Einflüssen, wenn nicht gar manchmal Pressionen zum Trotz sich uneingeschränkt zu ihrem ärztlichen Eid bekennen und danach handeln, in dem sie helfend und heilend allein Leben erhalten und Würde und Integrität des Menschen bewahren. Ich sage das ganz bewußt im Hinblick auf gegenwärtige medizinisch-politische Auseinandersetzungen, vor allem jedoch auch im Hinblick auf die Diskussion über die Änderung des § 218 StGB in der Bundesrepublik Deutschland. „Allein" — so sagt Albert Schweitzer — „die Ehrfurcht vor dem Leben, auch vor dem keimenden Leben, kann Grundlage einer menschlicheren Ordnung in der Welt sein." Den Ärzten in der Bundesrepublik Deutschland und in der ganzen Welt ist aufgetragen, auf ihre Weise und in ihrem jeweiligen Verantwortungsbereich auch an dieser unserer äußeren Welt und ihrer Ordnung mitzubauen. Ich bin überzeugt, daß gerade ein großer Kongreß wie dieser durch sein wissenschaftliches Programm wie durch die Gelegenheit zu vielfältigen fachlichen und menschlichen Kontakten den Ärzten hilft, diese Aufgabe zu erfüllen.

Selbstverständlich hoffe ich, daß auch die humane und lebensfrohe Atmosphäre Bayerns und Münchens ihren Teil dazu beiträgt. Aus diesem Grund freuen wir uns immer wieder, wenn große medizinische und andere Kongresse hier in unserem Lande stattfinden. Darüber hinaus sehen wir auch in diesem 91. Deutschen Chirurgenkongreß mit berechtigtem Stolz die Anerkennung für den besonderen Beitrag, den Münchner und bayerische Chirurgen in Vergangenheit und Gegenwart zur Weiterentwicklung der Chirurgie geleistet haben und z. Z. leisten.

Der großen gesundheitspolitischen Tradition unseres Landes getreu haben Parlament und Regierung des Freistaates auch die Chirurgie, die ja angesichts der vielfältigen Gefahren des modernen Lebens — ich darf an die Arbeits-, Verkehrs- und Sportunfälle erinnern — und angesichts neuer Erkenntnisse und Techniken — wir hörten das ja eben im Vortrag — zahlreiche neue Aufgaben, Methoden und Möglichkeiten erhalten hat, in unserem Land stets nach

Kräften zu fördern gesucht. Eine Frucht dieser Bemühungen ist das Deutsche Herzzentrum München des Freistaates Bayern, das wir vor einem Monat eröffnet haben. Gerade seine chirurgische Abteilung hat zu unserer großen Freude bereits große Beachtung gefunden. Ich bin zuversichtlich, daß auch von hier aus weltweite Anstöße zur Weiterentwicklung der Chirurgie ausgehen werden.

Meine sehr verehrten Damen, meine Herren! Es bleibt mir zum Schluß nur mehr die angenehme Pflicht, dem 91. Deutschen Chirurgenkongreß und der Arbeit der Deutschen Gesellschaft für Chirurgie von Herzen viel Erfolg für Sie und für die Patienten und Ihnen allen, meine Damen und Herren, einen angenehmen Aufenthalt in München zu wünschen. Ich hätte nur noch den Wunsch, daß Ihre Chirurgie auch eine Wolkenchirurgie sein könnte, damit Sie etwas vom weißblauen Himmel erleben könnten.

Präsident: Herr Ministerpräsident, ich danke Ihnen aufrichtig für Ihr Grußwort und auch dafür, daß Sie heute persönlich zu uns gekommen sind. Ich glaube, es ist hier auch der Ort noch einmal unseren Respekt zu zeigen vor den Leistungen Ihres Landes und Ihrer Regierung in der modernen Gesundheitspolitik, insbesondere mit der Errichtung des Münchner Herzzentrums. Ich darf mir erlauben, Ihnen nicht zu verschweigen, daß gerade die Ärzte und Chirurgen außerhalb Bayerns mit großer Sorgfalt den Schlag der bayerischen Uhren verfolgen, weil dieser Schlag für uns immer so etwas wie Kontinuität bedeutet. Ich danke Ihnen.

Ich darf nun Herrn Oberbürgermeister Kronawitter um sein Grußwort bitten.

Oberbürgermeister Georg Kronawitter, München: Herr Präsident, Herr Ministerpräsident, hochverehrte Ehrengäste, meine sehr geehrten Damen und Herren! Zum 24. Mal trifft sich die Deutsche Gesellschaft für Chirurgie seit 1951 zu ihrer Jahrestagung bei uns in München. Ich habe heuer zum erstenmal die Ehre und Aufgabe, Sie in unserer Stadt wiederum sehr herzlich willkommen zu heißen. Unserer besonderen Wertschätzung für Sie und für Ihre Arbeit brauche ich Sie jetzt eigentlich gar nicht mehr erst zu versichern; denn die Chirurgen haben sich Achtung und Ehre in unserer Stadt bereits erworben, bevor die alljährlichen Veranstaltungen der Gesellschaft für Chirurgie fester Bestandteil des Münchner Kalenders geworden sind, und Name und Leistung von Männern wie Johann Nepomuk von Nußbaum, Oscar von Angerer, Ferdinand Sauerbruch, Erich Lexer und Emil Karl Frey haben jenes Klima geschaffen, das Ihren Beratungen bisher so günstig war und sicher auch in diesem Jahr günstig sein wird.

Sie, meine sehr geehrten anwesenden Damen und Herren, haben auch das geflügelte Wort des ersten in der langen Reihe namhafter Münchner Chirurgen, Philipp von Walter, widerlegt: An der Isar — meinte er — gedeihe die Chirurgie nicht. Sie gedeiht. Den Beweis dafür liefert die Leistungsfähigkeit der chirurgischen Abteilungen unserer Krankenhäuser ebenso wie der chirurgischen Wissenschaft an unserer Universität. Den Beweis dafür liefern viele von Ihnen, die hier anwesend sind, und auch der diesjährige Präsident, Herr Professor Fritz Kümmerle, der auch in München studiert hat.

Und wenn solche Parallelen auch schon oft gezogen wurden, wenn sie von einem medizinischen Laien wohl auch nur sehr unvollkommen gezogen werden können, so wage ich sie doch wieder einmal: Wir, Stadtrat und Oberbürgermeister, sind bei unserer Arbeit, Reiz und Atmosphäre, Lebensqualität und Gesicht unserer Stadt zu bewahren, mit Aufgaben konfrontiert, die denen eines Chirurgen oft nicht ganz unähnlich sind. Freilich, von Organtransplantationen oder gar vom Einsetzen künstlicher Organe kann dabei nicht die Rede sein. Weder eine eiserne Lunge für die in Abgasen erstickten Städte ist denkbar — wir könnten sie sehr gut brauchen — noch etwa der vorübergehende Anschluß unseres Verkehrs- oder Versorgungssystems an Fremdorgane. Manchmal wäre auch das notwendig. Es ist hauptsächlich die konservierende Chirurgie, der wir uns verschreiben müssen, keine Amputationen, sondern höchstens rasche Schritte in echten Notsituationen und vor allem behutsame Behandlung kranker Stellen und kranker Organe der Stadt. Und selbst die geübteste Chirurgenhand würde doch erhebliche Schwierigkeiten haben beim Herauslösen wuchernder Geschwüre im zu rasch und zu unkontrolliert gewachsenen Stadtorganismus, weil dabei nichts von dem zerstört werden soll und darf, was gesund und erhaltenswert ist. Von den Möglichkeiten der Anaesthesie will ich freilich nicht sprechen, weil es im Falle unseres Patienten und bei der relativen Unvollkommenheit unserer Operationsmethoden sicher besser ist, wenn er schreien kann, sobald es ihm wehtut, und er schreit manchmal sehr kräftig. Auch in der Diagnostik blicken wir immer noch neidvoll zu Ihnen hinüber, obwohl es uns gerade in München gelungen ist, mit einem ganzen Konzilium von Stadtärzten einen Heilungs- und Entwicklungsplan zu entwerfen, der jetzt mit dem Patienten besprochen und verwirklicht werden soll. Ich meine unseren Stadtentwicklungsplan 1974. Es wird allerdings sicher seine Zeit dauern, ehe wir dabei den Erfolg erzielen, den die Chirurgie auch in München längst gewöhnt ist, den Erfolg, der in unserer Stadt seit jeher auch gebührend honoriert worden ist.

Schließlich war es ja auch der schon genannte Johann Nepomuk von Nußbaum, dem die Münchner neben Ludwig II. ein Denkmal setzen wollten. Schließlich war es auch Nußbaum, dem seine begeisterten Studenten einmal die Pferde ausgespannt haben sollen, um seinen Wagen im Triumph selber weiterzuziehen. Das waren noch Zeiten! Denn heute, in einer Welt, in der der Autoritätsverlust immer größere Ausmaße annimmt und der Respekt vor der persönlichen Leistung ebenso schwindet, würde dies, wenn es überhaupt noch passierte, höchstens als Beitrag zum umweltfreundlichen Verkehr gewertet werden.

In einem Nekrolog, der sich betitelt „Rührende Szenen aus dem Leben des edlen Dr. von Nußbaum" hieß es damals sogar — ich zitiere wörtlich —: „Die dem Materialismus zusteuernde Nachwelt wird es kaum glauben wollen, daß je ein so edler, selbstloser Mann gelebt hat wie Dr. von Nußbaum. Würden alle reichen Leute seinem Beispiel folgen, so gäbe es in der ganzen Welt nicht einen einzigen Sozialdemokraten." Meine sehr verehrten Damen und Herren, seit März dieses Jahres müssen die überaus edlen und selbstlosen Menschen à la von Nußbaum nicht nur im Chirurgen- und Ärztekreis, sondern weit darüber hinaus sprunghaft zugenommen haben.

Ich begrüße Sie alle noch einmal sehr herzlich zu Ihrer 91. Tagung der Deutschen Gesellschaft für Chirurgie in München. Ich wünsche Ihnen den Erfolg, den Sie eigentlich schon gewöhnt sind. Hoffentlich haben Sie wenigstens auch noch ein bißchen Zeit am Rande Ihrer Arbeit — und ich weiß, daß Ihre Zeit knapp ist; Herr Professor, Sie haben es eindringlich dargestellt —, auch unsere schöne Stadt ein wenig anzusehen. Ein beschaulicher Spaziergang in unserer, wie ich meine, attraktiven Fußgängerzone mitten in der City, 50 000 Quadratmeter groß, freigeräumt von Straßenbahnen, Autos, Lastwagen und sonstigen Blechkisten, lohnt sich allemal. Man sagt ja, diese unsere Fußgängerzone sei gepflastert mit den Herzen, die unsere liebwertesten Freunde, die Preußen, bei ihren Besuchen in München verloren haben.

Meine sehr verehrten Damen und Herren! Ich kann natürlich nicht erwarten, daß Sie nun alle ebenfalls Ihr Herz in München verlieren. Wir wollen bescheiden sein. Unser Stadtkämmerer ist schon zufrieden, wenn Sie und Ihre Frauen ein bißchen Geld in unserer Stadt zurücklassen, damit über die Gewerbesteuer unser leerer Stadtsäckel wieder ein bißchen voller wird. In diesem Sinne nochmals herzlich willkommen in München!

Präsident: Herr Oberbürgermeister, ich danke Ihnen herzlich für Ihr Grußwort und auch dafür, daß Sie heute persönlich zu uns gekommen sind. Ich darf Sie versichern, daß die Chirurgen sehr sorgfältig und aufmerksam von Jahr zu Jahr die Fortschritte in Ihrer schönen Stadt beobachten. Ihre Stadt hat sozusagen die Chirurgen an ihre Brust genommen, und wir kommen nun kaum mehr los, weil sie uns etwas schenkt wie Geborgenheit und Nestwärme. Und das können eben längst nicht alle Städte. Das kann München in ganz besonderer Weise, und deshalb sind wir Ihnen auch immer so treu geblieben.

Ich darf nun als Vertreter der ausländischen Chirurgen Herrn Prof. Hollender, Straßburg, um sein Grußwort bitten.

Prof. Dr. L. F. Hollender, Straßburg/Frankreich: Herr Präsident, meine Damen, meine Herren, meine lieben Kollegen! Im Namen der ausländischen Chirurgen, die Sie die Freundlichkeit hatten zum 91. Kongreß der Deutschen Gesellschaft für Chirurgie einzuladen, möchte ich Ihnen unsere Freude und Dankbarkeit zum Ausdruck bringen und Ihnen gleichzeitig sagen, wie sehr wir uns der Ehre bewußt sind, an dieser Tagung teilnehmen zu können.

Uns allen ist bekannt, daß Ihre Gesellschaft die Elite der deutschen Chirurgie versammelt und heranbildet. Wir sind uns auch bewußt, wie sehr Sie immer als eine der großen chirurgischen Schulen der Welt Ihre Tradition hochgehalten und niemals die strengen ethischen Gesetze der Medizin vernachlässigt haben. Wir fühlen uns aber auch deswegen mit der Deutschen Gesellschaft für Chirurgie besonders verbunden, weil sie immer die besten internationalen Beziehungen zu ihren Schwestergesellschaften gepflegt hat, dank der geistigen Offenheit, der verantwortlichen und der herzlichen Aufgeschlossenheit aller ihrer Mitglieder. Weiter möchte ich betonen, wie sehr Sie es immer verstanden haben, diese mächtige Anziehungskraft uneigennützig denen zu widmen, die mit Ihrer Gesellschaft in Verbindung traten.

Bei Ihnen in Deutschland wie bei uns in Frankreich und überall in der Welt zeigen sich zwei Tendenzen. Die eine versucht, das Individuum dem Kollektiv zu opfern und ein Lebensniveau zu schaffen, das vielleicht sicherer und bequemer ist, aber auch auf Gleichförmigkeit und Mittelmäßigkeit basiert. Die andere gründet auf der Überlegenheit eines starken und kühnen Geistes im harten Kampf des freien Wettbewerbs. Sie weist von sich die Unverantwortlichkeit einer gewissen Intoleranz und die Demagogie der Politiker auf der Suche nach Wählern, die eine Gesellschaft verherrlichen, die nicht mehr darauf gerichtet ist, Menschen zu bilden, sondern Kollektive, in denen der Mensch allein auf sich gestellt vereinsamt und vergeblich seinen Platz sucht. Ich bin überzeugt, daß die Deutsche Gesellschaft für Chirurgie immer den Respekt vor der Individualität und die Pflege einer liberal geführten Chirurgie hochhalten wird. Die Chirurgie bedarf einer freien Gesinnung; denn nur so kann sie ihre Mission im Dienst am Menschen erfüllen. Laßt uns Systemen und Organisationen mißtrauen, die da, wo sie praktiziert wurden, an ihrer eigenen Unzulänglichkeit gescheitert sind und sich in ihrem Mißerfolg wie ein Mäander verloren haben, was man aber aus dogmatischen Gründen zu verschleiern suchte.

Mehr als Worte der Freundschaft und der Bewunderung möchte ich darüber hinaus noch anders zum Ausdruck bringen. Dieser Kongreß steht unter der Präsidentschaft von Herrn Prof. Kümmerle. Ich bin besonders glücklich — und die hier anwesenden ausländischen Kollegen werden mir zustimmen —, daß ich Ihnen, Herr Präsident, unsere ganze Anerkennung und Verehrung aussprechen darf. Als Schüler einer der großen Schulen haben Sie das Erbe deutscher chirurgischer Tradition mit Glanz fortzusetzen gewußt. Wir möchten Ihrem hervorragenden chirurgischen Talent und der Originalität Ihrer wissenschaftlichen Arbeit unsere ganz besondere Hochachtung zollen. Die Kraft Ihrer Persönlichkeit und alles, was Ihr wissenschaftliches Werk an Prestige und Wert auszeichnet, haben Ihrer Mainzer Schule einen ganz besonderen Ruf und Respekt verliehen. Darüber hinaus gehören Sie aber auch zu den Menschen, die dem Menschen Ehre machen. Damit möchte ich Ihnen sagen, wie sehr wir uns freuen, hier unter Ihrer Präsidentschaft zusammenzutreffen und uns vor Ihnen einzufinden.

Ein deutscher Schriftsteller, Ernst Jünger, dessen Texte Intelligenz und Schönheit in sich vereinigen, hat geschrieben: „In der Freiheit ist Disziplin nötig, damit die Freiheit wirksam werde." und er hat hinzugefügt, daß Ideologien niemals das Wesentliche sind: „Was zählt ist der Mensch, ganz allein der Mensch." In der Deutschen Gesellschaft für Chirurgie möge die Sonne dieser Wahrheiten weiterstrahlen!

Präsident: Lieber Herr Kollege Hollender, ich glaube, Sie haben an dem Beifall gehört, welch warme Resonanz, welches Echo Ihre Gedanken bei den deutschen Chirurgen gefunden haben. Ich glaube, gerade in einer Zeit wie heute, wo wir so sehr den Wechselfällen in allen Bereichen unterliegen, ist es notwendig, daß wir über die Grenzen hinaus im wissenschaftlichen Bereich, aber auch sonst — wie Sie es so schön ausgesprochen haben — auf der menschlichen Ebene unsere Kontakte miteinander aufrechterhalten und weiter vertiefen.

Ich möchte mir noch ein Wort zu sagen erlauben, sozusagen eine Reverenz an die Stadt, in der Sie im Augenblick wirken. Das Titelblatt des Tagungsführers in diesem Jahr stellt zugleich auch das Titelblatt des ersten chirurgischen Lehrbuches in deutscher Sprache von Hieronymus Brunschwig dar, das im Jahre 1497, also 4 Jahre nach Entdeckung der Neuen Welt, in Straßburg von Johannes Grüninger gedruckt wurde. Ich danke Ihnen.

Meine sehr verehrten Damen und Herren! Wir kommen jetzt zu dem Teil, der für einen Präsidenten eigentlich der schönste bei der Eröffnung eines Kongresses ist. Das sind die

Ehrungen

Die Deutsche Gesellschaft für Chirurgie ehrt auch in diesem Jahre einige herausragende Persönlichkeiten für ihre Verdienste um die Chirurgie und unsere Gesellschaft.

Ich darf folgende Herren bitten, sich zu mir auf das Podium zu begeben: Herrn Aoyagi, Herrn Hollender, Herrn Haas und Herrn Schäfer.

Verleihung der Korrespondierenden Mitgliedschaften

Zunächst komme ich zur Verleihung von zwei Korrespondierenden Mitgliedschaften. Ich darf Ihnen den Sinn einer Korrespondierenden Mitgliedschaft erläutern. Mit der Ernennung zum Korrespondierenden Mitglied ehrt die Deutsche Gesellschaft für Chirurgie ausländische Chirurgen, die sich um die Chirurgie verdient gemacht haben und die mit der Deutschen Gesellschaft für Chirurgie und ihren Mitgliedern freundschaftlich verbunden sind.

„Die Deutsche Gesellschaft für Chirurgie ernennt Herrn Dr. med. Yasumasa Aoyagi, Professor für Chirurgie in Kyoto, in Würdigung seiner hervorragenden Verdienste um die Entwicklung der Chirurgie und um die Förderung der freundschaftlichen Beziehungen zwischen japanischen und deutschen Chirurgen zu ihrem Korrespondierenden Mitglied."

Prof. Y. Aoyagi, Kyoto/Japan: Lassen Sie mich, verehrte Kollegen, Ihnen in wenigen Worten dafür danken! Ich danke Ihnen, daß Sie mir diese hohe Ehrung haben zuteil werden lassen. Ich bin darüber bewegt, daß Sie meinen Einsatz und meine Leistung für die Chirurgie durch diese Auszeichnung würdigen, und ich möchte Ihnen dafür meinen innigsten Dank aussprechen. Ich danke Ihnen.

Präsident: „Die Deutsche Gesellschaft für Chirurgie ernennt Herrn Dr. med. Louis François Hollender, Professor für Chirurgie an der Universität Straßburg, in Würdigung seiner hervorragenden Verdienste um die Abdominalchirurgie und um die Förderung der freundschaftlichen und wissenschaftlichen Beziehungen zwischen französischen und deutschen Chirurgen zu ihrem Korrespondierenden Mitglied."

Prof. L. F. Hollender, Straßburg/Frankreich: Meine Damen, meine Herren, meine Kollegen! Vorhin hatte ich die Gelegenheit, mich an Sie zu wenden, um Ihnen im Namen meiner ausländischen Kollegen unseren Dank für die Einladung zu Ihrem Kongreß auszusprechen. Aus einer ganz persönlichen Motivation möchte ich nun das Wort ergreifen. Sie haben mich ausgezeichnet, indem Sie mich zum Korrespondierenden Mitglied Ihrer Gesellschaft ernannt haben. Darf ich Ihnen sagen, wie sehr ich die Bedeutung meiner Ernennung zu schätzen weiß. Sie ist für mich eine ganz besondere Ehre und bewegt mich sehr. Jeder erfahrene Abdominalchirurg weiß von dem fundamentalen, in der Entwicklung der Chirurgie entscheidenden Platz, den die deutsche Chirurgie zu allen Zeiten in der Viszeralchirurgie eingenommen hat. Hervorragende Persönlichkeiten wie Sauerbruch, Voelcker, Kirschner, von Redwitz, Krauß und geographisch uns etwas näher Frey, Bauer, Nissen — um nur einige zu nennen — haben diesen Zweig unserer Kunst mit ihrer starken Persönlichkeit geprägt. Ich möchte meine Empfindung zum Ausdruck bringen in diesem Augenblick, in dem ich in ein so hoch verehrtes Haus eintreten darf, in ein Cenaculum, das in seinen Mauern mit den Porträts so vieler großer Geister dekoriert ist. Ich weiß aber auch, daß Sie in meiner Person der französischen Chirurgie Sympathie erweisen wollen. Eine solche Manifestation europäischer Solidarität erfreut mich ganz besonders, und ich bin sehr glücklich zu sehen, daß sich auf diese Weise die Bande zwischen unseren beiden großen Nationen fester knüpfen. Daß meine Promotion unter der Präsidentschaft einer Persönlichkeit stattfindet, die so sehr von abendländischer Kultur geprägt ist wie Herr Prof. Kümmerle, sollte nicht überraschen. Für ihn ist die Annäherung der Völker nicht ein leeres Wort; er praktiziert sie mit dem klaren Sinn für Realität und der Eleganz, die ihn charakterisiert.

Mit der Bewunderung und der Wertschätzung Ihrer Gesellschaft und Ihres Präsidenten lassen Sie mich, meine Herren Kollegen, Ihnen von ganzem Herzen danken für die große Freude, die Sie mir hiermit heute bereiten, mit einem abgewandelten Wort Goethes: Nur weil es solchem Dank sich eignet, ist das Leben schätzenswert.

Präsident: Zur Ehrung von Persönlichkeiten, die für die Deutsche Gesellschaft für Chirurgie langjährig und erfolgreich tätig waren oder die Zwecke der Gesellschaft wesentlich förderten, wird von unserer Gesellschaft die

Werner-Körte-Medaille

verliehen. Ich habe die Ehre, in diesem Jahr zwei solche Persönlichkeiten auszuzeichnen.

„Die Deutsche Gesellschaft für Chirurgie verleiht Herrn Dr. med. Richard Haas, Professor an der Universität Freiburg, in Anerkennung seiner Verdienste um die Gesellschaft die Werner-Körte-Medaille in Gold. Sie dankt ihm mit dieser Ehrung für die vielfältig bewiesene Bereitschaft, mit der er seine umfassenden Kenntnisse auf dem Gebiet der Tetanusprophylaxe zur Verfügung stellte."

Prof. R. Haas, Freiburg i. Brsg.: Herr Präsident, meine sehr verehrten Damen und Herren! Erlauben Sie mir ein kurzes Wort des Dankes für die Ehrung, die mir soeben die Deutsche Gesellschaft für Chirurgie erwiesen hat. Ich freue mich besonders darüber, daß ich sie hier in München in Empfang nehmen darf, wo ich vor exakt 44 Jahren mit dem Medizinstudium begonnen habe. Damals bin ich auch jenem Mann zum erstenmal, ich kann nicht sagen begegnet, ich hatte ihn zum erstenmal gesehen, dessen Tod die Freude über die Ehrung heute etwas überschattet, Herrn Bürkle de la Camp. Ich war damals zwar, wie man sagen würde, novarum rerum cupidus, aber doch ein Anonymus auf den obersten Rängen des Hörsaals der Chirurgischen Klinik und er war Oberarzt bei Lexer. Ich hätte Herrn Bürkle de la Camp gern heute in dieser Stunde ein kurzes Wort des Dankes gesagt für die stets fruchtbare und ungetrübte Zusammenarbeit bei der Beschäftigung mit den Problemen der Vorbeugung des Wundstarrkrampfes. Das ist nun heute leider nicht mehr möglich. So kann ich in diesem Dank nur jene Herren miteinschließen, mit denen ich im Rahmen Ihrer Gesellschaft viele Jahre fruchtbar zusammengearbeitet habe, Herrn von Brandis, den ich hier sehe, Herrn Eckmann und alle die anderen Kollegen. Ich habe diese Zusammenarbeit stets als Bereicherung für mich empfunden, die ihren Dank eigentlich schon in sich getragen hat. Und wer unsere lebhaften Diskussionen erlebt hat, der hätte wohl nicht bestätigen können, daß das Goethe-Wort stimmt, der Geist der Medizin sei leicht zu fassen, sondern wir haben sehr schwierige und differenzierte Diskussionen miteinander gehabt. Nun, es liegt mir daran, allen diesen Herren in dieser Stunde ein Wort des Dankes für die Ehrung zu sagen, natürlich auch der Deutschen Gesellschaft für Chirurgie.

Ich nehme diese Ehrung entgegen einmal als Dank für das, was ich glaubte zu der Arbeit der Deutschen Gesellschaft für Chirurgie beitragen zu können, aber auch als ein Omen dafür, daß mir die freundschaftlichen Verbindungen, die während dieser Zusammenarbeit entstanden sind, in der Zukunft erhalten bleiben. Vielen Dank.

Präsident: „Die Deutsche Gesellschaft für Chirurgie verleiht Herrn Privatdozent Dr. med. Hans Schäfer in Anerkennung seiner Verdienste um die Gesellschaft die Werner-Körte-Medaille in Gold. Sie dankt ihm mit dieser Ehrung für die jahrelange erfolgreiche Mitarbeit bei der Vorbereitung und Durchführung der Kongresse."

Dr. H. Schäfer, Bayreuth: Herr Präsident, meine Damen und Herren! Ich bin mir der hohen Ehre bewußt, die mir mit dieser Auszeichnung zuteil geworden ist. Ich möchte hier betonen, daß ich die Arbeit für die Gesellschaft gern geleistet habe, und ich freue mich, daß ich heuer zum erstenmal an den wissenschaftlichen Veranstaltungen in den Vortragssälen teilnehmen darf. Ich danke Ihnen.

Präsident: Meine Damen und Herren! Die Kongreßeröffnung ist damit beendet. Es folgt eine kurze Pause. Wir treffen uns wieder zum ersten Teil unserer Mitgliederversammlung und anschließend zum Rahmenthema.

Langenbecks Arch. Chir. 337 (Kongreßbericht 1974)

Mittwoch, 8. Mai 1974

Bayernhalle, 10.50—11.45 Uhr

Mitgliederversammlung (1. Teil)

Präsident Prof. Dr. med. F. Kümmerle, Mainz: Meine sehr verehrten Damen und Herren, ich eröffne den ersten Teil der Mitgliederversammlung.

Alle Mitglieder unserer Gesellschaft wurden durch den Generalsekretär ordnungsgemäß und rechtzeitig zur Mitgliederversammlung eingeladen. Die Einladung war den Mitgliedern mit dem Mitteilungsblatt 2/1974, das auch Anmerkungen zu den Wahlen enthielt, zugegangen.

Totenehrung

Meine Damen und Herren! Wir gedenken nun derer, die zu uns gehörten und die von uns gingen. Die Deutsche Gesellschaft für Chirurgie beklagt den Verlust von 39 Mitgliedern, die seit unserer letzten Tagung verstorben sind. Durch unsere Mitteilungsblätter wurden Sie laufend über die biographischen Daten unserer Verstorbenen unterrichtet. In der chronologischen Reihenfolge ihres Todes nenne ich ihre Namen:

Ernst Nordmann, Eberhard Hasche, Walter Küchel, Charlotte Mahler, Karl Meffert, Eduard Güntz, Kurt Lufft, Max Baumann, Karl Fecher, Peter Balkhausen, Johann Lubinus, Adolf Ritter, Volkmar Riemann, Herbert Strube, Hubertus Galm, Franz Willersinn, Matthias Schmitz, Otto Kingreen, Wolfgang Baltin, Justus Neideck, Johannes Völker, Karl Kindler, Josef Frankenberger, Georg Lutz, Rolf Liebeskind, Erich Englick, Robert Herget, Hermann Paas, Hermann Deiters, Max Johannsen, Friedrich Wilhelm Schröder, Paul Hubmann, Gustav Klessmann, Willy Gesche, Wilhelm Inthorn, Ernst Wojtek, Alfred Beck, Franz Kordowich.

Vor wenigen Tagen erst, am 2. Mai, verstarb, als er sich schon zur Teilnahme an dieser Tagung rüstete, kurz vor Vollendung seines 79. Lebensjahres unser Ehrenmitglied Heinrich Bürkle de la Camp. Er war ein Schüler von Lexer, bei dem er sich 1929 in München habilitierte. Von 1933—1962 war er Chefarzt der Chirurgischen Klinik und Poliklinik der berufsgenossenschaftlichen Krankenanstalt „Bergmannsheil" in Bochum. Seine Hauptarbeitsgebiete waren die Unfallchirurgie, die plastische und Wiederherstellungschirurgie und die Berufskrankheiten. Seine Arbeiten auf diesen Gebieten sind wegweisend. 1969 wurde ihm die Ehrendoktorwürde der Medizinischen Fakultät der Technischen Universität München verliehen. 1955 war er Präsident unserer Gesellschaft, seit 1961 ihr Ehrenmitglied. 1965—1971 diente er unserer Gesellschaft als Generalsekretär. 1972 wurde ihm die Ernst von Bergmann-Gedenkmünze in Gold verliehen. Seine Verdienste um die Chirurgie und unsere Gesellschaft bleiben unvergessen.

Bei der Durchsicht der Liste unserer Toten ist immer wieder festzustellen: Die einen wurden nach schwerem Leiden durch den Tod erlöst, andere wurden plötzlich und unerwartet mitten aus dem Leben hinweggerafft; wieder andere starben nach einem langen und erfüllten Leben. Unser Blick richtet sich auf die Angehörigen unserer verstorbenen Kollegen, denen unsere Anteilnahme gilt. Ich bitte Sie, sich zu Ehren unserer Toten von Ihren Plätzen zu erheben. (Die Anwesenden erheben sich.) Ich danke Ihnen.

Preisverleihungen

Präsident: Der von Langenbeck-Preis wird aufgrund einer Entscheidung der dafür eingesetzten Kommission in diesem Jahr nicht verliehen. Den Erich-Lexer-Preis verleiht in diesem Jahr bestimmungsgemäß die Deutsche Gesellschaft für Orthopädie und Traumatologie.

Ich komme nun zur

Verleihung des Jubiläumspreises

Sie wissen, daß dieser Preis anläßlich des hundertjährigen Jubiläums unserer Gesellschaft von der Fa. Braun-Melsungen-AG gestiftet wurde. Der Preisträger ist Herr Millesi, Wien.

„Die Deutsche Gesellschaft für Chirurgie verleiht ihrem Mitglied Herrn Professor Hanno Millesi, Leiter der Abteilung für plastische Chirurgie an der I. Chirurgischen Universitätsklinik in Wien, den Jubiläumspreis der Fa. Braun-Melsungen-AG. Hiermit sollen die Verdienste gewürdigt werden, die sich Herr Millesi um die Weiterentwicklung der plastischen und wiederherstellenden Chirurgie erworben hat. Seine experimentellen und klinischen Arbeiten auf dem Gebiet der Handchirurgie im Sinne des Sehnen- und Nervenersatzes sind wegweisend."

Ich darf Ihnen, Herr Millesi, sehr herzlich persönlich und im Namen der Gesellschaft gratulieren und Sie beglückwünschen.

Prof. H. Millesi, Wien/Österreich: Herr Präsident, meine Damen und Herren! Die Verleihung dieses Preises erfüllt mich mit Stolz und Freude, und zwar aus drei Gründen, erstens persönlich, zweitens weil ich als Österreicher für diesen Preis ausersehen wurde, und drittens, weil die plastische und Wiederherstellungschirurgie dabei erwähnt ist. Wie sie wissen, habe ich mich um die Entwicklung dieses Teilgebiets immer besonders bemüht. Ich danke Ihnen von ganzem Herzen für diese Ehrung. Ich danke gleichzeitig aber auch allen, von denen ich gelernt habe, und allen ärztlichen und nichtärztlichen Mitarbeitern, ohne die eine Arbeit heute nicht möglich wäre.

Präsident: Meine Damen und Herren! Ich komme zum

Bericht des Präsidenten

Präsident: Meine Damen und Herren! Die weitere *Gliederung unseres Fachgebietes* bleibt nicht ohne Auswirkungen auf unsere Deutsche Gesellschaft für Chirurgie und auf die Gestaltung unserer Jahreskongresse. Probleme tun sich auf hinsichtlich der Fortentwicklung der Weiterbildungsordnung, der Vertretung der chirurgischen Teilgebiete in unserem Präsidium und schon auch im Blick auf die Zukunft der Gliederung unserer Gesellschaft im Sinne von Sektionen.

Was die *Fortentwicklung der Weiterbildungsordnung* anbetrifft, so haben wir gegenüber der Bundesärztekammer und auch sonst konsequent den Standpunkt der Beibehaltung der Teilgebietsordnung vertreten und die Bildung neuer chirurgischer Fachgebiete abgelehnt. In meiner Eröffnungsrede habe ich unsere Einstellung näher erläutert. Besonders erwähnen möchte ich in diesem Zusammenhang unsere wiederholten Verhandlungen mit Vertretern der Deutschen Gesellschaft für Thorax-, Herz- und Gefäßchirurgie, die für alle Beteiligten sehr nützlich waren und die auf einen praktikablen Kompromißvorschlag hinauslaufen, nämlich auf den Vorschlag, zwei Teilgebiete aus diesem Bereich einzuführen, erstens die Thorax- und kardiovasculäre Chirurgie und zweitens die Gefäßchirurgie. Unser gemeinsam erarbeiteter Vorschlag weicht ab von der seitherigen starren zeitlichen Einteilung der Weiterbildungszeit von 4:2 Jahren im Sinne von allgemeiner Chirurgie zur Chirurgie des jeweiligen Teilgebiets und basiert auf einer entsprechenden Neuordnung der Operationskataloge. Beide Gesellschaften, das Präsidium der Deutschen Gesellschaft für Chirurgie und das Präsidium der Deutschen Gesellschaft für Thorax-, Herz- und Gefäßchirurgie, haben dieser Lösung zugestimmt. Die formalen Dinge werden in einer Sitzung am 20. Mai besprochen werden; dann wird das Ergebnis der Bundesärztekammer mitgeteilt.

Auch die plastischen Chirurgen scheinen sich der Teilgebietsordnung zu nähern, was wir sehr begrüßen und was auch richtig ist, wobei nach topographischen Gesichtspunkten geordnet die plastischen Bereiche anderer operativer Spezialisten, der Hals, Nasen, Ohren- und Augenheilkunde, sowie der Kieferchirurgie nicht berührt werden.

Demgegenüber streben die Kinderchirurgen ein eigenes Fachgebiet an. Wir sollten aber dennoch mit den Kinderchirurgen diese Frage weiter erörtern; denn meine Erfahrungen haben mir gezeigt, daß sachliche Gespräche mit vernünftigen Argumenten immer auch wieder zu neuen, dem einzelnen vorher nicht bekannten Einsichten führen. Deshalb sollten wir nie damit aufhören. Ich hoffe, wie gesagt, daß sich im Zuge der kommenden Entwicklungen die weitere Gliederung unseres Fachgebiets im Rahmen der Teilgebietsordnung vollziehen und damit auch in das neue Gesetz über die Weiterbildung eingehen wird.

Bereits auf der Herbstsitzung in Mainz habe ich unser Präsidium gebeten, sich mit der Vertretung der Teilgebiete im Präsidium unserer Gesellschaft zu befassen und sich Gedanken über eine zukünftige Gliederung unserer Gesellschaft in Sektionen zu machen. Das Präsidium nahm diese Gedanken in aufgeschlossener Weise auf und eine Kommission hat die sich hieraus ergebenden Probleme in der Zwischenzeit bearbeitet. Nach einem vorangegangenen Gedankenaustausch mit mir haben drei profilierte Vertreter der Unfallchirurgen, die Herren Rehn, Tscherne und Weller, nach Absicherung mit unserer Gesellschaft auf meine Aufforderung hin den Antrag gestellt, eine Sektion Unfallchirurgie in der Deutschen Gesellschaft für Chirurgie zu gründen. Das Präsidium unserer Gesellschaft hat sich vorgestern mit diesem Antrag befaßt und ihn einstimmig angenommen.

Die weiteren formalen Dinge und Einzelheiten der Sektionsbildung müssen nun gemeinsam erarbeitet werden. Eine entsprechende Kommission wird sich damit beschäftigen.

Meine Damen und Herren! Ich messe der *Integration des Teilgebiets Unfallchirurgie* in unserer Gesellschaft allergrößte Bedeutung zu und freue mich über unser gemeinsames Dach, das durch unsere Gesellschaft gebildet wird, und auch darüber, daß die Unfallchirurgen damit sozusagen — und wir wollen es hoffen — eine würdige und alle Seiten zufriedenstellende Heimstätte gefunden haben.

Die interdisziplinäre Zusammenarbeit, die mir ja auch als Kongreßthema sehr am Herzen lag, besonders mit anderen uns fachlich nahestehenden Gesellschaften, muß weiter in jeder Hinsicht gepflegt werden. Hierzu eignet sich in besonderer Weise der Arbeitskreis für fachliche Zusammenarbeit, der jetzt unter Leitung von Herrn Lindenschmidt steht.

Daß wir uns auch mit den aktuellen *Fragen der Fortbildung* befassen müssen, sagte ich gleichfalls schon bei der Eröffnung. Ein möglicherweise geeignetes Programm mit Selbstkontrolle wäre z. B. das amerikanische Sesap-System, das System des American College of Surgeons, um dessen Erprobung und sozusagen Transplantation nach Deutschland sich Herr Linder zusammen mit seinen Mitarbeitern in besonderer Weise verdient gemacht hat.

Meine Damen und Herren, es entspricht sicher der augenblicklichen Entwicklung, wenn das in diesem Jahr erstmalig eingeführte *Fortbildungsseminar für die medizinischen Assistenzberufe* für alle nichtärztlichen Mitarbeiter in Zukunft zu einer ständigen Einrichtung des Jahreskongresses wird. Das Bedürfnis danach — das haben mich die Erfahrungen einer Präsidentenzeit gelehrt mit regem Schriftwechsel nach allen Seiten — ist groß. Die Anliegen unserer nichtärztlichen Mitarbeiter und die vielen Fragen, die sie aus ihren Funktionsbereichen heraus auf dem Herzen haben, können am ehesten hier bei einer solchen Veranstaltung befriedigt werden, zumal in diesem Jahr die große medizinisch-technische Ausstellung stattfindet.

Es ist mir ein aufrichtiges Bedürfnis, an dieser Stelle auch festzustellen, daß die Zusammenarbeit unserer Gesellschaft mit dem Berufsverband der deutschen Chirurgen stets ausgezeichnet war. Ich glaube, daß es in unserer Zeit mehr denn je notwendig ist, daß wir zusammenwirken, zusammenhalten und jeder an seiner Stelle sich um die essentiellen Dinge unserer Existenz kümmert.

Auch in diesem Jahr sind unserer Gesellschaft wieder namhafte Spenden von der Industrie zugeflossen. Die Liste der Donatoren, die uns unterstützt haben, findet sich im Tagungsführer. Ich darf an dieser Stelle den Donatoren nochmals den aufrichtigen Dank unserer Gesellschaft zum Ausdruck bringen

Damit bin ich am Ende meines Berichtes.

Es folgt als nächster Punkt der

Bericht des Generalsekretärs (1. Teil)

Herr Junghanns wird gleichzeitig auch die Bekanntgabe der Vorschläge des Präsidiums für die Wahlen vornehmen.

Generalsekretär: Herr Präsident, meine sehr verehrten Damen und Herren! Es ist üblich, daß der Generalsekretär seinen Bericht über das vergangene Jahr mit einigen Zahlen zur *Mitgliederbewegung* nach dem Stand vom Jahresende beginnt. Wir haben nach dem Stand vom 31. 3. 1974 insgesamt 2546 Mitglieder, davon 14 Ehrenmitglieder, 60 Korrespondierende Mitglieder, also ausländische Mitglieder, 2135 Mitglieder in der Bundesrepublik und 337 Mitglieder im Ausland. Genauere Zahlen wird Ihnen im zweiten Teil der Mitgliederversammlung der Herr Schatzmeister unterbreiten. Für dieses Jahr gingen bis zu der in der Satzung vorgeschriebenen Frist 127 Anmeldungen für die Mitgliedschaft ein, die von der Aufnahmekommission ohne Beanstandungen angenommen werden konnten. Seit Jahren hatten wir keine so umfangreiche Anmeldeliste. Diese Zahl drückt ein hohes Interesse an unserer Gesellschaft aus. Das wird vom Präsidium und sicher auch von der Mitgliedergemeinschaft mit Freude begrüßt. Es ist zu hoffen, daß ein solches Interesse auch für die kommenden Jahre wach bleibt. Der Impuls, den neue Mitglieder in die Gesellschaft einbringen, wird sicherlich auch im Ablauf der Kongresse fruchtbar sein.

In mehreren Sitzungen hat das Präsidium eine Reihe wichtiger *Beschlüsse* gefaßt und zusammen mit dem Berufsverband mehrere Empfehlungen oder Stellungnahmen zu wichtigen Fragen abgegeben — sie lesen den Wortlaut in den „Mitteilungen" — so z.B. über den Nachwuchsmangel in der Chirurgie mit Vorschlägen zu dessen Abhilfe und einen Appell an die Chirurgen zur Zusammenarbeit in Klinik und Praxis. Mit dem Appendizitis-Problem beschäftigte sich eine weitere Stellungnahme. Sie wurde damals erforderlich, weil in der Presse falsche Angaben über unnötige Operationen und über die Zahl der Todesfälle nach Appendektomie erschienen waren.

Die Bemühungen um eine sinnvolle *Gliederung des Faches Chirurgie,* die auch vom Berufsverband unterstützt werden, erkennen Sie aus den Veröffentlichungen in den „Mitteilungen". Zu diesem Thema hat der Herr Präsident soeben wichtige Mitteilungen gegeben.

Der *Tetanus-Ausschuß* unserer Gesellschaft hat neue Empfehlungen zur Tetanusprophylaxe auf der Grundlage international erarbeiteter Erkenntnisse und Erfahrungen aufgestellt. Sie stehen den Mitgliedern in Form eines Faltblattes zur Verfügung, das die Anfang April erschienenen und allen Mitgliedern zugegangenen „Mitteilungen" Nr. 2/74 enthielten und das sich zum Aushang in der Klinik und auch in der Poliklinik eignet. Entgegenkommenderweise haben die Landesverbände der Berufsgenossenschaften jedem Durchgangsarzt ebenfalls ein solches Faltblatt zugestellt. Weitere Exemplare liegen am Stand des Verlags Demeter bereit; sie können dort in Empfang genommen werden.

Wie Ihnen durch die „Mitteilungen" bekanntgeworden ist, soll erstmals in diesem Jahr von der Theodor-Nägeli-Stiftung der Theodor-Nägeli-Preis für die Förderung der Forschung auf dem Gebiet der Thromboembolie und der Gerontologie vergeben werden. Der Präsident unserer Gesellschaft gehört dem Stiftungsrat an. Eine Entscheidung über die eingereichten Arbeiten ist aber noch nicht ergangen.

Zum Schluß gestatten Sie mir noch einige *Bemerkungen über den Ablauf des Kongresses.* Sie werden bereits bemerkt haben, daß im Gegensatz zum vorigen Jahr diesmal die Fachindustrie eine sehr *umfangreiche Ausstellung* anbietet. Sie wird, hoffentlich auch immer in diesem Umfang, in allen Jahren mit geraden Jahreszahlen, also alle 2 Jahre, stattfinden. Die Industrie hat sich wiederum viel Mühe gegeben, um die Kongreßteilnehmer über den neuesten Stand der technischen Entwicklung auf den chirurgisch interessierenden Gebieten zu informieren, und sie bittet um Ihren Besuch. Von dieser Stelle aus ist auch der Leitung und den Mitarbeitern der Münchener Messegesellschaft Dank für die stets aufgeschlossene und damit erfolgreiche Zusammenarbeit mit unserer Gesellschaft und mit den Vertretern der Industrie auszusprechen. Nur dadurch ist es gelungen, die Ausstellung in diesem Rahmen und so vorzüglich zu gestalten. Im nächsten Jahr und in den weiteren Jahren mit ungeraden Jahreszahlen wird zwar keine große allgemeine Fachausstellung stattfinden, aber die für uns Chirurgen so wichtige Ausstellung von Operationsinstrumenten ist auch in diesen Jahren stets zu sehen.

Weiter planen wir für die Jahre zwischen den großen Fachausstellungen gezielte Ausstellungen, die in engem Zusammenhang mit besonderen wissenschaftlichen Fachproblemen und zugehörigen Vorträgen stehen, sowie eine Informationsschau zu jeweils dem Gebiet, das im Fortbildungsseminar für die medizinischen Assistenzberufe der chirurgischen Arbeitsgebiete behandelt wird.

Mit Freude begrüßen wir — das ist auch durch den Präsidenten schon geschehen — die anwesenden *ausländischen Gäste.* An sie richte ich die herzliche Bitte, im Kongreßbüro an dem dafür eingerichteten Schalter vorzusprechen und sich in das Anwesenheitsregister einzutragen. Dort gibt es für sie auch wichtige Informationen.

Für die ausländischen Chirurgen findet, wie üblich, heute, Mittwoch nachmittag, um 18.30 Uhr, der traditionelle Cocktail-Empfang im Hotel Continental statt, und wir erwarten dort unsere ausländischen Freunde.

Der *Festabend mit Damen* ist in diesem Jahr im Sheraton-Hotel vorbereitet. Dort wird allen Mitgliedern, den ausländischen Gästen und vor allem der chirurgischen Jugend Gelegenheit zur persönlichen Begegnung im geselligen Rahmen geboten. Das Präsidium hofft auf eine rege Beteiligung. Der Kartenverkauf im Kongreßbüro muß aus technischen Gründen am Donnerstag mittag, 12 Uhr, abgeschlossen sein. Am Abend, also im Hotel, findet kein Kartenverkauf statt.

Gleichzeitig werden alle Anwesenden um Eintragung in die *Anwesenheitskartei* mit Angabe von Anschrift und Telefon in München gebeten. Für jeden Kongreßteilnehmer ist diese Eintragung wichtig, falls er persönlich oder telefonisch gesucht werden sollte oder wenn Nachrichten für ihn eintreffen.

Im Kongreßbüro wird Ihnen der *Tagungsführer* ausgehändigt, der wiederum in der bekannten Weise vom Verlag Demeter zusammengestellt wurde, wofür wir dankbar sind. Neben dem wissenschaftlichen Programm enthält er vielerlei Nachrichten und Hinweise. Der übliche angeschlossene geschichtliche Teil im Tagungsführer berichtet diesmal über einen Streifzug durch die ältere medizinische Literatur.

Nach § 10 Abs. 5 der Satzung ist es Aufgabe der Mitgliederversammlung, zwei *Kassenprüfer* einzusetzen. Das Präsidium schlägt für die Jahre 1975 und 1976 — damit wir nicht in jedem Jahr wählen müssen —, die Herren Mollowitz und Peiper vor. — Sie sind mit dieser Nennung einverstanden. Darüber wird am Freitag im zweiten Teil der Mitgliederversammlung abgestimmt. Für dieses Jahr wurden von der letzten Mitgliederversammlung die Herren Alnor und Holle als Kassenprüfer gewählt. Sie werden im zweiten Teil der Mitgliederversammlung ihren Bericht abgeben.

Meine Bemerkungen zum Ablauf unserer Tagung möchte ich aber nicht ohne einen besonderen Dank an Prof. Maurer, den tatkräftigen Sekretär unseres Kongresses, und an seine Helfer abschließen. Ihre Mitarbeit ist in diesem Jahr wie seit langem der Grundpfeiler für die organisatorische und technische Gestaltung dieses Kongresses.

Den zweiten Abschnitt des Jahresberichts erstatte ich in der *Fortsetzung der Mitgliederversammlung,* die diesmal nicht hier, sondern in der Kongreßhalle stattfindet, und zwar am Freitag, dem 10. Mai, um 14.30 Uhr.

Sehr verehrter Herr Präsident, der für den ersten Teil der Mitgliederversammlung vorgesehene Abschnitt meines Berichts und damit Punkt 4 ist hiermit beendet. Ich möchte nur noch bekanntgeben, daß in der Mitgliederversammlung am Freitag außerdem die Preisträger für den ersten und zweiten Filmpreis und für den ersten und zweiten Preis für die wissenschaftliche Ausstellung genannt und geehrt werden. Die Urkunden werden vom Herrn Präsidenten übergeben.

Der Herr Präsident hat gestattet, daß sich sofort die Punkte 5 und 6 der Tagesordnung anschließen. Nach der in den „Mitteilungen" veröffentlichten *Einladung zur Mitgliederversammlung* sind zu den Punkten 5 und 6:

Wahl des zweiten stellvertretenden Präsidenten für 1974/75 (zugleich Präsident 1975/76) und

Ersatzwahl für den im Vorstand freigewordenen Sitz des Krankenhauschirurgen in leitender Stellung

die Wahlvorschläge bekanntzugeben. Über sie wird im zweiten Teil der Mitgliederversammlung, also am Freitag, abzustimmen sein. Diese Vorschläge wurden Ihnen bereits zusammen mit der

Einladung im Heft 2 der „Mitteilungen" Anfang April, also rechtzeitig, zugeleitet. Darüber hinaus sind noch Vorschläge aus der Mitgliedergemeinschaft abgegeben worden, wie das satzungsgemäß bis gestern mittag möglich war. Weitere Vorschläge können jetzt nicht mehr gemacht werden.

Folgende *Wahlvorschläge* für die neu zu besetzenden Stellen liegen vor:

Zur Wahl des *zweiten stellvertretenden Präsidenten* für 1974/75, der anschließend, also für 1975/76, der Präsident sein wird, kommen in diesem Jahr zwei Leitende Universitätschirurgen als Kandidaten in Frage. Das Präsidium schlägt Ihnen, in alphabetischer Reihenfolge aufgeführt, vor die Herren *Kremer*, Düsseldorf und *Reifferscheid*, Aachen.

Wegen des Überwechselns von Herrn *Carstensen* in das Amt des nächstjährigen Präsidenten kann er im Vorstand nicht mehr den Sitz für den *Krankenhauschirurgen in Leitender Stellung* einnehmen. Deswegen ist eine Ersatzwahl erforderlich. Das Präsidium schlägt Herrn *Schega*, Krefeld, vor.

Sowohl für den Platz des Zweiten stellvertretenden Präsidenten wie den Platz des Leitenden Krankenhauschirurgen im Vorstand sind weitere Meldungen aus der Mitgliedschaft nicht eingegangen.

Für den *Universitätschirurgen in Leitender Stellung* schlägt das Präsidium Herrn *Allgöwer*, Basel, vor. Weitere Vorschläge bestehen nicht.

Für den *Krankenhauschirurgen in Leitender Stellung* schlägt das Präsidium Herrn *Ungeheuer*, Frankfurt a. M., vor. Aus der Mitgliedergemeinschaft wurde zusätzlich Herr *Merguet*, Neunkirchen, genannt.

Auch für den *Abteilungsleiter in nichtselbständiger Stellung einer Chirurgischen Universitätsklinik* gibt es zwei Vorschläge. Vom Präsidium ist Herr *Ecke*, Gießen, und von den Mitgliedern Herr *Jacobs*, Düsseldorf, benannt worden.

Für den *Oberarzt oder Abteilungsleiter in nichtselbständiger Stellung einer chirurgischen Krankenhausabteilung* benennt Ihnen das Präsidium Herrn *März*, Frankfurt a. M.

Für den *Niedergelassenen Facharzt für Chirurgie* schlägt Ihnen das Präsidium Herrn *Scherer*, Prien am Chiemsee, vor.

Damit sind satzungsgemäß, wie es erforderlich ist, die eingegangenen Wahlvorschläge aufgeführt. Alle genannten Wahlkandidaten, — denen ich im Namen des Präsidenten für ihre Bereitschaft, sich zur Verfügung zu stellen, herzlich danken möchte — sind Mitglieder unserer Gesellschaft. Sie haben ihrer Nominierung zugestimmt.

Die Namen finden Sie auf den *Stimmzetteln*, die am Freitag am Eingang zur Kongreßhalle ausgehändigt werden. Für diesen zweiten Teil der Mitgliederversammlung haben nur Mitglieder Zutritt. Nochmals möchte ich, damit keine Verwechslungen eintreten, darauf hinweisen, daß dieser zweite Teil der Mitgliederversammlung nicht hier in der Bayernhalle, sondern in der Kongreßhalle stattfindet, und zwar am Freitag nachmittag, pünktlich um 14.30 Uhr.

Damit ist mein Bericht beendet.

Präsident: Ich danke Herrn Junghanns sehr für den ersten Teil seines Berichts.

Damit ist der erste Teil der Mitgliederversammlung beendet.

Langenbecks Arch. Chir. 337 (Kongreßbericht 1974)

Freitag, 10. Mai 1974

Kongreßhalle, 14.35—15.45 Uhr

Mitgliederversammlung (2. Teil)

Präsident: Meine sehr verehrten Damen und Herren! Soeben habe ich das erste Fortbildungsseminar, das im Zusammenhang mit unserer 91. Tagung stattfindet, eröffnet. Ich kann, glaube ich, zu unser aller Freude mitteilen, daß nahezu alle Plätze in der Bayernhalle besetzt sind. Ich glaube, daß dieser rege Zuspruch einem wirklichen Anliegen der medizinischen Assistenzberufe im weitesten Sinne entspricht, und wir sind darin bestärkt, diese Einrichtung zu einer ständigen zu machen.

Damit möchte ich, wie die Satzung es befiehlt, den Zweiten Teil der Mitgliederversammlung eröffnen und darf noch einmal feststellen, daß die Versammlung vom Generalsekretär im Mitteilungsblatt 2/1974 ordnungsgemäß einberufen worden ist. Wir haben in dieser Sitzung die *Wahl des zweiten stellvertretenden Präsidenten und die Wahl der neuen Beiratsmitglieder* und eine *Ersatzwahl* vorzunehmen.

Wahlen

Als *Wahlleiter* stellt sich zur Verfügung in bewährter, schon fast traditioneller Weise Herr Weisschedel, Konstanz. Anwesend ist Herr Dr. Fauvet, Notar, der die Protokollierung der Wahl und die Aufsicht über die Stimmenauszählung vornehmen wird.

Ich darf nun das Wort an den Herrn Generalsekretär übergeben zur Bekanntgabe der Wahlbedingungen und zur nochmaligen Bekanntgabe der bereits genannten und Ihnen auch im Mitteilungsblatt mitgeteilten Kandidaten.

Generalsekretär Prof. Dr. med. H. Junghanns, Frankfurt a. M.: Herr Präsident, meine sehr verehrten Kolleginnen und Kollegen! Wie alljährlich versammeln Sie sich hier, um unser Präsidium durch Wahlen zu erneuern und zu ergänzen. Es ist erfreulich, daß sich in diesem Jahr besonders viele Kollegen eingefunden haben. Ein Anliegen unserer Gesellschaft ist, möglichst viele der 2500 Mitglieder auch bei der Versammlung zur Wahl zu sehen.

Zum Verlauf! Sie haben alle zwei *Stimmzettel* erhalten, einen weißen und einen gelben. Aufgeführt sind alle diejenigen Herren, die ich Ihnen im ersten Teil der Mitgliederversammlung bekanntgegeben habe. Ich bitte Sie, zunächst den weißen Stimmzettel anzuschauen. Dort ist die Wahl des zweiten stellvertretenden Präsidenten unter Nummer I aufgetragen, die beiden Herren *Kremer* und *Reifferscheid* in alphabetischer Reihenfolge. Unter dieser Nummer I bitte ich Sie, wenn Sie wünschen, ein Kreuz zu machen. Dann haben wir eine Ersatzwahl für den Vorstand vorzunehmen. Herr *Schega* ist vorgeschlagen, wie Sie wissen. Sie finden den Namen unter Nummer II auf dem weißen Stimmzettel. Auf dem weißen Stimmzettel könnte also bei I und bei II je ein Kreuz gemacht werden.

Beachten Sie bitte, daß jede Auftragung eines Namens den Stimmzettel ungültig macht. Aufgrund der Satzung gibt es keine Möglichkeit, auf diese Weise andere Namen noch ins Spiel zu bringen. Das ist früher leider geschehen, und dann war der Stimmzettel ungültig.

Dann haben Sie einen gelben Stimmzettel mit A, B, C, D und E. In jeder Gruppe besteht die Möglichkeit, ein Kreuz anzubringen. Mehrere Kreuze in einer Gruppe machen den Stimmzettel ungültig! Das ist zwar klar, muß aber der Ordnung halber bekanntgegeben werden.

Ich bitte Sie also, die beiden Stimmzettel durch Ankreuzen auszufüllen. Sie werden sofort eingesammelt und unter der Aufsicht eines Notars, Herrn Dr. jur. Fauvet, der übrigens ein Sohn des bekannten Gynäkologen Fauvet aus Hannover und insofern der Medizin verbunden ist, ausgezählt.

Ich bitte nun Herrn Weisschedel, die Einsammlung der Stimmzettel vornehmen zu lassen. Wir wollen einen Augenblick abwarten, bis die Stimmzettel eingesammelt sind. Dann können wir in unserem Programm der Mitgliederversammlung fortfahren.

Präsident: Sind alle Stimmzettel abgegeben? — Der Wahlgang sollte abgeschlossen werden. Ich sehe, es betreten weitere Herren den Raum. Ich bitte Herrn Krueger, die Türen jetzt zu schließen. Wir müssen zur Beendigung gelangen. — Damit ist der Wahlgang formal geschlossen. Ich darf nun Herrn Weisschedel bitten, die Auszählung vorzunehmen.

Präsident: Meine sehr verehrten Damen und Herren! Wir kommen zur

Verleihung der Film- und Ausstellungspreise

Sie können satzungsgemäß nur an Mitglieder unserer Gesellschaft verliehen werden, wobei zu den Mitgliedern auch die Mitglieder der uns korporativ angeschlossenen Vereinigungen gehören.

Ich darf die Herren Bücherl und Höhler bitten, zur Verleihung der beiden Filmpreise zu mir auf das Podium zu kommen.

Den *ersten Filmpreis* erhält Prof. Dr. med. E. S. Bücherl, Direktor der Chirurgischen Klinik der Freien Universität Berlin im Klinikum Westend und seine Mitarbeiter. Der Titel dieses Films heißt „Operationsverfahren und Verlauf nach Totalersatz des Herzens durch künstliche Herzpumpen".

Bücherl, Berlin: Zu meinem Dank an die Gesellschaft möchte ich zwei Dinge hinzufügen: Erstens freut es mich für all die zahlreichen Mitarbeiter, die mit beträchtlichem Optimismus an diesem Projekt tätig sind.

Zweitens beeindruckt es mich insofern etwas, als ich vor fast 20 Jahren vor dieser Gesellschaft einen Vortrag mit dem Titel: „Über eine Herzlungenmaschine" anmeldete und dieser abgelehnt wurde. Heute verleiht diese Gesellschaft einen Preis für eine Arbeit, die sicher einer klinischen Anwendung wesentlich ferner liegt als damals die Herzlungenmaschine für die Herzchirurgie. Ich möchte dies als Wandel in der Einstellung unserer Gesellschaft zur Forschung werten und das freut keinen mehr als mich.

Präsident: Den *zweiten Filmpreis* erhält Dr. med. H. Höhler, Chefarzt der Klinik für plastische und Wiederherstellungschirurgie, St. Markus-Krankenhaus, Frankfurt a. M., Titel des Films: „Eine Methode der Reduktionsmammaplastik."

Höhler, Frankfurt a. M.: Für die große Ehrung sage ich herzlichen Dank.

Präsident: Wir kommen zur *Preisverleihung für die wissenschaftliche Ausstellung.* Die Kommission (bestehend aus den Herren Klöss, Gelbke, Maurer, der federführend ist, Reifferscheid und Sachse) hat mehrheitlich beschlossen, die beiden Preise folgendermaßen zu vergeben: Den ersten *Ausstellungspreis* erhält: Wissenschaftliche Ausstellung Nr. 6. P. Krueger, U. Pfeiffer und W. Tölle, München. Titel der Ausstellung: „Ein neuer endotrachealer Tubus."

Begründung:

„Durch das neu entwickelte Beatmungssystem wird während der Operation insbesondere am offenen Thorax, z. B. bei Neugeborenen und Kleinkindern, aber auch in der experimentellen Chirurgie ein wesentlich verringertes Risiko bei verbesserter alveolarer Ventilation und atemfrei erreicht. Das System schließt eine große Lücke in der operativen Beatmungstherapie."

P. Krüger, München: Herr Präsident! Ich möchte mich bedanken im Namen meiner beiden Kollegen und der Herren des ganzen Instituts, die jetzt leider nicht dabei sind.

Präsident: Den zweiten *Ausstellungspreis* erhält die Wissenschaftliche Ausstellung Nr. 7, H. Schott, J. Wolter, Würzburg: „Gasödem-Erfahrungen an 100 zugewiesenen Fällen."

Begründung:

„Eine exzellente Dokumentation, die über die klinischen Erfahrungen in der Diagnostik und Behandlung des Gasödems mit einer besonders kritischen Abwägung anschaulich berichtet."

H. Schott, Würzburg: Wir bedanken uns für diese Anerkennung, obwohl wir die hochgesetzten Hoffnungen der überweisenden Kollegen nicht immer erfüllen konnten. Recht herzlichen Dank!

Präsident: Damit ist der Punkt der Tagesordnung „Verleihung der Film- und Ausstellungspreise" beendet. Ich darf jetzt Herrn Junghanns das Wort geben.

Bericht des Generalsekretärs (2. Teil)

Generalsekretär: Herr Präsident, meine sehr verehrten Kolleginnen und Kollegen! Ein Abschnitt meines Berichts, der in jedem Jahr zu erstatten ist, wurde bereits im ersten Teil der Mitgliederversammlung gegeben. Jetzt sollen noch einige Mitteilungen folgen, die uns u. a. über die Wartezeit bis zur Auszählung der Wahlergebnisse hinweghelfen.

Aus eigener Erfahrung weiß jeder von den Älteren in unserem Kreis, wie schwierig es ist und wie viel Zeit beansprucht wird, wenn man am Beginn der klinischen Tätigkeit durch aktive Anteilnahme an der Arbeit in der Klinik den Schatz seines Wissens und Könnens vervollständigen will. Das allein braucht den vollen Einsatz einer Person und ihrer physischen und psychischen Kraft, und doch ist es wichtig, darüber hinaus auch am Leben einer wissenschaftlichen Gesellschaft wie der unseren teilzunehmen. Für die Jüngeren von uns, also für die Zukunft und für die Entwicklung der Chirurgie in Wissenschaft und Praxis wird diese Gesellschaft vom Präsidium geführt. Die Deutsche Gesellschaft für Chirurgie ist dem wissenschaftlichen Fortschritt aufgeschlossen. Das haben Sie aus der Thematik und aus den Einzelvorträgen unseres diesjährigen Kongresses wiederum, wie in den Vorjahren, erkennen können. Die Gesellschaft spornt durch *Stipendien für Fortbildungsreisen* und durch wissenschaftliche Preise die Einsatzfreudigkeit der jüngeren Mitglieder an. Eine der vielen Wurzeln jedes Fortschritts ist aber auch die Kenntnis des bisher Erreichten. Dafür haben Generationen von Chirurgen oft unter vielerlei Schwierigkeiten den Grundstock gelegt. Ihr Wirken soll deshalb nicht ganz aus unserem Gedächtnis schwinden. In diesem Sinn wollen Sie bitte die kurzen *Lebensbeschreibungen* verstehen, die jetzt nacheinander in den „Mitteilungen" zum Gedenken an hundertste Geburtstage bekannter und durch ihr Werk sowie durch ihre Persönlichkeit nachwirkender Mitglieder unserer Gesellschaft veröffentlicht werden. Payr/Leipzig, Klapp/ Marburg, Voelcker/Halle wurden bereits gewürdigt. Die Lebensbeschreibungen der Chirurgen Schmieden/Frankfurt a. M., Sauerbruch/Berlin, Coenen/Münster, von Haberer/Köln, die im kommenden Jahr ihren hundertsten Geburtstag feiern, werden folgen.

Über das *Stipendium als Fortbildungsbeihilfe* habe ich im vergangenen Jahr an dieser Stelle berichtet. Mehrere Empfänger der Beihilfe beendeten inzwischen die vorgesehenen Reisen. Ein erster Bericht über eine solche Reise, die Herr Klug/Kiel, ausführte, ist bereits veröffentlicht, ebenso wie der Bericht des Herrn Leitz aus Hannover. In Kürze folgt der dritte Preisträger, der Reisebericht von Herrn Maurer/München. Herr Stöhr/Ludwigshafen, dem ebenfalls ein Reisestipendium gewährt wurde, konnte wegen plötzlicher Übernahme einer Chefarztstelle die Reise leider nicht antreten.

Da sich inzwischen die Möglichkeiten eingespielt haben, die unsere neue Satzung gibt, besonders durch die vorgezogene Wahl für den zukünftigen Präsidenten, war es möglich, bereits im Heft 1/74 der „Mitteilungen", also schon im Januar, das *vorläufige Kongreßprogramm* allen Mitgliedern zuzustellen, was sonst häufig erst 6—8 Wochen vor dem Kongreß geschah. Das Heft 3/74, das Ihnen Anfang Juli zugeht, wird das Vorprogramm unseres nächsten Kongresses, 1975, enthalten. Sie finden dort auch die Schlußtermine für die Anmeldung von Vorträgen, für die Filme, die wissenschaftlichen Ausstellungen sowie für die Preise und das Stipendium.

Kurz vor diesem Kongreß — vielleicht haben es einige von Ihnen noch nicht erhalten — wurde allen Mitgliedern ein neues *Mitgliederverzeichnis* zugesandt. Es gibt den Mitgliederstand mit Stichtag vom 31. 3. 1974 wieder. Gegenüber den früheren Mitgliederverzeichnissen haben sich äußere Gestalt und Inhalt ein wenig geändert. Für die sehr umfangreiche Arbeit, die mit der sorgfältigen Zusammenstellung eines neuen Verzeichnisses der Mitgliederanschriften verbunden ist, sind wir Frau Wiesebaum, der Leiterin unserer Berliner Geschäftsstelle, besonderen Dank schuldig. Er gilt auch den Mitarbeitern des Verlages Demeter, die sich um die fristgerechte Fertigstellung erfolgreich bemüht haben. Es ist vorgesehen, das vorliegende Verzeichnis so, wie das in den früheren Jahren oft der Fall war, jetzt wieder in jedem Jahr neu herauszugeben. Und meine Bitte an Sie alle heißt: Melden Sie bitte alle Änderungen in Ihren Anschriften, in Ihrer Stellung und in Ihren Tätigkeiten, damit wir mit dem Mitgliederverzeichnis im Interesse aller Mitglieder stets ganz aktuell sein können.

Wie in jedem Jahr wird der *Kongreßbericht* unserer diesjährigen Tagung als Band des „Langenbecks Archiv für Chirurgie" im Springer-Verlag erscheinen. Auch hier haben wir Dank zu sagen für die stets aufgeschlossene Zusammenarbeit zwischen dem Springer-Verlag und unserer Gesellschaft.

Nun möchte ich, wie in jedem Jahr, alle Vortragenden ganz herzlich bitten, durch pünktliche und druckreife *Ablieferung der Manuskripte* unter Beachtung der mitgeteilten Bestimmungen über Form und Inhalt der Beiträge dazu mitzuhelfen, daß Herausgeber und Verlag den Band im Herbst fertigstellen und Ihnen zusenden können.

Die *Vorträge des Forums* erhielten Sie bereits als Supplement 1974 des „Langenbecks Archiv für Chirurgie" vor Kongreßbeginn durch die Post zugesandt. So ist es allen Teilnehmern möglich, sich mit der Thematik des Kongresses vorher vertraut zu machen und gut gerüstet in die Diskussionen einzutreten. Weitere Exemplare des Forum-Bandes können in jeder Buchhandlung, auch hier in der Buchausstellung, erworben werden.

Noch eine Anmerkung zum Schluß! Zur Richtigstellung einer leider weit verbreiteten Meinung möchte ich darauf hinweisen, daß Druck und Postversand der Mitteilungshefte für unsere Gesellschaft vollkommen kostenfrei sind. Die Kosten tragen sich durch die eingelegten Anzeigen.

Herr Präsident, mein Bericht ist beendet.

Präsident: Ich danke Herrn Junghanns für den zweiten Teil seines Berichts. Ich darf jetzt Herrn Dohrmann zu seinem Bericht bitten.

Bericht des Schatzmeisters

Schatzmeister: Herr Präsident, meine Damen und Herren! Der Prüfungsbericht über die Rechnungslegung unserer Gesellschaft für 1973 wurde zusammengestellt von dem Berliner Wirtschafts- und Steuerberater Heinz Beyer und Frau Diplomkaufmann Annemarie Eisleben. Unser langjähriger Steuerberater Hans Tillmann, Berlin, ist zu unserem großen Bedauern am 25. März 1974 verstorben. Seit 1951 hat sein Name auf unseren Prüfungsberichten gestanden. Voller Vertrauen konnten wir immer auf seine Ratschläge hören. Unsere Dankbarkeit gebührt ihm.

Der jetzt vorliegende Prüfungsbericht verzeichnet zum 31. 12. 1973 ein Vermögen von 570 123 DM. Es setzt sich aus den Postscheck- und Bankguthaben in Berlin und München und aus dem Wertpapierdepot zusammen. Die Eigentumswohnung für unser Büro in München, Elektrastraße, kann mit einem Wert von 300 000 DM hinzugerechnet werden.

Die Einnahmen im Berichtsjahr 1973 betrugen 422 179 DM. Sie setzen sich im wesentlichen aus den Mitgliedsbeiträgen, dem Verkauf von Teilnehmerkarten für den Kongreß und der Bestellung der Kongreßberichte sowie dem Erlös aus Wertpapieren zusammen.

Demgegenüber steht ein Ausgabenbetrag von 741 733 DM. Die Differenz von 319 553 DM ist damit zu erklären, daß im Berichtsjahr 1973 keine Einnahmen durch Ausstellergebühren vorlagen, um den Mehraufwand für die Ausgestaltung des Kongresses abzufangen. Hinzu kommen die beträchtlich erhöhten Kosten bei allen Druckaufträgen und sonstigen Dienstleistungen sowie Kursverluste unseres Wertpapierdepots. 145 000 DM, die noch als Außenstände 1973 verbucht worden waren, sind Anfang 1974 überwiegend durch Bezahlung der Kongreßbände eingegangen.

Weitere Einzelheiten können dem Prüfungsbericht entnommen werden, der im Büro des Kongreßsekretärs ausliegt.

Abschließend ist es mir eine angenehme Pflicht, unseren bewährten Mitarbeitern in Berlin und München, Frau Susanne Wiesebaum, Frau Rosemarie Hänsel, Frau Helga Blunz und ihrem Mann, Herrn Konrad Blunz, und Frau Koch für ihre vorbildliche Arbeit zu danken.

Damit ist mein Bericht beendet.

Präsident: Lieber Herr Dohrmann, ich danke Ihnen sehr herzlich im Namen der Gesellschaft für Ihre Mühewaltung. Wir wissen, daß eine beträchtliche Arbeit dahinter steckt.

Dem Bericht des Schatzmeisters folgt wie üblich ein

Bericht über die Kassenprüfung

In der letzten Mitgliederversammlung waren für dieses Jahr die Herren Alnor und Holle von der Mitgliedergemeinschaft als Kassenprüfer gewählt worden. Beide Herren haben die Unterlagen erhalten und die Kasse bereits geprüft. Ich darf jetzt die beiden Herren fragen, ob Beanstandungen gefunden wurden.

F. Holle, München: Die Kasse ist von Herrn Alnor und mir geprüft worden. Es bestehen keine Beanstandungen.

Präsident: Das Präsidium und die Mitgliederversammlung danken Ihnen, sehr geehrte Herren Kollegen, Herr Holle und Herr Alnor, für die Arbeit, die Sie sich mit der Prüfung unserer Kasse gemacht haben.

Die anwesenden Mitglieder unserer Gesellschaft habe ich nun zu fragen, ob sie nach Anhören des Berichts unserer Prüfer dem Schatzmeister

Entlastung

erteilen wollen. Diejenigen, die sich nicht entschließen können, den Schatzmeister zu entlasten, bitte ich um das Handzeichen. — Wer enthält sich der Stimme? — Herr Dohrmann enthält sich. Es liegt also keine Stimmenthaltung vor mit Ausnahme derjenigen des Herrn Schatzmeisters selbst. Damit, meine Damen und Herren, ist der Herr Schatzmeister entlastet. Ich möchte ihm nochmals unseren aufrichtigen Dank zum Ausdruck bringen.

Jetzt hat wieder das Wort der Herr Generalsekretär.

Generalsekretär: Herr Präsident, meine Damen und Herren! Um Ihnen allzu häufige Wahlen zu ersparen, haben wir schon früher beschlossen — ich möchte bitten, daß wir es diesmal wieder tun —, die nächsten Kassenprüfer für 2 Jahre zu wählen. Dann haben Sie sich wenigsten eine Wahl gespart. Das Präsidium schlägt Ihnen für die

Wahl der Kassenprüfer für 1975 und 1976

die Herren Mollowitz und Peiper vor. Wir haben es fast immer so gehalten, daß wir einen Ordinarius und einen Krankenhausarzt in Vorschlag bringen. Das ist in diesem Fall auch so. Beide Herren sind mit der Nominierung einverstanden. Ich darf fragen, wer gegen diese Wahl stimmt; ich bitte um ein Handzeichen. — Weiter darf ich fragen, wer sich der Stimme enthält. — Herr Peiper und Herr Mollowitz; zwei Enthaltungen. Wir können also sagen, bei zwei Stimmenthaltungen angenommen.

Herr Präsident, meine Damen und Herren! Weitere Mitteilungen zu diesem Punkt und zum Punkt *Verschiedenes* liegen dem Präsidium nicht vor.

Präsident: Um in gar keiner Weise auch nur einen Hauch von Langeweile aufkommen zu lassen, sondern Sie auch weiterhin voll zu engagieren, haben wir uns erlaubt, einige Filme vorzubereiten, die wir jetzt laufen lassen können, bis die Ergebnisse der Wahl vorliegen. Ich darf darum bitten. (Es werden die beiden mit einem Preis ausgezeichneten Filme vorgeführt.)

Präsident: Meine Damen und Herren! Ich komme zur Bekanntgabe der

Wahlergebnisse

Zunächst das

Ergebnis der Wahl des zweiten stellvertretenden Präsidenten — zugleich Präsident 1975/76

Es wurde mit der erforderlichen Stimmenmehrheit gewählt Herr Kremer, Düsseldorf. Ich frage Herrn Kremer, ob er die Wahl annimmt.

K. Kremer, Düsseldorf: Herr Präsident, meine sehr verehrten Damen und Herren. Ich darf dem Präsidium für die Nominierung zu dieser Wahl und den Mitgliedern für die ehrenvolle Wahl danken. Ich werde mich bemühen, Ihre Erwartungen zu erfüllen. Ich glaube, Sie werden mir erlauben, daß ich in diesem Moment der Lehrer gedenke, denen ich letztlich diese Wahl zu verdanken habe. Meine akademische Laufbahn begann bei Erwin Gohrbandt, nachdem ich vorher die ersten akademischen Schritte bei Herrn Schank im Josefs-Hospital in Potsdam unternehmen durfte. Von dort aus ging ich zu unserem Ehrenmitglied Ernst Derra, über dessen Anwesenheit ich mich besonders freue und dem nicht nur ich, sondern auch alle seine Schüler eine ganz hervorragende Förderung und Vermittlung seines unvergleichlichen Wissens verdanken. Ich stehe hier für seine Schüler und für seine Schule. Ich nehme die Wahl an.

Präsident: Meine Damen und Herren! Der Ausgang der Wahl ändert nichts an dem hohen Respekt, den wir Herrn Reifferscheid entgegenbringen. Ich bin sicher, daß er seine Kräfte und seine Erfahrungen als allgemein anerkannter und im In- und Ausland profilierter Chirurg unserer Gesellschaft auch weiterhin zur Verfügung stellen wird.

Ich darf fortfahren mit dem

Ergebnis der Ersatzwahl für den im Vorstand frei gewordenen Sitz des Krankenhauschirurgen in Leitender Stellung

Nach dem Vorschlag des Präsidiums wurde mit der erforderlichen Stimmenmehrheit gewählt Herr Schega, Krefeld. Ich frage Herrn Schega, ob er die Wahl annimmt.

W. Schega, Krefeld: Ich nehme die Wahl an und danke für Ihr Vertrauen.

Präsident: Danke schön, Herr Schega.

Universitätschirurg in Leitender Stellung

Es wurde gewählt Herr Allgöwer, Basel. Ich darf Herrn Allgöwer fragen, ob er die Wahl annimmt.

M. Allgöwer, Basel: Sehr geehrte Herren Kollegen! Sehr gerne nehme ich die Wahl an. Ich danke im Namen der Alpenländer für die Wahl.

Präsident: Ich danke Herrn Allgöwer.

Krankenhauschirurg in Leitender Stellung

Es wurde gewählt Herr Ungeheuer, Frankfurt a. M. Ich frage Herrn Ungeheuer, ob er die Wahl annimmt.

E. Ungeheuer, Frankfurt a. M.: Ich nehme die Wahl an und bedanke mich für Ihr Vertrauen.

Präsident: Ich danke Herrn Ungeheuer.

Oberarzt oder Abteilungsleiter in nichtselbständiger Stellung einer chirurgischen Universitätsklink

Es wurde gewählt Herr Ecke, Gießen. Ich frage Herrn Ecke, ob er die Wahl annimmt.

H. Ecke, Gießen: Ich nehme die Wahl an und bedanke mich für Ihr Vertrauen. Ich werde versuchen, es zu rechtfertigen.

Präsident: Vielen Dank, Herr Ecke.

Oberarzt oder Abteilungsleiter
in nichtselbständiger Stellung einer chirurgischen Krankenhausabteilung

Es wurde gewählt Herr März, Frankfurt a. M. Ich darf Herrn März fragen, ob er die Wahl annimmt.

E. März, Frankfurt a. M.: Ich nehme die Wahl an und bedanke mich für das Vertrauen, das Sie mir entgegengebracht haben.

Präsident: Besten Dank, Herr März.

Niedergelassener Facharzt für Chirurgie

Es wurde gewählt Herr H. J. Scherer, Prien am Chiemsee. Herr Kollege Scherer, nehmen Sie die Wahl an ?

H. J. Scherer, Prien am Chiemsee: Ich nehme die Wahl an und ich bedanke mich für das Vertrauen.

Präsident: Ich danke Herrn Scherer.

Damit, meine sehr verehrten Damen und Herren, schließe ich den zweiten Teil unserer Mitgliederversammlung.

Langenbecks Arch. Chir. 337 (Kongreßbericht 1974)
© by Springer-Verlag 1974

Samstag, 11. Mai 1974

Bayernhalle, 10.30 Uhr

Schlußveranstaltung

gemeinsam mit dem Berufsverband der Deutschen Chirurgen e.V.

Präsident Prof. Dr. Kümmerle: Meine sehr verehrten Damen und Herren, ich eröffne die Abschlußveranstaltung dieses Kongresses.

Das Rahmenthema, das zur Debatte steht, heißt Interdisziplinäre Zusammenarbeit. Ich habe bereits bei der Eröffnung über einige Probleme in diesem Zusammenhang gesprochen und während des ganzen Kongresses hat sich der Zusammenhang zwischen den Fächern, den Spezialitäten und Subspezialitäten, wie ein roter Faden durch viele Vorträge und Referate gezogen.

Wenn man überlegt, was zur interdisziplinären Zusammenarbeit gehört, gibt es viele Fragen. Sie beginnen beim Menschen selbst, ich würde sagen beim Menschlichen, beim manchmal allzu Menschlichen. Sie beginnen in der Differenzierung schon bei der Sprache, bei der Verständigung der Menschen untereinander. Es gibt sicher Grenzen zwischen Fächern und Gliederungen, wo es eigentlich keine großen Probleme bei der Verflechtung gibt. Es gibt aber auch sicher Zusammenhänge zwischen den Fächern und ihrer Aufteilung und den vielen Grenzflächen, die dabei entstehen, wo die Frage der Koordination und der harmonischen Zusammenarbeit, auf die es ankommt, schon etwas schwierig ist.

Ich habe die große Freude, im Namen unserer Gesellschaft eine Reihe von Gästen zu begrüßen: den Soziologen Prof. Scheuch aus Köln; Herrn Dr. Zylmann, einen Kollegen aus Hamburg; Herrn Prof. Anna aus Hannover als Vertreter der biomedizinischen Technik, die ein ganz neues Fachgebiet ist; Herr Anna ist an einer Reformhochschule tätig und kann, was unser Anliegen ist, die Probleme gerade bei einer Neugründung darlegen; und schließlich als Vertreter von uns Chirurgen, Herrn Allgöwer aus Basel, der die Aufgabe übernommen hat, in diesem Kreise die genuinen Probleme der Chirurgen darzustellen. Der Berufsverband der Chirurgen, der gemeinsam mit uns diese Veranstaltung durchführt, ist repräsentiert durch seinen Präsidenten, Herrn Müller-Osten. Zu seiner Rechten sitzt sein Stellvertreter, Herr von Brandis.

Es folgen die Vorträge zum Rahmenthema: *Interdisziplinäre Zusammenarbeit*

132. E. K. Scheuch, Köln: Aus der Sicht des Soziologen
133. E. Zylmann, Hamburg: Aus der Sicht einer Gesundheitsbehörde
134. O. Anna, Hannover: Aus der Sicht des biomedizinischen Technikers
135. M. Allgöwer, Basel/Schweiz: Aus der Sicht des Chirurgen
136. W. Müller-Osten, Hamburg: Aus der Sicht des Berufsverbandes

Die Vorträge sind auf den Seiten 785—816 abgedruckt.

Langenbecks Arch. Chir. 337 (Kongreßbericht 1974)

Schlußworte
des scheidenden und des nachfolgenden Präsidenten

Präsident: Meine Damen und Herren, damit ist diese Schlußveranstaltung beendet. Natürlich könnte jetzt eine Diskussion stattfinden. Aber ich finde, manchmal ist es ganz gut, wenn man einige unaufgelöste Dominantseptimenakkorde mit nach Hause nimmt. Man hat dann Zeit, sie dort in Ruhe aufzulösen und das Gehörte da und dort zu realisieren.

Meine sehr verehrten Damen und Herren, die 91. Tagung der Deutschen Chirurgen ist soeben zu Ende gegangen. Was bleibt, ist am Schluß der Dank. Ich darf mit diesem Dank bei allen beginnen, die an der Planung und Durchführung des Kongresses mitgewirkt haben, an erster Stelle den Referenten und Vortragenden, auch den Rundgesprächs- und Sitzungsleitern.

Mein Dank gilt auch dem Generalsekretär, Herrn Junghanns, der mir in selbstloser Weise stets zur Seite stand und mich in vielerlei Hinsicht beraten konnte.

Mein besonderer Dank gilt dem Kongreß-Sekretär. Lieber Georg Maurer, ein Präsident würde sich schwer tun, ohne Deine kenntnisreiche und geschickte Art zu helfen und zu organisieren, einen Kongreß auf die Beine zu stellen. Meinen Dank an Dich möchte ich erhöhen durch den Glückwunsch zu Deinen ausgezeichneten kooperativen und so liebenswürdigen Assistenten, denen, wie gesagt, mein ganz besonderer Dank gehört, weil sie mir in vielen kleinen Detailproblemen Hilfe zu teil werden ließen.

Mein Dank gilt auch den Herren der hiesigen Messegesellschaft, die mit der Bereitstellung des ganzen Geländes uns bei unseren Problemen sehr zur Hand gegangen sind.

Auch den beiden Damen der Büros unserer Gesellschaft in Berlin und München, Frau Wiesebaum und Frau Koch, gebührt mein Dank. Schließlich auch meinen Mitarbeitern in Mainz, vor allem meinen Oberärzten, die mir durch die Entlastung, die sie mir zuteil werden ließen, erst die Möglichkeit gaben, die Arbeit für die Gesellschaft wahrzunehmen.

Auch meinen beiden Sekretärinnen, Frau Dreher und Frau Mundschenk, gebührt mein Dank. Dank gebührt auch meiner Frau für mancherlei Anregung und viel Verständnis.

Damit schließe ich diese Tagung und übergebe das Amt in die Hand meines Nachfolgers, Herrn Carstensen, von dem ich weiß, daß dieses Amt bei ihm in guter Obhut sein wird.

G. Carstensen, Mülheim/Ruhr: Meine Damen und Herren, verehrter Präsident, lieber Herr Kümmerle, soeben haben Sie Ihren Kongreß ausklingen lassen.

Zum Auftakt haben Sie uns den Marsch geblasen, wohlgemerkt unter dem Titel des Marsches aus Berchtesgaden, vornehm auf bayerische Art. Wie könnte es auch anders in Ihrer Art sein ?

Zum Abschluß ist eben ein Finale ertönt auf wohltemperierten, interdisziplinären Instrumenten. Dazwischen liegen 4 Tage, in denen Sie als Dirigent dem Riesenorchester des Kongresses vorgestanden haben und für die Harmonie zuständig waren, nachdem Sie die Proben bereits das ganze Jahr geleitet hatten.

Worte des Dankes werden Ihnen sowie dem Ausmaß und der Güte Ihrer Leistung kaum gerecht.

Im Namen der Gesellschaft und aller Kongreßteilnehmer bescheinige ich Ihnen eine ebenso fachkundige wie elegante, eine genaue, saubere wie liebenswürdige Stabführung.

Ich spreche sicher im Namen von uns allen, wenn ich unseren Dank zusammenfasse, indem ich sage: Lieber Herr Kümmerle, Ihr Kongreß ist Ihnen gelungen!

Und Ihnen allen rufe ich zu: Auf Wiedersehen im nächsten Jahr!

B.

Wissenschaftliches Programm

Mittwoch, 8. Mai 1974
Bayernhalle 9.00 Uhr

Indikationen zum chirurgischen Eingriff — Wandlungen und Entwicklungen

Langenbecks Arch. Chir. 337 (Kongreßbericht 1974)
© by Springer-Verlag 1974

1. Indikationen zum chirurgischen Eingriff — Wandlungen und Entwicklungen aus der Sicht des Medizinhistorikers

H. Schadewaldt

Institut für Geschichte der Medizin der Universität Düsseldorf

Surgical Indications—Changes and Developments, Considered by a Medical Historian

Summary. The change in surgical indications will be demonstrated with reference to the history of appendectomy and amputation. Appendicitis was not recognized as an illness in its own right until 1886, and the emergency and interval operations were introduced after that date. Amputations, however, which constituted 20 % of all operations in 1860, now account for only 1 %. The reasons for this change in surgical indications are discussed (general anaesthesia, introduction of anti- and aseptic techniques, new findings in pathology and bacteriology). These historical developments are discussed in detail.

Key words: Change in Surgical Indications — History of Appendectomy — History of Amputation.

Zusammenfassung. Anhand der Geschichte der Appendektomie und der Amputation wird der Wechsel chirurgischer Indikationen demonstriert. Während das Krankheitsbild der Appendicitis vor 1886 als solches unbekannt war und die Früh- und Intervalloperation erst nach dieser Zeit zur Regel wurde, bildeten noch um 1860 Amputationen 20 % der Operationen, während sie heute nur noch 1—1,5 % betragen. Die Gründe und Ursachen für dieses gegensätzliche Verhalten (Narkose, Anti- und Asepsis, pathologische Anatomie, Bakteriologie) werden anhand beider Beispiele ausführlich besprochen.

Schlüsselwörter: Wechsel chirurgischer Indikationen — Geschichte der Appendektomie — Geschichte der Amputation.

Als Medizinhistoriker weiß ich die hohe Ehre besonders zu schätzen, als erster die Diskussion um das Rahmenthema „Indikationen zum chirurgischen Eingriff — Wandlungen und Entwicklungen" eröffnen zu dürfen. Gestatten Sie mir aber bitte an Stelle einer in der kurzen Zeit kaum möglichen vollständigen Aufzählung aller Entwicklungen sozusagen als Modellfälle zwei Operationsmethoden herauszugreifen, von denen die eine heute zu den Routineoperationen gehört, die jeder chirurgische Anfänger zu beherrschen weiß, die aber vor der Mitte des 19. Jahrhunderts unbekannt war, während die andere im Gegensatz dazu früher fast täglich von Chirurgen und Feldscherern geübt wurde, während sie heute zu den ausgesprochenen Seltenheiten zu zählen pflegt. Ich meine die Appendektomie und die Amputation.

Nach Berechnungen von Ruth von Brunn-Fahrni [10] kann man annehmen, daß um 1860 20% aller chirurgischen Eingriffe aus Amputationen und Resektionen bestanden, 20% aus Nottracheotomien, vor allem beim diphtherischen Croup, 20% aus Exstirpationen von meist oberflächlich gelegenen, in der Mehrzahl gutartigen Geschwülsten und die restlichen 20% vor allem aus plastischen Operationen des Gesichts, gelegentlich aus Herniotomien und sehr sehr wenigen Ovariotomien. Eine Appendektomie ist in dieser Statistik überhaupt nicht aufgeführt. Heute gehören Appendektomien in einem normalen Krankenhaus zur Tagesordnung, und der Prozentsatz von Amputationen ist, z. B. in der Düsseldorfer Chirurgischen Klinik, auf $1-1,5\%$ abgesunken. Lassen Sie uns untersuchen, welche Ursachen und Gründe dieses gegensätzliche Verhalten der Operationshäufigkeit bedingten.

Die Appendix vermiformis, deren Entzündung und nachfolgende Perforation mit Begleitperitonitis mancher berühmten Persönlichkeit das Leben gekostet hat — ich erinnere hier nur an den österreichischen Kaiser Leopold II. (1747 bis 1792), an den Präsidenten der Französischen Republik Léon Gambetta (1838 bis 1882), an den deutschen Reichspräsidenten Friedrich Ebert (1871—1925), an den schweizerischen Maler Giovanni Segantini (1858—1899), an den Schauspieler Heinrich George (1895—1946) und an den mannhaften Münsteraner Kardinal Clemens August Graf von Galen (1878—1946) [86] —, war als Anhang des Caecum bereits 1521 von dem italienischen Anatomen Giacomo Berengario da Carpi (1470 bis 1550) beschrieben worden [3]. Der berühmte Anatom Andreas Vesal (1514 bis 1564) hatte von ihr 1543 in seinem klassischen Werk „De humani corporis fabrica" eine erste Abbildung gegeben [82]. Kurze Zeit später beschrieb Jean François Fernel (1497—1558) 1554 als erster eindeutig die Appendicitis [29]. Aber das hatte für die Klinik und speziell für die Chirurgie jahrhundertelang keinerlei Konsequenzen. Auch spätere Berichte über entzündete, erweiterte und verklebte Appendices, so 1606 von Fabry von Hilden (1560—1634) [19, p. 16, 28] oder 1710 von Lorenz Heister (1683—1758) [25, 38], wurden mehr als Nebenbefunde betrachtet und alle mit starken Bauchschmerzen, Bauchdeckenspannung, Schock und bei längerem Bestehen mit Marasmus einhergehende Krankheitsbilder unter der Rubrik „Kolik" oder „Ileus" subsumiert, für die einzig konservative Heilmethoden angebracht schienen (s. a. [1, 9, 17—19, 26, 33, 41, 53, 76]). Beide Begriffe tauchen bereits im Corpus Hippocraticum auf, wobei das Krankheitsbild des Ileus mit Miserere und der typischen Facies hippocratica etwas deutlicher herausgearbeitet worden war, als das der Kolik [18].

Da lenkten zwei Beobachtungen von Chirurgen das Interesse der ärztlichen Öffentlichkeit auf den kleinen Darmanhang. Claudius Amyand (gest. 1740), Leibarzt des englischen Königs Georg II. (1683—1760), konnte 1736, als er sich bei einem 11 jährigen Knaben bemühte, eine Hernie mit Fäkalfistel zu schließen, auch die vergrößerte Appendix mit entfernen und fand darin eine offensichtlich verschluckte inkrustierte Nadel [2, 21]. Der französische Arzt Mestivier eröffnete

1759 einen Absceß der rechten Bauchseite, aus dem sich viel Eiter entleerte, und fand im perforierten nekrotisierten Gewebe ebenfalls eine Nadel [55]. Auch ein Medizinstudent von Angers, Joubert de la Motte, hatte 1766 über die Sektion eines an sog. „Tympanitis" verstorbenen Patienten berichtet und dabei im geschwollenen Appendix einen versteinerten Fremdkörper, der evtl. eine kleine Kartoffel gewesen sein konnte, entdeckt [41,59a].

Immer wieder fiel in der Folgezeit auf, daß nach entsprechenden Beschwerden sich Abscesse im rechten unteren Bauchraum bildeten, die auch in der Voranästhesieära eröffnet werden konnten. Aber wenn auch da und dort, so 1812 von John William Keys Parkinson (1785—1838) [64], Oliver Prescott (1762—1827) in den USA im Jahre 1815 [65], Jean Baptiste Louyer-Villermay (1776—1837) im Jahre 1824 [51] und François Melier (1798—1866) im Jahre 1827 [54] auf Grund von Sektionen, die gangränöse perforierte Appendices erkennen ließen, schon behauptet wurde, daß die entzündete Appendix die Ursache dieser Absceßbildungen sei, so konnte sich diese Auffassung gegenüber der des französischen Chirurgen Guillaume Dupuytren (1777—1835) nicht durchsetzen, der glaubte, daß diese „tumeurs phlegmoneuses" nichts anderes als eitrige Entzündungen des gesamten Caecum wären [24]. Als 1830 der deutsche Doktorand Gottfried Goldbeck (1807 bis 1873) [31,50] und sein Doktorvater Friedrich August Puchelt (1784—1856) [66] für dieses nun wenigstens etwas enger eingegrenzte Krankheitsbild den Begriff „Perityphlitis" schufen [50], haben sie die weitere Erkenntnis um das Appendicitisgeschehen um 50 Jahre zurückgeworfen. Man begnügte sich mit dem neuen Krankheitsbild, beschrieb sehr akkurat die einzelnen Symptome, berichtete auch einmal wieder über die entzündete Appendix [8,14,15,20,43] und mußte in $^2/_3$ der Fälle einen qualvollen Exitus erleben. Schuld daran war die Vernachlässigung der pathologisch-anatomischen Sektionen, da man sich leider bei an Peritonitis Verstorbenen nicht mehr streng an das alte Morgagnische Motto hielt, die „sedes et causas morborum" aufzuspüren. Immer noch wartete man mit operativen Eingriffen bis zum Erscheinen des Abscesses. Auch die in manchen medizinhistorischen Darstellungen (z. B. 23, Bd. 2, 1, p. 170) als erste erfolgreiche Appendektomie erwähnte Operation des Londoner Arztes Henry Hancock (1809—1880) im Jahre 1848 [36], war im Grunde nichts anderes als die längst bekannte Eröffnung des Abscesses im rechten Unterbauch, wobei sich in Hancocks Fall nach 2 Tagen ein Gebilde entleerte, das der Autor als entzündete Appendix deutete. Der Verfasser hat leider früher ebenfalls diese Ansicht vertreten, die nach Studium der Originalliteratur revidiert werden muß [70]. Es handelte sich also keineswegs um eine operative Beseitigung des entzündeten Organs. Ebensowenig trug 1867 William Parker (1800—1884), ein amerikanischer Chirurg, zur weiteren Entwicklung bei, der allerdings schon empfahl, nicht erst das Manifestwerden des Abscesses abzuwarten, sondern schon in einem früheren Stadium der Absceßbildung zu incidieren. Von einer regelrechten Appendektomie konnte aber auch bei ihm nicht die Rede sein [63].

Da war es Johann von Mikulicz-Radecki (1850—1905), der 1882 [56], ebenso wie etwas später Eduard Sonnenburg (1848—1915) ab 1890, darauf drängte [77, 78], nicht die zum Großteil deletäre Entwicklung abzuwarten, sondern in allen Fällen von gastrointestinalen Perforationen eine Notlaparotomie zu versuchen. Insbesondere Sonnenburgs Feststellung, daß von 130 Fällen von Perityphlitis 129 von der Appendix ausgingen, führte in Deutschland zu einer Änderung der Anschauung und zur Einführung der Früh- und Intervalloperation [77]. Der erste operative Versuch durch Rudolf Ulrich Krönlein (1847—1910) scheiterte. Ein im Februar 1884 operierter Patient starb 2 Tage später. Der zweite Fall im Juli 1885 hingegen ging günstig aus, obwohl sich während der Operation ein schwerer Schock einstellte und nur die peritoneale Hülle gereinigt, nicht jedoch die Appendektomie zu Ende geführt werden konnte. In der für die damalige deutsche medizinische Wissenschaft typischen unbestechlichen Exaktheit berichtete Krönlein 1886 über diese beiden Fälle in aller Ausführlichkeit und hat damit zweifelsohne, obwohl er seinen ersten Mißerfolg eingestehen mußte, die Tür zu einer neuen, für Millionen von Patienten seither lebensrettenden Indikation aufgestoßen [12,45]. Im canadischen Schrifttum [37] wird jedoch darauf hingewiesen, daß bereits vor der ersten Krönleinschen Operation Abraham Groves (1847—1935) in Fergus, Ontario, in Canada, 1883 einen 12jährigen Knaben operiert hätte [34]. Dabei wurde die Appendix entfernt und der Stumpf cauterisiert. Der Patient überlebte die Operation [53]. Auch der britische Chirurg Lord Robert Lawson Tait (1845—1899) hat offensichtlich schon 1880 eine Appendektomie durchgeführt, darüber aber erst 1883 berichtet [79,80], und Krönlein hat sich direkt auf seine Arbeit bezogen [45]. Wichtig für die Verbreitung der Appendektomie in Europa wurde auch die Dissertation des Schweizers Charles Krafft (1863—1921), die im Erscheinungsjahr 1888 sogleich in 6 Sprachen übersetzt wurde [2,44,67].

Doch die weiteren Impulse kamen aus der Pathologie, und die Initiative ging diesmal von Europa nach Amerika über. Dort hatte seit einer Reihe von Jahren der Pathologe Reginald Heber Fitz (1843—1913) eine große Fülle von sog. „Perityphlitiden" seziert und war ebenso wie etwas später Sonnenburg zur Erkenntnis gekommen, daß in fast allen Fällen eine primäre Entzündung mit konsekutiver Perforation des sog. „Blinddarms", der Appendix vermiformis, die Ursache der Erkrankung gewesen war [30]. 60 Patienten von 176 mit perforierten Appendices waren vor dem 6. Tag gestorben, und daraus resultierte für Fitz das Postulat, unter allen Umständen frühzeitig und eben vor diesem kritischen Tag zu operieren und nicht mehr bis zur Ausbildung eines Abscesses abzuwarten. Damit war das Eis gebrochen, und diese Arbeit von Fitz sowie die folgenden chirurgischen Versuche, eine bisher konservativ behandelte Krankheit, die übrigens von Fitz 1886 den neuen Namen „Appendicitis" erhielt [30], schon im Entstehungsstadium anzugehen, bildeten den Wendepunkt in der amerikanischen Medizin. Sie begann, in der Chirurgie die Führung zu übernehmen. Mit der großen Arbeit von Charles McBurney (1845—1913) aus dem Jahre 1889 war die neue, sich schnell über die ganze Welt verbreitende Frühappendektomie anerkannt und wurde nun eines der wichtigsten chirurgischen Operationsverfahren [52].

Freilich, wie lange es noch dauerte, bis die Frühappendektomie zur Methode der Wahl bei der Appendicitis wurde, zeigt ein Blick in das bis heute noch nicht wieder neu aufgelegte „Handbuch der Geschichte der Medizin", begründet von dem Wiener Medizinhistoriker Theodor Puschmann (1844—1899) und erschienen in den Jahren 1902—1905. Im Inhaltsverzeichnis des Gesamtwerkes erscheint weder der Terminus „Appendicitis" noch der Operationsbegriff „Appendektomie", und in dem ausführlichen Teil „Geschichte der Chirurgie" des Würzburger Chirurgen Friedrich Helfreich (1842—1927) wird der Processus vermiformis nur in Verbindung mit dem Ileus und etwaigen Divertikelbildungen und Verwachsungen mit dem Dünndarm erwähnt [39], während in dem internistischen Abschnitt über den Verdauungsapparat Georg Korn (geb. 1864) auf 2 Seiten die immer noch „Perityphlitis" genannte Erkrankung abhandelte und betonte, daß bei der Therapie sich die Antiphlogose glänzend bewährt habe und in einzelnen Fällen bis zu 200 Blutegel auf die Bauchdecke angesetzt wurden sowie mit Aderlässen, milden Purgantien und Klysmata glückliche Erfolge errungen worden seien [43]. Erst der deutsche Internistenkongreß 1895 brachte die Wendung [69]. Dort wurde endlich den Chirurgen der Primat der Behandlung der Appendicitis zuerkannt, wenn auch immer wieder bis in die jüngste Zeit hinein Anhänger einer konservativen Therapie sich zu Worte meldeten und auf die nicht seltenen postoperativen Komplikationen vor allem bei komplizierten Fällen hinwiesen.

Laparotomie und Appendektomie waren nur möglich geworden, weil inzwischen ab 1847 die Allgemeinnarkose eingeführt worden war [11]. Ursprünglich vor allem zur Schmerzlinderung bei Zahnextraktionen oder allenfalls bei Exstirpationen von äußeren Geschwülsten herangezogen, zeigte es sich bald, daß eine tiefe Narkose auch die Bauchdeckenspannung verschwinden ließ, die bisher beim nichtnarkotisierten Patienten ein Eingehen in die Bauchhöhle und eine Durchtrennung des Peritoneums so außerordentlich erschwert hatte. Die Chirurgen fürchteten, die heraustretenden Eingeweide nicht wieder zurückdrängen und das Peritoneum nicht mehr vernähen zu können, vor allem bei verständlicherweise schmerzhaft pressenden Patienten [70]. So gehörten bis zur Einführung der Narkose Bauchoperationen zu den Seltenheiten. Allenfalls der Kaiserschnitt und im 19. Jahrhundert gelegentlich die Ovariotomie wurden gewagt, und die Anlegung einer Magenfistel zur Entfernung eines Fremdkörpers gehörte zu den außergewöhnlichen Kuriositäten, über die ausführlich berichtet wurde. Alle Operationen waren lebensgefährlich, und so nimmt es nicht wunder, daß Chirurg und Patient vor dem Eingriff zu Gott um ein glückliches Gelingen beteten.

Es ist kein Zufall, daß in der gleichen Zeit, in der sich die Indikation zur Appendektomie entwickelte, Theodor Billroth (1829—1894) in Wien im Jahre 1881 die erste Resektion eines Pyloruscarcinoms durchführte [6, 46, 75, 87] und in schneller Folge nun auch andere abdominale Operationsverfahren entwickelt wurden.

Doch zuvor galt es, noch eine andere Barriere zu nehmen, die gefürchtete Wundinfektion [s. a. 10, 16, 27, 61, 70, 73, 74, 81, 85]. Seit Jahrtausenden wußte man, daß offene Wunden leicht vereiterten und von diesen Eiterungen allgemeine septische Krankheitsbilder ausgelöst werden konnten [32]. Aber den „Pus laudabile" hielt man für ein normales Wundheilungssubstrat, und die chirurgischen Infektionen glaubte man durch zwei Theorien erläutert: die Lehren von den Miasmen und Kontagien [40]. Als Miasmen bezeichnete man hypothetische gasförmige Stoffe, die etwa aus Sümpfen aufsteigen, aber auch in überfüllten Räumen, wie in Hospitälern, entstehen und, durch die Luft verbreitet, zu gefährlichen Fiebererkrankungen führen sollten. Das Miasma war also eine Art chemischtoxisches Agens, das eine Vergiftung des Organismus bewirkte. Seine Bekämpfung mußte durch Ventilation und Reinhaltung der Luft erfolgen [70].

Das Kontagium hingegen sollte durch Urzeugung aus Unrat und im Laufe von Gärungs- und Fäulnisvorgängen entstehen und durch direkten Kontakt von Mensch zu Mensch übertragen werden. Es handelte sich nach Meinung der früheren

Ärzte in gewisser Weise um ein belebtes Agens, in dem man durchaus Vorläufer unserer Mikroorganismen sehen könnte.

Miasmen sollten mit Hilfe von Aromatica, wie Essig, Bisamäpfeln oder Räucherungen neutralisiert werden können, das Kontagium vernichteten sog. „Antiseptica" ein Begriff für fäulnisverhütende Mittel, der bereits seit dem 18. Jahrhundert bekannt war. Vorzugsweise gehörten dazu stark riechende Stoffe wie das Chlorwasser oder die 1834 im Steinkohlenteer isolierte Carbolsäure, deren antiseptische Wirkung 1860 entdeckt worden war. Um im übrigen zu verhindern, daß diese Infektionsstoffe in den Organismus eindrangen, galt es, möglichst schnell zu operieren, klare Wundflächen zu schaffen und dann sofort mittels Eintauchen der Wunden in heißes Öl oder Aufträufeln von kochendem Öl, sowie, eine humanere Methode, Auflegen von Occlusivverbänden die Wunden von der Außenwelt abzuschirmen [70].

Vier Wundkrankheiten waren besonders gefürchtet: Erysipel, Sepsis, Gasbrand und Tetanus, und gegen sie half nur die schnelle, sofortige Amputation im Gesunden [49, p. 115 f.]. Sie wurde geradezu blitzartig durchgeführt, natürlich auch, um die furchtbaren Schmerzen zu verkürzen. Der Rekord liegt bei 20 sec, eine Zeit, die Robert Liston (1794—1847) erreicht haben soll, während der Chirurg Napoleons I. (1769—1821) Jean Dominique Larrey (1766—1842) immerhin noch 1 min brauchte. So war, wie anfangs erwähnt, in der Tat eine der häufigsten und wichtigsten Indikationen die Amputation im Gesunden, auch bei Patienten, deren Allgemeinzustand noch keineswegs bedrohlich erschien. Ja, während man bei der Blinddarmentzündung in der ersten Phase nur sehr spät den ausgebildeten Absceß evakuierte, wagte man es bei Verletzungen der Extremitäten oder aber auch bei Durchblutungsstörungen, Ulcera, Erosionen usw., gar nicht erst, eine Verschlechterung abzuwarten, sondern bediente sich der prophylaktischen Amputation im breitesten Maße. Welche sozialen Belastungen das für die zahlreichen Kriegs- und Friedensamputierten mit sich brachte, kann hier nicht erörtert werden. Doch lag die Mortalität selbst bei der Präventivoperation in der Regel zwischen 60 und 80 $^0/_0$ [10, 61]. Das sog. Hospitalfieber raffte zahlreiche Amputierte dahin, andere verstarben an den gefürchteten Früh- oder Spätblutungen aus amputierten Gefäßen, die, wenn überhaupt, nur relativ grob mit Peitschenschnüren unterbunden werden konnten [10]. Eine subtile Gefäßversorgung war ja auch bei der Schnelligkeit der Amputationen gar nicht möglich.

Da entwickelte ab 1867, von den Pasteurschen Untersuchungen über die Auslösung der Fäulnis- und Gärungsvorgänge durch kontaminierte Luft, ausgehend, aber auch auf der Grundlage der Beobachtungen der desodorierenden Wirkung von Carbolsäurespray auf Rieselfeldern in der Nähe von Glasgow, Joseph Lister (1827—1912) seine später „antiseptische Wundbehandlung" genannte Methodik [48,49]. Legte er in den ersten Jahren noch carbolgetränkte Verbände auf, so führte er ab 1871 den bekannten Carbolsprayapparat ein, weil er die Infektionserreger ganz nach Pasteurscher Lehre in der Luft vermutete. Die Erfolge waren erstaunlich. Die Letalität nach Amputationen sank z. B. in der Chirurgischen Klinik in Basel, wo sie bereits durch subtile Sauberkeit auf 43,7 $^0/_0$ vermindert werden konnte, auf 11,5 $^0/_0$, bei Herniotomien sogar von 77,7 $^0/_0$ auf 10,2 $^0/_0$, und die Heilungsdauer der Amputationen, die früher 103,5 Tage betrug, sank 1871 auf 48,7 Tage ab [12,13].

Kurze Zeit später begann Robert Koch (1843—1910) sich mit den Wundinfektionskrankheiten zu beschäftigen. Als Ausfluß seiner Forschungen erschien 1878 die epochemachende Arbeit „Untersuchungen über die Ätiologie der Wundinfektionskrankheiten" [42]. Dabei konnte er feststellen, daß nicht, wie Lister noch glaubte, die meisten Bakterien aus der Luft das Operationsfeld verunreinigten, sondern daß sie durch die Hände der Operateure und Schwestern und auch durch Verbände übertragen wurden. Damit war das zweite Stichwort „Asepsis" gefallen, das vor allem Gustav Adolf Neuber (1850—1932) ab 1883 mit einer heute kaum noch bekannten Subtilität in die Praxis umsetzte [62]. Billroth sprach von einer „Reinlichkeit bis zur Ausschweifung" [10,61]. Der früh verstorbene Karl Schimmelbusch (1860—1895) schuf an der Berliner Chirurgischen Klinik von Ernst von Bergmann (1836—1907) ab 1886 die apparativen Voraussetzungen für die Sterilisation des Operationsgutes und der Operationskleidung [71,72].

Freilich sollte nicht vergessen werden, daß die heute obligaten Operationsgummihandschuhe keineswegs zum Schutze des Patienten vor Infektionsgefahr, sondern von dem berühmten amerikanischen Chirurgen William Stewart Halsted (1852—1922) zum Schutze der gegen Quecksilberchloridlösung überempfindlichen Hände seiner Operationsschwester in die Medizin eingeführt worden sind [68, p.32]. Allerdings wurden schon im 18. Jahrhundert Handschuhe, die meist aus Schafsdarm bestanden, in der Geburtshilfe benutzt, um die Hand des untersuchenden Frauenarztes vor einer etwaigen syphilitischen Infektion zu schützen. Einen derartigen Handschuh erwähnte erstmals 1758 der deutsche Arzt Johann Julius Georg Walbaum (1724—1799) [68, p.7,83]. 1843 hatte Sir Thomas Watson (1792 bis 1882) Gummihandschuhe als sog. „antiseptische Maßnahme" empfohlen und ebenso vor Ignaz Philipp Semmelweis (1818—1865) und gleichzeitig mit Oliver Wendell Holmes (1809—1894) Chlorkalkwasserwaschungen seinen Studenten vor Entbindungen angeraten, was in der Literatur nur selten erwähnt wird [68, p.12, 84]. Einem ärztlichen Berichterstatter aus New York war bereits 1878 aufgefallen, daß bei einer Operation des bekannten amerikanischen Frauenarztes Theodore Gaillard Thomas (1831—1903) in derselben Klinik, in der Halsted operierte, die chirurgische Assistenzschwester Gummihandschuhe trug. 11 Jahre später scheinen sich diese Handschuhe dann in Halsteds Operationsraum eingebürgert zu haben [22,68, p. 52]. Während Halsted erst 1913 ausführlich über die Einführung der Gummihandschuhe berichtete [35] — es gibt eine erste authentische Aufnahme von einer Operation mit Gummihandschuhen aus dem Jahre 1894 —, hatte der Dorpater Chirurg Werner Zoege von Manteuffel (1857—1926) schon im Jahre 1897 die Verwendung von Gummihandschuhen in der chirurgischen Praxis empfohlen, weil er die bisher übliche Händedesinfektion für ungenügend hielt und die Handschuhe als Ergänzung der aseptischen Methode betrachtete [88]. Zwei Jahre später empfahl der französische Chirurg Paul Berger (1845—1908) im übrigen auch die Verwendung von Gesichtsmasken und vervollständigte damit die bis heute übliche Operationskleidung [4]. Im gleichen Jahr wie Berger veröffentlichte v. Mikulicz eine Arbeit, in der er ebenfalls das Tragen von aseptischen Mundmasken anriet [58,59].

Die Verwendung des Carbolsäuresprays hatte noch eine andere unerwartete Wirkung. Trugen die Chirurgen früher bei ihren Operationen einen möglichst alten Kittel und waren sie sogar stolz darauf, wenn dieser mit Blut- und Eiter-

flecken bedeckt war, weil er den erfahrenen Chirurgen auswies, so mußten sich
nun die operierenden Ärzte und Schwestern gegen die Carbolsäuresprays schützen,
die leicht die Kleider zerstören konnten. So setzte es wohl erstmals Theodor Billroth 1871 in Wien durch, daß den Wärtern und Assistenzärzten auf Staatskosten
täglich ein frischgewaschener Kittel bewilligt wurde [70].

In dieser neuen Ära begann man auch, große Wundflächen mit antiseptischen
Präparaten oder gar aseptischen Verbänden zu behandeln. Und so wurde nach
und nach die Amputation zurückgedrängt. Die Einführung wirksamer Chemo-
therapeutica und Antibiotica führte dann zu einem weiteren Rückgang dieser
noch in den 60er Jahren des 19. Jahrhunderts so außerordentlich häufigen
Indikation.

Aus diesen Beispielen darf man die Erkenntnis ableiten, daß beim Aufkommen
neuer chirurgischer Indikationen und ihrem Wandel nicht immer, ja vielleicht
sogar nicht einmal in den meisten Fällen, neue chirurgische Operationsverfahren
Pate standen, sondern daß die Anstöße für diese Entwicklung aus ganz anderen
Disziplinen der Medizin, hier, wie bei der Appendektomie, von der pathologischen
Anatomie oder, wie bei dem Rückgang der Amputationsindikation, von der
Bakteriologie ausgingen, daß aber diese Entwicklung erst fruchtbar werden
konnte, als die Chirurgie ihr Eigenleben in der Mitte des 19. Jahrhunderts auf-
gegeben und voll in die Gesamtmedizin inkorporiert worden war [81].

Wie sehr dennoch manche Probleme von gestern und heute sich gleichen, sei
zum Abschluß anhand der Frage der bakteriellen Infektionen durch Ventilationseinrichtungen kurz erläutert. Ich erwähnte bereits, daß Lister und seine Mit-
streiter von der Gefahr der in der Luft suspendierten Keime überzeugt waren und
deshalb neben dem Carbolspray auf moderne Ventilationseinrichtungen großer
Wert gelegt wurde. Dann stellten die Erkenntnisse Robert Kochs die direkte
Kontagiengefahr mehr in den Vordergrund, und es machte sich bezüglich der
Lufterneuerung ein gewisser Skeptizismus breit. Kein geringerer als der prominente
Chirurg Ernst von Bergmann äußerte sich 1889 wie folgt:

„Aus Klappen, die behufs der Lufterneuerung geöffnet werden sollen, fallen
massenhaft und oft beständig diejenigen festen und staubförmigen Stoffe
herab, die unsere Verwundeten am meisten zu fürchten haben" [5, p. 154, 60].

So ging man dazu über, Ende des 19. Jahrhunderts ganz auf eine mechanische
Belüftung des Operationssaales zu verzichten. In unseren Tagen werden überall
wiederum Klimaanlagen eingerichtet, die aber, wie Vorfälle aus dem Jahre 1971
und aus jüngerer Zeit zeigen, bei nicht adäquater Wartung geradezu als „Bak-
terienschleudern" wirken können und den Krankenhaushygienikern zu schaffen
machen. So wird mancher davon betroffene Chirurg die Äußerung Ernst von Berg-
manns wieder verstehen lernen.

Literatur

1. Albers, J. F. H.: Geschichte der Blinddarmentzündung. Beobachtungen Geb. Path. path.
   Anat. **2**, 1—37 (1837)
2. Amyand, C.: Of an inguinal rupture, with a pin in the appendix caeci, incrusted with
   stone; and some observations on wounds in the guts. Phil. Trans. **39**, 329—342 (1736)
3. Berengario da Carpi, J.: Commentaria cum amplissimis additionibus super Anatomia
   Mundini . . . Bologna 1521, p. 115/r

4. Berger, P.: De l'emploi du masque dans les opérations. Bull. Soc. Chir. Paris n. s. **25**, 187—196 (1899)

5. Bergmann, E. v.: Die antiseptische Wundbehandlung in der Kgl. chirurgischen Universitäts-Klinik zu Berlin. Klin. Jb. **1**, 148—166 (1889)

6. Billroth, T.: Offenes Schreiben an Herrn Dr. L. Wittelshöfer. Wien. med. Wschr. **31**, 161—165 (1881)

7. Bishop, W. J.: A history of surgical dressing. Chesterfield 1959

8. Bright, R., Addison, T.: Elements of the practice of medicine. Vol. 1, p. 498. London 1839

9. Brooks, S. M.: McBurney's point. The story of appendicitis. New York 1969

10. Brunn-(Fahrni), R. v.: Antiseptik und Aseptik. CIBA Z. **5**, Nr. 50, 1662—1692 (1951) (Wehr); **10**, Nr. 119, 4374—4402 (1949) (Basel)

11. Brunn, R. v.: Die Anaesthesie. CIBA Z. **5**, Nr. 60, 1986—2005 (1952) (Wehr); **11**, Nr. 130/131, 4772—4806 (1952) (Basel)

12. Buess, H.: Charles Krafft (1863—1921) aus Lausanne und der Beitrag der Schweizer Chirurgen zur operativen Therapie der Appendicitis. Gesnerus **28**, 196—216 (1971)

13. Burkhardt, E.: Die Erfolge der Chirurgischen Klinik zu Basel während der letzten zwanzig Jahre. Ein Beitrag zur vergleichenden Statistik der antiseptischen und der älteren Methode der Wundbehandlung. Leipzig 1881

14. Burne, J.: Of inflammation, chronic disease, and perforative ulceration of the caecum and of the appendix vermiformis with symptomatic peritonitis and faecal abscess. Med. chir. Trans. **20**, 200 (1837)

15. Burne, J.: Typhlo-Enteritis or inflammation and perforative ulceration of the caesum and the appendix vermiformis caeci. Med. chir. Trans. **22**, 33—71 (1839)

16. Churchill, E. D.: The pandemic of wound infection in hospitals. Studies in the history of wound healing. J. Hist. Med. **20**, 390—404 (1965)

17. Cope, Z. Sir: Pioneers in acute abdominal surgery. London 1959

18. Cope, Z. Sir: The growth of knowledge of acute abdominal diseases 1800—1900. Proc. roy. Soc. Med. **57**, 129—134 (1964)

19. Cope, Z. Sir: A history of the acute abdomen, p. 12 ff. London 1965

20. Copland, J.: Dictionary of practical medicine. Vol. 1, p. 276. London 1844

21. Creese, P. G.: The first appendectomy. Surg. Gynec. Obstet. **97**, 643—652 (1953)

22. Derosset, M. J.: Our New York letter. North Carolina med. J. **1**, 168—169 (1878)

23. Diepgen, P.: Geschichte der Medizin, 2. Aufl. Bd. 2/1, S. 170. Berlin 1959, 2. Aufl. Bd. 2/2, p. 224 f. Berlin 1965

24. Dupuytren, G.: Leçons orales de clinique chirurgicale 1830—1834. Vol. 3, p. 346, 516. Paris 1839. Klinisch-chirurgische Vorträge am Hôtel Dieu. Dtsch. Übers. v. E. Beck u. R. Leonhardt, Bd. 2/1. u. 2. Abt., S. 122, Leipzig 1832—1835

25. Ebstein, E.: Sektionsbefund Lorenz Heister's über eine akute brandige Blinddarmentzündung aus dem Jahre 1711. Virchows Arch. path. Anat. **226**, 96—100 (1919)

26. Edebohls, G. M.: Review of history and literature of appendicitis. Med. Rec. **56**, 772—784 (1899)

27. Elliott, I. M. Z., Elliott, J. R.: A short history of surgical dressing. London 1964

28. Fabry von Hilden, W.: In: Intestinorum morbi. Observationum et curationum chirurgicarum centuria prima, Obs. 61, p. 74 f. Basel 1606

29. Fernel, J.: Universa medicina. (Paris 1554), Frankfurt 1577, Lib. 6, Cap. 9, p. 219. Englische Übers. in: Classic description of disease. Hrsg. v. R. H. Major, 3. Aufl., S. 646 ff. Springfield 1959

30. Fitz, R. H.: Perforating inflammation of the vermiform appendix, with special reference to its early diagnosis and treatment. Trans. Ass. Amer. Phys. **1**, 107—144 (1886).

31. Goldbeck, G.: Über eigenthümliche entzündliche Geschwülste in der rechten Hüftbein-
    gegend. Med. Diss., Gießen (Worms) 1830

32. Gribel, F.: Die Entwicklung der Wundbehandlung von der Mitte des 18. bis zur Mitte
    des 19. Jahrhunderts. Berlin 1936

33. Grohe, B.: Geschichtliche Darstellung des Wesens und der Behandlung der Typhlitis und
    Perityphlitis. Med. Diss., Greifswald 1896

34. Groves, A.: The Evolution of surgery as I have seen it in my own practice. Canad. med.
    Ass. J. 11, 527—531 (1922)

35. Halsted, W. S.: Ligature and suture material. J. Amer. med. Ass. 60, 1119—1126 (1913)

36. Hancock, H.: Disease of the appendix caeci cured by operation. London med. Gaz. n. s.
    7, 547—550 (1848)

37. Harris, C. W.: Abraham Groves of Fergus. The first elective appendectomy? Canad. J.
    Surg. 4, 405—410 (1961)

38. Heister, L.: Medicinische, chirurgische und anatomische Wahrnehmungen ... Bd. 1,
    Rostock 1753, 111. Beob., S. 193. Englische Übers. in: Classic description of disease.
    Hrsg. v. R. H. Major. 3. Aufl., S. 648 ff. Springfield 1959

39. Helfreich, F.: Geschichte der Chirurgie. In: Handbuch der Geschichte der Medizin. Hrsg.
    v. T. Puschmann. Bd. 3, S. 115 ff. Jena 1905

40. Henle, J.: Pathologische Untersuchungen von den Miasmen und Kontagien, und von
    den miasmatisch-kontagiösen Krankheiten. Berlin 1840. In: Klassiker der Medizin. Hrsg.
    v. K. Sudhoff, eingeleitet v. F. Marchand. Bd. 3. Leipzig 1910

41. Kelly, H. A.: Les débuts de l'histoire de l'appendicite en France. Presse méd. 11, 437—441
    (1903)

42. Koch, R.: Untersuchungen über die Aetiologie der Wundinfectionskrankheiten. Leipzig
    1878

43. Korn, G.: Verdauungsapparat, Harn-, Blasen- und Geschlechtskrankheiten. In: Hand-
    buch der Geschichte der Medizin. Hrsg. v. T. Puschmann. Bd. 2, S. 701 ff. Jena 1903

44. Krafft, C.: Perityphlite appendiculaire stercorale perforatrice. Med. Diss., Lausanne
    1888, u. Über die frühzeitige operative Behandlung der durch Perforation des Wurm-
    fortsatzes hervorgerufenen Perityphlitis stercoralis. In: Sammlung klinischer Vorträge.
    Hrsg. v. R. v. Volkmann, Nr. 131, S. 1111—1122 (Chirurgie Nr. 101). Leipzig 1889

45. Krönlein, R. U.: Über die operative Behandlung der acuten diffusen jauchig-eitrigen
    Peritonitis. Arch. klin. Chir. 33, 507—524 (1886)

46. Lesky, E.: Achtzig Jahre Magenresektion. Dtsch. med. J. 12, 377—378 (1961)

47. Leudet, E.: Recherches anatomo-pathologiques et cliniques sur l'ulcération et perforation
    de l'appendice iléo-coecal. Arch. gén. méd., chir., pharm. sér. 5, 14, 129—145, 315—328
    (1859)

48. Lister, J.: On a new method of treating compound fracture, abscess etc. with observations
    on the condition of suppuration. Lancet 1867 I, 326—329, 357—359, 387—389, 507—509;
    1867 II, 95—96

49. Lister, J.: On the antiseptic principle in the practice of surgery. Lancet 1867 II, 353—356,
    668—669. Dtsch. Übers. in: Joseph Lister's erste Veröffentlichungen über antiseptische
    Wundbehandlung (1867, 1868, 1869). Übers. u. erläutert v. F. Trendelenburg. In: Klassi-
    ker der Medizin. Hrsg. v. K. Sudhoff. Bd. 17. Leipzig 1912

50. Loeb, M.: Zur Geschichte der Perityphlitis. Dtsch. Medizinal Z. 23, 1165—1166 (1902)

51. Louyer-Villermay, J. B.: Observations pour servir à l'histoire des inflammations de
    l'appendice du caecum. Arch. gén. méd. 5, 246—250 (1824)

52. McBurney, C.: Experience with early operative interference in cases of diseases of the
    vermiform appendix. N. Y. med J. 50, 676—684 (1889)

53. Meade, R. H.: The evolution of surgery for appendicitis. Surgery 55, 741—752 (1964)

54. Melier, F.: Mémoire et observations sur quelques maladies de l'appendice cécale. J. gén.
    méd. chir., pharm. 100, 317—345 (1827)

55. Mestivier: Observations sur une tumeur située proche la région ombilicale du côté droit occasionée par une grosse épingle trouvée dans l'appendice vermiculaire du caecum. J. gén. méd., chir., pharm. **10**, 441—442 (1759). Englische Übers. in: Classic description of disease. Hrsg. v. R. H. Major, 3. Aufl., S. 650 ff. Springfield 1959

56. Mikulicz, J. v.: Über Laparotomie bei Magen-Darmperforation. Sammlung klinischer Vorträge. Hrsg. v. R. v. Volkmann, Nr. 262 (1885)

57. Mikulicz, J. v.: Erfahrungen über den Dauerverband und die Wundheilung in Drainage. Klin. Jb. **1**, 167—174 (1889)

58. Mikulicz, J. v.: Das Operieren in sterilisierten Zwirnhandschuhen und mit Mundbinde. Zbl. Chir. **24**, 713—717 (1897)

59. Mikulicz, J. v.: Über Versuche, die „aseptische" Wundbehandlung zu einer wirklich keimfreien Methode zu vervollkommnen. Dtsch. med. Wschr. **23**, 409—413 (1897)

59a. Motte, J. de: Observations faites en sécant un corps d'une personne morte de tympanite. J. gén. méd., chir., pharm. **24**, 65—68 (1766). Englische Übers. in: Classic description of diesease. Hrsg. v. R. H. Major. 3. Aufl., S. 650. Springfield 1959

60. Murken, A. H.: Sanitärtechnische Einrichtungen im deutschen Krankenhaus des 19. Jahrhunderts. Vortrag auf den Düsseldorfer Hygienetagen am 25. 4. 1974. Zbl.Bakt., I. Abt. Orig. **158** (im Druck) (1974)

61. Naumann, P.: Antiseptik und Aseptik im Wandel der Zeit. Med. Welt **1961**, 611—617

62. Neuber, G. A.: Die aseptische Wundbehandlung in meinen chirurgischen Privat-Hospitälern. Kiel 1886

63. Parker, W.: An operation for abscess of the appendix vermiformis caeci. Med. Rec. **2**, 25—27 (1867)

64. Parkinson, J. W. K.: Case of diseased appendix vermiformis. Med. chir. Trans. **3**, 57—58 (1812)

65. Prescott, O.: Case of fatal colic from lodgment of a chocolate nut in the appendix vermiformis. New Engl. J. Med. Surg. **4**, 221—226 (1815)

66. Puchelt, F. A.: Perityphlitis. Heidelberger klin. Ann. **8**, 524—534 (1832)

67. Quervain, F. de: Appendicitis vor 50 Jahren. Schweiz. med. Wschr. **1939**, 128—129

68. Randers-Pehrson, J.: The surgeon's glove. Springfield 1960

69. Sahli, H., Helferich, H., Sonnenburg, E.: Über die Pathologie und Therapie der Typhlitiden. Verh. dtsch. Ges. inn. Med. **13**, 194—306 (1895)

70. Schadewaldt, H.: Die Entwicklung der Krankenhausmedizin im 19. Jahrhundert. Krankenhausarzt **46**, 476—487 (1973)

71. Schimmelbusch, C.: Die Durchführung der Asepsis in der Klinik des Herrn Geheimraths von Bergmann in Berlin. Berlin 1891

72. Schimmelbusch, C.: Anleitung zur aseptischen Wundbehandlung. Berlin 1892

73. Schipperges, H., Linder, F.: Ein Jahrhundert Antisepsis und Asepsis. Chirurg **38**, 149—153 (1967)

74. Schönbauer, L.: Antisepsis und Asepsis. Mikroskopie **2**, 259—269 (1947)

75. Schönbauer, L.: Zur Geschichte der Therapie chirurgischer Erkrankungen. Wien. med. Wschr. **100**, 608—611 (1950)

76. Shepherd, J. A.: Acute appendicitis. A historical survey. Lancet **1954 II**, 299—302

77. Sonnenburg, E.: Erfahrungen über die operative Behandlung der Perityphlitis mit besonderer Berücksichtigung der zweizeitigen Operation. Sammlung klinischer Vorträge, hrsg. v. R. v. Volkmann. N. F., Nr. 13. Leipzig 1891

78. Sonnenburg, E.: Pathologie und Therapie der Perityphlitis (Appendicitis simplex und perforativa). Dtsch. Z. Chir. **38**, 155—287 (1894)

79. Tait, L.: An account of 208 consecutive cases of abdominal section performed between Nov. 1th 1881 and December 31th 1882. Brit. med. J. **1883 I**, 300—304

80. Tait, L.: Case of recurrent perityphlitis successfully treated by abdominal section. Brit. med. J. **1889 II**, 763—764

81. Temkin, O.: The role of surgery in the rise of modern medical thought. Bull. hist. Med. **25**, 248—259 (1951)

82. Vesal, A.: De humani corporis fabrica libri septem, p. 361, 500. Basel 1543

83. Walbaum, J. J. G.: Wahrnehmungen von den Ursachen und Zufällen vieler schwerer Geburten... Dtsch. Übers. aus dem Franz. und mit neuen Handgriffen und Werkzeugen vermehret. Lübeck u. Altona 1758, Anhang § 92, S. 463—466

84. Watson, T. Sir: Lectures on the principles and practice of physic, vol. 2, p. 349. London 1843

85. Whipple, A. O.: The story of wound healing and wound repair, p. 89 ff. Springfield 1963

86. Willms, J.: Schicksalbestimmende Appendicitis. Med. Monatsspiegel Merck, Nr. 2, 25—31 (1958)

87. Wölffler, A.: Fall von gelungener Resektion des carcinomatösen Pylorus. Wien. med. Wschr. **31**, 1427 (1881)

88. Zoege von Manteuffel, W.: Gummihandschuhe in der chirurgischen Praxis. Zbl. Chir. **24**, 553—556 (1897)

Prof. Dr. med. H. Schadewaldt
Institut für Geschichte der Medizin
der Universität
D-4000 Düsseldorf, Moorenstr. 5
Bundesrepublik Deutschland

Langenbecks Arch. Chir. 337 (Kongreßbericht 1974)

2. Indikation zum chirurgischen Eingriff — Wandlungen und Entwicklungen aus der Sicht des Allgemeinchirurgen

K. Vossschulte

Chirurgische Universitätsklinik Gießen

Changes and Developments in Indications in General Surgery

Summary. Degenerative joint disease (osteoarthritis) can now be operated on successfully even in advanced age. In case of severe gastroduodenal hemorrhagie surgery should not be delayed for more than 48 h. It has yet to be shown that vagotomy with its modifications gives better results than the classic resection. Partial mastectomy is indicated only when a small mammary carcinoma in stage I is present. Involved surgical action can prove successful in the case of widespread metastatic tumors of structures associated with motion, but the patient has to accept cosmetic as well as functional disadvantages. Follow-up observations recorded over periods of up to 23 years are presented in the paper.

Key words: Geriatrics — Hemorrhage, Gastroduodenal — Mastectomy — Metastases, Surgical Treatment.

Zusammenfassung. Arthrosen und arterielle Durchblutungsstörungen sind wichtige Indikationen der chirurgischen Geriatrie. Bei der *schweren* gastroduodenalen Blutung soll innerhalb 48 Std eingegriffen werden. Die Dauerergebnisse der Vagotomie bedürfen noch der Prüfung. — Eine einfache Mastektomie kommt höchstens beim kleinen Mamma-Carcinom im Stadium I in Frage. Auch bei ausgedehnten metastasierenden Tumoren des Bewegungsapparates ist operativ manches zu erreichen, wenn der Kranke kosmetische Folgen und funktionelle Beeinträchtigungen in Kauf nimmt. Postoperative Beobachtungen bis zu 23 Jahren.

Schlüsselwörter: Geriatrie — Gastroduodenale Blutung — Mastektomie — Metastasenchirurgie.

So sehr die chirurgische Indikation eine Abschätzung des operativen Risikos einschließt, so überzeugend ist sie gerade in der für uns überschaubaren Zeit auf weiten Gebieten von dem Merkmal des Wagnisses befreit worden. Ich denke hier sowohl an die nach Planung vorgesehenen Operationen im täglichen Operationsprogramm als auch an Maßnahmen, die dem Zwang der Dringlichkeit unterliegen, mag auch in dieser letzteren Gruppe manchmal ein Entweder-Oder allein den Entschluß zum rettenden Versuch bestimmen — in einer Situation also, in der angesichts des drohenden Todes jedes Risiko in Kauf genommen werden muß, um eine letzte operative Chance zu nutzen.

Was heute der Indikation den Weg ebnet, stammt nicht nur aus chirurgischen Leistungen.

Nach einer Frist von 100 Jahren hat die Narkose Dank einer neuen Methodik zum zweitenmal die Entwicklung der Chirurgie entscheidend gefördert. Durch röntgenologische und nuclear-medizinische Methoden wurde die Diagnostik bereichert.

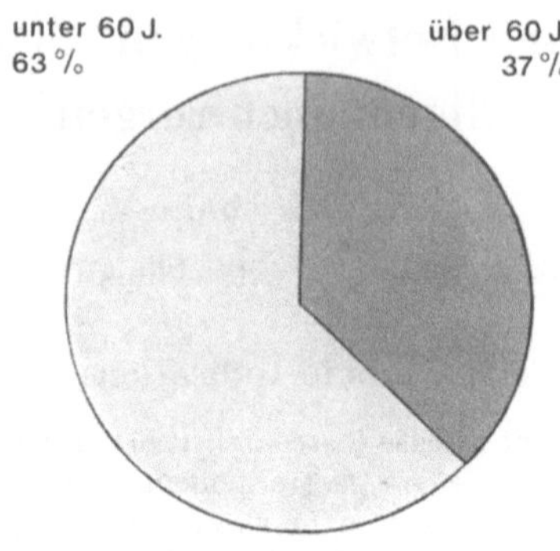

Abb. 1

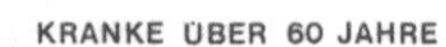

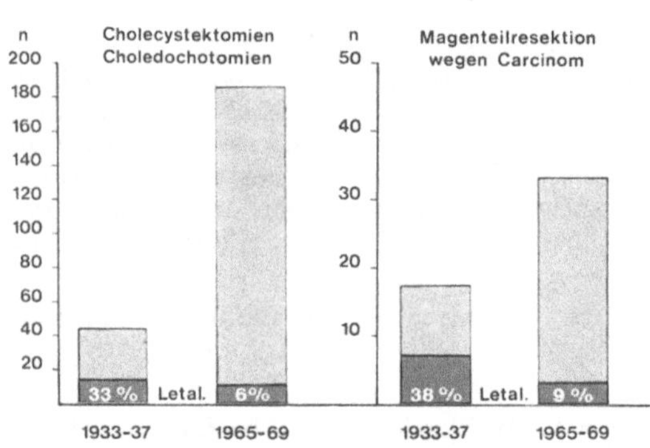

Abb. 2

Klinische und biochemische Laboratorien informieren uns über Störungen biologischer Körperkonstanten und deren adäquate Korrektur.

Prüfung der ventilatorischen und respiratorischen Leistungsbreite und der Reserven des Herz-Kreislauf-Apparates, Antibiotica und schließlich methodische und operativ technische Verbesserungen, Ergänzungen und Neuerungen gehören zu den Voraussetzungen für die Chirurgie unserer Zeit.

Einen erheblichen Umfang erreichen die geriatrischen Aufgaben. In der Gießener Klinik haben von 100 stationär behandelten Kranken 37 — fast $^2/_5$ — das 60. Lebensjahr überschritten (Abb. 1). Im Schrifttum erfahren kasuistische Berichte über ausgedehnte Eingriffe am Magen, am Oesophagus, am Pankreas, an den Lungen, am Bronchialsystem bei betagten Kranken eine ständige Bereicherung. Aus der Routinechirurgie wähle ich zwei Krankenguppen der Gießener Klinik oberhalb des 60. Lebensjahres, also jenseits der Grenze, durch die zu Billroth's und Clairmont's Zeit die chirurgische Indikation limitiert war (Abb. 2).

Erhaltung oder Wiederherstellung der im Alter besonders wichtigen lokomotorischen Funktion sind heute auf zwei Gebieten besonders erfolgreich: bei der schmerzhaften Coxarthrose durch totalen Gelenkersatz und bei arterieller Durchblutungsstörung. Die Zirkulationsunterbrechung durch arterielle Embolie ist eine absolute und dringliche Indikation zur Embolektomie, die sich mit dem Fogarty-Katheter ohne Umstand bis ins höchste Alter durchführen läßt, aber Erfahrung in der technischen Handhabung erfordert.

Beim chronischen Arterienverschluß ist die Angiographie zum Schrittmacher für direkte Eingriffe am Gefäß geworden. Endarteriektomie und Kunststoffprothesen haben ihre Anwendungsgebiete gefunden. Mit der Verwendung autologer Venen und der Entwicklung einer minutiösen Nahttechnik ließ sich die Indikation zu revascularisierenden Eingriffen auf Coronarien und kleine periphere Arterien ausdehnen.

Reichard u. Mitarb. konnten die Durchgängigkeit einer femoro-tibialen Überbrückung nach 2 Jahren bei 60 % der teils im Stadium IV Operierten nachweisen und die Amputation vorläufig vermeiden.

Durch methodische Vereinfachung der selektiven Angiographie aortaler Äste wurde die renale Hypertonie infolge Nierenarterienstenose chirurgisch angreifbar. Aber zur Indikation gehört der Nachweis des kausalen Zusammenhangs zwischen ischämischer Funktionsstörung und Hochdruck. Sie sehen hier einige Ergebnisstatistiken. Der Vergleich von Vollmar bestätigt vielfache Erfahrungen: oberhalb des 40. Lebensjahres sinkt die Erfolgsrate.

Überraschend sind durch die Angiographie auch manche cerebralen Symptome in den Bereich gefäßchirurgischer Indikation gerückt. Über das Subclaviazapfsyndrom ist kein Wort mehr zu verlieren. Um so nachdrücklicher muß daran erinnert werden, daß passagere cerebrale Funktionsstörungen und selbst Ausfallserscheinungen unter dem Bild eines akuten sog. Schlaganfalls Ausdruck einer *extrakraniellen* Carotisstenose sein können. Da die operative Öffnung der Strombahn bei ³/₄ der Kranken gelingt, ist die unaufschiebbare Indikation wichtigste Voraussetzung für den funktionellen Erfolg.

Das unkalkulierbare Risiko operativer Eingriffe im voll entwickelten Schock ist auch bei dringender Indikation nur um den Preis einiger Stunden adäquater Vorbehandlung zu mindern, es sei denn, daß die Ursache in einer massiven akuten Blutung zu suchen ist, die zu unverzüglichem Handeln zwingt.

Was beim Schock in kurzer Frist erreicht werden muß, beansprucht bei chronischer Intoxikation und fortgeschrittener katabolischer Stoffwechsellage eine weit längere Vorbehandlung. Rhoads hat jüngst am Beispiel intestinaler Fisteln die Leistung einer geduldigen parenteralen Hyperalimentation demonstriert. Wir verdanken unsere Erfolge einem Infusionsschema von Schultis mit einer täglichen Zufuhr von 3500 Cal.

VAGOTOMIE U. PYLOROPLASTIK BEI AKUTER ULCUS BLUTUNG

		n	Letalität %	Durchschnitts-alter
DORTON U. MITARB.	1961	100	0	55 J.
JENSEN U. MITARB.	1969	37	2,7	56 J.
HELL U. MITARB.	1973	62	16,0	55 J.
HOLLENDER	1972		15,0	
NYHUS U. MITARB. (Sammelstatistik)	1968	264	4,4	

			n	Rezidivblutung
NYHUS U. MITARB.	1968	Resektion	518	11,0
		Vagotomie und Pyloroplastik	493	6,2

Abb. 3

Seit Jahrzehnten werden Regeln für die Indikation bei der akuten oesophago-gastroduodenalen Blutung diskutiert. Ulcusleiden und Oesophagusvaricen sind die Hauptursachen, aber, wie Sie aus diesen 3 Kollektiven erkennen, mit sehr unterschiedlichen Anteilen.

Bei der sog. Ulcusblutung ist mit empirisch gewonnenen Grenzwerten für Blutdruck, Puls, Hämoglobin, Hämatokrit, Urinsekretion einerseits der Entschluß zum Handeln begründet worden. Andererseits verleitet eine leistungsfähige Blutbank zu dem Versuch, diese Grenzwerte durch gesteigerte Transfusionsmengen zu verteidigen — allerdings mit dem besonders für ältere Kranke verbundenen Risiko, schließlich unter Bedingungen operieren zu müssen, die ungünstiger sind als die Ausgangssituation. In der Tat verdient die von Nissen, Wachsmuth, Zukschwerdt, Ungeheuer in den Vordergrund gerückte Menge des laufend benötigten Blutersatzes größere Beachtung für die Indikation. Bei einem 24 Std-Bedarf von mehr als 2 l sollte auch unter günstigen Blutbankbedingungen die 48 Std-Grenze nicht überschritten werden. Adler war unter algerischen Bedingungen ohne Blutbank zur grundsätzlichen Frühoperation gezwungen und verlor von 44 Operierten nur 2.

Hier einige orientierende Statistiken. Erst umfangreichere Erfahrungen können erweisen, ob die Vagotomie gegenüber der Resektion allgemein leistungsfähiger ist (Abb. 3).

Bei der akuten Blutung aus Oesophagusvaricen infolge Lebercirrhose sind Leberdekompensation und Coma Risikofaktoren jeder Behandlung. Unter den konservativen Maßnahmen hat nur die unten verzeichnete Sklerosierungstherapie mit einer Sterberate von 18% nach den Beobachtungen von Johnston u. Rodgers

KOMBINIERTE OPERATION
SELEKT. VAGOT. + ANTREKT.

		Autor	n	Letal. %	Rezidiv. %	Diarrhoe %	Beobacht.
Selekt. Kollektiv	1970	Holle	34	9	0		bis 6 J.
	1972	Schreiber	132	3,2	0,8		
	1972	Schreiber Sammelstat.	675	0,7	0-3,1		1-5 J.
Random - Kollektiv	1970	Jordan - Condon	90	0	0		1-5 J.
	1972	Deucher (trunkul. + Antrekt.)	265	ca. 3,6	0,38	1,70	bis 4 J.

Abb. 4

Hoffnungen wachgerufen, die von Kapp u. Buess jüngst gestützt wurden. Die chirurgischen Ergebnisse der Noteingriffe und Selektivoperationen sind höchst unterschiedlich und generell unbefriedigend. Die Indikation zu prophylaktischen portokavalen Umleitungen begegnet aber allgemeiner Skepsis und löst nicht das Problem der hepatoportalen Encephalopathie. In dieser Hinsicht bedarf die von Warren vorgeschlagene mediale splenorenale Anastomose mit gastrolienaler Isolierung der Beachtung und Prüfung:

Die Oesophagusvaricen werden über die splenorenale Verbindung entlastet, während die portale Leberdurchströmung erhalten bleibt.

Der Indikation bei hohen gastrointestinalen Blutungen haftet m. E. ein generell retardierendes Attribut an: Die Unsicherheit der Abundanz und der Lokalisation durch Röntgenkontrastbrei und Ballon-Sonde. Hier ist ein Wandel erkennbar. Die Gastroskopie scheint am ehesten den zuverlässigen Nachweis der Blutungsquelle, ihres pathologisch-anatomischen Bodens und ihrer Ergiebigkeit zu ermöglichen und die Indikation von Zweifeln, Hemmungen und verhängnisvollem Zögern zu befreien.

In der Chirurgie des Ulcusleidens erhielt die Vagotomie durch Dragstedt neue Impulse. Wichtigstes Indikationsgebiet ist das Ulcus duodeni. Die Erfahrung hat gezeigt, daß trunkuläre oder selektive Vagotomien mit Drainagemaßnahmen bei geringer Letalität anwendbar sind, wenn beim Betazol- und Pentagastrintest die Salzsäureproduktion einen Stundenwert von etwa 30 mval nicht überschreitet.

Andernfalls ist beim Ulcus duodeni die Rezidivgefahr erheblich und am ehesten durch Kombination mit Antrumresektion abzuwenden, deren Umfang Holle im Rahmen der form- und funktionsgerechten Operationen planimetrisch bestimmt. Was durch diese *kombinierte Operation* erreicht wurde, ist nicht ganz frei von Ernüchterung. Die Senkung der Rezidivquote ist gelungen, die Operationsletalität aber angestiegen (Abb. 4).

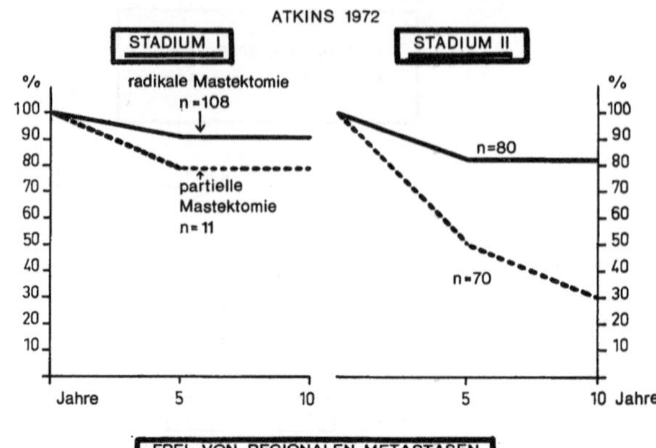

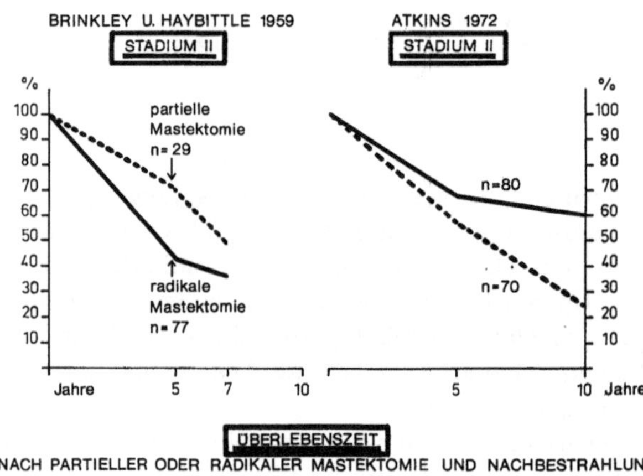

Abb. 5 a und b

Demonstration

Obwohl Verfahrensregeln, Ergebnisse und Urteile noch uneinheitlich sind, wird man heute beim jugendlichen Ulcus-Kranken eine klassische Resektion wegen der potentiellen späten Entwicklung eines Magenstumpf-Carcinoms vermeiden und die Methoden der Vagotomie vorziehen. Das callöse Magenulcus ist eine Indikation zur Resektion, weil auch ein Mikrocarcinom sicher erfaßt wird.

In der Carcinomchirurgie unterliegt die Indikation zur radikalen Mastektomie beim Brustkrebs einem Urteilswandel, der durch die frühzeitige Entdeckung kleiner Knoten im Drüsenkörper eingeleitet wurde, für die wir allerdings den histologischen Befund fordern. Offenbar ist beim Carcinom von etwa 1 cm Durchmesser die breite Excision oder partielle Mastektomie mit Radiotiefentherapie der Axilla ausreichend. Indessen widerspricht es aller Erfahrung, eine einfache Mastektomie zum chirurgischen Grundsatz zu machen und manifeste regionäre Metastasen der Strahlenbehandlung zu überlassen — ein Vorschlag (Crile, Jr.), der mehr von Kühnheit getragen als durch Verlaufsbeobachtungen gestützt ist (Abb. 5a u. b).

Statistiken

Wer heute an der radikalen Mastektomie festhält, ist frei von dem Makel chirurgischer Rückständigkeit.

Angesichts der immer noch sehr hohen Inoperabilitätsrate beim Bronchialcarcinom ist die Indikation zur Thorakotomie vielfach vom Ergebnis der mediastinoskopischen Fahndung nach Metastasen abhängig gemacht worden. Indessen scheitert die Operabilität nicht so sehr an diesen lymphogenen Absiedelungen als vielmehr an der lokalen Tumorinvasion. Bei befriedigender Lungenfunkton und entsprechendem Allgemeinzustand prüfen wir diese Situation durch Thorakotomie. Über Ergebnisse habe ich vor 2 Jahren hier berichtet.

So einheitlich die Indikation beim Carcinom der unteren Speiseröhrenhälfte und der Kardia unbeschadet geteilter Auffassungen über den plastischen Ersatz bejaht wird, so unbefriedigend sind trotz aller Bemühungen die operativen Ergebnisse bei der hohen thorakalen Lokalisation. Angesichts der Radiosensibilität dieser Tumoren hat daher die Tiefenbestrahlung für diesen Abschnitt ihre Berechtigung behalten.

Sofern die Ausdehnung des Magencarcinoms zur totalen Gastrektomie zwingt, gewährleistet der Ersatz nach Longmire die volle Duodenalpassage, ohne daß über diesen Weg die Folgen der Entfernung des Magens einschließlich der operativen Vagusunterbrechung und der komplexen Auswirkungen auf die Nahrungsabsorption ganz ausgeschaltet werden können. Daher sind auch einfachere Ersatzmethoden nicht außer Kurs gesetzt. Sie sehen hier links die Skizze eines Verfahrens von Rodinò und rechts die Reservoirfunktion.

In der Chirurgie des inkurablen stenosierenden Dickdarm-Carcinoms findet die Indikation zur palliativen Resektion größere Beachtung. Was vor allem für ältere unbeholfene Kranke wichtig ist: neben der Intoxikation durch Tumorzerfall wird der anus praeter naturalis vermieden, ohne daß nach den Analysen von Deucher und der Bonner Klinik dieser Weg durch erheblich höhere Operationsletalität erkauft werden müßte.

Aus dem gleichen Grunde sollte beim inoperablen Rectum-Carcinom die Anwendbarkeit der örtlichen kontinenzerhaltenden elektrochirurgischen Maßnahmen und der Kryochirurgie geprüft werden, deren physikalisches Wirkungsprinzip von Langer bestätigt und klinisch genutzt worden ist.

Schließlich ist der kleine entartete Schleimhautpolyp des Rectums keine Indikation zur Amputation des Enddarms, sofern das Ergebnis lokaler Maßnahmen einer adäquaten Verlaufskontrolle unterliegt.

Ob umfangreiche operative Maßnahmen bei weit fortgeschrittenen Geschwülsten anderer Lokalisation und unsicherer Radikalität indiziert sind, unterliegt zwar dem subjektiven Urteil des Chirurgen, aber gravierende Konsequenzen für die körperliche Integrität und einschneidende funktionelle Residuen erfordern die aktive Mitwirkung des Kranken bei der Entscheidung. Indessen ist durch Resignation nichts, mit dem Entschluß zum Handeln aber doch manches zu erreichen.

Dazu kursorisch einige Beispiele.

In ganz anderer Weise konfrontiert uns die Praxis mit Manifestationen im Kindesalter ohne eindrucksvolle subjektive Beschwerden und ohne Frühsignal.

Ich denke hier vor allem an manche latenten kardiovasculären Fehlbildungen, Aortenstenose, Vorhofseptumdefekt, Ductus arteriosus apertus, Aortenisthmusstenose, deren funktionelle Auswirkungen sich erst allmählich ankündigen und schon im 3. oder 4. Lebensjahrzehnt zur Gefahr werden können. Was hier pathologisch-anatomisch längst definiert war, begegnete dem Kliniker lange Zeit mit komplexen Symptomen. Erst mit apparativer Hilfe konnten daraus die klinischen Diagnosen präzisiert werden, die heute der Indikation und Verfahrenswahl zugrunde liegen.

Diese Gruppe gewinnt exemplarische Bedeutung gegenüber einem jüngst unternommenen Versuch, die Therapie generell aus Symptomen und ihren als „clusters" bezeichneten Bündelungen abzuleiten und die Diagnose zu entthronen. Angesichts der durch das Wirkungsprinzip chirurgischer Maßnahmen begründeten Grenzen ist die Indikation zu operativem Handeln zwar nicht selten und vor allem beim Noteingriff auf das symptomatische Behandlungsprinzip angewiesen. Aber in zunehmendem Maße werden unsere Diagnosen mit dem pathologischen und diagnostischen Substrat ausgerüstet, das einer kurativen Therapie mit kausalen Wesensmerkmalen den Weg weist.

Wo immer chirurgischer Rat beansprucht wird, der Entschluß zum Handeln ist von der Verfahrenswahl so wenig zu trennen, wie das Risiko vom prospektiven Ergebnis und die chirurgische Indikation von der ärztlichen Konsultation. Dem entspricht beim bewußtseinsklaren Kranken unsere Aufgabe: beraten, überzeugen, mahnen, warnen und nur wenn unerläßlich auch drängen!

Literatur

Adler, E., Wittmann, D.: Große Ulkusblutung des Magens und Duodenums ohne Transfusionsmöglichkeit. Zbl. Chir. (im Druck)

Atkins, H., Hayward, J. L., Klugman, D. J., Wayte, A. B.: Treatment of early breast cancer: A report after ten years of a clinical trial. Brit. med. J. **20**, 423 (1972)

Baddley, R. M., Ashton, F., Slaney, G., Barnes, A. D.: Late results of autogenous vein by-pass grafts in femoro-popliteal art. occlusion. Brit. med. J. **1970 I**, 653

Berger, H., Offer, E.: Über die Massenblutung aus dem Intestinaltrakt. Ein 15-Jahre-Bericht. Bruns' Beitr. klin. Chir. **190**, 17 (1955)

Billroth, Th.: Allgemeine chirurgische Pathologie und Therapie. Berlin: Reimer 1868

Birnstingl, M., Taylor, G. W.: Résultats de la chirurgie reconstructive pour ischémie sévère des membranes inféreurs. J. Chir. (Paris) **99**, 105 (1970)

Brands, L. C.: Longterm results of autogenous venous bypass grafts in femoro-popliteal segment. 15. Kongress Europ. Soc. of cardiovasc. Surg., Amsterdam 1966

Brinkley, D., Haybittle, J. L.: Results of treatment of carcinoma of the breast. Lancet **1959, I** 86

Crile, G., Jr.: Wieviel Chirurgie beim Mammakarzinom? Medizin **1**, 9 (1973)

Crile, G., Jr.: A biological consideration of treatment of breast cancer. Springfield, Ill.: Ch. C. Thomas 1967

Darling, R. C., Linton, R.: Saphenous bein bypass grafts for femoropopliteal occlusive disease. Surgery **61**, 31 (1967)

Deucher, F., Munz, W.: Palliativmaßnahmen beim inkurablen Colon-Rectum-Carcinom. Langenbecks Arch. Chir. **329**, 328 (1971)

van Dongen, R. J. A. M.: Renovasculäre Hypertonie, chirurgische Behandlung und Ergebnisse. Thoraxchirurgie **20**, 361 (1972)

Dorton, H. E.: Vagotomy pyloroplasty and suture—a safe and effective remedy for the duodenal ulcer that bleeds. Ann. Surg. **153**, 378 (1961)

Dragstedt, L. R., Owens, F. M., Jr.: Supradiaphragmatic section of vagus nerves in treatment of duodenal ulcer. Proc. Soc. exp. Biol. (N. Y.) **53**, 152 (1943)

Esser, G., Gütgemann, A.: Die akute Ösophagusvarizenblutung. Dtsch. med. Wschr. **94**, 1476 (1969)

Feltis, J. M., Hamit, H. F.: The surgical management of acute bleeding from peptic-ulcers. Surgery **62**, 988 (1967)

Gall, F. P., Seybold-Epting., W. Höfler, H. H.: Spätergebnisse der Venentransplantation beim Oberschenkelarterienverschluß. Thoraxchirurgie **21**, 377 (1973)

Hampson, L. G., Mulder, D. S., Elias, G. L., Palmer, J. D.: The emergency surgical treatment of massively bleeding peptic ulcer. Arch. Surg. **97**, 450 (1968)

Hell, K., Schuman, L., Schultheiss, H. R., Allgöwer, M.: Vagotomie und Pyloroplastik in der Behandlung der gastroduodenalen Ulkuskomplikation. Dtsch. med. Wschr. **98**, 1104 (1973)

Herzog, K. H.: Therapie der großen Magen-Darmblutung. Z. ges. inn. Med. **23**, 755 (1968)

Hofmann, V., Kingreen, R.: Zur Operationsindikation im Stadium der großen Magenblutung. Münch. med. Wschr. **101**, 532 (1959)

Holle, F., Heinrich, G.: Über die Indikation zur partiellen und totalen Resektion des Magens bei Carcinom. Chirurg **31**, 103 (1960)

Holle, F.: Form- und funktionsgerechte Chirurgie des Gastroduodenalulcus. Ergebn. Chir. Orthop. **54**, 1 (1970)

Holle, F.: Spezielle Magenchirurgie. Berlin-Heidelberg-New York: Springer 1968

Hollender, L. F., Kohler, J. J.: Unsere Erfahrung mit der Vagotomie in der operativen Behandlung des einfachen und des komplizierten Duodenalulkus. Freiburger Chirurgengespräch, Juni 1972, S. 153. Freiburg: Krause 1972

Jansen, H. H.: Postoperative Schäden aus der Sicht des Pathologen. Verh. dtsch. Ges. Path. **56**, 233 (1972)

Jensen, H.-E., Amdrup, E.: Selective vagotomy and drainage in surgery for massive gastroduodenal bleeding. Scand. J. Gastroent. **4**, 667 (1969)

Johnston, G. W., Rodgers, H. W.: A review of 15 years-experience in the use of sclerotherapy in the control of acute hemorrhage from oesophageal varices. Brit. J. Surg. **60**, 797 (1973)

Jordan, Condon: zit. nach H. W. Schreiber: Freiburger Chirurgengespräch, Juni 1972, S. 141. Freiburg: Krause 1972

Kalk, H.: Einiges über die große Blutung bei der Geschwürskrankheit des Magens und Zwölffingerdarmes. Dtsch. med. Wschr. **62**, 1202 (1936)

Kapp, F., Buess, H. J.: Ösophaguswandsklerosierung als Therapie blutender Ösophagusvaricen bei inoperablen Patienten. Dtsch. med. Wschr. **98**, 2465 (1973)

Koncz, J., Brunner, L., Heisig, B., Stunkat, R.: Behandlung und Ergebnisse der akuten Ösophagusvarizenblutung. Chirurg **40**, 111 (1969)

Langer, S.: Die palliative kryochirurgische Behandlung des inoperablen Rektumkarcinoms. Vortr. Nd. Rhein. Chirurg. Kongreß, Bochum 1973

Markhoff, N.: Klinik und Therapie der massiven Magen-Darmblutung (Sammlung in Med. und ihre Grenzgebiete). Bern 1950

Meulengracht, E.: Umfrage: Diagnose und Therapie des Ulcus duodeni. Med. Klin. **44**, 1462 (1937)

Nissen, R.: Chirurgie im Alter. Dtsch. med. Wschr. **78**, 1651 (1953). — Schweiz. med. Wschr. **92**, 1470 (1962)

Nissen, R.: Die Chirurgie des alternden Menschen. Indikationen und Kontraindikationen. Bern: Huber 1964

Nissen, R., Enderlin, F.: Die große Magenblutung. Dtsch. med. Wschr. **82**, 539 (1957)

Nyhus, L. M., Rudnick, I.: The treatment of massive gastroduodenal hemorrhage. Vagotomy and pyloroplasty. Berlin-Heidelberg-New York: Springer 1968

O'Sullivan, W. D., Payne, A.: Emergency portocaval shunt. Surg. Gynec. Obstet. **102**, 668 (1956)

Palmer, E. D.: The regorous diagnostic approach to upper gastrointestinal tract hemorrhage. J. Amer. med. Ass. **207**, 1477 (1969)

Pokrousky, A. V., Spirodonov, A. A.: Surgery for vasorenal hypertension. J. cardiovasc. Surg. **14**, 667 (1973)

Price, W. E., Grizzle, J. E., Postlethwait, R. W., Johnson, W. D., Grabicki, P.: Results of operation for duodenal ulcer. Surg. Gynec. Obstet. **131**, 233 (1970)

Reichart, B., Herrington, O. B., Crosby, V. G., Wolf, R. Y.: Das femoro-tibiale Transplantat. Thoraxchirurgie (im Druck)

Reifferscheid, M., Kanters, A.: Die akute gastrointestinale Blutung. Chirurg **40**, 105 (1969)

Rhoads, J. E.: Acute nutritional decompensation and its treatment with i.v. hyperalimentation. Bull. Soc. int. Chir. **32**, 413 (1973)

Rodinó, D.: Contribution á la technique de l'anastomose oesophago-jéjunale après gastrectomie totale. J. Chir. (Paris) **68**, 716 (1952)

Sachweh, D., Heberer, G., Denecke, H.: Special problems in the postoperative course after reconstructive surgery for renal artery stenosis. J. cardiovasc. Surg. **14**, 679 (1973)

Schreiber, H. W., van Ackeren, H., Rehner, M.: Zur Vagotomie: Definition, Indikationsstellung, Technik und Ergebnisse. Chirurg **43**, 174 (1972)

Schuster, G., Ungeheuer, E.: Die Behandlung der Ösophagusvarizenblutung bei Lebercirrhose und ihre Ergebnisse. Med. Klin. **67**, 668 (1972)

Schuster, G., Ungeheuer, E.: Die massive gastrointestinale Blutung und ihre Behandlung. Dtsch. Ärztebl. **34**, 2187 (1973)

Stonley, R. J., James, D. R., Wylie, J. E.: Surgery for femoro-popliteal athero sclerosis. Arch. Surg. **103**, 548 (1971)

Streicher, H. J.: Therapie der akuten Magenblutung. Langenbecks Arch. klin. Chir. **308**, 918 (1964)

Streicher, H. J.: Die solitäre Exulceratio simplex (Dieulafoy) als Ursache massiver Intestinalblutungen. Dtsch. med. Wschr. **91**, 991 (1966)

Trede, M.: Spätergebnisse nach Verwendung von Venentransplantaten. Thoraxchirurgie **21**, 395 (1973)

Vollmar, J., Helmstädter, D.: Die chirurgische Behandlung der Nierenarterienstenose. Thoraxchirurgie **19**, 52 (1971)

Vossschulte, K.: Fortschritte in der operativen Therapie der Thoraxerkrankungen. Langenbecks Arch. Chir. **332**, 11 (1972)

Wachsmuth, W., Hübner, H.: Die Operationsindikation bei der massiven Ulcusblutung. Dtsch. med. Wschr. **86**, 560 (1961)

Warren, W. D., Zeppa, R., Fomon, J. J.: Selective trans-splenic decompression of gastro-oesophageal varices by distal splenorenal shunt. Ann. Surg. **166**, 437 (1967)

De Weese, J., Robb, C. G.: Autogenous venous bypass grafts five years later. Ann. Surg. **174**, 346 (1971)

Welch, C. E., Allen, A. W., Donaldson, G. A.: Surgical management of acute upper gastrointestinal hemorrhage. New Engl. J. Med. **252**, 921 (1955)

Zukschwerdt, L., Giebel, M.: Die Indikation zur Behandlung der massiven Magenblutung. In: Chirurgische Indikationen. Stuttgart: Thieme 1956

Zukschwerdt, L., Hahn, W., Peterson, I.: Die Behandlung der Massenblutung des peptischen Geschwürs. Dtsch. med. Wschr. **78**, 1725 (1953)

Prof. Dr. K. Vossschulte
Chir. Univ. Klinik
D-6300 Gießen
Klinikstr. 37
Bundesrepublik Deutschland

Langenbecks Arch. Chir. 337 (Kongreßbericht 1974)

3. Indikationen zum chirurgischen Eingriff — Wandlungen und Entwicklungen in der Unfallchirurgie

S. Weller

Berufsgenossenschaftliche Unfallklinik, Tübingen

Indications for Surgery; Changes and Developments

Summary. Organ transplantation and accident surgery are the two areas of surgery that have seen the greatest and most impressive changes and progress during the past decade. Not only have the indications for surgical intervention been expanded, but their limits have also been exactly defined.

Three factors have directly influenced this development:

1. The demands of modern life on the individualt's capacity for involvement and achievement have increased.

2. Emergency surgery has greatly benefited from modern technical developments.

3. The results of modern basic research have influenced the further development of surgical indications.

Key words: Indication — Emergency Surgery — Change — Development.

Zusammenfassung. Die Unfallchirurgie hat neben der Chirurgie der Organtransplantation im vergangenen Jahrzehnt die größten und eindruckvollsten Wandlungen und Fortschritte zu verzeichnen. Die Indikation zu chirurgischem Vorgehen ist nicht nur erweitert, sondern auch exakt abgegrenzt worden.

Drei Faktoren haben die Entwicklung direkt beeinflußt:

1. Die Anforderungen des modernen Lebens hinsichtlich der Einsatz- und Leistungsfähigkeit der Menschen sind größer geworden.

2. Die modernen technischen Weiterentwicklungen haben die Unfallchirurgie gefördert.

3. Die Ergebnisse der modernen Grundlagenforschung haben die Weiterentwicklung der chirurgischen Indikation beeinflußt.

Schlüsselwörter: Indikation — Unfallchirurgie — Wandlung — Entwicklung.

Neben der Chirurgie der Organtransplantationen hat die Unfallchirurgie im vergangenen Jahrzehnt wohl die größten und eindrucksvollsten Wandlungen und Fortschritte zu verzeichnen. Hier ist die Indikation zu chirurgischem Vorgehen nicht nur erweitert, sondern vor allem auch exakt abgegrenzt worden. Wenn wir heute von der Unfallchirurgie im allgemeinen sprechen, so sei dabei nicht nur die Chirurgie des Bewegungsapparates, sondern die gesamte Traumatologie sämtlicher Körperregionen angesprochen. Auch auf dem Gebiet der Versorgung von Gesichts- und Schädelverletzungen, Gefäß- und Nervenverletzungen, der Verbrennungen und nicht zuletzt auf dem *großen* Gebiet der Wiederherstellungschirurgie — um nur einige davon zu nennen — sind nämlich wesentliche Wandlungen und Entwicklungen aufgetreten.

Drei wichtige Faktoren haben die Entwicklung auf dem Gebiet der Unfallchirurgie in den letzten Jahren direkt beeinflußt:

Erstens die Erkenntnis, daß die bisherigen Behandlungsergebnisse nicht immer unseren Wünschen und Vorstellungen entsprachen, d. h. daß die Anforderungen des modernen Lebens hinsichtlich der Einsatz- und Leistungsfähigkeit seiner Menschen immer größer werden.

Man hat erkannt, daß im Anschluß an eine exakte Diagnostik die gute Erstversorgung von Verletzungen größte Chancen für ein optimales Behandlungsergebnis bietet. Obgleich die rekonstruktive Chirurgie gleichfalls wesentliche Erfolge zu verzeichnen hat, und ihre Ergebnisse mit denen früherer Jahre kaum zu vergleichen sind, so haftet ihr doch in der Mehrzahl der Fälle der Makel des Flickwerkes und des nicht ganz Optimalen an. Leider ist indes dieses Gebiet in den letzten Jahren nicht kleiner sondern eher größer und umfangreicher geworden.

Das Erkennen und vor allem systematische Erfassen von Fehlleistungen in der Behandlung setzt eine lückenlose Dokumentation voraus, die für die Medizin im allgemeinen und die Unfallchirurgie im speziellen ebenfalls ein wesentliches Attribut der letzten 10—15 Jahre ist. Auf diese Entwicklung wird ja anschließend von berufener Seite noch gesondert eingegangen.

Nur wer sich der Mühe unterzieht, seine Behandlungsergebnisse lückenlos aufzuzeichnen und in regelmäßigen Abständen zu überprüfen, wird in der Lage sein, über die von ihm angewandten Behandlungsmethoden und ihre Leistungsfähigkeit eine bindende Aussage zu machen. Tut man das nicht, dann werden zwangsläufig veraltete, unzuverlässige, mit Nachteilen und Gefahren belastete therapeutische Maßnahmen angewandt und die Entwicklung bleibt stehen. Das Verharren in alten Methoden kann allenfalls als Extravaganz betrachtet oder publiziert und zur Kenntnis genommen werden.

Zweifellos gibt es gerade in der Medizin Behandlungsmethoden, die bereits in früheren Jahren ausgesprochen oder angewandt in bestimmten Abschnitten und Zeitaltern wieder erscheinen, dann jedoch unter veränderten Umständen und Bedingungen.

Und hier ist der *zweite Faktor*, welcher für die Fortschritte in der modernen Unfallchirurgie mit entscheidend war, nämlich die technische Weiterentwicklung auf allen Gebieten der Medizin. Die Chirurgie, speziell die Unfallchirurgie, ist besonders eng mit der Technik und ihrem Entwicklungsstand verknüpft. Was in früheren Jahren bereits ausgesprochen und versucht wurde — hier jedoch infolge unzureichender technischer Möglichkeiten oft Stückwerk oder Wunschtraum bleiben mußte — das ist heute im fortschreitenden Zeitalter der Technik Realität geworden. Bereits zu Anfang dieses Jahrhunderts hatte man beispielsweise erkannt, daß der Schenkelhalsbruch wegen seiner Komplikationsmöglichkeiten bei der konservativen Behandlung operiert und frühzeitig stabilisiert werden sollte. Man hat das auch versucht und entsprechend den damaligen technischen Möglichkeiten durchgeführt, doch waren diese Bemühungen und auch zahlreiche andere Behandlungsmaßnahmen auf diesem Gebiet mit zu einem großen Teil durch technische Nachteile und Unzulänglichkeiten belastet.

Wenn man das heutige unfallchirurgische Instrumentarium und die speziellen Operationssäle für Knochen-, Gefäß- oder Neurochirurgie mit all ihren zusätzlichen apparativen Ausstattungen sowie den Ausbau der modernen Anaesthesie und Intensivpflege betrachtet, dann vermag einem die Bedeutung dieser technischen Hilfsmittel im Fortschritt und Wandel der chirurgischen Indikation erst richtig klarzuwerden.

Ein *dritter Punkt* in der Reihe der den Fortschritt direkt beeinflussenden *Faktoren* sind die Erkenntnisse, welche sich aus der modernen Grundlagenforschung ergeben haben. Die chirurgische Indikation wird wesentlich beeinflußt, unterstützt und weiterentwickelt durch eine ständige Erforschung der biologischen und biomechanischen, biochemischen und pathophysiologischen Grundlagen. Eine Medizin ohne Grundlagenforschung gleicht einem Baum, der seiner Wurzeln beraubt auf weiteres Wachstum verzichten muß. So wichtig die Überprüfung und Auswertung der klinischen Behandlungsmethoden und Ergebnisse ist, so gering ist ihr Nutzen für die Weiterentwicklung ohne eine Grundlagenforschung.

In der Chirurgie spielt die handwerkliche Tätigkeit eine dominierende Rolle. So wird im Rahmen des Fortschritts und der Erweiterung chirurgischer Indikationen auch das manuelle Geschick und die Erfahrung des Chirurgen mit entscheidend sein. Es gehört dazu ein gewisses Maß an Selbstkritik, vor allem die eigenen Grenzen zu erkennen. Im Hinblick auf eine fortschrittliche chirurgische Indikation wird man heute mehr als früher einmal auch eine schwierige Versorgung einem erfahreren Kollegen weiterleiten und damit zum Wohle des Verletzten alle Voraussetzungen für ein gutes Behandlungsergebnis schaffen. Ist dies aus irgendwelchen Gründen nicht möglich, dann wird sich die chirurgische Indikation auf die Möglichkeiten beschränken müssen, welche für den Patienten im Augenblick am wenigsten Gefährdung bedeuten. Es gilt heute im unfallchirurgischen Bereich, daß bei den z.T. sehr diffizilen Versorgungen bekanntlich ein schlechtes konservatives noch immer besser als eine schlechtes operatives Behandlungsergebnis ist. Die Überbewertung der eigenen Fähigkeiten und vor allem Möglichkeiten sowie eine starre Einstellung und einseitige Ausrüstung werden für den Fortschritt immer ein Hemmschuh sein und sich zum Nachteil des Verletzten auswirken.

Ein wesentlicher Beitrag und Impuls wurde von der modernen Anaesthesie und Intensivpflege geleistet. Gezielte Schocktherapie und differenzierte Anaesthesie ermöglichen heute eine rechtzeitige operative Versorgung von Politraumatisierten. Dadurch sind nicht nur die Überlebenschancen, sondern auch die funktionellen Behandlungsergebnisse wesentlich verbessert worden.

Auf die Weiter- und Nachbehandlung von Unfallverletzten hat die chirurgische Indikation ebenfalls einen großen Einfluß. Hier hat man in den letzten Jahren erkannt, daß die möglichst frühe funktionelle Therapie nahezu sämtliche Verletzungen, vor allem aber die des Bewegungsapparates hinsichtlich des Ergebnisses günstig beeinflussen wird. Die Konsequenz dieser Forderung bedeutet beispielsweise eine funktionsstabile Fixierung von Knochenbrüchen. Die alleinige oder zusätzliche äußere Fixierung mit z.T. monströsen Gipsverbänden über lange Wochen und Monate, wie sie vor der Ära der stabilen Osteosynthese zwangsläufig Anwendung finden mußte, war mit entsprechenden Weichteilschäden und bleibenden Funktionseinschränkungen verbunden. Schon in früheren Jahren hat man den Nachteil einer vielmonatigen Immobilisierung erkannt. Lorenz Böhler selbst hat durch seinen Hinweis „alle nicht ruhiggestellten Gelenke und Körperabschnitte regelmäßig durchzubewegen und zu beüben" gleichsam die Grundlage geschaffen für eine funktionelle Behandlung nach Verletzungen aller Art. Daraus haben sich

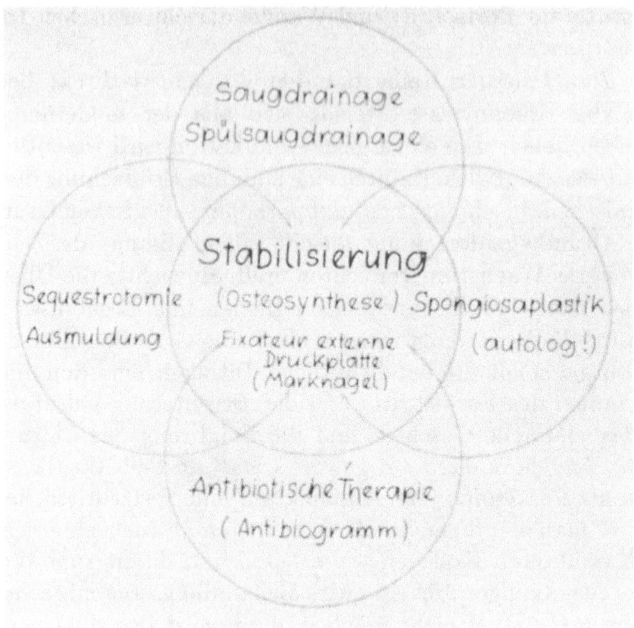

Abb. 1

heute nicht zuletzt die Methoden der Bewegungs- und Führungsschienen im Rahmen der Behandlung von Extremitätenverletzungen entwickelt.

Immer jedoch wird es im Ablauf chirurgischer Behandlungen einmal Komplikationen geben. So gibt es eben leider keine Chirurgie ohne Infekte. Die Infektion bleibt gerade im Bereich der Chirurgie des Haltungs- und Bewegungsapparates, d. h. an Knochen und Gelenken eine schwerwiegende Komplikation. Aber auch auf diesem Gebiet hat die chirurgische Indikation grundlegende Wandlungen aufzuweisen (Abb. 1). Stabile Osteosynthese, Saug- und Spüldrainage, gezielte antibiotische Therapie nach Antibiogramm, Spongiosaplastik und weichteilchirurgische Maßnahmen versetzen uns heute in die Lage, z.T. schwer infizierte Knochenbrüche und Gelenkinfektionen bei guter Funktion zur Ausheilung zu bringen und ein voll brauchbares Glied zu erhalten. Die in früheren Jahren so häufige Versorgung mit unförmigen und unbequemen orthopädischen Stütz- und Gehapparaten oder gar die überschnelle Amputation sind durch diese erweiterten chirurgischen Möglichkeiten viel seltener geworden. Gerade der Fortschritt auf dem Gebiet der septischen Wiederherstellungschirurgie ist besonders eindrucksvoll. Diese Eingriffe setzen aber in bezug auf das jeweilige chirurgische Vorgehen auch heute noch Geduld und eine ganz besondere Erfahrung voraus.

Der Ausbau der chirurgischen Indikationen mit z.T. ausgedehnten operativen Eingriffen und mit der Versenkung von sehr großen Fremdkörpern und Implantaten in den Körper — und in diesem Zusammenhang darf ich an das aktuelle Thema des künstlichen Gelenkersatzes erinnern — verlangen strenge aseptische Kautelen. Die Möglichkeiten, welche hier von der Technik und von der Pharmachemie in den vergangenen Jahren geschaffen wurden, bilden, wie bereits erwähnt,

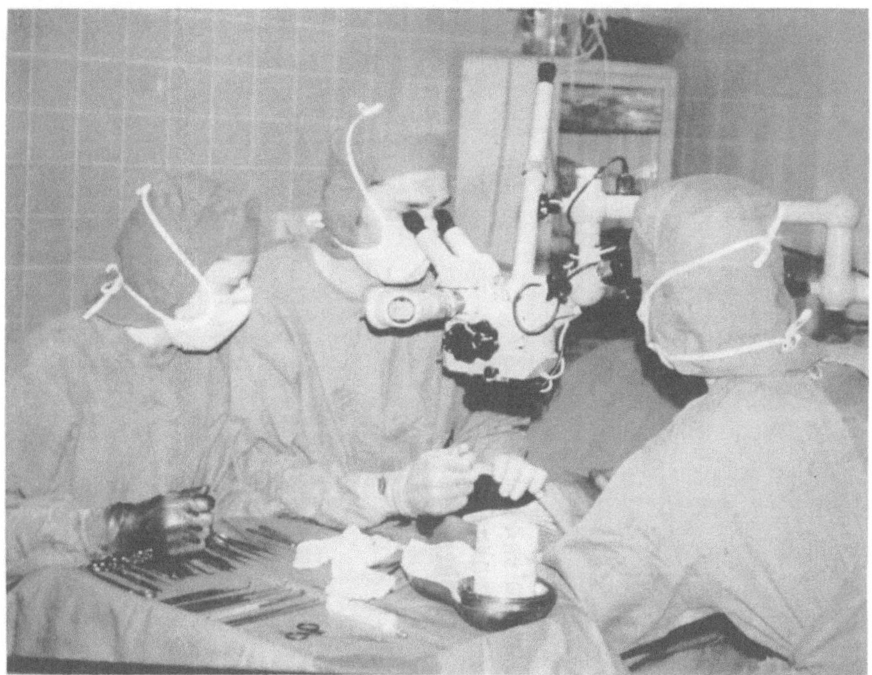

Abb. 2

eine wesentliche Grundlage des Fortschritts. Ein bis ins kleinste entwickeltes und ausgebautes Sterilisationssystem und Asepsis im operativen Bereich bis hin zu den neuerdings verwendeten ultrasterilen Räumen schafft den nicht zu überschätzenden Rahmen einer erfolgreichen und komplikationsarmen Chirurgie. Welche Bedeutung in diesem Zusammenhang auch der subtilen chirurgischen Operationstechnik zukommt, kann nicht oft genug betont werden. Ein Blick auf die Möglichkeiten und Erfolge der modernen Hand- und Nervenchirurgie macht dies besonders deutlich (Abb. 2).

Lassen Sie mich abschließend gleichsam beispielhaft Stellvertreter für alle anderen Bereiche der Traumatologie, aus dem Fächer der Probleme im Rahmen der Knochenbruchbehandlung 4 Grundthemen herausgreifen, an denen der Wandel und die Entwicklung hinsichtlich der Indikation zu chirurgischem Vorgehen besonders eindrucksvoll ist. Dies sind:

a) die Gelenk- und gelenknahen Brüche,
b) die offenen Frakturen mit Gefäß- und Nervenverletzungen,
c) die infizierten Frakturen,
d) die Pseudarthrosen.

Der Satz: „Stillstand bedeutet Rückschritt" gilt vor allem auch für die Unfallchirurgie. Viele verschiedene Kräfte und Entwicklungen haben dazu beigetragen, die Indikation zu operativem Vorgehen in der Unfallchirurgie zu verändern, zu erweitern und zugleich klarer zu umreißen. Gleichsam streiflichtartig konnte ich

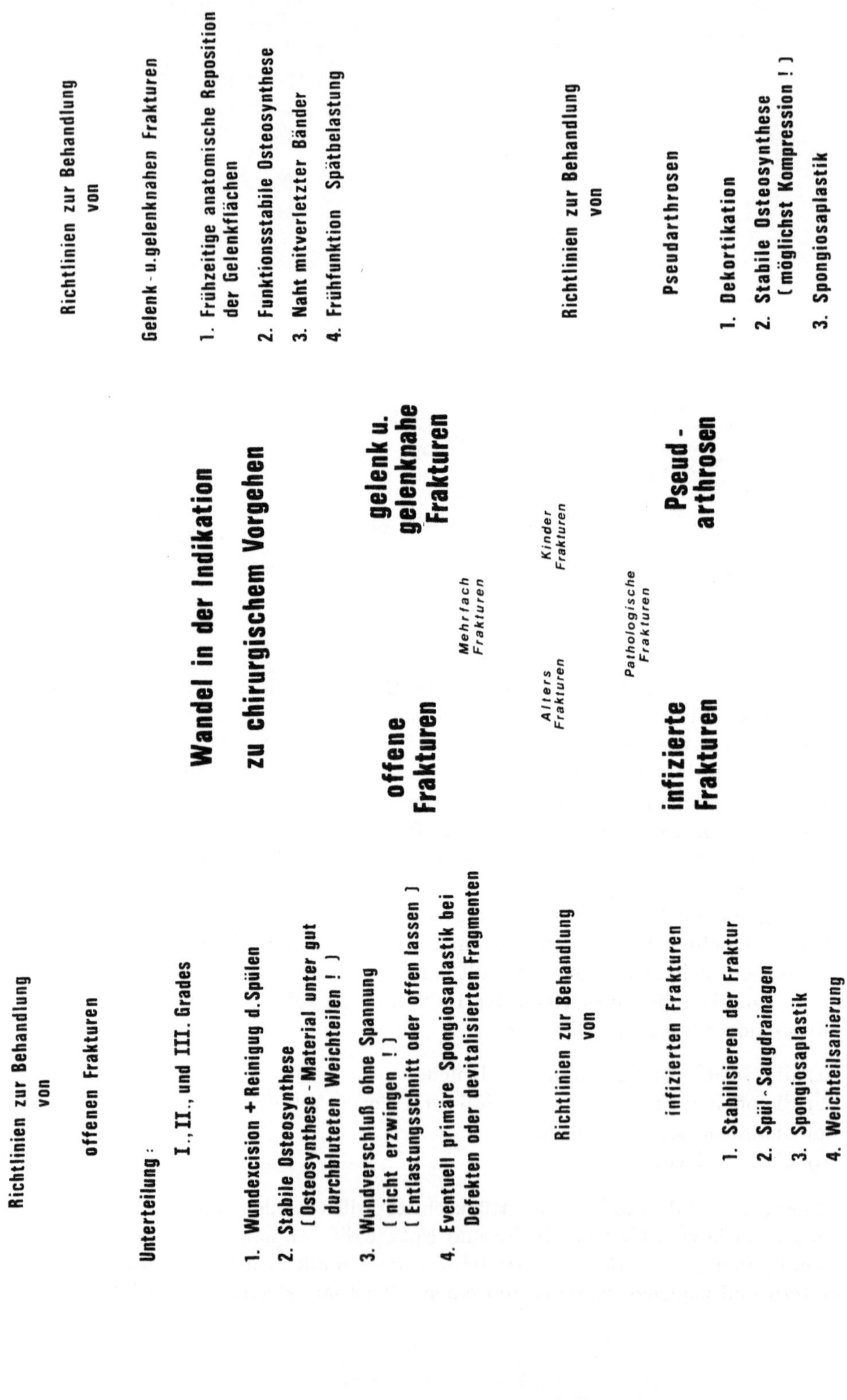

Richtlinien zur Behandlung
von

offenen Frakturen

Unterteilung :

I., II., und III. Grades

1. Wundexcision + Reinigug d. Spülen
2. Stabile Osteosynthese
(Osteosynthese - Material unter gut
durchbluteten Weichteilen !)
3. Wundverschluß ohne Spannung
(nicht erzwingen !)
(Entlastungsschnitt oder offen lassen)
4. Eventuell primäre Spongiosaplastik bei
Defekten oder devitalisierten Fragmenten

Wandel in der Indikation

zu chirurgischem Vorgehen

offene
Frakturen

gelenk u.
gelenknahe
Frakturen

Mehrfach
Frakturen

Alters
Frakturen

Kinder
Frakturen

Pathologische
Frakturen

infizierte
Frakturen

Pseud -
arthrosen

Richtlinien zur Behandlung
von

Gelenk - u. gelenknahen Frakturen

1. Frühzeitige anatomische Reposition
der Gelenkflächen
2. Funktionsstabile Osteosynthese
3. Naht mitverletzter Bänder
4. Frühfunktion   Spätbelastung

Richtlinien zur Behandlung
von

Pseudarthrosen

1. Dekortikation
2. Stabile Osteosynthese
(möglichst Kompression !)
3. Spongiosaplastik

Richtlinien zur Behandlung
von

infizierten Frakturen

1. Stabilisieren der Fraktur
2. Spül - Saugdrainagen
3. Spongiosaplastik
4. Weichteilsanierung

Abb. 3

Ihnen nur einige wenige Punkte nennen und bin mir der Unvollständigkeit dieser Darstellung bewußt. Die lange Jahre mit viel Pathos und wenig Objektivität verteidigten Fronten zwischen konservativer und operativer Einstellung in der Unfallchirurgie haben sich zugunsten einer angemessenen aber fortschrittlichen Gemeinsamkeit verschoben, wobei nicht mehr so sehr *allgemeine*, sondern mehr *individuelle* Therapie-Entscheidungen getroffen werden. Aus der Fülle der zur Verfügung stehenden Behandlungsmöglichkeiten wird heute *die* Indikation gestellt, welche unter Berücksichtigung der speziellen Umstände und konsequentem Befolgen der Prinzipien dann zu dem erwünschten und erstrebten therapeutischen Optimum führt.

„Der Fortschritt ist wie ein Strom, der sich auf seine eigene Weise den Weg bahnt." Dieses Wort von L. v. Ranke entspricht nicht zuletzt auch dem Aufschwung der modernen Unfallchirurgie im vergangenen Jahrzehnt und läßt auch in Zukunft weitere Entwicklungen erwarten. Trotz all unserer Richtung bestimmenden Bemühungen verbleiben jedoch gewisse Eigengesetzlichkeiten der Natur, die wir letztlich wohl nicht beeinflussen können.

Prof. Dr. S. Weller
Berufsgenossenschaftliche Unfallklinik
D-7400 Tübingen
Rosenauer Weg 95
Bundesrepublik Deutschland

Langenbecks Arch. Chir. 337 (Kongreßbericht 1974)

4. Indikationen zum chirurgischen Eingriff — Wandlungen und Entwicklungen in internistischer Sicht

R. Gross

Medizinische Universitätsklinik Köln

Indications for Surgery from an Internist's Point of View

Summary. Recent developments have both extended and restricted the indications for surgical intervention. In this review, surgical operations are divided into direct (e. g. resections, prosthetic substitution, organ transplantations) and indirect ones performed on the basis of pathophysiological factors. The author considers the internist's points of view on preoperative diagnostics, differential diagnosis, indications and postoperative treatment. He recommends the extension of surgery also to carefully selected cases of metastasizing tumours within a combined treatment.

Key words: Indications for Surgery, from a Medical Point of View.

Zusammenfassung. Die durch neuere Entwicklungen eingeführten, ausgeweiteten und eingeschränkten Indikationen chirurgischer Eingriffe werden gegliedert in mehr diagnostische und mehr therapeutische, die letzteren in direkte (Resektionen und/oder prothetischer Ersatz, Transplantationen) und in indirekte (auf pathophysiologischen Erwägungen beruhende) Eingriffe. Die Gesichtspunkte des Internisten werden zu den präoperativen Untersuchungen, zur Differentialdiagnose, zur Indikationsstellung und zur Nachbehandlung eingebracht. Eine Ausdehnung chirurgischer Eingriffe auf sorgfältig ausgewählte metastasierte Tumoren im Rahmen einer multidisziplinären onkologischen Therapie wird empfohlen.

Schlüsselwörter: Chirurgische Indikationen in internistischer Sicht.

I. Der internistische Standpunkt

Es ist mir eine Freude und Ehre, zum Rahmenthema der 91. Tagung der Deutschen Gesellschaft für Chirurgie die internistischen Perspektiven entwickeln zu können. Drei Einschränkungen muß ich allerdings vorweg machen:

1. Die *gemeinsamen Grenzen* unserer Fächer entsprechen fast der Umschreibung der Gesamtgebiete. Es ist deshalb unmöglich, in diesem Rahmen auch nur die veränderten Indikationen in internistischer Sicht systematisch darzustellen: Die Ausführungen müssen sich auf das Allgemeine und auf Beispiele aus den speziellen Indikationen beschränken.

2. Gerade in den Grenzgebieten und bei den neueren *Indikationen,* hinter denen noch nicht breite und multiple Statistiken stehen, sind die Meinungen häufig schon innerhalb unserer eigenen Fächer geteilt. Insofern vertrete ich nur die Erfahrungen und Vorstellungen eines Internisten, nicht die der Inneren Medizin schlechthin. Noch größer pflegen die Unterschiede zwischen Chirurgen und Internisten zu sein, da diese von verschiedenen Voraussetzungen her kommen und die Probleme zunächst im Lichte ihrer eigenen technischen Möglichkeiten sehen.

3. Wenn ich zwischen *operativen und konservativen Methoden* unterscheide, so fällt das keineswegs zusammen mit einem Trennstrich zwischen Chirurgie und Innerer Medizin — den es heute weniger als je zuvor gibt. Gerade die Chirurgen

verwenden (schon immer und ganz zu Recht) in der präoperativen Diagnostik und in der Nachbehandlung Methoden, die z.T. aus der Inneren Medizin stammen. Dazu kommt, daß die zunehmende Aufteilung unserer Fächer neben dem *Methodenspezialisten* auch den *Organ-* oder *Problemspezialisten* begünstigt, der in seinem Bereich alle Methoden gleichzeitig anwendet, bis in die Radiologie, ja sogar bis in eine eigene Histologie hinein. Das gilt nicht nur für Organ-definierte Fächer wie etwa die Urologie oder die Gynäkologie, sondern auch für die allgemeine Chirurgie. Ich möchte sogar sagen, daß die Übernahme moderner pathophysiologischer, biochemischer, immunologischer, strahlenbiologischer und pharmakologischer Erkenntnisse die Indikationen zu den chirurgischen Eingriffen mehr verändert hat als die Fortschritte in der eigentlichen Operationstechnik.

II. Vorwiegend diagnostische Indikationen

Tab. 1 gibt — wiederum in der Sicht des Internisten — eine streng dichotome *Gliederung der chirurgischen Indikationen*. Sie wird die Grundlage meiner Darstellung sein. Selbstverständlich gibt es zwischen den Gruppen und Untergruppen Wechselbeziehungen in praktisch jeder Richtung: Etwa die für jeden Chirurgen alltägliche Situation, daß er wegen einer unklaren Lungenverschattung oder abdominalen Symptomatik die entsprechende Körperhöhle eröffnet und etwa mit einer Resektion eines neoplastischen oder chronisch-entzündeten Organteiles beendet. Umgekehrt, daß er zur radikalen Entfernung eines Carcinoms eröffnet, den Tumor inoperabel findet und den Eingriff als Probelaparotomie bzw. Probethorakotomie beendet.

Bei der *diagnostischen Eröffnung der großen Körperhöhlen* hat sich in internistischer Sicht ein *zweifacher Wandel der Indikationen* vollzogen: Einerseits haben die operative Technik, die moderne Anaesthesie, die Substitution von Blut, Elektrolyten, Metaboliten, die antibiotische Vor- und Nachbehandlung, kurz: die kontrollierte Erhaltung der Homoiostase für den Internisten den Entschluß, um eine Laparotomie oder Thorakotomie zu ersuchen, sehr erleichtert. So sind nicht nur die berühmten solitären Rundherde bei kurzer Anamnese eine absolute, bei nachweislich jahrelanger Konstanz eine relative Indikation der Thorakotomie. Sie machen in unserem internistischen Krankengut rd. 25 % aller wesentlichen Röntgenveränderungen der Lunge und des Mediastinums (ohne Herz und Gefäße) aus [10]. Heute können schon unklare Bauchbeschwerden, ja Allgemeinsymptome

Tabelle 1

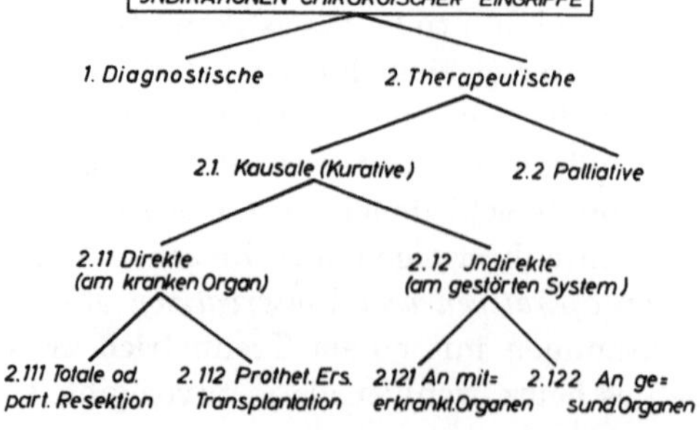

JNDIKATIONEN CHIRURGISCHER EINGRIFFE
1. Diagnostische
2. Therapeutische
2.1. Kausale (Kurative)
2.2 Palliative
2.11 Direkte
(am kranken Organ)
2.12 Jndirekte
(am gestörten System)
2.111 Totale od. part. Resektion
2.112 Prothet. Ers. Transplantation
2.121 An mit= erkrankt.Organen
2.122 An ge= sund.Organen

Tabelle 2

DIAGNOSTISCHE THORAKOTOMIE	DIAGNOSTISCHE LAPARATOMIE
Jn Konkurrenz od.z.Vorklärung :	Jn Konkurrenz od. z. Vorklärung:
Standard - Rö. + Spezial - Aufn.	Standard - Rö. + Spezial - Aufn.
Szintigraphie	Ultraschall
Bronchographie	Lymphangiographie
Angiographie	Angiographie
Endoskopie (Bronchien, Pleura, Perikard, Mediastinum) mit Entnahme oder Absaugung	Endoskopie (Bauchhöhle, Magen, (Dünndarm, Colon) mit Proben - Entnahme
(Lungenpunktion)	

wie rezidivierendes Fieber oder Senkungsbeschleunigungen — vor allem in Verbindung mit diskreten lokalen Symptomen oder nach Ausschöpfung aller anderen Methoden — eine Indikation zur Probelaparotomie darstellen. Ich erinnere in diesem Zusammenhang auch an die im mittleren oder höheren Lebensalter plötzlich aufgetretenen, lokal nicht erklärbaren oder rezidivierenden Beinvenenthrombosen, die besonders im amerikanischen Schrifttum als Hinweis auf einen unklaren Darm- oder Pankreastumor und damit per se als (relative) Indikation zur Laparotomie gelten. Umgekehrt dürfen solche Allgemeinsymptome nicht zur „Flucht nach vorne", zur Operation allein aus differentialdiagnostischer Hilflosigkeit heraus führen. Hier berühren sich die Indikationen aus Observanz und die Indikationen aus Ignoranz.

Der *Ausweitung der Indikationen* steht andererseits eine *Beschränkung durch Ausschöpfung neuerer diagnostischer Methoden* im Vorfeld des Eingriffs gegenüber. Tab. 2 zeigt die wichtigsten Methoden, in etwa geordnet nach ihrer diagnostischen Leistungsfähigkeit und — meist damit zusammenfallend — nach ihrer Belastung für den Kranken. Sie begünstigen, sinnvoll angewandt, die Frühdiagnose und die Auswahl der wirklich operablen Patienten. Sie mindern die Zahl der exploratorischen Eingriffe oder vermindern — durch bessere Vorinformation — Ausdehnung und Risiko. Nehmen wir das Beispiel des Bronchialcarcinoms: Bei 38 000 Bronchialcarcinomen der Weltliteratur lag die Operabilität — je nach Autor — zwischen 16% und 86%, im Schnitt bei 50% [18, 21]. Von den operierten Kranken machten die Probe-Thorakotomien in dieser Statistik rd. 37% mit einer Letalität zwischen 7% und 20% aus. Demgegenüber konnten — bei gleichzeitiger Steigerung der 5-Jahres-Überlebensquote der Operierten — Maassen [21] den Anteil der Probethorakotomien auf 6%, Pichlmaier [27] auf $2,2\%$ senken.

Noch größere Bedeutung haben die *endoskopischen Methoden* für Indikation, Art und Ausdehnung des Eingriffs *im gastroenterologischen Bereich* erlangt. Von oral oder aboral ist heute fast der gesamte Magen-Darm-Kanal mit Glasfiberoptik einsehbar und eine Gewebsprobe (am besten aus den Rändern der Schleimhautläsion) zu entnehmen. Damit werden die Diagnose und Operation des prognostisch besonders günstigen „early cancer", d. h. des noch auf die Schleimhaut beschränkten Tumors eine weitere Zunahme erfahren. Umgekehrt läßt heute die totale Abtragung eines Polypen vom Endoskop aus die Malignität oder das Malignisierungs-

5*

Tabelle 3

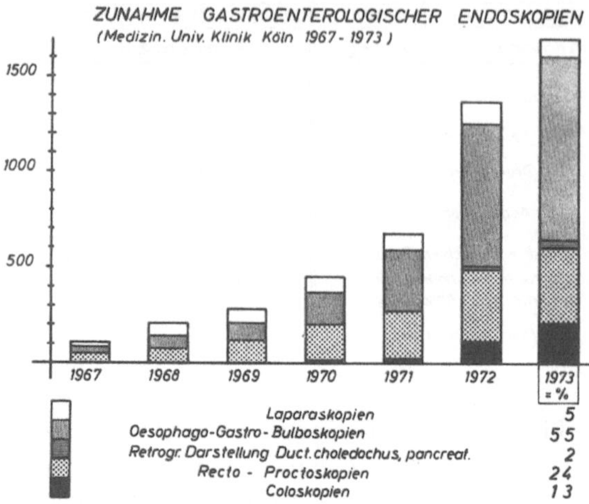

risiko erkennen und gegen das Risiko einer Laparotomie abgrenzen, wobei nach Elster [4] u. a. atypisches Epithel in der Spitze noch kein Carcinom bedeutet; allein die Basis bestimmt diese Entscheidung und ihre Konsequenzen. Tab. 3 zeigt beispielhaft die Zunahme der gastroenterologischen Endoskopien an der Kölner Medizinischen Klinik und ihre Verteilung auf die wichtigsten Organe. Ähnlich liegen die Verhältnisse in der Chirurgie. So wurden an der Heidelberger Chirurgischen Klinik 13 % aller Kranken einer Endoskopie unterzogen, die ihrerseits in etwa 60 % wichtige diagnostische Informationen brachte [14].

Die Vorfeldmethoden dürfen aber — und darin möchte ich gerade als Internist Hegemann u. a. [9] unverändert zustimmen — nicht zu einer Verschleierung oder Verzögerung der Diagnose führen. Beim praktischen Arzt mögen die operabilitätsgefährdenden Versäumnisse in einem Nicht-daran-Denken oder in der Behandlung vordergründiger Symptome liegen; der Spezialist sündigt durch das Spiel mit Methoden, die — aus diesen oder jenen Gründen — keine klare Entscheidung zur Diagnose oder zur Operationsindikation bringen. Im Beispiel des Bronchialcarcinoms oder seiner Verdachtsfälle muß nach heute wohl allgemein gültiger Auffassung (z. B. [30]) die präoperative Diagnostik in längstens 8—12 Tagen zu einer definitiven Entscheidung über das weitere Vorgehen geführt haben. Ich habe mich auch schon öfters gegenüber jüngeren Kollegen Laparoskopien widersetzen müssen, die mehr aus heuristischem Interesse angesetzt worden waren, als sich die Operationsindikation schon abzeichnete. Einer der Großen der Inneren Medizin, Hans Curschmann, schrieb vor 25 Jahren einen Artikel über unnötige Diagnostik, der mutatis mutandis noch heute gültig ist [3].

Den diagnostischen Teil soll eine Stellungnahme zur Splenektomie abschließen (Tab. 4): Sie läßt einerseits die Ausdehnung der Indikationen erkennen; sie zeigt andererseits besonders gut die für die moderne Medizin so typische *Verzahnung diagnostischer und therapeutischer Gesichtspunkte*. Neu ist die exploratorische Laparotomie und Splenektomie bei malignen Lymphomen, besonders bei Lymphogranulomatosen der Stadien II und III. Im diagnostischen Bereich sollen vor

Tabelle 4

JNDIKATIONEN DER SPLENEKTOMIE

Jndikation	Erkrankung
DIAGNOST.	Unklar. Milztu. m. persist. Allgem.-Sympt.
	Zweifelhafte Lymphangiographie
	Exploratorische bei malignen Lymphom.
LOKAL-THERAPEUT.	Milzruptur, Blutungen
	Multiple od. grosse Milzinfarkte
	Mechan. Behinderung
	Entzündungen, Abszesse, Tumoren
	Milzvenenstenosen
	Bei bestimmten Shunt-Operat.
	Banti - Syndrom
SYSTEM-THERAPEUT.	Hypersplenismus (primär und sekund.)
	Haemolysen
	Verbrauchsthrombocytopenien
	Manche Osteomyelosklerosen
	Aplastische Syndrome (hormonrefraktär)

allem die prognostisch wichtige Stadieneinteilung und die Lokalisation der Strahlenbehandlung gesichert werden. In therapeutischer Sicht haben systematische histologische Untersuchungen [16,20] den häufigen Befall der Milz, nosologische Studien ihre überragende Rolle als Ausbreitungsquelle [29] erwiesen. Neu und noch relativ sind die Indikationen zur Splenektomie bei aplastischen Syndromen [8]. Während ferner früher der Nachweis oder Verdacht einer extramedullären Blutbildung in der Milz als strikte Kontraindikation einer Entfernung des Organs angesehen wurde, hat man heute diese Vorstellung aufgrund umfangreicher Erfahrungen verlassen [6,28]. Wir selbst haben an der chirurgischen Klinik Köln bei Prof. Heberer und bei Prof. Stücker mehrere Spenektomien bei Osteomyelosklerose ohne die früher befürchteten Folgen für die Blutbildung durchführen lassen.

III. Vorwiegend therapeutische Indikationen

Das Gros der therapeutischen chirurgischen Indikationen betrifft wohl nach wie vor die *totale oder partielle Entfernung* chronisch-entzündlich veränderter, nekrotischer, neoplastisch-entarteter, Neoplasie-gefährdeter, funktionell störender, blutungsunterhaltender Organe oder Organteile (Tab.1, *2.111*). Die modernen Entwicklungen tendieren bei den malignen Tumoren zu größerer *Radikalität*, bei nicht-malignen zu beschränkteren Operationen, den sog. *form- und funktionsgerechten Eingriffen* [12,14].

Ein wohlbekanntes Beispiel ist die zunehmende Ablösung der Billrothschen Operation durch die verschiedenen Formen der Vagotomie mit oder ohne Pyloroplastik, mit oder ohne sparsame Resektion. Die Vor- und Nachteile der Vagotomie brauchen vor diesem Kreis nicht aufgezählt zu werden. Erinnert sei lediglich an die auf weniger als die Hälfte gesunkene Operationsletalität [5]. Die Reduktion des frühen und späten Operationsrisikos hat für den Internisten wesentliche

Konsequenzen in der Indikationsstellung. Er wird sich viel leichter zur operativen Behandlung entschließen, vor allem bei Rezidivulcera des Duodenum, bei Kranken, die aus beruflichen oder anderen Gründen keine geregelten Mahlzeiten einhalten können oder wollen, bei Kranken, die für eine andere Operation anstehen und durch eine hartnäckiges Ulcus daran gehindert werden, bei Kranken, die wegen Erkrankungen des rheumatischen Formenkreises oder Kollagenosen einer langfristigen Behandlung mit entzündungshemmenden oder immunsuppressiven Medikamenten bedürfen — durchweg Substanzen, die auch unter Umgehung des Magens ein Ulcus provozieren oder unterhalten können. Er muß sich aber auch in der Nachbehandlung den veränderten Operationen der Chirurgen anpassen. So wird er das Dumping-Syndrom, das Syndrom der späten Hypoglykämie, das „Blind loop-Syndrom" seltener sehen, um so häufiger das Postvagotomie-Syndrom, das öfters als „irritables Colon" [22] verkannt wird. Allein schon wegen des psychosomatischen Hintergrundes bei vielen Ulcuskranken und wegen der höheren Rezidivquote der schonenden Vagotomie muß der Internist aber unverändert fordern, daß — von den genannten Sonderfällen abgesehen — vor einem operativen Eingriff die konservativen Methoden ausgeschöpft sein müssen. Dies gilt nicht nur für viele Kranke, sondern auch für vereinzelte Chirurgen, die — allzu mechanistisch — von einer Operation die Lösung aller Probleme erwarten. Auch die geänderten Operationsindikationen ändern nichts an dem Postulat, nicht allein das Ulcus als vielmehr auch den Ulcus-Kranken zu behandeln!

Immer häufiger werden Resektionen an verschiedenen Organen mit *prothetischem Ersatz* verbunden. Soweit diese Prothesen aus alloplastischem Material bestehen oder autologer Herkunft sind, können sie hier nicht diskutiert werden. Das entscheidende Problem isologen oder heterologen Organersatzes sind nach wie vor die *immunologischen Komplikationen*, d. h. die „host versus graft" und die „graft versus host"-Reaktionen. Hier mußte — mindestens in der Sicht des Internisten — ein allzu früher chirurgischer (übrigens ebenso: internistisch-hämatologischer!) Optimismus zurückgenommen werden. Dafür hat die intensive weltweite experimentelle Bearbeitung der Probleme eine Fülle von Daten und Erkenntnissen gebracht, die nach der Art von Mosaiksteinen allmählich ein geschlossenes Bild erkennen und einen neuen, erfolgreichen Ansatz in der Organtransplantation erwarten lassen. Es darf aber nicht verschwiegen werden, daß die heute und in absehbarer Zeit noch unerläßliche massive Immunsuppression — ziemlich unabhängig von der Wahl der wirksamen Maßnahmen (sinngemäß auch bei Patienten mit angeborenen Immundefekten [25]!) — bei einem Empfänger mit einem Tumorrisiko von etwa 5% belastet ist, d. h. dem rd. 100fachen der Durchschnittsbevölkerung gleichen Alters und gleicher Beobachtungszeit [23, 25, 26]. Unsere heutigen Kenntnisse über Transplantationsantigene faßt Tab. 5 zusammen.

Für den Nicht-Chirurgen vielleicht bestechender als die direkten resezierenden oder restitutiven Eingriffe an kranken Organen wirken unter den Fortschritten der Chirurgie die Operationen, die aus pathophysiologischen Erkenntnissen abgeleitet werden und mehr oder weniger indirekt ansetzen (Tab. 1). Sie können *am erkrankten Organ* selbst (*2.121* in Tab. 1) oder *an systemisch damit verbundenen anderen Organen* (*2.122* in Tab. 1) durchgeführt werden.

Tabelle 5

TRANSPLANTATIONSANTIGENE

Kennzeichen	serologisch definiert		Lymphozyten-definiert	
Kurzbezeichn.	HL - A		MLC	
Genet. Loci	Sd 1	Sd 2	Ld 1	Ld 2
Bekannte Antigene	8	22	?	?
Test	1. Zytotoxizität m. be= kannt. HL-A Antiseren (2. Cell mediated Lym= pholysis)		Mixed Lymphocyte Culture	
Jdealfall	HL -A identisch		MLC - negativ	

Tabelle 6

JNDIKATIONEN DOPPELSEIT. NEPHREKTOMIE

1) *Nicht beeinflussb. Hypertonie dialysierter Pat. (10 %, dav. durch Op. gebessert: 9/10)*
2) *Floride, therapierefrakt. Pyelonephritis*
3) *Sehr grosse Zystennieren*
4) *(Vor Transplantation oder bei Abstossungs - Krisen)*
5) *Rasch progred. Glomerulonephritis ? Goodpasture - Syndrom?*

Mit die ältesten Beispiele sind wohl der 1945 durch Blalock u. Taussig angegebene arterio-pulmonale, der 1946 durch Pott u.a. angegebene aorto-pulmonale Shunt bei kongenitalen Vitien mit verminderter pulmonaler Zirkulation und Sauerstoff-Untersättigung (Lit. u.a. bei [17]). Auch die verschiedenen neueren Operationen zur Verbesserung oder Wiederherstellung der coronaren Zirkulation (neuere Lit. u.a. bei [24]) gehören in diese Gruppe.

Ein besonders schönes Beispiel chirurgisch-internistischer Zusammenarbeit sind die in den letzten 5 Jahren aufgekommenen tracheobronchialen Eingriffe bei den häufigen chronisch-obstruktiven Erkrankungen der Atemwege [11]. Die moderne Lungenfunktionsdiagnostik unterscheidet als Ursache eines exspiratorischen Stridors einerseits einen übermäßigen positiven intrathorakalen Druck durch gesteigerten peripheren Widerstand in den Bronchiolen. Diese Gruppe gehört in die Behandlung des Internisten. Bei Überwiegen des Spannungsverlustes mit exspiratorischer Vorwölbung der Pars membranacea ins Lumen, d. h. bei einem Check-valve-Phänomen andererseits, kommt eine Membranversteifung mittels Knochenspan oder autologer Fascie in Betracht.

Als letztes Beispiel einer Operation aus pathophysiologischen Erwägungen heraus zeigt Tab. 6 die derzeitigen Indikationen der doppelseitigen Nephrektomie.

Eingriffe fern vom Entstehungsort der Symptome betreffen vor allem die Endokrinopathien. Ihre Chirurgie ist heute die der Drüsenadenome und Drüsenhyperplasien. Dazu gehören auch Operationen an sekundär veränderten Organen wie die Adrenalektomie beim hypophysären M. Cushing, die Parathyreoidektomie bei metastatischen Verkalkungen infolge Urämie und bei Hypercalcämien 2 Monate über eine Nieren-Transplantation hinaus („sekundärer" = regulativer bzw.

„tertiärer" = nachträglich autonom gewordener Hyperparathyreoidismus [1].
Gerade bei den Endokrinopathien haben die Angiographie und die Szintigraphie
die Indikationsstellungen entscheidend verbessert, die präoperative Lokalisation
dystopischer hormonproduzierender Gewebe erst ermöglicht, die Größe der Eingriffe und die Risiken entscheidend vermindert. Ein weiteres: Heute stehen alle
wichtigen Hormone synthetisch oder in ausreichend gereinigter Form zur Verfügung. Die Indikation zur totalen statt zur früher subtotalen Exstirpation bei
Malignomen und bei diffusen Hyperplasien wird dadurch erleichtert. Gleichzeitig
ist die früher gelegentlich geübte Implantation tierischer Drüsen aus der natur-
wissenschaftlich fundierten Medizin verschwunden.

Umgekehrt hat die fast selektive Speicherung von Radiojod in der Schilddrüse
die Indikationen chirurgischer Eingriffe stark eingeschränkt. Es ist die Aufgabe
des Internisten, zwischen den häufig konkurrierenden Methoden der sog. Radio-
resektion und der chirurgischen Resektion seine Kranken unvoreingenommen zu
beraten. In diese oft schwierige Alternative gehen nicht nur die funktionellen
und anatomischen Parameter der Schilddrüse, der Zustand des Herzens, des
Nervensystems, das Alter, die Vorbehandlungen, sondern auch objektiv meist
unberechtigte Vorurteile — wie Angst vor der Narbe einerseits, Furcht vor der
Inkorporation von Isotopen andererseits — ein.

Ein Muster gezielter, indirekter Eingriffe an morphologisch und funktionell
selbst völlig intakten Organen ist schließlich die Paynesche temporäre Jejuno-
Ileostomie bei hochgradiger Fettsucht [15,19]. Dieser Eingriff zeigt zugleich
charakteristische Unterschiede zwischen Chirurgen und Internisten: Die Mehrzahl
der letzteren gibt — soweit ich sehe — den diätetischen und medikamentösen
Maßnahmen den unbedingten Vorrang (z. B. [7,19]) — eine Alternative, die in
meiner Sicht noch größere *vergleichende Erfahrungen* und die *Berücksichtigung der
zahlreichen individuellen Besonderheiten* erfordert [1 ba,31]. Damit dürften zugleich
die beiden *Grundregeln für die Abwägung chirurgischer und internistischer Maßnahmen* formuliert sein.

IV. Erwartungen der Internisten

Alle Erwartungen und Hoffnungen der Internisten zur weiteren Entwicklung
der Chirurgie vorzutragen, hieße: ein neues Referat beginnen. Ich beschränke
mich auf ein allerdings besonders dringliches Anliegen aus meinem engeren Fachgebiet, der Onkologie. Von einigen palliativen Eingriffen wie Ernährungsfisteln
oder Anus praeter abgesehen, gibt es für die meisten Chirurgen bei Carcinomen
nur die Alternative: lokalisiert = operabel, ausgebreitet = inoperabel. Bezeich-
nend für die Situation ist auch folgendes: Obwohl die Carcinome auch heute noch
die größte Einzelindikation der klinischen Chirurgie darstellen, obwohl rd. 50%
der Carcinome bei ihrer Entdeckung nach den klassischen Grundsätzen inoperabel
sind, beschäftigt sich in meiner Kenntnis keine der verschiedenen Abteilungen
für experimentelle Chirurgie in der Bundesrepublik ganz oder überwiegend mit
Tumorproblemen. Hier tritt in meiner Sicht die Chirurgie sozusagen zur Zeit auf
der Stelle — während die Radiotherapie durch die Übertragung physikalischer
Fortschritte und strahlenbiologischer Erkenntnisse imponierende Fortschritte gemacht hat, während die lange Zeit scheinbar hoffnungslose Chemotherapie ihre
ersten 10-Jahres-Heilungen bei akuten Leukosen, Chorionepitheliomen u.a. vor-

zuweisen hat, während die Immunologie erste praktisch-therapeutische Ansätze erkennen läßt. Die Probleme der modernen Tumorbehandlung sind — kurz gesagt — etwa die folgenden: die Größe der Metastasen, ihre schlechte Vascularisation, die Asynchronie der Zellteilungen, die aktuell nicht teilenden, aber potentiell teilungsfähigen Tumorzellen, die Empfindlichkeit anderer rasch proliferierenden Gewebe bestimmen die derzeitigen Grenzen der Chemotherapie und zum Teil auch der Strahlentherapie. Der wichtigste dieser Parameter ist die Größe der Tumoren und ihrer Metastasen. Hier wäre — neben der unverzichtbaren Radikaloperation lokalisierter Tumoren — der Platz einer zukünftigen Tumorchirurgie im Rahmen einer multidisziplinären Onkologie, wie sie sich im Ausland — etwa in Frankreich — schon entwickelt. Sicher müssen die Indikationen sorgfältig gestellt werden; sicher sind zur Zeit keine spektakulären Erfolge zu erwarten; sicher liegt der zur Zeit schnellste Weg zur Senkung der Krebsmortalität in der Frühdiagnose, in den Vorsorgeuntersuchungen. Auch darf die vorhandene Operations-Kapazität keinesfalls von den noch radikal operablen Tumoren abgelenkt werden. Aber einige Chirurgen sollten sich in der Sicht eines internistischen Onkologen doch diesem Gebiet zuwenden, das durch eine enorme Grundlagenforschung und rasche Fortschritte in anderen Teilbereichen in nicht zu ferner Zeit auch für die Chirurgie neuerlich interessant und aussichtsreich werden dürfte.

Für wertvolle Anregungen und Informationen zu diesem Referat danke ich den Professoren Dr. R. Phlippen, Dr. K. Schumacher, Dr. H. G. Sieberth, den Priv.-Doz. Dr. K. Deck, Dr. T. Gheorghiu, den wiss. Ass. Dr. H. Frotz, Dr. K. P. Hellriegel, Dr. G. Siemon, Dr. R. Thoma — alle Medizin. Univ.-Klinik, sowie Priv.-Doz. Dr. von Smekal (Lehrstuhl f. Inn. Med. III und Abt. f. Kardiologie), 5000 Köln 41.

Literatur

1. Bartelheimer, H., Kuhlencordt, F.: Primärer, sekundärer u. tertiärer Hyperparathyreoidismus. Med. Klin. **62**, 821 (1967)
2. Carlson, R. G., Baltaxe, H., Levin, D., Apstein, C., Brackfeld, N., Killip, T., Lillehei, C. W.: Surgical treatment of coronary artery insifficiency. N. Y. S. J. Med. **71**, 1721 (1971)
3. Curschmann, H.: Über unnötige Diagnostik. Med. Klin. **43**, 148 (1948)
4. Demling, L., Elster, K., Fuchs, H.: Radiologie, Endoskopie u. klin. Pathologie in der Diff.-Diagnose der Dickdarmerkrankungen. Verh. dtsch. Ges. inn. Med. **80** (im Druck) (1974)
5. Eckmann, L.: Vagotomie beim Ulcus duodeni. Schweiz. med. Wschr. **101**, 525 (1971)
6. Fischer, J., Roux, A.: Die Splenektomie als therapeutische Möglichkeit bei Myelofibrose. Therapiewoche **18**, 2133 (1968)
7. Greten, H., Schettler, G.: Krankheiten des Fettstoffwechsels. In: E. Buchborn, H. Jahrmärker *et al.* (Hrsg.): Therapie innerer Erkrankungen. Berlin-Heidelberg-New York: Springer 1973
8. Gross, R., Hellriegel, K. P., Zach, J.: Die Behandlung der aplastischen Syndrome. Internist **12**, 186 (1971)
9. Hegemann, G., Hofrichter, J.: Die Verschleppung der Krebsdiagnose. Ursache und Bedeutung. Münch. med. Wschr. **110**, 377 (1968)
10. Herold, G.: Ursachen von Verschattungen im Thorax-Röntgenbild unter besonderer Berücksichtigung von Systemerkrankungen. Inaug.-Diss., Köln 1974
11. Herzog, H.: Pathophysiolog. Grundlagen und Indikationen zu operativen Eingriffen beim Lungenemphysem. Helv. chir. Acta **32**, 393 (1965)
12. Holle, F.: Spezielle Magenchirurgie. Berlin-Heidelberg-New York: Springer 1968
13. Holle, F.: Form- und funktionsgerechte Chirurgie des Gastroduodenalulcus. Ergebn. chir. Orthop. **54**, 1 (1970)

14. Hottenrott, Ch., Hissen, W.: Wege und Probleme der chirurgischen Diagnostik. Med. Klin. **68**, 736 (1973)
15. Husemann, B.: Malabsorption durch Jejunoileostomie als chirurgische Therapie bei extremer Fettsucht. Chirurg **45**, 13 (1974)
16. Kaplan, H. S.: On the natural history, treatment and prognosis of Hodgkin's disease. Harvey Lect. **64**, 215 (1970)
16a. Kasper, H., Zwirner, R.: Probleme der Therapie der Adipositas bei chirurgischen Patienten. Chirurg **45**, 17 (1974)
17. Kirklin, J. W., Karp, R. B.: The tetralogy of fallot, from a surgical viewpoint. Philadelphia: W.B. Saunders 1970
18. Kirsch, M., Wetzer, K., Römer, K. H., Römer, C. H.: Ergebnisse der operativen Behandlung des Bronchialcarcinoms. Zbl. Chir. **94**, 393 (1969)
19. Liebermeister, H.: Gewichtsreduktion bei Adipositas durch Diät, Medikamente, operative Verfahren. Klin. Wschr. **49**, 125 (1971)
20. Lukes, R. J., Butler, I. J., Hicks, E. B.: Natural history of Hodgkin's disease as related to its pathological picture. Cancer **19**, 377 (1966)
21. Maassen, W.: Das Bronchialkarzinom. Diagnostik, Früherkennung u. operative Behandlungsergebnisse. Rhein. Ärztebl. **28**, 171 (1974)
22. Martini, G. A.: Das irritable Colon. Verh. dtsch. Ges. inn. Med. **80** (im Druck) (1974)
23. McKhann, Ch. F.: Immune suppression and the incidence of malignancy. In: E. I. Junis, R. A. Gatti, and D. B. Amos: Tissue typing and organ transplantation. New York: Acad. Press 1973
24. Murray, I. A., Hamilton, G., Kenneda, J. W., Ricketts, H., Winterscheid, L. C.: Left ventricular function following internal mammary implantation. Amer. Heart J. **83**, 41 (1972)
25. Penn, J.: Malignant tumors in organ transplant recipients. Berlin-Heidelberg-New York: Springer 1970
26. Penn, J., Starzl, Th. E.: Immunosuppression and neoplasia. Behring Inst. Mitt. **51**, 204 (1972)
27. Pichlmaier, H., Junginger, Th.: Diagnostik und Therapie des Bronchialcarcinoms. Münch. med. Wschr. **116**, 137 (1974)
28. Sandusky, W. R., Leavell, B. S., Benjamin, B. J.: Splenectomy: indications and results in hematological disorders. Ann. Surg. **159**, 695 (1964)
29. Smithers, D. W.: Spread of Hodgkin's Disease. Lancet **1970 II**, 1262
30. Specht, G.: Aktuelle Fragen der chirurgischen Diagnostik und chirurgischen Behandlung des Bronchialkarzinoms. Internist **11**, 331 (1970)

Prof. Dr. R. Gross
Med. Univ.-Klinik
D-5000 Köln 41
Josef Stelzmann-Str. 9
Bundesrepublik Deutschland

Langenbecks Arch. Chir. 337 (Kongreßbericht 1974)

5. Indikationen zum chirurgischen Eingriff — Wandlung und Entwicklung aus der Sicht der modernen Datenverarbeitung (Chirurgische Datenbank)

H.-J. Lange

Institut für Medizinische Datenverarbeitung der Gesellschaft für Strahlen- und Umweltforschung m. b. H., München, und Institut für Medizinische Statistik, Dokumentation und Datenverarbeitung der Fakultät für Medizin der Technischen Universität München

Indications for Surgery

Summary. Surgical data banks are used in three main ways in the recognition of surgical indications, *viz.*, a) patient data relevant to decision making are made available without loss of time; b) experience gained in situations involving similar decisions is promptly recalled; c) an empirical basis is provided for computerized decision making. The Institut für Medizinische Datenverarbeitung of GSF in co-operation with the Surgical clinic of TUM and of the University of Munich has built up a data bank containing information on more than 60000 patients, and some of the aids mentioned above are already in routine use. Some of the aids are being tested parallel to conventional procedures.

Key words: Recognition of Surgical Indications — Surgical Data Banks — Decision Making.

Zusammenfassung. Chirurgische Datenbanken dienen prinzipiell in dreifacher Weise als Hilfe bei der chirurgischen Indikationsstellung: 1. Rasche Zur-Verfügung-Stellung der für eine Entscheidung relevanten auf den Einzelfall bezogenen Daten, 2. schnelle Präsentation der Erfahrungen, die in ähnlichen Entscheidungssituationen gesammelt wurden und 3. Bereitstellung der empirischen Grundlage für entscheidungstheoretische Ansätze der maschinellen Entscheidungshilfe. Das Institut für Medizinische Datenverarbeitung der GSF hat in Zusammenarbeit mit der Chir. Klinik der TUM und der Chir. Univ.-Klinik München eine Datenbank mit Informationen von über 60000 Patienten aufgebaut und die angeführten Hilfen z. T. bereits im routinemäßigen Einsatz realisiert. Zum Teil werden sie modellmäßig parallel zum konventionellen Vorgehen erprobt.

Schlüsselwörter: Chirurgische Indikationsstellung — Chirurgische Datenbanken — Entscheidungstheoretische Ansätze.

Einleitung

Die Reihe der Referate im heutigen Rahmenthema begann mit den Ausführungen des Medizinhistorikers und damit, dem Gegenstand dieser Disziplin entsprechend, vorwiegend mit dem Blick in die Vergangenheit.

Wenn der Vertreter des Fachgebietes Medizinische Statistik und Datenverarbeitung als letzter das Wort erhält, dann erwartet man von ihm, daß er — entsprechend der in schneller Entwicklung begriffenen und stark expandierenden EDV — vorwiegend den Blick in die Zukunft richtet und aufzeigt, welche Möglichkeiten der Chirurg bei der immer komplizierter werdenden, zunehmend mehr Informationen berücksichtigenden Indikationsstellung durch die EDV erhoffen kann.

Die Möglichkeiten einer Computerhilfe bei der chirurgischen Indikationsstellung aufzuzeigen, ist zweifellos eine reizvolle Aufgabe. Ausblicke auf zukünftige Entwicklungen bergen aber andererseits immer die Gefahr in sich, in futurologische Spekulationen auszuufern. Ich möchte mich daher zunächst in starkem Maße der Gegenwart zuwenden: An welchen Stellen innerhalb des Prozesses der Indikationsfindung ist ein Computereinsatz überhaupt sinnvoll und realisierbar? Welche Schwierigkeiten und Probleme gilt es dabei zu überwinden? Welche Versuche werden dazu unternommen? Welche Aufgaben konnten bereits gelöst werden? In Beantwortung dieser Fragen entsteht dann gleichsam von selbst eine Prognose der überschaubaren zukünftigen Entwicklung.

Möglichkeiten einer maschinellen Entscheidungshilfe

Die EDV bietet die Möglichkeit, große Mengen von Informationen in sog. Datenbanken zu speichern und sie dem Benutzer im Dialog mit der Maschine, z. B. über ein Datensichtgerät, schnell verfügbar zu machen. Die in einer medizinischen Datenbank gespeicherte Information kann prinzipiell in dreifacher Weise als ärztliche Entscheidungshilfe, insbesondere bei der chirurgischen Indikationsstellung, dienen.

1. Rasche Zur-Verfügung-Stellung der für eine Entscheidung relevanten auf den Einzelfall bezogenen Daten, d. h. Bereitstellung einer objektivierten elektronisch gespeicherten Anamnese eines Patienten, hinsichtlich dessen Entscheidungen zu treffen sind.

2. Schnelle Präsentation der Erfahrungen, die in ähnlichen Entscheidungssituationen, d. h. bei ähnlich gelagerten Krankheitsfällen, unter Berücksichtigung der vorliegenden Indikationsfaktoren gemacht wurden. Das bedeutet: Bereitstellung statistischer, mindestens kasuistischer Informationen.

Beim 2. Weg besteht aber die Gefahr, daß der Arzt — eine entsprechend umfangreiche, qualitativ einwandfreie Datenbank einmal vorausgesetzt — zwar eine Vielzahl statistischer Angaben über die Risiken verschiedener Indikationsfaktoren erhält, bei ihrer Vielzahl jedoch häufig kaum in der Lage sein wird, diese statistischen und/oder kasuistischen Angaben schnell und sicher zu einer für die zu treffende Entscheidung notwendigen Wertung zusammenzufügen. Es ist daher erforderlich,

3. die Entwicklung von entscheidungstheoretischen Ansätzen, sog. Strategien der maschinellen Entscheidungshilfe in Angriff zu nehmen. Mit derartigen Strategien wird versucht, den Prozeß der ärztlichen Entscheidungsfindung im Computer nachzuvollziehen, wobei durch die rationellere Nutzbarmachung des in Datenbanken gespeicherten Wissens eine verbesserte Hilfe bei der Entscheidungsfindung für den Arzt erreicht werden soll.

Im folgenden ist somit 1. über chirurgische Datenbanken und 2. über Versuche auf dem Gebiet der Strategien der maschinellen Entscheidungshilfe, insbesondere im Hinblick auf die chirurgische Indikationsstellung, zu sprechen.

1. Chirurgische Datenbanken

Unter einer Datenbank versteht man eine Sammlung von Daten, die für eine bestimmte Aufgabe elektronisch gespeichert sind. Der Zugriff nach verschiedenen

Gesichtspunkten ist z.B. möglich über elektronisch gespeicherte Inhaltsverzeichnisse, in denen zu interessierenden Aspekten, wie z. B. Diagnose, Operationsart, Komplikationen, Alter etc., die Ordnungsbegriffe der zugehörigen, in der Datenbank enthaltenen Patienteninformationen verzeichnet sind. Über diese elektronischen Inhaltsverzeichnisse können maschinell die bestimmten Deskriptoren Genüge leistenden Patienteninformationen gefunden und z.B. über einen Drucker, ein Datensichtgerät oder über einen Fernschreiber ausgegeben werden.

Eine Datenbank muß die Suche nicht nur nach je einem, sondern nach mehreren logisch miteinander verknüpften Deskriptoren gestatten, also z. B. die Suche nach allen Fällen mit den Deskriptoren: Jahre der Kliniksaufnahme 1970—1973 *und* Geschlecht „männlich" *und* Alter zwischen 30 und 59 Jahren *und* Diagnose: Ulcus ventriculi *oder* Ulcus duodeni, *nicht* Ulcuscarcinom und Operation nach Billroth II. Bei einer leistungsfähigen Datenbank ist es möglich, von allen in dieser Weise gefundenen Fällen sowohl die gesamten Einzelinformationen als auch statistisch zusammengefaßte Darstellungen, z.B. in Form von mehrdimensionalen Tabellen oder in Form von Grafiken, sehr schnell sich ausgeben zu lassen. Der zur Entwicklung derartiger Datenbanken notwendige Arbeitsumfang wird leicht unterschätzt. Er liegt bei etwa 20 Mannjahren.

Das Institut für Medizinische Datenverarbeitung der Gesellschaft für Strahlen- und Umweltforschung in München (IMD der GSF) beispielsweise hat in Zusammenarbeit mit der Fa. Siemens die Software, d. h. die Programme einer solchen Datenbank, in den Jahren 1970—1973 entwickelt. Der Datenschutz ist durch mehrstufige Paßworte, die nur den zum Zugriff berechtigten Personen bekannt sind, in angemessener Weise gewährleistet.

Im Bereich der Chirurgie arbeitet das IMD sowohl mit der Chirurgischen Klinik der TUM als auch der Chirurgischen Universitäts-Klinik München zusammen. Datenendgeräte stehen in den Kliniken mehrere Kilometer vom IMD-Rechner entfernt. Die Datenbank enthält einmal Basisinformationen, d. h. Grunddaten aller stationären Fälle: Identifikationsmerkmale, Diagnosen, Angaben über durchgeführte Operationen, Risikofaktoren usw. (zur Zeit von ca. 60000 Patienten mit abgeschlossenen Krankenhausaufenthalten). Abb. 1 zeigt den Bildschirminhalt der Basisinformationen einer fingierten Patientin.

Daneben werden über die Grunddaten hinausgehende Informationen aus den halbautomatisch mittels Computers erstellten Arztbriefen und Operationsberichten erfaßt. Dieses System der halbautomatischen ärztlichen Berichterstellung wurde am IMD, insbesondere von meinem Mitarbeiter Thurmayr, entwickelt. Die Datenbank enthält weiterhin zusätzlich Angaben von interessierenden Teilkollektiven, nämlich Fällen mit stumpfen Bauchverletzungen und von Herzschrittmacherpatienten. Von letzteren werden beispielsweise pro Patient und Eingriff ca. 80 Einzelinformationen, wie Eingriffsart, postoperativer Verlauf usw., erfaßt. Mit Hilfe eines in Entwicklung befindlichen automatischen Mahnsystems werden bei Nichteinhaltung von Batteriewechselterminen vom Computer Mahnbriefe an die Patienten ausgedruckt werden. Dies stellt dann eine einfache, unmittelbar auf einer Datenbank aufbauende Computerhilfe auf dem Gebiet der chirurgischen Indikationsstellung dar.

Einige — über das rein Technische hinausgehende Probleme — bei der Unterhaltung chirurgischer Datenbanken müssen hier in aller Kürze angedeutet werden.

Basisinformation eines fingierten Falles der Datenbank
des IMD der GSF

```
PERSONALDATEN

I-ZAHL:              014051950209906
NAME:                LICHTENSTERN  MARTHA
ADRESSE:             8000 MUENCHEN 80,
                     STERNSTR. 14

KLINIKDATEN

KLINIK, C-ZAHL       049 031  03153544703
AUFNAHME-DATUM:      02.03.70                 VERWEILDAUER:  018
ENTLASS.-DATUM:      20.03.70                 AUFN.-ALTER:   050

DIAGNOSEN:           CHOLELITHIASIS                          574110
                     FETTLEBER                               571210
OP-HISTOLOGIE:       CHRON. ENTZ.
                     GALLE                                   2300 42

OPERATIONEN:         CHOLEZYSTEKTOMIE                        42340

ANZ. OPERATIONEN:    1                        ENTLASS. ART:  GEBESSERT
ANZ. KOMPLIKAT.:     0                        OPERATEUR:     GITL
RISIKO-FAKTOR:
R-DIAGNOSE:          DIABETES MEL.            RD-JAHR        70
```

Abb. 1

a) Die sinnvolle Auswahl der zu speichernden Daten: Hier müssen in Zukunft die Ergebnisse von sorgfältigen Kostenleistungsanalysen als Auswahlkriterium dienen.

Mit Punkt a) hängt Punkt b) eng zusammen:

b) Die Gültigkeit der gespeicherten Information nimmt zum Teil in Abhängigkeit von der Zeit ab, beispielsweise ist die Bedeutsamkeit der Angabe über eine vor 10 Jahren durchgeführte Therapie mit Antikoagulantien im Vergleich zur Angabe einer gerade laufenden Behandlung geringer.

Das muß bei Kostenleistungsanalysen ebenfalls berücksicht werden.

c) Qualität, Vollständigkeit und Vollzähligkeit der Daten.

Die Angabe der Informationsquelle, also z.B. des behandelnden Arztes, gewissermaßen als Autorenangabe zu den Daten, gibt Hinweise auf die Qualität eines Datums. Mangelnde Qualität oder mangelnde Vollständigkeit der Daten führen sowohl zu falsch positiven als auch zu falsch negativen Auskünften. Falsch positiv bedeutet: es wird fälschlicherweise z.B. ein Risikofaktor angegeben, etwa eine Überempfindlichkeit gegenüber einem bestimmten Medikament, obwohl eine solche Überempfindlichkeit nicht vorhanden ist. Unter falsch negativer Auskunft ist zu verstehen: obwohl der Patient in der Datenbank erfaßt wurde, fehlt die Angabe eines vorhandenen Faktors, der für eine Indikationsstellung von Bedeutung sein könnte.

Vollzähligkeit, z.B. bezüglich aller stationären Patienten eines Klinikums in einem Zeitraum, muß durch entsprechende Vorkehrungen im Erfassungssystem, z. B. Erfassung der Patienten durch die EDV sofort bei Eintritt in das Klinikum mittels eines sog. Aufnahmedialoges mit dem Computer über Fernschreiber oder Datensichtgerät, gewährleistet sein, wie dies an einigen Kliniken der Fakultät für Medizin der Technischen Universität München seit $2^1/_2$ Jahren routinemäßig der Fall ist.

Auf die wichtigen Punkte

c) Schutz der persönlichen Sphäre (Datenschutz) und

d) Identifikation der Patienteninformation kann hier nur hingewiesen werden.

Das sind einige Probleme und Schwierigkeiten im Hinblick auf die Entwicklung und Unterhaltung chirurgischer Datenbanken. Um jedoch die in Datenbanken vorhandene Information in verdichteter Form für eine rationale Grundlage von Indikationsentscheidungen nutzbar zu machen, müssen — wie erwähnt — sog. Strategien der maschinellen Entscheidungshilfe entwickelt werden, und damit komme ich zu Punkt 2.

2. Strategien der maschinellen Entscheidungshilfe

Ein sog. Flußdiagramm des prinzipiellen Ablaufes des diagnostisch-therapeutischen Entscheidungsprozesses zeigt Abb. 2.

Diagnostisch-therapeutische Strategien können in Form von sog. Entscheidungsnetzen oder -bäumen geplant werden, wobei beim Durchlaufen der sog. Entscheidungsknoten der Weg für das diagnostisch-therapeutische Handeln unter Anwendung von Verfahren der mathematischen Entscheidungstheorie bestimmt wird. Ansätze dieser Art sind z. B. das sog. Münchener Modell des IMD der GSF, das von Blomer, Victor u. a. entwickelt wurde, das Modell Mindius, das von Hölzl in Ulm, ebenfalls in Zusammenarbeit mit dem IMD der GSF, aufgebaut wurde, sowie Systeme von der Gruppe um Gorry am MIT in Boston. Die Entwicklung solcher Modelle kann man vergröbert als Versuch der Programmierung ärztlicher Erfahrungen bezeichnen.

Das Prinzip der sog. Risikofunktion als grundlegender Begriff der mathem. Entscheidungstheorie kann am bekannten Beispiel des Vorgehens in der Versicherungsmathematik verdeutlicht werden. Man unterscheidet hier — wie Sie wissen — einmal die Größe oder Höhe eines Risikos, z. B. die Höhe der Versicherungssumme im Falle des Todes einer lebensversicherten Person, und die Wahrscheinlichkeit dafür, daß der Risikofall eintritt. Als „mathematische Erwartung" im Sinne des durchschnittlichen zu erwartenden Schadens oder eben als Risikofunktion bezeichnet man das Produkt aus der Wahrscheinlichkeit für das Eintreten des Risikofalles und seiner Größe. Der für die Versicherung in einem bestimmten Zeitraum durchschnittlich zu erwartende Schaden ist beispielsweise bei einer Risikogröße von DM 100000,— und bei einer Risikowahrscheinlichkeit von 0,1 % gleich DM 100,—, bei einer Risikowahrscheinlichkeit von 10 % jedoch DM 10000,—. Ein bestimmter durchschnittlich zu erwartender Schaden kann sich also sowohl als Produkt aus großer Wahrscheinlichkeit und kleiner Risikohöhe als auch als Produkt aus kleiner Wahrscheinlichkeit mal großer Risikohöhe ergeben. Die sog. Risikofunktion dient also in der Versicherungsmathematik als quantitatives Entscheidungskriterium, das jedenfalls auch in der Versicherungspraxis nicht gerade falsch sein dürfte, denn sonst hätten z. B. die Lebensversicherungen im Laufe der Zeit alle bankrott gemacht, was — wie man weiß — nicht der Fall ist.

Beim Versuch der Anwendung derartiger Verfahren auf dem Gebiet der chirurgischen Indikationsstellung findet man aber eine wesentlich schwierigere Situation vor. Für die Berechnung der Risikowahrscheinlichkeiten verschiedener

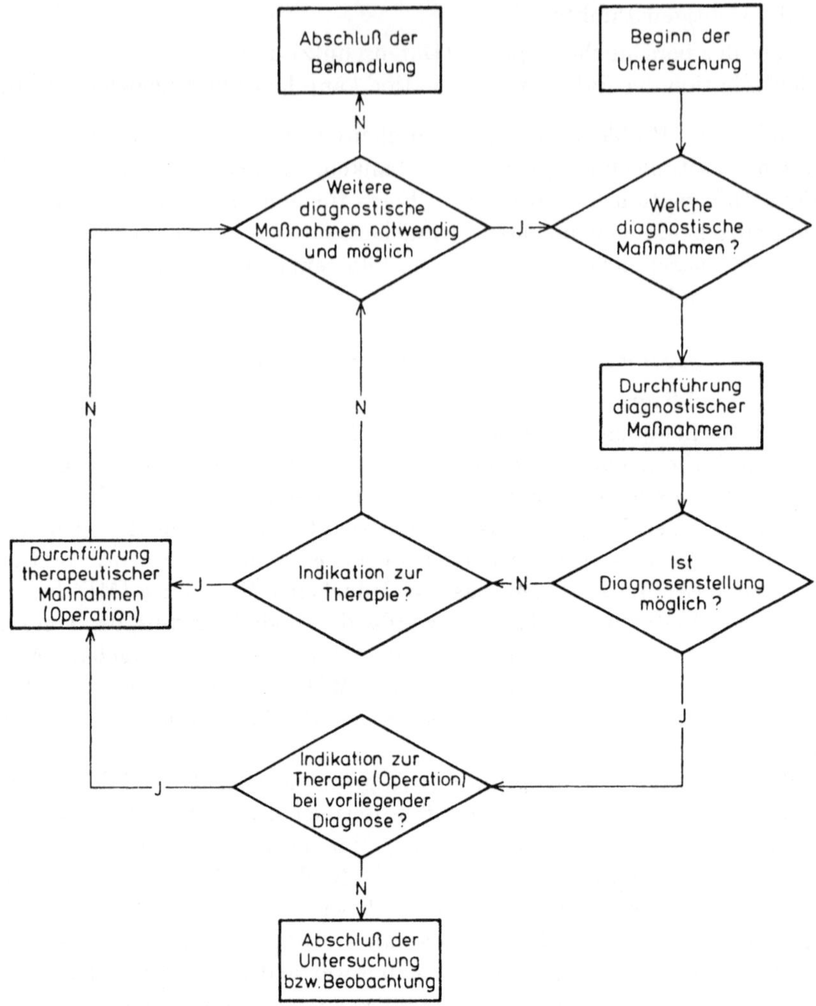

Abb. 2. Schematische Darstellung der Verzahnung diagnostischer und therapeutischer Entscheidungen in Form eines sog. Flußdiagramms. Modifiziert nach R. Thurmayr

Operationsverfahren bei bestimmten Krankheiten fehlen vielfach die statistischen Grundlagen. Viele Angaben variieren zudem von Autor zu Autor erheblich. Hier können die standardisierten Informationssammlungen in Datenbanken eine Verbesserung herbeiführen. Um zu sicheren Schätzungen der Risikowahrscheinlichkeiten zu gelangen, müßte man dies allerdings mittels großer Materialien tun. Damit ist man aber gezwungen, Informationen verschiedener Kliniken und verschiedenen Patientengutes nach Alter, Geschlecht, Schwere der Erkrankung, unterschiedlichen Begleitkrankheiten usw. zusammenzufassen, was durch die

Heterogenität der Kollektive die Schärfe der Aussagen erheblich beeinträchtigt. Für präzise, die besonderen Indikationsfaktoren des zu beurteilenden Einzelfalles weitgehend berücksichtigende Aussagen benötigt man möglichst homogene Teilkollektive mit Eigenschaften, die dem zu beurteilenden Fall weitgehend entsprechen. Diese Teilkollektive wären aber auch in großen Datenbanken vielfach so klein, daß eine sichere Schätzung der Risikowahrscheinlichkeit nicht mehr möglich wäre. Es kommt hier das Prinzip jeglicher Empirie zum Tragen: sichere Aussagen sind unscharf und scharfe Aussagen sind unsicher. Selbstverständlich sind in dieser Hinsicht aber vernünftige Kompromisse zwischen Sicherheit und Schärfe der Aussagen möglich und werden in Zukunft bei der Anwendung von Datenbanken auch realisiert werden. Noch komplizierter ist aber die Quantifizierung der Risikogröße oder -höhe.

Verlorene Lebensjahre, postoperative Beschwerden des Patienten, z.B. Leben mit einem Anus praeternaturalis, unvermeidliche kosmetische Entstellungen usw., lassen sich nicht ohne weiteres in Zahlen oder in Geldwerten ausdrücken. Außerdem wären solche Zahlenwerte — falls man sie auf irgendeiner Grundlage schätzt — trotz Vorliegens desselben Wertes vielfach subjektiv, von Patient zu Patient verschieden.

Das eben Gesagte gilt für den Fall, daß die Diagnose als solche *sicher* ist. Vielfach ist aber auch dies nicht einmal gegeben, sondern es stehen mehrere Diagnosen mit unterschiedlichen differentialdiagnostischen Wahrscheinlichkeiten und mit unterschiedlichen Behandlungsrisiken nebeneinander. Das Produkt „Risikowahrscheinlichkeit einer Operation unter der Voraussetzung einer bestimmten Diagnose mal Risikohöhe" ist dann noch mit der Diagnosenwahrscheinlichkeit zu multiplizieren. Die Ergebnisse solcher Rechenoperationen werden bei entscheidungstheoretischen Ansätzen verglichen, und es wird dann eine Entscheidung entsprechend einer bestimmten Strategie von der Maschine vorgeschlagen, z. B. man macht die Wahrscheinlichkeit für den maximal möglichen Schaden zum Minimum.

Wegen der Schwierigkeit, die benötigten Risiko- und Diagnosen-Wahrscheinlichkeiten als Häufigkeiten definierter Kollektive zu schätzen, arbeitet man in den entscheidungstheoretischen Ansätzen zunächst vielfach mit sog. *subjektiven* Wahrscheinlichkeiten. Die Quantifizierung der Risikogrößen wird beispielsweise von der Gruppe um Gorry am MIT in Boston ebenfalls durch Befragung von Fachärzten und mittels in der Psychologie gebräuchlicher Skalierungen versucht. Wegen der Verwendung derartiger subjektiver Schätzwerte von Ärzten kann man — wie erwähnt — von Versuchen der Programmierung ärztlicher Erfahrung sprechen.

Sie sehen aber, daß auf dem Weg der maschinellen Entscheidungshilfe in Form von Strategien, d. h. entscheidungstheoretischen Ansätzen, erhebliche Hindernisse zu überwinden sind.

Mit dem oben erwähnten Münchener Modell des IMD der GSF werden zusammen mit der Chirurgischen Klinik der Technischen Universität München u. a. auf dem Gebiet der Diagnostik und Indikation zur Probelaparatomie stumpfer Bauchtraumen parallel zur konventionellen Diagnostik Erfahrungen gesammelt werden. Dabei werden aber bisher nur anhand der Symptomatik des zu beurteilenden Falles Diagnosenwahrscheinlichkeiten mittels der sog. Bayesschen Formel berechnet. Die Einbeziehung von Risikogrößen wurde bisher bewußt ausgeklammert. Die mit dem Diagnostikmodell im Parallelbetrieb zur konventionellen Diagnostik erzielte Treffsicherheit bei der Beurteilung neuer Fälle, d. h. von Fällen, die nicht zur Modellentwicklung verwendet worden sind, beträgt derzeitig 83 %. Bei Verbreiterung der empirischen Basis wird man diese Zahl sicherlich verbessern können.

Die Informationslawine in der Medizin und damit auch in der Chirurgie droht den konkreten Erkenntnisgewinn für den Einzelfall und damit die rationale Grundlage des Handelns immer mehr zu ersticken. Die EVD stellt eine begründete Hoffnung dar, dieser sich von Jahr zu Jahr verschlimmernden Situation eines Tages Herr zu werden. Ihre Einführung und sinnvolle Anwendung auf dem Gebiet der chirurgischen Indikationsstellung gleicht jedoch nicht dem Beschreiten eines Königsweges, sondern eher dem Überwinden einer Vielzahl von Hindernissen auf einem steinigen Pfad. Das Ziel wird erreicht, aber nur dann, wenn Datenverarbeiter *und* Chirurgen sich in gemeinsamer Anstrengung intensiv dieser Aufgabe widmen.

Literatur

Lange, H.-J., und Mitarbeiter des IMD: Tätigkeitsbericht 1969—1973. GSF-Bericht MD 91
Blomer, R. J., Victor, N., Schimetzek, H.: A dialogue orientated model for computeraided diagnosis. Proc. J. Inform. med. (Toulouse) **2**, 69—79 (1972)
Betaque, N. E., Gorry, A.: Automating judgmental decision making for a serious medical problem. Management Sci. **17**, 421—434 (1971)
Thurmayr, R.: Über ein neues Verfahren der Dokumentation digitaler Daten und der automatischen Berichterstattung in der Klinik. Hab.-Schrift, München 1973

Prof. Dr. med. H.-J. Lange
Institut für Med. Datenverarbeitung
der Gesellschaft für Strahlen-
und Umweltforschung mbH, Neuherberg
D-8000 München 81
Arabellastr. 4/I
Bundesrepublik Deutschland

Mittwoch, 8. Mai 1974

Bayernhalle 14.30—15.50 Uhr

A. Hiatusbruch, Sphincterinsuffizienz, Refluxoesophagitis

Langenbecks Arch. Chir. 337 (Kongreßbericht 1974)
© by Springer-Verlag 1974

6. Hiatusbruch, Sphincterinsuffizienz, Refluxoesophagitis — Einleitung und Fragestellung

H.-J. Peiper

Allgemeinchirurgische Universitätsklinik Göttingen

Hiatus Hernia, Sphincter Insufficiency, Reflux Esophagitis. Introduction and Statement of Problems

Summary. The pathologic nature of hiatus hernia is discussed. The indications for surgery should depend only on the severity of reflux esophagitis; this is indicated by the tonus and reactivity of the lower esophageal sphincter and the motility of the esophagus. The pathogenesis of sphincter insufficiency is also discussed, and it is felt that disturbances in hormonal regulation and in nervous factors might be of importance. Manometry has yielded new evidence, and the author discusses what statements this technique allows on diagnosis and on the assessment of the result of surgery.

Key words: Hiatus Hernia — Sphincter Insufficiency — Reflux Esophagitis — Fundoplicatio.

Zusammenfassung. Es wird die Frage nach dem Krankheitswert der Hiatushernie aufgeworfen. Indikatorische Konsequenzen sollten sich nur auf Grund des Schweregrades einer Refluxoesophagitis ergeben. Hierfür sind Tonus und Reaktivität des unteren Oesophagussphincters sowie die Motilität der Speiseröhre entscheidend. Frage nach der Pathogenese der Sphincterinsuffizienz, wobei Störungen einer hormonalen Regulation und nervaler Faktoren bedeutungsvoll sein dürften. Neue Erkenntnisse hat die Manometrie erbracht. Welche Aussagen ermöglicht sie für die Diagnostik und die Beurteilung des Operationserfolges.

Schlüsselwörter: Hiatushernie — Sphincterinsuffizienz — Refluxoesophagitis — Fundoplicatio.

Das erste Hauptthema dieser Tagung soll sich mit Hiatusbruch, Sphincterinsuffizienz und Refluxoesophagitis befassen.

Schon die Aufzählung dieser Begriffe bringt enge Zusammenhänge zum Ausdruck. Dabei entspricht die Reihenfolge allenfalls der Häufigkeit ihres Auftretens, keinesweges aber ihrer pathognomonischen Bedeutung. *Welcher Krankheitswert kommt also der Hiatushernie überhaupt zu?*

Noch vor wenigen Jahren nahm man an, daß ein Hiatusgleitbruch infolge des dadurch ausgelösten Refluxgeschehens zur Oesophagitis führen müsse. Inzwischen beginnt sich die Erkenntnis durchzusetzen, daß für die Ausbildung einer Oesophagitis Tonus und Reaktivität des unteren Oesophagussphincters sowie die Motilität der Speiseröhre entscheidend sind. Wenn auch eine häufige Koizidenz von Hiatushernie und insuffizientem Sphincter anzutreffen ist, so haben die Untersuchungen von Cohen und Harris (1971) die Annahme nahegelegt, daß die Funktion des Sphincters unabhängig von seiner Lage ist. Diese klinischen Befunde wurden durch tierexperimentelle Untersuchungen meines Mitarbeiters Siewert bestätigt.

Für therapeutische Konsequenzen bedeutungsvoll kann heute nicht mehr die Tatsache einer Hiatushernie, sondern allein das Ausmaß einer Refluxoesophagitis sein. Dem gastrooesophagealen Verschluß kommt somit eine zentrale Bedeutung im Krankheitsgeschehen zu. Unverändert stellt sich die Frage nach dem *Funktionsmechanismus des gastrooesophagealen Überganges* und damit auch nach der *Pathogenese der Sphincterinsuffizienz.*

Schon vor 6 Jahren hat Herr Borst vor dieser Gesellschaft die traditionellen Vorstellungen des Verschlußmechanismus angezweifelt. Noch immer finden jene anatomischen Funktionselemente, wie die Hiatuszwinge von Jackson, die Muskelschlinge von Willis und der Hissche Winkel Berücksichtigung. Wir müssen die Frage nach der Berechtigung derartiger Überlegungen in den Raum stellen. Bestätigen neuere Befunde die Annahme, daß eine intraabdominelle Oesophagusstrecke für die hydrostatische Ventilfunktion der Cardia wirklich bedeutungsvoll ist? Dies müßte die Forderung nach einer subdiaphragmalen Verlagerung und Fixation beim Hiatusgleitbruch berechtigt erscheinen lassen. Oder spielen vielmehr Störungen einer hormonalen Regulation und nervaler Faktoren die wesentliche Rolle? In diesem Falle hätten wir Anlaß zu einem Überdenken der physiologischen Begründung für die verschiedenen Operationsverfahren. Wahrscheinlich reichen aber weder rein mechanistische noch allein funktionelle Erklärungsversuche aus. Nur eine Koordination funktioneller und morphologischer Befunde kann u. E. hier weiterhelfen.

Für die praktische Chirurgie erhebt sich die Frage, wie man das Ausmaß einer Sphincterinsuffizienz am zuverlässigsten objektivieren kann. Welche *Untersuchungsverfahren* sind notwendig, welche wünschenswert und welche unnötig? Diagnostische Kriterien und operative Indikationsstellung sind nun einmal eng miteinander verbunden. Die Tatsache, daß die gastrooesophageale Refluxkrankheit intermittierend verläuft und konservativen Maßnahmen durchaus zugänglich ist, erschwert die Aufstellung klarer Richtlinien für die *Operationsindikation.* Wir werden sehen, wie sich dieses so wichtige Problem aus internistischer und chirurgischer Sicht stellt, und ob sich eine verbindliche Aussage hierzu machen läßt.

Schließlich sollten wir uns Rechenschaft darüber geben, welche *Operationsmethoden* sich bewährt haben und heute empfohlen werden können. Dabei müssen wir die Fragwürdigkeit klinischer Statistik nach Möglichkeit durch Einsatz objektiver Meßmethoden zur Überprüfung des Operationsergebnisses, also zum Nachweis der Wiederherstellung eines suffizienten gastrooesophagealen Verschlusses verbessern.

Die Besonderheiten des Krankheitsgeschehens und seiner chirurgischen Behandlung im *Kindesalter* bedürfen einer speziellen Berücksichtigung.

Neue experimentelle und klinische Erkenntnisse der letzten Jahre lassen es gerechtfertigt erscheinen, das Thema Hiatushernie, Sphincterinsuffizienz und Refluxoesophagitis erneut von verschiedenen Seiten aus zu beleuchten. Dabei soll ausschließlich der *Hiatusgleitbruch* abgehandelt werden, nicht aber die seltenere *paroesophageale Hernie*, die ja im allgemeinen nicht durch einen Reflux kompliziert ist.

Prof. Dr. H.-J. Peiper
Allg.-Chir. Univ.-Klinik
D-3400 Göttingen
Goßlerstraße
Bundesrepublik Deutschland

Langenbecks Arch. Chir. 337 (Kongreßbericht 1974)

7. Pathophysiologie der Kardiafunktion

R. Siewert

Klinik und Poliklinik für Allgemeinchirurgie der Universität Göttingen

Pathophysiology of LES-Function

Summary. The lowest esophageal musculature is the morphological substrate of the lower esophageal sphincter (LES). It has been shown that this LES can be influenced by gastrointestinal homones, but the significance of this finding for the functioning of the LES is not yet known. We definitely know that gastroesophageal reflux can be caused only by inefficiency of the LES. Failure of the esophagus in its function of self-purification and epithelial atypii in the distal esophagus are essential conditions for the development of peptic complications.

Key words: Lower Esophageal Sphincter — Hiatus Hernia — Gastroesophageal Reflux — Gastrointestinal Hormones.

Zusammenfassung. Die terminale Oesophagusmuskulatur stellt das morphologische Substrat des unteren Oesophagussphincters dar. Befunde, die eine Beeinflußbarkeit dieses UOS durch gastrointestinale Hormone zeigen, sind in ihrer Konsequenz für die Kardiafunktion noch nicht eindeutig. Feststeht, daß nur die Insuffizienz des UOS einen gastrooesophagealen Reflux verursachen kann. Für die Entwicklung peptischer Komplikationen stellen das Versagen der Selbstreinigungsfunktion der Speiseröhre und Epithelatypien im distalen Oesophagus wesentliche Voraussetzungen dar.

Schlüsselwörter: Unterer Oesophagussphincter — Hiatushernie — Gastrooesophagealer Reflux — Gastrointestinale Hormone.

Offenbar ist es das besondere Problem der Kardia-Physiologie, daß sich morphologische und funktionelle Befunde scheinbar unvereinbar gegenüberstehen. Ist dem wirklich so, oder handelt es sich nicht eher um eine widersprüchliche Interpretation dieser Befunde? Es scheint für die folgende Betrachtung lohnend, sachliche Befunde von spekulativen Interpretationen zu trennen und sich allein auf die morphologische Beschreibung und den mit einer überprüfbaren Meßtechnik erhobenen funktionellen Befunden zu beziehen.

Unter dem Gesichtspunkt, daß für den Kliniker vor allem die Kardiafunktion — also der gastrooesophageale Verschluß — Bedeutung besitzt, sollen zunächst funktionelle Befunde zur Grundlage unserer Überlegungen gemacht werden.

Unumstritten sind heute drei Fakten:

1. Im Bereich des gastrooesophagealen Überganges besteht eine — mit Hilfe intraluminaler Druckmessungen nachweisbare — konstante Hochdruckzone von etwa 20 mm Hg über eine Länge von 3—4 cm.

2. Diese Druckzone erschlafft zum Zwecke der ungehinderten Speisepassage schluckreflektorisch in Koordination mit der Oesophagusperistaltik.

3. Bei Refluxgefahr — z. B. bei einer pathologischen Erhöhung des intraabdominellen oder gastralen Druckes — wird diese Hochdruckzone reflektorisch verstärkt und dadurch ein gastrooesophagealer Reflux verhindert.

Herr Borst hatte bereits 1968 an gleicher Stelle auf diese Befunde hingewiesen [1].

Da diese Eigenschaften der Hochdruckzone denen eines digestiven Sphincters entsprechen, hat sich der Begriff „*unterer Oesophagussphincter*" allgemein durchgesetzt, ohne daß dabei die traditionelle morphologische Struktur eines Sphincters — also ein Ringmuskel — angesprochen werden sollte. Dieser untere Oesophagussphincter gewährleistet aufgrund der eben dargestellten Funktionen die Ventilfunktion der Kardia. Diese „Sphinctertheorie" hat in den Jahren seit 1970 — nicht zuletzt durch die methodische Verbesserung und Standardisierung der Druckmeßverfahren — wesentliche Unterstützung erfahren.

Besonders interessant sind Befunde, die eine Beeinflussung des unteren Oesophagussphincters durch gastrointestinale Hormone aufgezeigt haben [2—4, 12,16].

Nach Injektion von Gastrin erfährt ganz isoliert dieser untere Oesophagussphincter eine Druckzunahme um das 3—4fache (Abb. 1). Unter allen bislang am Menschen untersuchten Hormonen kann allein durch Gastrin ein derartiger Effekt ausgelöst werden. Alle anderen untersuchten Hormone — Sekretin, Cholecystokinin, Glucagon etc. — führen dagegen zu einer Relaxation des Sphincters, wobei der Sphincterdruck um maximal 80 % abfällt (Tab. 1; Abb. 2). Allerdings müssen wir kritisch anmerken, daß diese Wirkungen nur mit pharmakologischen Dosierungen erreicht werden. Zwar sind vergleichbare Druckänderungen auch nach endogener Hormonfreisetzung wahrscheinlich gemacht worden, jedoch lassen diese Versuchsanordnungen noch Zweifel zu, so daß bislang offen bleiben muß, ob den gastrointestinalen Hormonen wirklich eine physiologische Rolle für die Funktion der Kardia zukommt oder nicht. Sie haben aber bereits jetzt eine wesentliche Bedeutung in der Diagnostik erlangt — hervorgehoben seien die Kardialokalisation und die Funktionsteste unter Pentagastrin [13] — und erste Ansätze für therapeutische Möglichkeiten — etwa einer Kardiaöffnung durch Glucagon bei der Achalasie [12] — aufgezeigt.

Untersucht man die gesamte gastrooesophageale Übergangszone abschnittsweise exemplarisch an *isolierten Muskelstreifen,* so stellt man fest, daß ausschließlich der terminalen Oesophagusmuskulatur eine derartige spezifische Sensibilität gegenüber gastrointestinalen Hormonen zukommt [10].

Nur 1 oder 2 cm entfernt von dieser Zone ist die Sensibilität der Oesophagusmuskulatur oder der Fundusmuskulatur bereits um ein Vielfaches geringer, wobei die Abnahme der Sensibilität im Bereich des Fundus langsamer als am Oesophagus vor sich geht (Abb. 3). Diese Befunde sind in zweifacher Hinsicht von Interesse:

Einmal sind sie ein gewichtiges Argument in der Diskussion um die physiologische Bedeutung des Gastrins, zum anderen erlauben sie die Lokalisation des unteren Oesophagussphincters in die distalen Anteile der Oesophagusmuskulatur.

Dieser Befund wird durch die erhaltene Gastrinstimulierbarkeit dieser terminalen Oesophagusmuskulatur auch nach totaler Gastrektomie wesentlich gestützt [11] (Abb. 4). Auf der anderen Seite darf konsequenterweise nach Exstirpation dieses Muskelareales eine Hochdruckzone nicht mehr nachweisbar sein; eine Gastrinstimulation muß ausbleiben. Auch diesen Nachweis konnten wir tierexperimentell und an Patienten nach Kardiaresektion erbringen [8].

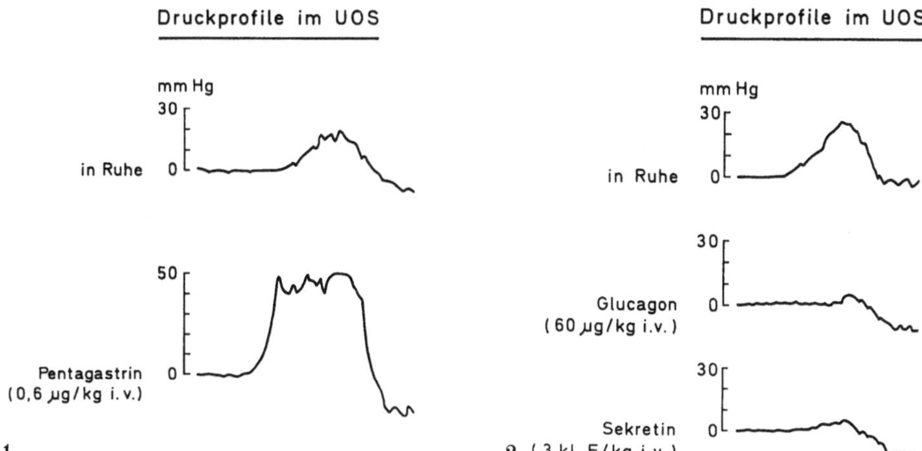

Abb. 1. Druckprofile im UOS (Durchzugsmanometrie) [15] vor und nach Applikation von Pentagastrin (0,6 µg/kg KG) i.v. (Mensch)

Abb. 2. Druckprofile im UOS (Durchzugsmanometrie) [15] vor und nach Applikation von Glucagon (60 µg kg/KG) bzw. Sekretin (3 kl. E/kg KG) i.v. (Mensch)

Tabelle 1. Beeinflußbarkeit des UOS durch Polypeptidhormone (Mensch)

Polypeptid- hormon	Druckänderung im UOS	
	exog. Appl.	endog. Freis.
Gastrin	↑	↑
Caerulein	↓	%
CCK	↓	↓
Sekretin	(↓)	(↓)
Glucagon	↓	?
Calcitonin	→	?

Wie sind nun diese funktionellen Befunde mit den vorliegenden morphologischen Erkenntnissen in Einklang zu bringen? Einigkeit besteht bei allen Untersuchern darüber, daß ein Sphincterringmuskel im traditionellen Sinne nicht nachweisbar ist. Es scheint bedeutungsvoll, daß auch die Morphologen die von ihnen beschriebenen muskulären Strukturen in diesen terminalen Oesophagusabschnitt verlagern, so daß gleichermaßen von der Morphologie und von der Funktion her die Besonderheit dieses Muskelareales dokumentiert ist [14]. Die Widersprüche, die zwischen funktionellen und morphologischen Befunden diskutiert werden, scheinen somit weniger im objektiven Befund als in der Interpretation zu liegen.

Angesichts dieser Befunde sollte auch der Begriff „Kardia" neu überdacht werden. Anatomisch ist die Kardia als Übergang vom Oesophagus zum Magen definiert. Die entscheidende Funktion der Kardia ist aber der gastrooesophageale Verschluß, der nach unserer heutigen Kenntnis vom unteren Oesophagussphincter

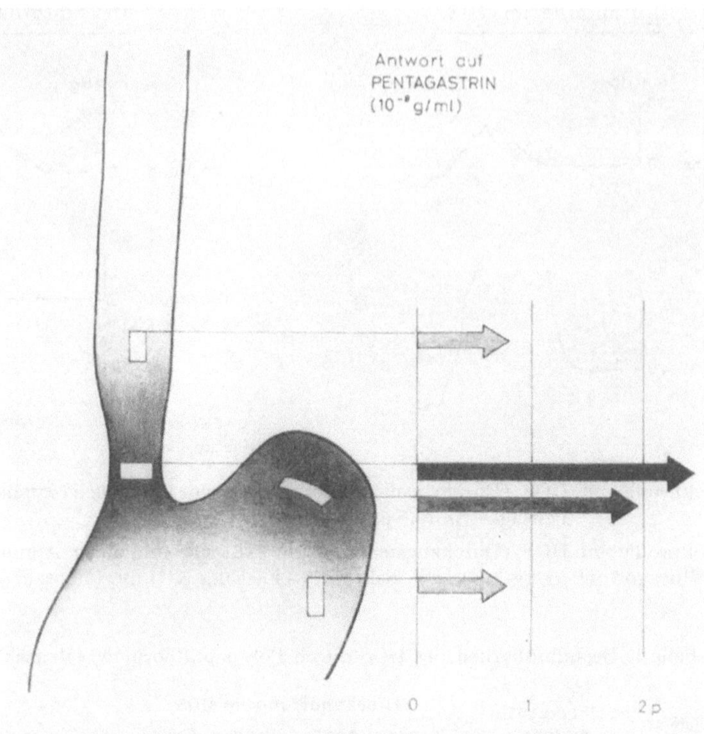

Abb. 3. Längsspannungsdiagramme isolierter Muskelstreifen aus dem tubulären Oesophagus, dem UOS, der cardianahen Magenvorderwand und dem Fundus große Curvatur (halbschematische Darstellung)

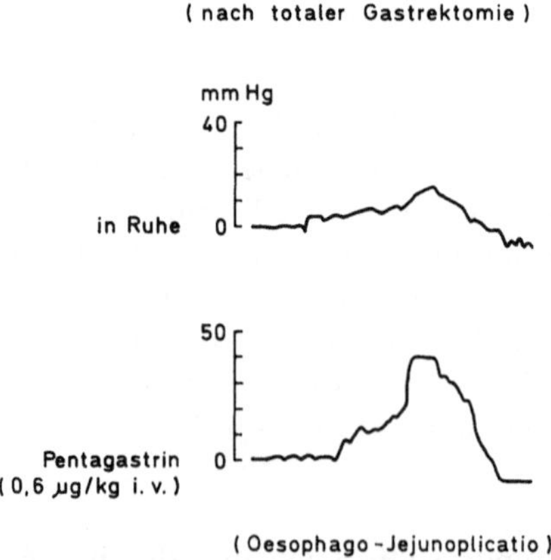

Abb. 4. Druckprofile im UOS des Menschen nach totaler Gastrektomie (Oesophago-Jejunoplicatio) [10]. Die erhaltene Pentagastrinstimulierbarkeit der belassenen terminalen Oesophagusmuskulatur ist deutlich erkennbar

erbracht wird. In diesem Sinne können Kardia und unterer Oesophagussphincter für den klinischen Gebrauch als Synonima benutzt werden. Keineswegs sollte der Übergang vom Plattenepithel des Oesophagus zum Cylinderepithel des Magens als Kardia bezeichnet werden. Diese Grenze ist inkonstant und durchaus nicht an die muskulären Strukturen gebunden. Wesentlich häufiger als bislang angenommen ist sie deutlich oberhalb der anatomischen Kardia lokalisiert; eine Anomalie, die als „*Endobrachyoesophagus*" bezeichnet wird.

Dieser Endobrachyoesophagus ist mehr als eine harmlose Epithelvariante; er stellt eine wesentliche Voraussetzung für die Manifestation der Refluxkrankheit dar [9].

Im Zentrum der derzeitigen Bemühungen stehen Untersuchungen zur *Pathogenese der Sphincterinsuffizienz*. Bislang sind erst erste Ansätze sichtbar. Daß die alleinige Verlagerung eines funktionstüchtigen unteren Oesophagussphincters — z. B. nach intrathorakal — keinen Einfluß auf seine Funktion hat, ist durch experimentelle Befunde und vor allem durch die ungestörte Kardiafunktion bei der überwiegenden Mehrzahl aller Patienten mit einer axialen Hiatushernie bewiesen. Zur Insuffizienz der Kardia kann es vielmehr unabhängig von der Topographie sowohl bei der axialen Hiatushernie als auch beim regelrecht intraabdominell lokalisierten Sphincter kommen [3,5].

Es erhebt sich die Frage, ob den gastrointestinalen Hormonen, besonders dem Gastrin, in der Pathogenese der Sphincterinsuffizienz eine Bedeutung zukommt? Direkte Zusammenhänge zwischen Gastrinspiegel und Sphincterfunktion — etwa niedriger Gastrinspiegel gleich Kardiainsuffizienz — ließen sich nicht aufzeigen; Zusammenhänge zwischen endogener Gastrinfreisetzung und Kardiafunktion sind zwar denkbar [4], aber noch zu wenig untersucht, so daß auch diese Frage bislang noch offen bleiben muß.

Eindeutiger sind dagegen Befunde, die ein Nachlassen der Reaktionsfähigkeit der Sphinctermuskulatur gegenüber hormonellen Reizen entsprechend der Funktionseinbuße der Kardia zeigen. Eine Stimulation mit Pentagastrin erbringt in diesen Fällen keinen adäquaten Druckzuwachs mehr. In Untersuchungen an Patienten mit axialer Hiatushernie [13] und kompletter Sphincterinsuffizienz konnten wir allerdings mit höheren Pentagastrindosen wieder einen Druckzuwachs im Sphincter erreichen, was als Hinweis auf eine Rechtsverschiebung der Dosiswirkungskurve für Pentagastrin gelten kann. Diese Befunde sprechen für eine nachlassende Sensibilität dieser Sphinctermuskulatur. Derartige Sensibilitätsänderungen sind für die Achalasie bereits beschrieben, hier allerdings in Form einer Überempfindlichkeit (Abb. 5). Für die Genese der Sphincterinsuffizienz kann nach diesen Befunden also eine verminderte Sensibilität der Sphinctermuskulatur gegenüber den die Kardia regulierenden Reizen — dem Vagus und möglicherweise den gastrointestinalen Hormonen — diskutiert werden.

Es kann keinem Zweifel mehr unterliegen, daß ausschließlich die Insuffizienz des unteren Oesophagussphincters die Voraussetzung für einen gastrooesophagealen Reflux schafft. Der axialen Hiatushernie kommt hierbei eine kausale Bedeutung nicht zu. Das Ausmaß eines Refluxes wird allerdings wesentlich von der trichterförmigen Umformung der Kardiaregion wie bei der axialen Hiatushernie begünstigt, so daß die Kardiainsuffizienz im klinischen Alltag vorzugsweise in der Kombination mit der axialen Hiatushernie Relevanz erlangt. So lange die Speiseröhre mit

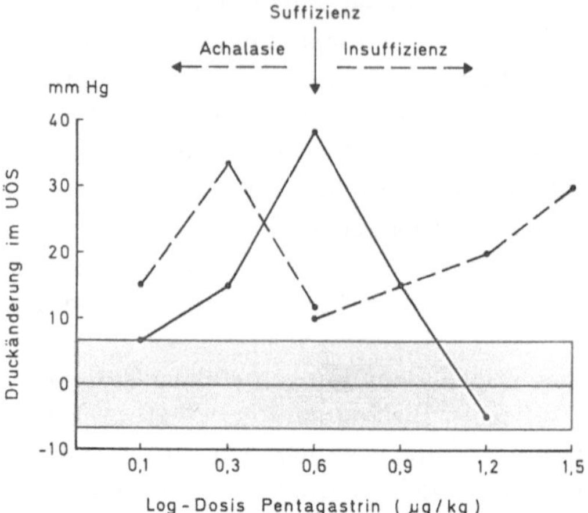

Abb. 5. Pentagastrin-Dosiswirkungskurve am UOS bei Patienten mit Achalasie ($n = 12$), Patienten mit einer Kardiainsuffizienz und Refluxoesophagitis ($n = 12$) sowie einer kardiagesunden Kontrollgruppe ($n = 12$)

ungestörter Motilität immer wieder sofort eine Austreibung des Regurgitates erreicht, bleiben die Folgen eines Refluxes in der Regel aus. Versagt diese *Selbstreinigungsfunktion* der Speiseröhre, so sind die Voraussetzungen für die Entwicklung einer Oesophagitis gegeben. Der Qualität des Refluxes kommt dabei nur eine geringe Bedeutung zu. Zumindest haben sich Zusammenhänge zwischen Magenacidität und Schweregrad der Oesophagitis bislang nicht aufzeigen lassen. Praktisch besonders wichtig ist, daß der *Endobrachyoesophagus* eine Prädisposition für derartige peptische Komplikationen darstellt. Schwere Formen der Oesophagitis oder gar peptische Stenosen finden sich fast ausschließlich in Kombination mit einem Endobrachyoesophagus.

Dem Verständnis der Kardiafunktion wird nach dem Stand unserer heutigen Kenntnisse die „Sphinctertheorie" am besten gerecht. Während die Existenz eines unteren Oesophagussphincters (UOS) heute nicht mehr umstritten ist, sind die Befunde, die eine Beeinflußbarkeit dieses UOS durch gastrointestinale Hormone zeigen, in ihrer Konsequenz für die Kardiafunktion noch nicht eindeutig. Einigkeit besteht darüber, daß die terminale Oesophagusmuskulatur das morphologische Substrat des UOS darstellt. Nur die Insuffizienz der Kardia kann einen pathologischen gastrooesophagealen Reflux verursachen. Wesentliche Voraussetzungen für die Entwicklung schwerer peptischer Komplikationen stellen das Versagen der „Selbstreinigungsfunktion" der Speiseröhre und Epithelatypien im distalen Oesophagus dar.

Literatur

1. Borst, H. G., Earlam, R.: Physiologie und Pathophysiologie der Kardia und des unteren Oesophagus. Langenbecks Arch. klin. Chir. **322**, 340 (1968)
2. Castell, D. O., Harris, L. D.: Hormonal control of gastroesophageal sphincter strength. New Engl. J. Med. **282**, 886 (1970)
3. Cohen, S., Harris, L. D.: Does hiatus hernia affect competence of the gastrooesophageal sphincter ? New Engl. J. Med. **284**, 1053—1056 (1971)

4. Cohen, S., Harris, L. D.: The lower esophageal sphincter. Gastroenterology **63**, 1066—1073 (1972)
5. Heitmann, P.: Der gastrooesophageale Verschlußmechanismus bei Hiatusgleithernien. Internist (Berl.) **10**, 249—258 (1969)
6. Ottenjann, R.: Refluxkrankheit der Speiseröhre. Baden-Baden: G. Witzstrock 1973
7. Peiper, H. J., Siewert, J. R.: Aktuelle Aspekte in der Chirurgie der Hiatushernie. Dtsch. med. Wschr. **98**, 1131—1136 (1973)
8. Siewert, J. R., Jennewein, H. M., Waldeck, F.: Experimentelle Untersuchungen zur Funktion des unteren Oesophagussphincters nach Intrathorakalverlagerung, Myotomie und circulärer Myektomie. Bruns' Beitr. klin. Chir. **220**, 818—828 (1973)
9. Siewert, R.: Der Endobrachyoesophagus. Chirurg **45**, 245—252 (1974)
10. Siewert, R., Jennewein, H. M., Waldeck, F., Peiper, H. J.: Experimentelle und klinische Untersuchungen zum Wirkungsmechanismus der Fundoplicatio. Langenbecks Arch. Chir. **333**, 5—21 (1973)
11. Siewert, R., Peiper, H. J.: Die Oesophago-Jejunoplicatio. Chirurg **44**, 115 (1973)
12. Siewert, R., Waldeck, F., Peiper, H. J.: Gastrointestinale Hormone und unterer Oesophagussphinkter. Chirurg **45**, 28 (1974)
13. Siewert, R., Weiser, F., Jennewein, H. M., Waldeck, F.: Clinical and manometrics investigations of the lower esophageal sphincter and its reactivity to pentagastrin in patients with hiatus hernia. Digestion (im Druck) (1974)
14. Kaufmann, P., Lierse, W., Stark, J., Stelzner, F.: Die Muskelanordnung der Speiseröhre. Ergebn. Anat. Entwickl.-Gesch. **40**, Heft 3, (1968)
15. Waldeck, F., Jennewein, H. M., Siewert, R.: The continuous withdrawal method for functional analysis of the lower esophageal sphincter in man. Europ. J. clin. Invest. **4**, 331 (1973)
16. Waldeck, F., Siewert, R., Jennewein, H. M., Weiser, F.: Das Druckprofil im unteren Oesophagussphinkter und seine Beeinflußbarkeit durch Gastrin, Glucagon und Calcitonin beim Menschen. Dtsch. med. Wschr. **98**, 1059—1063 (1973)

Priv.-Doz. Dr. R. Siewert
Kliniken der Universität
Klinik für Allgemeinchirurgie
D-3400 Göttingen
Bundesrepublik Deutschland

Langenbecks Arch. Chir. 337 (Kongreßbericht 1974)

8. Hiatusbruch, Sphincterinsuffizienz, Refluxoesophagitis: Radiologische Diagnostik

W. Frommhold

Medizinisches Strahleninstitut der Universität Tübingen

Hiatus Hernias, Sphincter Incompetence and Reflux Esophagitis: Radiological Diagnosis

Summary. Radiological diagnosis in the esophagogastric region needs a special examination technique. There are no difficulties in the classification of hiatus hernias. In order to recognize small sliding hernias it is important to differentiate the 3 rings at the distal part of the esophagus. Radiology is not very helpful in the detection of gastroesophageal reflux. The difficulties in differential diagnosis of stenoses caused by reflux esophagitis and the postoperative changes after fundoplicatio are indicated.

Key words: Types of Hiatus Hernias — Stenoses of the Distal Esophagus — Esophageal Rings — X-Ray Technique.

Zusammenfassung. Die Röntgendiagnostik des oesophago-gastralen Überganges erfordert eine spezielle Untersuchungstechnik. Im Hinblick auf die Klassifizierung der Hiatushernien bestehen keine Schwierigkeiten. Bei der Differenzierung kleiner Gleithernien ist die Darstellung der „3-Ringe" am distalen Oesophagus wertvoll. Für den Nachweis eines gastro-oesophagealen Refluxes kann die Röntgendiagnostik nur wenig beitragen. Auf differential-diagnostische Überlegungen sowohl bei den oesophagitisch bedingten Stenosen als auch bei postoperativen Veränderungen nach Fundoplicatio wird hingewiesen.

Schlüsselwörter: Hernientypen — Oesophagusstenosen — Oesophagus-Ringe — Röntgen-technik.

Seitdem durch vornehmlich chirurgisch-klinische Arbeiten klar geworden ist, daß nicht der Nachweis einer Hiatushernie allein Ziel der Röntgendiagnostik sein kann, sondern das funktionelle Moment des Verschlußmechanismus am terminalen Oesophagus die Therapie maßgeblich beeinflußt, muß sich auch das Interesse des Radiologen stärker dem Nachweis funktioneller Störungen zuwenden.

Unverändert bleibt es jedoch die primäre Aufgabe der Röntgendiagnostik, die morphologischen Veränderungen am oesophago-gastralen Übergang eindeutig zu dokumentieren. Erste Hinweise für das Bestehen einer Hiatushernie gibt bekanntlich schon in vielen Fällen die *Thoraxübersichtsaufnahme* in 2 Ebenen: im pa-Strahlengang, besser jedoch im seitlichen Bild ist bei fixierten Hernien der mehr oder minder große in den Thoraxraum verlagerte Magenanteil an der luftüberkuppelten Spiegelbildung zu erkennen.

Bei kleinen, meist nicht fixierten Hernien, steht methodisch die genaue *Beobachtung der Breipassage* bei der Durchleuchtung im Stehen im 1. schrägen Durchmesser im Vordergrund, in der bereits Faltenverwerfungen mit kurzdauerndem Stop des Kontrastmittels vor dem Kardiabereich einen ersten Hinweis geben können. Einen erheblich besseren informatorischen Wert haben jedoch die *Spezialuntersuchungen* in Rücken-Kopftieflage von mindestens 15°, der bekannten

Trendelenburgschen Position, oder die Prüfung des oesophago-kardialen Überganges in ein wenig schräger Bauch-Kopftieflage mit Kompression des Oberbauches. Stilson u. Mitarb. konnten bei Kompression mit einem 12 cm hohen
Balsa-Holzblock, der zumindest die Lendenlordose ausgleicht, in einer großangelegten Untersuchungsreihe von über 1000 Patienten den Nachweis einer
Hiatushernie auf 54,6 % gegenüber nur 5,7 % in Trendelenburgscher Position
steigern. Diese für unsere Verhältnisse unglaublich hohe Zahl beruht u. E. wahrscheinlich auf der Fehldeutung einer ausgeprägten epiphrenischen Ampulle. Vor
allem Hafter hat sich gegen diese Terminologie gewandt und darauf aufmerksam
gemacht, daß bei maximaler Inspiration der Hiatus auch normalerweise über die
Pars abdominalis oesophagi hinabgleitet und die Ampulla oesophagi ohne klinische
Symptome eine kleine direkte Hernie vortäuschen kann. Andererseits beweist
jedoch eine solche Untersuchungsreihe die Notwendigkeit, die Röntgenuntersuchung auf diese spezielle Fragestellung abzustellen und methodisch anders
vorzugehen als bei einer gewöhnlichen Magenuntersuchung. Eindringlich muß
gerade in diesem Kreis betont werden, wie wichtig der Hinweis des Klinikers auf
das Beschwerdebild des Kranken bei der Anforderung der Röntgenuntersuchung
ist, um eine methodisch richtige und dann auch informatorisch ergiebige Röntgenuntersuchung zu gewährleisten.

Versuche, die Kompression von außen gleichsam durch die physiologische
Bauchpresse zu ersetzen, haben keineswegs die gleich hohe Ausbeute an positiven
Befunden ergeben. Weder ein Anziehen der Beine in der Trendelenburgschen
Kopftieflage noch die 1973 von Tishler empfohlene „lateral stooping position",
die seitliche Bückstellung, haben sich zur Darstellung einer Hiatushernie durch-
setzen können. Diese Methode eignet sich jedoch gut zur Beurteilung der Magen-
hinterwand und der anatomischen Verhältnisse nach subtotaler Gastrektomie und
Gastroenterostomose (Abb. 1).

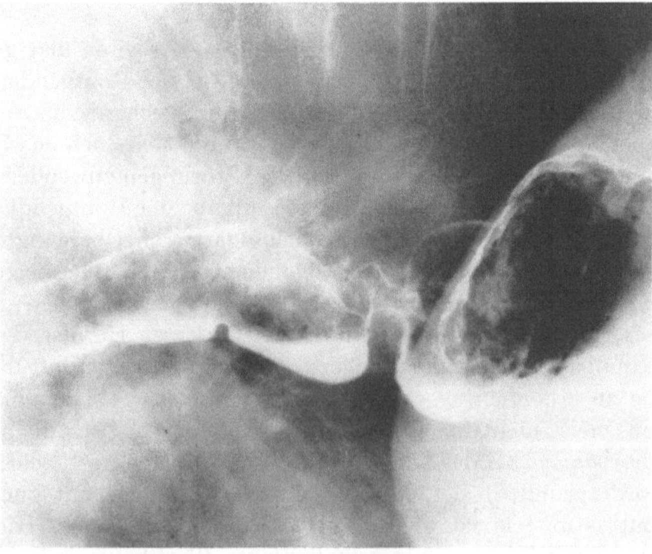

Abb. 1. Darstellung einer Hiatushernie in der sog. „Lateralen Bückstellung"

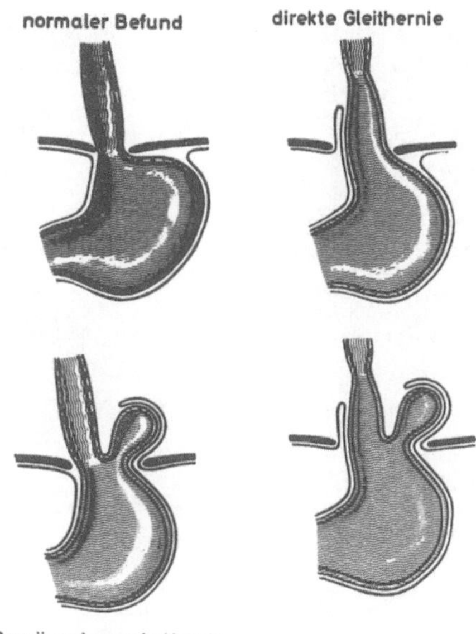

Abb. 2. Klassifizierung der Hiatushernien

Auch der Einsatz der *Pharmakoradiographie* hat die Diagnostik kleiner, larvierter Hiatushernien nicht wesentlich verbessert. Empfohlen wird die subcutane Injektion von 0,5 mg Atropin (Brandl u. Mitarb., 1973) oder 40—60 mg Buscopan i.v. (Uthgenannt u. Mitarb., 1973). Besonders in der ambulanten Diagnostik dürfen jedoch auch die bekannten Nebenwirkungen dieser Pharmaka nicht unbeachtet bleiben.

Bei der *Klassifizierung der Hiatushernien* (Abb. 2) bestehen zwischen den verschiedenen Fachdisziplinen keine wesentlichen Differenzen. Für den Radiologen stehen dabei naturgemäß morphologische Gesichtspunkte im Vordergrund. Die Abgrenzung einer *direkten Gleithernie* von einer *paraoesophagealen Hernie* ist nicht immer ganz einfach. Nur durch eine sehr sorgfältige und häufig nur durch Zielaufnahmen erreichbare Darstellung der Einmündung des Oesophagus in den verlagerten Magenanteil gelingt es, Fehldeutungen sicher zu vermeiden (Abb. 3a, b).

Über die anatomische und patho-physiologische Bedeutung der sog. „*3-Ringe*" am terminalen Oesophagus (Abb. 4), die durch die Renaissance der Doppelkontrastuntersuchung wieder stärker in den Vordergrund des Interesses gerückt sind, ist bis zum heutigen Tage sowohl unter den gastroenterologisch interessierten Radiologen als auch unter den radiologisch interessierten Klinikern heiß diskutiert worden. Ich persönlich meine, daß diese Problematik in ihrer klinischen Bedeutung häufig überschätzt wird.

Keinerlei Schwierigkeit besteht in der Definition des sog. *dritten, unteren Ringes*. Er wird hervorgerufen durch die Zwinge der Zwerchfellschenkel bei einer Hiatushernie. In Inspiration ist diese Abschnürung des in den Thorax verlagerten Magenanteiles vom subdiaphragmatischen Magen besonders deutlich sichtbar.

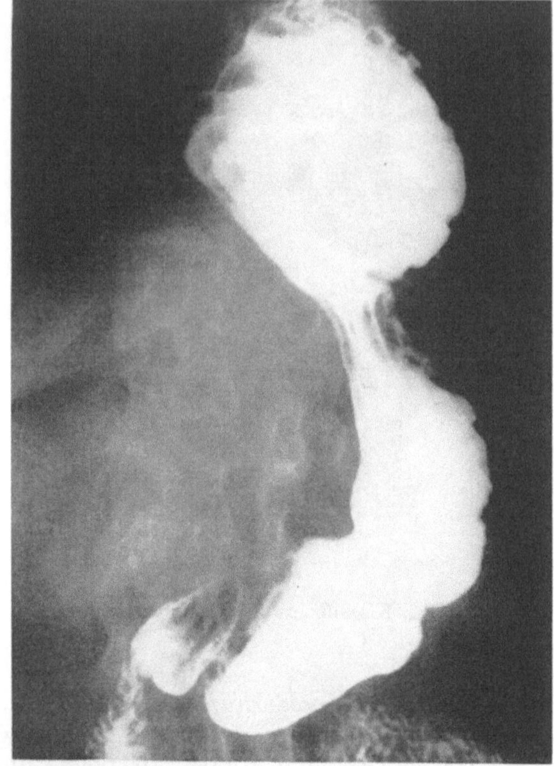

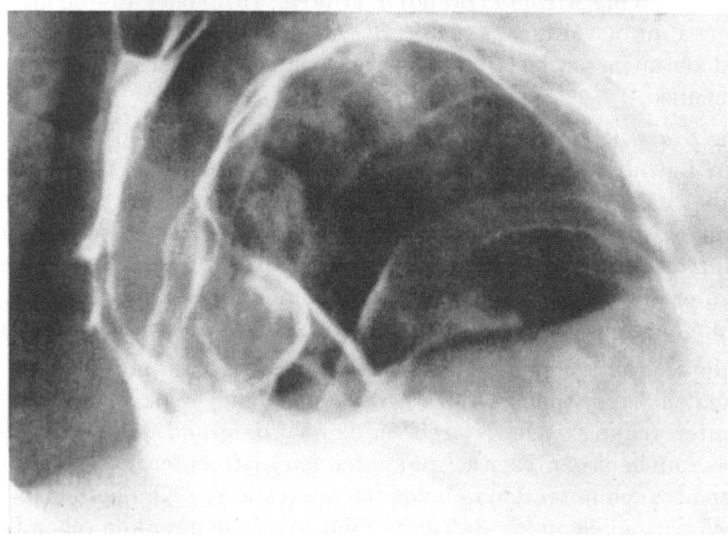

Abb. 3 a und b. Faustgroße Hiatushernie. a Übersicht; b Zielaufnahme erlaubt die Diagnose einer paraoesophagealen Hernie

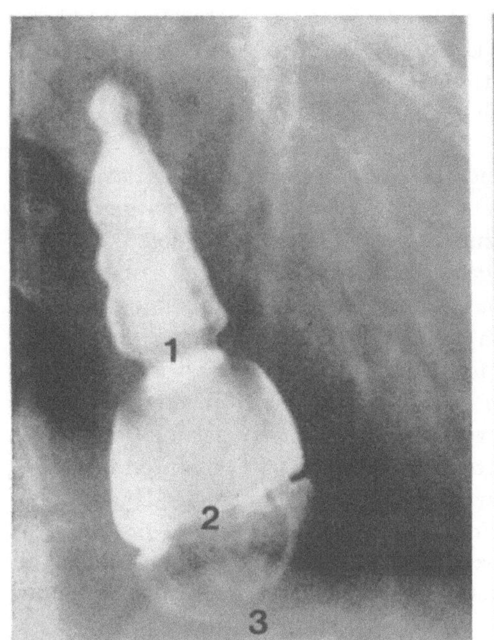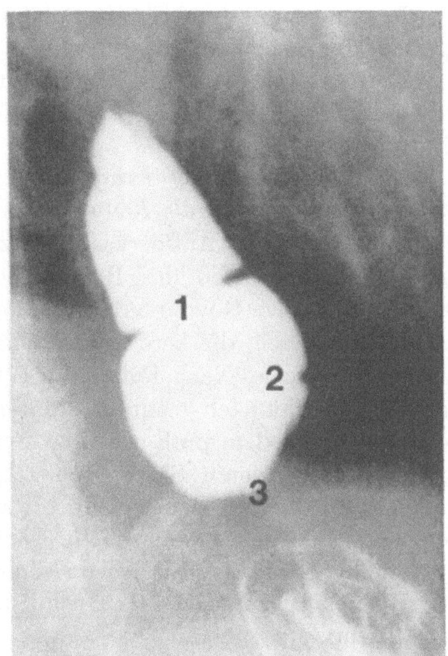

Abb. 4. Diagnostik einer kleinen direkten Hernie durch Differenzierung der „3 Ringe".
1 oberer Ring = unterer Oesophagussphincter; *2* mittlerer Ring = Grenze zwischen Platten-epithel des Oesophagus und Zylinderepithel des Magens („Schatzki'scher Ring"); *3* unterer
Ring = Zwerchfellzwinge bei Hiatushernie

Der *erste oder obere Ring* ist röntgenologisch weniger einprägsam. Er liegt an
der Grenze zwischen dem tubulären Oesophagus und dem Vestibulum, ist in seiner
Lage nicht konstant und wechselt sowohl im Durchmesser als auch in seiner
Breite. Im Röntgenbild des normalen terminalen Oesophagusabschnittes kenn-
zeichnet er den Bereich des muskulären unteren Oesophagussphincters. Er bildet
den cranialen Abschluß des stets unter hohem Druck stehenden Vestibulum und
führt als zirkulärer Kontraktionsring zum röntgenologischen Bild der epiphrenischen Ampulle.

Verleitet ein solches inspiratorisch aufgeblähtes ampulläres epiphrenisches
Gebilde zur differentialdiagnostischen Erwägung einer Hiatushernie, so gewinnt
der Nachweis des *zweiten, mittleren Ringes* entscheidende Bedeutung. Dieser mar-
kiert den Übergang vom Plattenepithel des Oesophagus zum Cylinderepithel des
Magens. Verwirrung stiftet in der Terminologie, daß in der angelsächsischen
Literatur dieser mittlere Ring als sog. „Schatzkischer Ring" oder „lower eso-
phagealring", also „unterer oesophagealer Ring" bezeichnet wird. Klinisch scheint
es mir wenig relevant zu sein, daß Maurer u. Otto die Lokalisation der mittleren
Ringformation zwar anerkennen, jedoch auf Grund ihrer kinematographischen
Untersuchungen zwei keineswegs identische Gebilde definieren.

Differentialdiagnostisch ist vielmehr wichtig, daß nahezu alle Autoren darin
übereinstimmen, daß der typische „Schatzkische Ring" ausschließlich beim Vorliegen einer Hiatushernie beobachtet wird. Er ist im Röntgenbild als mehr oder
minder ausgeprägte, meist zirkuläre aber auch einseitige waagrechte Einkerbung

der Oesophaguswandung sichtbar und wird bei genügender Dilatation des unteren
Speiseröhrenabschnittes im allgemeinen konstant 3—5 cm oberhalb des Zwerchfells
beobachtet. Seine Ätiologie ist umstritten. Neben einer angeborenen Anomalie
wird besonders eine lokalisierte klinisch nicht manifeste peptische Oesophagitis
diskutiert.

Wichtigstes klinisches Symptom einer behandlungsbedürftigen Hiatushernie
ist der *gastro-oesophageale Reflux*. Seinem Nachweis sollte daher bei der Durchleuchtung besondere Aufmerksamkeit zugewendet werden. Über den Wert einer
speziellen Provokation des Refluxes gehen die Meinungen weit auseinander.
De Reus und auch Govoni haben 1973 erneut auf eine einfache radiologische Methode hingewiesen, die bereits 1951 von De Carvalho als ,,Wasser-Siphon Test''
beschrieben wurde. Nach Füllung des Magens mit Bariumkontrastbrei trinkt der
Patient in leicht nach rechts gedrehter Kopf-Tieflage rasch Wasser. Kontrast-
mittelreflux aus dem prall gefüllten Fornixanteil des Magens ist im Oesophagus
leicht zu differenzieren. Stilson beobachtete bei nahezu 1000 Patienten in 44,2 $\%$
einen so provozierten Reflux, jedoch war nur bei etwas mehr als der Hälfte dieser
Personen eine Hiatushernie nachweisbar. Hafter spricht diesem so provozierten
Rückfluß des Kontrastmittels jede klinische Bedeutung ab, da der den Schluckakt
begleitende Druckabfall in der Hochdruckzone bei allen Menschen die Entstehung
eines Refluxes begünstigt.

Umgekehrt bedeutet bei glaubhaften Beschwerden des Patienten das fehlende
röntgenologische Korrelat entzündlicher Veränderungen der Oesophagusschleim-

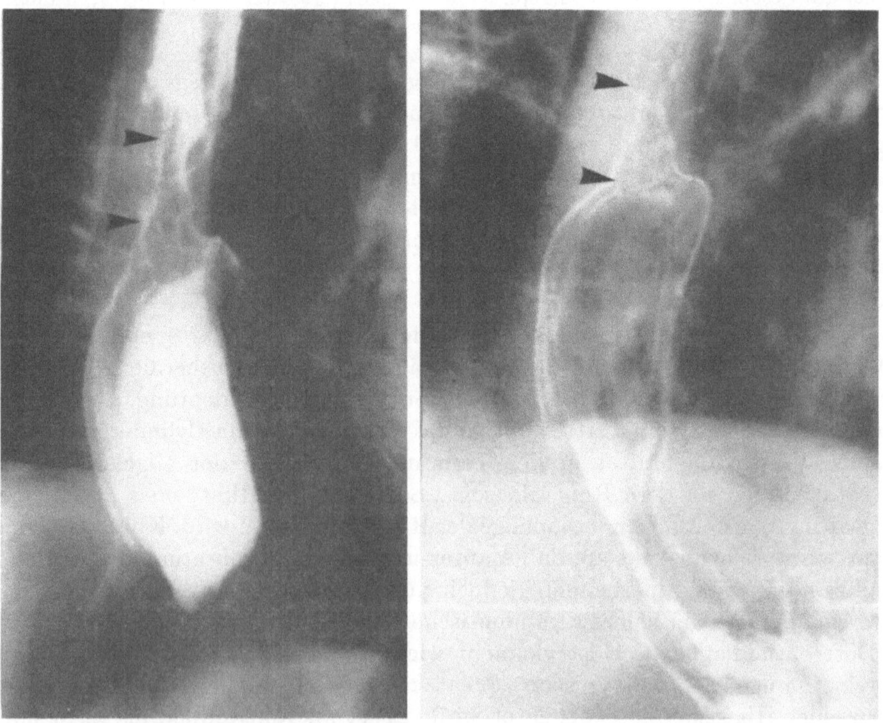

Abb. 5. Kurze entzündliche Oesophagusstenose (→) bei Endobrachyoesophagus

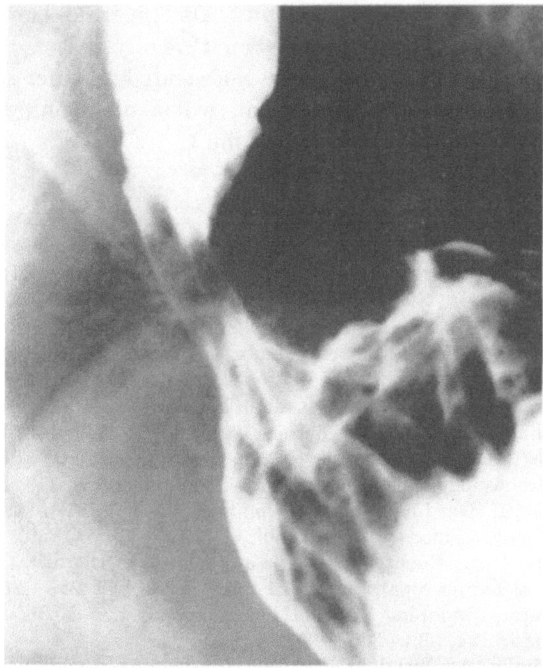

Abb. 6. „Pseudotumor" im Kardiabereich nach Fundoplicatio

haut keineswegs, daß eine Refluxoesophagitis als Ursache ausgeschlossen werden kann. Schwere, meist mit einer langstreckigen Stenose einhergehende Irregularitäten der Schleimhautfalten, oft mit Ulcerationen, beweisen lediglich, daß ein erheblicher Rückfluß von Mageninhalt bestehen muß. Dabei erleichtern selbstverständlich anamnestische und klinische Daten die manchmal nicht einfache Differentialdiagnose z. B. gegenüber Stenosen bei Säure- oder Laugenverätzungen.

Schwierig kann auch die Abgrenzung einer kurzstreckigen entzündlichen Oesophagusstenose sowohl beim Vorliegen einer kleinen Hiatushernie als auch beim Barrett-Syndrom, dem Endobrachyoesophagus, sein (Abb. 5). Hier finden wir häufig wie beim Malignom den Beginn der Beschwerden erst im fortgeschrittenen Alter, auch die Einzelsymptome geben keinen entscheidenden Hinweis. Selbst eine subtile röntgenologische Schleimhautdiagnostik kann den Unerfahrenen täuschen: Schleimhautabbrüche, beginnende zirkuläre Stenosen und ein leichter Aufstau des Kontrastmittels verführen zur Fehldeutung. Lediglich die genaue Beobachtung des Funktionsablaufes der Passage mit den verschiedenen Aufweitungsphasen der terminalen Abschnitte, die eine Zuordnung zu Magen oder Speiseröhre erlauben, bringt uns der richtigen Diagnose näher. Sie muß schließlich endoskopisch durch Probeexcision gesichert werden.

Die in den letzten Jahren zunehmende *operative Korrektur der Hiatusbrüche* durch die Fundoplicatio rechtfertigt abschließend einen Hinweis auf röntgenologische Bilder, die differentialdiagnostisch nicht weniger schwierig sein können als die skizzierten präoperativen Probleme. Durch die Vernähung der Fornixabschnitte des Magens können postoperativ an der Einmündungsstelle des Oesophagus Faltenverwerfungen und „Füllungsdefekte" vorgetäuscht werden (Abb. 6), die

dem unerfahrenen Untersucher durchaus als „Kardia-Tumor" imponieren
(Teixidor u. Evans, 1973; Feigen u. Mitarb., 1974).

Gerade dieses Beispiel zeigt deutlich die Notwendigkeit einer engen Zusammenarbeit zwischen Chirurgen und Radiologen, wobei die Röntgendiagnostik ihre
ständigen Impulse aus der Klinik beziehen muß.

Literatur

Brandl, H.-G., Müller, S., Hildebrandt, E.: Verbesserung des Nachweises der kleinen axialen
    Hiatushernien durch Pharmakoradiographie. Radiol. diagn. (Berl.) **24**, 31—38 (1973)
Feigin, D. S., James, A. E., Jr., Stitik, F. P., Donner, M. W., Skinner, D. B.: The radiological
    appearance of hiatal hernia repairs. Radiology **110**, 71—77 (1974)
Govoni, A. F.: The DeCarvalho test in the demonstration of gastro-oesophageal reflux, of
    a "silent" hiatus hernia and of reflux oesophagitis, with a review of the factors influencing
    the gastro-oesophageal junction. Aust. Radiol. **77**, 375—393 (1973)
Hafter, E.: Röntgendiagnostik der Hiatushernie. Radiologe **1**, 141—147 (1961)
Maurer, H.-J., Otto, W.: Die Hiatushernie. 1972 Berlin-New York: W. de Gruyter
De Reus, H. D.: Gastrooesophagealer Reflux. Fortschr. Röntgenstr. **118**, 38—44 (1973)
Stilson, W. L., Sanders, I., Gardiner, G. A., Gorman, H. C., Lodge, D. F.: Hiatal hernia and
    gastroesophageal reflux. Amer. J. Roentgenol. **93**, 1323—1327 (1969)
Teixidor, H. S., Evans, J. A.: Roentgenographic appearance of the distal esophagus and the
    stomach after hiatal hernia repair. Amer. J. Roentgenol. **119**, 245—258 (1973)
Tishler, J. M.: The lateral stooping position radiograph of the cardia and fundus of the
    stomach. Clin. Radiol. **24**, 333—336 (1973)
Uthgenannt, H., Strömlid, A., Zwad, H.-D.: Die Röntgenuntersuchung des Oesophagus in
    Buscopan-Hypotonie. Fortschr. Röntgenstr. **119**, 10—16 (1973)

Prof. Dr. W. Frommhold
Med. Strahleninstitut
Univ. Tübingen
D-7400 Tübingen
Röntgenweg 11
Bundesrepublik Deutschland

Langenbecks Arch. Chir. 337 (Kongreßbericht 1974)

9. Hiatusbruch, Sphincterinsuffizienz, Refluxoesophagitis: Endoskopie, Manometrie, konservative Therapie

M. Wienbeck

II. Medizinische Klinik und Poliklinik der Universität Düsseldorf

Applications of Endoscopy, Manometry, and Conservative Therapy

Summary. A detailed history, radiology, endoscopy and histology are indispensable in the diagnosis of reflux disease of the esophagus. Measurement of esophageal pH and manometry are useful, whereas gastric secretory analysis, measurement of PD and the acid perfusion test can be omitted. Severe esophagitis with ulcers and stenosis requires surgery, while in the case of other reflux problems conservative treatment can first be applied for 3 to 6 months: Antacids, high-protein and low-fat diet, no nicotine, no alcohol, elevation of the bed head, normalization of body weight.

Key words: Reflux Esophagitis — Endoscopy — pH Measurement — Esophageal Manometry.

Zusammenfassung. Diagnostisch notwendig bei der Refluxkrankheit des Oesophagus sind eingehende Anamneseerhebung, röntgenologische und endoskopisch-histologische Untersuchungen. Wünschenswert sind intraoesophageale pH-Messung und Manometrie. Entbehrlich sind Magensekretionsanalyse, PD-Messung und Säureperfusionstest. Bei der ulcerierend-stenosierenden Entzündung sollte operiert, bei den anderen Formen zunächst 3—6 Monate intensiv konservativ behandelt werden: Antacida, proteinreiche, fettarme Kost, Nicotin- und Alkoholabstinenz, Bettkopfende anheben, Körpergewicht normalisieren.

Schlüsselwörter: Refluxoesophagitis — Endoskopie — pH-Messung — Oesophagusmanometrie.

I. Einleitung

Die axiale Hiatushernie ist ein häufiger Befund, die Refluxkrankheit des Oesophagus kommt wesentlich seltener vor. Gerade dem abnormen gastrooesophagealen Reflux soll hier jedoch besondere Aufmerksamkeit gelten, da nur er allein für Chirurg und Internist Krankheitswert hat [6].

Bei der Refluxkrankheit des Oesophagus lassen sich 3 Patientengruppen voneinander unterscheiden:

1. Kranke mit Refluxsymptomen ohne Oesophagitis,
2. Patienten mit geringgradiger Refluxoesophagitis und
3. solche mit schwerer Refluxoesophagitis.

Zwar werden heute noch viele Kranke mit Refluxsymptomen ohne weitere Untersuchungen, sozusagen auf Verdacht, über lange Zeit medikamentös behandelt; eine weitergehende Abklärung sollte aber vor Einleitung jeder Therapie unbedingt angestrebt werden.

II. Diagnostik

Zu den notwendigen Untersuchungen gehört neben der Röntgenuntersuchung die Endoskopie mit Biopsie [34]. Nicht zu vergessen ist eine eingehende Befragung des Patienten nach Charakter, Zeitpunkt und Dauer seiner Beschwerden — im Vordergrund steht ein retrosternales Brennen —, nach auslösenden Umständen und nach Ansprechen auf Milch und Antacida.

A. Endoskopie

Zur Endoskopie finden heute Fiberglasinstrumente mit prograder Optik Verwendung. Bereits beim Vorschieben sollte auf folgende Dinge geachtet werden:

1. Weicht das Aussehen der Schleimhaut von der normalen hellfarbenen, spiegelnden Oberflächenbeschaffenheit ab, etwa in Form einer Rötung und Lädierbarkeit, einer Erosion oder Ulceration?

2. Ist retiniertes oder zurückgeflossenes Sekret, unter Umständen sogar galliges Sekret, vorhanden [9,17,31]?

3. Ist eine propulsive Motorik erkennbar?

4. Erscheint die Lichtung am distalen Ende der Speiseröhre verschlossen?

5. Wird zwischen dem Kontraktionsring am distalen Oesophagus und dem atemvariablen Zwerchfellring ein von der Speiseröhrenmotilität unabhängiges, mit rötlicher Magenschleimhaut ausgekleidetes Segment, sprich axiale Hiatushernie, erkennbar?

Diese Punkte sollten notiert werden, bevor größere Mengen Luft insuffliert, abgesaugt, gespült oder das Instrument hin- und hergeschoben wird. Hingegen empfiehlt es sich, die Entnahme von Gewebsproben auf das Ende der Untersuchung zu verlegen, bis Magen und oberes Duodenum inspiziert wurden. Durch Inversion des Endoskopes im Magenfundus lassen sich gelegentlich Herniierungen des Magens erkennen, die der prograden Betrachtung entgangen sind.

Von der anschließenden histologischen Untersuchung sind folgende Informationen zu erwarten:

a) Es finden sich klassische Entzündungszeichen mit dichter leukocytärer Wandinfiltration.

b) Darüber hinaus lassen sich unter Umständen Erosionen und Ulcerationen nachweisen. Der Epithelbelag fehlt, die Oberfläche wird von Nekrosen, Granulationsgewebe und Schorf gebildet.

c) Nicht selten fehlen auch bei multiplen Probeentnahmen und typischen Refluxsymptomen jegliche Entzündungszeichen. Umstritten ist noch die Bedeutung der sog. hyperregeneratorischen Oesophagopathie [16,21].

Da die endoskopisch gewonnenen Gewebsproben oft sehr klein sind, empfiehlt sich in Zweifelsfällen die Entnahme von Saugbiopsien 2—5 cm oberhalb des gastrooesophagealen Sphincters unter röntgenologischer oder manometrischer Kontrolle [36].

B. pH-Messung

Während röntgenologische und endoskopisch-histologische Untersuchungen als ein Muß bei Verdacht auf eine Refluxkrankheit anzusehen sind, stellen weitere Teste eine wünschenswerte Ergänzung dar, die allerdings in differentialdiagnostisch schwierigen Fällen von ausschlaggebender Bedeutung sein kann. Zu diesen wichtigen ergänzenden Untersuchungen gehören die pH-Messung im distalen Oesophagus und die intraoesophageale Druckmessung oder Oesophagusmanometrie.

Mit Hilfe einer pH-Sonde 5 cm oberhalb des gastrooesophagealen Sphincters kann gegenüber der Röntgenuntersuchung unter physiologischen Bedingungen und über lange Zeitabschnitte das Auftreten von gastrooesophagealem Reflux überprüft nachgewiesen werden [10,22,26]. Gelegentlicher Abfall des pH unter pH 4 nach dem Essen, bei Müllerschen oder Valsavaschen Manövern oder sehr selten beim Liegen kann noch normal sein. Das saure Milieu bleibt jedoch in der gesunden Speiseröhre nur für kurze Zeit bestehen. Hingegen ist bei Patienten mit Refluxsymptomatik saurer Rückfluß nicht nur häufiger, sondern der Säureinhalt verweilt auch wesentlich länger im Oesophagus, die Säureklärung ist verzögert [25].

C. Manometrie

Bei der intraoesophagealen Druckmessung sind zwei Verfahren voneinander zu unterscheiden:

1. Die in den fünfziger Jahren begründete Dreipunktmethode [5,15]. Diese Technik ist hervorragend geeignet zum Studium der schluckabhängigen *Motilität* im Oesophagus und in den beiden Oesophagussphincteren, da sie gleichzeitig Messungen an 3 verschiedenen Punkten erlaubt [1,13]. Dies kann entscheidend zum Nachweis von schluckabhängiger Motorik distal von Stenose und Ulcus beim Endobrachyoesophagus sein [36].

2. Zur Überprüfung des gastrooesophagealen Sphincters *in Ruhe* hat jedoch die von Waldeck u. Mitarb. [33] beschriebene und standardisierte Ein-Punkt-Durchzugsmethode Vorteile. Das normale Druckprofil des gastrooesophagealen Sphincters läßt eine etwa 3 cm lange Hochdruckzone mit um etwa 20 mm Hg höheren Druckwerten als im Magenfundus erkennen. Diese Hochdruckzone entspricht dem gastrooesophagealen Sphincter. In der Speiseröhre selbt liegt der Ruhedruck niedriger als im Magenfundus. Demgegenüber weist der insuffiziente gastrooesophageale Sphincter wesentlich niedrigere Druckwerte auf [11,12].

Erhöhung des Bauchinnendruckes durch abdominale Kompression bewirkt normalerweise einen überschießenden reflektorischen Druckanstieg im gastro-oesophagealen Sphincter, der eine zusätzliche Barriere gegen Reflux darstellt. Auch dieser Mechanismus ist meist beim insuffizienten Sphincter gestört, so daß dann Druckanstiege vom Magen bis in die Speiseröhre mitgeteilt werden können [4,13].

D. Weitere Untersuchungsmethoden

Neben pH-Messung und Manometrie sind als weitere ergänzende Untersuchungsmethoden zur Abklärung einer Refluxkrankheit zu erwähnen: die Magensekretionsanalyse, die Säureperfusion des Oesophagus [3,18] und die Messung der Potential-Differenz am gastrooesophagealen Übergang [32]. Von diesen Methoden hat lediglich die Magensekretionsanalyse in der präoperativen Diagnostik eine mögliche Bedeutung erlangt, um Kranke herauszufinden, bei denen evtl. zusätzlich zum refluxverhindernden Eingriff eine Vagotomie sinnvoll sein könnte.

III. Therapie

Was die Behandlung anbetrifft, so sollte diese bei der schweren erosiv-ulcerierenden Refluxoesophagitis und insbesondere bei peptischen Stenosen in einer operativen Wiederherstellung des insuffizienten gastrooesophagealen Sphincters bestehen [23]. Eine Ausnahme machen Refluxoesophagitiden im Gefolge von schweren Grundkrankheiten. Tritt z. B. während des Krankenlagers nach einem Herzinfarkt oder nach einem neuro-chirurgischen Eingriff eine ulcerös-stenosierende Refluxoesophagitis auf, so besteht berechtigte Aussicht, daß mit Genesung von der Grundkrankheit auch alle Refluxsymptome verschwinden.

Bei leichten Formen der Refluxoesophagitis und bei Refluxsymptomen ohne Entzündung ist zunächst eine konservative Therapie gerechtfertigt [27]. Eine Ausnahme machen jedoch auch hier die nicht so seltenen Formen, die mit bronchopulmonalen refluxbedingten Komplikationen einhergehen. Sie sollten ohne längere Verzögerung auf jeden Fall operiert werden.

Zu den sinnvollen konservativen Therapiemaßnahmen gehören:

1. solche, die die Verschlußkraft des gastrooesophagealen Sphincters verbessern,
2. solche, die sphincterschwächende Momente möglichst meiden, und
3. schließlich alle Maßnahmen, die auf physikalischem Wege freien gastrooesophagealen Reflux erschweren [30].

Zu 1.: *Zu den erstgenannten Maßnahmen gehört:*

a) die regelmäßige, unter Umständen stündliche Gabe eines potenten Antacidums zwischen den Mahlzeiten, vor dem Einschlafen und beim Erwachen in der Nacht [24],
b) die Verabreichung häufiger Mahlzeiten, die
c) proteinreich sein sollten [19], und
d) eine zusätzliche Medikation zur Erhöhung des Vagotonus mit Metoclopramid [29] oder Urecholin [8].

Zu 2.: *Zu den weiteren Maßnahmen gehört die Meidung von:*

a) fettreicher Kost [20],
b) Nicotin [28],
c) Alkohol [14],
d) vielleicht auch von Coffein [7] und
e) Vagolytica.

Zu 3.: *Schließlich werden die Gelegenheiten zu gastrooesophagealem Reflux vermindert:*

a) wenn das Bett des Patienten schräg gestellt wird durch mindestens 12 cm hohe Klötze unter den Beinen des Bettkopfendes [35],
b) wenn die Bettruhe auf das zum Schlafen notwendige Mindestmaß eingeschränkt wird (viele Refluxkranke verschlechtern sich im Krankenhaus, weil sie zuviel im Bett liegen),
c) wenn voluminöse Mahlzeiten und
d) wenn Speisen in den 2—3 Std vor der Nachtruhe gemieden werden,
e) wenn der abdominale Druck durch Gewichtsnormalisierung und
f) Vermeiden einschnürender Korsetts oder Gürtel reduziert wird und
g) wenn refluxbegünstigende Tätigkeiten, wie Bücken und schweres Heben, möglichst gemieden werden.

Diese konservative Therapie erfordert eine intensive Mitarbeit des Patienten. Dazu müssen ihm nicht nur die Verhaltensregeln aufgezählt, sondern in ihrer Notwendigkeit seinem Verständnisvermögen entsprechend erklärt werden.

Die konservative Therapie hat eine gute Aussicht auf Besserung der Refluxsymptome [2]. Hat sich die konservative Therapie nach 3—6monatigen Versuchen als erfolglos oder undurchführbar erwiesen, dann kann auch bei den Refluxkranken ohne schwere Oesophagitis eine Operation indiziert sein. Bei den Patienten der Gruppe I ohne nachweisbare Oesophagitis sollte man den irreversiblen Eingriff jedoch nur dann durchführen, wenn Sphincterinsuffizienz, pathologischer Reflux und beeinträchtigte Oesophagusmotorik wiederholt nachgewiesen sind und wenn der Patient durch die Refluxsymptome im Alltagsleben und nicht nur nach einem Alkoholexzeß erheblich beeinträchtigt wird. Eine einfache axiale Hiatushernie ohne Refluxerscheinung bedarf danach keiner Behandlung.

Literatur

1. Affolter, H.: Pressure characteristics of reflux esophagitis. Helv. med. Acta **33**, 395—402 (1966)
2. Benz, J. L., Hootkin, L. A., Margulies, S., Donner, M. W., Cauthorne, R. T., Hendrix, T. R.: A comparison of clinical measurements of gastro-esophageal reflux. Gastroenterology **62**, 1—5 (1972)
3. Bernstein, L. M., Baker, L. A.: A clinical test for esophagitis. Gastroenterology **34**, 760—781 (1958)
4. Butterfield, D. G., Struthers, J. E., Showalter, J. P.: A test of gastroesophageal sphincter competence. The common cavity test. Amer. J. dig. Dis. **17**, 415—421 (1972)
5. Code, C. F., Creamer, B., Schlegel, J., Olsen, A. M., Donoghue, F. E., Andersen, H. A.: An atlas of esophageal motility in health and disease. Springfield, Ill.: Ch. C. Thomas 1958
6. Cohen, S., Harris, L. D.: Does hiatus hernia affect competence of the gastroesophageal sphincter? New Engl. J. Med. **284**, 1053—1056 (1971)
7. Dennish, G. W., Castell, D. O.: Caffeine and the lower esophageal sphincter. Amer. J. dig. Dis. **17**, 993—996 (1972)
8. Farrell, R. L., Roling, G. T., Castell, D. O.: Stimulation of the incompetent lower esophageal sphincter. A possible advance in therapy of heartburn. Amer. J. dig. Dis. **18**, 646—650 (1973)
9. Gillison, E. W., Kusakari, K., Bombeck, C. T., Nyhus, L. M.: The importance of bile in reflux oesophagitis and the success in its prevention by surgical means. Brit. J. Surg. **59**, 794—798 (1972)
10. Habibulla, K. S., Ammann, J. F., Collis, J. L.: Effects of posture in hiatus hernia as studied by oesophageal pH measurement. Thorax **26**, 689—695 (1971)
11. Haddad, J. K.: Relation of gastro-esophageal reflux to yield sphincter pressures. Gastroenterology **58**, 175—184 (1970)
12. Heitmann, P.: Die funktionellen Grundlagen des gastro-ösophagealen Refluxes bei Hiatushernien. Leber-Magen-Darm **2**, 23—27 (1972)
13. Heitmann, P., Möller, N.: Intraluminale Druckmessungen an der gastro-ösophagealen Übergangszone und am distalen Oesophagus bei gesunden Erwachsenen. Dtsch. med. Wschr. **95**, 1963—1969 (1970)
14. Hogan, W. J., Viegas de Andrade, S. R., Winship, D. H.: Ethanol-induced acute esophageal motor dysfunction. J. appl. Physiol. **32**, 755—760 (1972)
15. Ingelfinger, F. J.: Esophageal motility. Physiol. Rev. **38**, 533—584 (1958)
16. Ismail-Beigi, F., Horton, P. F., Pope, C. E.: Histological consequences of gastroesophageal reflux in man. Gastroenterology **58**, 163—174 (1970)
17. Kaye, M. D., Showalter, J. P.: Pyloric incompetence in patients with symptomatic gastroesophageal reflux. J. Lab. clin. Med. **83**, 198—206 (1974)

18. Keel, H. J., Blättler, W.: Der Säureperfusionstest zur Diagnose der Refluxösophagitis. Dtsch. med. Wschr. **95**, 31—33 (1970)

19. Nebel, O. T., Castell, D. O.: Lower esophageal sphincter pressure changes after food ingestion. Gastroenterology **63**, 778—783 (1972)

20. Nebel, O. T., Castell, D. O.: Inhibition of the lower oesophageal sphincter by fat —a mechanism for fatty food intolerance. Gut **14**, 270—274 (1973)

21. Ottenjann, R., Gruner, H. J., Strauch, M.: Endoskopisch-bioptische Befunde bei Refluxösophagitis. Leber-Magen-Darm **2**, 48—52 (1972)

22. Pattrick, F. G.: Investigation of gastrooesophageal reflux in various positions with a two-lumen pH electrode. Gut **11**, 659—667 (1970)

23. Peiper, H.-J., Siewert, J. R.: Aktuelle Aspekte in der Chirurgie der Hiatushernie. Dtsch. med. Wschr. **98**, 1131—1135 (1973)

24. Salter, R. H.: Lower oesophageal sphincter: therapeutic implications. Lancet **1974 I**, 347—349

25. Skinner, D. B., Booth, D. J.: Assesment of distal esophageal function in patients with hiatal hernia and/or gastroesophageal reflux. Ann. Surg. **172**, 627—637 (1970)

26. Spencer, J.: Prolonged pH recording in the study of gastro-oesophageal reflux. Brit. J. Surg. **56**, 912—914 (1969)

27. Stadelmann, O.: Therapie der Ösophagitis. Dtsch. med. Wschr. **95**, 1570—1572 (1970)

28. Stanciu, C., Bennett, J. R.: Smoking and gasto-oesophageal reflux. Brit. med. J. **1972 III**, 793—795

29. Stanciu, C., Bennett, H. R.: Metoclopramide in gastrooesophageal reflux. Gut **14**, 275—279 (1972)

30. Stanciu, C., Bennett, J. R.: Alginate/antacid in the reduction of gastro-oesophageal reflux. Lancet **1974 I**, 109—111

31. Stol, D. W., Murphy, G. M., Collis, J. L.: Duodeno-gastric reflux and acid secretion in patients with symptomatic hiatal hernia. Scand. J. Gastroent. **9**, 97—101 (1974)

32. Vidins, E. I., Fox, J. A. E., Beck, I. T.: Transmural potential difference (PD) in the body of the esophagus in patients with esophagitis, Barrett's epithelium and carcinoma of the esophagus. Amer. J. dig. Dis. **16**, 991—999 (1971)

33. Waldeck, F., Jennewein, H.-M., Siewert, R.: The continuous withdrawal method for the quantitative analysis of the lower oesophageal spincter (LES) in humans. Europ. J. clin. Invest. **3**, 331—337 (1973)

34. Ward, A. S., Wright, D. H., Collis, J. L.: The assessment of oesophagitis in hiatus hernia patients. Thorax **25**, 568—572 (1970)

35. Wienbeck, M.: Funktionelle Störungen des oberen Verdauungstraktes. Internist **13**, 11—16 (1972)

36. Wienbeck, M., Heitmann, P., Dombrowski, H., Schmitz-Moormann, P.: Das Barrett-Syndrom. Leber-Magen-Darm **3**, 81—90 (1973)

Prof. Dr. M. Wienbeck
II. Med. Klinik d. Medizinischen Einrichtungen
der Universität
D-4000 Düsseldorf 1
Moorenstr. 5
Bundesrepublik Deutschland

Langenbecks Arch. Chir. 337 (Kongreßbericht 1974)
© by Springer-Verlag 1974

10. Hiatusbruch, Sphincterinsuffizienz, Refluxoesophagitis: Chirurgische Therapie

M. Rossetti

Departement für Chirurgie der Universität, Kantonsspital Basel

Hiatus Hernia, Sphincter Insufficiency, Reflux Esophagitis
Surgical Therapy

Summary. Reflux disease and its complications, rather than the mere presence of a hiatus hernia, are the indications for surgery. In the majority of clinically relevant cases an endobrachyoesophagus is present as well as the parietal sphincter on the terminal segment of the oesophagus being insufficient. Complications are secondary brachyoesophagus, stenoses and ulcers of the cardia, and malignant degeneration. Fundoplication acts as a real replacement for the insufficient sphincter. In the presence of acid hypersecretion combination with vagotomy is advocated.

Key words: Reflux Disease — Endobrachyoesophagus — Fundoplication — Vagotomy.

Zusammenfassung. Die Refluxkrankheit und ihre Komplikationen, nicht die Hiatushernie, stellen die operative Indikation dar. In der Mehrzahl der klinisch wichtigen Fälle liegt nicht nur eine Insuffizienz des unteren Oesophagussphincters, sondern auch ein Endobrachyoesophagus vor. Komplikationen sind der sekundäre Brachyoesophagus, Stenosen und Ulcera an der Epithelgrenze, maligne Entartung. Die Fundoplicatio wirkt als echter Ersatz des insuffizienten Sphincters. Bei Hypersekretion ist die Kombination mit Vagotomie von Vorteil.

Schlüsselwörter: Refluxkrankheit — Endobrachyoesophagus — Fundoplicatio — Vagotomie.

1. Indikation

Die Hiatushernie wurde in ihrer nahezu 40 jährigen Geschichte und zweideutigen Würde oft und ausgiebig mißbraucht. Wir behandeln keine Hiatushernien, sondern Symptome und Komplikationen der Sphincterinsuffizienz, des Endobrachyoesophagus und des paraoesophagealen Magenvolvulus, der heute nicht zur Diskussion steht. 1966 haben wir mit der Monographie „Refluxkrankheit des Oesophagus" den pathophysiologischen Akzent wie das therapeutische Hauptproblem zu popularisieren versucht. Unterdessen ist der Begriff „Refluxkrankheit" akzeptiert. Interdisziplinäre Fortschritte auf dem Gebiet der Dynamik der Kardiafunktion und der Diagnostik ihrer Störungen, wie sie von meinen Korreferenten beleuchtet wurden, haben Indikation, Taktik, Technik und Ergebnisse dieser Chirurgie entscheidend beeinflußt. Die Refluxkrankheit ist eine klare klinische Entität, eine Quelle unverkennbarer Beschwerden und das Substrat gefährlicher Komplikationen durch die peptische Aggression an der kritischen gastro-oesophagealen Epithelgrenze und darüber (Tab. 1). Operiert wird also nicht die Hiatushernie, die bei nahezu 30 % der erwachsenen Bevölkerung als radiologischer Schönheitsfehler gefunden werden kann; operiert werden Patienten mit chronischer, typischer Symptomatik, mit epigastrisch-retrosternalem, oft cervicalem Brennen, lage- und bewegungsabhängig; Patienten, die in der Nacht

Tabelle 1. Refluxkrankheit

— funktionell:	Sphincterinsuffizienz, meist Gleithernie
— organisch:	Endobrachyoesophagus
Komplikationen:	sekundärer Brachyoesophagus *Stenose, Ulcus, Blutung, Carcinom*

regelmäßig aufwachen, wenn das Magensekret die Speiseröhre verätzt oder durch aspirative Tracheobronchitis unangenehme Hustenanfälle auslöst. Ergeben radiologische, endoskopische und (bei vorhandenen Sachverständigen und Apparaturen) endomanometrische Untersuchungen eine eindeutige Sphincterinsuffizienz ohne organische Läsionen, dann hat die konservative Therapie Erfolgsaussichten, wenn man Patienten findet, die auf perorale Genußmittel, Rauchen inkl., auf gefährliche Perfusionen bei Parties verzichten, Antacida regelmäßig einnehmen und halbsitzend schlafen. Wir haben bereits gehört, daß diese Therapie in die Länge nicht ad absurdum getrieben werden sollte. Ausgedehnte Erfahrungen der letzten Jahre, vor allem die großzügige Verwendung der modernen Panendoskopie, haben uns gezeigt, daß die Mehrzahl der aggressiven Formen nicht nur die funktionelle Insuffizienz des unteren Oesophagus-Sphincters, sondern auch jene pathologische epitheliale Auskleidung der distalen Speiseröhre aufweisen, die für den Endobrachyoesophagus charakteristisch ist. Auf dessen Boden entwickeln sich die meisten organischen Prozesse, die wir im Zusammenhang mit der Refluxkrankheit kennen: die Stenose, das Ulcus an der Epithelgrenze und mit erschreckender Häufigkeit in unserem Beobachtungsgut der letzten Jahre das Carcinom. Aus diesem Grund ist der Endobrachyoesophagus eine operative Indikation in jedem Fall, unabhängig der Prägnanz der Beschwerden, auch wenn wir noch nicht ganz sicher sind, ob unsere derzeitige, rein funktionell ausgerichtete Chirurgie (antireflux und antipeptisch) genügt, um die potentiellen Komplikationen definitiv zu verhindern. Dafür brauchen wir 10 Jahre prospektiver Studien.

Die Indikation wird im Stadium der organischen Komplikationen dringendes Gebot, obwohl Operationsrisiko, Morbidität und Letalität bedeutend höher werden. Dafür zu sorgen, daß man vor ihrem Auftreten operiert wird, soll unser Hauptanliegen sein.

2. Methoden

Zur operativen Methodik haben wir in diesem Gremium 1963 und 1968 berichtet. Neuere Erkenntnisse rechtfertigen eine neue Standortbestimmung. Wenn man noch vor 11 Jahren mit dem Satz „Viele Wege führen nach Rom" Konzessionen für die Partisanen einer thorakalen Chirurgie machen konnte, dann ist heute das Dilemma des thorakalen oder abdominellen Zuganges nicht mehr existent. Die Thorakotomie bleibt den seltenen Formen des hochgradigen sekundären Brachyoesophagus, dem sekundären Carcinom und gelegentlich den komplizierten Rezidivoperationen vorbehalten.

Einfache, wenig traumatisierende, funktionell solid fundierte Methoden haben allein die Probe der Zeit bestanden. Ich führe Ihnen nochmals unsere bewährte *Basler Fundoplicatio* deswegen vor, weil wir mit allem Respekt für die unzähligen

Tabelle 2. Operative Taktik

Fundoplicatio:	— Sphincterinsuffizienz
	— Endobrachyoesophagus
	— Sekretion im Normbereich
Fundoplicatio mit Vagotomie:	— exzessives peptisches Element PAO > 30 mval/Std
Gastropexie:	— paraoesophagealer Magenvolvulus

methodischen Varianten der Ansicht bleiben, daß sie am besten die heutigen Kenntnisse der Dynamik und Pathophysiologie der Kardiafunktion berücksichtigt.

Der einfachste Zugang bleibt die mediane Laparotomie, ein Selbsthalter für den Rippenbogen schont teure Muskelkraft und gestattet eine gute Übersicht. Die Operation wird durch die alleinige Verwendung der kardianahen Fundusvorderwand extrem vereinfacht und benötigt für den Geübten weniger Zeit als eine Leistenhernie. Die Wirkung ist nicht nur eine ventilartige Refluxverhütung bei Druck- und Volumenzunahme im Mageninnern, sondern ein physiologischer Ersatz des parietalen Sphincters durch die gleichgerichtete neurohormonelle Reaktivität der Funduswand. Herr Siewert hat dafür experimentelle Grundlagen geschaffen, die einen echten Fortschritt im noch offenen Fragenkomplex darstellen.

Die Antirefluxoperation sollte nach unserem Dafürhalten bei exzessivem Magensäurepotential mit einer antipeptischen Prozedur ergänzt werden (Tab. 2). Beträgt die Säuresekretion bei Pentagastrinstimulation über 30 mval/Std, dann betrachten wir das peptische Element als gefährlich und kombinieren die Fundoplicatio mit einer Vagotomie, in neuester Zeit am liebsten mit der proximal-selektiven, ohne Pyloroplastik. Hochgradige perifokale Fibrose und intrathorakale Retraktion, wie sie in den Spätstadien der Refluxkrankheit mit schwerem sekundärem Brachyoesophagus und oft hochgelegenen starren Stenosen auftreten, erfordern die thorakale Revision. In diesen Fällen ist es gelegentlich unmöglich, eine Fundoplicatio ohne große Verletzungsgefahr anzulegen. Hier verlassen wir uns auf die alleinige antipeptische Prozedur mit einer im perioesophagealen Narbengewebe nicht einfachen Totalvagotomie, Aufdehnung der Stenose unter Kontrolle und Pyloroplastik durch eine kleine zusätzliche Laparotomie. Diese Fälle werden in unserem Einzugsgebiet wahrscheinlich dank der präventiven Chirurgie der Komplikationen immer seltener und die thorakale Indikation immer restriktiver, nachdem pathologisch-anatomische und diagnostische Merkmale den Endobrachyoesophagus vom sekundären Brachyoesophagus trennen lassen.

3. Resultate

Wir verfügen über ein ansehnliches operatives Beobachtungsgut (Tab. 3) mit befriedigenden Langzeitergebnissen (Tab. 4). Die in einer sonst recht lockeren Welt hier zunehmende Sittenstrenge hat aber in Indikation und Taktik im Laufe der Jahre immer neue Maßstäbe gesetzt. Einige Tabellen aus unserem derzeitigen Patientenkollektiv widerspiegeln am besten diese Wandlungen in diagnostischer Erfassung und chirurgischer Selektion. Die Minderzahl der chirurgischen Patienten

Tabelle 3. Basler Operationsstatistik 1955—April 1974

  150 paraoesophagealer Magenvolvulus
1 043 funktionelle Refluxkrankheit
  144 organische Refluxkrankheit

1 337 Fälle

Tabelle 4. Postoperative Resultate der Fundoplicatio 1960—1970
Erhebung 1973

590 Hiatushernien mit funktioneller Refluxkrankheit:
davon: 62 Restbeschwerden (Post-Fundoplicatio-Syndrom)
         7 Reoperationen wegen Ulcus
         4 Reoperationen wegen Rezidiv
   527 (89 $^0/_0$) Heilungen der Refluxkrankheit

Tabelle 5. Kollektiv 1973—April 1974
operiert 58 Fälle

— Funktionelle Refluxkrankheit	13!
— organische Refluxkrankheit	32!
— Refluxkrankheit mit Ulcus duodeni	9
— Magenvolvulus	4

Tabelle 6. 32 Fälle organischer Refluxkrankheit
Operiertes Kollektiv 1973—April 1974

Endobrachyoesophagus	30
— unkomplizierte Form	10
— komplizierte Form	20
Dazu sek. Brachyoesophagus nach infantiler Säureverätzung	2

Komplikationen

sekundärer Brachyoesophagus	8
Stenosen: 6 leicht, 4 schwer	10
Ulcera	8
Blutungen	3
Carcinom	4
Tracheobronchiale Form (chronische Aspiration)	2
„Rezidive"	5

Tabelle 7. Kollektiv 1973—April 1974
Op.-Frühresultate (Ca ausgenommen)

54 Fälle
50 beschwerdefrei
 3 Restbeschwerden
 1 Todesfall (intraop. Oesophagusperf.)

weist eine rein funktionelle Sphincterinsuffizienz auf, die Mehrzahl einen Endobrachyoesophagus mit und ohne organische Komplikationen (Tab. 5, 6, 7).

Die Chirurgie der Hiatushernie ist vorbei, allein die Chirurgie der Refluxkrankheit und des Magenvolvulus haben ihre Berechtigung. Bei guter Auswahl sind die Resultate spektakulär im Soforteffekt, wie befriedigend auf die Dauer; bei rechtzeitiger Operation dürften auch die organischen Spätkomplikationen und wahrscheinlich das sekundäre Carcinom abnehmen. Es geht darum, nicht nur Patienten und Operateure zufriedenzustellen, sondern auch jene Kollegen an der Front, die die Patienten vor der Chirurgie beraten und nach der Chirurgie begleiten. Es ist eine vordringliche Aufgabe der Studentenausbildung und der ärztlichen Fortbildung, jene gemeinsame Sprache zwischen Praxis und Klinik zu finden und zu pflegen, die man noch allzu oft zum Leidwesen vieler Patienten vermißt.

Literatur

Nissen, R.: Eine einfache Operation zur Beeinflussung der Refluxoesophagitis. Schweiz. med. Wschr. **86**, 590 (1956)

Nissen, R., Rossetti, M.: Die Behandlung der Hiatushernien und Refluxoesophagitis mit Gastropexie und Fundoplicatio. Stuttgart: Thieme 1959

Rossetti, M.: Die Refluxkrankheit des Oesophagus. Stuttgart: Hippokrates 1966

Rossetti, M.: Zur Technik der Fundoplicatio. Act. Chir. **3**, 235—240 (1968)

Rossetti, M., Allgöwer, M.: Fundoplication for treatment of hiatal hernia. Progr. Surg. **12**, 1—21 (1973)

Rossetti, M., Hell, K., Allgöwer, M.: Surgical therapy of reflux oesophagitis. Chir. Gastroent. **5**, 5—21 (1971)

Ottenjann, R.: Refluxkrankheit der Speiseröhre. Baden-Baden: Witzstrock 1973

Siewert, R., Jennewein, H. M., Waldeck, F.: Experimentelle und klinische Untersuchungen zum Wirkungsmechanismus der Fundoplicatio. Helv. chir. Acta **41**, 39—43 (1974)

Prof. Dr. med. M. Rossetti
Chirurgisches Departement
Kantonsspital
CH-4004 Basel
Schweiz

Langenbecks Arch. Chir. 337 (Kongreßbericht 1974)

11. Hiatusbrüche im Kindesalter

G. von der Oelsnitz

Kinderchirurgische Klinik des Zentralkrankenhauses, St. Jürgen-Straße, Bremen

Hiatus Hernia in Childhood

Summary. Four hundred ninety-three cases of hiatus hernia in childhood are discussed, including 22.3% with esophageal stenosis. These children were treated between 1954 and 1973 in the children's surgical clinic of the central hospital in Bremen. The surgical technique used was that of hiatoplasty *and* gastropexy, which was earlier considered to necessitate a thoraco-abdominal incision but has for some years been performed with an abdominal approach. Of the 128 children subjected to surgery and follow-up examinations, 101 (78.9%) showed clinical and radiological evidence of recovery. Sixteen (12.5%) relapsed. Particular attention is devoted to the problems of esophageal stenosis due to reflux.

Key words: Hiatus hernia — Esophageal Stenosis — Relapse.

Zusammenfassung. Es wird über Erfahrungen bei 493 kindlichen Hiatushernien, davon 22,3% mit Oesophagusstenosen, berichtet. Alle wurden in der Zeit von 1954 bis 1973 an der Kinderchirurgischen Klinik des Zentralkrankenhauses, St. Jürgen-Straße, Bremen, behandelt. An Operationsverfahren kam die Hiatoplastik *und* Gastropexie, vorgehend auf thorakoabdominalem, seit Jahren auf rein abdominalem Wege zur Anwendung. Von 128 operierten und nachuntersuchten Kindern waren 101 (78,9%) sowohl klinisch als auch röntgenologisch geheilt. 16 (12,5%) boten ein Rezidiv. Besondere Erwähnung finden die Probleme der refluxbedingten Oesophagusstenosen.

Schlüsselwörter: Hiatushernie — Oesophagusstenose — Rezidive.

Vortrag wurde zurückgezogen.

Langenbecks Arch. Chir. 337 (Kongreßbericht 1974)

12. Rundgespräch zum Thema
Hiatusbruch, Sphincterinsuffizienz, Refluxoesophagitis

Teilnehmer: W. Frommhold, Tübingen — G. v. d. Ölsnitz, Bremen — R. Siewert, Göttingen —
F. Stelzner, Frankfurt a. M. — F. Waldeck, Ingelheim — M. Wienbeck, Düsseldorf
Leiter: H.-J. Peiper, Göttingen

Im Zentrum der gesamten Problematik steht der Funktionsmechanismus der Cardia. Hier haben in erster Linie manometrische Untersuchungsverfahren neue Erkenntnisse gebracht. Die Frage nach der Aussagekraft und der Zuverlässigkeit der Methodik der Manometrie ist daher von besonderer Bedeutung.

Von Waldeck wird eingeräumt, daß die Manometrie über viele Jahre in Mißkredit geriet, weil das meßtechnische Vorgehen völlig unzureichend war. Erst nachdem durch methodische Untersuchungen gezeigt werden konnte, daß nur bei einer kontinuierlichen Dauerperfusion der Katheter eine einwandfreie Druckübertragung möglich ist, konnten exakte Ergebnisse erarbeitet werden. Mit der sog. Dreipunktmanometrie sind in erster Linie qualitative Befunde zu erheben. So gelingt die Darstellung der Oesophagusperistaltik sowie der schluckreflektorischen Erschlaffung des unteren Oesophagussphincters und somit die Diagnose von Funktionsstörungen. Darüber hinaus ist mit dieser Methode auch eine Funktionsprüfung des UOS in Form einer Reaktion auf eine Bauchkompression hin möglich. Quantitative Ergebnisse sind mit der sog. Durchzugsmanometrie zu erzielen. Dabei wird ein spezieller Katheter während einer konstanten Dauerperfusion vom Magen aus durch die Hochdruckzone des Sphincters bis in den Oesophagus hinein durchgezogen. Dabei wird der Druck im unteren Oesophagussphincter als ein Druckprofil kontinuierlich registriert. Der dabei gemessene Höchstpunkt ist der wichtigste funktionelle Parameter.

Modellversuche sowie tierexperimentelle Untersuchungen und ausgedehnte Studien an Menschen haben die absolute Zuverlässigkeit derartiger manometrischer Untersuchungstechniken heute einwandfrei bewiesen. Neben Untersuchungen bei der Sphincterinkompetenz (niedrigere Ruhewerte) und bei der Achalasie (höhere Ruhewerte) kann mit dieser Methode vor allem auch bei Hiatushernien der Sphincter intrathorakal — losgelöst von der Zwerchfellzwinge — untersucht werden. Diese Untersuchungen haben gezeigt, daß der Sphincter unabhängig von seiner Lokalisation auch bei der Hiatushernie in der Mehrzahl der Fälle ein völlig regelrechtes Verhalten zeigt. Beide Verfahren stehen sich nicht konkurrierend sondern ergänzend gegenüber.

Stelzner weist darauf hin, daß nach seinen Untersuchungen der terminale Oesophagus nicht durch einen üblichen Sphincter, sondern durch einen sog. Dehnverschluß verschlossen wird. In tierexperimentellen Untersuchungen gelang es Stelzner nach anfänglichen technischen Schwierigkeiten eine axiale Hiatushernie beim Hund zu reproduzieren und einen Reflux zu erzeugen. Bei manometrischen Untersuchungen mit der Durchzugsmanometrie konnte auch er bei der axialen Hiatushernie eine Hochdruckzone nachweisen. Stelzner ist deshalb der Meinung, daß sich das Problem des Kardiaverschlusses multifaktoriell darstellt. Es scheint sich um ein Zusammenwirken von morphologischen und funktionellen Faktoren zu handeln. Einigkeit besteht darüber, daß sich zwischen Nüchternserumgastrinspiegel und Sphincterfunktion keine Beziehungen herstellen lassen.

Bezüglich der Indikationsstellung zur Operation betont Frommhold, daß von seiten der Röntgenologie im Hinblick auf die Refluxdiagnostik keine entscheidende Hilfe zu erwarten ist. Rossetti weist noch einmal darauf hin, daß nicht die Hiatushernie selbst eine Indikation zur Operation darstellt. Die Indikation muß auf die eigentliche Refluxkrankheit eingeengt werden. Hierzu gehören nicht nur subjektive Beschwerden, sondern auch der Nachweis objektiver Befunde (Röntgenologie, Endoskopie, Manometrie, Biopsie usw.). Nicht immer sind subjektive und objektive Befunde miteinander in Einklang zu bringen. Eine so enge Indikationsstellung kommt offenbar in der Kinderchirurgie nicht zur Anwendung. v. d. Oelsnitz räumt jedoch ein, daß Autoren, die sich einer intensiveren präoperativen Diagnostik bedienen, mit ihrer Indikationsstellung zurückhaltender sind. Er weist auch auf die Statistik hin von Care, der bei rein konservativem Vorgehen Erfolgszahlen von über 90% aufzuweisen hat.

Ein besonderes Problem stellt das Spätstadium der Refluxkrankheit, die peptische Oesophagusstenose, dar. Siewert betont, daß sich derartige peptische Stenosen fast ausschließlich bei einem Endobrachyoesophagus, und zwar im Grenzgebiet zwischen Zylinder- und Plattenepithel entwickeln. Aufgrund dessen ist die Cardia in der Regel deutlich unterhalb der peptischen Stenose und nur knapp oberhalb des Zwerchfells lokalisiert. Kombinierte röntgenologische und manometrische Untersuchungen haben die Beweise dafür erbracht. Für die Praxis bedeutet dies, daß die Antirefluxoperation in aller Regel von abdominell her durchgeführt werden kann. Rossetti bestätigt diese Erfahrungen und betont, daß in der Basler Klinik in den letzten 2 Jahren nicht mehr thorakotomiert zu werden brauchte. Als Antirefluxoperation wird in Göttingen wie in Basel die Fundoplicatio bevorzugt. Kann in besonders fortgeschrittenen Fällen mit ausgeprägter Perioesophagitis und Brachyoesophagus eine derartige Antirefluxoperation nicht mehr durchgeführt werden, so hat sich in der Basler Klinik die alleinige hohe Vagotomie mit Aufbougierung der Stenose bewährt.

Zusammenfassend führt Peiper aus, daß es heute an der Existenz eines echten unteren Oesophagussphincters, der für den Cardiaverschluß verantwortlich ist, keinen Zweifel mehr geben kann. Die Pathogenese der Sphincterinsuffizienz muß allerdings bislang noch offen bleiben. Der Hiatushernie kommt danach für die Entstehung der Refluxkrankheit wohl keine kausale Bedeutung zu. Für die Entwicklung von Komplikationen sind Motilitätsstörungen des Oesophagus (mangelhafte Selbstreinigungsfunktion) und Epithelatypien im Bereich des distalen Oesophagus (Endobrachyoesophagus) wesentliche Voraussetzungen. Diese Gesichtspunkte müssen heute bei der Indikationsstellung vor Operationen mit berücksichtigt werden. Bezüglich des operativen Vorgehens sind die Meinungen noch uneinheitlich. Es scheint aber vorteilhaft, sich solcher Methoden zu bedienen, die exakt nachuntersucht worden sind und deren Wirkungsmechanismus pathophysiologisch verständlich ist.

Prof. Dr. H.-J. Peiper
Allg.-Chir. Univ.-Klinik
D-3400 Göttingen, Goßlerstraße
Bundesrepublik Deutschland

B. Fisteln im Bereich des Verdauungstraktes

Langenbecks Arch. Chir. 337 (Kongreßbericht 1974)
© by Springer-Verlag 1974

13. Fisteln im Bereich der Speiseröhre, des Magens und der Gallenwege

K. H. Schriefers und Y. Gök

Chirurgische Klinik der Städtischen Krankenanstalten, Koblenz

Fistulas in the Areas of Esophagus, Stomach, and Bile Ducts

Summary. Acute rupture of a fistula anywhere in the digestive tract is accompanied by shock and demands immediate surgical intervention. The prime objective of the operation is drainage of the secretion from the fistula. In the acute stage it is scarcely possible to seal the orifice on dehiscent esophageal anastomoses, but this should always be attempted in the stomach and duodenum. In the case of formation of a fistula from a duodenal stump, when the symptoms are only slight, it is admissible to wait. When a fistula is known to be present in the region of the bile ducts the necessity for active treatment is again decided solely on the basis of the clinical picture.

Key words: Fistula — Esophagus — Stomach — Bile Ducts.

Zusammenfassung. Der von Schocksymptomen begleitete akute Fistelaufbruch im gesamten Digestionstrakt fordert den sofortigen operativen Eingriff. Dessen vorrangiges Ziel ist die Ableitung des Fistelsekretes. Der Verschluß der Fistelöffnung ist im akuten Stadium an dehiszenten oesophagialen Anastomosen kaum einmal möglich, am Magen und Duodenum sollte er jedoch stets versucht werden. Bei der mit geringer Symptomatologie einhergehenden Fistelbildung aus einem Duodenalstumpf kann man abwarten. Auch an den Gallenwegen entscheidet ausschließlich das klinische Bild über die Notwendigkeit eines aktiven Vorgehens.

Schlüsselwörter: Fisteln — Speiseröhre — Magen — Gallenwege.

Die medizinische Terminologie definiert eine Fistel als angeborenen oder erworbenen Gang zwischen Körperhöhlen und der äußeren oder inneren Körperoberflächen, unterscheidet komplette und inkomplette Formen, Lippen- und Röhrenfisteln. Die Problematik, der wir uns bei Fistelbildungen aller Form und Lokalisation gegenüber sehen, betrifft vor allem die Operationsindikation, genauer die Wahl des Zeitpunktes, zu dem eine abwartend konservative Behandlung nicht mehr sinnvoll ist wie die Technik eines definitiven operativen Fistelverschlusses, und schließen die psychische Belastung des Chirurgen ein, wenn die Fistelbildung wie in der Mehrzahl der hier zu besprechenden Fälle iatrogen bedingt ist.

Vielfältigen Ursprungs, insgesamt jedoch selten sind die Fistelbildungen der Speiseröhre.

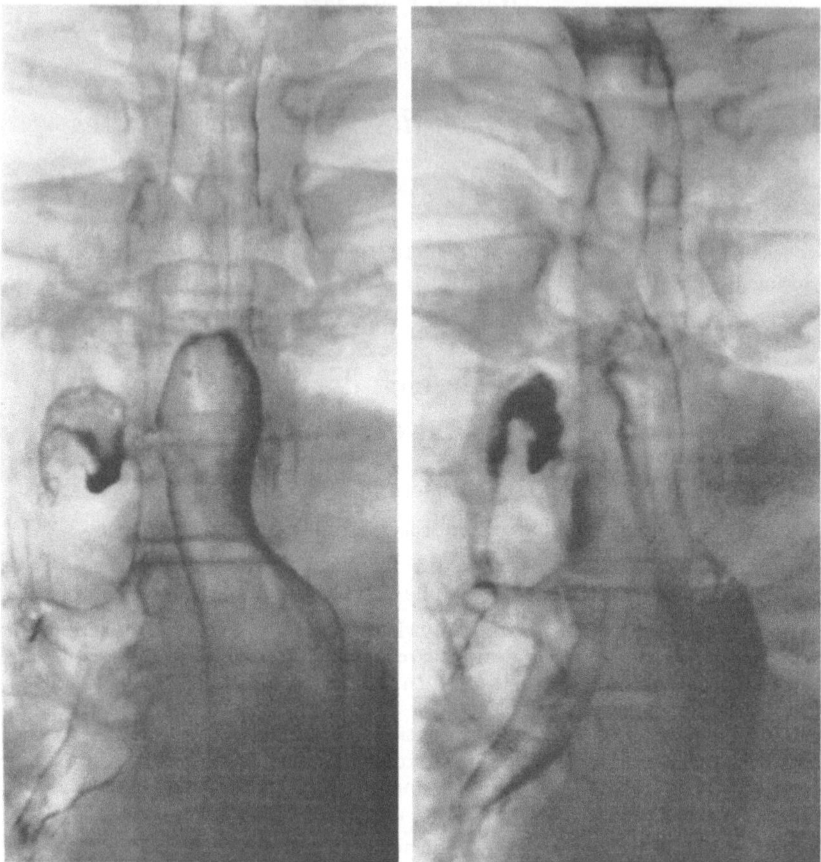

Abb. 1. Spontane, möglicherweise kongenitale oesophago-tracheale Fistel bei einer jetzt 57 jährigen Frau

Die *angeborenen Formen* gehören überwiegend zum Komplex der kongenitalen Oesophagusatresie, die in nahezu 90 % der Fälle eine Fistelverbindung zwischen aboralem Oesophagussegment und der Trachea aufweist. Ich darf dieses kinderchirurgische Spezialproblem aus den weiteren Betrachtungen ausschließen. Die kongenitale oesophago-tracheale Fistel ohne Oesophagusatresie ist eine Rarität, nach Imdahl [1] sind seit 1939 annähernd 70 Fälle beschrieben. Sehr enge Fistelverbindungen können bis in das Erwachsenenalter bestehen bleiben und als Zufallsentdeckung eine Erklärung für ständig rezidivierende Broncho-Pneumonien liefern, wie im Falle einer 57 jährigen Frau, deren Krankheitsvorgeschichte mit rezidivierenden Broncho-Pneumonien seit der Jugend keine andere Erklärung für die Genese der im Röntgenbild sichtbaren oesophago-trachealen Fistel anbietet (Abb. 1).

Im Falle der angeborenen oesophago-bronchialen oder -trachealen Fistel ist die Situation hinsichtlich der Operationsindikation klar und unumstritten: die Diagnose ist gleichbedeutend mit der Anzeige zur operativen Fistelbeseitigung.

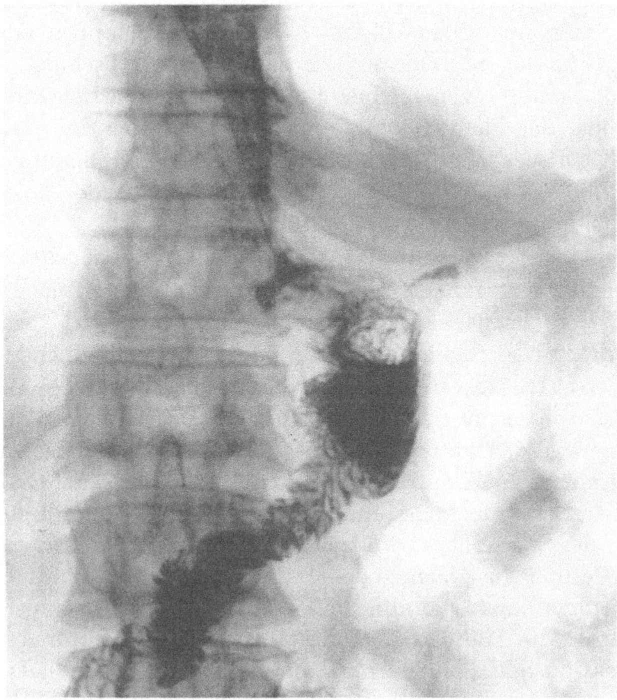

Abb. 2. Klinisch stumme Fistelung an der Oesophago-Jejunostomie nach Gastrektomie wegen Carcinom

Eine gleich klare Aussage ist für die *erworbene Fistelbildung* und das ihr vorausgehende Perforationsereignis nicht mög'ich. Unter den spontanen, unfallltraumatischen, instrumentellen und operativen Ursachen für die Entstehung eines Lecks in der Speiseröhre dominieren zweifellos diejenigen iatrogenen Ursprungs. Die spontane oder durch Tumorbestrahlung hervorgerufene Perforation eines Oesophaguscarcinoms in das Bronchialsystem bringt den Patienten in eine infauste Situation, der wir allenfalls noch mit Palliativmaßnahmen in Form einer Ernährungssonde oder einer Magenfistel begegnen können. Von den übrigen Formen erworbener Oesophagusfisteln ist nur die der collaren Speiseröhre etwa nach übersehenen perforierenden Verletzungen, nach Operationsverletzung bei einer Schilddrüsenresektion oder einer undichten Naht nach Resektion eines Zenker-Divertikels auf die Dauer mit dem Leben zu vereinbaren. Sie hat beste Aussichten, unter entsprechender Drainage und bei Fütterung über eine Ernährungssonde spontan auszuheilen.

Alle übrigen Formen der spontanen Oesophagusperforation führen ohne adäquate chirurgische Therapie über eine Mediastinitis, ein Pleuraempyem, eine Pericarditis, eine Peritonitis nahezu zwangsläufig zum Tode, Kremer [2] gibt die Letalität der unbehandelten Perforation mit 25% in den ersten 12 und 65% innerhalb von 24 Std an. Damit ist die Indikation zum operativen Vorgehen mit dem Nachweis eines größeren Lecks sofort gegeben. Ziel der Operation ist der

Nahtverschluß der Öffnung in der Speiseröhrenwand, möglichst unter zusätzlicher plastischer Deckung mit einem Pleura- oder Zwerchfellappen oder dem hochgezogenen Magenfundus bei Öffnung im cardianahen Abschnitt. Verbietet der Zustand eines Patienten einen solchen Eingriff, muß man sich mit Drainage des Mediastinums oder der Pleura, kompletter Unterbrechung der oralen Nahrungszufuhr und antibiotischer Therapie begnügen. Die Spontanheilung ist dann noch möglich, evtl. auch bei Abgrenzung eines Fistelkanales der spätere operative Verschluß der Öffnung nach Erholung des Patienten.

Die frische und sofort erkannte *instrumentelle Perforation* sollte in jedem Falle unmittelbar operativ angegangen werden. Sehr viel problematischer wird die Frage des taktischen Vorgehens bei der bereits viele Stunden oder gar Tage alten perforationsbedingten Fistelbildung. Die Chancen, im entzündlichen Gewebe einen dichten Nahtverschluß zu erreichen, werden gering. Drainage, Magenfistel und Antibiotica sind nach meiner Auffassung hier der aussichtsreichere Weg.

Am häufigsten werden wir mit der Speiseröhrenfistel im Gefolge von *Oesophagusanastomosen nach Resektion* konfrontiert. Die Besonderheiten der Gefäßversorgung, das Fehlen einer Serosadeckung und die in der Muskelanordnung begründete Längsspannung der Speiseröhre (Stelzner [7]) sind die Gründe für die Insuffizienzneigung jeder Oesophagus-Darm- oder Magenanastomose. Daraus resultiert die Forderung vor allem einer spannungsfreien, jedoch nicht anaemisierenden Naht (Zenker [8]). Etwa die Hälfte der Todesfälle nach Gastrektomie, Kardia- und Oesophagusresektion fallen einer Anastomoseninsuffizienz zur Last. Geringe Undichtigkeiten mit kleinen Fistelgängen sind häufig (Nissen [3]), verlaufen oft genug ohne oder mit geringer klinischer Symptomatologie, bedürfen keiner Behandlung und heilen spontan (Abb. 2).

Bei größerer Dehiszenz einer Oesophagusanastomose im thorakalen wie im abdominalen Abschnitt ist nach meiner Erfahrung der Versuch einer erneuten Naht nahezu aussichtslos. Es ist kaum einzusehen, daß eine sekundäre Übernähung bessere Erfolgsaussichten bietet als die unter günstigeren Bedingungen angelegte primäre Anastomose. Solange man sicher sein darf, die Anastomosennaht spannungsfrei und zwischen ausreichend durchbluteten Geweben durchgeführt zu haben, liegt die bessere Erfolgaussicht in der Ableitung der Sekrete durch ausgiebige Drainage, in der parenteralen oder Ernährung über eine Magen- oder Jejunumfistel und der möglichst gezielten antibiotischen Therapie (Abb. 3a u. b).

Für die massive Insuffizienz durch Nekrose eines Interponates nach Gastrektomie, eines Colon- oder Dünndarmtransplantates oder die Dehiszenz einer primär unter Spannung angelegten Anastomose besteht die einzig denkbare Chance in der Resektion des Oesophagus mit Anlegung eines collaren Oesophagostomas, einer Magen- oder Dünndarmfistel und dem späteren kompletten plastischen Oesophagusersatz.

Ich komme zum Magen und Duodenum und darf mich hier auf das Problem der Duodenalfistel, genauer auf die Insuffizienz des Duodenalstumpfes nach B II-Resektion und die aus ihr resultierende Fistelbildung beschränken. Die von Schreiber [5] getroffene Differenzierung in eine frühe Insuffizienz, eine späte Insuffizienz und eine chronische Fistel bietet über die zeitliche Terminierung hinaus Ansätze für das praktische Vorgehen wie für die Prognose. Diese ist um so günstiger, je später ein Fistelaufbruch in Erscheinung tritt. Auch die sorgsame

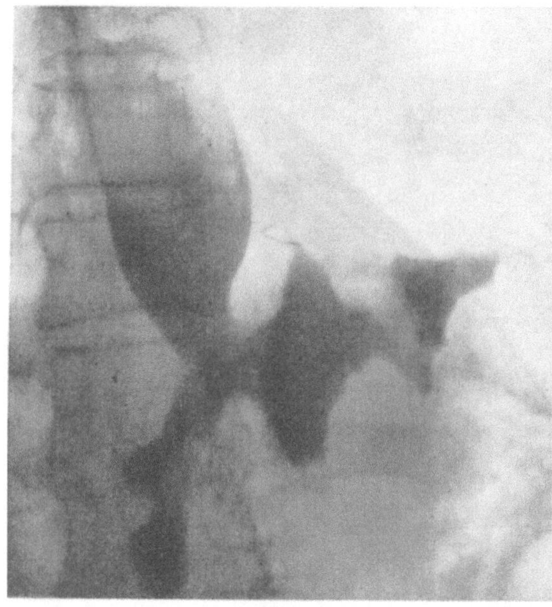
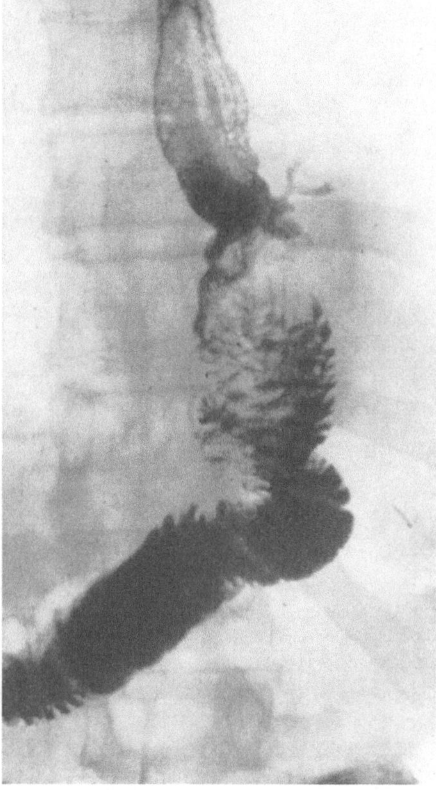

Abb. 3.a Breite Insuffizienz und Fistelung einer Oesophago-Jejunostomie nach Gastrektomie wegen Carcinom; b Ausheilung der Fistel unter lokaler Drainage und ausschließlich parenteraler Ernährung nach 5 Wochen

Beachtung der Regeln operativer Technik beim schwierigen Stumpfverschluß und die Entlastung des Duodenums durch eine innere Drainage über den zuführenden Schenkel der B II-Anastomose wird sich dennoch die Insuffizienz der Stumpfnaht nie ganz vermeiden lassen. So steht auch unter den Komplikationen der Magenresektion die Insuffizienz der Magen-Darmanastomose und des Duodenums an erster Stelle. Unter den von Peiper [4] an dieser Stelle vorgestellten 4295 Ulcusresektionen war die Duodenalstumpfinsuffizienz mit 2,14 % die häufigste lokale Komplikation und mit einer Letalität von 39 % belastet.

Über das taktische Vorgehen entscheidet ausschließlich der klinische Befund: Schockzeichen und die Symptomatologie einer diffusen Peritonitis fordern bei der frühen Insuffizienz die unverzügliche Relaparotomie, gleichgültig, ob sich aus einer Oberbauchdrainage Sekret entleert oder nicht. Man sollte sich jedoch von einer einfachen Übernähung des Lecks, insbesondere dann, wenn der Primärverschluß schon schwierig war, nicht viel versprechen. Versucht man ihn, muß man zum mindesten einem erneuten Fistelaufbruch Rechnung tragen. Das bedeutet Sorge für eine sichere Ableitung des austretenden Sekretes durch ein großkalibriges Drainrohr mit der Möglichkeit der Saugung und die Druckentlastung des Duodenallumens durch eine über die B II-Anastomose und ihren zuführenden Schenkel eingebrachte Sonde. Im günstigen Fall, d. h. bei gutem Allgemeinzustand des Patienten und nur geringen lokalen Entzündungserscheinungen kann man das

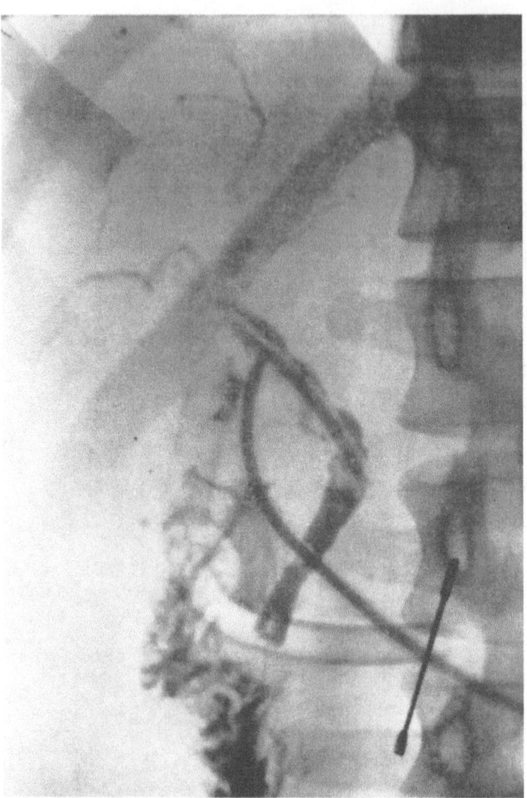

Abb. 4. Chronische Fistelung aus einer Choledochotomie durch zurückgelassenen präpapillären
Gallengangsstein. Heilung nach transduodenaler Papillolithotomie

Duodenum mit der zu- oder abführenden Schlinge der B II-Anastomose oder der
nächsten Jejunumschlinge anastomosieren.

Entwickelt sich etwa ab 6. postoperativen Tag eine nur mäßig ausgeprägte
Oberbauchsymptomatik im Sinne einer streng lokalisierten peritonealen Reizung
ohne wesentliche Beeinträchtigung des Allgemeinbefindens, insbesondere ohne
jedwede Schockzeichen, ist dabei die Duodenalregion ausreichend drainiert, so
kann man abwarten. Es bildet sich eine äußere Duodenalfistel aus, die zunächst
nur die qualitativ und quantitativ ausreichende Substitution der verlorenen
Sekretmengen verlangt. Diese abwartende Therapie erfordert jedoch die ständige
Kontrolle des Abdominalbefundes, da auch noch später die Ausbildung einer
diffusen Peritonitis möglich ist. Etwa ab dem 10. postoperativen Tag kann man
mit der Ausbildung eines abgegrenzten Fistelkanales rechnen. Wir schieben zu
diesem Zeitpunkt durch das Paragummidrain einen feinen Katheter vor und beginnen mit einer Dauerspülung des Duodenalstumpfes und seiner Umgebung bis
zum Versiegen der Fistel. In den Ausnahmefällen einer nicht spontan versiegenden
Duodenalfistel bleibt nur die spätere Relaparotomie und die Anastomose der
Fistelöffnung mit dem Jejunum.

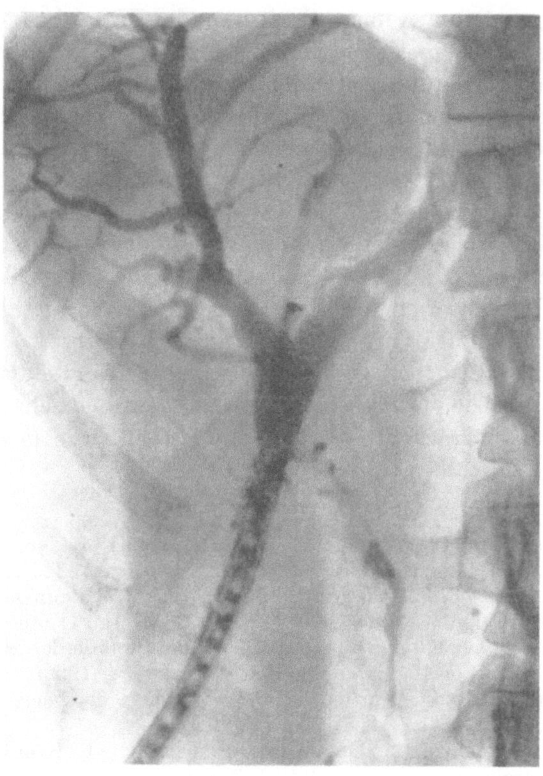

Abb. 5. Äußere Gallenfistel durch carcinomatöse Infiltration des Gallengangs an der Cysticus-
mündung. Heilung durch Implantation des Fistelkanals in eine Jejunumschlinge

Bei der Besprechung der *Gallenfisteln* möchte ich die spontanen bilio-digestiven
Fisteln außer acht lassen und mich auf die äußeren, fast ausschließlich im Gefolge von Gallenoperationen auftretenden Fisteln beschränken. Die nach einer
Cholecystektomie über mehrere Tage anhaltende Gallesekretion aus der sub-
hepatischen Drainage stammt in der Regel aus dem Gallenblasenbett und versiegt
in wenigen Tagen. Eine stärkere Galleabsonderung von 200 ml und mehr über
mehrere Tage läßt als die wahrscheinlichsten Deutungsmöglichkeiten zu: 1. eine
Insuffizienz des Cysticusstumpfes, oder 2. eine übersehene intraoperative Gallen-
gangsverletzung. Im ersten Fall darf man mit dem Spontanverschluß des Stumpfes
rechnen, wenn der Galleabfluß zum Duodenum unbehindert ist. Auch die Gallen-
gangsverletzung hat eine wenigstens vorübergehende Heilungschance, sofern nicht
eine komplette Durchtrennung erfolgte, auf die Dauer führt sie fast unausweichlich
zur Striktur (Schriefers [6]). Die Indikation zu einer Frührelaparotomie ergibt sich
zunächst nur unter der Symptomatologie einer diffusen galligen Peritonitis. Die
definitive Beseitigung des Lecks ist in dieser Notsituation zwar erstrebenswert,
jedoch sicher nicht immer möglich, so daß man sich unter Umständen mit einer
ausgiebigen Drainage des Operationsfeldes mit oder ohne zusätzliche Gallengangs-
drainage behelfen muß. In den meisten Fällen kann man unter Aufrechterhaltung

der Galleableitung nach außen und Substitution des Flüssigkeits- und Elektrolyt-
verlustes die Ausbildung eines abgegrenzten Fistelkanales abwarten. Nach etwa
10 Tagen ist es möglich, durch Injektion eines wasserlöslichen Kontrastmittels
in den Kanal oder die Drainage Lokalisation und Ursache des Lecks im Gallen-
system aufzudecken. Gallengangsverletzungen erfordern dann eine Rekonstruktion durch eine bilio-biliäre oder bilio-digestive Anastomose, die infolge Galle-
stauung nicht spontan versiegte Cysticusstumpffistel oder undichte Cholangio-
tomienaht die nachträgliche Steinausräumung und/oder die Papillotomie (Abb. 4).
In Ausnahmefällen einer äußeren Gallenfistel beim inkurablen Gallengangs-
carcinom ist die Implantation des Fistelkanales in eine aus der Passage ausgeschaltete Jejunumschlinge vorübergehend hilfreich (Abb. 5).

Am Ende meines Versuches, eine Übersicht über Fistelbildungen der Speiseröhre, des Magens und der Gallenwege zu geben, weiß ich sehr wohl, daß dieser
Versuch so problematisch ist, wie der, solchen Fisteln wirksam zu begegnen.

Literatur

1. Imdahl, H.: Kongenitale Oesophagusatresie. In: F. Baumgartl, K. Kremer u. H. W. Schreiber: Spezielle Chirurgie für die Praxis, Bd. I, Teil 1. Stuttgart: Thieme 1973
2. Kremer, K., Müller, E.: Chirurgie des Oesophagus. In: F. Baumgartl, K. Kremer u.
   H. W. Schreiber: Spezielle Chirurgie für die Praxis, Bd. I, Teil 1. Stuttgart: Thieme 1973
3. Nissen, R.: Operative Behandlung von Insuffizienz und Stenose der gastro-oesophagealen
   Anastomose nach Resektion. Bruns' Beitr. klin. Chir. **204**, 4 (1962)
4. Peiper, H. J.: Intra- und postoperative Komplikationen in der Magenchirurgie. Langenbecks Arch. klin. Chir. **322**, 157 (1968)
5. Schreiber, H. W.: Magen incl. Duodenum. In: F. Baumgartl, K. Kremer u. H. W. Schreiber: Spezielle Chirurgie für die Praxis, Bd. II, Teil 1. Stuttgart: Thieme
6. Schriefers, K. H.: Plastische und wiederherstellende Eingriffe bei Verletzung und Striktur
   des Gallengangs. Langenbecks Arch. Chir. **325**, 406 (1969)
7. Stelzner, F.: Der normale und der gestörte Verschluß der terminalen Speiseröhre. Münch.
   med. Wschr. **112**, 541 (1970)
8. Zenker, R.: Die Chirurgie der Oesophagus- und Cardiacarcinome. Langenbecks Arch.
   klin. Chir. **313**, 320 (1965)

Prof. Dr. med. K. H. Schriefers
Dr. med. Y. Gök
Chir. Klinik des Städt. Krankenhauses
„Kemperhof"
D-5400 Koblenz
Bundesrepublik Deutschland

Langenbecks Arch. Chir. 337 (Kongreßbericht 1974)

14. Pankreasfisteln

G. Mangold

Chirurgische Klinik der Universität Mainz

Pancreatic Fistulas

Summary. Our experience is based on the treatment of 31 patients with pancreatic fistulas within the last 10 years. In 10 cases fistula occurred after operative treatment of postacute pancreatitis; 6 patients had a posttraumatic and 15 patients a postoperative fistula. There were 6 cases with a combination of external and internal fistula, which is attended by special therapeutic problems. The indications for surgical treatment of pancreatic fistulas are: 1) great loss of pancreatic juice; 2) development of an internal fistula; 3) long-lasting persistence of fistula; 4) persistence of the inflammatory process of the gland.

Key words: Pancreatic Fistulas — Pathogenesis — Treatment — Results.

Zusammenfassung. Das eigene Krankengut umfaßt 31 Patienten mit Pankreasfisteln in einem Zeitraum von 10 Jahren. Ursächlich war die Fistel 10 mal nach Ausräumung und Drainage einer abszedierend-sequestrierenden Pankreatitis, 6 mal posttraumatisch und 15 mal postoperativ aufgetreten. In 6 Fällen fand sich die Kombination von äußerer und innerer Fistel, die eine spezielle therapeutische Problematik aufwirft. Die Indikationen zur operativen Behandlung sind: 1. hoher Speichelverlust, 2. Nachweis einer inneren Fistel, 3. Fistelpersistenz, 4. Fortdauer des entzündlichen Pankreasprozesses.

Schlüsselwörter: Pankreasfisteln — Pathogenese — Behandlung — Ergebnisse.

Die klinisch-therapeutische Beurteilung von Pankreasfisteln ist häufig schwierig, weil Ursache, Lokalisation und Ausmaß der zugrunde liegenden Veränderungen an der Drüse selbst meist nicht genau abgrenzbar sind. Formal-pathogenetisch entstehen diese Fisteln durch Eröffnung des Pankreasgangsystems und werden durch eine Abflußbehinderung des Drüsensekretes papillenwärts unterhalten. Je nachdem, ob Anschluß zur Bauchdecke oder an den Darm besteht, handelt es sich um eine äußere oder innere Fistel, bzw. es liegt beides vor.

Als Ursache kommen neben einer primären Pankreatitis vor allem Oberbauchoperationen und Traumen in Frage, die entweder durch direkte Gangverletzung oder über die organeigene tryptische Nekrose zur Fistelung führen. Die Fistel ist so einerseits Ausdruck einer schweren Pankreasläsion, andererseits aber dadurch, daß sie sozusagen als Überdruckventil fungiert, auch Voraussetzung für die lokale Begrenzung des tryptischen Prozesses. Demnach müssen beim plötzlichen Versiegen einer Pankreasfistel drei Möglichkeiten erwogen werden:

1. Der fistelspeisende Drüsenabschnitt hat an das ableitende Pankreasgangsystem Anschluß gefunden, so daß es zu einer raschen Obliteration des Fistelkanals und damit zum Abheilen der Fistel kommt.

2. Die äußere Fistelöffnung schließt sich trotz fortbestehender Obstruktion des Drüsenganges, was zu Komplikationen meist in Form neuerlicher pankreatischer Schübe oder der Ausbildung einer Pseudocyste führen muß.

3. Bei gleichzeitigem Vorliegen einer inneren Fistel wird der Bauchspeichel nunmehr über diese in den Darm drainiert.

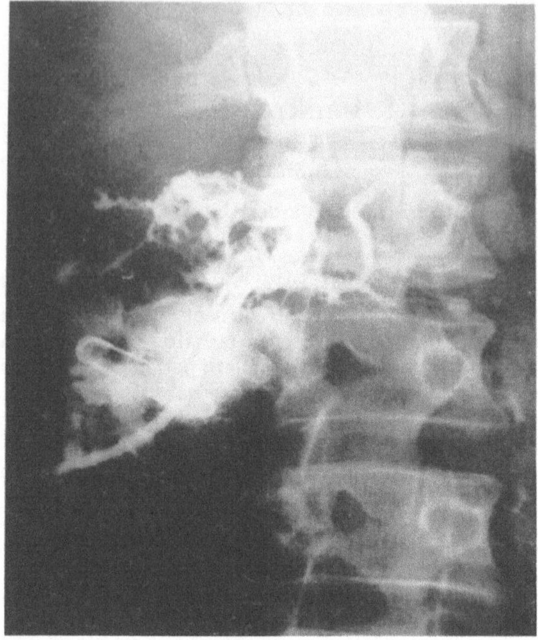

Abb. 1. Äußere Fistel. Bei der Fistulographie kommt über eine weitläufige Absceßhöhle der Anfangsteil des Ductus Wirsungianus zur Darstellung

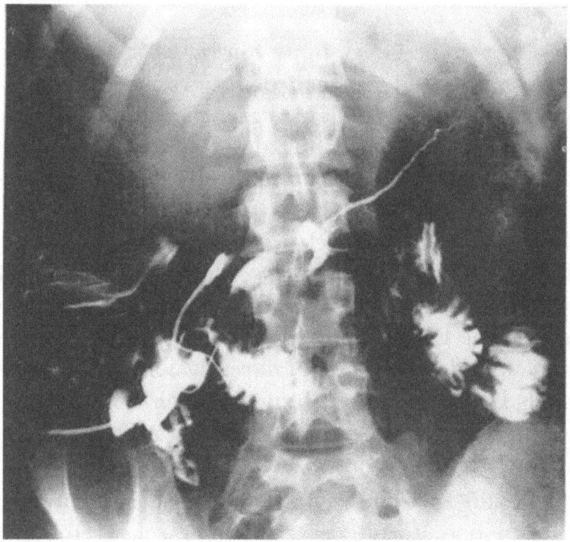

Abb. 2. Äußere und innere Fistel. Die Fistulographie über die liegende Drainage bringt neben dem Ductus Wirsungianus auch das Colon zur Darstellung

Im Hinblick auf die genannten Fistelkomplikationen ist bei Sistieren einer zuvor reichlich sezernierenden Fistel zumindest vorübergehend eine strenge Kontrolle des Patienten unerläßlich.

URSACHEN DER PANKREASFISTELN
(**31** PATIENTEN der CHIRURG. UNIV. KLINIK MAINZ)
1964 — 1973

URSACHE	n	äussere FISTEL	äussere u. innere FISTEL
PANKREATITIS	10	6	4
TRAUMA	6	13	2
OPERATION	15	6	0
GESAMT	31	25	6

Abb. 3

**INDIKATIONEN ZUR OPERATIVEN BEHANDLUNG
VON PANKREASFISTELN**

1) HOHER SPEICHELVERLUST

2) NACHWEIS einer inneren FISTEL

3) FISTELPERSISTENZ ohne RÜCKBILDUNGSNEIGUNG

Abb. 4   **4)** FORTDAUER des entzündlichen PROZESSES am PANKREAS

Durch Nachweis einer hohen Amylase-, bzw. Lipase-Aktivität im Fistelsekret gelingt die Identifizierung von Pankreasfisteln leicht. Die Fistulographie über die äußere Fistelöffnung gibt zusätzliche Informationen über den Verlauf des Fistelkanals sowie seine Beziehungen zum Gangsystem, insbesondere aber darüber, ob gleichzeitig eine innere Fistel vorliegt (Abb. 1, 2).

Im eigenen Krankengut der Jahre 1964—1973 fand sich bei insgesamt 259 wegen einer Pankreaserkrankung stationär behandelten Patienten in 31 Fällen eine Pankreasfistel (Abb. 3). Zehnmal war die Fistel im Anschluß an die Ausräumung und Drainage einer abszedierend-sequestrierenden Pankreatitis aufgetreten, in 6 Fällen nach operativer Behandlung eines Pankreastraumas und 15mal kam es nach Oberbauchoperationen zur Fistelbildung, bei letzteren bevorzugt nach Magenresektionen und Eingriffen an der Drüse selbst. Bei 6 Patienten lagen gleichzeitig innere Fisteln vor, die ausnahmslos mit dem Colon communizierten. Einmal bestand zusätzlich eine Verbindung zum oberen Jejunum.

Da sich die Mehrzahl der Pankreasfisteln spontan verschließt, ist zunächst eine abwartend-konservative Haltung angezeigt. Fallweise ergibt sich jedoch aufgrund der lokalen Verhältnisse oder im Hinblick auf entstehende Komplikationen die Indikation zur Operation (Abb. 4). Dies gilt insbesondere, wenn durch hohe Speichelverluste Elektrolytverschiebungen und Zeichen von Maldigestion auftreten. Auch beim Nachweis von inneren Fisteln sollte eine operative Bereinigung erfolgen, weil sie den Patienten durch intestinale Arrosionsblutungen und chronische Eiterungen gefährden. Schließlich ist auch bei langdauernder Fistelpersistenz ohne Rückbildungsneigung und bei rezidivierenden tryptischen Schüben die chirurgische Intervention angezeigt. Gerade der zuletzt genannte Punkt war bei unseren Kranken häufigste Indikation zum Eingriff.

Die Operation hat entweder die Beseitigung der Fistelquelle oder die innere Ableitung der Fistel, bzw. des speisenden Pankreassegmentes zum Ziel. Dabei

G. Mangold

OPERATIVE FISTELBEHANDLUNG

SISTIEREN der FISTEL nach:

ZAHL der OP	äußere FISTELN	äußere u. innere FISTELN	+
1.	7	1	–
2.	–	2	1
3.	–	2	1
GESAMT	7	5	2

Abb. 5

KONSERVATIVE FISTELBEHANDLUNG

SISTIEREN DER FISTEL NACH:

WOCHEN	4	8	12	24	35	77	GESAMT
n	7	6	3	1	1	1	19
+			1			1	2

OP in 2 FÄLLEN wegen AUSBILDUNG einer PSEUDOCYSTE

Abb. 6

muß die Art des jeweiligen Vorgehens sowohl von der Beschaffenheit des Fistelganges als auch vom Zustand des Pankreas abhängig gemacht werden. So ist die innere Drainage einer äußeren Fistel nur dann erfolgversprechend, wenn der Fistelkanal anastomosenfähig ist und keine zusätzlichen Veränderungen am Pankreas bestehen. Diese Voraussetzungen waren im eigenen Krankengut bei 12 operativ behandelten Patienten jedoch nur zweimal gegeben. Eine besondere Problematik besteht bei der Kombination von äußerer und innerer Fistel: Einerseits zwingt der Nachweis einer inneren Fistel zur operativen Bereinigung, andererseits ist aber häufig zum Operationszeitpunkt die Demarkation des tryptischen Pankreasprozesses noch nicht abgeschlossen, so daß nach der Übernähung bzw. Resektion des betroffenen Darmabschnitts nur eine Abräumung von Nekrosen mit ausgiebiger Drainage in Frage kommt. Ein Fistelrezidiv ist häufig die Folge. Zur definitiven Fistelbeseitigung sind daher oft mehrere Eingriffe notwendig (Abb. 5).

Von den 19 konservativ behandelten Fisteln des eigenen Krankengutes hatten sich allein 13 innerhalb von 8 Wochen spontan verschlossen (Abb. 6). Allerdings war es bei 2 Patienten zur Ausbildung einer großen Pankreas-Pseudocyste gekommen, die eine innere Ableitung notwendig machte. Einen Patienten verloren wir an einer akuten nekrotisierenden Pankreatitis 3 Tage nach Spontanverschluß einer über 12 Wochen persistierenden postoperativen Fistel. Ein weiterer Patient mit einer äußeren und inneren Fistel verstarb 4 Wochen nach dem Versiegen der äußeren Fistel im septischen Schock infolge einer diffusen, eitrigen Peritonitis.

Die eigenen Beobachtungen machen deutlich, daß die Frage nach der optimalen Behandlung von Pankreasfisteln nicht pauschal beantwortet werden kann. Konservative und operative Therapie sind nicht alternativ einzusetzen, sondern haben jeweils ihre speziellen Anzeigestellungen.

Dr. G. Mangold
Chir. Univ.-Klinik
D-6500 Mainz 1
Langenbeckstr. 1
Bundesrepublik Deutschland

Langenbecks Arch. Chir. 337 (Kongreßbericht 1974)

15. Fisteln im Bereich des Dünndarms, des Dickdarms und des Anorectums

F. Stelzner

Zentrum der Chirurgie, Johann Wolfgang Goethe-Universität, Frankfurt a. M.

Fistulas in Small Intestine, Large Intestine and Anorectum

Summary. 102 cases are discussed. At diverticulitis of the colon is the most frequent type of fistula, then colitis, fistulas following operations, fistulas forming due to tumor breaking in, and finally fistulas following X-ray irradiation. If acute shock develops in the patient with fistula, immediate relaparotomy is indicated. Location of the fistula decides whether it is to be by-passed or eliminated or whether for instance, a reresection of the small intestine should be carried out. Initially a chronic fistula should be treated conservatively, and surgery should subsequently be applied as in an emergency case.

Key words: Fistulas of Intestine.

Zusammenfassung. 102 Fälle werden besprochen. An der Spitze steht die Diverticulitis coli, dann kommt die Colitis, die postoperative Fistel, fistelnde Tumoreinbrüche und am Schluß die Fisteln nach Röntgenbestrahlungen. Kranke, deren Fistel mit einem akuten Schock auftritt, sind sofort zu relaparotomieren. Das Fistelgebiet ist je nach Lage, zu umgehen, auszuschalten oder es muß z.B. am Dünndarm eine Nachresektion erfolgen. Chronische Fisteln sind zuerst konservativ und dann individualisierend wie akute Fälle zu operieren.

Schlüsselwörter: Darmfisteln.

Die Grundlage meiner Ausführungen sind 102 selbst operierte Fälle. Sie verteilen sich wie folgt:

An der Spitze stehen die Fisteln bei einer *Pseudodivertikulitis coli.* Sie kommunizieren mit der Bauchwand, dem Darm und der Blase am häufigsten.

Dann folgt die *Colitis, insbesondere die Enteritis regionalis* in ähnlicher topographischer Verteilung.

Die postoperativen Fisteln stehen an dritter Stelle. Es folgen *fistelnde Tumoreinbrüche* und *Fisteln nach Röntgenbestrahlungen.*

Beachten Sie bitte auch die Mortalität! (Tab. 1).

Eine unmittelbare Entscheidung erfordert der akute Fall z. B. nach einer Darmresektion. Erlebt der Operierte den Fistelaufbruch mit einem schweren Schock, so soll man heute nach Wiederherstellung der Homoeostase sofort wieder im alten Schnitt relaparotomieren. Ist die Nahtinsuffizienz zwischen Dünn- und Dickdarm aufgetreten, so dringen wir zur aufgebrochenen Anastomose vor. Wir adaptieren zart mit atraumatischen Chromcatgutknopfnähten die offene Anastomose und drainieren das infizierte Gebiet durch eine besondere Incision. Dann leiten wir die zuführende Ileumschlinge durch ein doppelläufiges Ileostoma prominens im alten Laparotomieschnitt sicher ab.

F. Stelzner

Tabelle 1

102 Kranke mit Dünn- und Dickdarmfisteln
Allgemeinchirurgie Universität Frankfurt/M und Hamburg
vom 10.11.1960 bis 1.4.1974

Grundkrankheit	Anzahl	Organeinbruch					verstorben
		Bauchwand	Blase	Scheide	Darm	sonstig	
Divertikulitis (Pseudodivertikel)	43	17	8	2	14	7	5
Colitis (Enteritis regionalis)	27	15	2	1	9	6	4
Postoperative Fisteln	17	8	1	3	3	4	4
Fistelnde Tumoreinbrüche	6	-	4	-	4	1	-
Fisteln nach Röntgenbestrahlungen	4	-	1	3	3	2	-
Sonstige	5	1	-	-	1	4	-
Summe	102	41	16	9	34	24	13

In diesem Fall eines 64jährigen Mannes wurde nach einer Tumorresektion so vorgegangen. Sie sehen die immer noch bestehende große Fistel nach 4 Wochen nach der Ableitung im akuten Schock. 6 Monate später ist sie verheilt. Inzwischen ist die Ileostomie wieder verschlossen und die Kontinenz wieder hergestellt.

Beim akuten Aufbruch einer Colonanastomose entlastet das im Laparotomieschnitt vorgezogene Colon transversum mit einer Drainage des ehemaligen Operationsgebietes durch eine besondere Incision ähnlich.

Nach einer Rectumresektion empfiehlt es sich, im akuten Schock anders vorzugehen. Hier ist die Ursache nicht selten die Durchblutungsstörung des proximalen Colons und seien nur wenige Zentimeter des zum Rectumstumpf herangeführten Dickdarms zugrunde gegangen.

Nach der Relaparotomie durch den alten Schnitt wird die Anastomose in diesem Fall wieder aufgelöst. Der proximale Colonteil wird durch eine gesonderte Incision links als Colostomie herausgeleitet und zurückgeschnitten. Der Rectumstumpf, der immer etwas blutet, wird deshalb mit Catgut großzügig umstochen und durch eine Cellophanschlauchtamponade sicher gegen die Bauchhöhle abgeriegelt (Abb. 1).

Wird ein akuter Aufbruch im Jejunumbereich erkannt, so hilft hier leider nur die Nachresektion.

Drainage und proximale Ableitung gilt sinngemäß bei der Colitis, insbesondere beim toxischen Megacolon. Darüber haben wir hier im Vorjahr gesprochen.

Bei der akuten, perforierenden Divertikulitis aber neigt man heute zur primären Resektion, bei der in einem akuten Fall der zur Kontinuität nötige Anschluß allerdings selten gelingt. Hier beschließen wir, wie bei der aufgelösten Rectumanastomose, die Operation mit einer Inkontinenzresektion, d.h. der proximale Dickdarmschenkel wird als Anus praeter herausgeleitet und der distale mit einer Cellophanschlauchtamponade gesichert.

Die chronisch entstehende Fistel tritt ohne Schock, bisweilen mit Fieber über einen Absceß in Erscheinung. Die Fistel kann den Drainagerohren folgen; sie kann sich aber auch ihren Weg durch die Laparotomiewunde suchen und ausnahms-

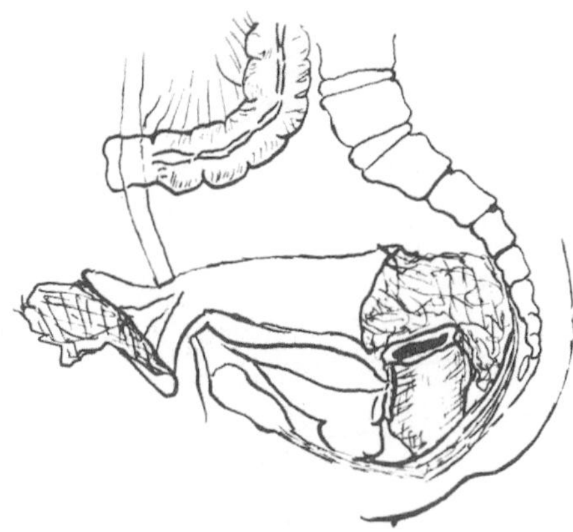

Abb. 1. Vorgehen bei akutem, gefährlichem Aufbruch einer Rectumanastomose oder in ähnlicher Situation bei einer frei perforierten Diverticulitis. Endständige Colostomie mit dem proximalen, mobilisierten Dickdarm. Abriegeln des Rectumstumpfes mit einer Jodoformgazetamponade. Sie wird durch einen weiten Cellophanschlauch suprasymphysär herausgeleitet

weise durch einen unter unversehrter Bauchdecke entstehenden Absceß offen bleiben, nachdem dieser Eiterherd eröffnet wurde.

Eine Fistel ohne Schock wird zuerst konservativ behandelt. Da es sich fast immer um eine mit Granulationsgewebe ausgekleidete Röhrenfistel handelt, ist jede Fistel dieser Art theoretisch heilbar. Wäre eine Fistel aber eine Lippenfistel, d. h. würde sich die Darmmucosa mit der äußeren Haut verbinden, wie wir das bei einer Colostomie absichtlich herbeiführen, dann ist eine solche Fistel spontan immer unheilbar.

Röhrenfisteln sind in unserem Zusammenhang die Regel und viele heilen ohne unser Dazutun ab und bleiben Episode. Das gilt auch für die Fisteln nach Rectumresektionen, wenn ohne Entlastung anastomosiert wird. Jeder fünfte Fall hat einen mehr oder weniger großen Nahtaufbruch, in der Regel ohne permanente Symptome. Bisweilen aber entleert sich der ganze Darminhalt durch das suprasymphysär eingelegte Drain und trotzdem versiegt die Fistel nach 1 Woche und die Kontinenz ist ungestört.

Chronische Fisteln im Dünndarmbereich erfordern sofort eine genaue Substitutionsinfusionstherapie. Fließen sie nach Wochen immer noch, weicht das Fieber nicht, bleibt der Puls hoch, so müssen wir eingreifen.

Im oberen Dünndarmbereich wird nachreseziert oder das fistelnde Konglomerat umgangen (Abb. 2).

Im mittleren und unteren Dünndarm wird ein doppelläufiges oder je nach Lage ein einläufiges Ileostoma prominens angelegt. Die Technik sei hier dargestellt.

Fisteln am linken Colon und am Rectum werden durch eine Colostomie am Colon transversum entlastet, am besten in diesem Fall durch eine gesonderte Incision rechts oberhalb des Nabels über einen Hautlappen. Dieser garantiert eine sichere Ableitung und vermeidet den hammerförmigen Prolaps.

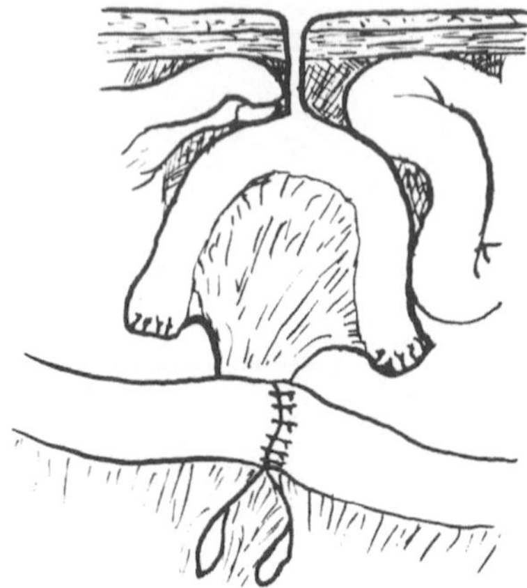

Abb. 2. Umgehungsanastomose einer fistelnden total ausgeschalteten Schlinge im oberen Dünndarmbereich

Bleibt das Fieber weiter hoch oder steigt es wieder an, wird die Sicherheit der Ableitung kontrolliert und nach einem Absceß im Subphrenium oder im Beckenbereich gefahndet. Eiteransammlungen in diesem Zusammenhang unter der Bauchdecke sind mit einfachem Abtasten noch am leichtesten zu erkennen. Röntgenkontrollen versichern uns der Fistelheilung. Das kann Monate dauern. Das Einbringen von Medikamenten in einen Fistelkanal ist ohne Bedeutung.

Fisteln heilen trotz sicherer Ableitung dann nicht aus, wenn die Vitalität des fistelnden Segmentes gestört ist. Das kann bei einem Krebsrezidiv so sein, bei einer Enteritis regionalis, nach einer Röntgenbestrahlung oder bei so großen Darmdefekten, daß die Wundkontraktion sich erschöpft, ohne daß das Epithel zum Epithel gefunden hat. Hier hilft nur die wohl überlegte, technisch oft schwierige Nachresektion weit im Gesunden und die absolut spannungslose Nahtvereinigung.

Die Beurteilung einer solchen chirurgischen Niederlage, die eine Fistel darstellt, erfordert sehr viel Einfühlungsvermögen mit vertretbarem Aufwand alles zu erreichen.

Literatur

Goligher, J. C.: Resection with exteritorisation in the management of faecal fistulas originating in the small intestine. Brit. J. Surg. **58**, 163 (1971)

Zollinger, R. W., Zollinger, W.: Diverticular disease of the colon. Advances in Surgery, Vol. 5, pp. 255. London: Lloyd-Luke 1971

Prof. Dr. F. Stelzner
Zentrum der Chirurgie
Johann Wolfgang Goethe-Universität
D-6000 Frankfurt a. M.
Theodor Stern-Kai 7
Bundesrepublik Deutschland

Langenbecks Arch. Chir. 337 (Kongreßbericht 1974)

16. Die radiologische Diagnostik der Fisteln im Bereich des Verdauungstraktes

H. Anacker

Institut für Röntgendiagnostik der Technischen Universität München

Radiological Diagnosis of Fistulas in the Area of the Alimentary Canal

Summary. The technique for radiological diagnosis of internal fistulas includes the passage of a barium meal and well-planned X-ray exposures suitable for projection, while that for diagnosis of external fistulas requires sensitive manual palpation and the instillation of a contrast medium with the object of visualization of the total fistula system—occasionally this requires a second examination. The possibilities of correct prognosis and the difficulties and limitations of the technique are indicated with reference to examples of congenital, acquired, and iatrogenic fistulas.

Key words: Fistulas, Radiological Visualization — Fistulas, Congenital — Fistulas, Acquired — Fistulas, Iatrogenic.

Zusammenfassung. Bezüglich des technischen Vorgehens erfordert die Röntgendiagnostik der inneren Fisteln eine Barium-Breipassage mit durchleuchtungsgezielter Suche und projektionsgerechter Darstellung, die der äußeren Fisteln eine sorgsame Sondierung mit feinfühliger Hand und eine Kontrastmittelinstillation, die die Darstellung des gesamten Fistelsystems zum Ziele haben muß. Gelegentlich ist dazu eine 2. Untersuchung erforderlich. Es werden Beispiele von Fisteln bei kongenitalen Mißbildungen, bei erworbenen Erkrankungen und aus iatrogener Ursache vorgestellt und dabei auf die Aussagemöglichkeiten, auf die Schwierigkeiten und die Grenzen des Verfahrens hingewiesen.

Schlüsselwörter: Röntgenologische Fisteldarstellung — kongenitale Fisteln — erworbene Fisteln — iatrogene Fisteln.

Die Röntgendiagnostik der Fisteln im Bereich des Verdauungstraktes ist eine Routineangelegenheit der täglichen Praxis. Was die technische Seite anbelangt, so erfordern die inneren Fisteln ein teilweise anderes Vorgehen als die äußeren.

Die Darstellung der inneren Fisteln läßt sich nicht provozieren und man muß bei Erkrankungen, bei denen mit Fistelbildungen zu rechnen ist, nach ihnen während der Durchleuchtung gezielt suchen.

Die äußeren Fisteln werden grundsätzlich mit wasserlöslichem Kontrastmittel, immer zuerst von außen und immer unter Durchleuchtungskontrolle gefüllt (Abb. 1).

Man benutzt Knopfkanülen verschiedener Größe und gelegentlich auch mit verschiedenen Krümmungen. Voraussetzung für eine erfolgreiche Darstellung ist die sorgsame Sondierung der Fistel, die mit feinfühliger Hand, mit Geduld und ohne jedes bohrende Vorstoßen durchzuführen ist. An Stelle der einfachen Knopfkanülen kann man auch das elegantere Sauggerät von Breckan verwenden, das aber eine glatte Fistelumgebung voraussetzt.

Nur mit der erwähnten Sorgfalt ist es möglich, eine Fistel in ihrer ganzen Ausdehnung und mit allen ihren Verzweigungen darzustellen und so die Voraus-

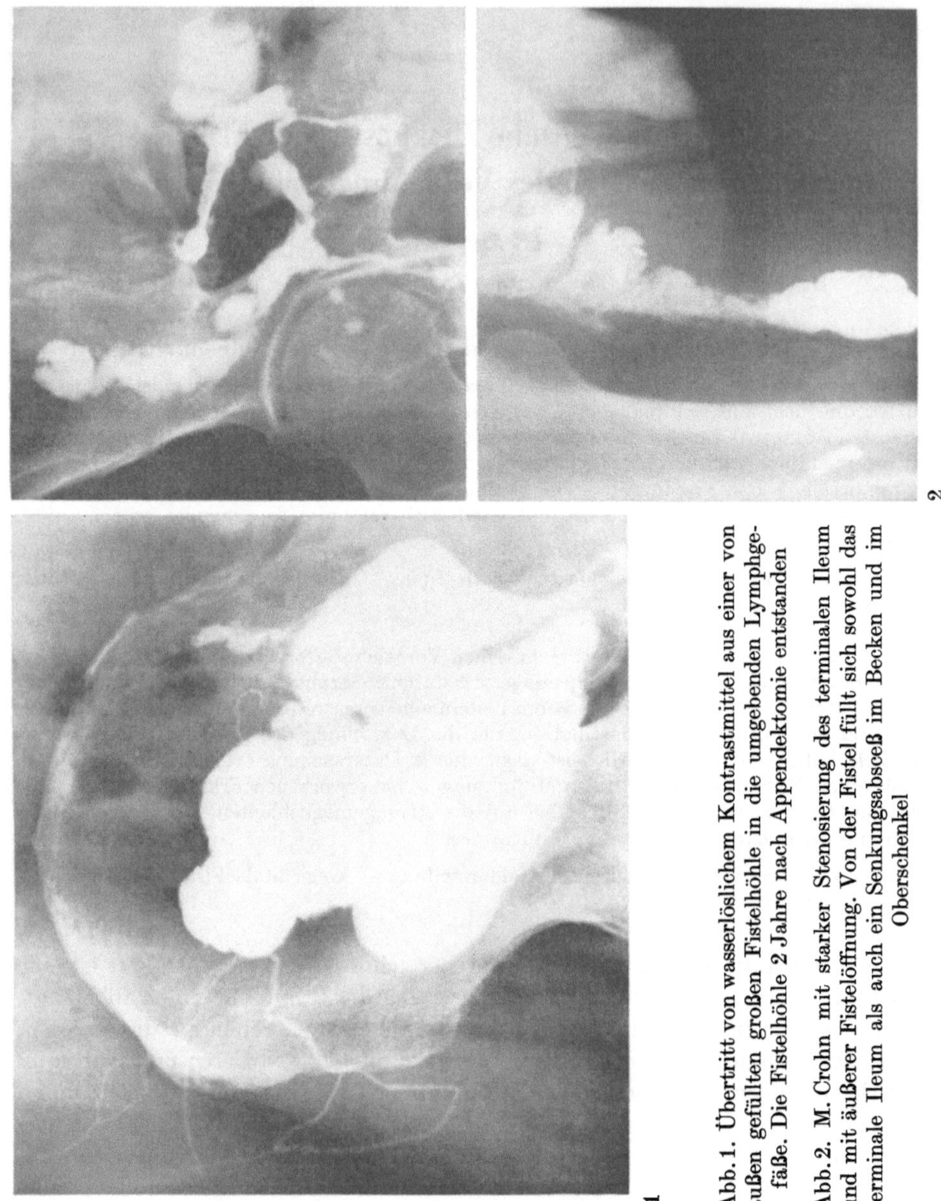

Abb. 1. Übertritt von wasserlöslichem Kontrastmittel aus einer von außen gefüllten großen Fistelhöhle in die umgebenden Lymphgefäße. Die Fistelhöhle 2 Jahre nach Appendektomie entstanden

Abb. 2. M. Crohn mit starker Stenosierung des terminalen Ileum und mit äußerer Fistelöffnung. Von der Fistel füllt sich sowohl das terminale Ileum als auch ein Senkungsabsceß im Becken und im Oberschenkel

setzung für eine erfolgreiche Behandlung zu schaffen. Wichtigste Aufgabe des Röntgenologen ist es, die evtl. noch vorhandene Verbindung der Fistel mit dem Magen-Darm-Trakt nachzuweisen. Ist die Verbindung nicht darzustellen, so bedeutet das nicht, daß sie nicht existiert. Teile des Fistelsystems können sich der Darstellung entziehen, teils aus technischen Gründen, teils aber auch, weil sie zum Zeitpunkt der Untersuchung verklebt sind. Diese temporäre oder dauernde Trennung von Herd und Fistel stellt für Diagnostik und Behandlung gleichermaßen eine Klippe dar. Kann das entzündliche oder das Organsekret nicht mehr durch die Fistel abfließen, so sucht es sich selbst seinen Weg, meist in die abhängigen Partien nach caudal oder dorsal und bildet dort eine Eiteransammlung (Abb.2).

Umgekehrt bleibt ein Absceß verborgen, wenn seine Verbindung zu einer äußeren Fistel verloren geht. Dieser Situation müssen sich untersuchender und behandelnder Arzt ständig bewußt bleiben. Der Röntgenologe muß bei einem derartigen Verdacht notwendigerweise die Fisteluntersuchung wiederholen oder durch andere Methoden den verborgenen Herd zu erfassen suchen. Allerdings sind die Möglichkeiten, eine neben dem Magen-Darm-Trakt, neben den Gallenwegen oder neben dem Pankreas gelegene Eiteransammlung zu erkennen, als sehr bescheiden anzusehen.

Der Untersucher sollte bei der Fisteldarstellung wissen, was er zu erwarten hat. Dazu ist die Kenntnis der verschiedenen Entstehungsarten einer Fistel Voraussetzung. Eine Fistel entsteht

1. bei kongenitalen Mißbildungen,
2. bei erworbenen Erkrankungen und
3. als postoperative Komplikation.

Ich darf Ihnen im folgenden einige Beispiele aus diesen 3 Gruppen zeigen.

Die branchiogene Halsfistel, die infolge dysontogenetischer Rückbildungshemmung der Kiemenbögen entsteht, kann als innere, als äußere oder als komplette Fistel auftreten (Abb.3).

Oesophago-Trachealfisteln entstehen nach einer Zusammenstellung von Monserrat in 33% aus kongenitaler, in 55% aus neoplastischer und in je 60% aus traumatischer oder entzündlicher Ursache. Der Strahlentherapeut kennt die Perforation eines Oesophagus-Carcinom in die Umgebung oder in den linken Hauptbronchus als gefürchtete Komplikation bei der Bestrahlung, die sich auch bei vorsichtiger Technik und bei ständiger Kontrolle der Speiseröhre in ca. 3% nicht vermeiden läßt.

Bei den Analfisteln soll der Röntgenologe bestrebt sein, die topographische Beziehung zum Rectum, d. h. die Entscheidung, intrasphinctere, perianale Fistel einerseits oder pararectale Fistel andererseits, herauszuarbeiten. Dadurch kann er dem Chirurgen möglicherweise schon präoperativ die Entscheidung, ob eine Spaltung oder eine Plastik durchzuführen ist, erleichtern.

Unter den erworbenen Erkrankungen, die zu einer Fistel führen, nimmt der M. Crohn einen besonderen Platz ein. Die Fisteln treten zumeist an dem am stärksten befallenen Darmabschnitt, also am stenosierten terminalen Ileum auf (Abb.2).

Der Röntgenologe sollte beim M. Crohn aber nicht nur nach etwaigen Fisteln suchen, er sollte darüber hinaus die Voraussetzung dafür schaffen, daß postoperative Fistelrezidive möglichst vermieden werden. Da erfahrungsgemäß das Rezidiv an den Anastomosen auftritt, muß der Untersucher das orale und aborale Ende der Erkrankung mit einer subtilen Untersuchungstechnik bestimmen, wobei das orale Ende der Erkrankung viel weiter oralwärts als bisher angenommen liegt.

Bei der Diverticulitis, beim Divertikeltumor und bei der Colitis ulcerosa kommt es meist nur zu inneren Fisteln (Abb.4).

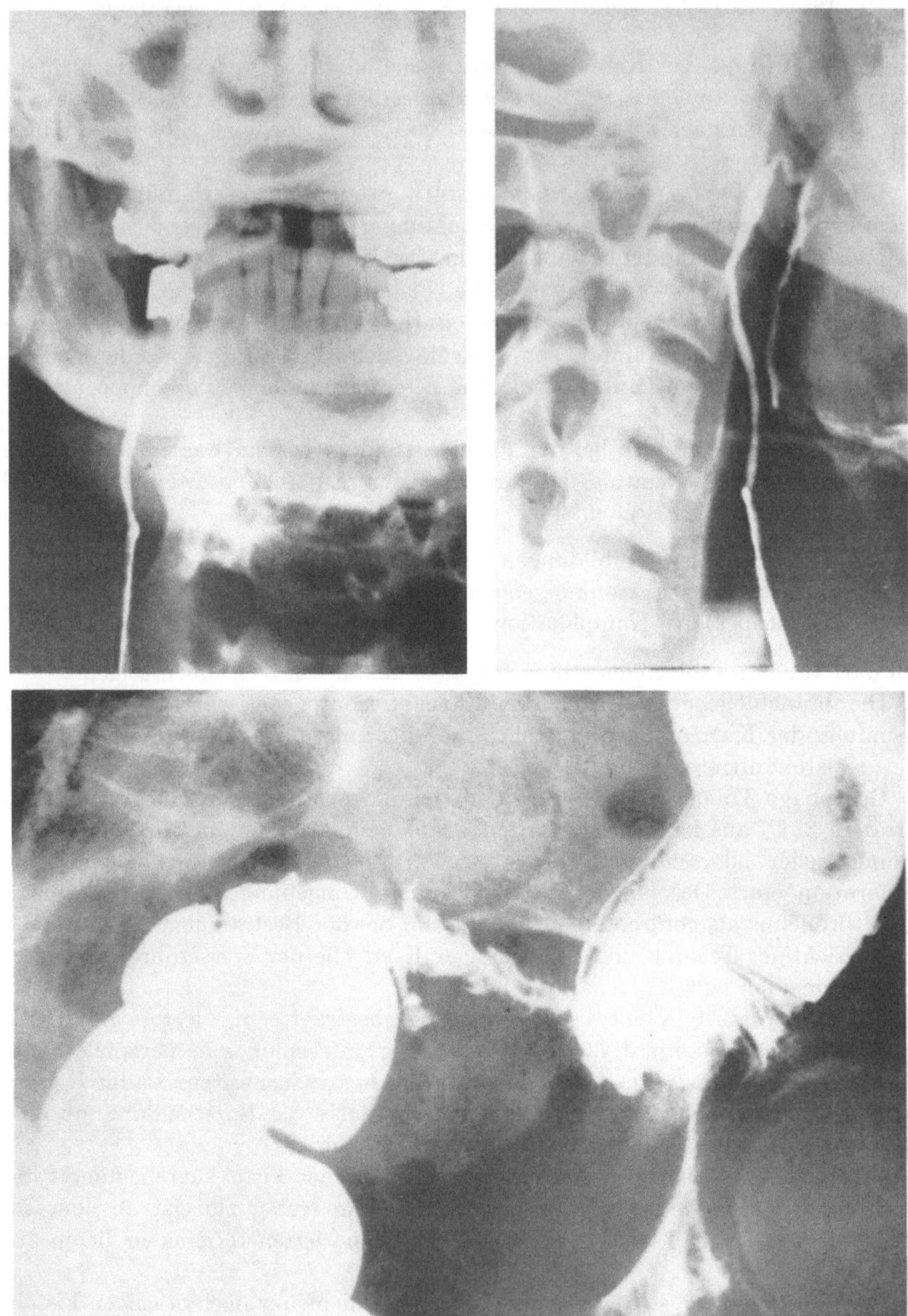

Abb. 3. Darstellung einer kompletten branchiogenen Fistel, deren äußere Öffnung in typischer Weise am vorderen Rande des M. Sternocleidomastoideus liegt und die innen in Höhe der Tonsillen in der Pharynxwand mündet

Abb. 4. Umschriebene Diverticulitis mit Divertikeltumor im Bereich des Sigma mit Stenosierung des Darmlumen und mit 2 inneren Fisteln

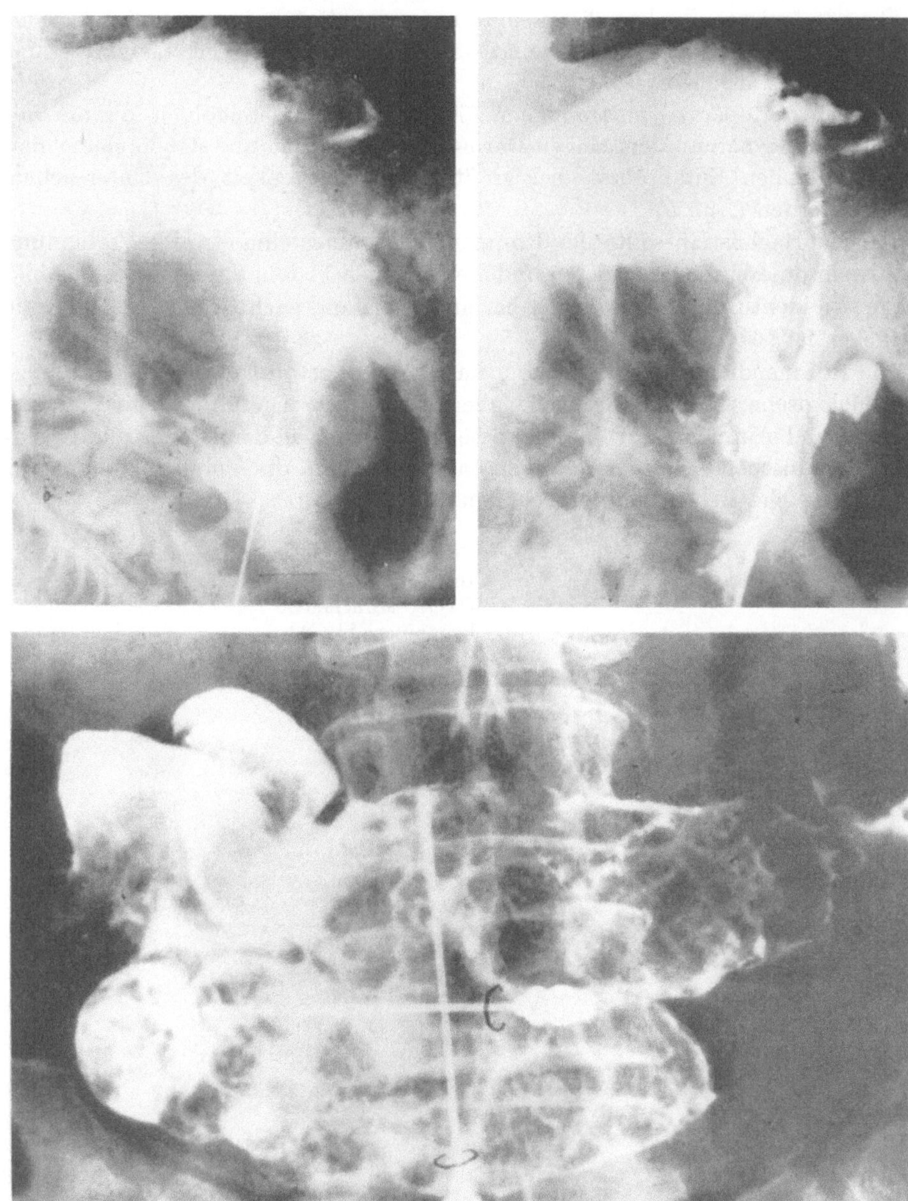

Abb. 5. Zustand nach totaler Magenresektion. Bei der Kontrolluntersuchung zeigte sich im früheren Resektionsgebiet eine Luftblase, die von einem kontrastmitteldichten Saum umgeben ist und die am Grunde Flüssigkeit enthält. Es mußte sich somit um eine Höhlenbildung, die mit dem Darmtrakt in Verbindung steht, handeln. Gleichzeitig bestand eine äußere Fistel, deren Füllung zeigte, daß sie einerseits in den Dickdarm, andererseits in die kleine paraenterale Höhle mündet

Abb. 6. Entstehung zweier Fisteln nach Ileotransversostomie mit Seit-zu-Seit-Anastomose. Die beiden Fisteln stehen untereinander und mit dem Darmlumen in Verbindung. Markierung der äußeren Fistelöffnungen

Bei der äußeren Pankreasfistel sollte immer geklärt werden, ob eine Verbindung zum Pankreasgang besteht und ob der Abfluß des Pankreassekretes ins Duodenum gewährleistet ist.

Bei den postoperativ entstandenen Fisteln können Fistelhöhlen, die nur mit einem feinen Kanal mit dem Magen-Darm-Trakt in Verbindung stehen, manchmal nur durch einen Zufall, bzw. bei größter Aufmerksamkeit des Untersuchers erkannt werden (Abb. 5).

Bei Mehrfachfisteln sollte der Röntgenologe immer eine etwaige Verbindung der Fisteln untereinander eruieren und die einzelnen Fisteln auf dem Röntgenbild und in situ identifizieren, wie es hier bei einem Zustand nach Ileotransversostomie geschehen ist (Abb. 6).

Die Röntgendiagnostik der Fisteln im Verdauungstrakt erfordert keineswegs röntgenologische Spitzenleistungen, aber Fingerspitzengefühl, Geduld, Fachkenntnis und Aufmerksamkeit. Mit diesem ärztlichen und mit dem relativ einfachen technischen Rüstzeug kann sie dazu beitragen, die Voraussetzungen für eine erfolgreiche Behandlung zu schaffen.

Prof. Dr. H. Anacker
Institut für Röntgendiagnostik der T. U.
D-8000 München 80
Ismaninger Str. 22

Langenbecks Arch. Chir. 337 (Kongreßbericht 1974)

17. Die parenterale prä- und postoperative Therapie bei intestinalen Fisteln

R. Dudziak

Abteilung für Anaesthesiologie und Wiederbelebung I am Klinikum
der Johann Wolfgang Goethe-Universität, Frankfurt a. M.

Parenteral Pre- and Postoperative Treatment of Patients with Intestinal Fistulas

Summary. After a few remarks about the mechanism of water and food absorption in various sections of the bowel questions that are of intestinal fistulas great importance (2) of the therapy of in (1) the pre- and postoperative phases (3) are pointed out, i. e., water and electrolyte balance and parenteral alimentation. Carbohydrates and amino acids are the main components of intravenous alimentation. Finally the necessity for and the technique of long-term parenteral alimentation are discussed with reference to examples from the literature.

Key words: Intestinal Fistulas — Parenteral Alimentation.

Zusammenfassung. Nach einigen theoretischen Bemerkungen über den Mechanismus der Wasser- und Nahrungsaufnahme in verschiedenen Darmabschnitten wurden die wichtigsten Probleme der prä- und postoperativen Therapie bei intestinalen Fisteln dargelegt. Hierzu gehören vor allem der Ausgleich der eingetretenen Wasser- und Elektrolytverluste und die Ernährungsrehabilitation in Form von parenteraler Realimentation. Als wichtigste Bestandteile der i.v. Substratzufuhr wurden Kohlenhydrate (Xylit, Sorbit, Glucose) und Aminosäuren genannt. Abschließend wurden anhand von Beispielen aus der Literatur die Notwendigkeit und Technik einer langzeitigen parenteralen Ernährung diskutiert.

Schlüsselwörter: Intestinale Fisteln — Parenterale Ernährung.

Die stürmische Entwicklung der Labortechnik, vor allem die Vereinfachung der Elektrolyt- und Säure-Basen-Bestimmung im Blut, haben die prä- und postoperative parenterale Therapie der intestinalen Fisteln gezielter, sicherer und erfolgreicher werden lassen. Obschon die theoretischen Grundlagen über die Funktion und den Mechanismus des Wasser- und Elektrolyttransportes durch die Darmschleimhaut seit langem bekannt sind, wurde die quantitative und qualitative Erfassung der Elektrolytstörungen im klinischen Betrieb erst mit der sog. Bilanzierung und der sog. „bilanzierten Therapie" möglich.

Gestatten Sie mir, bevor ich auf die klinischen Probleme eingehe, einige notwendige theoretische Bemerkungen.

Unter normalen Bedingungen einer oralen Nahrungsaufnahme gelangen bei erwachsenen Menschen täglich zwischen 5 und 10 l Wasser in den Dünndarm. Diese Menge umfaßt sowohl das mit der Nahrung und den Getränken aufgenommene Wasser, wie auch das aus dem Speichel-, Magen-, Pankreas- und Darmsekret hinzugekommene. Beim gesunden Menschen treten lediglich 0,5 l davon in das Colon über, woraus sich eine Dünndarmresorptionsgeschwindigkeit für Wasser von etwa 200—400 ml pro Stunde errechnen läßt. Die maximale Geschwindigkeit der Wasserresorption durch die Schleimhaut dürfte, wenn es überhaupt eine Grenze nach oben gibt, bei etwa 1 l pro Stunde liegen. Bei einem Patienten, der ausschließlich parenteral ernährt wird, beträgt die gastrointestinale Sekretion zwischen 3 und 6 l und ist streng von dem Hydratationszustand des Organismus abhängig.

Es gibt einige Mechanismen der Wasseraufnahme durch den Dünndarm. So verläuft z. B. die Wasseraufnahme im Duodenum per diffusionem infolge einer Resorption osmotisch aktiver Substanzen aus dem Speisebrei stets in die Richtung des osmotischen Gradienten. Glucose und Aminosäuren spielen hierbei die wichtigste Rolle. Fällt infolge einer krankheitsbedingten oralen Nahrungskarenz die osmotisch wirksame Komponente der Rückresorption aus, so ist für den Wassertransport die Elektrolytzusammensetzung der Dünndarmflüssigkeit von großer Bedeutung. Die prominenteste Rolle spielt hierbei das Natriumion, dessen Bewegung durch die Schleimhaut ins Blut dem Aufbau eines für die Wasserresorption notwendigen Natriumgradienten dient. Die Tatsache, daß das Natrium gegen einen elektrochemischen Gradienten resorbiert werden kann, beweist, daß die Schleimhautzellen eine Natriumpumpe besitzen. Dieser Natriumtransport ins Blut erfordert eine Energie, die, wie wir wissen, sauerstoffabhängig ist und vorwiegend vom Phosphatitstoffwechsel stammt.

Die Frage nach der Geschwindigkeit der Natriumionenbewegungen vom Lumen ins Blut wurde in den Untersuchungen von Visscher *et al.* (1944) und Vaughan (1960) beantwortet. Zunächst ist festzustellen, daß die Fluxe durch die Darmschleimhaut sowohl in Richtung Darmlumen—Blut als auch umgekehrt stattfinden. Im Jejunum findet der Austausch am schnellsten, im Ileum und Colon deutlich langsamer statt. Das so abtransportierte Natrium wird dabei zumindest durch eine gleiche Menge Natrium vom Blut her ersetzt. Beim Darmverschluß und Durchblutungsstörung der Schleimhaut sowie anderen entzündlichen Erkrankungen des Darmes wird der aktive Transport des Natrium ins Blut vermindert oder sogar unterbrochen. Unbeschadet dessen findet sich gleichzeitig ein fast normaler Natrium- und Wasserflux vom Blut zum Darmlumen. Dies führt dazu, daß Wasser-, Natrium- und Chloridionen in den Darm gelangen und nicht mehr ins Blut zurücktransportiert werden. Isotone Flüssigkeits- und Elektrolytverluste und die Bildung eines sog. dritten Flüssigkeitraumes sind die unmittelbare Folge davon.

Bei der Behandlung des Themas „Die parenterale präoperative und postoperative Therapie bei intestinalen Fisteln" ist von dem Grundsatz auszugehen, daß unabhängig von der primären Erkrankung, die entweder

a) zu einer spontanen Fistelbildung führte, oder
b) bei der die operative Schaffung einer Fistel zu einer vitalen Notwendigkeit wurde,

Störungen des Wasser- und Elektrolythaushaltes im Vordergrund stehen. Ihr Ausmaß ist von einigen Faktoren abhängig, von denen

1. die Lokalisation der Fistel,
2. die Resorptionsfähigkeit der Darmschleimhaut, insbesondere die Fähigkeit zum aktiven Natriumtransport aus dem Lumen ins Blut und
3. die Darmtätigkeit, d. h. die Geschwindigkeit der Darmbewegung und damit verbundene verkürzte oder verlängerte Austauschzeit zu den wichtigsten zählen.

Tabelle 1

	Na+ (mval/l)	K+ (mval/l)	Cl− (mval/l)	HCO$_3$− (mval/l)
Speichel	9	25,8	10	12—18
Magensaft	60 (10—115)	10 (1,0—35)	85 (8—150)	0—15
Pankreasfistel	141 (115—150)	46 (2,5—7,5)	76,6 (55—95)	121
Gallengangfistel	148 (130—160)	5,0 (2,8—12)	101 (90—118)	40
Jejunumdrainage	111 (85—150)	4,6 (2,3—8,0)	104 (45—125)	31
Ileumdrainage	117 (85—118)	5,0 (2,5—8,0)	105,8 (60—127)	—
Ileostomie (neu)	129 (106—143)	11,0 (6—29)	116 (90—136)	—
Ileostomie (alt)	46	30	21,4	—
Zökostomie	79 (45—135)	75 (5—45)	45 (18—88)	—

Störungen der Nahrungsaufnahme aus dem Darmlumen, d. h. Malabsorption, begleiten die Entgleisungen des Elektrolythaushaltes in der präoperativen und postoperativen Phase fast immer. Bei einigen chirurgischen Erkrankungen, z. B. bei Ileitis regionalis Crohn oder Colitis ulcerosa, treten sie in Form von Triglyceridmalabsorption (Syndrom der blinden Schlinge) schon lange vor dem operativen Eingriff unabhängig vom Elektrolythaushalt in den Vordergrund.

Dementsprechend wird die prä- und postoperative Therapie zwei Ziele zu erreichen haben:

1. den Ausgleich der eingetretenen Wasser- und Elektrolytverluste,
2. die Ernährungsrehabilitation in Form von parenteraler Realimentation.

Zu 1

Der Ausgleich der Wasser- und Elektrolytverluste ist, setzt man eine exakte Bilanzierung der durch die Fistel verlorenen Flüssigkeit voraus, kein großes Problem. Da die Zusammensetzung der Darmflüssigkeit von Fall zu Fall stark variieren kann, ist die tägliche Bestimmung der Gesamtmenge der Flüssigkeit und ihrer Elektrolytzusammensetzung notwendig. Wie aus der Tab. 1 zu ersehen ist, stehen die Natriumverluste immer im Vordergrund. Sie können bei schwerer Colitis ulcerosa bis zu 160 mval/die, bei schwerer Ileitis regionalis Crohn und Ileostomie sogar bis 700 mval/die betragen. Schwere Kalium- und Magnesiumverluste sind insbesondere bei einer Zökostomie, aber auch bei länger anhaltenden Diarrhöen verschiedener Ätiologie zu erwarten. Die häufigsten Fehler in der Therapie ergeben sich aus der ungenauen Bilanzierung sowohl des Wassers als auch der Elektrolyte. Erfahrungsgemäß werden dabei die Elektrolytverluste

(Natrium und Kalium) in den meisten Fällen unterschätzt, Wasserverlust dagegen oft zu großzügig behandelt. Die Folge davon ist die Entstehung eines hypotonen Wasserüberschusses mit der Gefahr eines intracellulären Ödems. Ein typisches Beispiel sind Patienten mit intestinalen Fisteln, die ihren Durst infolge Flüssigkeitsverluste mit elektrolytfreien bzw. hypotonen Getränken, wie Tee oder Wasser, zu stillen versuchen. Ist die orale Flüssigkeitsaufnahme möglich und erlaubt, so ist zur Deckung des Basisbedarfs an Elektrolyten das unter dem Handelsnamen „Mineraldrink[1]" bekannte Elektrolyt-Kohlenhydrat-Gemisch besonders zu empfehlen.

Analog zu dem Wasserüberschuß führt eine zu geringe Wasserzufuhr bei dieser Gruppe von Patienten meistens zu einem hypertonen Wassermangel mit den Ihnen allen bekannten Folgen.

Abschließend einige Bemerkungen zur Frage der parenteralen Ernährung bei intestinalen Fisteln. Sie ist grundsätzlich dann indiziert, wenn verschiedene Malassimilationssyndrome, insbesondere in Form von Störungen des intestinalen Mucosatransportes, die Aufnahme von Nährstoffen aus dem Darm erschweren oder gar unmöglich machen. Hierzu gehören auch Resorptionsstörungen in der perioperativen Phase. Sie kommen zustande infolge eines starken Eiweißabbaus in der Mucosa und zeichnen sich durch eine Unfähigkeit der so geschädigten Darmwand aus, die oral angebotenen Substrate zu verwenden. Dieser durch einen Eiweißmangel ausgelöste Circulus vitiosus kann durch eine gezielte parenterale Ernährung unterbrochen werden.

Als wichtigste Bestandteile dieser i.v. Substratzufuhr sind Kohlenhydrate und Aminosäuren zu nennen. Unter den Kohlenhydraten ist neben der Glucose auf die zunehmende Bedeutung der sog. Zuckeraustauschstoffe Fructose, Xilit und Sorbit hinzuweisen. Ihr Vorteil gegenüber Glucose liegt u. a. in der insulinunabhängigen Verwertung und Vermeidung der Gefahr einer hyperosmolaren nichtketonischen Hyperglykämie. Eine Zufuhr von 250 g $=$ 1000 kcal eines solchen Kohlenhydratgemisches/die bei einem Erwachsenen, der sich im hormonellen Gleichgewicht befindet, ist wünschenswert. Die Infusionsgeschwindigkeit sollte jedoch 0,4 g/kg KG/ Std nicht überschreiten.

Die parenterale Eiweißzufuhr in Form von Aminosäuren stellt gerade bei intestinalen Fisteln häufig die einzige Möglichkeit, den drohenden oder bestehenden Proteinmangel auszugleichen. Insbesondere bei Ileitis regionalis Crohn und Colitis ulcerosa ist die Darmaufnahme so gestört, daß eine parenterale Ernährung mit eiweiß- und kohlenhydrathaltigen Infusionen zu einer vitalen Indikation wird. Als Faustregel bei Erwachsenen darf hier eine Aminosäurezufuhr von 1—1,5 g/kg KG/die gelten. Bei Kindern werden Mengen von 3—4 g/kg KG/die empfohlen. Als Parameter für die benötigte Menge dient dabei die Stickstoffbilanz, die aus der zugeführten und der durch Urin und Stuhl ausgeschiedenen Stickstoffmenge errechnet werden kann.

Es gibt viele Beispiele in der Literatur, die eine Notwendigkeit der parenteralen Ernährung eindrucksvoll belegen. So haben Meng u. Sandstead Patienten mit Ileitis terminalis parenteral über einen Zeitraum bis zu 30 Tagen mit Erfolg behandelt. Die durchschnittliche tägliche Zufuhr von Aminosäuren betrug 80—100 g,

---

1 Als Lianisorb® S in Registrierung beim BGA.

Kohlenhydrate wurden in einer Menge von 760 g/die infundiert. Auch Dudrick (1972), Filler (1969), Johnston (1969) und andere haben mit vergleichbarem Erfolg beweisen können, daß dieser therapeutische Weg sinnvoll ist.

Es ist nicht möglich, in einem Zeitraum von 10 min die Problematik der parenteralen Therapie der intestinalen Fisteln ausführlich zu besprechen. Nachdem ich auf die wichtigsten Probleme kurz hingewiesen habe, hoffe ich, einige für Sie besonders interessante Details in der Diskussion ausführlich besprechen zu können.

Literatur

1. Dudrick, S. J., Wilmore, D. W., Vars, H. M., Rhoads, J. E.:' Long-term total parenteral nutrition with growth, development and positive nitrogen balance. Surgery **64**, 134 (1968)
2. Filler, R. M., Eraklis, A. J., Rubin, V. G., Das, J. B.: Long-term total parenteral nutrition in infants. New Engl. J. Med. **281**, 589 (1969)
3. Johnston, I. D. A., Spivey, J.: The use of long-term parenteral nutrieus in alimentary failure. In: Advances in Parenteral Nutrition Symposium of the International Society of Parenteral Nutrition, Prague 1969, 483 Ed-Berg, G. Stuttgart: Thieme 1970
4. Meng, M. C., Sandstead, H. H.: Long-term total parenteral nutrition in patients with chronic inflammatory diseases of the intestine. In: Parenteral Nutrition, A. W. Wilkinson, Ed. Livingstone: Churchill 1972
5. Vaughan, B. E.: Intestinal electrolyte absorption by parallel determination of unidirectional sodium and water transfers. Amer. J. Physiol. **198**, 1235 (1960)
6. Visscher, M. B., Varco, R. H., Carr, C. W., Dean, R. B., Erickson, D.: Sodium ion movement between the intestinal lumen and the blood. Amer. J. Physiol. **141**, 488 (1944)

Prof. Dr. R. Dudziak
Abt. f. Anaesthesiologie und Wiederbelebung I
am Klinikum der Johann Wolfgang Goethe-
Universität
D-6000 Frankfurt a. M. 70
Theodor Stern-Kai 7
Bundesrepublik Deutschland

Langenbecks Arch. Chir. 337 (Kongreßbericht 1974)

18. Rundgespräch zum Thema
Fisteln im Bereich des Verdauungstraktes

Teilnehmer: H. Anacker, München — R. Dudziak, Frankfurt a. M. — G. Mangold, Mainz —
K. H. Schriefers, Koblenz
Leiter: F. Stelzner, Frankfurt a. M.

Das Rundgespräch gründete sich auf drei Fragen:

1. Wann sollen wir operieren?

2. Gewinnen wir durch diagnostische Maßnahmen einen bestimmten, erfolgversprechenden Weg?

3. Wie sollen wir chirurgisch vorgehen?

Die Teilnehmer waren der Meinung, daß im akuten Fall, also bei einem akuten Fistelaufbruch mit einer gefährlichen Peritonitis die klinische Symptomatologie eines akuten Schocks genügt, um den Entschluß zu einer Relaparotomie ohne sonstige diagnostische Maßnahmen zu fassen (sinngemäß auch Re-Thorakotomie). Bei der Bauchspeicheldrüse wird dieses Ereignis durch vorsorglich eingelegte Drainagen praktisch nie, sagt Mangold, in Erscheinung treten. Lediglich die Arrosionsblutung erzwingt auch bei der Bauchspeicheldrüse die Relaparotomie. Sie hat eine schlechte Prognose. Selbst bei einer akut insuffizienten Duodeno-pankreatektomie wartet Herr Mangold ab, während die anderen Herren eher aktiv eingreifen würden. Der Anaesthesist kann heute jeden akuten Schock ausgleichen und praktisch in jedem Fall eine Re-Intervention gestatten. Eine wichtige Voraussetzung ist, daß der Operierte sich in einer ausgeglichenen Wasser-, Elektrolyt- und Säure-Basenhaushaltssituation im Moment des akuten Ereignisses befindet. Wenn ein Schock überhaupt noch reversibel ist, was eine Frage seiner Dauer sein dürfte, so kann ein Anaesthesist heute mit der Substitutionstherapie auch eine schwere Gefährdung auffangen. Eine einzige Ausnahme bildet der immer noch recht rätselhafte Endotoxinschock.

Ein direkter Verschluß einer aufgebrochenen Magen-Oesophagusverbindung ist nach Schriefers hoffnungslos. Leider kann man bei dieser Anastomosenhöhe das infizierte Gebiet auch nicht richtig ruhigstellen. So wird man konservativ bleiben und nur für eine ausreichende Drainage sorgen. Das ist im distalen Intestinalbereich ganz anders. Der Anaesthesist ist der Meinung, daß er im akuten Notfall die Wasser-Elektrolytsituation sofort ausgleichen kann. Viel schwerer gelingt es ihm allerdings, die Plasmahomoeostase zu erreichen. Dazu sind in der Regel Wochen nötig. Mit anderen Worten, die Vorbereitung zu einem Eingriff ist auch im Hinblick auf zu überlebende akute Gefährdungen von sehr großer Bedeutung.

Im Bereich des Dünndarms können wir heute fast in jeder Höhe eine proximale Ableitung versuchen, was zu einer totalen Ruhigstellung des fistelnden Gebietes führt. Die Substitutionstherapie erhält solche Patienten in fast jedem Fall am Leben. Falls die Ausschaltung nicht im oberen Jejunum sitzt, so gewöhnt sich unter der Substitutionstherapie der Organismus an die Ausschaltung des ganzen Colons und der unteren Dünndarmhälfte ohne weiteres.

Die chronische Fistel gestattet in jedem Fall konservatives Vorgehen. Es gibt allerdings keine Möglichkeit, sie medikamentös zu beeinflussen. Die Andauung der Haut, besonders beim Pankreas, muß mit einer Intervallsaugung, Aufklebbeuteln oder dem Enterostoma prominens angestrebt werden.

Eine gute Methode, die Haut zu schützen, besteht auch darin, den Patienten zu überreden, sein Leben einige Tage in Bauchlage zu verbringen. Bei einer chronischen Fistel, die nicht versiegt, ist eine minutiöse Röntgentopographie ein unabdingbares Erfordernis, um mit einer Operation später zum Ziel zu kommen. Ableitungen fistelgefährdeter Anastomosen oder erzwungene Drainagen sollen nach Ansicht aller Teilnehmer ohne zusätzlich abdichtende Stofftamponadestreifen durchgeführt werden. Eine Ausnahme ist die Cellophanschlauchstreifentamponade des Mastdarmstumpfes. Fistelverschlüsse erreichen wir am sichersten über Darmresektionen, nur ausnahmsweise durch eine bilaterale Ausschaltung (am Dünndarm).

Eine empfehlenswerte Verhütungsmaßnahme des Aufbruchs eines Duodenalstumpfes ist das Aufnähen einer Dünndarmschlinge. Schriefers näht die zuführende Schlinge und Stelzner die abführende Schlinge darauf (s. Schrifttum: Intra- und postoperative Zwischenfälle, Beitrag Nissen, S. 88, hrsg. von Brand, Kunz, Nissen). Stuttgart: G. Thieme 1971.

Zusammenfassend wird festgestellt, daß die Rundgesprächsteilnehmer sich darüber einig sind, daß man bei einem akuten Fistelaufbruch heute häufiger operieren sollte, als das früher der Fall war. Beim chronischen Fistelaufbruch wird man zuwarten, und zu einer irgendwie gearteten Ableitung seine Zuflucht nehmen. Diese Ableitung ist im Bereich des mobilen Magen-Darm-Kanals heute fast in jeder Höhe möglich. Die Wiederherstellung und Aufrechterhaltung einer Homoeostase ist die Voraussetzung, daß man später evtl. einen endgültigen Fistelverschluß durch eine Resektion erreichen kann, wenn das Abwarten nicht zum Ziele führt. Ohne Zweifel spielt beim ganzen Fistelproblem die Zeit die Hauptrolle.

Prof. Dr. F. Stelzner[1]
Zentrum der Chirurgie
der Johann Wolfgang Goethe-Universität
D-6000 Frankfurt a. M.
Theodor Stern-Kai 7
Bundesrepublik Deutschland

C. Pathophysiologie der Mehrfachverletzungen

Langenbecks Arch. Chir. 337 (Kongreßbericht 1974)
© by Springer-Verlag 1974

19. Pathophysiologie der Mehrfachverletzung: Einleitung

L. Schweiberer und K. Saur

Abteilung für Unfallchirurgie der Chirurgischen Universitäts-Klinik, Homburg (Saar)

Pathophysiology of Multiple Trauma

Summary. According to our statitics, of all multi-traumatized patients reaching the clinics alive, approximately 30 % do not survive. In order to obtain future comparative statistics concerning multiple trauma, division into three degrees of severity is recommended, including traumatic hypovolemic shock and degree of skull-brain trauma (CNS injury). The chance of survival depends on the severity of the injury and the interval between accident and treatment. Irreversible damage results from the primary physiological compensatory mechanisms: disruption of microcirculation, distrubances of coagulation and RES leading to respiratory insufficiency, renal insufficiency, worsening of CNS traumatization, disturbances in the gastrointestinal tract and susceptibility to infection.

Key words: Mortality Statistics — Degrees of Severity — Time Factor — Adjustable Therapeutic Plan.

Zusammenfassung. Nach einer eigenen Statistik sterben etwa 30 % aller Mehrfachverletzten, die die Klinik lebend erreichen. Um in Zukunft vergleichbare Statistiken über Mehrfachverletzungen zu erhalten, wird eine Einteilung in 3 Schweregrade empfohlen, in die der traumatische hypovolämische Schock und der Grad des Schädelhirntraumas einbezogen sind. Die Überlebenschance hängt ab von der Schwere der Verletzung und der Zeitdauer zwischen Unfall und Behandlung. Aus den zunächst physiologischen Kompensationsmechanismen erwachsen irreversible Schäden: Mikrozirkulationsstörungen, Störungen des Gerinnungssystems und des RES führen zur respiratorischen Insuffizienz, zum Nierenversagen, zur Vertiefung eines Schädelhirntraumas, zu Störungen des Gastrointestinaltraktes und zur Infektanfälligkeit.

Schlüsselwörter: Todesfallstatistik — Schweregrad — Zeitfaktor — Therapeutischer Stufenplan.

Der Unfalltod steht nach einer von Gögler [3] 1971 veröffentlichten Statistik unter den Todesursachen in der zivilisierten Welt an 3. Stelle. Hinter dem Tod durch Herz-Gefäß-Kreislauferkrankungen (43 %), Krebserkrankungen (18,9 %) nimmt der Unfalltod unter den Todesursachen 7,3 % ein. Hierin enthalten sind zwar auch der gewaltsame Tod durch Suicid und einfache Unfälle im Greisenalter — als Beispiel der Schenkelhalsbruch mit konsekutiven, altersbedingten

　　　　　　　　L. Schweiberer und K. Saur

Tabelle 1

MEHRFACHVERLETZTE

	HOMBURG	BONN
BEOBACHTUNGS-ZEITRAUM	4 JAHRE (1970 - 1973)	5 JAHRE (1966 - 1970)
GESAMTZAHL	284	292
GESTORBEN	90 (32 %)	78 (27 %)

Tabelle 2

BEATMUNG BEI MEHRFACHVERLETZTEN

	HOMBURG	BONN	FREIBURG
GESAMTZAHL	61	96	194
GESTORBEN	48 (79 %)	?	119 (61 %)

Kreislauf- und pulmonalen Komplikationen —, das Hauptkontingent an Todesfällen stellt jedoch die Mehrfachverletzung durch Straßenverkehrsunfälle mit 58 %.

Von 284 Schwerverletzten der vergangenen 4 Jahre, die auf der Wach- und Intensivstation der Chirurgischen Univ.-Klinik Homburg behandelt wurden, starben 90 Patienten, das sind 32 %. Eine Vergleichsstatistik aus der Chirurgischen Univ.-Klinik Bonn aus dem Jahre 1971 [7] weist in einem Beobachtungszeitraum von 5 Jahren eine Todesrate von 27 % auf, das sind 78 von insgesamt 292 Patienten (Tab. 1).

Aus dem genannten eigenen Patientenkollektiv mußten 61 Patienten, das sind 21 %, wegen pulmonaler Komplikationen beatmet werden, davon starben 48 = 79 %. Im Vergleich dazu eine Statistik aus der Freiburger Klinik [9] mit 194 beatmeten Fällen, von denen 119 = 61 % verstarben (Tab. 2).

Vergleichbare Zahlen über Letalität bei Mehrfachverletzungen liegen nur spärlich vor. Die einschlägigen Statistiken befassen sich über Todesfälle infolge respiratorischer Insuffizienz, Fettembolie, schwerem Schädelhirntrauma usw., sie erfassen jedoch nicht oder nur selten summarisch die „Mehrfachverletzung", da eben die Definition der „Mehrfachverletzung" fehlt. In der Tat sind Vergleichszahlen kritisch zu betrachten, solange nicht generell in die statistischen Erhebungen Komplexität der Verletzung und Zeitdauer zwischen Unfallgeschehen und Beginn einer der Schwere der Verletzung adäquaten Behandlung miteinbezogen wird. Die Nähe einer Autobahn mit vorwiegend Schwerstverletzten senkt die Überlebensquote erheblich, wie auch Bevölkerungsdichte und Entfernung zu den nächstgelegenen Krankenhäusern die statistischen Zahlen über Letalität beeinflussen. Die Universitätsklinik Homburg (Saar), in einer Kleinstadt von 40000 Einwohnern, erhält ihr Patientengut zum kleineren Teil aus der Stadt und ihrer näheren Umgebung, der größere Teil aller Schwer- und Schwerstverletzten wird aus der weiteren Umgebung zugewiesen mit z.T., da ein Hubschrauber-

Rettungsdienst fehlt, Transportzeiten von 2—3 Std, ohne daß bereits eine der Schwere der Verletzung adäquate Schockbehandlung eingesetzt hat. Auch verzögerte Verlegungen müssen berücksichtigt werden. *Schwere der Verletzung und Zeit zwischen Unfall und Behandlung bestimmen die Prognose.*

Schweregrad der Verletzung

Leider fehlt immer noch eine einigermaßen verbindliche Klassifizierung des Schweregrades einer Verletzung. Die Einteilung in Schwer- und Leichtverletzte, wie sie in der Verkehrsunfallstatistik des Bundes und der Länder benutzt wird, vermag nicht zu befriedigen. Havemann [4] empfiehlt in einer ausgezeichneten Monographie zur Epidemiologie des Straßenverkehrsunfalles die Verletzungsskala des Automotive Crash Injury Research aus dem Jahre 1961 als optimales Definitionsschema der Schweregrade. Die Einbeziehung des Schocks in diese Skala durch Gögler [2] ist wegen der überragenden Bedeutung der hypotonen Hypovolämie bezüglich therapeutischer und prognostischer Konsequenzen ganz besonders wertvoll. Für die Einstufung der Verletzten nach den Schweregraden ihrer Verletzungen wurden von Havemann folgende Kriterien benutzt, wobei wir bezüglich der Schädel-Hirnverletzung die Einteilung nach Loew [6] bevorzugen und die Schweregradskala entsprechend modifiziert wissen möchten. So wurden für die einzelnen Schweregrade folgende Kriterien benutzt (Tab. 3).

Die Schweregradeinteilung ist bei aller Komplexität der Verletzungen und deren Auswirkungen auf den Gesamtzustand des Verunglückten möglich, wenn

Tabelle 3

SCHWEREGRAD 1 - LEICHTVERLETZT	PRELLUNGEN, SCHÜRFUNGEN, OBERFLÄCHLICHE UND TIEFE WUNDEN, EINFACHE KNOCHENBRÜCHE, GELENK- UND MUSKELZERRUNGEN, SCHÄDELHIRNTRAUMA I. GRADES
SCHWEREGRAD 2 - SCHWERVERLETZT, NICHT LEBENSBEDROHLICH VERLETZT	AUSGEDEHNTE WUNDEN, OFFENE FRAKTUREN MIT DISLOKATION, SCHÄDELHIRNTRAUMA II. GRADES, SCHOCKZUSTAND
SCHWEREGRAD 3 - SCHWERSTVERLETZT, LEBENSBEDROHLICH VERLETZT	WUNDEN MIT GEFÄHRLICHER BLUTUNG, TRÜMMER- UND KOMPRESSIONSFRAKTUREN, GEFÄHRLICHE THORAX- UND BAUCHVERLETZUNGEN, SCHÄDELHIRNTRAUMA III. GRADES, SCHWERER SCHOCK

ein sachkundiger Untersucher den Zustand selbst analysiert hat oder umfassende und erschöpfende klinische Angaben vorliegen. Mein Mitarbeiter Saur hat versucht, katamnestisch das Krankengut nach den genannten Kriterien einzuteilen, doch hat es sich gezeigt, daß die vorliegenden Informationen für eine klare Aussage vielfach zu ungenau sind. So kann die Einteilung nur für zukünftige Erhebungen eine Richtschnur sein und es wäre wünschenswert, wenn sich dieser Empfehlung eine Reihe von Kliniken anschließen könnten, um in wenigen Jahren darüber mit etwas klareren Vorstellungen diskutieren zu können.

Zeit zwischen Unfall und Behandlung

Die eingangs erwähnte Todesfallstatistik weist bei Mehrfachverletzungen eine Letalitätsquote von etwa 30 % auf, wobei allerdings nur jene Patienten erfaßt wurden, die zumindest vorübergehend auf der Wach- oder Intensivstation behandelt wurden, zum Zeitpunkt der Klinikaufnahme also zumindest dem Schweregrad 2, meist dem Schweregrad 3 zuzuordnen waren. Die höchste Letalität sahen wir bei Kombinationsverletzungen von Schädel, Thorax und Extremitäten, jedoch finden wir auch Todesfälle bei reinen Extremitätenverletzungen. Hierzu zwei klinische Beispiele:

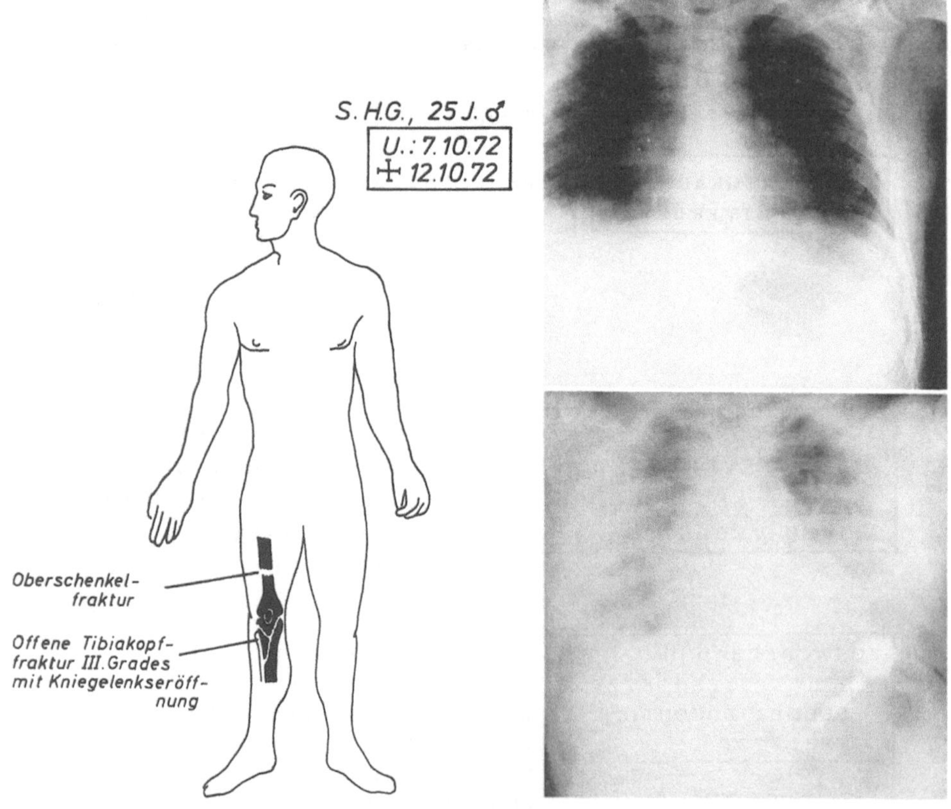

Abb. 1 a und b

1. 25jähriger, kräftiger Mann, Verkehrsunfall: Oberschenkelschaftfraktur, offene Tibiakopffraktur. Von der Unfallstelle Einlieferung in ein nahegelegenes Krankenhaus. Von dort nach Gaben von 500 ml Kochsalzlösung Verlegung in unsere Klinik. *Zeit zwischen Unfallereignis und Aufnahme in unsere Klinik 3 Std.* Zu diesem Zeitpunkt deutliche Zeichen des Schockes mit Zentralisation, Blutdruck von 95 mm Hg, Puls 120/min. Nach Gaben von 3000 ml Blutersatzlösungen und gruppengleichen Blutes und weitgehender Normalisierung der Kreislaufwerte Versorgung der Frakturen. Am 5. postoperativen Tag Exitus an den Folgen einer Schocklunge (Abb. 1).

2. 52jähriger Mann, Betriebsunfall: *Einlieferung in die Klinik 30 min nach dem Unfallereignis* mit einem Blutdruck von 50 mm Hg, Puls von 160/min. Folgende Verletzungen lagen vor: Herzbeutelruptur, Zwerchfellruptur bds., Leberruptur, Ruptur des Beckenbodens mit Anorectalruptur, tiefe Weichteilwunde li. Leiste mit Teildurchtrennung des Samenstranges, Oberschenkelschaftfraktur li., supracondyläre Oberschenkeltrümmerfraktur re., Unterschenkelfraktur re., traumatische Vorfußamputation re., tiefe Weichteilverletzung re. Hohlhand. Beginn mit der Infusionsbehandlung bei Klinikaufnahme und sofortige Blutstillung im Abdomen, Naht der Zwerchfelle, Anlegen eines Anus praeter, Extension der Frakturen. Assistierte Beatmung über 12 Tage. Am 17. Tag Osteosynthese der Frakturen. Weiterer Verlauf ungestört (Abb. 2).

Wir müssen Blutverlust und Gewebeschaden in Beziehung setzen zur Dauer der hypotonen Hypovolämie. Beim Schwerstverletzten kann eine über wenige Minuten, beim weniger spektakulär Verletzten eine über Stunden, ja Tage bestehende

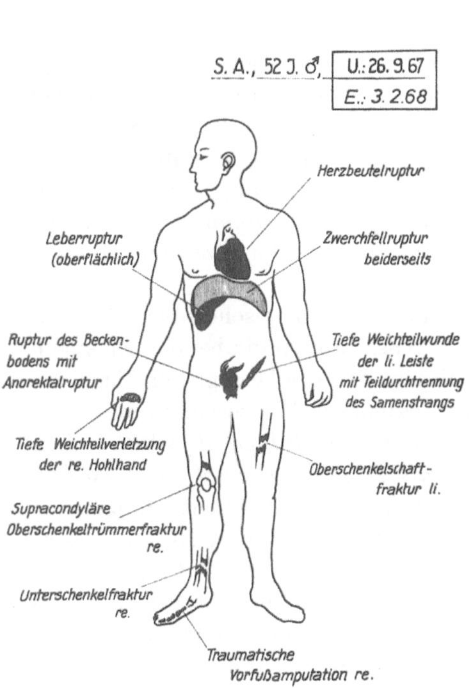

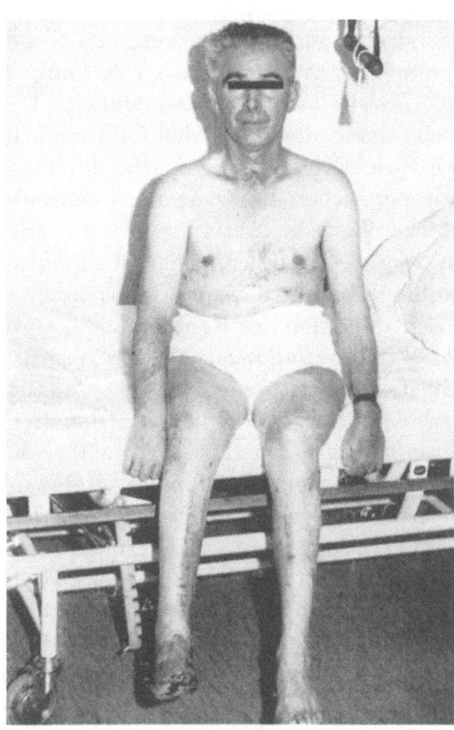

Abb. 2a und b

unterschwellige, daher oft verkannte Hypovolämie einen Circulus vitiosus auslösen, der sich aus den zunächst, teleologisch gesehen, sinnvollen physiologischen Kompensationsmechanismen ergibt. Die wichtigsten der physiologischen Kompensationsmechanismen, um sie hier kurz zu nennen, sind [8]:

1. Aufrechterhaltung des Blutdruckes,
2. Mobilisation von Volumenreserven,
3. Umverteilung der Durchblutung,
4. Wiederauffüllung des Blutvolumens.

Aufrechterhaltung des Blutdruckes. Die Höhe des arteriellen Blutdrucks wird bestimmt durch das Produkt von Herz-Zeitvolumen und peripherem Widerstand. Der Organismus versucht daher eine Reduktion des Herz-Zeitvolumens durch Frequenzsteigerung oder durch Anheben des peripheren Widerstandes zu kompensieren. Dies wird durch eine Vasoconstriction erreicht, die unter Mitwirkung der Pressoreceptoren am Aortenbogen und Carotis sinus sowie der sympathischen Gefäßinnervation durch maximale Sekretion der Katecholamine Adrenalin und Noradrenalin erfolgt.

Mobilisation von Volumenreserven. Während die sympatho-adrenale Stimulation auf der arteriellen Seite durch Vasoconstriction zur Kompensation eines Blutdruckabfalles beiträgt, kommt es auf der venösen Seite zunächst zu einer Constriction der Kapazitätsgefäße und Entleerung der Blutdepots, um den venösen Rückfluß aufrechtzuerhalten. Dabei ist von Bedeutung, daß die Kapazitätsgefäße unter physiologischen Bedingungen ca. 80 % des Blutvolumens enthalten, so daß schon eine geringe Erhöhung des Venentonus beträchtliche Volumenverluste im Sinne einer Autotransfusion zu kompensieren vermag.

Umverteilung der Durchblutung. Die Umverteilung der Gesamtdurchblutung stellt einen entscheidenden Faktor zur Kompensation der Hypovolämie dar. Dabei wird als Folge der sympatho-adrenergen Reaktion, in Abhängigkeit von ihrer adrenergischen Innervation in den einzelnen Organbezirken eine unterschiedlich starke Vasoconstriction resultieren. So wird die Durchblutung besonders stark in Nieren, Haut, ruhender Muskulatur und im Splanchnicusgebiet vermindert, wohingegen im Herz und Gehirn keine Drosselung eintritt. Wir sprechen von einer „Zentralisation des Kreislaufs".

Wiederauffüllung des Blutvolumens. Diese erfolgt physiologischerweise über den Einstrom eiweißfreier Flüssigkeit aus dem Extravasalraum und über den Einstrom eiweißhaltiger Flüssigkeit aus den Lymphbahnen. Dabei überragt der Einstrom eiweißhaltiger Flüssigkeit gegenüber dem transcapillären Wassereinstrom.

So sinnvoll die genannten Mechanismen sein mögen, führen sie letztlich doch zum Tode, wenn nicht unverzüglich der irreguläre Zustand beseitigt wird. Zu den hämodynamischen Veränderungen treten metabolische Störungen hinzu, die unbeeinflußt unter dem Bilde der Gewebshypoxie zum Tode führen. Die Sauerstoffversorgung an Herz und Gehirn wird mit einer Mangeldurchblutung anderer Organe erkauft. Lokale Hypoxie und Acidose, durch Umstellung des Stoffwechsels auf Anaerobie, führen zu einer früheren Abnahme des Sphinctertonus auf der arteriellen als auf der venösen Seite der capillaren Strombahn. Dieser Zustand führt zu transcapillären Plasmaverlusten und zum sog. Pooling, wodurch die auslösende Hypovolämie verstärkt wird.

Eine zusätzliche Beeinträchtigung der Sauerstoffversorgung des Gewebes wird durch Störung der Mikrozirkulation hervorgerufen, die als Folge einer prokuagulatorischen Stimulation des Gerinnungssystems im Schock anzusprechen ist [5].

Hydrostatische Drucksenkung, Vasoconstriction, Thrombocytenaggregation und Mikrothrombosen, Atelektasenbildung und die Entwicklung hyaliner Membranen als Folge eines intraalveolären und interstitiellen Ödems beeinträchtigen die Sauerstoffdiffusion oder Transportkapazität durch Erschwerung der Diffusion von der Alveole bis zur chemischen Bindung an das Hämoglobin im Erythrocyten. Zunehmendes Mißverhältnis zwischen Ventilation und Perfusion durch Ventilationsstörung in ausgedehnten Lungenbezirken, Eröffnung von präformierten, venös-arteriellen Shunts in der Lunge führen zu einer anoxischen Hypoxämie, die ihrerseits wiederum die Stagnationshypoxie in der Peripherie verstärkt.

Aus der Niere im Schock entwickelt sich eine Schockniere, wenn bei bestehender Filtratabnahme durch Anreicherung toxischer Substanzen sowie durch Ischämie und Hypoxie ein Tubulusschaden entsteht.

Die herabgesetzte Blutperfusion des gesamten reticulo-endothelialen Systems (RES) — besonders der Leber — führt zur signifikanten Verminderung der RES-Funktion. Die Clearance-Kapazität des RES für aktive Endprodukte der Gerinnung, aber auch für andere Produkte, wie Toxine, Hämolyseprodukte, Lipide, Immunkomplexe, colloidale und partikuläre Substanzen, ist reduziert oder erschöpft [5].

So leiden und erliegen verschiedene physiologische Systeme unter einer längerdauernden Hypovolämie, bis schließlich unter verschiedensten Organmanifestationen eine posttraumatische respiratorische Insuffizienz, eine Gerinnungsstörung mit Verbrauchskoagulopathie, eine verminderte RES-Funktion mit verminderter Infektionsresistenz und vermehrter Toxinempfindlichkeit, Vertiefung eines posttraumatischen Hirnschadens und Störungen des Gastrointestinaltraktes mit Neigung zu Ileuszuständen resultieren [1].

Um den aufgezeigten Circulus vitiosus zu vermeiden, bleibt beim Mehrfachverletzten oft wenig Zeit. Im therapeutischen Stufenplan sind Beseitigung der Vitalgefährdung durch Volumensubstitution, Aufrechterhaltung oder Unterstützung der Atmung, chirurgische Blutstillung der Körperhöhlen und Druckentlastung des Schädels vorrangig. Ob rekonstruktive Eingriffe an den Extremitäten sinnvoll, ja erlaubt sind, *solange auch nur ein Parameter anzeigt, daß die Folgen der Hypovolämie noch nicht überwunden sind, müssen wir nach eigenen klinischen Erfahrungen mit Entschiedenheit in Abrede stellen,* auch wenn eine stabilisierte Fraktur die Pflege erleichtern mag. *Ich möchte außerdem in Abrede stellen, daß unser Rettungswesen in der Bundesrepublik ausreicht, um frühzeitig eine hypotone Hypovolämie zu beseitigen.* Lassen Sie uns unter den genannten Aspekten die nachfolgenden Vorträge anhören und die spätere Diskussion führen.

Literatur

1. Allgöwer, M.: Der traumatisch-hämorrhagische Schock. Chirurg **45**, 103 (1974)
2. Gögler, E.: Chirurgie und Verkehrsmedizin. Klinik, Mechanik und Biomechanik des Unfalls. In: K. Wagner u. H. J. Wagner (Hrsg.): Handbuch der Verkehrsmedizin. Berlin-Heidelberg-New York: Springer 1968

3. Gögler, E.: Der schwere Unfall in der modernen Industriegesellschaft. Langenbecks Arch. Chir. **329**, 922 (1971)
4. Havemann, D.: Zur Epidemiologie des Straßenverkehrsunfalles. Stuttgart: Thieme 1972
5. Heene, D. L.: Therapie der Gerinnungsstörungen und RES-Veränderungen im Schock. In: Praxis der Schockbehandlung. Stuttgart: Thieme 1971
6. Loew, F., Herrmann, H. D.: Die Schädelhirnverletzungen. In: Handbuch der gesamten Unfallheilkunde, 3. Aufl., 2. Bd. Stuttgart: Enke 1966
7. Schriefers, K. H.: Dringlichkeitsfragen bei der Erstversorgung kombinierter und Mehrfachverletzungen. Langenbecks Arch. Chir. **329**, 52 (1971)
8. Schweiberer, L., Schlosser, D.: Schock. In: Notfallmedizin in Theorie und Praxis. 1. Hannoversches Notfallseminar 3.—4. 11. 1973
9. Vogel, W.: Die Bedeutung der disseminierten intravasalen Gerinnung in der terminalen Lungenstrombahn für die postoperative und posttraumatische respiratorische Insuffizienz. Chirurg **45**, 115 (1974)

Prof. Dr. L. Schweiberer
Abt. f. Unfallchirurgie
d. Chirurgischen Univ. Klinik
D-6650 Homburg (Saar)
Bundesrepublik Deutschland

Langenbecks Arch. Chir. 337 (Kongreßbericht 1974)

20. Hämodynamik des Schocks

K. Meßmer

Institut für Chirurgische Forschung, Chirurgische Universitäts-Klinik, München

Hemodynamics in Shock

Summary. Hypovolemia and trauma are associated with increased autonomic nervous activity and thus with vasoconstriction in splanchnic organs, kidney and skin. Due to low flow and viscosity changes of the blood, the microcirculatory flow becomes unevenly distributed while transcapillary transport is reduced, resulting in tissue hypoxia, hidden acidosis and increased fluid loss. The re-distribution of macro- and microcirculatory flow can be treated successfully with initial volume replacement with colloidal solutions.

Key words: Sympatho-Adrenergic Reaction — Microcirculation — Hemodilution.

Zusammenfassung. Volumenverlust und Trauma lösen eine Stimulation des sympathischen Systems aus, welche zur Constriction prä- und postcapillärer Gefäßabschnitte der adrenerg-innervierten Organe führt. Die hieraus resultierende Verminderung der Strömungsgeschwindigkeit bewirkt einen steilen Anstieg der Blutviscosität, vor allem im Bereich der postcapillären Venolen. Vasoconstriction und gestörtes Eigenfließverhalten des Blutes führen zur Dissoziation der Capillardurchströmung und damit zu einer inadäquaten Versorgung des Gewebes. Als Folge von Gewebshypoxie und -acidose resultieren transcapilläre Flüssigkeitsverluste, wodurch die Mikrozirkulationsstörung noch weiter verstärkt wird. Der erste Schritt der kausalen Schocktherapie muß in der i.v. Infusion von Kolloidlösungen bestehen, wodurch die Fließeigenschaften des Blutes verbessert, die Volumenverluste ausgeglichen und die sympathische Stimulation unterbrochen werden können.

Schlüsselwörter: Sympathico-adrenerge Reaktion — Mikrozirkulation — Hämodilution.

Kontinuierliche Messungen kardio-respiratorischer Parameter beim Schockpatienten haben wesentliche neue Erkenntnisse vor allem über die Initialveränderungen nach Trauma, Blutverlust und Sepsis erbracht. Das zunächst für den septischen Schock als charakteristisch beschriebene *hyperdyname Anfangsstadium* mit normalem oder erhöhtem Herzminutenvolumen findet sich auch nach chirurgischem oder accidentellem Trauma, sowie bei dem bei vielen Mehrfachverletzten bestehenden Syndrom von Hämorrhagie, Trauma und Infektion [11]. Besonders der Mehrfachverletzte ist bedroht durch *posttraumatische respiratorische Insuffizienz* und *septischen Schock* als Infektionsfolge, deren Beginn nur durch gezielte Überwachung der Kreislauf- und Lungenfunktion rechtzeitig erkannt werden kann.

1. Stimulation des sympathischen Systems

Die Anfangsphase jeden Schocks wird bestimmt durch den Grad der Stimulation des autonomen Nervensystems. Man spricht von der *sympathico-adrenergen Reaktion* und versteht darunter eine massive Steigerung des Sympathicotonus mit genereller postganglionärer Katecholaminfreisetzung an den Nervenplexen der prä- und postcapillären Gefäße bei gleichzeitiger Steigerung der Nebennierensekretion (Katecholamie, Corticoide). Ausgelöst wird die sympathico-adrenerge Reaktion durch den Wegfall der hemmenden Wirkung der Baroreceptoren des Carotis sinus und Aortenbogens auf das Atem- und Kreislaufzentrum im Hirnstamm, wodurch die efferenten sympathischen Impulse auf Herz und Gefäße überwiegen. Normale arterielle Blutdruckwerte schließen die Präsenz einer starken sympathico-adrenergen Reaktion nicht aus, da die Baroreceptoren auf Änderungen der Anstiegssteilheit der aortalen Druckkurve ansprechen. Die Stimulation des sympathischen Systems kann jedoch auch *ohne* Blutdruckabfall durch afferente nozizeptive Impulse aus dem traumatisierten Gewebe selbst bzw. durch kurzfristige Unterbrechung der Sauerstoffversorgung von Hypothalamus und Hirnrinde ausgelöst werden, da diese Hirnareale an der Integration der aus der Peripherie kommenden Reflexe direkt beteilgt sind [5].

Bei Trauma und Volumenverlust führt die Stimulation des sympathico-adrenergen Systems zu charakteristischen kardio-respiratorischen Veränderungen, nämlich:

1. Tachykardie und Anstieg der Myokardcontractilität auf Grund der β-Stimulation am Herzen. Falls keine Hypovolämie besteht, hat die Inotropiesteigerung eine Erhöhung von Schlagvolumen und Herzminutenvolumen zur Folge.

2. Tachypnoe, Hyperpnoe, Anstieg des Lungenwiderstandes, respiratorische Alkalose und Steigerung des Sauerstoffbedarfs.

3. Unabhängig davon, ob die sympathische Stimulation durch primäre Hypovolämie oder durch Gewebstrauma ausgelöst wurde, erfolgt reflektorisch die Constriction prä- und postcapillärer Gefäßabschnitte, vor allem in Organen mit hoher α-adrenerger Aktivität (Splanchnicusorgane, Niere, Haut) [5,8].

Quantitativ überwiegt dabei die Constriction der Arteriolen; dies bedeutet sowohl eine *Umverteilung der Gesamtdurchblutung* (Zentralisation), als auch eine *Umverteilung des Blutvolumens*, da die Kapazitätsgefäße bei verstärkter Tonisierung entleert werden (Autotransfusion).

Die hämodynamische Sofortreaktion im Schock besteht demnach in der ungleichmäßigen Verteilung der Durchblutung: Dies gilt nicht allein für die Makrozirkulation, sondern vor allem für die Mikrozirkulation der von der Vasoconstriction betroffenen Organe (Abb. 1).

2. Veränderungen in der Mikrozirkulation

a) Dissoziation der Durchströmung. Die Mikrozirkulation kann ihre beiden Vitalfunktionen, Sauerstoff- und Substratantransport, sowie Metabolitabtransport nur bei homogener Durchströmung des Capillargebietes erfüllen. Beide Funktionen der Mikrozirkulation können heute auch beim Patienten mittels der Doppelisotopentechnik nach Appelgren u. Lewis [2] untersucht werden (Abb. 2[1]). Die Verschwinderate von lokal injiziertem, leicht diffusiblem ^{131}-Xenon gilt als Maß für die nutritive Capillardurchblutung; aus der Clearance kleiner, wasserlöslicher und schlecht diffusionsfähiger Isotope, wie ^{51}-Cr-EDTA oder ^{131}-Jod, kann der Abtransport wasserlöslicher Metabolite aus dem Gewebe bestimmt werden. Aus beiden

---

[1] Hier nicht abgedruckt, s. Abb. 4 in [2].

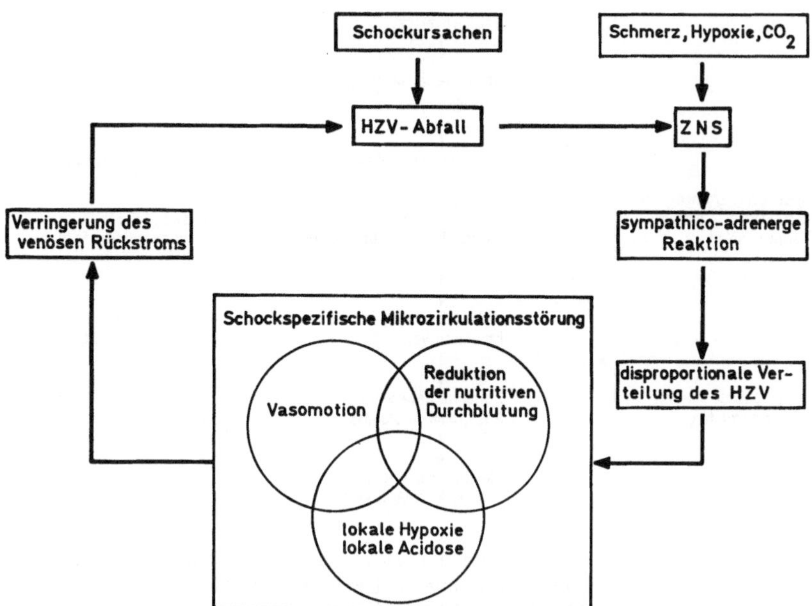

Abb. 1. Schematische Darstellung der hämodynamischen Veränderungen bei Schock und Trauma. Die sympathico-adrenerge Reaktion wird sowohl durch Hypovolämie als durch Reize aus der Peripherie (Schmerz, Hypoxie, CO$_2$) ausgelöst. Eine sekundäre Hypovolämie tritt immer dann ein, wenn sich die schockspezifische Mikrozirkulationsstörung voll ausgebildet hat. Auf Grund der Rückkoppelung zwischen Mikrozirkulationsstörung und Herzminutenvolumen entwickelt sich ein Circulus vitiosus

Größen läßt sich das Permeabilitäts-Oberflächenprodukt (PSp) nach Renkin errechnen, welches ein Maß für die Transportfunktion des Capillarbettes gibt [1,2,13]. Die Doppelisotopentechnik sowie moderne hämorrheologische Methoden haben wesentlich zum Verständnis der Veränderungen der Mikrozirkulation im Schock beigetragen und folgende Ergebnisse erbracht:

Bei Schock und Trauma sind die *Homogenität* und *Effektivität* der Capillardurchströmung gestört, da eine *Dissoziation der Durchströmung* in Gewebsbezirke mit extrem langsamer Strömungsgeschwindigkeit, Zellaggregation, Stasenbildung und Pooling einerseits, sowie in Bezirke mit schnellfließender, oft reiner Plasmaströmung andererseits erfolgt [1,2]. Da Capillaren mit schneller Strömung stets höher perfundiert werden, bedeutet dies funktionell einen Kurzschluß zwischen Arteriole und Venole. In den Bereichen hoher Durchströmung ist zwar das Sauerstoffangebot erhöht; das Gewebe kann jedoch nicht mehr Sauerstoff aus dem Blut extrahieren, als seinem aktuellen Verbrauch entspricht; aus diesem Grunde findet sich als Folge funktioneller arterio-venöser Shunts ein Anstieg des PO$_2$ im venösen Blut. Daß trotz hoher venöser PO$_2$-Werte vermehrt hypoxische Gewebsbezirke vorliegen, läßt sich anhand von PO$_2$-Histogrammen sicher nachweisen [12]. Die Gewebsversorgung wird durch Eröffnung anatomischer, arterio-venöser Kurzschlußverbindungen unter der Einwirkung der Katecholamine noch weiter beeinträchtigt [9].

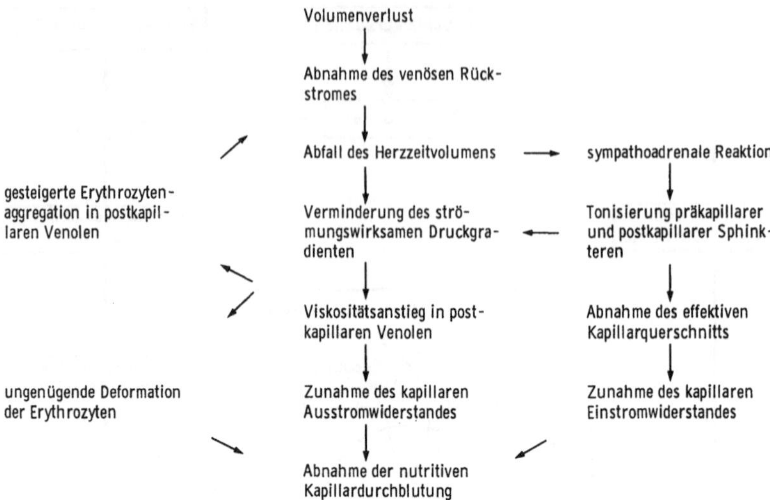

Abb. 3. Kausalbeziehung der nervalen, strömungsdynamischen und hämorheologischen Faktoren, welche die Dissoziation der Strömung in der Endstrombahn und die Abnahme der nutritiven Capillardurchblutung bewirken. (Aus Sunder-Plassmann, Meßmer [14]

b) Hämorheologische Faktoren. Die Dissoziation der Durchströmung wird sowoh durch die Constriction der prä- und postcapillären Sphincter, als durch die mit jeder Abnahme des strömungswirksamen Druckgradienten verbundene Änderung des *Fließverhaltens des Blutes* verursacht. Jede Verlangsamung der Blutströmung führt infolge Aggregation von Erythrocyten und infolge vermehrter Bildung dreidimensionaler Erythrocytenrouleaux zu einem steilen Anstieg der Blutviscosität. Da die Strömungsgeschwindigkeit im Bereich der postcapillären Venolen bereits unter Normalbedingungen besonders niedrig ist, entstehen bei weiterer Verminderung der Strömungsgeschwindigkeit präferentiell in den postcapillären Venolen Erythrocytenaggregate. Diese können die Viscosität des Blutes so stark erhöhen, daß die Blutsäule völlig stagniert und somit den Ausstrom aus den entsprechenden Capillaren blockiert.

Das Vollbild der *schockspezifischen Mikrozirkulationsstörung* umfaßt weiterhin die Behinderung der Capillarpassage auf Grund der verminderten Verformbarkeit der Einzelerythrocyten.

Durch gleichzeitige Behinderung des *Einstroms, Durchstroms* und des *Ausstroms* aus den Capillaren resultiert letztlich eine drastische Einschränkung der *nutritiven Capillardurchblutung* sowie der transcapillären Austauschvorgänge [1, 2, 13, 14]. Die schockspezifische Mikrozirkulationsstörung (Abb. 3) wird in jedem Falle ausgelöst durch die Stimulation des sympathischen Systems; im Experiment konnte nämlich nachgewiesen werden, daß nicht allein Volumenverluste, sondern auch Noxen, wie mechanisches Trauma, Exteriorisation des Dünndarms und Aortenabklemmung zur beschriebenen Dissoziation der Capillardurchströmung führen [1]. Beim traumatisierten Patienten muß daher mit einer Verminderung der nutritiven Capillardurchströmung gerechnet werden, auch wenn keine Hypovolämie und keine Hypotonie vorliegen. Die inadäquate Gewebsversorgung betrifft auch die vom Trauma verschonten Organe und wird — bei ausbleibender Therapie — zur Ursache der Intensivierung des Schockzustandes.

c) Gewebsveränderungen. Bei anhaltender sympathico-adrenerger Stimulation treten zu der traumatisch bedingten Gewebszerstörung die Folgen der inadäquaten Gewebsversorgung. Als Folge der Hypoxie werden bei vorwiegend anaerobem Zellstoffwechsel unter dem Einfluß der Katecholamine und Glucocorticoide Glykogen, Fett und Eiweiß vermehrt metabolisiert, wodurch vor allem saure Metabolite, wie Lactat, Pyruvat und organische Säuren anfallen. Diese sauren Metabolite können aus dem Gewebe jedoch nicht abtransportiert werden, da die für den transcapillären Austausch benötigte Capillaroberfläche nicht vorhanden ist. Diese Metabolite sowie die infolge Hypoxie freiwerdenden lysosomalen und cytoplasmatischen Enzyme werden im Interstitium akkumuliert; sie können daher im peripheren Blut nicht nachgewiesen werden (hidden changes) [3,7]. Einmalige Blutanalysen lassen beim Polytraumatisierten daher keine guten Rückschlüsse auf das wahre Ausmaß der eingetretenen Gewebsveränderungen zu. Diese Gewebsveränderungen sind jedoch deshalb von entscheidender Bedeutung, weil die akkumulierten sauren Metabolite stark dilatatorisch auf die peripheren Gefäße wirken, wobei die präcapillären Sphincter früher und stärker als die postcapillären Gefäßabschnitte betroffen werden (Vasomotion) [8,10]

Bei persistierender postcapillärer Constriction und erhöhtem Ausflußwiderstand infolge gesteigerter Blutviscosität und Stase resultieren ein Anstieg des transcapillären Filtrationsgradienten und dadurch Verluste intravasaler Flüssigkeit. Gleichzeitig besteht auf Grund der erhöhten Gluco- und Mineralocortocoidaktivität eine Störung des intracellulären Ionengleichgewichtes mit Kaliumverlust und Natriumretention. Besonders starke Flüssigkeitsverschiebungen ergeben sich beim traumatischen Schock, da Natrium bevorzugt in das traumatisierte Gewebe eingelagert wird [6,7].

3. Folgen der transcapillären Flüssigkeitsverluste

Im fortgeschrittenen Schock wird auf Grund der transcapillären Plasma- und Elektrolytverluste das Intravasalvolumen progredient vermindert. Hierdurch werden die Bildung von Stasen und Blutpooling, vor allem in den Kapazitätsgefäßen des Splanchnicusgebietes gefördert, wodurch der venöse Rückstrom zum Herzen weiter reduziert wird. Auf Grund positiver Rückkoppelung führen die transcapillären Flüssigkeitsverluste — unabhängig von der primären Schockursache — zum Abfall des Herzminutenvolumens und unterhalten somit die Aktivierung des sympathischen Systems (Abb. 1).

Wird die Balance zwischen neurohumoral-constrictorischer und metabolisch-dilatatorischer Regulation der Capillardurchblutung zugunsten der letzten verschoben, so tritt die Dekompensation ein: Herzfrequenz, Blutdruck und peripherer Strömungswiderstand nehmen ab, die myokardiale Contractilität wird verschlechtert. Auf Grund zunehmender pulmonaler Shunt-Perfusion sinkt der arterielle PO_2 ab, die Sauerstoffversorgung wird durch die arterielle Hypoxämie noch weiter verschlechtert. Mit fortschreitender Mikrozirkulationsstörung erlangen Veränderungen im Gerinnungssystem auch hämodynamische Relevanz (s. Referat Encke).

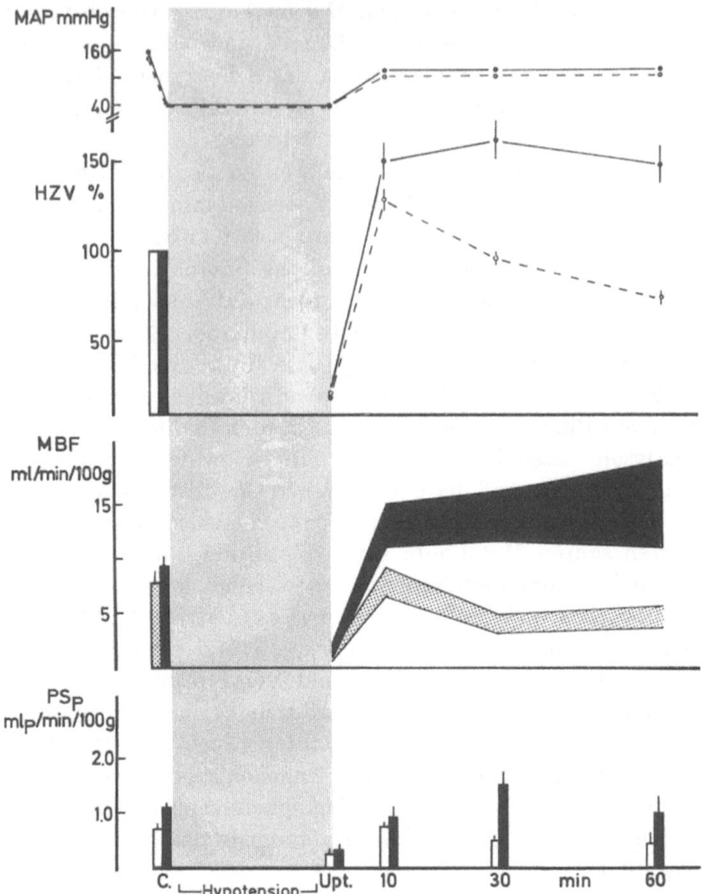

Abb. 4. Die Wirkung des primären Volumenersatzes durch Vollblut (offene Kreise bzw. helle Säulen) und durch Dextran 60 (dunkle Symbole) nach hämorrhagischer Hypotension beim Hund. Die Transfusion von Blut hat bei unverändertem Hämatokritwert nur einen kurzfristigen Anstieg von Herzminutenvolumen, capillärer Skelettmuskeldurchblutung (*MBF*) und des Permeabilitäts-Oberflächenproduktes (*PSp*) zur Folge. Die Verdünnung des Blutes durch Dextran 60 auf einen Hämatokrit von 23,6 % hingegen bewirkt eine signifikante Verbesserung von Herzminutenvolumen, Capillardurchblutung und der Transportfunktion des Capillarbetts (Permeabilitäts-Oberflächenprodukt). (Aus Sunder-Plassmann *et al.* [13])

4. Therapeutische Beeinflussung der Hämodynamik im Schock

Kausal kann die Störung der Makrohämodynamik *und* die schockspezifische Mikrozirkulationsstörung nur durch Unterbrechung der sympathischen Stimulation beeinflußt werden. Dies setzt einen Wiederanstieg des Herzminutenvolumens und damit des aortalen Blutdrucks voraus und kann durch eine sympathoadrenerge Blockade allein nicht erreicht werden. Eine Sympathicolyse kann nur dann effektiv werden, wenn das adäquate Blutvolumen bereits wieder hergestellt ist.

Die Mikrozirkulationsstörung kann dann aufgehoben werden, wenn das in den Kapazitätsgefäßen sequestrierte Blut mobilisiert und das zirkulierende Blutvolumen angehoben wird. Aus diesem Grunde muß der erste Schritt in der Schocktherapie im i.v. Volumenersatz bestehen. Die für die Wiederherstellung einer homogenen Capillardurchströmung unabdingbare Verbesserung der Fließeigenschaften des Blutes kann am effizientesten durch *onkotisch aktive Kolloidlösungen* erreicht werden. In der Initialtherapie sind Kolloidlösungen dem Vollblut deshalb vorzuziehen, weil mittels Vollblut zwar das Blutvolumen erhöht werden kann, die Erythrocytenaggregate im Bereich der postcapillären Venolen jedoch nicht dispergiert werden können. Kolloidlösungen dagegen bewirken eine Senkung der Blutviscosität, wodurch bei gleicher vis a tergo der Übergang der Erythrocyten von Stase in Strömung möglich wird. Untersuchungen mit der Doppelisotopentechnik haben gezeigt, daß die Verdünnung des Blutes durch Kolloidlösung die capilläre Durchblutung und die Transportfunktion des Capillarbettes wieder herzustellen vermag (Abb. 4). Aus diesem Grunde stellt die limitierte Verdünnung des Blutes durch Kolloidlösung *die* kausale Therapie der schockspezifischen Mikrozirkulationsstörung dar. Sie bewirkt die unerläßliche Senkung der Blutviscosität in den postcapillären Venolen und dadurch den Anstieg des venösen Rückstromes [9, 13, 14]. Erst nach Wiederherstellung der nutritiven Capillardurchströmung kann von der Transfusion von Erythrocyten eine Verbesserung der Sauerstoffgewebsversorgung erwartet werden.

Literatur

1. Appelgren, K. L.: Perfusion and diffusion in shock. Acta physiol. scand., Suppl. 378 (1972)

2. Appelgren, K. L., Lewis, D. H.: Capillary flow and capillary transport in dog skeletal muscle in hemorrhagic shock. Europ. Surg. Res. 4, 29 (1972)

3. Bergentz, S. E., Carlsten, A., Gelin, L. E., Krebs, J.: Hidden acidosis in experimental shock. Ann. Surg. 169, 227 (1969)

4. Berk, J. L., Hagen, J. F., Koo, R., Beyer, W., Dochat, G. R., Rupright, M., Nomoto, S.: Pulmonary insufficiency caused by epinephrine. Ann. Surg. 178, 423 (1973)

5. Chien, S.: Role of the sympathetic nervous system in hemorrhage. Physiol. Rev. 47, 214 (1967)

6. Hagberg, S., Haljamae, H., Roeckert, H.: Shock reactions in skeletal muscle: III: The electrolyte content of tissue fluid and blood plasma before and after induced hemorrhagic shock. Ann. Surg. 168, 243 (1968)

7. Haljamae, H.: Evidence for the existence of "hidden" cellular electrolyte responses to shock. Europ. Surg. Res. 2, 111 (1970)

8. Meßmer, K.: Intestinale Faktoren im Schock: Intestinaler Kreislauf. Langenbecks Arch. klin. Chir. 319, 90 (1967)

9. Meßmer, K., Sunder-Plassmann, L.: Hemodilution. Progr. Surg. 13, 208 (1974)

10. Meßmer, K., Sunder-Plassmann, L.: Schock. In: Th. O. Lindenschmidt: Pathophysiologische Grundlagen der Chirurgie. Stuttgart: Thieme (im Druck)

11. Shoemaker, W. C.: Analysis of physiologic mechanisms in various etiologic types of clinical shock from sequential cardiorespiratory measurements. In: B. K. Forscher, R. C. Lillehei,, and S. S. Stubbs: Shock in low- and high-flow states, p. 119. Amsterdam: Excerpta Medica 1972

12. Sinagowitz, E., Rahmer, H., Rink, R., Kessler, M.: Die Sauerstoffversorgung von Leber, Pankreas, Duodenum, Niere und Muskel während des hämorrhagischen Schocks. Langenbecks Arch. Chir., Suppl. Chir. Forum **1974**, 301

13. Sunder-Plassmann, L., Jesch, F., Kloevekorn, W. P., Meßmer, K.: Limited hemodilution in hemorrhagic shock in dogs: effects on central hemodynamics and the microcirculation in skeletal muscle. Res. exp. Med. **159**, 167 (1973)

14. Sunder-Plassmann, L., Meßmer, K.: Die Dynamik der Mikrozirkulation im Schock: Hämorrheologische und hämodynamische Veränderungen. Z. prakt. Anaesth. **7**, 95 (1972)

Priv.-Doz. Dr. K. Meßmer
Institut für Chir. Forschung
Chir. Univ.-Klinik
D-8000 München 2
Nußbaumstr. 20
Bundesrepublik Deutschland

Langenbecks Arch. Chir. 337 (Kongreßbericht 1974)

21. Respiratorische Insuffizienz beim Mehrfachverletzten

W. Glinz

Chirurgische Universitätsklinik B, Zürich

Respiratory Insufficiency in Patients with Multiple Injuries

Summary. Thoracic trauma, central depression of respiration in head injuries, and aspiration of blood or stomach contents are the most frequent causes of posttraumatic respiratory insufficiency. "Shock lung", a rare complication in patients who receive adequate treatment, is produced by 4 main pathophysiologic alterations: damage to the pulmonary capillary endothelium, vasoconstriction, aggregation of thrombocytes, decreased content of alveolar surfactant. There are several therapeutic procedures that can lead to further damage to the lung.

Electron-microscope studies of sequential lung biopsies provide information about the development of ultrastructural alterations.

Key words: Posttraumatic Pulmonary Insufficiency — Interstitial Lung Edema — Lung Biopsies.

Zusammenfassung. Thoraxverletzungen, zentrale Atemstörungen beim schweren Schädelhirntrauma und Aspiration von Blut oder Mageninhalt sind die häufigsten Ursachen einer respiratorischen Insuffizienz beim Mehrfachverletzten. Die Diagnose „Schocklunge" sollte streng per exclusionem gestellt werden. Vier pathophysiologische Hauptveränderungen führen zu diesem seltenen Krankheitsbild: Zunahme der Capillarpermeabilität bei geschädigter Capillarwand, Vasoconstriction, Thrombocytenaggregate und herabgesetzter Surfactantgehalt. Manche therapeutischen Maßnahmen sind zusätzlich schädigend.

Elektronenmikroskopische Untersuchungen an Lungenbiopsien geben Einblick in den Ablauf der morphologischen Veränderungen.

Schlüsselwörter: Respiratorische Insuffizienz — Schocklunge — Lungenbiopsien.

Es ist sinnvoll, ätiologisch genau definierte respiratorische Insuffizienzerscheinungen beim Mehrfachverletzten vom Sammelbegriff der „Schocklunge" abzugrenzen. Diese sind nämlich unvergleichbar häufiger und unterscheiden sich in bezug auf Behandlung und Prognose.

Nach ihrer Häufigkeit geordnet, treten beim Schwerverletzten folgende, von der Ursache her klar umrissene Respirationsstörungen auf:

1. Die größte Gruppe bilden Atmungsprobleme bei *Thoraxverletzungen.* Die Auswirkungen von Rippenserienfrakturen, des Volet mobile mit paradoxer Atmung, der Lungenkontusion, von Hämato- und Pneumothorax sind allgemein bekannt. Häufig nicht erkannt wird jedoch die Herzkontusion, eine keineswegs seltene Affektion, die unter Umständen zur Linksinsuffizienz mit Lungenödem führen kann. Es ist beim Mehrfachverletzten nicht immer offensichtlich, daß auch ein Thoraxtrauma vorliegt. Das typische Bild ist der jugendliche Autofahrer, der nach vorne gegen das Steuerrad geworfen wird und bei dem wegen der Elastizität des Brustkorbes im Röntgenbild keine Rippenfrakturen nachweisbar sind.

2. *Zentrale Atemstörungen* beim schweren Schädelhirntrauma sind ebenfalls häufig.

3. *Die Aspiration* von Blut beim Mehrfachverletzten, insbesonders beim Patienten mit Schädelbasis- oder Gesichtsschädelfrakturen, wird oft beoachtet. Erreicht der Patient lebend die Klinik, ist ihre Prognose gut. Eine spezielle Form liegt beim Mendelson-Syndrom vor, der Aspiration von saurem Magensaft. Sie führt zu einem akuten hämorrhagischen Lungenödem. Bei sofortiger Intensivbehandlung und Überdruckbeatmung ist auch hier die Prognose dieser lebensbedrohlichen Situation günstig.

Eine wichtige Rolle spielen im weiteren 4. *Fettembolie*, 5. *pulmonale Infektion*, 6. *Lungenembolie*, 7. *Herzversagen* infolge vorbestehender Krankheit, 8. *Lungenveränderungen bei Urämie*, 9. *Rauchinhalation* und 10. *Lungenschäden bei Explosionsverletzungen*.

Für die übrigen Respirationsstörungen hat sich der Begriff „*Schocklunge*" eingebürgert, obwohl der Schock in den meisten Fällen nicht die wesentlichste oder gar alleinige Ursache der Ateminsuffizienz darstellt. Im Schrifttum finden sich über 40 Bezeichnungen dieses gleichen Krankheitsbildes, z.B. „posttraumatisches interstitielles Ödem", „traumatische feuchte Lunge", „posttraumatic respiratory distress syndrome", „congestive atelectasis". Diese Diagnose sollte unseres Erachtens streng *per exclusionem* gestellt und eindeutig viel restriktiver angewandt werden. Da sich aber wesentliche pathophysiologische Mechanismen abspielen, die auch bei anderen Lungenveränderungen nach Trauma vorhanden sind, gelten unsere weiteren Ausführungen diesem Zustandsbild.

Man muß dabei allerdings die Relationen beachten: von 104 schwerverletzten Patienten, die wir in den letzten 2 Jahren wegen respiratorischer Insuffizienz länger als 24 Std beatmet haben, wiesen nur 6 bei restriktiver Diagnosestellung dieses Krankheitsbild auf.

I. Klinischer Verlauf und Diagnostik

Die manifeste respiratorische Insuffizienz tritt oft erst nach einer Latenzzeit von 2—3 Tagen auf. Das führende Symptom ist die *Hypoxie*, die sich durch Sauerstoffzufuhr nur unwesentlich bessern läßt. Anfänglich besteht auch eine *Hypocapnie* wegen Hyperventilation. Das *Herzminutenvolumen* ist nach genügender Volumensubstitution erhöht. Funktionelles Residualvolumen und Compliance sind erniedrigt, der pulmonale Gefäßwiderstand erhöht.

In späteren Stadien kommt es zum Abfall des Herzminutenvolumens und unter Umständen zur Hypercapnie.

Zur Beurteilung der Situation dient neben der normalen Blutgasanalyse die *Berechnung des pulmonalen rechts-links Shunts* [13,14]. Unter bestimmten Einschränkungen kann auch die *alveoläre arterielle Sauerstoffdifferenz* $(A\text{-}a\,DO_2)$ einen indirekten (und ungenauen) Anhaltspunkt für das Ausmaß dieses rechts-links-Shunts geben. Der Totraumanteil am totalen Atemzugvolumen (V_D/V_T) ist erhöht.

Das *Thoraxröntgenbild* zeigt ein *interstitielles Ödem*, am Anfang als diffuse, schleierhafte, oft auch streifenförmige Trübung in den Lungenfeldern (Abb. 1). Später kommt es zur zunehmenden Verschattung ohne Prädilektionsstellen. Oft ist ein Air-Bronchogramm sichtbar. Das interstitielle Lungenödem erscheint als homogenere und meist flauere Trübung als ein alveoläres Ödem. Das Thorax-

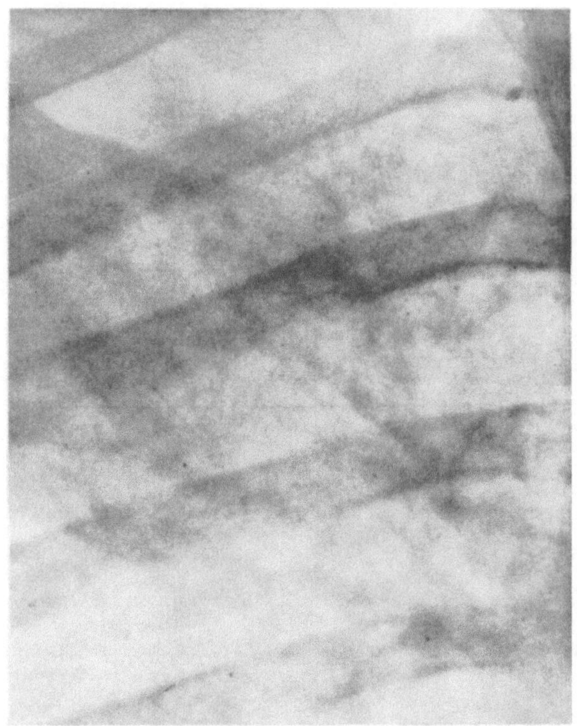

Abb. 1. Typischer Aspekt des interstitiellen Lungenödems im Röntgenbild

röntgenbild korreliert jedoch schlecht mit den funktionellen Störungen und ist für Beurteilung und Prognose kein zuverlässiges Hilfsmittel.

Die pulmonalen Störungen dürfen aber nicht losgelöst von der Herzfunktion betrachtet werden. Zur Beurteilung der Gesamtsituation ist die Bestimmung des Herzminutenvolumens wesentlich.

2 Beispiele sollen den typischen und oft tragischen Verlauf dieses Krankheitsbildes zeigen:

Ein 24jähriges Mädchen springt in suicidaler Absicht aus dem 2. Stockwerk und zieht sich dabei eine Milzruptur und einen Serosariß am Colon transversum zu sowie eine distale Tibiafraktur rechts und multiple Luxationen und Frakturen am linken Fuß. Es wird umgehend eine Laparotomie mit Splenektomie und Übernähung der Serosaverletzung vorgenommen. Die Blutung ist mäßig, der Blutdruck fällt nie unter 100 mm Hg, der zentrale Venendruck nicht unter $+3$ cm Wassersäule. Es wird nur eine Flasche Blut transfundiert. Nach der Operation ist die Patientin voll ansprechbar und atmet suffizient spontan.

2 Tage nach dem Unfall zeigt das Thoraxröntgenbild ein diskretes interstitielles Lungenödem im Bereich des rechten Oberlappens. Im Gegensatz zum geringgradigen Röntgenbefund ist die Blutgasanalyse katastrophal: auch mit 6 l Sauerstoff wird unter Spontanatmung nur eine Sättigung von $75^0/_0$ und ein arterielles pO_2 von 45 mm Hg erreicht.

Unter Beatmung mit einem endexspiratorischen Überdruck von $+10$ verschwindet das interstitielle Ödem vorübergehend; die Blutgasanalyse zeigt befriedigende Werte. 5 Tage nach dem Unfall kommt es trotz Überdruckbeatmung wiederum zur arteriellen Hypoxie. Der pulmonale rechts-links-Shunt wird berechnet (Institut für Anästhesiologie): er beträgt $43^0/_0$ des HZV und dokumentiert die Schwere der Situation (Abb. 2).

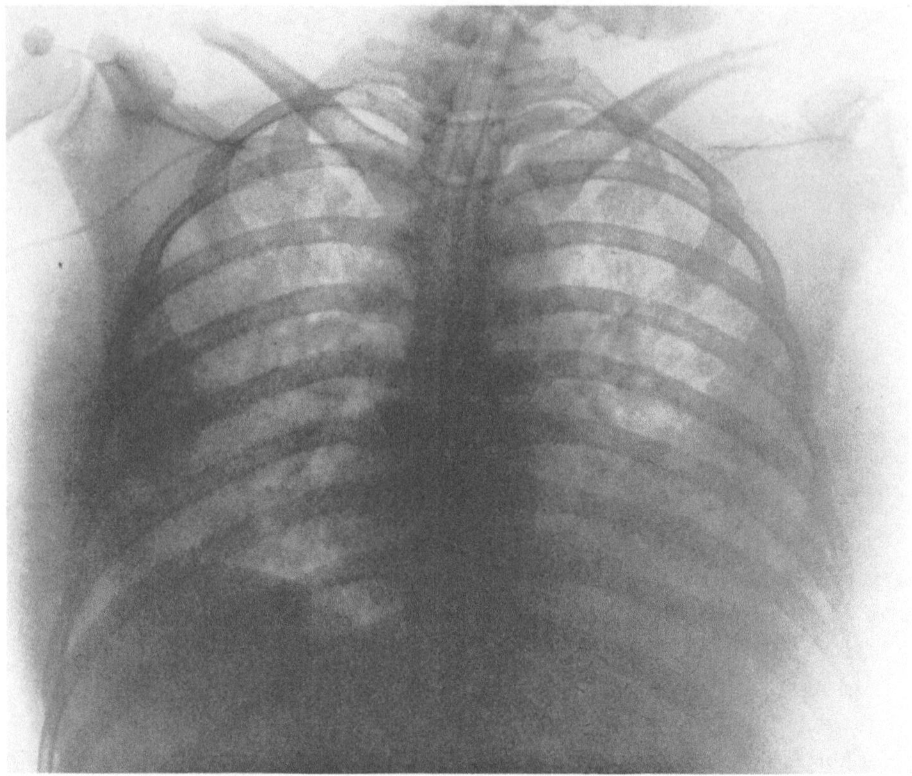

Abb. 2. „Schocklunge" bei einer 24 jährigen Patientin ohne Vorliegen eines Schockzustandes, 9 Tage nach dem Unfall (s. Text)

Immer wieder muß in der Folge das Atemminutenvolumen erhöht werden und der Beatmungsdruck steigt schlußendlich auf über 90 mm Hg. Dabei ist die Patientin voll ansprechbar, wenn die Sedierung unterbrochen wird. Es kommt zur nicht mehr beherrschbaren Infektion der schwer geschädigten Lunge. Die rechts-links Shunt-Fraktion steigt auf 53%. Die Patientin stirbt 18 Tage nach dem Unfall.

2. Ein 20 jähriger Motorradlenker erleidet einen Selbstunfall, wobei 2 Mitfahrerinnen tödlich verletzt werden. Bei ihm bestehen multiple schwere offene Frakturen am linken und rechten Arm und am rechten Ober- und Unterschenkel. Ihr Ausmaß wird sicher unterschätzt. Während über 10 Std ist kein Blutdruck meßbar.

Bei der Aufnahme auf unserer Klinik besteht eine Anurie, der Patient ist aber ansprechbar. Das Thoraxröntgenbild ist unauffällig, die Blutgaswerte bei Spontanatmung befriedigend. Unter Volumentherapie kommt die Diurese in Gang. Nach 5 Tagen, in der polyurischen Phase mit einer Ausscheidung von 5 l täglich, wird auch reichlich Flüssigkeit gegeben. Erst jetzt kommt der Patient ins interstitielle Lungenödem und in die respiratorische Insuffizienz. Respiratorbehandlung während insgesamt 11 Tagen. Der Patient erholt sich voll und es bleiben weder pulmonale noch renale Schäden zurück.

II. Pathophysiologische Mechanismen

Es bleibt eine offene Frage (und die 2 geschilderten Fälle zeigen dies eindrücklich), wie weit diese Lungenveränderungen durch den Schock oder die Traumatisierung des Gewebes an sich bedingt sind oder durch die angewandte Therapie.

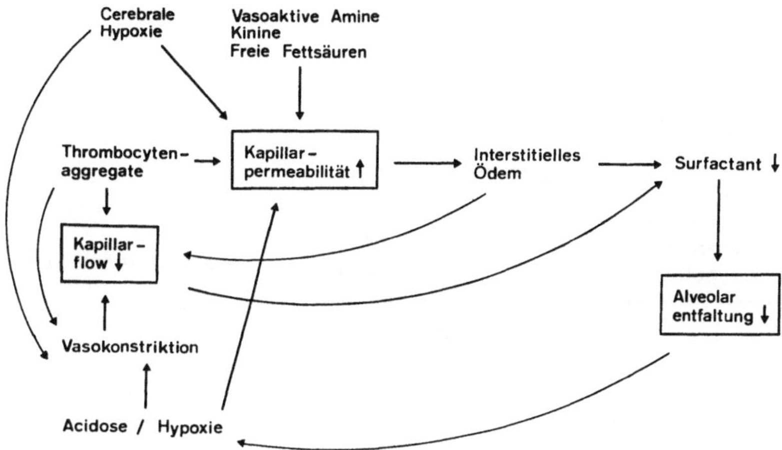

Abb. 3. Pathophysiologische Mechanismen bei posttraumatischer respiratorischer Insuffizienz

Im folgenden seien die Ergebnisse der neueren klinischen und experimentellen Untersuchungen zusammengefaßt (Abb. 3). Viele Fragen stehen dabei noch offen. Experimentelle Befunde an Tieren dürfen nicht ohne weiteres auf den Menschen übertragen werden. Über die Wichtigkeit und Signifikanz der einzelnen Faktoren ist bis heute kein endgültiges Urteil möglich.

1. Im Zentrum des Geschehens steht die *Schädigung der Capillarwand* mit Zunahme der Capillarpermeabilität. Na^+-Ionen und Proteine treten ins Interstitium über und binden dort eine entsprechende Menge Wasser an sich: es kommt zum *interstitiellen Ödem*. Das kann elektronenmikroskopisch [15,19] und mit radioaktiven Tracersubstanzen [10] nachgewiesen werden. Die Capillarwandschädigung wird *direkt* durch Hypoxie, Katecholamine, Kinine oder *indirekt* über eine präcapilläre und vermutlich auch postcapilläre Vasoconstriction hervorgerufen.

2. *Hypoxie* führt zur *Vasoconstriction* der kleinen Gefäße in der Lunge (von Euler-Liljestrand-Effekt). Im gleichen Sinne wirkt eine Acidose [11]. Zirkulierende Katecholamine, Histamin und Substanzen, die aus Thrombocytenaggregaten freigesetzt werden (s. unten), führen ebenfalls zur Vasoconstriction.

3. *Thrombocytenaggregate* im venösen Blut, die nach Weichteiltraumen [3,4], nach lokaler Ischämie [12] und nach hämorrhagischem Schock [2,8] auftreten, werden in den pulmonalen Capillaren aufgefangen. Im peripheren Blut kommt es zum Thrombocytenabfall.

Die pulmonale Gefäßwiderstandserhöhung kommt jedoch nicht durch die mechanische Blockade der Capillaren zustande. Das ist schon aus quantitativen Gründen unmöglich. Vielmehr werden lokal aus den Thrombocytenaggregaten Stoffe freigesetzt, die zur Vasoconstriction führen (Abb. 4). Es handelt sich dabei vor allem um *Histamin, Katecholamine* und *Serotonin*. Mit Ausnahme von Histamin führen diese aber wiederum zur Aggregation von Plättchen, so daß sich hier ein eigentlicher Circulus vitiosus abspielt. Ein zweiter solcher Circulus vitiosus besteht in der Freisetzung von *ADP* aus den aggregierten Thrombocyten, das schon in ganz niedrigen Mengen wiederum die Plättchenaggregation auslöst.

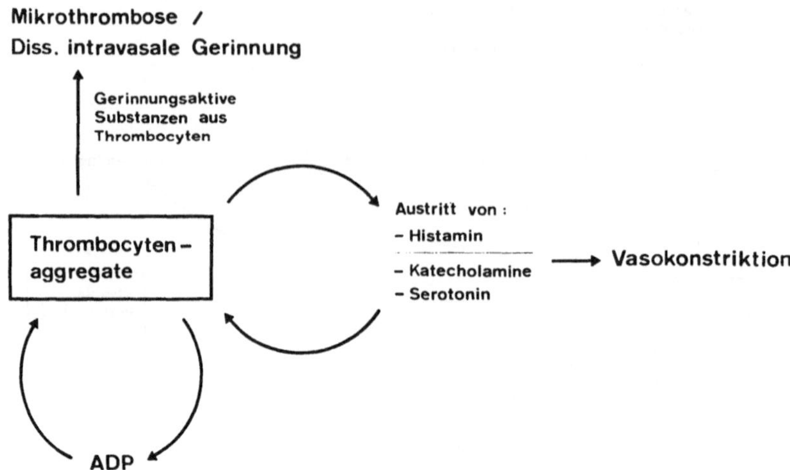

Abb. 4. Pathophysiologische Bedeutung von Thrombocytenaggregaten in der pulmonalen Mikrozirkulation

Manche dieser Stoffe verändern auch die Gefäßpermeabilität [1]. Die Bildung solcher Thrombocytenaggregate kann völlig reversibel sein. Unter dem Einfluß von gerinnungsaktiven Substanzen aus den Thrombocyten (Plättchenfaktoren) kann es aber auch zur Mikrothrombose kommen und — bei Fortsetzung dieser Entwicklung — zur *disseminierten intravasalen Gerinnung*, die labormäßig als Verbrauchskoagulopathie nachgewiesen werden kann [16,21].

4. *Surfactant*, ein Phospholipid, setzt als Auskleidungsmaterial der Alveole die Oberflächenspannung herab und hält dadurch die Alveole offen. Die Alveolarepithelzellen Typ II, die Surfactant synthetisieren, werden im Schockzustand geschädigt [11]. Surfactant wird auch durch Transudat in den Alveolen inaktiviert.

Bei vermindertem Surfactantgehalt ist die Alveolarentfaltung ungenügend. Die Atelektasenbildung führt zum funktionellen Shunt. Auch hier besteht ein Circulus vitiosus, indem dadurch die arterielle Hypoxie aufrechterhalten wird.

5. In dieser Situation sind nun manche *therapeutischen Maßnahmen*, die zum Teil als notwendige, primäre Schocktherapie vorgenommen werden, zusätzlich schädigend:

a) Thrombo- und Leukocytenaggregate in *Vollblutkonserven* werden als Mikroembolien bei der Transfusion in die Lunge eingeschwemmt. Diese Aggregatbildung ist von der Dauer der Aufbewahrung abhängig. Spezialfilter (Swank-Transfusionsfilter oder Bentley-Filter) können die Transfusion von Aggregaten verhindern [7,18].

In der Literatur sind Fälle bekannt, die nach wenigen Flaschen Bluttransfusion, evtl. auch nur nach einer einzigen Ampulle, ein interstitielles Lungenödem entwickelt haben, wahrscheinlich aufgrund einer akuten allergischen Reaktion [6]. Auch in unserem ersten geschilderten Fall käme diese Schädigungsmöglichkeit als auslösende Ursache in Frage.

b) Vor allem im Vietnamkrieg wurde die primäre Schockbehandlung mit großen Mengen von *Kochsalzlösungen oder Ringer-Lactat* als wesentlicher Mitfaktor der posttraumatischen pulmonalen Insuffizienz angeschuldigt. Die Schockbekämpfung sollte im wesentlichen mit osmotisch aktiven Infusionslösungen vorgenommen werden. Es muß mit Nachdruck darauf hingewiesen werden, daß die Kontrolle des zentralen Venendruckes eine Überinfusion mit Elektrolytlösungen nicht erkennen läßt. Größere Aussagekraft kommt der Messung des Pulmonalarteriendruckes zu.

c) Eine inspiratorische Sauerstoffkonzentration über 400 mm Hg, die länger als 48 Std verabfolgt wird, führt zum Sauerstoffschaden der Lunge. Sauerstoff sollte nur im notwendigen Maß zugeführt werden.

d) *Rückenlage* stört das normale Verhältnis zwischen Perfusion und Ventilation.

e) *Sedativa und Narkotica* unterdrücken den Tiefatemreflex.

f) Auch die maschinelle *Langzeitbeatmung*, insbesondere mit hohem endexspiratorischem Druck, führt bei veränderter Lunge zu zusätzlichen Schädigungen [20].

III. Morphologische Veränderungen

Welches morphologische Substrat gibt es für diese pathophysiologischen Störungen?

Wir haben zusammen mit Wegmann (Pathologisches Institut, Universität Zürich) Lungenbiopsien bei posttraumatischer Lungeninsuffizienz vorgenommen.

Damit kann der zeitliche Ablauf des Geschehens im Elektronenmikroskop beurteilt werden. Veränderungen der agonalen Phase werden ausgeschlossen.

1. Als morphologisches Substrat für die Schädigung der Capillarwand mit Permeabilitätsänderung findet sich schon sehr früh eine ödematöse *Schwellung des Capillarendothels*, die sich in späteren Stadien bis zur Endothelhypertrophie und -hyperplasie entwickeln kann (Abb. 5).

2. Im Bereich der Blutgasschranke gibt es praktisch kein Interstitium, so daß sich das *interstitielle Ödem* vor allem in den Alveolarsepten findet. Das erklärt, daß in den Frühphasen der posttraumatischen Lungenveränderung keine Diffusionsstörung vorliegt.

3. Am *Alveolarepithel* werden sowohl die Alveolarwandzellen Typ I als auch Typ II (also die Produktionsstellen des Surfactants) geschädigt.

4. *Blutungen* liegen interstitiell und alveolär vor.

5. Erst nach einigen Tagen und nur in klinisch schweren Fällen treten *hyaline Membranen* in den Alveolen auf.

6. *Mikrothrombosen* sind transient und dementsprechend ein verhältnismäßig seltener Befund.

7. In Spätfällen kommt es zur *Fibroblasten-Proliferation* und zur fibrösen Organisation. Das entsprechende makroskopische Bild ist die *Hepatisierung* oder *Konsolidierung* der Lunge.

Keine dieser Ultrastrukturveränderungen ist spezifisch für eine bestimmte Noxe. Es muß festgehalten werden, daß die Reaktionsmöglichkeiten der Lunge beschränkt sind.

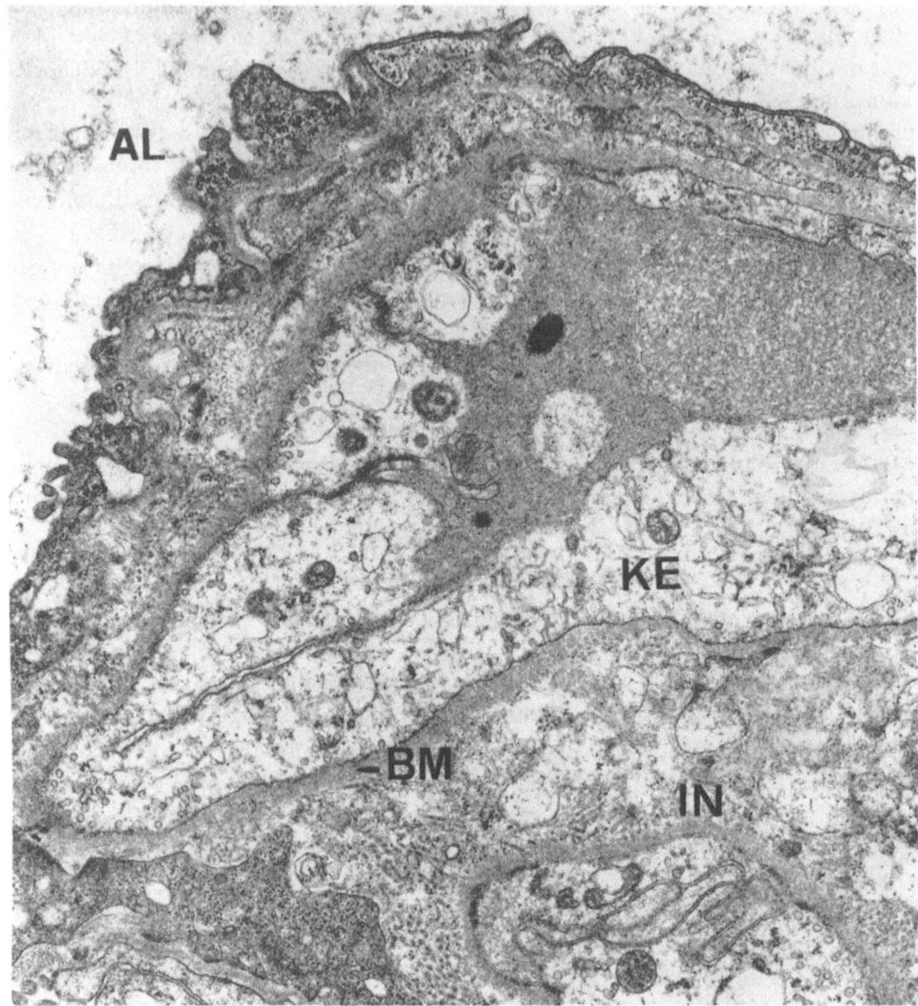

Abb. 5. Ödematöse Anschwellung des Capillarendothels als Frühveränderung bei posttraumatischer respiratorischer Insuffizienz. Elektronenmikroskopisches Bild einer Lungenpunktion (s. Text). *KE* Capillarendothel; *AL* Alveole; *BM* Basalmembran; *IN* Interstitium

Für die klinische Praxis kann nicht nachdrücklich genug darauf hingewiesen werden, wie wichtig die *Früherkennung* und die *Frühbehandlung* dieser respiratorischen Störungen ist. Beim sich entwickelten Syndrom kann vor allem durch die Überdruckbeatmung und durch weitere therapeutische Maßnahmen (Osmotherapie, Diuretica, evtl. Cortison) die Progredienz aufgehalten werden. Sind diese heimtückischen Kreisläufe, die hier dargestellt wurden und von denen einer in den anderen übergreift, einmal voll in Bewegung gesetzt, können sie nur sehr schwer wieder unterbrochen werden.

Literatur

1. Aviado, D. M.: Adenosine diphosphate and vasoactive substances. J. Trauma 8, 880—884 (1968)
2. Bermann, J. R., Gutierrez, V. S., Boatright, R. D.: Intravascular microaggregation in young men with combat injuries. Surg. Forum 20, 14—16 (1969)
3. Berman, I. R., Smulson, M. E., Pattengale, P., Sheinbach, S. F.: Pulmonary microembolism after soft tissue injury in primates. Surgery 70, 246—253 (1971)
4. Bergentz, S. E., Lewis, D., Ljungqvist, U.: Die Lunge im Schock: Thrombocytenanhäufung nach Trauma und intravasale Gerinnung. Langenbecks Arch. Chir. 329, 658—664 (1971)
5. Blaisdell, W., Schlobohm, R.: The respiratory distress syndrome: a review. Surgery 74, 251—262 (1973)
6. Byrne, J. P., Jr., Dixon, J. A.: Pulmonary edema following blood transfusion reaction. Arch. Surg. 102, 91—94 (1971)
7. Conell, R. S., Swank, R. L.: Pulmonary microembolism after blood transfusions: an electron microscopic study. Ann. Surg. 177, 40—50 (1973)
8. Eeles, G. H., Sevitt, S.: Microthrombosis in injured and burned patients. J. Path. Bact. 93, 275—293 (1967)
9. Enson, Y., Giuntini, C., Lewis, M. L., Morris, T. Q., Ferrer, M. E., Harvey, R. M.: The influence of hydrogen ion concentration and hypoxia on the pulmonary circulation. J. clin. Invest. 43, 1146—1162 (1964)
10. Gump, F. E., Mashima, Y., Jorgensen, S., Kinney, J. M.: Simultaneous use of three indicator to evaluate pulmonary capillary damage in man. Surgery 70, 262—270 (1971)
11. Henry, J. N.: The effect of shock on pulmonary alveolar surfactant. J. Trauma 8, 756—770 (1968)
12. Lim, R. C., Blaisdell, F. W., Choy, S. H., Hall, A. D., Thomas, A. N.: Massive pulmonary microembolism in regional shock. Surg. Forum 17, 13—15 (1966)
13. Monaco, V., Burdge, R., Newell, J., Sardar, S., Leather, R. L., Powers, S. R., Dutton, R.: Pulmonary venous admixture in injured patients. J. Trauma 12, 15—23 (1972)
14. Moore, F. D.: Posttraumatic pulmonary insufficiency. Philadelphia: W. B. Saunders Comp. 1969
15. Moss, G. S., Das Gupta, T. K., Newson, B., Nyhus, L. M.: Morphologic changes in the primate lung after hemorrhagic shock. Surg. Gynec. Obstet. 134, 3 (1972)
16. Remmele, W., Loew, D.: Pathophysiologie der Thrombozyten im Schock. Klin. Wschr. 51, 3 (1973)
17. Safar, P., Grenvik, A., Smith, J.: Progressive pulmonary consolidation: Review of cases and pathogenesis. J. Trauma 12, 955—967 (1972)
18. Swank, R. L.: Alteration of blood on storage: Measurement of adhesiveness of "aging" platelets and leukocytes and their removal by filtration. New Engl. J. Med. 265, 728—783 (1961)
19. Teplitz, C.: The ultrastructural basis for pulmonary pathophysiology following trauma. Pathogenesis of pulmonary edema. J. Trauma 8, 700—712 (1968)
20. Wiemers, K., Scholler, K. L. (Hrsg.): Lungenveränderungen bei Langzeitbeatmung. Intern. Symposium Freiburg 1971. Stuttgart: Thieme 1973
21. Zimmermann, W. E., Walter, F., Vogel, W., Mittermeyer, C.: Funktionell-klinische Untersuchungen der Lunge im Schock. Langenbecks Arch. Chir. 329, 671—681 (1971)

Dr. med. W. Glinz
Chir. Univ.-Klinik B
Kantonsspital
Rämistraße 100
CH-8006 Zürich
Schweiz

Langenbecks Arch. Chir. 337 (Kongreßbericht 1974)

22. Fettembolie

P. Fuchsig

I. Chirurgische Universitätsklinik Wien

Fat Embolism

Summary. Eight years' experimental and clinical research have revealed fat embolism as a mandatory phenomenon occurring at the moment of any fracture of the pelvis or of the long bones of the extremities. After a sham free interval during which endogenous mechanisms to restore the circulating blood volume come into operation, these are exhausted and the fat embolism becomes fatal. If the circulating blood volume is replaced by in- and transfusions until a continous urinary output of at least 30 ml per hour is attained, fat embolism has no consequences at all, as demonstrated by lung biopsies.

Key words: Fat Embolism — Traumatic Shock — Blood Volume — Fractures.

Zusammenfassung. Seit 1966 angestellte klinische und experimentelle Studien haben die Fettembolie als ein zwangsläufiges, im Augenblick irgendeiner Fraktur des Beckens oder der langen Röhrenknochen eintretendes Phänomen erwiesen. Sie ist nach einem vermeintlichen „freien Intervall" endogener Mechanismen zur Wiederherstellung des zirkulierenden Blutvolumens tödlich, sobald sich diese erschöpft haben. Wird hingegen der Blutvolumenmangel durch In- und Transfusionen vollständig behoben — erkenntlich an einer kontinuierlichen Harnmenge von mindestens 30 ml pro Stunde — bleibt die Fettembolie, wie durch Lungenbiopsien bewiesen, ohne jede Folgen.

Schlüsselwörter: Fettembolie — Traumatischer Schock — Blutvolumen — Frakturen.

Die Fettembolie in die Capillaren der Lunge ist ein zwangsläufiges, sofortiges, im Experiment durch keinerlei prophylaktische Maßnahmen aufzuhaltendes Ereignis bei Frakturen der langen Röhrenknochen und des Beckens, auch der Rippen. Unbekannt ist die Mindestgröße des Knochens, dessen Fraktur die Embolisierung von aus den zertrümmerten Knochenmarkszellen frei gewordenen Fettes zustande kommen läßt.

Anfang des 19. Jahrhunderts beobachtete Claude Bernard, daß man Versuchstiere mit i.v. injiziertem Olivenöl rasch und schonend töten kann. Mit Recht aber wird dem Erlanger Pathologen F. A. Zenker zugeschrieben, in einer Monographie: „Beiträge zur normalen und pathologischen Anatomie (1862) das Wort und den Begriff „Fettembolie" eingeführt zu haben.

Seither pausenlos zitiert, ist diese Monographie indessen offenbar nie gelesen worden:

Zenker obduzierte einen jungen Mann, der zwischen die Puffer zweier Eisenbahnwaggons gekommen und auf der Stelle getötet worden war. Zenker fand „die Bauchhöhle voll von Blut, die Leber in mehrere Stücke zerrissen, den Magen quer rupturiert. Reichlich Reste fettiger Nahrung im Oberbauch, wovon (wie Zenker sich vorstellte!), „Fett in die offenen Lebervenen geradezu hineingeschleudert wurde und auf kurzem Wege in die Lungencapillaren gelangte. Das Skelet — abgesehen von einigen Rippenfrakturen — unversehrt."

Der Fall Zenkers ist demnach verblutet.

Tabelle 1. 30 000 stationäre Patienten
Causa mortis „Fettembolie"
I. Chir. Klinik (Unfallstation) Wien 1950—1959

2 innere Verletzungen

7 Schädel-Hirn-Traumen

7 Serien-Rippenfrakturen

14 Serien-Rippen- und Becken- und Extremitäten-Frakturen

27 Becken- und Extremitäten Frakturen

Tabelle 2. 27 Becken- und Extremitätenfrakturen
(ohne Serienrippenfrakturen und Körperhöhlenverletzungen)
Causa mortis „Fettembolie"
1. Chir. Klinik (Unfallstation) Wien 1950—1959

Geschätzter Blutvol.-Verlust[a]	1. Tag	1 450—2 250	
	3. Tag	2 250—4 500	
Im Mittel je Patient		Infusion ml	Transfusion ml
		475	93
erhalten		568	
auf volle Substitution fehlten	1. Tag	882—1 682	
	3. Tag	1 682—3 932	

[a] Hutschenreuter, Fuchsig *et al.*

Tabelle 3. Volumenverlust, angegeben in Milliliter, bei 60 Frakturen
(nach Fuchsig u. Vagacs)

Art der Verletzung	n	Unmittelbar nach der Verletzung		Nach 3 Tagen	
		Durch-schnitt	Maximum	Durch-schnitt	Maximum
Unterschenkelbruch	34	300	600	600	1 400
Oberschenkelbruch	13	600	1 000	1 400	2 400
Beckenbruch	13	1 700	2 400	2 500	4 000

Eigene, seit 1965 gemeinsam mit G. Blümel, J. Böhmig, P. Brücke, R. Gottlob und H. Vagacs durchgeführte experimentelle und klinische Studien haben den bioptisch gesicherten Nachweis der — um es noch einmal zu betonen — Fettembolie als eines obligaten Phänomens geliefert. Es zieht bei adäquater Volumensubstitution — erkentnlich an einer stündlichen Harnproduktion von mindestens 30 ml pro Stunde — keinerlei Folgen nach sich.

Eine retrospektive, gemeinsam mit R. Kokoschka angestellte Studie zeigt, wie vor dieser Erkenntnis auch junge Menschen mit einfachen, geschlossenen Oberschenkel- oder Beckenfrakturen dahingerafft worden sind (Tab. 1). Um zusätzliche letale Faktoren auszuschalten, haben wir die 27 Becken- und Extremitätenfrakturen herausgegriffen (Tab. 2).

Nach Hutschenreuter und eigenen Untersuchungen läßt sich der Verlust an zirkulierendem Blutvolumen am 1. wie auch am 3. Tag nach dem Trauma gut abschätzen (Tab. 3). Anstatt am 1. Tag 0,9—1,7 Liter, am 2. Tag etwas mehr und am 3. Tag 1,7 bis nahezu 4 Liter, erhielten die Verletzten — Infusionen und Transfusionen zusammen genommen — im Durchschnitt nicht viel mehr als $^1/_2$ Liter! Angaben über die Harnproduktion fehlen. Sie sind damals in die Überlegungen noch nicht einbezogen gewesen. Auch die Pulsfrequenz ist nur lückenhaft dokumentiert.

Der letzte Fall einer Fettembolie mit letalem Ausgang ereignete sich an der Unfallabteilung der I. Chir. Klinik in Wien an der Jahreswende 1965/66 (Abb. 1)[1]:

21 jähriger Mann, Verkehrsunfall, geschlossene Oberschenkelfraktur, leichte Commotio, bei Einlieferung 6 Std später voll ansprechbar, kaum eine Erinnerungslücke. Heparin-Therapie beim traumatischen Schock nach wie vor diskutabel. Die essentiellen Phospholipide („Lipostabil) haben sich längst als wirkungslos erwiesen. Humanalbumin hingegen nach wie vor angebracht. Man beachte die abnehmende Harnmenge und den am abnehmenden Hämatokrit erkenntlichen Versuch des Organismus, durch „Blutverdünnung" — Einströmen extravasculärer Flüssigkeit in die Blutbahn — das Volumendefizit auszugleichen. Zufällig, um sich in die Handhabung einzuarbeiten, wurde das zirkulierende Blutvolumen mittels des Volemetrons gemessen. Die In- und Transfusionen haben nicht ausgereicht, um das Defizit von konstant 1 l auszugleichen. Dabei hätte allein die Messung des Umfanges des verletzten Oberschenkels einen Hinweis geben sollen.

Das für die letale Fettembolie als charakteristisch angesehene „freie Intervall" ist nichts anderes als jene Periode, in welcher es dem Organismus gelingt, den Volumenmangel durch Steigerung der Herzfrequenz, durch „Zentralisation des Kreislaufs" (Duisberg u. Schröder) sowie durch Einströmen extravasculärer Flüssigkeit in das Gefäßsystem („Blutverdünnung") bis zu einem gewissen Grade auszugleichen. In der Mitbeteiligung der Nieren an der Zentralisation des Kreislaufs (Vasoconstriction) liegt eine besondere Gefahr. Erschöpfen sich die genannten Mechanismen, so kommt es zum Blutdruckabfall, Anstieg von Puls und Temperatur, zur Verwirrtheit und zum Exitus.

Mit welcher Sicherheit sich die Fettembolie als (vermeintliche!) Todesursache bei einem schweren Polytrauma durch adäquate Volumensubstitution ausschalten läßt, sei an einem Beispiel demonstriert (Abb. 2)[2]:

24 jähriger Mann, Prot. Nr. 5160/1972, Verkehrsunfall mit Vorderarmfraktur re., geschlossener Oberschenkelfraktur re., offener US-Fraktur re., Fraktur des oberen und unteren Schambeines re., Commotio cerebri, Hämaturie und — erst nach 24 Std bei der röntgenologischen Kontrolle des Cava-Katheters entdeckt — Zwerchfellruptur re. mit partiellem Vorfall der unversehrten Leber in die re. Pleurahöhle. Geschätztes Blutvolumen-Defizit mindestens 3 l bei Aufnahme 30 min nach Unfall (als Selbstfahrer mit Pkw an einen Baum geprallt, Beifahrer auf der

---

1 Siehe Fuchsig, Langenbecks Arch. klin. Chir. **316**, 243 (1966).
2 Hier nicht wiedergegeben.

Stelle tot), RR nicht meßbar, Pulsfrequenz 160, schwerster, möglicherweise irreversibler Schock.

In den nächsten $4^1/_2$ Std 4000 ml Konservenblut und 3500 ml kristalloide bzw. kolloidale Lösungen, Daüerkatheter.

Um 18 Uhr RR 110 syst., Pulsfrequenz noch 125, aber als wichtigstes Zeichen der Beherrschung des Schocks (= des Blutvolumenmangels) bis 21 Uhr bereits 650 ml Harn. Von 21—2.30 Uhr Oberschenkelmarknagel, Druckplattenosteosynthese der Unterarm- und der Unterschenkelfrakturen, wobei am Unterschenkel der Defekt durch Muskelverschiebungsplastik und Spalthaut gedeckt wird (zwei Operateure). Intraoperativ 4 Blutkonserven, 1,5 Liter Infusion. RR sinkt vorübergehend ab, Frequenz stabil.

Um 16 Uhr des ersten posttraumatischen Tages bei einer Frequenz von 110 und einem RR von 110 syst. das Blutvolumen auf den Sollwert von 4,7 Liter aufgefüllt.

Bei der neuerlichen Kontrolle des Cava-Katheters zeigt das Rö.-Bild — nachdem schon vorher eine Doppelkontur des rechten Zwerchfelles aufgefallen war — nunmehr eindeutig eine rechtsseitige Zwerchfell-Ruptur mit partiellem Vorfall der Leber. Eine Übersichtsangiographie der Baucheingeweide läßt die Unversehrtheit des Organs vermuten.

Um die Zwerchfell-Ruptur zu verschließen, wird thorakotomiert (fec. P. Brücke): Etwa 100 ml Blut in der rechten Pleurahöhle, die vorgefallene Leber intakt. Die rechte Lunge bis auf eine punktförmige Lücke im Interlobärspalt, die man übernäht, unverletzt. *Ausgiebige Biopsie aus dem vorderen Lungenrand*, Naht der 15 cm langen Zwerchfellruptur, Verschluß der Thorakotomie, Pleuradrainage. Komplikationsloser Verlauf, der Patient nach $^1/_2$ Jahr unbehindert gehfähig.

Bei Betrachtung eines Sudan-gefärbten Schnittes aus der rechten Lunge des Schwerverletzten (Abb. 3)[3] würde jeder nicht Eingeweihte eine Fettembolie der Lunge mit embolisierten Knochenmarkselementen und letalem Ausgang diagnostizieren. De facto indessen fehlte klinisch jeder Hinweis auf eine Fettembolie, wie Bewußtseinstrübung, Temperaturanstieg.

Mit diesem und einem ähnlich gelagerten weiteren Fall (Prot. Nr. 17341/1972) ist das Konzept der pathophysiologischen Einheit von der Fettembolie und dem hypovolämischen Schock bewiesen.

Gewiß sind noch viele pathophysiologische Details dieser Zusammenhänge unbekannt und vor allem von der Klinik her zu erforschen. Gesichert aber ist die für die Lebenserhaltung Schwerstverletzter entscheidende Erkenntnis, daß eine möglichst früh einsetzende, konsequent bis zu einer stündlichen Harnmenge von mindestens 30 ml pro Stunde fortgesetzte Volumensubstitution die Fettembolie — mit freiem Intervall — als Todesursache aus der Welt geschaffen hat.

---

3 Siehe Fuchsig: Internist. Praxis 14, 275 (1974), Abb. 6.

Prof. Dr. P. Fuchsig
I. Chir. Univ.-Klinik
A-1090 Wien 9,
Alserstr. 4, Österreich

Langenbecks Arch. Chir. 337 (Kongreßbericht 1974)
© by Springer-Verlag 1974

23. Pathophysiologie der Mehrfachverletzungen — Störungen der Blutgerinnung

A. Encke

Chirurgische Universitäts-Klinik Heidelberg

Pathophysiology of Polytrauma —Clotting Disturbances

Summary. In polytraumatized patients blood clotting is influenced mainly by the intensity of shock. Increased intravascular coagulation can lead to a consumption coagulopathy, and occasionally to reactive hyperfibrinolysis. Disseminated microthrombosis, which is not found so often as in septic shock is more dangerous than a hemorrhagic diathesis. Furthermore, factor-building disturbances (liver) and therapeutically induced coagulopathies (thrombocytes) are also found in some cases.

Key words: Polytrauma — Blood Coagulation.

Zusammenfassung. Die Reaktion der Blutgerinnung auf ein Mehrfachtrauma wird durch den Schweregrad des Schocks bestimmt. Es kommt zur vermehrten intravasalen Gerinnung mit dem klinischen Bild der Verbrauchskoagulopathie, seltener der reaktiven Hyperfibrinolyse. Die disseminierte Mikrothrombosierung, die beim traumatisch-hämorrhagischen Schock zwar seltener ist als beim septischen, ist für den Verlauf bedrohlicher als die seltene hämorrhagische Diathese. Darüber hinaus treten Bildungsstörungen (Leber) und therapeutisch bedingte Defektcoagulopathien auf.

Schlüsselwörter: Mehrfachverletzung — Blutgerinnung.

Die Reaktion der Blutgerinnung auf ein Mehrfachtrauma wird durch das Ausmaß des traumatisch-hämorrhagischen Schocks bestimmt. Blutverlust und Gewebsschaden fördern die intravasale Gerinnung und können so eine erworbene Gerinnungsstörung, die Verbrauchskoagulopathie, auslösen.

In der Homöostase garantiert ein intravasales Gleichgewicht gerinnungsfördernder und -hemmender Faktoren die Fließeigenschaft des Blutes und die physiologische Blutstillung. Die Bildung der Gerinnungsfaktoren, ihr Umsatz im strömenden Blut und die Eliminierung aktivierter Zwischen- und Endprodukte der Gerinnung durch das reticuloendotheliale System und die körpereigene Fibrinolyse sind die Träger dieses Gleichgewichtes. Hinzu kommen physiologische Inhibitoren wie z.B. das endogene Heparin, die — teleologisch gesehen sinnvoll — vielfach überwiegen.

Hypovolämie und periphere Hypozirkulation führen zur vermehrten intravasalen Aktivierung und verlangsamten Eliminierung der Gerinnungsprodukte. Außerdem wird Gewebsthromboplastin aus traumatisch und hypoxämisch geschädigten Zellen direkt in die Blutbahn eingeschwemmt.

Experimentell läßt sich die dadurch bedingte Hyperkoagulabilität des Blutes initial nachweisen, klinisch wird sie häufig zeitlich nicht mehr erfaßt, weil bereits bei der ersten Untersuchung infolge des Verbrauchs der Gerinnungsfaktoren eine relative Hypokoagulabilität vorliegt (Abb. 1).

                          A. Encke

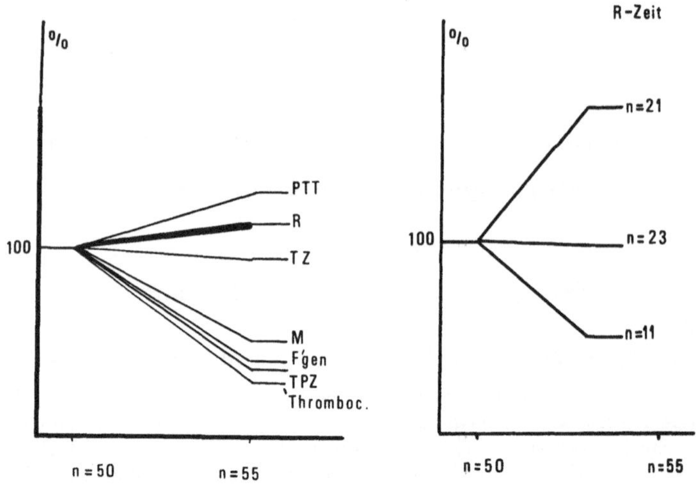

Abb. 1. Links: Mittelwerte der Blutgerinnung in Prozent der Norm bei 55 Patienten mit einer Verbrauchskoagulopathie. Rechts: Verteilung der Patienten mit normaler, beschleunigter und verzögerter Gerinnungszeit (R) bei der ersten Untersuchung. *PTT* partielle Thromboplastinzeit; *TZ* Thrombinzeit; *M* maximale Thrombusfestigkeit; *F'gen* Fibrinogen; *TPZ* Thromboplastinzeit; *Thromboc* Thrombocyten

Die hämorrhagische Diathese infolge der sekundären Hypokoagulabilität des Blutes ist klinisch i. allg. nicht bedeutend, es sei denn, die Entgleisung der gegenregulatorischen körpereigenen Fibrinolyse führt zu einer massiven fibrinolytischen Blutung. Diese ist aber eine seltene Komplikation und durch ihren Blutungstyp — diffuse Blutung aus allen Incisionen, Verletzungen und Einstichstellen mit fehlender oder nur kurzzeitiger Spontangerinnung — auch klinisch relativ leicht zu diagnostizieren.

Schnelle chirurgische Blutstillung und sofortiger Blutersatz mit Wiederherstellung einer ausreichenden Mikrozirkulation normalisieren die Blutgerinnung ohne eine besondere gerinnungsspezifische Therapie vollständig und folgenlos wie bei diesem 31 jährigen Mann mit Oberschenkelschaftfraktur rechts, Oberschenkelhalsfraktur links und Leberruptur (Abb. 2). Sofortige Laparotomie, Lebernaht, massiver Volumen- und Blutersatz, sowie frühzeitige Relaparotomie nach 4 Std wegen fortbestehender Blutung. Keine hämorrhagische Diathese. Komplikationsloser postoperativer Verlauf.

Besteht der Schockzustand dagegen unbehandelt oder unerkannt über längere Zeit, können gerinnungsbedingte Schockfolgen in verschiedenen Organen resultieren. Als morphologisches Substrat der disseminierten intravasalen Gerinnung werden in diesen Fällen in der peripheren Zirkulation von Leber, Lunge, Nieren und anderen Organen Mikrothrombosen gefunden, die eine Organinsuffizienz unterhalten und evtl. irreversibel gestalten können. Diese Mikrothromben werden allerdings beim hämorrhagisch-traumatischen Schock nicht in der gleichen Häufigkeit nachgewiesen, wie z.B. beim septischen Endotoxinschock. Durch die körpereigene Fibrinolyse können sie wieder aufgelöst werden, während die Erschöpfung oder Hemmung der Fibrinolyse die Mikrothrombose irreversibel fixiert. Eine

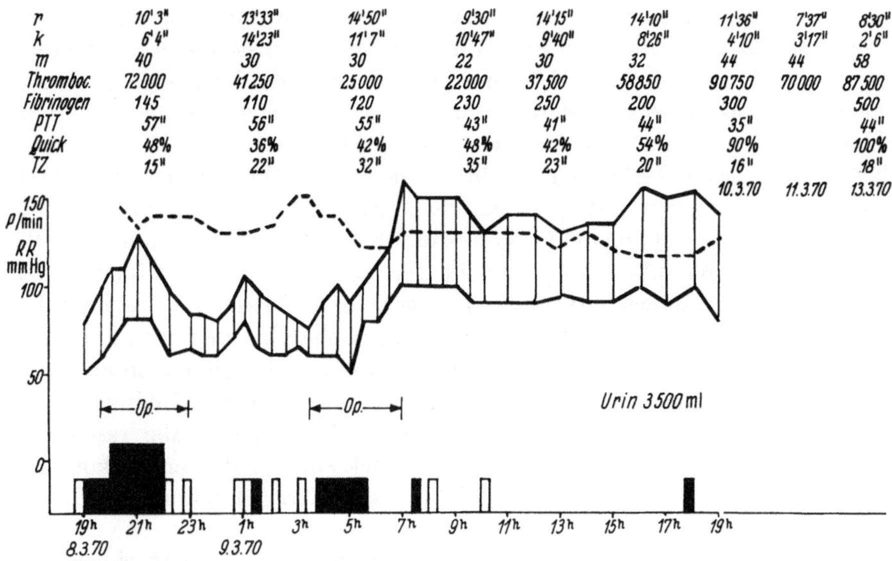

Abb. 2. Verlaufskurve eines 31 jährigen Patienten mit Mehrfachverletzung. Die schwarzen Säulen entsprechen Blut-, die weißen Säulen kolloidalem Blutersatz. Zeichenerklärung s. Abb. 1

therapeutische Fibrinolysehemmung ist deshalb bei der Verbrauchskoagulopathie kontraindiziert.

Im Experiment sind Lokalisationsfaktoren der intravasalen Gerinnung bekannt, die auch klinisch von Bedeutung sein dürften. So fördern Katecholamine die Fibrinpräcipitation in den Nieren.

In der Leber wird die im Schock dekompensierte Synthese und Entgiftungsfunktion einschließlich der Clearance des RES für Toxine und aktivierte Gerinnungsprodukte weiter eingeschränkt.

Besonders diskutiert wird z. Z. die Bedeutung der Gerinnungsveränderungen für die sog. Schocklunge. In der peripheren Mikrozirkulation wird sehr frühzeitig — etwa schon nach 20 min und vor der Fibrinbildung — eine Thrombocytenaggregation gefunden. Diese ist zunächst reversibel, wird aber später irreversibel und führt über den Thrombocytenzerfall zur Freisetzung von Serotonin, Histamin und Kininen. Diese induzieren eine Vasoconstriction, Endotheldefekte und Permeabilitätsstörungen der kleinen Lungengefäße, die ihrerseits ein trapping der Thrombocytenaggregate in der Lunge und eine lokale Mikrothrombosierung fördern. Hier zahlreiche Thrombocytenaggregate in einem Lungengefäßlängsschnitt (Histologische Abbildung). Auch ohne die Entwicklung ausgedehnter intravasaler Mikrothrombosen treten nach Bleyl plasmatische Fibrinmonomere, die in der Blutbahn nach kurzfristiger Zirkulation der endogenen Fibrinolyse unterliegen, bei deren Erschöpfung in den Alveolarraum und die Bronchioli terminales über und polymerisieren hier zu pulmonalen hyalinen Membranen. Darüber hinaus hemmen die Fibrinmonomere im Alveolarraum die Bildung des Surfactant und begünstigen die Mikroatelektasenbildung.

Hier sehen Sie solche Zwischenprodukte der Fibrinumwandlung — Monomere und Spaltprodukte —, die einerseits Hinweise auf eine disseminierte intravasale Gerinnung sind, andererseits bei Permeabilitätsstörungen der Lungengefäße zur intraalveolaren Fibrinpolymerisation führen. Alle histologischen Bilder verdanke ich Herrn Bleyl aus dem Pathologischen Institut der Universität Heidelberg.

Neben der schockbedingten Verbrauchskoagulopathie treten im Verlauf komplexe, z. T. iatrogen bedingte Gerinnungsstörungen auf. So wird von allen Autoren die Thrombocytopenie als erstes und verläßliches Kriterium einer Verbrauchsreaktion angeführt. Dies stimmt für das gezielte Experiment. Beim Patienten mit einem Mehrfachtrauma sind aber zusätzlich ein Defizit bei plättchenarmen Massivtransfusionen und ein Verdünnungseffekt bei massiven Infusionen in Rechnung zu stellen. Ferner ist an eine urämische Thrombocytenschädigung zu denken. Die Beeinträchtigung der Leberfunktion führt zu einer Bildungsstörung des Prothrombinkreises, während die Synthese von Fibrinogen i. allg. rascher und überschießend erfolgt. Sepsis und Endotoxinschock können als Verlaufskomplikation erneut eine Verbrauchskoagulopathie mit besonderer Betonung der disseminierten Mikrothrombose auslösen.

Faßt man die Pathophysiologie der Blutgerinnung bei Mehrfachverletzten zusammen, droht in der Schockphase eine Umsatzstörung mit Verbrauch von Gerinnungspotential und evtl. überschießender sekundärer Fibrinolyse. Im weiteren Verlauf folgen Bildungsstörungen (Leber) und therapeutisch bedingte Defektkoagulopathien (Thrombocyten).

Welche Konsequenzen ergeben sich hieraus für den Kliniker?

1. die Notwendigkeit einer wiederholten Diagnostik der Blutgerinnung bei Mehrfachverletzten.

2. Die Chirurgische Blutstillung und Volumenzufuhr als optimale Prophylaxe gegen eine spätere Gerinnungsstörung.

3. Bei besonders gefährdeten Patienten eine prophylaktische Heparinbehandlung zur Vermeidung der durch die Mikrothrombosierung bedingten Schockfolgen.

Zu diesen Fragen soll im anschließenden Rundgespräch Stellung genommen werden.

Priv.-Doz. Dr. A. Encke
Chir. Univ.-Klinik
D-6900 Heidelberg 1
Im Neuenheimer Feld 110

Langenbecks Arch. Chir. 337 (Kongreßbericht 1974)

24. Pathophysiologie der Mehrfachverletzungen — Niereninsuffizienz, Elektrolytstörungen

G. A. Jutzler und H. Baumhöfener

Abteilung für Dialyse und Nephrologie der Medizinischen Universitätsklinik und Poliklinik Homburg (Saar)

Renal Insufficiency and Impairment of Electrolyte Balance

Summary. Hypovolemia associated with shock is the most important single factor in the pathophysiology of acute renal failure following multiple trauma. Ischemia, focal hypoxia, and local coagulation abnormalities are responsible for structural and functional alterations of the kidney, leading to oliguria or anuria followed by retention of nitrogenous products and impairment of electrolyte, acid-base, and water balance. Frequent laboratory analysis is of particular importance in the management of the patient. The early recognition and vigorous treatment of hypercatabolic states is stressed.

Key words: Acute Renal Failure — Shock — Multiple Trauma.

Zusammenfassung. Für die Pathophysiologie der akuten Niereninsuffizienz bei Mehrfachverletzungen kommt im Rahmen des Schockgeschehens der Hypovolämie eine entscheidende Bedeutung zu. Ischämie, fokale Hypoxie und Störungen des Gerinnungssystems führen zu strukturellen und funktionellen Schäden, die sich klinisch als Oligo-Anurie ausdrücken. Daraus resultierende Störungen des „Milieu interne" werden aufgezeigt, auf die besondere Bedeutung einer genauen Bilanzierung wird hingewiesen. Insbesondere wird die frühzeitige Erkennung hyperkataboler Zustände und deren konsequente Behandlung herausgestellt.

Schlüsselwörter: Akutes Nierenversagen — Schock — Trauma.

Die Vorgänge, die bei schweren Traumen zu einer Niereninsuffizienz führen, lassen sich im wesentlichen unter dem Aspekt des Schockgeschehens zusammenfassen. Hierbei handelt es sich vornehmlich um pathophysiologische Mechanismen im Rahmen einer Hypovolämie.

Die Bedeutung der Hypovolämie spiegelt sich auch in Tab. 1 wieder, in der auslösende Ursachen einer akuten Niereninsuffizienz nach Traumen aufgeführt sind. Fast alle unter „Prärenale Faktoren" aufgeführten Verursachungen sind mehr oder minder auf eine Hypovolämie zurückzuführen.

Im zeitlichen Verlauf der pathophysiologischen Vorgänge lassen sich dabei zunächst 2 Phasen abgrenzen:

1. Im Stadium der Kreislaufzentralisation kommt es durch die Vasoconstriction auch zu einer Drosselung der Nierendurchblutung. Trotzdem die Niere somit an der physiologischen Gegenregulation teilnimmt, bleibt ihre Autoregulation solange noch erhalten, als ein Perfusionsdruck von etwa 80—90 mm Hg gewährleistet ist. Man spricht in diesem Stadium von der „Niere im Schock".

2. Reicht die Autoregulation jedoch nicht aus, das Durchblutungsminimum zu erhalten, kommt es zur Nierenschädigung, d. h. zur „Schockniere", dem akuten Nierenversagen bei und nach einem Schock.

Tabelle 1

Ätiologische Faktoren einer akuten Niereninsuffizienz

bei Traumen

I. PRAERENALE FAKTOREN	
Hypovolaemie, Ischaemie, fokale Hypoxie:	bei Blutverlust Myolyse (Crush) Haemolyse (Fehltransfusion!) Verbrennungen Peritonitis Sepsis Neurogener Schock Kardiale Dekompensation
II. RENALE FAKTOREN	
Toxische oder allergische Schädigung	Verbrennungstoxine (?) Nephrotoxische Medikamente Allergien
Traumat. Schädigung	Nieren-Trauma/ Nierenruptur
III. POSTRENALE FAKTOREN	
obstruktive-mechanische Behinderung des Harnabflusses	Traumat. oder operative Laesion der Harnabflußwege Abflußbehinderung durch Blutgerinnsel oder retroperitoneale Haematome

Wie aus Abb.1 ersichtlich ist, führt zu diesem Nierenversagen ein multifaktorieller Ablauf pathophysiologischer Ereignisse.

Die Nierendurchblutung dürfte in den einzelnen Phasen auf etwa $50-10\%$ der Norm vermindert sein, wovon hauptsächlich die Nierenrinde betroffen ist. Neben dieser Verminderung der Durchblutung der Niere als Gesamtorgan kommt es lokal meist zusätzlich noch zu Störungen der Mikrozirkulation. Diese beeinträchtigen die Sauerstoffversorgung des Gewebes örtlich unterschiedlich stark. Die renale Ischämie kann somit eine inhomogene „fokale Hypoxie" zur Folge haben.

Als weitere schockbedingte pathophysiologische Geschehnisse sind als mögliche ätiologische Teilfaktoren des akuten Nierenversagens Störungen des Gerinnungssystems anzuführen (s. Referat Nr. 23).

T R A U M A
Nephrotoxine
Schock
Vasokonstriktion
Gerinnungsstörung
Mikrozirkulations-Störung
Renale Ischaemie
Fokale Hypoxie
T U B U L U S S C H Ä D I G U N G
funktionell
organisch
Verminderung der tubulären Na$^+$-Rückresorption
Macula densa
Juxtaglomerulärer Apparat
(Renin-Angiotensin)
Drosselung des Vas afferens
Verminderung des Glomerulusfiltrates
Oligurie/Anurie =
Akute Niereninsuffizienz
Rückwirkungen auf den Gesamt-organismus
Azotämie
Störungen des Säure-Basen-Haushaltes
Störungen des Wasser-Mineral-Haushaltes
(einschl. iatrogener Bilanzfehler!)
U R A E M I E

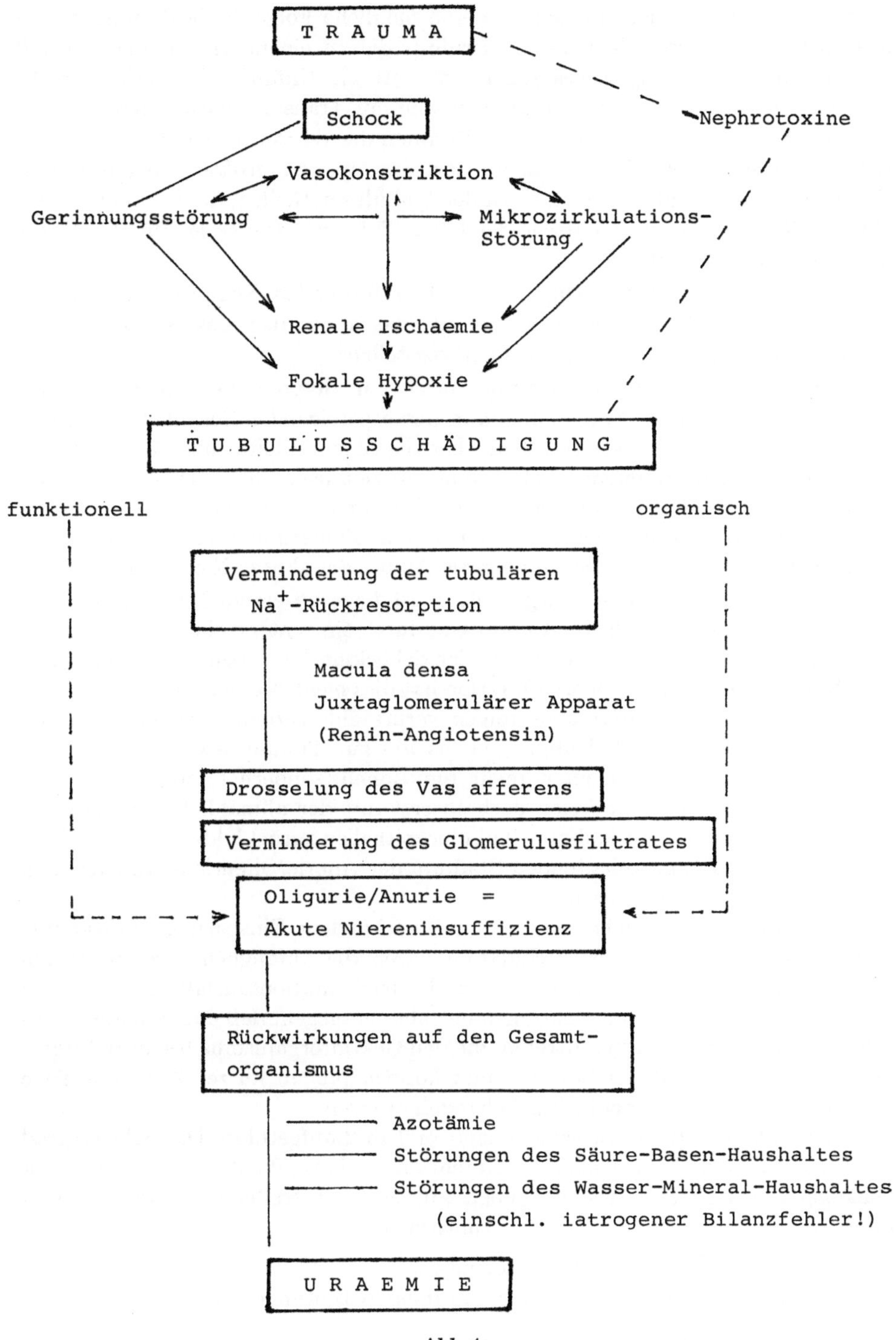

Abb. 1

In diesem Zusammenhang sei als deren mögliche Folge die beidseitige, totale oder partielle Nierenrindennekrose erwähnt, die zu einem irreversiblen Ausfall des betroffenen Nierengewebes führt. Sie tritt als Unfallfolge allerdings recht selten auf und dann meist im Zusammenhang mit Transfusionszwischenfällen.

Wie bereits erwähnt, kommt es im Rahmen der renalen Ischämie zur fokalen Hypoxie. Diese wirkt sich vor allem dort aus, wo der größte Sauerstoff- und Energieverbrauch stattfindet, d. h. an den Tubulusepithelien, die bekanntlich am aktiven Natriumtransport entscheidend beteiligt sind. Dieser ist für die Harnkonzentrierung unerläßlich.

Wie es nun zur Anurie/Oligurie als dem führenden Symptom des akuten Nierenversagens, der Schockniere kommt, das auch über das Schockstadium hinaus anhält, kann man sich wie folgt vorstellen:

Wird die Natrium-Rückresorption durch eine hypoxische Schädigung vermindert, gelangen mehr Natriumionen in den aufsteigenden Schenkel der Henleschen Schleife. Dies führt vermutlich über die Macula densa und den juxtaglomerulären Apparat zu einem lokalen Renin-Angiotensin-Effekt. Dieser wiederum bewirkt die Drosselung des entsprechenden Vas afferens. Als Folge davon kommt es zu einer Verminderung der Filtration in den Glomerulumschlingen bis hin zu einem Sistieren und damit also zur Oligurie/Anurie des akuten Nierenversagens.

Wie in Abb. 2[1] schematisch dargestellt ist, ist die resultierende Niereninsuffizienz zunächst rein funktionell bedingt und kann durch eine entsprechende Beseitigung der auslösenden Faktoren — hier also der Schockmechanismen — behoben werden. Keinen Effekt auf die Nierenfunktion hat dies mehr, wenn durch die Hypoxie bereits regressive Tubulusveränderungen verursacht wurden, zu denen morphologisch eben erkennbare Schädigungen bis hin zur Tubulusnekrose zählen. Die Niereninsuffizienz ist dann nicht mehr funktionell, sondern teilweise oder ganz organisch bedingt. Sie kann sich deshalb erst mit der allmählichen Reparation und Regeneration der geschädigten Tubulusepithelien zurückbilden. Klinisch folgt dem etwa 10—30 Tage anhaltenden Stadium der Anurie/Oligurie dann eine etwa gleich lange polyurische Phase.

Die akute Oligurie/Anurie und die damit verbundene Einsparung von Natrium und Wasser könnte als Gegenregulation gegen die anfänglich gesetzte Hypovolämie angesehen werden, insbesonders da der Funktionsausfall der Nieren ja reversibel ist. Einer solchen Deutung steht aber entgegen, daß dabei unausweichlich auch andere Störungen auftreten, die den Gesamtorganismus beeinträchtigen. Sie verändern das „Milieu interne" und können binnen kurzer Zeit zum Tode führen, wenn sie nicht rechtzeitig behandelt werden.

Die wichtigsten dieser Störungen sind in Tab. 2 aufgeführt. Der Schweregrad der Azotämie, d. h. das Ausmaß der Retention der harnpflichtigen Substanzen ist abhängig von der Größe des endogenen Anfalls der betreffenden Eiweißmetaboliten. Dieser kann auf ein Vielfaches zunehmen

1. bei ausgedehnten Gewebszerstörungen,
2. bei Komplikationen wie Sepsis und inneren Blutungen,

---

1 Hier nicht veröffentlicht, s. Abb. 16.7 in Jutzler, G. A.: Akute und chronische Niereninsuffizienz. In: Klinische Urologie, C. E. Alken, W. Staehler (Hrsg.), S. 548. Stuttgart: Thieme 1973.

Tabelle 2

Störungen des "Milieu interne" bei Oligurie/Anurie

I. OBLIGAT

Retention harnpflichtiger ⟶ Erhöhung d. Serum-
Substanzen　　　　　　　　　Konzentration =

　　　　　　　　　　　　　　Azotaemie- - -> Uraemie

Ausscheidungssperre für ⟶ Metabolische Azidose
H^+-Ionen[+]　　　　　　　　(kompensiert

　　　　　　　　　　　　　　dekompensiert)

Ausscheidungssperre für ⟶ Hyperkaliämie
K^+-Ionen[+]　　　　　　　　Kaliumintoxikation

II. FAKULTATIV　　(BILANZFEHLER!)

Bei Zufuhren, die der extrarenalen und der
restlichen renalen Ausscheidung nicht ausreichend angepaßt sind

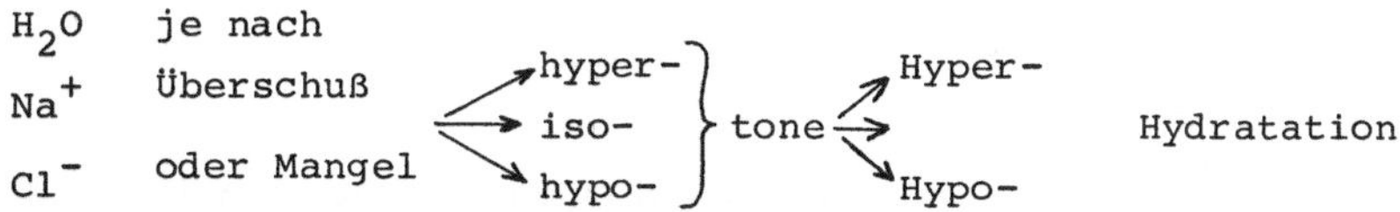

Bedenke: Bei katabolen Zuständen vermehrter Anfall
　　　　　von Verbrennungswasser!

[+] falls nicht durch unphysiologische extrarenale Ausscheidung
kompensiert oder überkompensiert (Fisteln, Wundsekrete,
Magen-Darm-Sekrete)

---

3. durch katabol wirksame Nebeneffekte von Medikamenten so den Tetra-
cyclinen und Steroiden oder
4. durch unzureichende calorische Ernährung.

Während die Serum-Harnstoff-Konzentration bei Oligurie/Anurie gewöhnlich
täglich um etwa 50 mg/100 ml ansteigt, kann sie bei diesen Zustandsbildern bis
über 150 mg/100 ml pro Tag zunehmen. Die Erkennung eines derartigen „hyperkatabolen" akuten Nierenversagens ist verständlicherweise für die Therapie

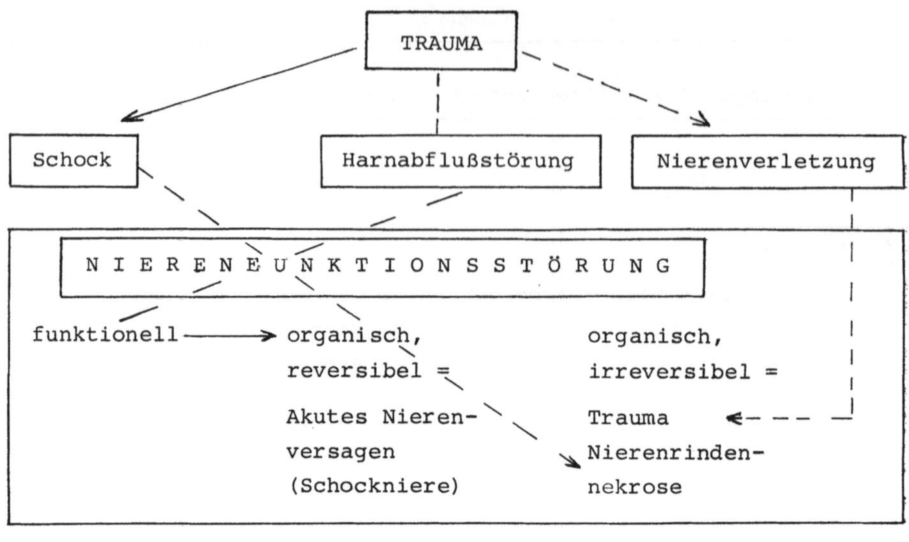

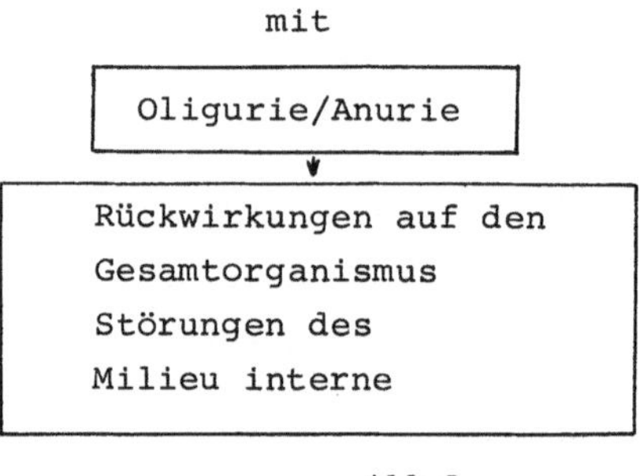

Abb. 3

wesentlich, da diese Situation nur durch eine frühzeitige und dann täglich wiederholte Dialysebehandlung beherrschbar ist.

Bei den Störungen des Wasser-, Elektrolyt- und Säure-Basen-Haushaltes haben wir zu unterscheiden zwischen Veränderungen, mit deren Auftreten immer zu rechnen ist, wenn auch in unterschiedlichem Ausmaß, wie dem einer Acidose und einer Hyperkaliämie. Sie sind durch den Ausfall der entsprechenden Ausscheidungsfunktionen der Niere bedingt. Allerdings wird ihre Entstehung durch einen vermehrten Anfall von Wasserstoffionen oder Kaliumionen erheblich beschleunigt, der beim Schock und bei katabolen Zuständen häufig unterschätzt wird. Die Gefahr dieser iatrogenen Fehleinschätzungen bei unzureichend dicht aufeinanderfolgenden Laborkontrollen besteht darin, daß eine Acidose-Behandlung und Maßnahmen zu einer extrarenalen Kaliumelimination oder Kaliumantagonisten zu spät oder unzureichend eingesetzt werden.

Diesen unausweichlichen Störungen stehen solche gegenüber, die vorwiegend durch iatrogene Bilanzfehler auftreten. Sie sind dadurch bedingt, daß die Zufuhr von Wasser, Natrium und Chlorid nicht den verbliebenen Ausscheidungsmöglichkeiten angepaßt wurde oder daß extrarenale Verluste durch Wundsekrete, Fisteln oder über den Magen-Darm-Kanal nicht ausreichend bei der Bilanzierung berücksichtigt wurden. Der häufigste Bilanzfehler ist eine isotone oder hypotone Überwässerung, also ein Zuviel an elektrolytfreier oder elektrolythaltiger Flüssigkeit. Meistens ist daran, besonders wiederum bei hyperkatabolen Zuständen zusätzlich eine Unterschätzung des endogenen Anfalls von freiem Wasser, des sog. Verbrennungswassers, beteiligt.

Wird das oligurisch/anurische Stadium des akuten Nierenversagens dann von der polyurischen Phase abgelöst, so drohen immer noch Bilanzstörungen des Wasser-Elektrolyt-Haushaltes, nunmehr mit umgekehrten Vorzeichen. Da die Niere in der Polyurie weder Wasser noch Salze einsparen kann, kommt es nämlich bei unzureichender Zufuhr zu Wasser- und Natrium-Verlusten sowie zu einer Verlust-Hypokaliämie.

Abb. 3 zeigt zusammenfassend auf, wie es bei Traumen zur Niereninsuffizienz und zu Störungen des Milieu interne kommen kann.

Abschließend sei noch die Prognose erwähnt:

Wie eine Analyse aus dem Hôpital Necker, Paris, 1971 zeigt, konnte die Letalität des akuten Nierenversagens durch eine frühzeitige und häufige Dialysebehandlung von 54 auf 38 % bei chirurgischen und von 55 auf 33 % bei den traumatischen Fällen gesenkt werden. Ihre Letalität ist damit praktisch gleich der Letalität des akuten Nierenversagens im Rahmen internistischer Erkrankungen. Im Einzelfall ist die Prognose eines Patienten damit aber vorwiegend von der Schwere der Mehrfachverletzungen als solcher und anderer posttraumatischer Folgezustände und Komplikationen abhängig.

Literatur auf Wunsch bei den Verfassern.

Prof. Dr. G. A. Jutzler
Abt. für Dialyse und Nephrologie
Med. Univ.-Klinik und Poliklinik
D-6650 Homburg (Saar)
Bundesrepublik Deutschland

Langenbecks Arch. Chir. 337 (Kongreßbericht 1974)

25. Pathophysiologie der Mehrfachverletzungen — Störungen des Zentralnervensystems

F. Loew

Neurochirurgische Klinik der Universität des Saarlandes, Homburg (Saar)

Pathophysiology of Polytraumatization—Injuries of the Central Nervous System

Summary. The patient with head injuries is particularly at risk, due to the possibility of intracranial hematomas and the failure of the autoregulation of the cerebral circulation. A fall in blood pressure and oxygenation, anemia, and/or increased body temperature, which are tolerated with no harm by patients who have not suffered brain damage, can make the results of injury significantly worse. The therapeutic consequences are discussed.

Key words: Brain Injuries — Brain Edema — Autoregulation of the Cerebral Circulation — Raised Intracranial Pressure.

Zusammenfassung. Der Hirnverletzte ist wegen der Gefahr traumatischer intrakranieller Hämatome und wegen des Ausfalles der schützenden Durchblutungsautoregulation des Gehirns besonders gefährdet. Blutdruckabfall, Anämie, verminderter pO_2 des Blutes und Temperaturanstieg, die vom Hirngesunden ohne Schaden toleriert werden, können die Verletzungsfolgen entscheidend verschlimmern. Die therapeutischen Konsequenzen werden besprochen.

Schlüsselwörter: Cerebrale Durchblutungsautoregulation — Intrakranielle Drucksteigerung — Traumatische Hirnschädigung — Hirnödem.

Das gesunde, unverletzte Gehirn ist in der Lage, seine Durchblutung über weite Bereiche relativ unabhängig vom Systemblutdruck konstant zu halten. Diese Fähigkeit wird als Durchblutungsautoregulation des Gehirns bezeichnet. Abb.1, die einer Arbeit von Schneider u. Mitarb. entnommen ist, die erstmalig diese Autoregulation beschrieben haben, zeigt, wie die Hirndurchblutung über einen großen Bereich der Blutdruckveränderung konstant bleibt und erst bei Senkung des Mitteldruckes unter 60 mm Hg auch abfällt. Dieser Eigenregulation des Gehirns von Durchblutung, Sauerstoff- und Energieversorgung ist es z.B. zu verdanken, daß vorübergehender Blutdruckabfall im Verletzungsschock, verminderte Sauerstofftransportkapazität des Blutes infolge Blutungsanämie oder verminderte Sauerstoffsättigung des Blutes — z. B. durch Aspiration, Pneumonie oder Atembehinderung infolge gleichzeitiger Thoraxverletzung — das Gehirn normalerweise nicht schädigen. Die Fähigkeit zu solcher Eigenregulation fällt nach schwereren traumatischen Hirnschädigungen, Hirnoperationen, ganz allgemein im Hirnödem ganz oder teilweise aus. Im ausgeprägten Hirnödem folgt die Durchblutung dem Systemblutdruck. Sie wird druckpassiv. Das hat zur Folge, daß sich bereits geringe Veränderungen des Systemblutdrucks auf das Gehirn auswirken. Ein Blutdruckabfall beispielsweise, der beim Hirngesunden belanglos gewesen wäre, kann bei einem Verletzten, der eine traumatische Hirnschädigung erlitten hat, schwerwiegende zusätzliche bleibende Läsionen des Zentralorgans bis hin zum tödlichen Zusammenbruch aller Hirnfunktionen bewirken. Abb.2 soll dies an

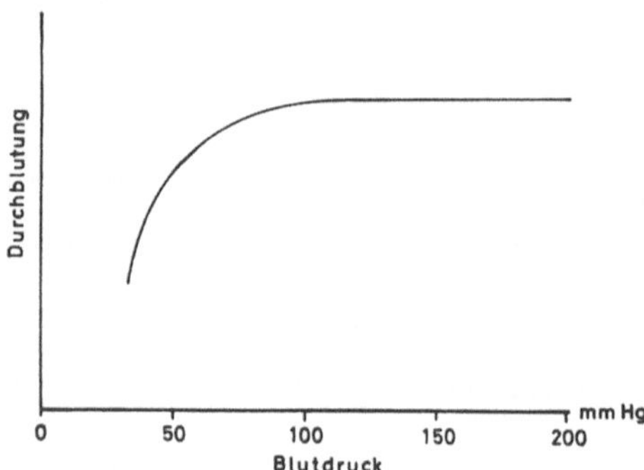

Abb. 1. Beziehung zwischen Hirndurchblutung und Blutdruck. Die Hirndurchblutung ist über einen weiten Bereich unabhängig von der Höhe des Systemblutdruckes (Hirndurchblutungseigenregulation) und sinkt erst ab, wenn der arterielle Mitteldruck unter 60 mm Hg erniedrigt wird (nach M. Schneider u. Mitarb.)

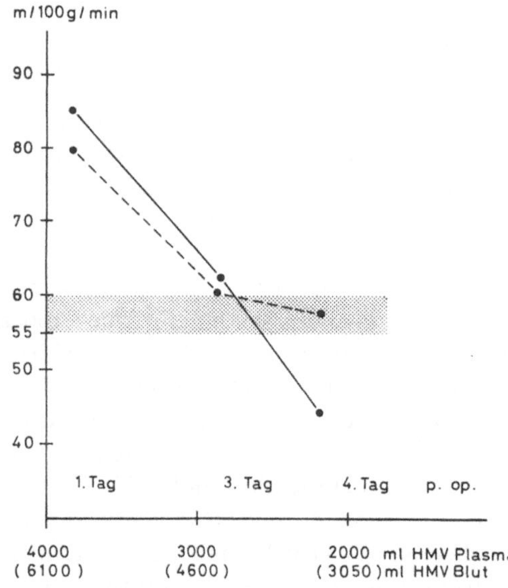

Abb. 2. Auswirkungen von Blutdruckabfall auf die regionale Hirndurchblutung bei Verlust der Hirndurchblutungseigenregulation. Durchgezogene Linie = regionale Durchblutung der linken Großhirnhemisphäre; gestrichelte Linie: Durchblutung der rechten Hemisphäre; schraffiert: Normbereich der Durchblutung. Nach Entfernung eines Tumors im Bereich der linken Großhirnhemisphäre ist die Hirndurchblutung über mehrere Tage postoperativ mit der Isotopenverdünnungsmethode gemessen worden. Unmittelbar postoperativ ist sie über die Norm erhöht, Folge der Druckentlastung nach vorheriger hirndruckbedingter Acidose. Nach dem 3. Tag sinkt wegen Herzversagens der Systemblutdruck ab. Trotzdem bleibt die regionale Hirndurchblutung der rechten Hemisphäre dank intakter Durchblutungseigenregulation im Normbereich. Auf der linken Seite sinkt sie dagegen mit dem Systemblutdruck unter die Norm, Ausdruck des Verlustes der Durchblutungseigenregulation im Operationsgebiet. Es kommt dadurch zu einer cerebralen Erweichung links. Im Bereich der gesunden Hemisphäre verursacht der Blutdruckabfall keinen Schaden

einem Beispiel verdeutlichen. Nach Entfernung eines Tumors der linken Hirn-
hälfte kommt es infolge des postoperativen Hirnödems in der linken Hemisphäre
zum Ausfall der Durchblutungseigenregulation, während sie rechts erhalten bleibt.
Einige Tage postoperativ sinkt infolge Herzversagens der Systemblutdruck ab.
Linksseitig fällt gleichsinnig auch die Hirndurchblutung weit unter die Norm ab,
so daß eine Erweichung entsteht, während rechts die Hirndurchblutung im Normbereich bleibt. In der gesunden Hemisphäre verursacht der Abfall des Systemblutdruckes infolgedessen keinen Schaden.

Zu der erhöhten Gefährdung der Hirngeschädigten durch Blutdruckabfall und
Sauerstoffmangel tritt eine erhöhte Empfindlichkeit gegen eine Erhöhung der
Körpertemperatur. Mit zunehmender Temperatur vermindert sich die Erholungs-
fähigkeit des Gehirns. Das bedeutet, daß cerebrale Funktionsstörungen, die bei
normaler Körpertemperatur rasch ausgeglichen wären, beim Auftreten von Fieber
länger bestehen bleiben und bei Temperaturen über 39° C oft gar nicht mehr
kompensiert werden können. Unbehandelte Temperatursteigerungen über 39° C
können deshalb aus einer primär leichten eine schwere, u. U. sogar tödliche Hirnverletzung machen.

Eine Steigerung des intrakraniellen Druckes, wie sie z. B. nach Traumen durch
eine intrakranielle Blutung verursacht werden kann, gefährdet das Leben der
Verletzten sowohl infolge Beeinträchtigung der Blutzirkulation innerhalb der
Schädelkapsel als auch durch Verschiebungen von Hirnteilen mit Einklemmung
der Medulla oblongata im Hinterhauptsloch oder des Mittelhirns im Tentorium-
schlitz. Je rascher sich ein Hämatom vergrößert, desto rascher steigt der intrakranielle Druck und desto weniger Zeit steht für Diagnostik, Transport und
Operation zur Verfügung. Hat der intrakranielle Druck die Höhe des systolischen
Blutdruckes erreicht, kann kein Blut mehr in die Schädelkapsel gepumpt werden.
Es kommt zum cerebralen Kreislaufstillstand und damit zum Hirntod, der dem
Tod des Patienten auch dann entspricht, wenn unter künstlicher Beatmung Herz
und Kreislauf weiter funktionieren. Jede Therapie ist dann sinnlos. Als Faustregel gilt, daß für Diagnostik, Transport und Hämatomentleerung nur soviel Zeit
zur Verfügung steht, als zwischen dem Trauma und den ersten auf das Hämatom
hinweisenden Symptomen, also beispielsweise dem Auftreten einer sekundären
Bewußtseinsverschlechterung, gelegen war. Bei sich rasch entwickelnden Hämatomen kann diese Zeitspanne unter 1 Std liegen.

Auch das Hirnödem, das als Reaktion auf traumatische und anders verursachte Schäden des Gehirns entsteht, mit einer Membranschädigung einhergeht
und dadurch zur pathologischen Wasseraufnahme in den Glia- und Ganglienzellen
führt, vermag den intrakraniellen Druck zu erhöhen und dadurch die Hirndurchblutung zu beeinträchtigen. Außerdem wird durch das Ödem die Diffusions-
strecke zwischen Capillaren und Ganglienzellen verlängert. Dadurch verschlechtert sich die energetische Versorgung des Hirngewebes zusätzlich. Auf den durch
das Hirnödem bewirkten Verlust der Hirndurchblutungseigenregulation und seine
Folgen wurde eingangs schon hingewiesen.

Ein letzter Hinweis soll zu dem folgenden Referat über die Mehrfachverletzungen bei Kindern überleiten: Beim Kind liegt die Krampfschwelle des Gehirns niedriger als beim Erwachsenen. Schon leichtere Hirnkontusionen können
cerebrale Krampfanfälle auslösen, die nicht selten als intrakranielle Hämatome

verkannt werden. Außerdem reagiert das kindliche Gehirn besonders leicht auf schädigende Auswirkungen mit Ödem.

Mein Referat soll deutlich machen, daß ein Mehrfachverletzter, der gleichzeitig auch eine Hirnschädigung erlitten hat, nicht nur deshalb gefährdet ist, weil sich ein intrakranielles Hämatom und ein Hirnödem entwickeln können, sondern auch wegen des Ausfalles der Durchblutungseigenregulation des Gehirns. Bei allen Maßnahmen muß berücksichtigt werden, daß beim Hirngeschädigten Blutdruckabfall, Blutungsanämie, verminderte Sauerstoffsättigung des Blutes und Temperatursteigerungen, die ohne gleichzeitige Hirnschädigung noch relativ belanglos wären, den weiteren Verlauf entscheidend negativ beeinflussen können. Welche praktischen therapeutischen Konsequenzen sich daraus ergeben, soll in dem anschließenden Rundtischgespräch dargelegt werden.

Literatur

Frowein, R. A.: Zentrale Atemstörungen bei Schädelhirnverletzungen und bei Hirntumoren Berlin-Göttingen-Heidelberg: Springer 1963

Hirsch, H., Euler, K. H., Schneider, M.: Erholung und Wiederbelebung des Gehirns nach Ischämie bei Normothermie. Pflügers Arch. ges. Physiol. **265**, 281—313 (1957)

Loew, F.: Pathophysiological basis for the management of head injuries. In: Head injuries; Proceedings of an International Symposium, held in Edinburgh and Madrid 2nd to 10th April 1970, pp. 223—228. Edinburgh-London: Churchil Livingstone 1971

Loew, F., Herrmann, H.-D.: Die Schädelhirnverletzungen. In: Handbuch der gesamten Unfallheilkunde, 3. Aufl., 2. Bd. H. Bürkle de la Camp u. M. Schwaiger (Hrsg.). Stuttgart: Enke 1966

Tönnis, W., Frowein, R. A.: Wie lange ist Wiederbelebung bei frischen Hirnverletzungen möglich? Mschr. Unfallheilk. **66**, 169—190 (1963)

Prof. Dr. F. Loew
Neurochir. Univ.-Klinik
D-6650 Homburg (Saar)
Bundesrepublik Deutschland

Langenbecks Arch. Chir. 337 (Kongreßbericht 1974)

26. Pathophysiologische Reaktionen des kindlichen Organismus bei Mehrfachverletzungen

S. Hofmann

Chirurgische Universitätsklinik Mainz

Pathophysiologic Reactions of the Organism to Multiple Injuries in Childhood

Summary. Multiple injuries in childhood are observed particularly frequently in the age group 4—6 years. Our own material included 177 children with multiple injuries observed over the period 1964—1973. The reaction of the organism to multiple injuries is very much more pronounced in childhood than in adulthood; the small blood volume leads to underestimation of the extent of the blood loss. High pulse rates and low blood pressure together with the low urea volumes that are normal in childhood can lead to excessive volume replacement while the relative instability of the water balance, the rapid fall in temperature due to the large body surface area, the low level of free fluid reserves available for autoregulation and the low reserves in the buffer system together with the organism's pronounced susceptibility to acid substances demand checks on the values important to diagnosis at short intervals and correspondingly rapid institution of necessary therapeutic measures.

Key words: Trauma, multiple, in childhood.

Zusammenfassung. Von Mehrfachverletzungen im Kindesalter wird insbesondere das 5.—7. Lebensjahr betroffen. Von 1964—1973 wurden im eigenen Krankengut 177 mehrfachverletzte Kinder beobachtet. Die Reaktion des kindlichen Organismus auf eine Mehrfachverletzung ist sehr viel empfindlicher als die des Erwachsenen. Das geringe Blutvolumen führt zu einer Unterschätzung des Blutverlustes. Die hohen Pulswerte und niedrigen Blutdruckwerte sowie geringen Harnsollvolumina können zu übermäßigem Volumenersatz verführen, die relative Wasserinstabilität, der rasche Temperaturverlust bei großer Körperoberfläche, die geringen freien Flüssigkeitsreserven zur Autoregulation und die geringen Reserven im Puffersystem mit schnellem Anfall an sauren Substanzen verlangen kurzfristige Kontrollen diagnostischen Werte und dementsprechend ein rasches Einsetzen therapeutischer Maßnahmen.

Schlüsselwörter: Mehrfachverletzungen, kindliche.

Durch ein schweres Trauma kommt es beim Erwachsenen wie beim Kind gleichermaßen zum Schock. Der Ablauf der pathophysiologischen Reaktionen ist beim Kind jedoch anders. Geschwindigkeit und Intensität dieser Reaktionen stehen in direktem Zusammenhang mit Alter und Entwicklungszustand des Kindes. Hieraus ergeben sich wichtige Unterscheidungsmerkmale, nach denen sich diagnostisches und therapeutisches Vorgehen zu richten haben.

Abb. 1 zeigt, daß Mehrfachverletzungen vorwiegend Klein- und Schulkinder betreffen, also das 4.—5. Lebensjahr mit einer Häufung zwischen dem 5. und 7. Lebensjahr, wie die Zusammenstellung von 177 mehrfachverletzten Kindern aus dem eigenen Krankengut in den letzten 10 Jahren von 1964—1973 zeigt.

Somit entfallen in diesem Rahmen die besonderen Probleme der Säuglings- und Neugeborenenperiode. In Ergänzung zu den vorausgegangenen Vorträgen

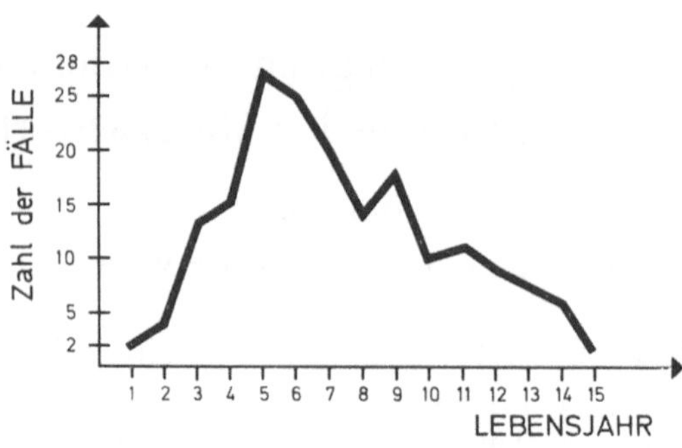

Abb. 1

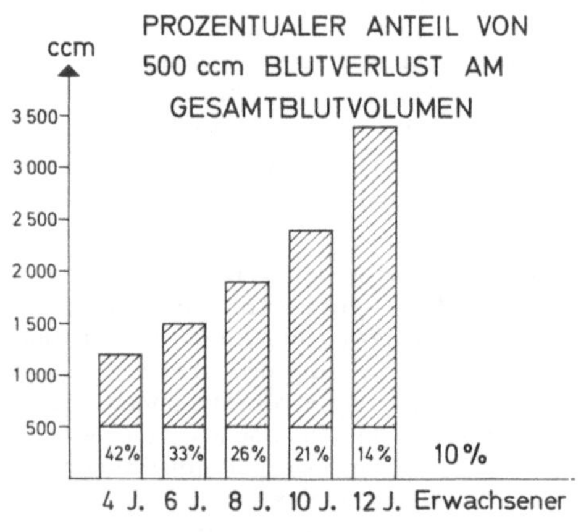

Abb. 2

muß auf pathophysiologische und physiologische Besonderheiten des Klein- und Schulkindesalters eingegangen werden:

Schocksymptome wie sie in klassischer Weise beim Erwachsenen nahezu immer beobachtet werden, können bei Kindern gelegentlich nur diskret sein. Wenn sie sehr spät auftreten, sind sie meist als Hinweis auf einen endgültigen Zusammenbruch anzusehen. Hierdurch können selbst schwere Volumenverluste vorübergehend kaschiert und der Allgemeinbefund des Kindes fehlgedeutet werden.

Das unterschiedliche Blutvolumen verschiedener Altersgruppen ist bei Blutverlusten von großer Bedeutung. Die Abb. 2 zeigt eindrucksvoll anhand der in den Altersgruppen unterschiedlichen Blutvolumina, welche Bedeutung ein sog. „geringer Blutverlust" im Kindesalter haben kann. Wenn ein Erwachsener mit 500 cm^3 $10\,^0/_0$ seines Gesamtblutvolumens verliert, so sind diese 500 cm^3 beim 4 jährigen bereits $42\,^0/_0$ der Gesamtblutmenge. So ist besonders bei kleinen Kindern

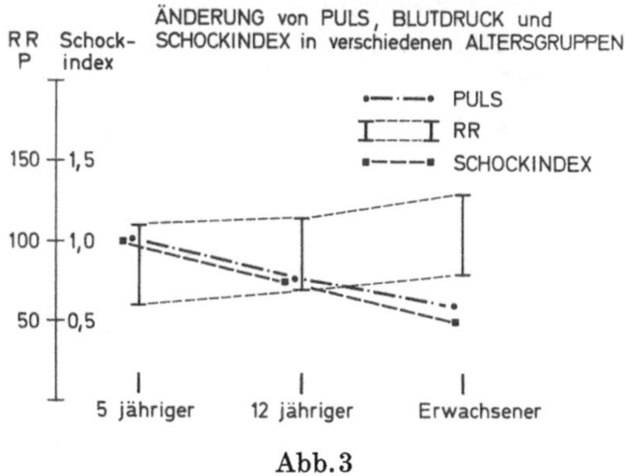

Abb. 3

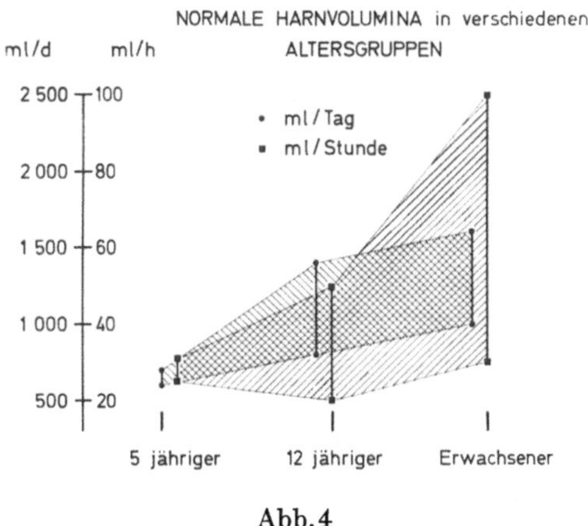

Abb. 4

ein schnelles Verbluten möglich. Hierbei kann die Blutung nach außen noch eindrucksvoll sein. Die unsichtbare, die Blutung nach innen hingegen ist heimtückisch. Lebensgefahr tritt schnell auf bei Blutungen in die großen Körperhöhlen (Thorax, Abdomen), in die Weichteile (insbesondere Oberschenkel), aber vor allem auch in den Schädel. Durch die Dehnbarkeit des Schädels, vor allem beim kleinen Kind, bleiben raumfordernde Blutungen lange unbemerkt; neurologische Störungen treten relativ spät auf. Ein Säugling kann sich sogar in den Schädel hinein verbluten. Der Volumenmangelschock verlangt also im Kindesalter ganz besondere Aufmerksamkeit, da hier das Ausmaß der Blutung immer unterschätzt wird.

Hierzu ist von besonderer Bedeutung, daß Puls- und Blutdruckwerte, sowie die Harnmenge in den jungen Altersgruppen unterschiedlich sind. Die Abb. 3 zeigt, daß bei kleinen Kindern relativ niedrige Blutdruckwerte und hohe Pulszahlen und ein entsprechend anderer Schockindex vorliegen. Dies und die relativ geringen Harnsollvolumina (Abb. 4) können zu übermäßigem Volumenersatz mit fatalen Folgen verführen.

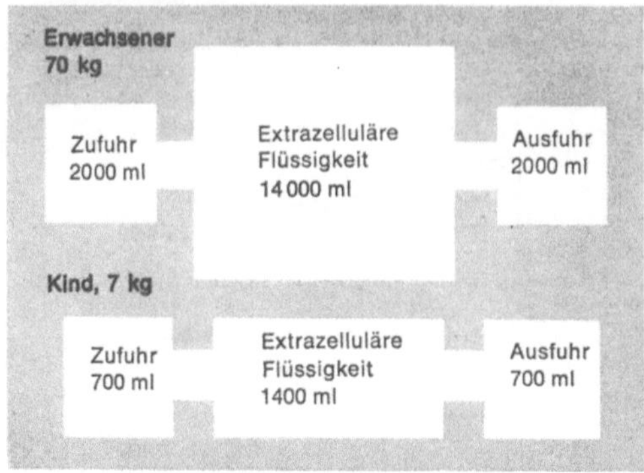

Abb. 5

18 Todesfälle bei 177 mehrfach verletzten Kindern

1964 – 1973

Todesursachen	Zahl der Fälle
Zentrale Dysregulation (Hirnödem)	7
Zentrale Dysregulation und pulmonale Hypoxämie (Lungenödem)	4
Blutungen – metabolische Störungen – Hypoxämie	1
Zentrale Dysregulation – Blutungen – metabolische Störungen – Hypoxämie	3
Verblutungsschock infolge verzögerter Diagnose	1
Fettembolie (Lunge)	1
unbekannt	1

Abb. 6

Weiterhin bestehen Unterschiede im Flüssigkeitsstoffwechsel. Das Kind ist bezüglich seiner Körperoberfläche wasserärmer als der Erwachsene. Somit ist es wasserbedürftiger. Aus Abb. 5 ergibt sich, daß ein viel stärkerer Flüssigkeitsaustausch als beim Erwachsenen stattfindet, so daß man von einer relativen Wasserinstabilität sprechen kann. Dies bedeutet: Bereits bei geringen Volumenverlusten treten erhebliche Belastungen ein, wobei auch die größere Perspiratio insensibilis zu berücksichtigen ist.

Der Anfall an sauren Stoffwechselprodukten ist beim Kind größer, so daß beim Trauma ein nur knapper Kompensationsspielraum zu erwarten ist. Die Puffersystemreserven sind gering und führen schnell zu acidotischen Zuständen, vor allem wenn größere Gewebszertrümmerungen vorliegen.

Die pathophysiologischen Vorgänge laufen bezüglich pulmonaler und renaler Beteiligung insbesondere bezüglich der Mikrozirkulation beim größeren Kind in ähnlicher Weise wie beim Erwachsenen, jedoch sehr viel rascher ab. Die Angleichung der Harnkonzentrationsfähigkeit, die beim Säugling nur $^1/_4$ des Erwachsenen beträgt, erfolgt fließend.

Auch die Ventilationsleistung ist eingeschränkt, insbesondere die Möglichkeit der Abatmung durch Hyperventilation, z.B. bei metabolischer Acidose. Deshalb ist auch die Kombination von Thorax und Schädeltrauma (Abb. 6) bei Kindern mit einer sehr hohen Letalitätsrate belastet.

Hingegen werden beim traumatischen Volumenmangelschock im Kindesalter seltener Gerinnungsstörungen schwereren Ausmaßes beobachtet.

Schneller Temperaturverlust bei sehr großer Körperoberfläche des Kindes, die geringen freien Flüssigkeitsreserven des Kindes zur Autoregulation, seine geringen Reserven im Puffersystem mit schnellem Anfall an sauren Substanzen, lösen rasch einen Circulus vitiosus aus.

Somit läßt sich zusammenfassend sagen, daß der kindliche Organismus auf eine Mehrfachverletzung sehr viel empfindlicher reagiert als der Erwachsene. Dies erfordert eine regelmäßige Überwachung, vor allem aber sehr viel kurzfristigere und damit häufigere Kontrollen aller diagnostischen Werte und dementsprechend ein sehr rasches Einsetzen therapeutischer Maßnahmen, da sonst beim Kind von Anfang an irreparable Schäden nicht zu vermeiden sind.

Prof. Dr. S. Hofmann
Chir. Univ.-Klinik
D-6500 Mainz 1
Langenbeckstr. 1
Bundesrepublik Deutschland

Langenbecks Arch. Chir. 337 (Kongreßbericht 1974)

27. Pathophysiologie der Mehrfachverletzungen — Zusammenfassung

C. Burri und H. Henkemeyer

Abteilung für Unfallchirurgie des Departments für Chirurgie der Universität Ulm

Polytrauma — General and Specific Pathophysiology

Summary. The basic pathophysiology of polytrauma is discussed from the point of view of the surgical casualty officer. Familiarity with the pathophysiology allows more reasoned diagnosis and improved therapeutic measures in patients with polytrauma. Hemodynamic aspects, questions of blood clotting and particular aspects of organ systems such as lungs, kidneys and central nervous system are considered, including fat embolism and special aspects of the organism in childhood. The importance of two factors, the time factor and interdisciplinary co-operation, is pointed out.

Key words: Polytrauma — Pathophysiology, General, Specific.

Zusammenfassung. In der vorliegenden Arbeit werden die pathophysiologischen Grundlagen der Mehrfachverletzung aus der Sicht des praktisch tätigen Unfallchirurgen dargestellt, deren Kenntnis eine sinnvollere Diagnostik und verbesserte therapeutische Konsequenz bei diesem Patientengut bringen. Es werden Hämodynamik, Blutgerinnung sowie Besonderheiten der verschiedenen Organsysteme Lunge, Niere und zentrales Nervensystem sowie die Fettembolie und Besonderheiten beim kindlichen Organismus berücksichtigt. In der Schlußfolgerung wird auf die Bedeutung von zwei Faktoren verwiesen, die Zeit und die Zusammenarbeit im klinischen Bereich.

Schlüsselwörter: Mehrfachverletzung, allgemeine, spezielle — Pathophysiologie.

Die vorangehenden Veröffentlichungen geben, soweit dies in dem vorgeschriebenen Rahmen möglich ist, einen Überblick über die pathophysiologischen Mechanismen beim Mehrfachverletzten. Sämtliche Autoren dieser Gruppe sind sich darin einig, daß zur besseren Diagnostik und folgerichtigen Therapie beim Polytrauma die Grundlagenkenntnis der dargestellten Fakten für den verantwortungsbewußten Chirurgen eine Notwendigkeit darstellt. Die hier vorgelegte Veröffentlichung soll eine Zusammenfassung aus der Sicht des praktisch tätigen Unfallchirurgen bieten:

Im Jahre 1972 ereigneten sich in der Bundesrepublik Deutschland fast 5 Millionen Unfälle, wobei der Straßenverkehr die höchste Zahl der Unfallopfer und Mehrfachverletzten forderte. Unter den Todesursachen beim jugendlichen Menschen stand 1933 der Infekt im Vordergrund, bereits 1967 aber waren 52 % der Todesfälle in dieser Altersgruppe auf den Unfall und nur mehr 1,4 % auf Infektionen zurückzuführen. Diese Zahlen beweisen eindeutig die Bedeutung und die Aktualität des zu besprechenden Themas.

Jeder Mehrfachverletzte erleidet in Abhängigkeit von der Ursache, von der Beschaffenheit des einwirkenden Gegenstandes, der vorhandenen kinetischen Energie, der Lokalisation am Körper und der Widerstandsfähigkeit der betroffenen

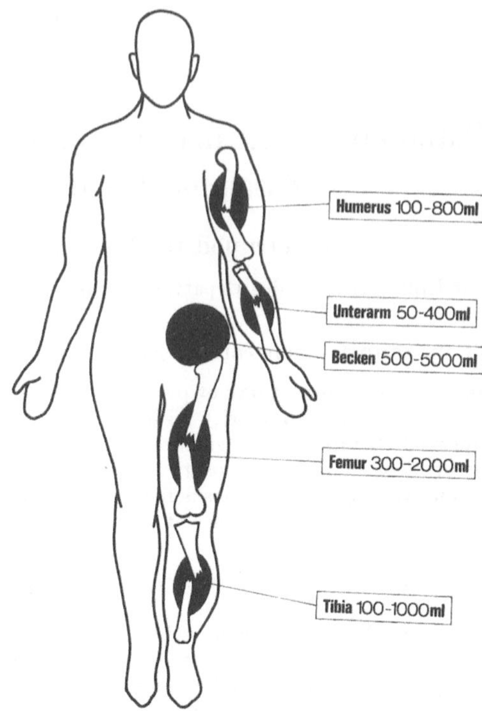

Abb. 1. Blutverluste bei geschlossenen Frakturen

Gewebe neben dem lokalen Trauma einer mehr oder weniger ausgeprägten Volumenverlust. Der Blutverlust bei geschlossenen Frakturen kann bereits einige 100—1000 ml betragen (Abb.1). Kommen Kompressionsmechanismen dazu, erhöhen sich die Werte durch Flüssigkeitsverluste aus den oder in die Gewebe beträchtlich (Abb.2). Das Ausmaß der lokalen Schädigung, insbesondere des Unterhautzellgewebes und der Muskulatur ist dabei oft erst unter dem operativen Eingriff voll zu erfassen. Die infolge ihrer ausgeprägten Elastizität nur geringfügig geschädigte Haut verdeckt häufig ausgedehnte Verletzungen der übrigen Gewebe (Abb.2).

Wie aus der eindrücklichen Arbeit von Meßmer hervorgeht, bewirkt die Mehrfachverletzung mit mehr oder weniger ausgeprägtem Volumenverlust, Schmerz, Hypoxie und CO_2-Anstieg eine sympathico-adrenerge Reaktion des Organismus. In deren Folge tritt neben der überlebensnotwendigen Zentralisation des Kreislaufs eine für die übrigen „vernachlässigten" Capillargebiete folgenschwere Reduktion der nutritiven Durchblutung mit lokaler Hypoxie, Acidose und Vasomotion auf. Nach Lillehei erhält das Gehirn im traumatisch-hämorrhagischen Schock noch 70 % seines normalen Blutangebotes, die Nieren 50 % und der Darm nur mehr 10 %. Damit schließt sich dann unter der Verminderung des venösen Rückstroms zum rechten Herzen der Circulus vitiosus des traumatischen Schockgeschehens.

Physiologischerweise besteht ein intravasales Gleichgewicht gerinnungsfördernder und -hemmender Faktoren, das die Fließeigenschaften des Blutes und die physiologische Blutstillung garantiert (Schema 1). Dieses Gleichgewicht wird ge-

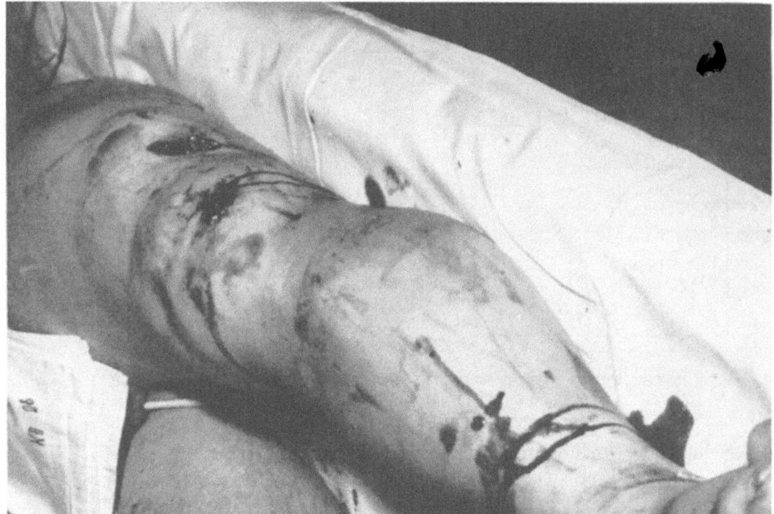

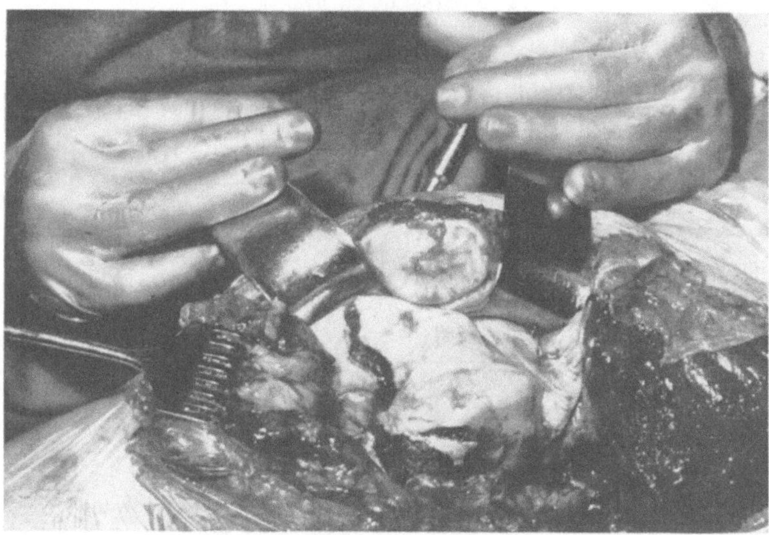

Abb. 2 a und b. Crush-Verletzung der linken unteren Extremität. a Die Haut ist an wenigen Stellen geplatzt; b ausgedehnte Schädigung sämtlicher Gewebe

tragen durch die Bildung der Gerinnungsfaktoren und deren Aktivierung auf der einen und der Eliminierung aktivierter Gerinnungsprodukte durch das RES, die körpereigene Fibrinolyse und physiologische Inhibitoren, wie endogenes Heparin, auf der anderen Seite. Beim Mehrfachverletzten kommt es nach einem signifikanten Trauma durch Volumenverlust und lokale Gewebeschädigung zu einer vermehrten intravasalen Aktivierung und verlangsamten Eliminierung der Gerinnungsprodukte. Das aus dem traumatisch und/oder hypoxisch geschädigten Gewebe direkt in den intravasalen Raum eintretende Thromboplastin potenziert den Vorgang — es kommt zur Hyperkoagulabilität und damit zur gefürchteten

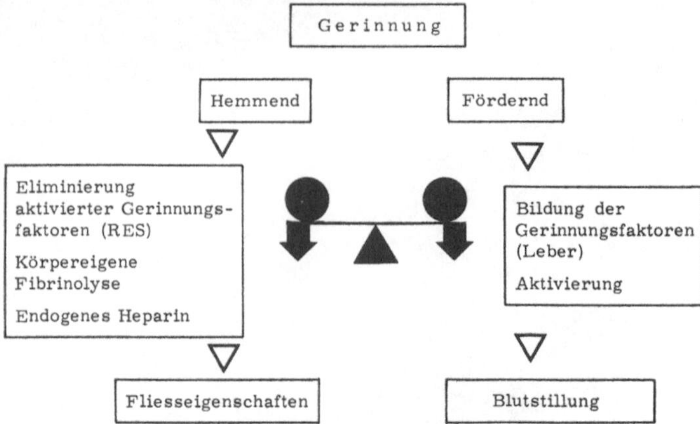

Schema 1. Physiologisches Gleichgewicht der Gerinnung

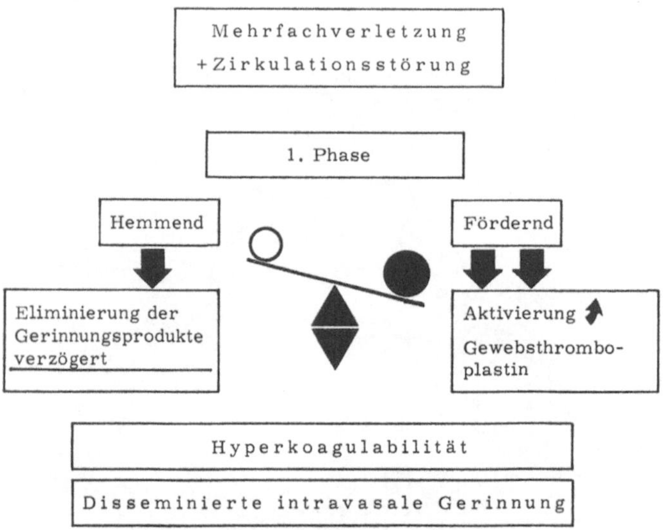

Schema 2. Erste Phase der Gerinnungsstörung beim Polytrauma

disseminierten intravasalen Gerinnung mit einer massiven Viscositätssteigerung des Blutes, die ihrerseits die Mikrozirkulationsstörung verstärkt (Schema 2). In der zweiten Phase schließlich übersteigt der Verbrauch der Gerinnungsfaktoren deren Neubildung, das pathophysiologische Ergebnis trägt die Bezeichnung Verbrauchskoagulopathie (Schema 3).

Die Pathophysiologie der Atmungsorgane beim Polytrauma kann nach Glinz in direkte und allgemeine Folgeerscheinungen sowie potentiell schädliche therapeutische Maßnahmen sinnvoll aufgegliedert werden: Von den direkten traumatischen Folgen, wie Rippenfrakturen mit instabilem Thorax, massiver Lungenkontusion, Verletzungen von Pleura und Gefäßen sowie Verlegung der Atemwege durch Fremdkörper oder Aspiration, erlangen Pneumothorax, Hämatothorax und die Obstruktion zentrale Bedeutung, da ihre frühzeitige Erkennung und richtige

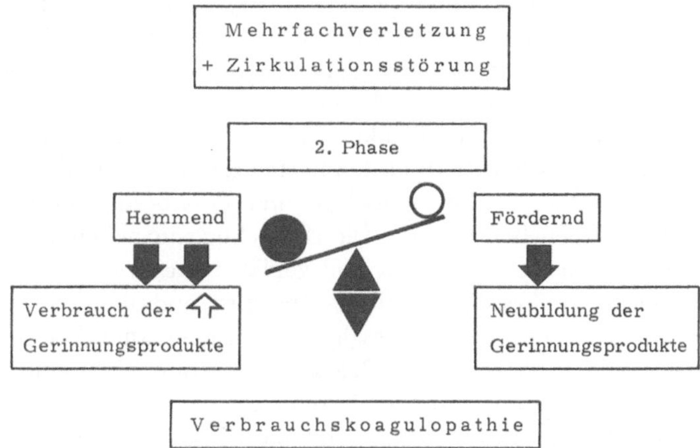

Schema 3. Zweite Phase der Gerinnungsstörung beim Polytrauma

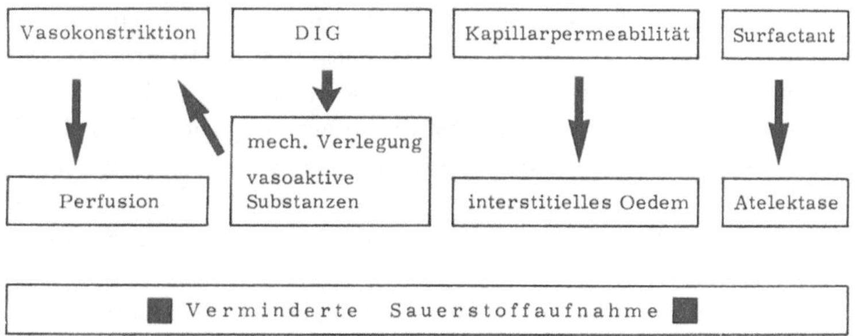

Schema 4. Pulmonale Veränderungen beim Polytrauma

Behandlung dem Polytraumatisierten eine günstigere Ausgangslage für seine Wiederherstellung verschaffen. Die pulmonalen Folgen der durch die Mehrfachverletzung hervorgerufenen hämodynamischen Veränderungen gestalten sich wesentlich komplexer, Vasoconstriction und disseminierte intravasale Gerinnung (DIG) setzen die capilläre Perfusion, Atelektasen, interstitielles Ödem und das verminderte Surfactant den Gasaustausch herab. Es resultiert eine verminderte Sauerstoffaufnahme (Schema 4). Problematisch erweisen sich schließlich die möglichen Folgen auf den Gasaustausch durch für den Gesamtzustand dringend notwendige Maßnahmen, wie Bluttransfusionen, Sauerstoffbeatmung usw., deren Kenntnis unbedingt gefordert werden muß.

Als weiteres wichtiges Organ nimmt die Niere ausschlaggebend am pathophysiologischen Gesamtgeschehen bei Mehrfachverletzten teil: Ihre Reaktion ist wie diejenige der anderen Organe durch die Hämodynamik charakterisiert. Das Organ funktioniert bis zu einem Perfusionsdruck um 80 mm Hg. Mikrozirkulationsstörung und die disseminierte intravasale Gerinnung rufen durch hypoxische Schädigung lokale Faktoren im Bereich der Funktionseinheit hervor und unter Abnahme des Glumerulusfiltrates kommt es zur Anurie.

Das ZNS wird beim Polytrauma entsprechend den Angaben aus der Literatur bis zu 70 % der Fälle direkt mitgeschädigt. Die indirekte Schädigung beim Mehrfachverletzten entsteht wiederum infolge hämodynamischer Perfusionsverminderung. Dabei besitzt gerade das ZNS durch die Umverteilung der Zirkulation und der Eigenregulationsmechanismen eine relativ günstige Ausgangslage. Auf der anderen Seite aber ist es durch die erwähnte häufige direkte Schädigung, Sauerstoff- und Temperaturempfindlichkeit in hervorragendem Maße gefährdet.

Um die pathogenetischen und pathophysiologischen Grundlagen der Fettembolie hat sich die Wiener Chirurgenschule und ganz besonders Fuchsig schon vor Jahren große Verdienste erworben. Die Entstehungsursachen der Fettembolie sind jedoch auch bis heute noch nicht voll geklärt: Dieses Geschehen wird insbesondere bei multiplen Frakturen mit Contusionen und Weichteilverletzungen sowie ausgedehnten Verbrennungen gesehen, kann aber auch bei Infekten und Intoxikationen sowie nach einfacher Gelenkmobilisation auftreten. Neben der Einschwemmung von Fett aus traumatisierten Geweben sind die Aktivierung der Fettmobilisation und die Entmischung und das Zusammenfließen von Chylomikronen pathogenetisch beteiligt. Begünstigend wirken Hypovolämie, Gerinnungsstörungen, Hypoxie sowie ein veränderter Fettstoffwechsel.

Pathophysiologische Besonderheiten bei Mehrfachverletzungen kennen wir beim kindlichen Organismus: In Abhängigkeit vom Lebensalter finden sich unterschiedliche Verletzungskombinationen. Die ausgeprägte Elastizität der Wandstrukturen der Körperhöhlen schränkt das Auftreten von Frakturen ein, begünstigt dagegen Kompressionsverletzungen innerer Organe, wie z. B. Bronchusabriß ohne Rippenfraktur. Die Größe und das Gewicht des kindlichen Schädels führen vermehrt zum Schädelhirntrauma. Jedes schwere Polytrauma im Kindesalter stellt besondere Probleme in der Schockbehandlung und zur Aufrechterhaltung der Homöostase.

Aus der Zusammenfassung der Pathophysiologie des Polytraumas gehen zwei wesentliche Punkte hervor, die überragende Bedeutung für unsere Schwerverletzten erlangen, die *Zeit* und die *Zusammenarbeit* derjenigen, die an der Versorgung des Polytraumatisierten von der Unfallstelle an bis zur Wiederherstellung des Patienten beteiligt sind. Dazu ist außerhalb der Klinik der Auf- und Ausbau eines materiell und personell adäquat eingerichteten Rettungsdienstes zu fordern. In jedem Krankenhaus schließlich, das Mehrfachverletzte zu versorgen hat, ist, sollen schwerwiegende Folgen vermieden werden, eine gut organisierte Zusammenarbeit von verschiedenen Spezialisten miteinander und mit dem sinnvoll einzusetzenden Personal eine absolute Voraussetzung.

Literatur

Ahnefeld, F. W., Halmgàyi, M., Überla, K.: Untersuchungen zur Bewertung kolloidaler Volumenersatzmittel. Anaesthesist **14**, 137 (1965)

Allgöwer, M.: Hämodynamik und Staseprobleme des Blutverlustes. Bibl. haemat. (Basel) **27**, 147 (1966)

Burri, C., Ahnefeld, F. W.: Der traumatische Schock. In: Chirurgie der Gegenwart, R. Zenker, F. Deucher, W. Schink (Hrsg.). München-Berlin-Wien: Urban & Schwarzenberg 1973

Prof. Dr. C. Burri
Department für Chirurgie
Universität Ulm
D-7900 Ulm, Steinhövelstr. 9
Bundesrepublik Deutschland

Langenbecks Arch. Chir. 337 (Kongreßbericht 1974)

28. Rundgespräch zum Thema
Pathophysiologie der Mehrfachverletzungen

Teilnehmer: A. Encke, Heidelberg — P. Fuchsig, Wien — M. Glinz, Zürich — S. Hofmann, Mainz — G. A. Jutzler, Homburg (Saar) — F. Loew, Homburg (Saar) — K. Messmer, München

Leiter: L. Schweiberer, Homburg (Saar) — C. Burri, Ulm

In den vorausgegangenen Vorträgen wurde zur Pathophysiologie der Mehrfachverletzung insoweit prinzipiell Stellung genommen, als die vorgetragenen Erkenntnisse experimentell und klinisch gesichert angesehen werden dürfen. Das Rundgespräch wurde, auf den pathophysiologischen Erkenntnissen basierend, dahingehend ausgerichtet, daß Diagnostik und Therapie bei Mehrfachverletzungen herausgestellt wurden, um dem mit Mehrfachverletzungen täglich konfrontierten Krankenhauschirurgen verbindliche Daten mitgeben zu können.

Diagnostik

Die Hämodynamik stellt ein zentrales Problem bei Mehrfachverletzungen dar, es wird darauf hingewiesen, daß oft normale Blutdruckwerte als ein Zeichen fehlender Vitalgefährdung durch Schock und Schockfolgen angesehen werden, daß jedoch trotz normaler Blutdruckwerte eine erhebliche Hypovolämie bestehen kann, die sich durch eine erhöhte Pulsfrequenz ausdrückt. So wird von den Gesprächsteilnehmern einstimmig gefordert, daß mehrfache Kontrollen verschiedener Parameter nötig sind, um die wahre Situation zu erfassen. Die wichtigsten Parameter sind Blutdruck und Puls, daraus errechnet der Schockindex sowie der zentrale Venendruck, die einer ständigen Überwachung bedürfen. Zur Beurteilung der Mikrozirkulation sind Capillardurchblutung und stündliche Urinausscheidung und die Temperaturdifferenz zwischen Peripherie und Zentrum zu kontrollieren.

Von einem Labor müssen wir als Ausgangswerte und als kontinuierliche Kontrollwerte die Bestimmungen von Hämoglobin und Hämatokrit, die Bestimmung der arteriellen Blutgase und die Bestimmung der Säurebasenverhältnisse fordern. Wichtig ist dabei immer der Zeitfaktor und der Verlauf.

Die respiratorischen Probleme werden ausführlich besprochen und es wird noch einmal darauf hingewiesen, daß ganz im Vordergrund die klinische Beurteilung des Patienten steht. Einen Spannungspneumothorax durch Blutgasuntersuchungen diagnostizieren zu wollen, bedeutet sinnlosen Zeitverlust. Klinische Untersuchung und ein orientierendes Röntgenbild des Thorax sind unerläßlich. Beim gefährdeten Patienten sollte mindestens einmal am Tage ein Thoraxröntgenbild angefertigt werden. Dazu kommt von seiten der Laborwerte zur Beurteilung von Ventilation und Perfusion dem arteriellen P_{O_2} die allergrößte Bedeutung zu. Im Verlaufe der Überwachung ist die Bestimmung des Serumeiweiß nötig, denn der onkotische Druck muß bei der Entstehung des interstitiellen Lungenödems und seiner Behandlung berücksichtigt werden. Andere Bestimmungen, wie die alveolär-arterielle Sauerstoffdifferenz oder die Shunt-Bestimmung durch Pulmonaliskatheter, sind zur Beurteilung von Diffusions- und Perfusionsstörungen sehr wichtig, gehören aber doch in die Hand des Spezialisten einer zentralen Wach- und Intensivstation.

Eine zentrale Bedeutung haben bei Mehrfachverletzungen Gerinnungsstörungen. In der Diskussion kommt klar zum Ausdruck, daß zur Erkennung sich anbahnender oder bereits bestehender Gerinnungsstörungen ein funktionsfähiges Gerinnungslabor gehört, das leider nur an wenigen Krankenhäusern vorhanden ist. Hinzukommt, daß die Durchführung der Untersuchung und die Abnahme des Blutes für die Untersuchung sehr sorgfältig geschehen muß, sonst sind die genannten Ergebnisse irreführend. Als unabdingbare Forderung an ein Gerinnungslabor gelten die Bestimmungen der Thrombocyten, der partiellen Thromboplastinzeit, des Quickwertes und der Thrombinzeit. Auch hier ist der Zeitfaktor und der Verlauf von ganz entscheidender Bedeutung.

Die Fettembolie, eine relativ häufige Komplikation der Mehrfachverletzungen, als Folge eines hypovolämischen Schockes und konsekutiver Mikrozirkulationsstörungen, zeichnet sich aus durch das freie Intervall, durch Tachykardie, pulmonale Symptome, noch ehe im Röntgenbild das typische Schneegestöber zu sehen ist. Nicht übersehen sollte man bei vermuteter Fettembolie mit Verwirrtheitszuständen und Bewußtlosigkeit eine cerebrale Blutung, die unter Umständen ausgeschlossen werden muß durch cerebrale Angiographie. Als Laborwerte sind Thrombocytenzahl, Hämatokrit und Blutgase vorrangig zu erheben, während der Fettstatus nur bedingt einen diagnostischen Wert besitzt, da eine Veränderung des Fettstoffwechsels nicht spezifisch für die Fettembolie anzusehen, sondern ganz allgemein bei Mehrfachverletzungen anzutreffen ist.

Nicht selten treten nach traumatischem Schock Nierenfunktionsstörungen auf, weshalb die Kontrolle der Stundendiurese unerläßlich ist. Um Folgen einer Nierenfunktionsstörung auf das Milieu interne zu erkennen, ist erstens das Auftreten einer Azotämie zu kontrollieren, kenntlich am Anstieg der Serumharnstoffkonzentration, des Serumkreatinin, dann das Auftreten einer Acidose durch die schon wiederholt geforderten Blutgasanalysen. Des weiteren die Störungen des Elektrolythaushaltes, zu kontrollieren durch die Bestimmung der Serumkonzentration von Natrium, Kalium, Calcium und Phosphat. Schließlich sind Störungen des Wasserhaushaltes, eine Überwässerung, zu kontrollieren erstens wiederum durch die evtl. Verdünnungseffekte des Blutes mit Bestimmung von Hämoglobin, Erythrocytenzahl und Hämatokrit. Besonders wünschenswert wäre die Gewichtskontrolle des Patienten durch Bettwaage, wenn dies auch beim Mehrfachverletzten manchmal schwierig sein mag.

Bei 70—80 % aller Mehrfachverletzten liegt ein Schädel-Hirntrauma vor. Am Anfang jeglicher Diagnostik liegt beim Schädel-Hirntrauma die 4stündige, später die 3stündige Kontrolle und sorgfältige, schriftliche Registrierung der Bewußtseinslage, der Pupillenweite und der Pupillenreaktion. Im Zweifelsfalle soll Echoencephalographie und Carotisangiographie eine traumatisch bedingte Raumforderung ausschließen. Nicht selten ist eine Verschlechterung des cerebralen Zustandes durch hämodynamische und pulmonale Faktoren bedingt.

In der Diskussion besteht Einigkeit darüber, daß beim Kind in diagnostischer Hinsicht keine wesentlichen Unterschiede zum Erwachsenen bestehen.

Tabelle 1

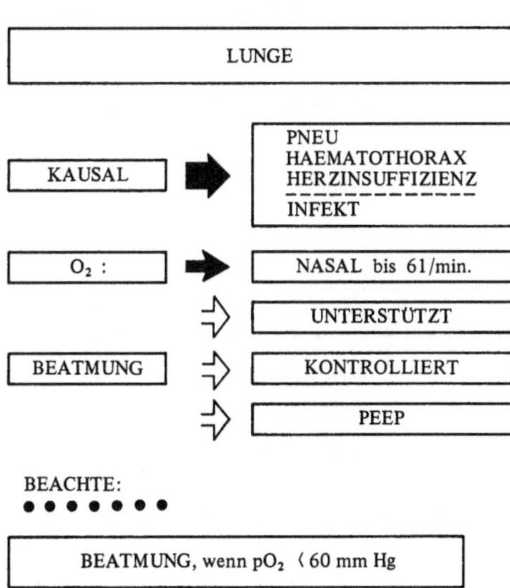

Tabelle 2

Therapie

Nach Besprechung der wesentlichen diagnostischen Parameter wurde in der Diskussion die Therapie angesprochen, die zweckmäßigerweise zusammengefaßt in den Tab. 1—6 wiedergegeben wird. Eine gewisse Unsicherheit besteht heute noch in bezug auf die Heparinisierung beim Mehrfachverletzten. Die Diskussion und

Tabelle 3

BLUTGERINNUNG

WIEDERHERSTELLUNG MAKRO- und MIKROZIRKULATION
HEPARINISIERUNG ? ?

BEACHTE:
• • • • • • •

NIE FIBRINOLYTICA beim Polytraumatisierten

Tabelle 4

FETTEMBOLIE

KREISLAUF	➡	WIEDERHERSTELLUNG MAKRO-, MIKROZIRKULATION
		RHEOMACRODEX

ATMUNG	Beseitigung der HYPOXIE

STABILISIERUNG VON FRAKTUREN

KALORIENZUFUHR

BEACHTE:
• • • • • • •

Keine sichere Wirksamkeit: • • • • • • • • • • • • • • • • • • • HEPARIN CORTISON LIPOSTABIL TRASYLOL

auch die Befragung des Autitoriums hat jedoch ergeben, daß bei allen gefährdeten
Patienten eine Heparinisierung als Prophylaxe gerechtfertigt ist. Sie ist jedoch nur
sinnvoll, wenn sie frühzeitig einsetzt. Die bisherige Erfahrung hat gezeigt, daß
unter einer entsprechenden Dosierung von 10000—30000 E/24 Std keine erhöhte
Blutungsgefahr besteht. Die Verabreichung des Heparins sollte jedoch mit
einem Perfusor erfolgen.

Eine gewisse Unsicherheit in der Therapie des Hirnödems besteht heute noch
in der Gabe von Cortison. Es darf jedoch als gesichert gelten, daß Cortison und seine

Tabelle 5

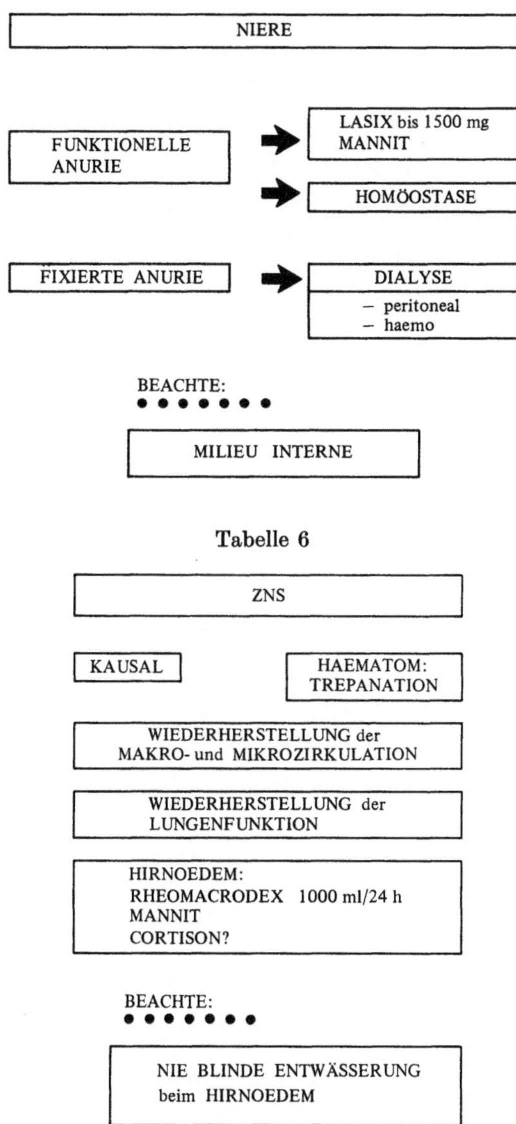

Tabelle 6

Derivate, wie Betametason oder Dexametason, frühzeitig gegeben sich bei der Behandlung des Hirnödems bewährt haben. Alle übrigen therapeutischen Hinweise mögen den Tab. 1—6 entnommen werden.

Prof. Dr. L. Schweiberer
Abt. f. Unfallchirurgie
Univ.-Kliniken
D-6650 Homburg (Saar)
Bundesrepublik Deutschland

Prof. Dr. C. Burri
Department f. Chirurgie
Universität
D-7900 Ulm
Steinhövelstr. 9
Bundesrepublik Deutschland

14*

Donnerstag, 9. Mai 1974
Bayernhalle 8.30—13.00 Uhr

D. *Interdisziplinäre Zusammenarbeit in der Intensivmedizin*

Gemeinsam mit der Deutschen Gesellschaft für Anaesthesie und Wiederbelebung und der Deutschen Gesellschaft für Neurochirurgie

Gemeinsamkeiten und Abgrenzung

Langenbecks Arch. Chir. 337 (Kongreßbericht 1974)
© by Springer-Verlag 1974

29. Interdisziplinäre Zusammenarbeit in der Intensivmedizin: Gemeinsamkeiten und Abgrenzung aus der Sicht des Chirurgen

Th.-Otto Lindenschmidt

2. Chirurgische Klinik. Allgemeines Krankenhaus Barmbek, Hamburg

Conformities and Delimitation from the Surgeon's View-point

Summary. Three questions have to be considered:

1. Which sicknesses, lesions, surgical consequences etc. require intensive care?

2. Who undertakes which functions: surgeon, anesthesiologist, radiologist, neurosurgeon, internist?

3. What form does intensive care take—conservative "intensive treatment" or operation reoperation?

Recovery rooms and interdisciplinary intensive treatment wards should be accessible to anesthesiologists.

The unit set aside for intensive care should be freely accessible to the specialists responsible for each patient, i.e. surgeon, neurosurgeon, internist etc.

Key words: Intensive Medicine, Form, Method, Practitioner.

Zusammenfassung. Drei Fragenkomplexe stehen im Mittelpunkt:

1. Welche Erkrankungen, Verletzungen, Operationsfolgen etc. erfordern eine Intensivmedizin?

2. Wer übernimmt welche Aufgaben: Chirurg, Anaesthesist, Radiologe, Neurochirurg, Internist?

3. Wie wird die Intensivmedizin durchgeführt? Konservative ,,Intensivtherapie`` oder Operation bzw. Re-Operation?

Dem Anaesthesisten *sollten* ,,Aufwachraum`` und ,,interdisziplinäre Intensivtherapiestation`` unterstehen.

Die ,,fachgebundene Wachstation oder Wacheinheit`` sollte dem zuständigen Fachvertreter — Chirurg, Neurochirurg, Internist etc. — unterstehen.

Schlüsselwörter: Intensivmedizin.

1. Die Diskussion unseres Themas „Intensivmedizin" (IM) erfordert zunächst eine klare Definition und Gliederung *der* Aufgaben und Probleme, die heute und hier besprochen werden sollen.

IM bedeutet: maximale Konzentrierung der diagnostischen Analysen und therapeutischen Konsequenzen unter optimalen klinischen Bedingungen bei lebensbedrohlichen Situationen im Zusammenhang mit chirurgischen Erkrankungen, Verletzungen oder bei Organfunktions- und Stoffwechselstörungen.

2. Drei Fragenkomplexe sollen in den Mittelpunkt gestellt werden (s. Abb. 1 und 2).

WAS? = (erfordert eine IM)	*Welche* Erkrankungen, Verletzungen, Operationsfolgen, Organfunktions- und Stoffwechselstörungen?
WER? = (tut was)	Chirurg? Anaesthesist? Radiologe? Neurochirurg? Internist?
WIE? = (wird die IM durchgeführt)	Konservative „Intensivtherapie" oder operative Intervention bzw. Re-Intervention?

3. Gemeinsame Aufgaben:

Die Analyse der Ursachen der lebensbedrohlichen Situationen zwingt aus folgendem Grunde je länger um so mehr zur „Gemeinsamkeit".

Die jahrzehntelange Determinierung der in Abb. 1 aufgeführten Krankheitsprozesse und Traumafolgen nach ihren *morphologischen* Veränderungen reicht längst nicht mehr aus. Um deren Gefährlichkeitsgrad in ihrem „Kern" zu erfassen, ihre Therapie kontrollierbar und für jeden der Beteiligten „transparent" zu machen, müssen wir außer den *morphologischen* auch die *pathophysiologischen* und *biochemischen* sowie *immunologischen* Veränderungen als „Alarmsignale" oder „klinische Parameter" zum Maßstab für unsere diagnostischen und therapeutischen Entscheidungen machen. Das stößt nicht die Morgagnische These in "De causis et sedibus morborum" um. Es wandelt sie lediglich ab zu der Kurzformulierung: *„Funktionsstörung — mit oder ohne anatomisches Substrat".* Dabei kann nicht eindringlich genug darauf hingewiesen werden, daß alle im Laboratorium erfaßten „Werte" — die unentbehrlichen, wünschenswerten und auch die entbehrlichen — lediglich „Momentaufnahmen" sind. Um die augenblickliche Bedeutung eines „lebensbedrohlichen" Zustandes zu erfassen, sind die Laboratoriumswerte nur mitbestimmend und sinnvoll, wenn wir ihnen folgende konkrete Befunde unterlegen (s. Abb. 2):

a) Das pathologisch-anatomische Substrat (Art und Ausmaß eines pathologischen Prozesses, z. B. von Darmnekrosen, Eitermengen bei Ileus nud Peritonitis),

b) die Auswirkungen, die sich aus der Art des operativen Eingriffes ergeben (z. B. Art und Ausmaß von Magen-Darmresektionen, Lungenresektionen, Drainagemengen, Fisteln etc.),

c) Art und Ausmaß prä- und intraoperativer Verluste an Blut, Eiweiß, Wasser und Elektrolyten,

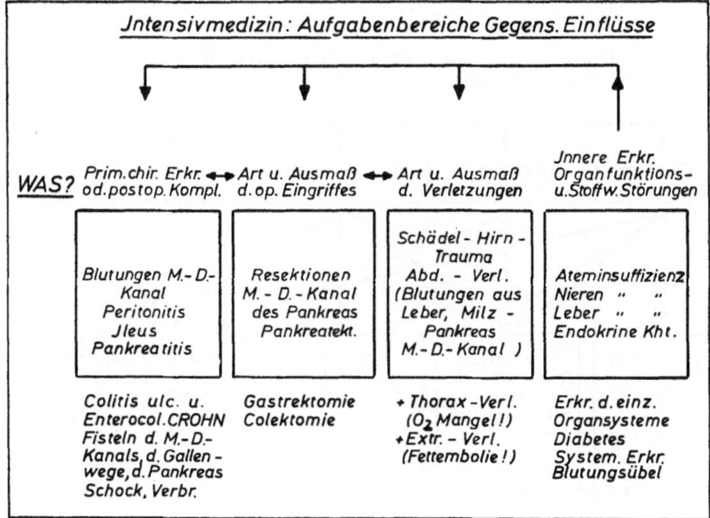

Abb. 1

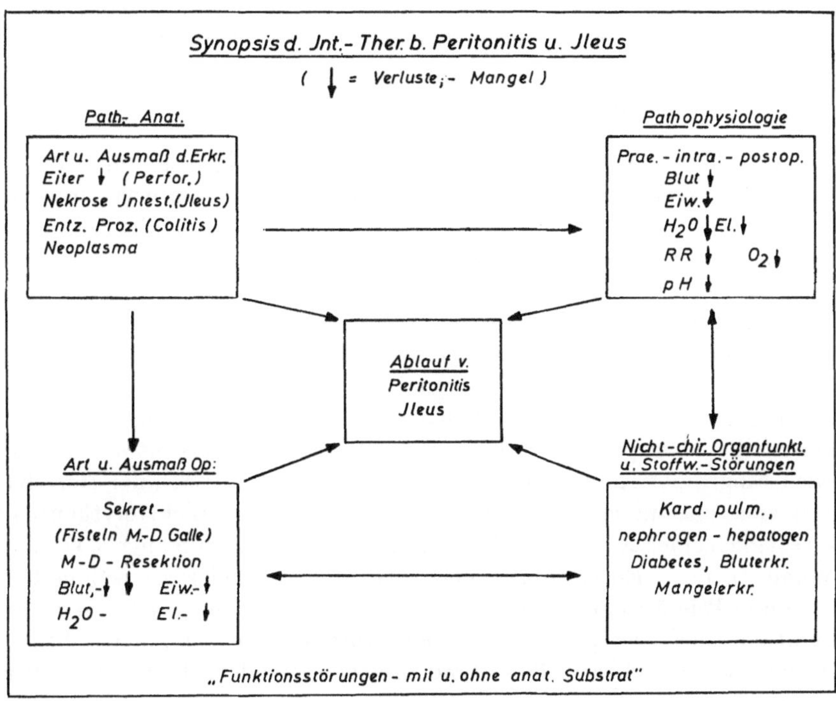

Abb. 2

d) Einflüsse nicht-chirurgischer Organfunktions- und Stoffwechselstörungen durch kardio-pulmonale, nephrogene, endokrine Krankheitsprozesse, Diabetes, Blutkrankheiten, Mangelerkrankungen etc.

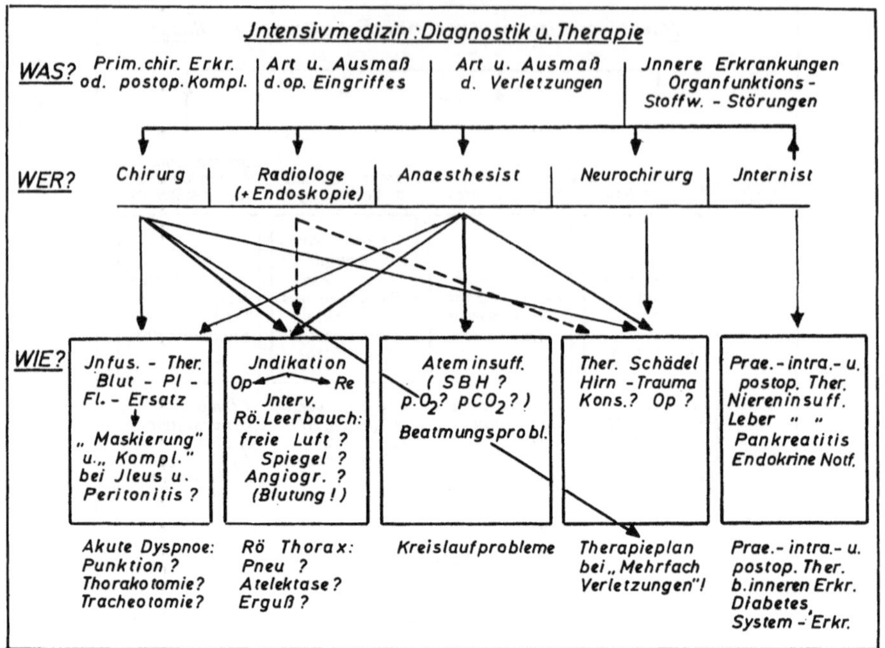

Abb. 3

Diese Aufzählung mag verdeutlichen, daß — abgesehen von Punkt d — nur der *Chirurg* bzw. *Operateur alle* diese Komponenten richtig zu erfassen vermag. Das bedeutet aber, daß der Chirurg die „Regie" für die IM auf dem Gebiete der Chirurgie zu führen hat (sofern er dazu die Voraussetzungen mitbringt), dies ganz besonders bezüglich der Frage nach dem WIE (s. Abb. 3) der Therapie: konservative „Intensivtherapie" oder operative Intervention bzw. Re-Intervention? Er — der Chirurg — hat dem Anaesthesisten, Radiologen und Internisten konkrete Daten bezüglich der genannten Befunde zu nennen. Nur so können in gemeinsamer Abwägung die Prioritäten des Behandlungsplanes festgelegt werden, z. B. die differentielle Therapie einer Atmungsinsuffizienz (Art des intra- oder extrathorakalen Eingriffes? Röntgenbefund? Werte der Gasanalyse?), der Herz-Kreislauf-Insuffizienz (zusätzlich EKG? Kontrolle des Wasser- und Elektrolythaushaltes, speziell bezüglich einer Exsiccose, eines Kalium- oder Natriummangels, O_2-Mangel oder Anämie?), der „Entgleisung" eines Diabetes, der Nierenfunktionsstörung (Hypovolämie? Primäre oder sekundäre Nierenfunktionsstörung?), bevor die Frage der Operation oder Re-Operation bei den Noteingriffen (maximal 2 Std Aufschub!) oder bei dringlichen (6—12 Std Aufschub!) oder elektiven Eingriffen entschieden wird.

Die „Maskierung" des klinischen Gesamtbildes durch eine erfolgreiche Intensivtherapie — sei es durch kontrollierte Infusionstherapie bei Ileus und Peritonitis, sei es durch Blut-, Blutersatzmittel- oder Flüssigkeits-Substitution beim Blut-, Plasma- oder Wassermangel, durch kontrollierte Beatmung nach Eingriffen an den Thoraxorganen oder auch nach abdominellen Eingriffen (z. B.

Tabelle 1

Jnformationen des Berufsverbandes der Deutschen Chirurgen e.V. Nr. 11/1970

Vereinbarungen zwischen d. Fachgebieten Chirurgie u. Anaesthesie über d. Aufgabenabgrenzung u.d. Zusammenarbeit i.d. Jntensivmed.

Für die	Für die
Deutsche Gesellschaft für Chirurgie	Deutsche Gesellsch. f. Anaesth. u. Wiederbelebung
GÜTGEMANN	HUTSCHENREUTER
Für den	Für den
Berufsverb. d. Deutschen Chirurgen	Berufsverb. Deutscher Anaesthesisten
MÜLLER - OSTEN	HENSCHEL

Gemeinsame Empfehlung z. Organisation d. Jntensivmed. a. Krankenhaus zwischen d. Fachgebieten Jnnere Medizin u. Anaesthesie u. Wiederbelebung

Für die	Für die
Deutsche Gesellsch. f. Jnnere Medizin	Deutsche Gesellsch. f. Anaesth. u. Wiederbelebung
R. GROSS, Köln	K. HUTSCHENREUTER, Homburg
Für die	Für die
Arbeitsgemeinsch. f. intern. Jntensivmed.	Kommission d. Fachgeb. Anaesth. f. Fragen d.
A. DÖNHARDT, Hamburg	Jntensivtherapie
K. SPANG, Stuttgart	H.W. OPDERBECKE, Nürnberg
Für den	Für den
Berufsverb. Deutscher Jnternisten	Berufsverb. Deutscher Anaesthesisten
M. BROGLIE, Wiesbaden	W. HENSCHEL, Bremen

Beseitigung großer Narbenhernien) — kann zu verhängnisvollen Fehlschlüssen verleiten.

4. Wir alle wissen, daß nach dem *derzeitigen* Stand der Dinge die „*fachliche Zuständigkeit*" vor der „*persönlichen Erfahrung und dem persönlichen Wissen*" des *Einzelnen oft zurücktreten muß.* „Wer kann — der darf (oder muß!)" — das ist vielerorts noch der „Wegweiser" für die IM. Die „Abgrenzung" der Aufgaben in der IM darf keinesfalls bestimmt werden vom strikten Bestehen auf der „Zuständigkeit", von „Prestigedenken" oder ähnlichen Motiven. Sie muß ausschließlich abhängen vom Grade der persönlichen Erfahrung und dem vorbehaltlosen Eingeständnis der eigenen Grenzen. Hier gilt mehr als irgendwo, daß wir uns so verhalten sollen, als wären wir selbst der „IM"-Patient.

Gemeinsam bleibt die Sorge um den lebensbedrohten Patienten, *trennen* tut uns lediglich die Spezifität der Erfahrung und des Könnens.

5. Wir dürfen nicht beim „Status praesens" der Aufteilung der Aufgaben stehen bleiben, sondern müssen für die Zukunft, für die Planung neuer Krankenhäuser, Fachabteilungen und Organisationsformen klare „Leitlinien" ins Auge fassen. Diese finden sich z. B. in dem mit großer Sorgfalt erarbeiteten Abkommen der zuständigen Fachgesellschaften für Anaesthesie und Wiederbelebung einerseits und der Deutschen Gesellschaft für Chirurgie andererseits sowie deren zuständigen Berufsverbänden (Tab. 1). Dies Abkommen hat sich in vielen Klinikbereichen bewährt. Danach sollte bei Neuplanungen die Leitung des „Aufwachraums" und der „interdisziplinären Intensivtherapiestation" dem Anaesthesisten, die Leitung der „fachgebundenen Wachstation oder Wacheinheit" dem zuständigen Fachvertreter — Chirurg, Neurochirug oder Internist etc. — übertragen werden (Tab. 2). In den meisten „älteren Krankenhäusern" ist allein aus räumlichen, ökonomischen und zum Teil fachlichen Gründen eine Trennung von

Tabelle 2

Die Vereinbarung zw. den Fachgebieten Chirurgie und der Anaesthesie

III. Die Aufwachräume unterstehen dem Anaesthesisten. Chirurgische Wachstationen sollen unter der Leitung des Chirurgen stehen, interdisziplinäre operative Jntensivbehandlungseinheiten unter der Leitung des Anaesthesisten.

„Wachstation oder Wacheinheit" und „interdisziplinärer Intensivtherapiestation" nicht möglich. Das sollte für die Praxis der IM nicht entscheidend sein. Ausschlaggebend ist nicht, an welcher Stelle der Klinik das Bett steht, in dem der lebensbedrohte Patient liegt, sondern ausschließlich die — um die anfängliche Definition zu wiederholen — „maximale Konzentrierung der erforderlichen Maßnahmen unter optimalen klinischen Bedingungen". Damit übergebe ich die Erörterung organisatorischer und anderer Fragen an den Vertreter des Aufgabengebietes „Anaesthesie und Wiederbelebung", Herrn Kollegen Opderbeke.

Prof. Dr. Th.-O. Lindenschmidt
II. Chirg. Abt. des A.K.B.
D-2000 Hamburg 60
Rübenkamp 148
Bundesrepublik Deutschland

Langenbecks Arch. Chir. 337 (Kongreßbericht 1974)

30. Interdisziplinäre Zusammenarbeit in der Intensivmedizin — Gemeinsamkeiten und Abgrenzung aus der Sicht des Anaesthesisten

H. W. Opderbecke

Anaesthesie-Abteilung der Städtischen Krankenanstalten Nürnberg

Interdisciplinary Co-operation in Intensive Medical Care: Common Feature and Differentiation from the Viewpoint of the Anaesthetist

Summary. The basis of intensive medical care is the reordering of vital body functions and their maintenance, in order to win time for the management of the primary disease process. Its demands have led to new forms of interdisiplinary co-operation: the responsibilities of anaesthetist and surgeon can be roughly defined under the headings "Vital Function" and "Primary Disease". The two disciplines are, mutually dependent, however, and can only be seen as complementary fields in which everyone must be conscious of the requirements of his colleagues.

Key words: Intensive Care — Organization — Interdisciplinary Co-operation.

Zusammenfassung. Der Intensivmedizin liegt das Prinzip zugrunde, gestörte Vitalfunktionen aufrechtzuerhalten oder wiederherzustellen, um Zeit zur Behandlung des Grundleidens zu gewinnen. Ihre Erfordernisse haben zu neuen Formen interdisziplinärer Zusammenarbeit geführt. Mit Hilfe der Begriffe „Vitalfunktionen" und „Grundleiden" werden in der Regel zugleich die Behandlungskompetenzen von Anaesthesist und Chirurg abgegrenzt. Beide Bereiche stehen aber trotzdem in einem korrespondierenden Zusammenhang und können nur im Rahmen einer gemeinsamen Tätigkeit gesehen werden, wobei jeder auch stets die Belange des Partners berücksichtigen muß.

Schlüsselwörter: Intensivmedizin — Organisation — Interdisziplinäre Kooperation.

Die besonderen Bedingungen der Intensivmedizin haben zu neuen Formen interdisziplinärer Zusammenarbeit geführt; sie haben neue Gemeinsamkeiten hergestellt zwischen den im Zuge einer fortschreitenden Spezialisierung auseinander strebenden medizinischen Disziplinen. Diese Gemeinsamkeiten sind allerdings nicht von alleine entstanden; sie mußten sich vielmehr gegenüber den mächtigen — und wie es manchmal scheinen mag — unaufhaltsamen zentrifugalen Kräften der modernen Medizin, gegenüber Bedenken und Vorbehalten durchsetzen. Schließlich waren es aber doch die erkennbar zwingenden Erfordernisse, die alle Beteiligten überzeugt haben. Diese Erfordernisse sind organisatorischer und medizinischer Natur.

Die hohen Anforderungen an die personelle Besetzung und apparative Ausstattung von Intensivpflegeeinheiten zwingen die meisten Krankenhäuser dazu, die Intensivmedizin interdisziplinär zu organisieren. Damit wird auf diesem Sektor erstmalig das traditionelle Prinzip unserer Kliniken einer Gliederung nach von einander abgegrenzten Fachabteilungen zugunsten des Prinzips abgestufter Pflegeintensität durchbrochen. Die Vertreter verschiedener medizinischer Fachrichtungen verfügen nun über eine gemeinsame Einrichtung, die zu gemeinsamer Tätigkeit verpflichtet.

Diese neue, aus organisatorischen Gründen zunächst erzwungene Gemeinsamkeit kommt zugleich den medizinischen Erfordernissen entgegen. Die Intensivtherapie setzt ein so breites Spektrum von speziellen Kenntnissen und Erfahrungen voraus, daß sie von dem Vertreter eines einzigen Fachgebietes kaum noch in allen Bereichen beherrscht werden kann. Sie erfordert vielmehr eine enge und ständige Zusammenarbeit von Vertretern mehrerer sich ergänzender Disziplinen. Alle Beteiligten verfügen dabei über die Möglichkeit, auf Grund ihrer fachspezifischen Kenntnisse und individuellen wissenschaftlichen Interessen den bestmöglichen Beitrag zur Versorgung des ihnen gemeinsam anvertrauten, vital gefährdeten Patienten zu leisten. Mit einem solchen Prinzip ist allerdings ein auf die Intensivmedizin gerichteter Ausschließlichkeitsanspruch unvereinbar, von welcher Seite er auch immer erhoben werden sollte. Dieses ist für uns der Grund, Bestrebungen nach einem eigenen „Facharzt für Intensivmedizin" kategorisch abzulehnen. Mit ihm würde ein solcher Ausschließlichkeitsanspruch auf andere Weise erneut ins Spiel gebracht, der für die Entwicklung der Intensivmedizin als schädlich und hemmend erkannt, heute wohl weitgehend als überwunden gelten kann.

Der gemeinsamen interdisziplinären Arbeit entspricht eine gemeinsame Zielsetzung: Der Intensivmedizin liegt das Prinzip zugrunde, gestörte Vitalfunktionen aufrechtzuerhalten oder wieder herzustellen, um Zeit für eine erfolgreiche Behandlung des die Störung verursachenden Grundleidens zu gewinnen. Unabhängig von der Natur des Grundleidens sind dabei die Behandlungsmethoden zur Aufrechterhaltung gestörter Vitalfunktionen im wesentlichen die gleichen.

Bei der Abgrenzung dieser beiden ärztlichen Aufgabenbereiche, die in der Regel den Behandlungskompetenzen von Anaesthesist und Chirurg entsprechen, ist jedoch zu berücksichtigen, daß Vitalfunktionen und Grundleiden in einem engen, korrespondierenden Zusammenhang gesehen werden müssen. So läßt sich z. B. der Schock zwar auf ein pathophysiologisches Prinzip zurückführen; somit liegt auch seiner Therapie ein einheitliches Konzept zugrunde. Und doch ist die Behandlung danach zu differenzieren, ob es sich etwa um einen kardiogenen, septischen oder hämorrhagischen Schock handelt. Ähnliche Gemeinsamkeiten und Abgrenzungen lassen sich auch am Beispiel der respiratorischen Insuffizienz aufzeigen.

Diese Beispiele zeigen, daß bei der Abgrenzung der Kompetenzen von Anaesthesist und Chirurg mit Hilfe der Begriffe „Vitalfunktionen" und „Grundleiden" beide Bereiche nicht nebeneinander, sondern nur miteinander, nur im Rahmen einer gemeinsamen Tätigkeit zweier oder auch — denken wir an den Internisten als willkommenen Dritten im Bunde — mehrerer sich ergänzender ärztlicher Partner gesehen werden können.

Diese gemeinsame Tätigkeit auf der Intensiveinheit erfordert neue Definitionen von ärztlicher Zuständigkeit und Verantwortung, da eine interdisziplinäre Teamarbeit nur erfolgreich sein kann, wenn sie in geordneten Bahnen verläuft und nicht durch Kompetenzüberschneidungen oder -lücken belastet ist.

So muß unabhängig von der gemeinsamen Behandlungskompetenz die organisatorische Leitung einer interdisziplinären Intensiveinheit in der Hand eines der beteiligten Ärzte konzentriert sein. Da mit dieser Funktion u. a. auch die Einteilung und Beaufsichtigung der Pflegekräfte, die Überwachung der Patienten und die Koordinierung der ärztlichen Behandlung verbunden ist, liegt es nahe, diesem Leiter neben der Überwachung auch die Aufrechterhaltung bzw. Wiederherstellung der vitalen Funktionen zu überantworten. Diese Aufgabe kann jedoch niemals völlig losgelöst vom Grundleiden gesehen werden, dessen Diagnose und Therapie nach wie vor in der Verantwortung des zuständigen Facharztes liegt.

So hat der Anaesthesist als Leiter einer Intensiveinheit bei allen Maßnahmen, die der Aufrechterhaltung oder Wiederherstellung der vitalen Funktionen dienen, auch die Konsequenzen auf das Grundleiden zu berücksichtigen, ebenso wie der Chirurg bei der Behandlung des Grundleidens die Auswirkungen seiner Therapie auf die vitalen Funktionen bedenken muß, etwa wenn es um die Wahl des Zeitpunktes einer Operation geht. Wo nötig, wird dieses Zusammenspiel ergänzt durch das Votum des beteiligten Internisten.

Bei der engen Verzahnung von vitalen Funktionen und Grundleiden ist es die Pflicht des in der Intensivtherapie verantwortlich tätigen Anaesthesisten, den für die Diagnose und Therapie des Grundleidens zuständigen Chirurgen laufend und umfassend zu informieren und ihm in jeder Phase des Krankheitsverlaufes Gelegenheit zu geben, die sich aus chirurgischer Sicht ergebenden Notwendigkeiten zu realisieren, am besten im Rahmen regelmäßiger gemeinsamer Visiten. Umgekehrt darf auch der Chirurg nicht durch einsame Entschlüsse den Anaesthesisten vor vollendete Tatsachen stellen. Kommt es im Einzelfall zu unterschiedlichen Auffassungen, so ist bei Entscheidungen über den Weg der einzuschlagenden Therapie dem Chirurgen das letzte Wort einzuräumen. Im äußersten Falle muß ihm auch das Recht zustehen, den Patienten aus der interdisziplinären Intensiveinheit zu nehmen, wenn er glaubt, den von ihm für notwendig erachteten Behandlungsgrundsätzen keine Geltung verschaffen zu können. Allerdings trifft ihn bei solchen Entscheidungen ein erhöhtes Maß an Verantwortung.

Die bisherigen Erfahrungen einer partnerschaftlichen Kooperation in der Intensivtherapie zeigen aber, daß die medizinischen Notwendigkeiten fast immer einen Konsens herbeiführen. Einer allzu starren Reglementierung von Kompetenzen und Verantwortung, die einer reibungslosen Zusammenarbeit eher hinderlich wäre, bedarf es dort nicht, wo gegenseitiges Vertrauen in die fachliche Qualifikation und persönliche Motivation des Partners vorhanden ist. Dort, wo eine solche Vertrauensbasis zum Nachteil des Patienten fehlt, kann sie andererseits durch keine noch so detaillierte Liste gemeinsamer Pflichten und abgegrenzter Rechte ersetzt werden. Ebenso wie bei dem Zusammenwirken im Operationssaal gibt es auch für die reibungslose interdisziplinäre Kooperation in der Intensivmedizin eine Grundvoraussetzung: Respektierung der Fachkompetenz des Partners und Respekt gegenüber den Ausprägungen seiner Persönlichkeit.

Literatur

Deutsche Krankenhausgesellschaft: Empfehlung zur Organisation der Intensivmedizin in Krankenhäusern. Anästh. Inform. **12**, 3 (1971)
Deutscher Städtetag: Empfehlungen für die Einrichtungen und den Betrieb von Intensivstationen. Anästh. Inform. **14**, 285 (1973)
Gemeinsame Empfehlung zur Organisation der Intensivmedizin am Krankenhaus. Anaesthesist **19**, 265 (1970). — Z. prakt. Anästh. **5**, 133 (1970)

Holmdahl, M. H., Duvernoy, W.: Intensivbehandlung in Schweden. Krankenhausarzt **40**, 131 (1967)

Kucher, R., Steinbereithner, K.: Intensivstation, Intensivpflege, Intensivtherapie. Stuttgart: Thieme 1972

Lawin, P., Opderbecke, H. W.: Die Organisation der Intensivmedizin. In: P. Lawin: Praxis der Intensivbehandlung. Stuttgart: Thieme 1971

Opderbecke, H. W. (Hrsg.): Planung, Organisation und Einrichtung von Intensivbehandlungseinheiten am Krankenhaus. Berlin-Heidelberg-New York: Springer 1969

Opderbecke, H. W.: Die Organisation der Intensivmedizin am Krankenhaus. Krankenhaus **61**, 304 (1969)

Opderbecke, H. W.: Organisationsfragen in der Intensivmedizin. Langenbecks Arch. Chir. **332**, 503 (1972)

Stellungnahme des Berufsverbandes Deutscher Anästhesisten und des Berufsverbandes Deutscher Internisten. Anaesthesist **20**, 409 (1971). — Z. prakt. Anästh. **6**, 468 (1971)

Vereinbarung zwischen den Fachgebieten Chirurgie und Anästhesie über die Aufgabenabgrenzung und die Zusammenarbeit in der Intensivmedizin. Anaesthesist **19**, 487 (1970)

Weissauer, W.: Zu den Vereinbarungen zwischen den Fachgebieten Chirurgie und Anästhesie über die Aufgabenabgrenzung und die Zusammenarbeit in der Intensivmedizin. Anästh. Inform. **11**, 168 (1970)

Dr. med. H. W. Opderbecke
Anaesthesie-Abteilung
der Städt. Krankenanstalten
D-8500 Nürnberg 5
Bundesrepublik Deutschland

Langenbecks Arch. Chir. 337 (Kongreßbericht 1974)

31. Interdisziplinäre Zusammenarbeit in der Intensivmedizin — Gemeinsamkeiten und Abgrenzungen aus der Sicht des Internisten

P. Schölmerich

II. Medizinische Universitätsklinik und Poliklinik Mainz

Interdisciplinary Collaboration — The Internist's View

Summary. There are three aspects to interdisciplinary collaboration of surgeon, anesthetist and internist. The first is the surgical optimalization of basic internal treatment. The second involves postoperative care by the internist in the case of such complications as cardiac insufficiency, renal failure, or hypoventilation; frequently several such disorders of vital functiona occur together. The third aspect is concerned with decision-making; collaboration is necessary for correct decisions as to whether conservative or surgical treatment is necessary, when any surgical intervention should be performed, and what diagnostic techniques should be used. It is suggested that standardized recommendations be developed and abstracted by statistical methods.

Key words: Vital Basal Function — Trend Analysis — Interdisciplinary Collaboration.

Zusammenfassung. Die interdisziplinäre Zusammenarbeit zwischen Chirurg, Anaesthesist und Internist hat drei Perspektiven. Die erste stellt die operative Optimierung interner Grundtherapie dar. Die zweite bezieht sich auf postoperative Inanspruchnahme des Internisten bei Komplikationen wie Herzinsuffizienz, Nierenversagen oder Hypoventilation, wobei häufig mehrere Störungen vitaler Grundfunktionen gleichzeitig bestehen. Die dritte beinhaltet die Indikation zu konservativem oder operativem Vorgehen, Zeitpunkt der Intervention und die diagnostische Strategie. Es liegt nahe, standardisierte Empfehlungen zu entwickeln, die unter Verwendung statistischer Methoden abstrahiert werden.

Schlüsselwörter: Vitale Grundfunktion — Trendanalyse — Interdisziplinäre Zusammenarbeit.

Die Intensivmedizin, methodisch aus zahlreichen Erfahrungen operativer und konservativer Fächer entwickelt und besonders von der Anaesthesie befruchtet, hat der bisher zwischen operativer und konservativer Medizin wirksamen Zusammenarbeit in der prä-, intra- und postoperativen Phase eine neue Dimension hinzugefügt: die interdisziplinäre Zusammenarbeit in der Phase vitaler Bedrohung.

Diese Form der Kooperation hat verschiedene Perspektiven. Sie bezieht sich

1. auf klassische Indikationen interner Therapie, die durch operative Hilfe in ihrer Wirksamkeit gesteigert oder überhaupt erst ermöglicht werden. Ein Beispiel hierfür ist die Tracheotomie bei respiratorischer Insuffizienz, die Beatmung, Absaugung und Instillation von Antibiotica erlaubt (Abb. 1).

Ein anderes Beispiel ist die Schrittmacherapplikation bei einem digitalisbedürftigen Herzen mit gleichzeitiger Bradykardie, bei dem die kontrollierte Frequenzgebung eine weitere Glykosidanwendung ohne Sorge vor stärkerer Verlangsamung des Pulses gestattet (Abb. 2). In einem mehr oder weniger experi-

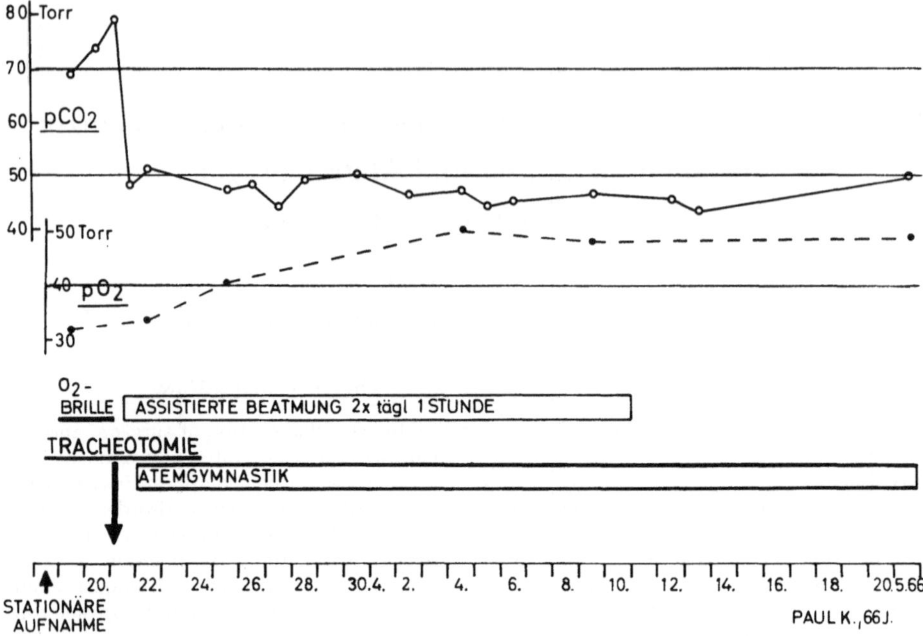

Abb. 1. Globale respiratorische Insuffizienz mit niedrigem pO_2 und hohem pCO_2. Vornahme einer Tracheotomie mit Respiratortherapie: sofortiges Absinken des pCO_2, langsamer Anstieg des pO_2

mentellen Stadium befindet sich die assistierte Zirkulation beim kardiogenen Schock, die die Zeit bis zur Wirksamkeit konservativer Therapie überbrücken soll. Solche operativen Konditionierungen interner Therapie sind lange nicht erschöpft. Die Versuche, ein Leberzerfallskoma durch passageren Ersatz der Leberfunktion mittels Fremdleber zu behandeln, gehört in den gleichen Bereich. Möglicherweise ergeben sich auch bei einigen immunologischen Erkrankungen eines Tages operative Hilfen der konservativen Grundtherapie.

Die zweite Perspektive ist sozusagen die Kehrseite der ersten Situation: die Mitwirkung des Internisten in der postoperativen Notfallsituation. Hier sind Nierenversagen, Herzinsuffizienz, Stoffwechselkoma, endokrine Krisen die häufigste Veranlassung zum Konsilium. Abb. 3 gibt eine Übersicht über die Häufigkeitsverteilung der verschiedenen Komplikationen bei 162 Fällen, die unter diesem Gesichtspunkt analysiert wurde. Dabei ist charakteristisch, daß nicht zwei, drei oder gar vier Störungen vitaler Grundfunktion gleichzeitig auftreten (Abb. 4). Sie stellen in ihrer Wechselwirkung und pathogenetischen Kadenz Krankheitsbilder dar, die wir nicht mehr nach den traditionellen Organbegriffen definieren können. In einem Teil dieser Fälle ist die Rollenverteilung von Internist, Anaesthesist und Chirurg unproblematisch. Therapeutische Initiative und Führung liegen, sofern keine neuerliche operative Intervention notwendig erscheint, in der Behandlung der Herzinsuffizienz, des Nierenversagens, der Stoffwechselentgleisung, der Leberinsuffizienz in der Regel beim Internisten. Dagegen sind Schocktherapie, Behandlung der respiratorischen Insuffizienz, Wieder-

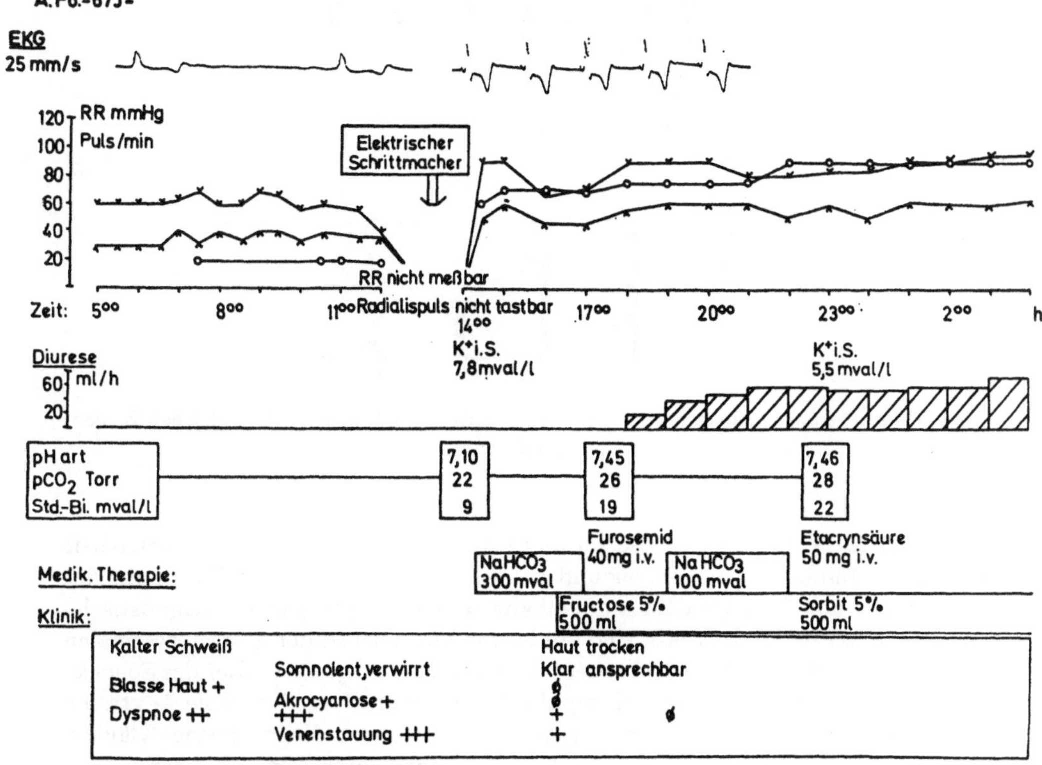

Abb. 2. Bradykardie mit Druckabfall und Sistieren der Harnsekretion. Anlage eines Schrittmachers mit rascher Normalisierung von arteriellem Druck und Nierenfunktion

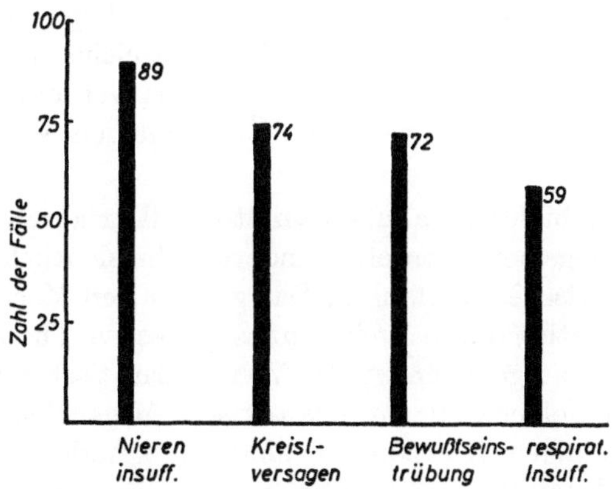

Abb. 3. Häufigkeit der verschiedenen Formen vitaler Bedrohung bei 162 Fällen. Internchirurgische Kooperation

herstellung der Homöostase Grundanliegen operativer und konservativer Fächer, so daß individuelle Situationen, spezielle Erfahrung und Organisation der Intensivtherapie für die Übernahme der therapeutischen Führung wegleitend sind.

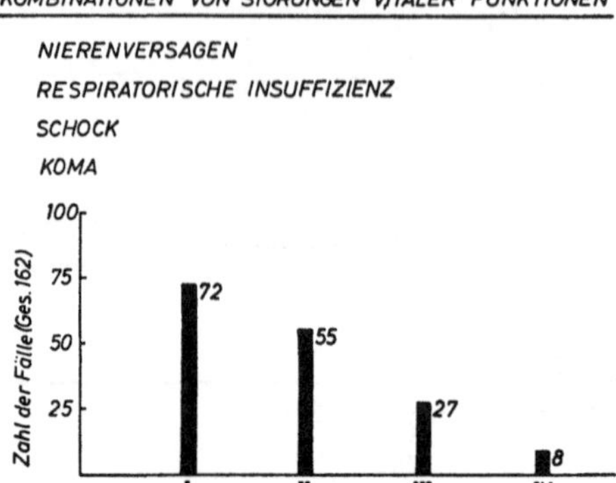

Abb. 4. Übersicht über Mehrfachstörungen vitaler Grundfunktionen an dem gleichen Zahlenmaterial

Die dritte Perspektive ist die schwierigste. Gemeint ist die Zusammenarbeit hinsichtlich Indikation operativer und konservativer Behandlung, Zeitpunkt der Intervention und im engen Zusammenhang damit die prinzipielle diagnostische Strategie. Die Problematik läßt sich am besten am Beispiel der gastrointestinalen Blutung verdeutlichen. Extrem konservative Haltung birgt die Gefahr des Schocks mit den dadurch bedingten Komplikationen operativer Therapie, extreme Neigung zu aktiv chirurgischem Vorgehen ohne weitere diagnostische Klärung läßt in einem Teil der Fälle Störungen der Hämostase durch Abweichungen im System der extravasalen oder endovasalen Gerinnung übersehen. Die Notfallendoskopie hat im übrigen die Indikation zur operativen Therapie oder konservativen Behandlung wesentlich erleichtert. Davon wird in mehreren Referaten heute und morgen die Rede sein. Hier sollten standardisierte diagnostisch-therapeutische Leitlinien Entscheidungshilfen geben, die für zahlreiche Zustandsbilder akuter Notfälle aus den bisherigen Erfahrungen kondensiert werden. Als Beispiel sei eine Zusammenstellung von Maßnahmen und Überlegungen von Gross u. Mitarb. zitiert (Abb. 5).

Andere Krankheitsbilder mit akuter Symptomatik erfahren durch die Entwicklung neuer Behandlungsmethoden eine Änderung hinsichtlich der Indikation zu bestimmten therapeutischen Verfahren. Das gilt für den Morbus Crohn, bei dem die chirurgische Indikation durch die immunosuppressive Therapie eingeschränkt, aber keineswegs völlig aufgehoben wurde. Von internistischer Seite wird andererseits nicht selten der Fehler gemacht, das toxische Megacolon konservativ weiter zu behandeln. Bei einigen Krankheiten sind wir gerade erst dabei, aufgrund systematischer Erfahrungen Konstellationen zu definieren, die Entscheidungshilfen zu konservativem und operativem Vorgehen geben können. Das gilt z. B., wie gleich berichtet wird, für die akute nekrotisierende Pankreatitis.

Die gemeinsamen Erfahrungen in der Intensivmedizin sollten mehr zu Trendanalysen verwandt werden, die aus bestimmten Parametern die wahrscheinliche Weiterentwicklung eines Krankheitsbildes abzulesen erlauben. Lassen Sie mich Ihnen als Modell einer solchen Analyse zwei Beispiele aus der Kardiologie referie-

THERAPIE-SCHEMA: AKUTE MAGEN- DARMBLUTUNG

1. FLACHLAGERUNG
2. O_2-ZUFUHR (3 L/Min.)
3. VOLUMENZUFUHR (Plasmaexpander, Bluttransf.)
4. CHIRURG. KONSILIUM
5. NAHRUNGSKARENZ
6. SEDIERUNG
7. MAGENSONDE
8. AUSGLEICH EINES ETWAIGEN HAEMOSTASEDEFEKTES
9. GLYKOSIDE
10. evtl. AZIDOSE-BEHANDLUNG
11. ERWÄGUNG NOTOPERATION
12. DIAGNOST. MASSNAHMEN (Endoskopie, Röntgen, Angiogr.)
13. ERWÄGUNG FRÜHOPERATION
14. ANTIBIOTICA

Abb. 5. Programmierte diagnostisch-therapeutische Leitlinien bei Blutungen im Magen-Darmtrakt (Gross u. Mitarb., 1974)

INDIKATION ZU ANTIARRHYTHMISCHER THERAPIE BEI EXTRASYSTOLEN

1. mehr als 5 Extrasystolen/Min.
2. polytope Extrasystolie
3. Extrasystolie in Ketten
4. R auf T-Phänomen

VORLÄUFERSYMPTOME EINER ASYSTOLIE

1. „kranker" Sinusknoten
2. bifasciculärer Schenkelblock
3. A.V.-Blockierung 2. oder 3. Grades

Abb. 6. Konstellation für antiarrhythmische Therapie und prophylaktische Anlage eines Schrittmachers

ren. Auf Abb. 6 ist eine Konstellation von Bedingungen aufgeführt, die Vorphasen eines Kammerflimmerns darstellen. Tritt eine dieser Bedingungen etwa in der postoperativen Phase auf, so besteht eine dringende Indikation zu einer antiarrhythmischen Therapie. Die im unteren Abschnitt der Abbildung aufgeführte Konstellation stellt andererseits eine Indikation zu einer prophylaktischen Applikation eines Schrittmachers dar. Es gilt Symptome aus anderen Organbereichen hinsichtlich Sensibilität und Spezifität zu werten und in ihrer Entwicklungstendenz zu verfolgen, um daraus Konsequenzen für die Therapie zu ziehen. Ob in absehbarer Zeit die Datenverarbeitung uns helfen kann, ist in der Anwendung für den konkreten Fall offen. Prinzipiell ist aber die Datenverarbeitung mit der Methode der multifaktoriellen Analyse eine wesentliche Hilfe bei der Aufstellung relevanter Konstellationen.

Wenn wir die Erfolge interdisziplinärer Zusammenarbeit in der Intensivmedizin systematisieren, so liegt der Fortschritt in folgenden vier Punkten:

1. Erweiterung interner Behandlungsmöglichkeiten.
2. Verbesserung der Indikation zu operativem und konservativem Vorgehen.
3. Erweiterung der operativen Möglichkeiten durch Einengung der Gegenindikation, z.B. durch Alter oder zusätzliche Organinsuffizienz.
4. Verbesserung der Beherrschung postoperativer Komplikationen.

Die Aufgaben der nächsten Zukunft bestehen darin:

A. Symptomkonstellationen zu definieren in Krankheitsfällen, in denen die Indikation zu operativer oder konservativer Weiterbehandlung problematisch ist.
B. Aus dem zeitlichen Ablauf der Befundprofile Trendanalysen zu versuchen, vor allem im Hinblick auf den optimalen Zeitpunkt der Intervention.
C. Die Methoden und Erfahrungen der Intensivmedizin auf die mittleren und kleineren Krankenhäuser zu übertragen. Dabei sollte eine bauliche Konzeption akzeptiert werden, die die Zusammenarbeit auch vom räumlichen her selbstverständlich macht.

Wir sollten die Hoffnung haben, daß der mancherorts noch bestehende Hiatus zwischen den Fächern auf der Ebene der Intensivtherapie überwunden wird, ohne daß die Kompetenz des Erfahrensten an der formalen Zuständigkeit scheitert.

Prof. Dr. P. Schölmerich
II. Med. Univ.-Klinik und Poliklinik
D-6500 Mainz
Langenbeckstraße 1
Bundesrepublik Deutschland

Langenbecks Arch. Chir. 337 (Kongreßbericht 1974)

Gemeinsame Probleme mit der inneren Medizin

32. Postoperatives akutes Nierenversagen

U. Gessler

4. Medizinische Klinik der Städtischen Krankenanstalten Nürnberg

Acute Renal Failure after Surgery

Summary. In acute renal failure there are acute changes in the tubuli. The glomerular filtration rate is reduced by a special feedback mechanism located between the proximal segment of the distal tubule and the vas afferens. In acute renal failure volume and sodium-chloride depletion have an unfavorable effect on the course, as shown in experimental studies. The treatment consists in volume replacement and correction of the electrolyte balance. In the early phase osmotic diuresis with frusemide can be tried. In the oligo-anuric phase the patient should be dialyzed prophylactically, and alimentation with essential amino acids should be performed.

Key words: Acute Renal Failure — Experimental Acute Renal Failure — Kidney in Shock — Tubulo-Glomerular Balance.

Zusammenfassung. Funktionell und histologisch sind beim akuten Nierenversagen die Tubuli verändert. Die glomeruläre Filtration wird durch eine Rückkoppelung vom früh-distalen Tubulus zum Vas afferens reduziert. Volumen- und Kochsalzmangel führen zu einem ungünstigeren Verlauf des akuten Nierenversagens, wie experimentelle Untersuchungen zeigen. Die Therapie besteht im Volumenersatz und der Korrektur der Störungen im Salz-haushalt. In der Entwicklungsphase kann eine osmotische Diurese oder Furosemid versucht werden. In der oligo-anurischen Phase wird prophylaktisch dialysiert und calorisch aus-reichend mit genügend essentiellen Aminosäuren ernährt.

Schlüsselwörter: Akutes Nierenversagen — Exp. akutes Nierenversagen — Schock-niere — Tubulo-glomeruläre Balance.

Den zahlreichen Ursachen des akuten Nierenversagens steht eine ziemlich einheitliche Reaktion der Niere gegenüber: die akute Oligoanurie. Das akute Nierenversagen wird definiert als Verminderung des Harnvolumens unter 400 ml pro Tag mit Retention harnpflichtiger Substanzen. Diese Definition gilt mit Aus-nahme einiger Fälle, bei denen das Harnzeitvolumen normal oder sogar erhöht ist. In diesen primär polyurischen Fällen ist jedoch die Harnosmolalität herabgesetzt.

Ein einmaliger und besonders drastischer Fall wurde 1964 von Witte in den USA beobachtet, wo ein Patient nach operativer Beseitigung einer Stenose der ableitenden Harnwege 80—100 ml/min ausschied, also ca. 5—6 l in der Stunde. Dieser Zustand dauerte 60 Std an. Der Kranke konnte nur durch entsprechende Infusionsmengen vor dem Tod in der Exsiccose bewahrt werden.

Warum entwickelt sich in der Regel eine Oligo-Anurie ?

Histologisch werden beim akuten Nierenversagen Veränderungen im Bereich der Tubuli gefunden. Sie reichen von der Schwellung der Tubuluszellen bis zu den seltenen Tubulusnekrosen (Olsen, Bohle). Agonal wird keine Flüssigkeit durch

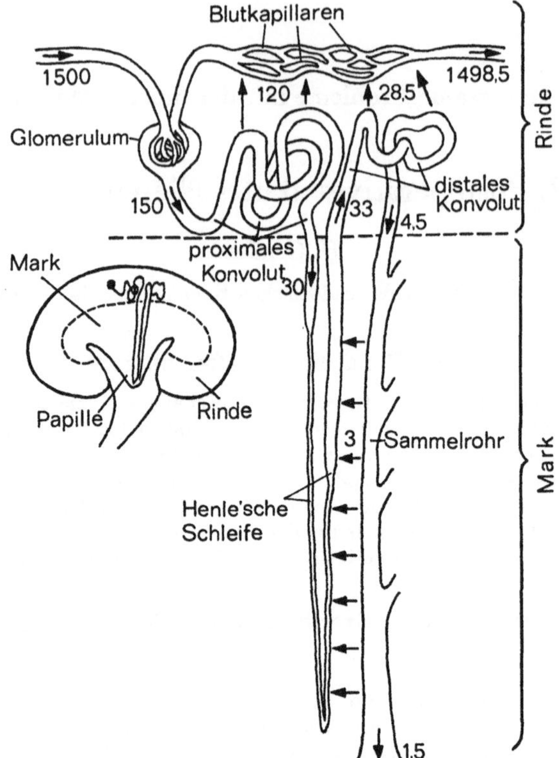

Abb. 1. Nephron. Schematische Darstellung der Filtration und Resorption

die Tubuluszellen aufgenommen, weshalb die Lumina weit sind (Bohle). Funktionell läßt sich nachweisen, daß die Natriumresorption im Tubulus verlangsamt ist.

Klinisch beobachtet man, daß ein akutes Nierenversagen nach Beseitigung des initialen Schocks auch unter normalen Kreislaufbedingungen fortbesteht, wenn der Patient durch die Hämodialyse am Leben erhalten wird.

Die Hypothesen, wonach die Anurie durch eine Verstopfung der Tubuli, ein interstitielles Ödem oder eine Tubulorhexis entstehe, wurden in den letzten Jahren von zahlreichen Autoren, auch von uns widerlegt. Die Voraussetzung für das Entstehen einer Anurie ist die Verminderung der glomerulären Filtration.

Deetjen u. Kramer zeigten, daß 75% des Energieverbrauchs der Nieren für die tubuläre Natriumresorption benötigt werden. Der Rest deckt den Bedarf des sog. Basalstoffwechsels.

Da am Ende eines gesunden Nephrons (Abb.1) nur ca. 1% des filtrierten Primärharns und 2% des glomerulär filtrierten Natriums ausgeschieden werden, muß eine Funktionsstörung der Niere mit Tubulusschäden zu Natrium- und Wasserverlusten, also zu einer Polyurie führen.

Bei der Schockniere ist die tubuläre Resorptionskapazität vermindert, aber es kommt über eine Rückkoppelung vom frühdistalen Tubulus zum Vas afferens zu einer *Verminderung* der glomerulären Filtration, wie vor allem von Thurau u. Mit-

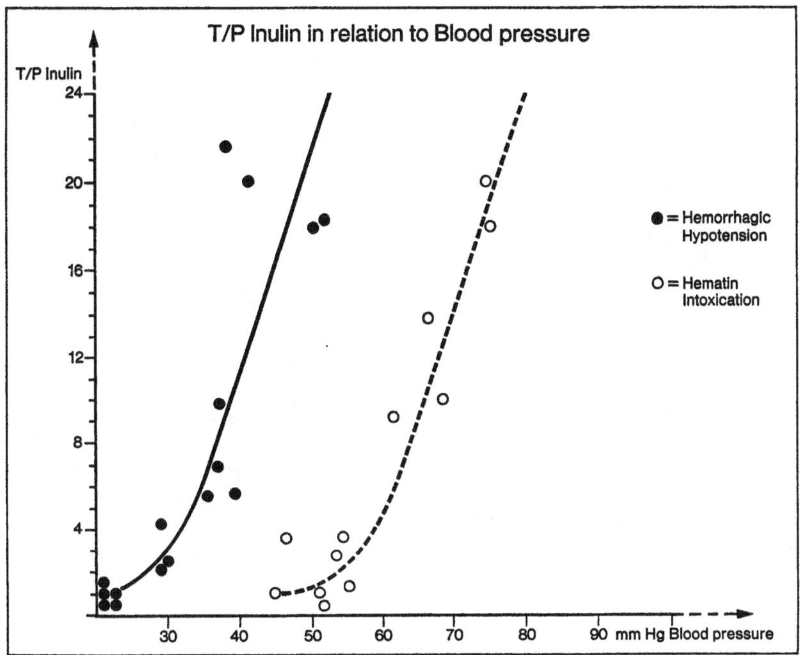

Abb. 3. Quotient aus Inulinkonzentration im Nierengewebe durch Plasmainulin (T/P) gegen Blutdruck bei hämorrhagischer Hypotension und bei Hämatinintoxikation der Ratte. Beginn der glomerulären Filtration bei T/P von 2. Alle Tiere sind anurisch

arb. gezeigt wurde. Diese Rückkoppelung ist anatomisch im juxta-glomerulären Apparat lokalisiert (Abb. 2[1]). Sie reguliert die Weite des Vas afferens und damit die glomeruläre Filtration, so daß sich ein tubulo-glomeruläres Gleichgewicht einstellt. Die Rückkoppelung wird bei steigender Natriumkonzentration im frühdistalen Tubulus in Aktion gesetzt.

Bei der *experimentellen Anurie* sind Clearance-Methoden zur Bestimmung der glomerulären Filtration bei anurischen Tieren nicht anwendbar. Deshalb bestimmten wir nach Inulininfusion die Inulinkonzentration im Nierengewebe und im Plasma.

Wir führten bei Ratten eine Anurie durch Entblutung oder Hämatinvergiftung herbei. In Abb. 3 ist der Quotient aus Gewebsinulin gegen Plasma-Inulin (T/P) bei anurischen Ratten gegen den Blutdruck aufgetragen. Bei Entblutungshypotonie beginnt die glomeruläre Filtration bei Blutdruckwerten um 30 mm Hg etwa entsprechend dem Beginn des Filtrationsdruckes. Erst bei ca. 50 mm Hg setzt die Diurese ein. Bei Hämatinvergiftung beginnt die Filtration dagegen erst bei ca. 55 mm Hg und die Diurese setzt bei Blutdruckwerten von ca. 80 mm Hg ein. Ähnliche Befunde erhält man auch bei experimentellem Crush.

Der Vergleich beider Modelle einer experimentellen Anurie zeigt, daß bei toxischer Tubulusschädigung mit Hämatin ein wesentlich höherer Druck erforderlich ist, um die glomeruläre Filtration in Gang zu bringen.

1 Hier nicht abgedruckt; s. Chirurg **44**, 401—407 (1973), Abb. 4.

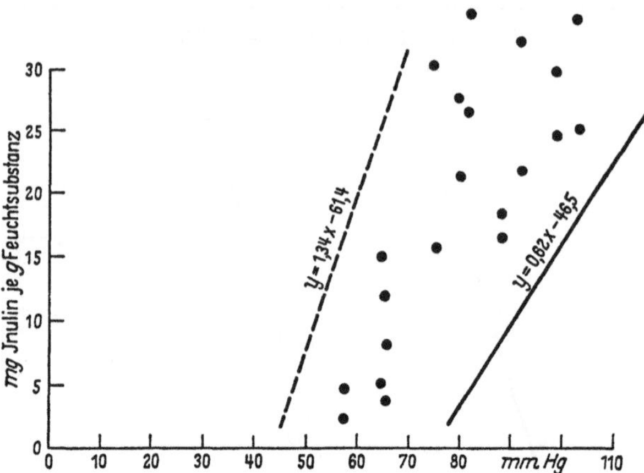

Abb. 4. Inulinkonzentration in der Niere gegen Blutdruck. Ratten bei Natriumentzug von 10 mval/kg: Regressionsgrade $y = 1,34\,x - 61,4$. Bei Natriumentzug von 14 mval/kg: Regressionsgrade $y = 0,62\,x - 46,5$. Bei 7 % Volumenentzug: Einzelwerte. Die glomeruläre Filtration setzt erst bei höheren Blutdruckwerten ein, ähnlich wie bei Hämatinintoxikation (vgl. Abb. 3)

Welchen Einfluß haben Volumen- und Kochsalzmangel?

Abb. 4 zeigt, daß bei einer einfachen Entblutungshypotonie ähnlich ungünstige Verhältnisse wie bei der Hämatinvergiftung auftreten, wenn die Tiere durch Peritonealdialyse 10 bzw. 14 mval/kg Körpergewicht Natrium entzogen bekamen oder wenn ein Volumenentzug von 7 % des Körpergewichtes mit Peritonealdialyse gegen ein Dialysat von 200 mval/l Natrium durchgeführt wurde.

Wir nehmen an, daß die Rückkoppelung vom frühdistalen Tubulus zum Vas afferens durch Volumen- oder Natriummangel schärfer angezogen wird und damit die Entwicklung eines akuten Nierenversagens begünstigt.

Betrachten wir nun anhand dieser Befunde das klinische und besonders das postoperative Nierenversagen.

Die Anurie entwickelt sich innerhalb einiger Stunden oder innerhalb von 1 bis 3 Tagen nach Beginn der tubulären Schädigung.

In der Anfangsphase ist noch eine geringe Filtration vorhanden, selbst wenn bereits eine Oligo-Anurie besteht (Abb. 5[2]). In dieser Phase kann mit osmotisch aktiven Substanzen, wie Mannit oder mit Furosemid eine Steigerung der Harnausscheidung erreicht werden. Ein eindeutiger Anstieg der glomerulären Filtration ist dagegen nicht zu beobachten.

Auch nach Beseitigung des Schocks, Auffüllung des Volumens und Korrektur der Natriumkonzentration im extracellulären Raum besteht jedoch in vielen Fällen die Anurie über Tage oder Wochen fort. Wir verfügen gegenwärtig über kein Mittel, um diese Bremse zu lockern, welche die glomeruläre Filtration drosselt. Es scheint günstig zu sein, die Patienten ausreichend zu ernähren und ihnen genügend essentielle Aminosäuren zuzuführen. Die steigende Retention harn-

---

2 Hier nicht abgedruckt; s. Chirurg **44**, 401—407 (1973), Abb. 5.

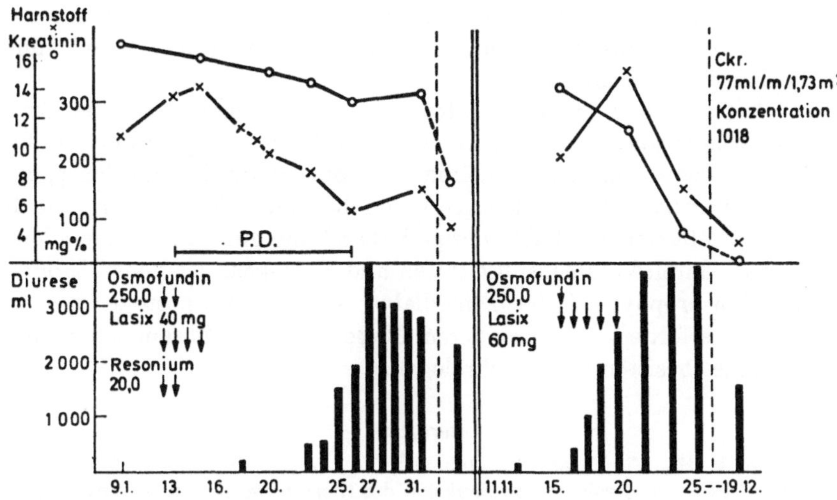

Abb. 6. Zweimaliges Auftreten eines akuten Nierenversagens beim gleichen Patienten, s. Text

pflichtiger Substanzen führt rasch zur Urämie, weshalb bald mit der extracorporalen Hämodialyse oder der Peritonealdialyse begonnen werden muß.

Wir dialysieren prophylaktisch drei- bis sechsmal in der Woche und vermindern damit zugleich die urämische Intoxikation und die Gefahr der Mineralstoffwechselstörungen, vor allem der Hyperkaliämie. Dennoch liegt die Letalität gerade des postoperativen akuten Nierenversagens hoch und beträgt 55—60%. Sie wird deutlich durch operative Aktivität auch in nahezu aussichtslosen Fällen erhöht und umgekehrt durch prophylaktische Hämodialyse vermindert. Die wichtigsten Todesursachen sind der Schock, Herz- und Kreislaufversagen.

Ganz selten hat man Gelegenheit, beim gleichen Patienten zweimal ein akutes Nierenversagen zu beobachten. Einen solchen Fall demonstriert Abb. 6. Ein junger Mann wurde von einem auswärtigen Krankenhaus wegen Anurie bei akuter Pankreatitis eingewiesen, die nach reichlichem Biergenuß auftrat. Bei der Aufnahme war der Patient schon 3 Tage anurisch. Es gelang nicht, die Diurese primär wieder in Gang zu setzen. Unter Peritonealdialyse entwickelte sich erst nach 14 Tagen eine Polyurie. 11 Monate später kam der gleiche Patient wiederum nach reichlichem Biergenuß und einer akuten Pankreatitis zu uns in die Klinik. Diesmal traf er sofort nach Auftreten der Oligo-Anurie ein. Unter Behandlung mit Mannit und Furosemid setzte die Diurese am 5. Tage ein. Eine Hämodialyse wurde nicht mehr erforderlich. Unter der Voraussetzung, daß die beiden Abläufe vergleichbar sind, ist die frühzeitige Therapie der Grund dafür, daß beim zweitenmal nicht hämodialysiert werden mußte.

Gehen wir von der Thurau-Hypothese aus, wonach die tubuläre Schädigung zur Verminderung der Resorptionskapazität führt und diese über den Rückkoppelungsmechanismus das glomeruläre Filtrat drosselt, dann ist zu erwarten, daß bei Kochsalzverarmung oder Volumenmangel eine Reduktion der glomerulären Filtration erfolgt, wie wir sie gefunden haben. Tu führte den Nachweis, daß der Reniangiotensin-Mechanismus am juxta-glomerulären Apparat wirksam wird.

Zusammenfassend lassen sich alle Ursachen des akuten Nierenversagens auf drei Grundfaktoren reduzieren, nämlich auf Schock, Intoxikation und Mineral- und Wasserhaushaltsstörungen.

Eine Tubulusschädigung durch Intoxikation oder lokale Ischämie löst den Reflexmechanismus aus, der das glomeruläre Filtrat solange reduziert, bis es wieder mit der eingeschränkten tubulären Resorptionskapazität im Gleichgewicht ist. Das postoperative akute Nierenversagen hat auch heute noch eine hohe Letalität. Diese läßt sich durch frühzeitige Behandlung mit osmotischen Diuretica und Furosemid, durch Volumensubstitution und Korrektur des Mineralstoffwechsels sowie durch prophylaktische Hämodialyse senken. Das postoperative akute Nierenversagen erfordert im besonderen Maße die enge Zusammenarbeit von Chirurgen, Anaesthesisten und Nephrologen.

Literatur

Bohle, A., Edel, H. H., Fischbach, H., Helmchen, U., Meyer, D., Reifferscheid, P.: Über Beziehungen zwischen Struktur und Funktion der Niere beim akuten Nierenversagen. In: Intensivtherapie beim akuten Nierenversagen. Berlin-Heidelberg-New York: Springer 1970

Bohle, A., Jahnecke, J., Rauscher, A.: Pathologische Anatomie des akuten Nierenversagens. Verh. dtsch. path. Ges. **49**, 54—66 (1965)

Deetjen, P., Kramer, K.: Die Abhängigkeit des O_2-Verbrauchs der Niere von der Na-Rückresorption. Pflügers Arch. ges. Physiol. **273**, 636 (1961)

Gessler, U.: Akute u. chronische Urämie bei chirurgisch Erkrankten. Chirurg **44**, 401 (1973)

Gessler, U., Anders, D., Hüllmann, M.: Experimentelle Untersuchungen zur Entstehung der akuten Anurie beim hämorrhagischen Kollaps. Klin. Wschr. **43**, 765 (1965)

Gessler, U., Loreth, A., Schröder, K., Steinhausen, M.: Experimentelle Untersuchungen über die glomeruläre Filtration anurischer Ratten nach Hämatinvergiftung. Klin. Wschr. **44**, 628—633 (1966)

Gessler, U., Opderbecke, H. W.: Zur Klinik des postoperativen Nierenversagens. Z. prakt. Anaesth. Wiederbeleb. **2**, 4, 206—215 (1967)

Olsen, S.: Some observations on the structure and ultrastructure in the acute anuric kidney. In: Pathogenese und Klinik des akuten Nierenversagens. Stuttgart: Thieme 1971

Schnermann, J., Nagel, W., Thurau, K.: Die frühdistale Natriumkonzentration in Rattennieren nach renaler Ischämie und hämorrhagischer Hypotension. Pflügers Arch. ges. Physiol. **287**, 296 (1966)

Thurau, K.: Renal sodium reabsorption and O_2 uptake in dogs during hypoxia and hydrochlorothiazide infusion. Proc. Soc. exp. Biol. (N.Y.) **106**, 714 (1961)

Schröder, K., Gessler, U.: The influence of mannitol, ethacrynic acid and frusemide on glomerular filtration in experimental acute renal failure. Med. J. April Suppl., 11—12 (1971)

Thurau, K.: Pathophysiologie des akuten Nierenversagens. In: Intensivtherapie beim akuten Nierenversagen, S. 1. Berlin-Heidelberg-New York: Springer 1970

Thurau, K., Schnermann, J.: Die Natriumkonzentration an den Macula densa-Zellen als regulierender Faktor für das Glomerulumfiltrat. Klin. Wschr. **43**, 410 (1965)

Tu, W. H.: Plasma renin activity in acute tubular necrosis and other renal diseases associated with hypertension. Circulation **25**, 189 (1962)

Witte, N. H., Short, F. A., Hollander, W.: Massive polyuria and natriuresis following relief of urinary tract obstruction. Amer. J. Med. **37**, 320 (1964)

Weidinger, H., Gössler, T., Schröder, K.: Therapeutische Gesichtspunkte beim akuten Nierenversagen. In: Pathogenese und Klinik des akuten Nierenversagens, S. 228. Stuttgart: Thieme 1971

Prof. Dr. U. Gessler
4. Med. Klinik der Städt. Krankenanstalten
D-8500 Nürnberg
Kontumazgarten 14—16
Bundesrepublik Deutschland

Langenbecks Arch. Chir. 337 (Kongreßbericht 1974)

33. Therapie des akuten Leberversagens

K. H. Meyer zum Büschenfelde

II. Medizinische Klinik der Johannes Gutenberg-Universität Mainz

Therapy of Acute Liver Insufficiency

Summary. Hepatic failure can be divided into two main types, (1) partial and (2) total insufficiency. The treatment of acute hepatic failure depends on the etiology and course of the illness. Symptomatic therapy is concentrated on hyperammoniaemia, water and electrolyte metabolism, impaired coagulation, and homeostasis of the respiratory tract and of the circulation. Possible ways of improving liver regeneration have been discussed exhaustively; corticosteroids and exchange transfusion have not proved as effective as expected. The temporary substitution of the liver and heterotopic and orthotopic liver transplantation remain major problems. Controlled trials on the effectivity of high dosages of corticosteroids and/or anti-HBAg immunoglobulin are in progress.

Key words: Acute Hepatic Failure — Symptomatic Therapy — Causal Therapy.

Zusammenfassung. Das Leberversagen kann als partielle und globale Insuffizienz auftreten. Die Therapie der akuten Leberinsuffizienz richtet sich nach Ätiologie und Verlauf. Als symptomatische Behandlung stehen im Vordergrund: Senkung des Blutammoniums, Beeinflussung von Störungen im Elektrolyt- und Wasserhaushalt, Ausgleich von Koagulationsstörungen, Überwachung der respiratorischen und zirkulatorischen Homoiostase. Die Frage, was kann für die Leber selbst getan werden, wird anhand der heute eingesetzten Verfahren besprochen. Weder Corticosteroidbehandlungen noch Austauschtransfusionen haben sichere Erfolge gebracht. Große Probleme sind z. Z. noch mit dem temporären Leberersatz sowie der heterotopen und orthotopen Lebertransplantation verbunden. Prospektive Studien zur Klärung einer Effektivität von Cortison und/oder Anti-HBAg-Plasma sind nicht abgeschlossen.

Schlüsselwörter: Akute Leberinsuffizienz — Symptomatische Therapie — Kausale Therapie.

1. Einleitung

Der Begriff „Leberinsuffizienz" ist schwerer zu definieren als Insuffizienzen anderer Organe. Der komplizierte Aufbau der Leber mit Leberzelle, Gallenwegen, Gefäßen und lympho-retikulärem System sowie die mannigfaltigen Aufgaben machen eine Differenzierung der funktionellen Störungen notwendig. Theoretisch kann der Begriff „Insuffizienz" für jeden morphologischen Anteil der Leber verwendet werden.

Schädigungen der Leber können je nach Art und Angriffspunkt zu unterschiedlichen Störungen und Graden einer Insuffizienz führen. Demnach kann eine Leberinsuffizienz

1. als Partialinsuffizienz und
2. als globale Insuffizienz

auftreten.

Die partiellen Insuffizienzen lassen sich unterteilen in a) angeborene Stoffwechselstörungen, z.B. Galaktosämie, Glykogenosen sowie isolierte Enzymmangel-

Tabelle 1

AKUTE LEBERINSUFFIZIENZ

1. VIRUS (z.B. HEPATITIS A UND B)
2. ALKOHOL, SCHWANGERSCHAFT
3. INTOXIKATIONEN (z.B. PHOSPHOR, CCl_4)
4. ARZNEIMITTEL (z.B. HALOTHAN, TETRAZYKLINE)
5. MANGELNDE BLUTVERSORGUNG DER LEBER
6. TUMOREN (PRIMÄR BZW. METASTASEN)

Tabelle 2

AKUTE LEBERINSUFFIZIENZ

KLINISCHE BEFUNDE

1. IKTERUS
2. FIEBER
3. FOETOR HEPATICUS
4. LEBERGRÖSSE ↓ ODER ↑
5. APATHIE, SCHLÄFRIGKEIT, ERREGUNG
6. HAEMORRHAGISCHE DIATHESE
7. HYPOTONIE
8. ASCITES, OEDEME
9. TERMINALES NIERENVERSAGEN
10. COMA

zustände und b) induzierte Stoffwechselstörungen, bei denen Hormone, Arzneimittel und verschiedene Gifte eine Rolle spielen können. Intensivmedizinische Maßnahmen können vor allem bei Arzneimittelintoxikationen sowie bei Vergiftungen notwendig werden.

Globalinsuffizienzen können akut und chronisch verlaufen. Akute Globalinsuffizienzen stehen am häufigsten im Mittelpunkt intensivmedizinischer Maßnahmen. Die wichtigsten Ursachen sind in Tab. 1 zusammengefaßt. Da die akuten Globalinsuffizienzen durch eine Reihe von klinischen Besonderheiten gekennzeichnet sind, sollen die wesentlichsten klinischen Befunde tabellarisch zusammengefaßt werden (Tab. 2).

Die Behandlung des Leberversagens [3, 4] orientiert sich nach folgenden Fragen 1. Welche symptomatische Therapie ist möglich bzw. notwendig? 2. Was kann für die Leber selbst getan werden?

2. Symptomatische Therapie

2.1 Hyperammoniämie

Seit Jahren wird eine Erhöhung des Blutammoniums als Ausdruck einer metabolischen Störung angesehen und in ursächlichen Zusammenhang mit der Entstehung des hepatischen Komas gebracht. Wenngleich die Wirkung der Hyperammoniämie auf die cerebralen Stoffwechselfunktionen trotz zahlreicher Untersuchungen zum Teil noch ungeklärt ist, empfiehlt sich bei jeder Form einer hepa-

Tabelle 3

AMMONIUM

I. REDUKTION DER PRODUKTION
    1. PAROMOMYCIN, NEOMYCIN
    2. EIWEISSZUFUHR ↓
    3. LACTULOSE

II. HAEMO- ODER PERITONEALDIALYSE

tischen Encephalopathie die Anwendung Blutammonium-senkender Maßnahmen. Das therapeutische Vorgehen ist in Tab. 3 zusammengefaßt. Im Vordergrund stehen Maßnahmen, die Produktion von Ammoniak einzuschränken. Hierbei haben sich schwer resorbierbare Antibiotica wie Paromomycin (initial 4—8 g/die) und Neomycin (initial —6 g/die), die Einschränkung der Eiweißzufuhr und/oder die Gabe von Lactulose (initial hohe Dosen von 500—600 ml in den ersten 12 Std, 40—60 ml als Erhaltungsdosis) bewährt (Fessel u. Conn, 1973).

Eine Ammonium-senkende Therapie darf bei der akuten Globalinsuffizienz nicht überschätzt werden. Sie hat jedoch in der Behandlung chronischer Globalinsuffizienzen mit funktionell bedeutsamen intra- und extrahepatischen Kurzschlüssen bzw. Kollateralkreisläufen, also beim sog. Leberausfallskoma ihren Wert. Es ist nicht restlos geklärt, welche Rolle das Ammonium beim Leberausfallskoma spielt. Immerhin weisen Ammoniumchloridbelastungen darauf hin, daß auch bei dieser Form des Leberversagens ein funktioneller intrahepatischer Shunt besteht. Die Sofortmaßnahmen medikamentös-therapeutischer Art sind also bei allen Komaformen einheitlich. Bei akuten Globalinsuffizienzen können darüberhinaus Hämo- bzw. Peritonealdialysen eine sehr wirksame, kurzdauernde Entfernung von Ammonium aus dem Blut erreichen. Wahrscheinlich werden aber noch andere toxische Faktoren hiermit aus dem Blut entfernt.

2.2 Wasser- und Elektrolythaushalt

Störungen des Wasser- und Elektrolythaushaltes spielen bei der Leberinsuffizienz und für das hepatische Koma eine große Rolle. Grundsätzlich neigen Leberinsuffizienzen zunächst zur Hypokaliämie. Messungen des intracellulären Kaliums sind von Wichtigkeit und geben genauere Informationen. Ein sekundärer Hyperaldosteronismus ist für den Kaliumverlust mit verantwortlich. Eine erhöhte Kaliumausscheidung im Harn vermindert die Ausscheidung von Ammonium und kann somit zur Hyperammoniämie beitragen. Die Gabe von saluretisch wirksamen Diuretica ist in dieser Krankheitsphase zur Behandlung von Ascites besonders problematisch. Die Therapie der Hypokaliämie bei akuter Globalinsuffizienz (Tab. 4) besteht in einer Substitution bzw. in der Gabe von Spirolactone. Grundsätzlich aber sollten Aldosteron-Antagonisten (initial 200—400 mg/die; 100 bis 200 mg/die als Dauermedikation) beim Leberausfallskoma sowie bei chronischen Globalinsuffizienzen zur Anwendung kommen. Zu beachten ist hierbei eine Hyperkaliämie und terminale Niereninsuffizienz.

Ein großes, zum Teil noch ungelöstes Problem ist die Hyponatriämie bei positiver Natriumbilanz und erhöhtem Gesamtnatrium. Eine Behandlung mit Na-

Tabelle 4

WASSER-ELEKTROLYT-HAUSHALT

I. HYPOKALIAEMIE

    THERAPIE: 1. SUBSTITUTION

                 2. SPIRONOLACTONE

    CAVE: TERMINALE HYPERKALIAEMIE

II. HYPONATRIAEMIE BEI POSITIVER NA-BILANZ

    THERAPIE: 1. WASSERRESTRIKTION

                 2. PERITONEALDIALYSE

                 3. I.V. PROTEINSUBSTITUTION

    CAVE: NATRIUMINFUSIONEN

triuminfusion ist meist aussichtslos und verstärkt die Wasserretention. Wasserretentionen können sich in leichteren Fällen positiv auswirken. Vielfach ist die Hyponatriämie und Oligurie aber als terminaler Zustand anzusehen, der sich jeder Behandlung widersetzt. Peritonealdialysen sind bisweilen in der Lage, den Circulus vitiosus zu durchbrechen. Auch ist eine Dysproteinämie und vor allem eine Hypoproteinämie zu beachten und evtl. durch Albumininfusionen zu substituieren.

Von prognostischer Bedeutung ist die spontane Hyponatriämie, wenn sie in Verbindung mit einer Verschlechterung der Nierenfunktion und wohl insbesondere mit einer Exkretionsstörung der Niere für freies Wasser nach entsprechender Belastung auftritt. In einer Studie von Arroyo *et al.* 1973[1] an 21 Patienten mit chronischen Leberinsuffizienzen wurde nach der H_2O-Clearance eine Einteilung der Patienten mit spontaner Hyponatriämie und Ascites in 2 Gruppen vorgenommen. 8 von 13 Patienten mit einer H_2O-Clearance von < 1 ml/min verstarben. Patienten mit einer H_2O-Clearance von > 3 ml/min überlebten weitgehend. Nach diesen Untersuchungen wird die bisweilen wirksame Anwendung einer Peritoneal- oder Hämodialyse verständlich.

2.3 Koagulationsstörungen

Koagulationsstörungen sind für die Prognose einer Leberinsuffizienz entscheidend. Blutungsneigungen treten häufig sehr plötzlich auf. Bereits ohne klinische Zeichen einer Koagulopathie ist deshalb eine ständige Überwachung des Gerinnungsstatus in einem Speziallaboratorium angezeigt. Die häufig diffus auftretenden, vielfach zu spät bemerkten intestinalen Blutungen sind besonders folgenschwer, da die enterale Eiweißzufuhr eine Hyperammoniämie verstärkt. Die wichtigsten diagnostischen und therapeutischen Maßnahmen sind in Tab. 5 zusammengefaßt. Diagnostisch sind die Bestimmung der Gerinnungsfaktoren, die in der Leber synthetisiert werden und tägliche Zählungen der Thrombocyten von Bedeutung. Therapeutisch ist als Folge einer Synthesestörung am häufigsten die

---

1 EASL, Vittel 1973.

Tabelle 5

```
KOAGULATIONSSTÖRUNGEN
-----------------------

DIAGNOSTIK:
-----------

FAKTOREN: I, II, V, VII, IX, X
THROMBOZYTEN


THERAPIE:
---------

FAKTOREN-MANGEL          ──►  FRISCHBLUT
                              PPSB-PLASMA
                              PHYTOMENADION I.V.

THROMBOZYTOPENIE         ──►  THROMBOZYTENREICHES PLASMA

HYPERFIBRINOLYSE         ──►  EACA
                              PROTEINASENHEMMER


VERBRAUCHSKOAGULOPATHIE  ──►  FIBRINOLYTIKA (HEPARIN,
                              STREPTOKINASE)
                              EVENTUELL COHN I-FRAKTION
```

Substitution von Faktorenmangel notwendig. Thrombocytopenien sind grundsätzlich bei Lebercirrhosen und im Verlauf von Verbrauchskoagulopathien zu erwarten. Differentialdiagnostische Schwierigkeiten können bei Faktorenmangel und Thrombocytopenien zwischen einer Verbrauchskoagulopathie und Synthesestörungen auftreten. Diese für die Therapie bedeutsame Differenzierung ergibt sich in der Regel aus dem klinischen Verlauf und der täglichen Gerinnungsanalyse. In der Therapie von Verbrauchskoagulopathien beim akuten Leberversagen ist an die Möglichkeit eines Faktorenmangels nach Anwendung von Fibrinolytica zu denken, der einer sofortigen Substitution durch Cohn-Fraktion I bedarf.

2.4 Respiratorische Homoiostase

Die Überwachung der respiratorischen Homoiostase ist bei allen Formen von Leberversagen von besonderer Bedeutung. Eine respiratorische Insuffizienz kann ein Leberkoma provozieren. Daher sind Sekretanhäufungen oder Aspirationen vor allem aber Pneumonien zu vermeiden. Bei der akuten hepatischen Insuffizienz sind endotracheale Intubationen und eine assistierte Beatmung sowie eine generelle antibiotische Therapie unerläßlich.

2.5 Zirkulatorische Homoiostase

Die Beurteilung der zirkulatorischen Homoiostase ist bei Leberinsuffizienzen besonders schwierig. Die Störungen werden mit dem Begriff „hyperkinetische Zirkulation" umschrieben. Trotz niedrigem Blutdruck bei weiter Amplitude ist die Peripherie gut durchblutet. Das Herzzeitvolumen ist z.T. stark erhöht. Die Kreislaufzeit vermindert. Als Grund für das erhöhte Herzzeitvolumen wird ein erhöhter O_2-Verbrauch und eine erhebliche Änderung im Kreislaufsystem mit arteriovenösen Anastomosen angenommen. Dieser bei chronischen Leberinsuffizienzen besonders auffällige Befund mit Kurzschlüssen in der Haut läßt sich auch leicht am arterialisierten venösen Blut objektivieren. Wie weit derartige Kurzschlüsse auch in Organen z. B. Lunge und Niere funktionell eine Rolle spielen, ist nicht eindeutig belegbar. Die schlechte Versorgung bestimmter Organsysteme trotz vermehrter zirkulierender Blutmenge mag hiermit eine Erklärung finden. Intrapulmonale Gefäßveränderungen bei chronischen Leberinsuffizienzen haben ein morphologisches Korrelat, eine terminale Niereninsuffizienz ist allerdings rein funktionell zu verstehen. Eine morphologische Grundlage hierfür fehlt.

Unter Berücksichtigung der erwähnten, z.T. erheblichen Veränderungen im Kreislaufsystem bei akuten vor allem aber chronischen Leberinsuffizienzen dürfen Blut- und Flüssigkeitszufuhren nur unter fortlaufender Messung des zentralen Venendruckes erfolgen.

2.6 Andere Faktoren

Als mitverursachende Faktoren bei der Komaentstehung bedürfen bei allen Globalinsuffizienzen einer symptomatischen Behandlung oder der Beachtung: Hypoglykämien, extreme Hyperbilirubinämien (35—40 mg-%), Anämien und cardiale Insuffizienzen. Zentral stimulierende Medikamente haben auf das Leberkoma keinen gesicherten positiven Einfluß. Kontrainduziert sind aber zentral dämpfende Medikamente, insbesondere Stoffe der Morphingruppe.

3. Möglichkeiten einer rationellen kausalen Therapie [20]

Wenngleich in den letzten 10 Jahren eine Reihe von therapeutischen Maßnahmen zur Anwendung kamen, die als Unterstützung der Leberfunktion gedacht waren, konnte die Prognose weder der akuten noch der chronischen Globalinsuffizienz entscheidend verbessert werden. Dem Einsatz von Behandlungsmaßnahmen, wie sie in Tab. 6 zusammengefaßt sind, liegt die Erfahrung zugrunde, daß die Leber eine besonders gute Fähigkeit zur Regeneration besitzt. Diese Aussage gilt vor allem für akute Leberschäden. Bei chronischen, mit erheblicher Umstrukturierung einhergehenden Lebererkrankungen sind die Möglichkeiten zur Regeneration nur begrenzt.

3.1 Corticosteroide [10,20,23]

Die Angaben in der Literatur über die Effektivität hoher Corticosteroidgaben i.v. geben keine endgültige Antwort zu dieser Frage. Wenngleich das Ergebnis einer prospektiven Studie der Copenhagen Study Group for Liver Diseases nicht annehmen läßt, daß eine Glucocorticosteroidbehandlung bei allen Patienten mit Leberkoma zweckmäßig ist, verzichten heute wegen der grundsätzlich schlechten Prognose der akuten und chronischen Leberinsuffizienz nur wenige Ärzte auf diese Maßnahme. Eine kontrollierte Studie innerhalb der „European Association for the Study of the Liver (EASL), an der ca. 20 europäische Kliniken beteiligt sind, wird hoffentlich zu dieser Frage eine Antwort geben können.

3.2 Austauschtransfusionen [2,16,17,21]

Entsprechend negativ sind die bisherigen Erfahrungen mit Austauschtransfusionen. Es ließ sich bisher nicht sichern, daß Austauschtransfusionen eine Verbesserung der Überlebensrate gegenüber Kontrollgruppen erreichten, in denen Patienten mit den bereits genannten symptomatischen Maßnahmen behandelt wurden. Unsere eigenen Ergebnisse bei 19 Patienten mit akutem Leberversagen aus

Tabelle 6

1. CORTIKOSTEROIDE
2. AUSTAUSCHTRANSFUSION
3. ANTI-HBAg-PLASMA
4. KREUZZIRKULATION
5. EXTRAKORPORALE LEBERPERFUSION
6. HETEROTOPE TRANSPLANTATION
7. KONSTLICHE MEMBRANLEBER

akuter Virushepatitis decken sich mit den Angaben in der Literatur. Alle 19 Patienten verstarben, 15 wurden allein mit Corticoiden behandelt, bei 2 Patienten wurde auf diese Therapie verzichtet, 2 Patienten erhielten Austauschtransfusionen.

3.3 Anti-Hepatitis-B-Antigen-haltiges Plasma (Anti-HBAg) [5,7,8,12—15,18,19,24]

In einer neueren Serie, die Mitte vorigen Jahres begonnen wurde, haben wir uns dazu entschlossen, die Gabe von Anti-HB-Antigen-haltigem Plasma mit Corticosteroiden zu kombinieren. Anti-HB-Antigen-haltiges Plasma kam bisher vornehmlich zur Prophylaxe der Virus-B-Hepatitis zur Anwendung. Über die Behandlung des akuten Leberversagens aus Virus-B-Hepatitiden liegen seit 1971 nur 2 Mitteilungen vor. In der Untersuchungsserie von Gocke 1971 überlebten 5 von 8 so behandelten Patienten. Auch wir hatten bei 5 von 7 Patienten Erfolg. Der Effekt der Therapie hängt nach unseren bisherigen Erfahrungen vom Zeitpunkt der Gabe des antikörperhaltigen Plasmas ab. Wahrscheinlich hat der Antikörper einen blockierenden Effekt an der Leberzellmembran. Eine passive celluläre Cytotoxicität auf Leberzellen durch Virus-sensibilisierte thymusabhängige Lymphocyten könnte durch den Antikörper unterbunden werden. Die bisherigen Erfahrungen erlauben den Beginn einer prospektiven Studie.

3.4 Kreuzzirkulationen [21,22]

Grundsätzlich dürfte auch die Anwendung von Kreuzzirkulationen von einem Menschen zum anderen sowie mit Pavianen von Nutzen sein.

Kreuzzirkulationen mit Menschen zur temporären Unterstützung der Leber sind zwar am leichtesten anwendbar, bedeuten aber wegen der Möglichkeit einer vorliegenden Virushepatitis eine besondere Gefahr. Darüberhinaus ist im Anschluß an eine Kreuzzirkulation mit einem Freiwilligen eine totale Knochenmarksaplasie aufgetreten.

Vielversprechender und ungefährlicher sind demnach Kreuzzirkulationen mit Pavianen, die 1967 erstmalig von Hume in Richmond, Virginia, eingesetzt wurden, und die jüngst auch in Deutschland in der Bonner Chirurgischen Universitätsklinik einen Teilerfolg gebracht haben. Diese Methode dürfte bei fulminant verlaufenden Leberentzündungen dann erfolgsversprechend sein, wenn die Leber noch nicht irreversibel geschädigt ist. Die Methode setzt das Vorhandensein von genügend Pavianen und ausreichende Laboratoriumseinrichtungen voraus.

3.5 Extrakorporale Schweineleberperfusion [1,20]

Ein umfassendes Erfahrungsgut an inzwischen mehr als 200 Patienten liegt über den Effekt der extrakorporalen Schweineleberperfusion vor. Der Indikationsbereich sind virusbedingte und akut toxische Leberinsuffizienzen. Eisenman, der über die größten Erfahrungen verfügt, mißt dieser Methode aber nur einen beschränkten klinischen Wert bei. Vor allem ist zu berücksichtigen, daß die Austauschrate ca. 300—400 ml/min betragen muß, um einen Erfolg zu garantieren. Die Perfusionsdauern sollten mindesten 3—4 Std betragen. Danach besteht eine erhöhte Gefahr von Koagulationsstörungen, insbesondere die Möglichkeit einer Verbrauchskoagulopathie.

3.6 Heterotope und orthotope Lebertransplantationen [9,20]

Heterotope Lebertransplantationen sind ein weiteres Verfahren für temporäre oder dauernde Unterstützungen leberinsuffizienter Patienten. Der Indikationsbereich dürften nicht irreversible geschädigte Lebern nach akuter Virushepatitis oder chemischer Schädigung sein. Darüber hinaus kann die heterotope Lebertransplantation eine Palliativmaßnahme sein, um bei irreversibel geschädigtem Organ Zeit zu gewinnen, bis ein geeignetes Organ für eine orthotope Transplantation vorhanden ist. Die funktionelle Bedeutung einer transplantierten Leber wird an 3 Beispielen orthotoper Lebertransplantationen deutlich, über die der Arbeitskreis um Starzl kürzlich berichtete. Wenngleich nur 1 Patient überlebte, ist bemerkenswert, daß bei sämtlichen Patienten das Nierenversagen reversibel war, ein Befund, der die besondere Bedeutung funktioneller Störungen in verschiedenen Organbereichen für den ungünstigen Verlauf einer Leberinsuffizienz unterstreicht. Insgesamt ist zur Zeit trotz einiger ermutigender Ergebnisse nicht abschätzbar, ob sich die großen Hoffnungen, die an die Möglichkeit einer Leberverpflanzung geknüpft werden, auch nur teilweise erfüllen lassen.

3.7 Die als letzter Punkt angeführte künstliche Membranleber sollte als ein Modell der Zukunft, vor allem unter Wertung der geringen Erfolge mit den bisher diskutierten Maßnahmen, erwähnt werden.

Literatur

Auswahl von Original- und Übersichtsarbeiten

1. Abouna, G. M., Kirkley, J. R., Hull, C. J., Ashcroft, T., Kerr, D. N. P.: Treatment of hepatic coma by extracorporeal pig-liver perfusion. Lancet **1969** I, 64—68
2. Baltzer, G., Dölle, W., Bär, U.: Austauschtransfusionen bei akuten Leberversagen. Dtsch. med. Wschr. **33**, 1329—1333 (1971)
3. Breen, K. J., Schenker, S.: Hepatic coma: Present concept of pathogenesis and therapy. In: Progress in liver diseases, Vol. IV. New York-London: Grune & Stratten 1972
4. Editorial. Treatment of fulminating hepatitis. New Engl. J. Med. 274, 517—518 (1966)
5. Editorial. Clinical trials of hepatitis B immune globulin. New Engl. J. Med. 287, 251—252 (1972)
6. Fessel, J. M., Conn, H. O.: Lactulose in the treatment of acute hepatic encephalopathy. Amer. J. med. Sci. 266, 103—110 (1973)
7. Ginsberg, A. L., Conrad, M. E., Bancroft, W. H., Ling, Ch. M., Overby, L. R.: Prevention of Endemic HAA-positive hepatitis with gamma-globulin. Use of a Simple radioimmune assay to detect HAA. New Engl. J. Med. 286, 562—566 (1972)
8. Gocke, D. J.: Fulminant hepatitis treated with serum containing antibody to australia antigen. New Engl. J. Med. 284, 919 (1971)

9. Iwatsuki, S., Popovtzer, M. M., Corman, I. L., Ishikawa, M., Putnam, G. W., Katz, F. H., Starzl, H. E.: Recovery from "hepatorenal syndrome" after orthotopic liver transplantation. New Engl. J. Med. **289**, 1155—1159 (1973)

10. Katz, R., Velasco, M., Klinger, G., Alessandri, H.: Corticosteroids in the treatment of acute hepatitis in coma. Gastroenterology **42**, 258 (1962)

11. Krugman, S., Giles, J. P.: Viral hepatitis type B (MS-2-strain). Further observation on natural history and prevention. New Engl. J. Med. **288**, 755—760 (1973)

12. Krugman, S., Giles, J. P., Hammond, J.: Viral hepatitis, type B (MS-2-strain): prevention with specific hepatitis-B-immune globuline. J. Amer. med. Ass. **218**, 1665—1670 (1971)

13. Lepore, M. J., McKenna, P. J., Martinez, D. B., Stutman, L. J., Bonanne, Ch. A., Conklin, E. F., Robilotti, J. G.: Fulminant hepatitis with coma successfully treatment by plasmaphoresis and hyperimmune australia-antibody-rich plasma. Amer. J. Gastroent. **1973**, 381—389

14. Pollock, T. M., Reid, D.: Immunolgobulin for the prevention of infectious hepatitis in persons working overseas. Lancet **1969 I**, 281—283

15. Melnick, J. L.: A vaccine for viral hepatitis type B appears on the horizon. New Engl. J. Med. **288**, 790—791 (1973)

16. Morris, T. Q., Gocke, D. J., Macarol, V., Sardi, G. F., Bradley, S. E.: Exchange transfusion treatment of fulminating canine viral hepatitis: The role of specific antiviral antibodys. Gastroenterology **61**, 885—892 (1971)

17. Redeker, A. G., Yamahiro, H. S.: Controlled trial of exchange-transfusion therapy in fulminant hepatitis. Lancet **1973 I**, 3—6

18. Reed, W. D., Eddleston, A. L. W. F., Cullens, H., Williams, R., Zuckerman, A. J., Peters, D. K., Williams, D. G., Maycock, W. d'A: Infusion of hepatitis-B antibody in antigen-positive active chronic hepatitis. Lancet **1973 II**, 1347—1351

19. Roche, J. K., Stengle, J. M.: Clinical trials of hepatitis B immune-globulin. New Engl. J. Med. **287**, 251—252 (1972)

20. Rueff, B., Benhamou, J. P.: Acute hepatic necrosis and fulminant hepatic failure. Gut **14**, 805—815 (1973)

21. Saunders, S. J., Bosman, S. C. W., Barnard, C. N., Terblanche, J.: Austauschtransfusionen und Kreuzzirkulation mit Pavianen bei der Behandlung des akuten Leberversagens. Internist **11**, 77—84 (1970)

22. Sicot, C., Fréjaville, J. P., Roche, J., Rueff, B., Benhamou, J. P., Fauvert, R.: Six cas d'hepatite grave traitée par circulation croisée interhumaine. Ann. Méd. Interne **122**, 381—387 (1971)

23. Trey, Ch., Davidson, C. S.: The management of fulminant hepatic failure. In: Progress in liver diseases. Vol. III. Hrsg. H. Popper and F. Schaffner. New York-London: Grune & Stratten 1970

24. Zimmerman, H. J.: VA study with hepatitis B immunoglobulin. New Engl. J. Med. **287**, 670 (1972)

Prof. Dr. K. H. Meyer zum Büschenfelde
II. Med. Univ.-Klinik
D-6500 Mainz 1
Langenbeckstr. 1
Bundesrepublik Deutschland

Langenbecks Arch. Chir. 337 (Kongreßbericht 1974)

34. Intensivmedizin bei akuter Pankreatitis — Internistisches Referat

Hartwig Schönborn

II. Medizinische Universitätsklinik und Poliklinik Mainz

Intensive Care in Acute Pancreatitis

Summary. 20 patients with severe acute pancreatitis, all of whom died despite intensive care, had hemorrhagic necrotizing pancreatitis detected at autopsy. The course of the disease was characterized by early involvement of other organs and typical biochemical findings. Analysis of 10 patients who underwent pancreatectomy (Child) showed that this procedure could improve the prognosis of acute necrotizing pancreatitis if carried out before the onset of potentially fatal complications such as renal insufficiency and encephalopathy.

Key words: Acute Necrotizing Pancreatitis — Diagnosis — Prognosis — Pancreatectomy (Child).

Zusammenfassung. Bei 20 Patienten mit akuter Pankreatitis, die trotz Intensivtherapie verstarben, fand sich morphologisch eine nekrotisierende Pankreatitis. Die Krankheitsverläufe zeichneten sich durch das frühzeitige Auftreten bestimmter Organkomplikationen und biochemischer Befunde aus. Eine Analyse an 10 operierten Patienten ergab, daß die Prognose der nekrotisierenden Pankreatitis durch eine Pankreatektomie gebessert werden kann, sofern die Operation frühzeitig und vor Eintritt vitalbedrohlicher Organstörungen (Niereninsuffizienz, Encephalopathie) erfolgt.

Schlüsselwörter: Akute nekrotisierende Pankreatitis — Früherkennung — Prognose — Linksresektion nach Child.

Nach Einführung der aktiv-internistischen Therapie durch Katsch und Nordmann [8,13] Ende der dreißiger Jahre sank die Letalität der akuten Pankreatitis von durchschnittlich 56% auf 22%, was auf die erstmalige Anwendung intensivtherapeutischer Prinzipien wie Bilanzierung des Wasser/Elektrolythaushalts und Schockbehandlung zurückzuführen ist und was die über viele Jahre währende Vorrangstellung der konservativen Therapierichtung erklärt [15].

Trotz rapider Entwicklung und Perfektionierung der Intensivmedizin in den letzten 10 Jahren konnte ein ähnlicher Durchbruch in der Pankreatitisbehandlung bis heute nicht wieder erzielt werden. Dabei fällt auf, daß die derzeitige Letalitätsrate von etwa 16% ziemlich genau dem Anteil von Pankreatitisfällen mit Totalnekrose des Organs entspricht, was unsere Erfahrung bestätigt, daß diese Form der Pankreatitis auch heute noch mit einer annähernd 100%igen Letalität behaftet ist [15].

20 Patienten mit schwerster akuter Pankreatitis wurden im Zeitraum von 1966—1971 auf unserer Intensivstation überwacht und behandelt. Neben der üblichen Pankreatitisbehandlung wurde in 17 Fällen eine gezielte Schockbehandlung, in 10 Fällen eine Hämodialysetherapie und in 6 Fällen eine Respiratortherapie durchgeführt. In keinem Falle konnte der letale Ausgang verhindert werden. Morphologisch fand sich bei 18 Patienten eine Totalnekrose, bei 2 Patienten eine umschriebene Nekrotisierung des Pankreas.

H. Schönborn

<u>AKUTE PANKREATITIS</u>

	Letal (n = 20)	Nicht letal (n = 18)
Erbrechen / Schmerzen	16	15
Akutes Abdomen	16 (18)	2
Tastb. abd. Tumor	1	2
Schock	17	3
Akute Niereninsuff.	20	4
Encephalopathie	19	2
Gastrointestinale Bltg.	14	2
Pleuropulm. Kompl.	10	3
Ikterus	8	9

Abb. 1. Klinische Symptomatologie bei 20 letal und 18 nicht letal verlaufenden akuten Pankreatitiden

Angesichts dieser Mißerfolge erhob sich die Frage, ob die infauste Prognose der totalen Pankreasnekrose durch eine frühzeitige Resektionsbehandlung zu verbessern sei.

Die Diskussion über konservatives oder operatives Vorgehen, die vor einem Jahr anläßlich eines Rundtischgespräches [10] an dieser Stelle aufgegriffen wurde, ist auch heute noch nicht abgeschlossen.

Immerhin haben die Erfahrungen der letzten Jahre gezeigt, daß nicht so sehr das „ob", sondern vielmehr das „wann" und „wie" eines operativen Eingriffes als derzeit aktuelle Fragen zu betrachten sind [1—3,5—7,9,11,12,17—19].

Eine wichtige Voraussetzung zur Lösung dieser Probleme besteht u. E. darin, herauszufinden, ob und wie früh es überhaupt möglich ist, letale Verlaufsformen der akuten Pankreatitis, die für eine Resektion in der Akutphase in Frage kämen, als solche zu klassifizieren. Da nach wie vor keine zuverlässigen Nachweismethoden existieren, ist das nur anhand einer intensiven Verlaufsbeobachtung der bekannten klinischen und biochemischen Parameter möglich [4,14—16].

Die Gegenüberstellung letal und nicht-letal verlaufender Pankreatitisfälle (Abb. 1) läßt erkennen, daß ein Zusammentreffen von hochakuten Bauchsymptomen mit Kreislaufschock, akuter Niereninsuffizienz, akuter Encephalopathie, Magen-Darmblutung und pleuropulmonalen Komplikationen fast ausnahmslos als Hinweis auf eine letale Verlaufsform zu betrachten ist.

Das Bild wird durch einen Vergleich über die Häufigkeit pathologischer Laborbefunde vervollständigt (Abb. 2). Hyperglykämie, Hypocalcämie und metabolische Acidose mit Hypokapnie sprechen mit hoher Wahrscheinlichkeit für das Vorliegen einer nekrotisierenden Pankreatitis mit potentiell letalem Verlauf. Das Verhalten von Alpha-Amylase und Lipase erlaubt dagegen keine Differenzierung [15].

Die Frage der Früherkennung letaler Krankheitsverläufe läßt sich durch Aufzeichnen von Verlaufsprofilen beantworten.

Auf der Abb. 3 sind Beginn und Dauer der wichtigsten Vitalstörungen Kreislaufschock, Oligoanurie und Encephalopathie in Form von schwarzen Balken für

AKUTE PANKREATITIS

	Letal (n = 20)	n	Nicht letal (n=18)	n
Leukozytose (> 12000)	14	18	11	16
Hyperglykämie (> 150 mg %)	11	19	6	16
Hypocalcämie (< 4 mval/l)	16	19	3	15
Basendefizit (> 5 mval/l)	15	18		
pCO_2 (< 30 Torr)	6	18		

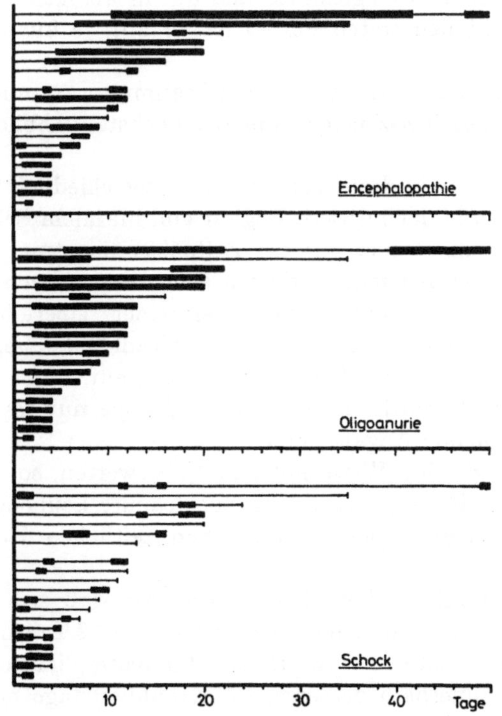

Abb. 2. Biochemische Befunde bei 20 letal und 18 nicht letal verlaufenden akuten Pankreatitiden. Die unter *n* angegebenen Zahlen bezeichnen die jeweils untersuchten Patienten

Abb. 3. Verlaufsprofile bei 20 letal verlaufenden akuten Pankreatitiden bei morphologisch gesicherter Diagnose (nekrotisierende Pankreatitis)

jeden einzelnen Patienten dargestellt. Dabei gibt die Gesamtlänge einer jeden Linie die Überlebenszeit des jeweiligen Patienten wieder.

Alle Zeitangaben rechnen vom Tage der Erkrankung (= 1. Krankheitstag) und nicht vom Tage der stationären Aufnahme.

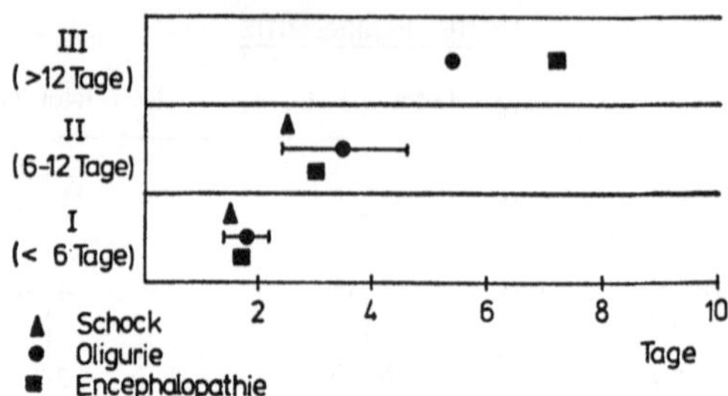

Abb. 4. Erstmanifestation von initialem Schock, Oligurie und Encephalopathie in Abhängigkeit von der Überlebensdauer bei 20 Patienten mit letal verlaufender akuter Pankreatitis. Angegeben ist der mittlere Beginn

Diese Darstellung läßt folgende Rückschlüsse zu:

1. Schock, Encephalopathie und Niereninsuffizienz sind *Früh*komplikationen der letal verlaufenden Pankreatiden.

2. Encephalopathie und Oligoanurie sind nur in wenigen Fällen reversibel.

3. Die Komplikationen treten um so früher auf, je kürzer die Erkrankung verläuft.

Die Abhängigkeit der Erstmanifestation bestimmter Symptome und Komplikationen von der Überlebenszeit geht aus der nächsten Abbildung (Abb. 4) noch deutlicher hervor.

Die Patienten wurden in drei Gruppen mit unterschiedlich langer Überlebenszeit eingeteilt. Es wurde der mittlere Beginn von initialem Schock, Oligurie und Encephalopathie errechnet und auf der Zeitachse eingetragen. Bei hochakuten kurzen Krankheitsverläufen manifestierten sich die genannten Komplikationen durchschnittlich am *2.* Krankheitstag, bei einer Überlebenszeit von 6— 12 Tagen traten sie innerhalb der ersten *3—4* Krankheitstage, bei protrahierten Verläufen durchschnittlich zwischen 6. und 8. Tag auf.

Ein initialer Schock wurde in der dritten Gruppe nur in 1 Fall beobachtet, so daß eine entsprechende Angabe fehlt.

Verfährt man in gleicher Weise mit den Laborwerten, so wird deutlich, daß sich der Eintritt von Hyperglykämie, Hypocalcämie, Leukocytose und metabolischer Acidose mit Hypokapnie in ähnlichen zeitlichen Relationen vollzieht (Abb. 5).

Zusammenfassend zeigen diese Ergebnisse also, daß sich bei foudroyanten Krankheitsverläufen mit einer Überlebenszeit bis zu 12 Tagen die Mehrzahl der für die Erkrankung wichtigen Symptome, Organkomplikationen und pathologischen Laborwerte innerhalb der ersten *3* Krankheitstage manifestieren. Aber auch bei protrahiert verlaufenden Krankheitsfällen dürfte der deletäre Verlauf innerhalb der ersten *6—8* Krankheitstage erkennbar sein.

Auf Grund der hohen Letalitätsrate unter konservativer Therapie wurden im Zeitraum von September 1972 bis Dezember 1973 10 Patienten mit akuter Pankreatitis operiert. In allen Fällen handelte es sich morphologisch um eine Totalnekrose des Pankreas.

4 von diesen 10 Patienten verstarben zwischen 5 und 67 Tagen nach der Resektion. 3 der verstorbenen Patienten boten zum Zeitpunkt der Operation das Vollbild einer foudroyant verlaufenden Pankreatitis und erfüllten die eingangs

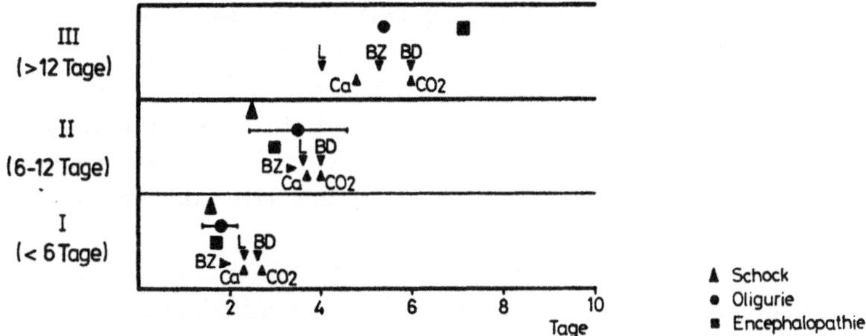

Abb. 5. Erstmanifestation der wichtigsten biochemischen Befunde in Abhängigkeit von der Überlebensdauer bei 20 Patienten mit letal verlaufender akuter Pankreatitis. Zum Vergleich sind die in Abb. 4 dargestellten Symptome angegeben. *BZ* Blutzucker 150 mg-$^0/_0$; *L* Leukocytose über 12000/mm³; *Ca* Hypocalcämie (Ca unter 4 mval/l); *BD* Basendefizit über 5 mval/l; CO_2 Hypokapnie ($p CO_2$ unter 30 Torr)

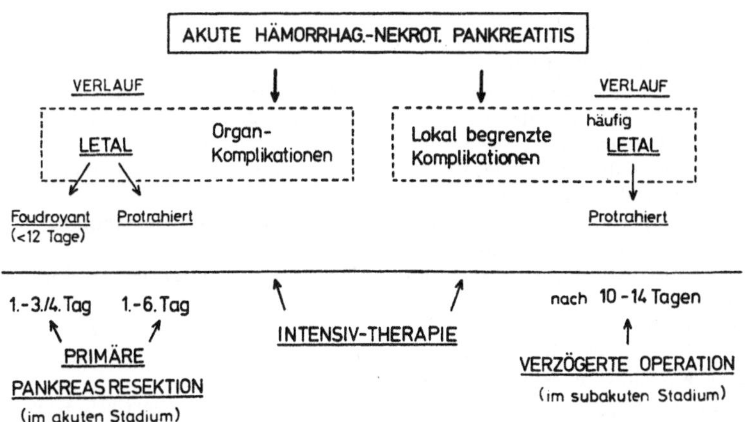

Abb. 6. Empfehlungen zur zeitlichen Indikationsstellung einer Pankreatektomie (nach Child) bei verschiedenen Verlaufsformen der akuten nekrotisierenden Pankreatitis auf Grund einer Analyse des eigenen Krankengutes

geschilderten prognostischen Kriterien eines tödlichen Krankheitsverlaufes. Die Operation erfolgte am 3., 6. und 9. Krankheitstag. Dieser Zeitpunkt muß für 2 der Patienten als eindeutig zu spät betrachtet werden, da in dieser Phase alle Vitalstörungen (insbesondere Niereninsuffizienz und Encephalopathie) in voller Ausprägung bestanden.

Auf Grund der Entwicklung der Symptome wäre auch bei dem am 3. Tag operierten Patienten die Entscheidung zur Frühresektion bereits am 2. Krankheitstage möglich gewesen.

6 der Patienten überlebten. Alle Patienten, die überlebten, hatten zum Zeitpunkt der Operation eine normale Nierenfunktion. Die Operationsindikation ergab sich 4mal auf Grund einer bedrohlichen Zunahme bzw. Verschlechterung akuter Bauchsymptome. In 3 Fällen war ein derber Konglomerattumor tastbar geworden. Der Operationszeitpunkt lag zwischen 4. und 51. Krankheitstag. Diese Ergebnisse lassen folgende Rückschlüsse zu (Abb. 6): Klinisch schwere Krank-

heitsverläufe, die einen letalen Ausgang befürchten lassen, sollten ohne zeitliche Verzögerung durch konservative Therapieversuche und insbesondere *vor* oder spätestens bei Einsetzen der renalen Insuffizienz einer Frühresektion zugeführt werden. Diese Entscheidung ist zwischen 1. und 6.—8. Krankheitstag zu fällen.

Krankheitsverläufe mit lokal begrenzten Komplikationen (Sequesterbildung, Abszedierung, Ausbildung von Pseudocysten), gestatten dagegen eine mehrtägige Beobachtung und Vorbereitung zur Operation.

Es liegt auf der Hand, daß alle damit verbundenen diagnostischen und therapeutischen Probleme nur in spezialisierten Kliniken auf einer gut funktionierenden Intensivpflegestation sowie in enger Zusammenarbeit von Chirurgen, Internisten und Anaesthesisten zu bewältigen sind.

Literatur

1. Albo, R., Silen, W., Goldman, L.: A critical clinical analysis of acute pancreatitis. Arch Surg. **86**, 1032 (1963)
2. Devic, G., Garde, J., Gelain, J.: Traitement des pancréatites aigues par pancréatectomie. Lyon chir. **66**, 438 (1970)
3. Guivarc'h, M.: Place de la chirurgie dans le traitement actuel des pancréatites aigues. Concours méd. **95**, 3835 (1973)
4. Gülzow, M.: Therapie der akuten nekrotisierenden Pankreatitis. Internist **1**, 198 (1960)
5. Hollender, L. F., Bur, F., Marrie, A.: Chirurgie der akuten Pankreatitis. Langenbecks Arch. Chir. **334**, 337 (1973)
6. Hollender, L. F., Gillet, M., Sava, G.: La pancréatectomie d'urgence dans les pancréatites aigues. Ann. Chir. **24**, 647 (1970)
7. Hollender, L. F., Kohler, J. J., Klein, A.: Zur chirurgischen Behandlung der akuten nekrotischen Pankreatitis. Chirurg **43**, 256 (1972)
8. Katsch, G.: Aktive internistische Therapie der akuten Pankreatitis. Z. klin. Med. **135**, 554 (1939)
9. Kümmerle, F.: Intensivmedizin bei akuter Pankreatitis. Intensivmedizin **10**, 334 (1973)
10. Kümmerle, F.: Rundtischgespräch zum Thema Akute und chronische Pankreatitis. Langenbecks Arch. Chir. **334**, 359 (1973)
11. Lawson, D. W., Daggett, W. M., Civetta, J. M., Covry, R. J., Bartlett, M. K.: Surgical treatment of acute necrotizing pancreatitis. Ann. Surg. **172**, 605 (1970)
12. Mansouri, H., Vedrenne, C., Bendali, A. S., Benabadji, R., Hammad, A.: Les nécroses pancréatiques. Considérations anatomo-pathologiques et déductions thérapeutiques. Ann. Chir. **23**, 169 (1969)
13. Nordmann, O.: Neuere Anschauungen über die akute Pankreasnekrose und ihre Behandlung. Langenbecks Arch. klin. Chir. **193**, 370 (1938)
14. Sarles, H., Camatte, R.: Pancréatites aigues. Paris: Masson et Cie 1963
15. Schönborn, H.: Intensivmedizin bei akuter Pankreatitis. Intensivmedizin **10**, 299 (1973)
16. Schönborn, H., Schuster, H.-P., Prellwitz, W.: Klinische und klinisch-chemische Verlaufsbeobachtungen und autoptische Befunde bei der nekrotisierenden Pankreatitis. Chirurg **43**, 254 (1972)
17. Spay, G., Chadenson, O., Perrot, E., Jarossin, M., Guilland, M.: Pancréatectomie totale d'urgence pour pancréatite aigue nécrosante. Lyon méd. **222**, 1143 (1969)
18. Waterman, N. G., Walsky, R., Kasdan, M. L., Abrams, B. L.: The treatment of acute hemorrhagic pancreatitis by sump drainage. Surg. Gynec. Obstet. **126**, 963 (1968)
19. Watts, G. T.: Total pancreatectomy for fulminant pancreatitis. Lancet **1963 II**, 384

Dr. H. Schönborn
II. Med. Univ.-Klinik
D-6500 Mainz 1
Langenbeckstr. 1
Bundesrepublik Deutschland

Langenbecks Arch. Chir. 337 (Kongreßbericht 1974)
© by Springer-Verlag 1974

35. Intensivmedizin bei akuter Pankreatitis

Chirurgisches Referat

E. Pross

Chirurgische Universitätsklinik Mainz

Intensive Care in Acute Pancreatitis

Summary. Only the surgical elimination of the source of the trouble brings about conditions in which conservative intensive care can be successful in acute pancreatitis. Subtotal resection (Child) and intensive drainage of all the necrotic areas should be performed as early as possible. This treatment saved 6 out of 10 patients suffering from haemorrhagic pancreatitis. Correct selection of patients and of the right time for surgery and the pre- and postoperative therapy requires close cooperation of surgeons and physicians.

Key words: Pancreatitis, Acute — Surgical Therapy.

Zusammenfassung. Erst die Ausrottung des Katastrophenherdes schafft bei der akuten Pankreatitis die Voraussetzungen für eine erfolgreiche konservative Intensivtherapie. Möglichst frühzeitig sollten eine subtotale Linksresektion und ausgiebige Drainage aller Nekrosestraßen durchgeführt werden. Mit diesem Vorgehen konnten 6 von 10 Patienten mit einer hämorrhagisch-nekrotisierenden Pankreatitis gerettet werden. Indikationsstellung, Wahl des Operations-Zeitpunktes, prä- und postoperative Therapie erfordern eine enge Zusammenarbeit zwischen Chirurgen und Internisten.

Schlüsselwörter: Akute Pankreatitis — Operative Behandlung.

Die Gründe, die uns in letzter Zeit zu einem aktiv-operativen Vorgehen bei der akuten Pankreatitis veranlaßten, wurden im vorausgegangenen Referat dargelegt. Bevor wir uns bei der akuten Pankreatitis zur Operation entschließen, müssen wir 3 Kardinalfragen beantworten:

1. In welchen Fällen sollen wir operieren,
2. zu welchem Zeitpunkt sollen wir operieren und
3. welche operativen Maßnahmen sollen wir ergreifen?

Dei beiden ersten Fragen wurden ebenfalls teilweise im vorigen Referat beantwortet. Aus der Sicht des Chirurgen lassen sich die Antworten an Hand der pathologisch-anatomischen Befunde ergänzen, die wir intraoperativ erheben können. Wir empfehlen die akute Pankreatitis in 3 Stadien einzuteilen:

1. in die akut-ödematöse Form, mit oder ohne partieller Nekrose des Pankreas,
2. die Totalnekrose des Pankreas,
3. die Totalnekrose des Pankreas mit tryptischem Zerfall des Organs und ausgedehnten peripankreatischen Nekrosen.

Im ersten Stadium ist oft nicht leicht zu entscheiden, ob es sich um eine rein ödematöse Form handelt, oder ob schon partielle Nekrosen vorliegen. Am besten lassen sich letztere feststellen, wenn das Pankreas bei der Exploration mitsamt der Milz von links nach rechts aus seinem Lager ausgelöst wird. Dabei stoßen wir dann häufig am oberen und unteren Rand oder auf der Rückfläche des Pankreas in nekrotische Bezirke. In manchen Fällen läßt sich das Ausmaß der Nekrosen aber

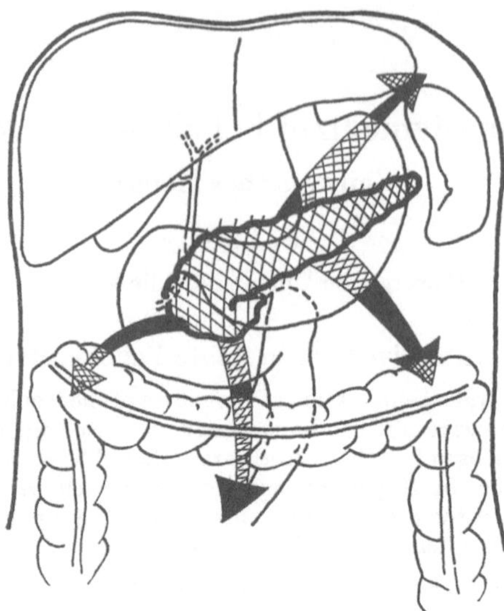

Abb. 1. Totalnekrose des Pankreas mit tryptischem Organzerfall — Verlauf der Nekrosestraßen
(Pfeile)

erst auf Serienschnitten durch das Organ erkennen, die in Zweifelsfällen auch in
situ durch scheibenförmige Resektionen vorgenommen werden sollten.

Das zweite Stadium, die Totalnekrose des Pankreas ist unschwer zu diagnostizieren. Hier stellt sich nur die Frage, ob nicht bereits ein Übergang ins Stadium
III vorliegt.

Stadium III bedeutet die größte Katastrophe, da infolge der tryptischen Zerstörung des Organs auch benachbarte Gebilde nekrotisch werden können. Erfahrungsgemäß entwickeln sich folgende Nekrosestraßen (Abb. 1):

1. in Richtung Treitzsches Band — Mesocolon,
2. retrogastrisch in Richtung linkes Subphrenium,
3. retrocolisch links, und
4. retrocolisch rechts, wobei die Nekrosen bis ins kleine Becken reichen
können.

In jedem Stadium treffen wir mehr oder weniger ausgedehnte Fettgewebsnekrosen und manchmal mehrere Liter hämorrhagischen Exsudates in der Bauchhöhle. Für die Beurteilung der Schwere der Katastrophe und für unser operatives
Vorgehen spielen diese Veränderungen jedoch eine untergeordnete Rolle.

Die Operation sollte mit einer allgemeinen Exploration beginnen. Der Forderung, in jedem Fall eine genaueste Exploration der Gallenwege mit Radiomanometrie, Bildwandlerkontrolle und evtl. Choledochotomie durchzuführen,
sowie der Forderung, die Gallenwege durch eine T-Drainage zu entlasten, unabhängig davon, ob Steine vorliegen oder nicht, können wir uns auf Grund eigener
Erfahrungen nicht anschließen. Bei der Mehrzahl unserer Patienten handelte es
sich um eine nichtbiliäre Pankreatitis. Auch halten wir bei unserem Vorgehen
eine Drainage der Gallenwege nicht für erforderlich. Selbstverständlich werden
wir gesicherte Choledochussteine entfernen, ebenso eine steintragende Gallenblase,
wenn dies ohne wesentliche Ausweitung des Eingriffes möglich ist.

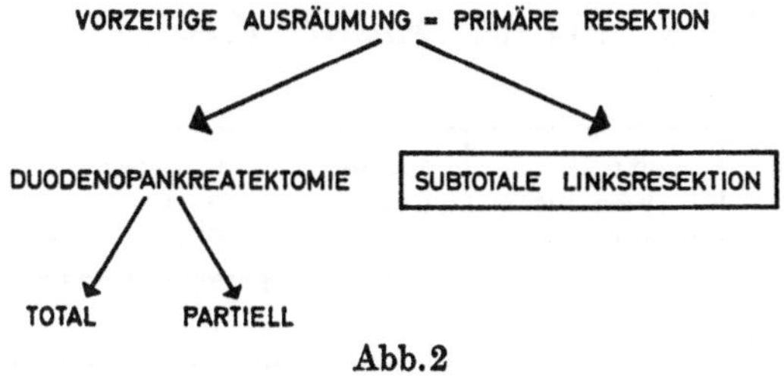

Abb. 2

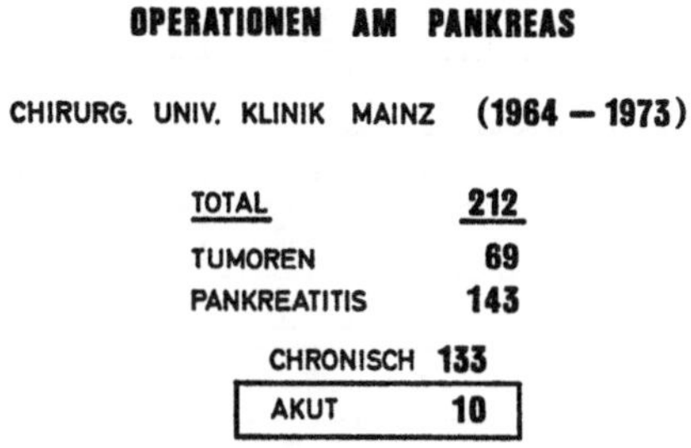

Abb. 3

Der eigentliche Eingriff besteht in der totalen Ausrottung des Katastrophenherdes, was gleichbedeutend ist mit einer partiellen, subtotalen oder totalen Entfernung des Pankreas. Nur dadurch kann ein Weiterschwelen des Prozesses verhindert werden. Der Eingriff sollte möglichst frühzeitig durchgeführt werden (Abb. 2). Eine Duodenopankreatektomie — partiell oder total — ist bei den meist schweren entzündlichen Veränderungen und wegen der Größe des Eingriffes im akuten Stadium technisch praktisch nicht möglich. Als Methode der Wahl bleibt deshalb die Linksresektion.

Von September 1972 bis Dezember 1973 haben wir 10 Patienten mit einer akuten Pankreatitis operiert bei insgesamt 212 Eingriffen am Pankreas in den letzten 10 Jahren (Abb. 3). Es handelte sich ausschließlich um ganz foudroyant verlaufende Fälle, die auf eine medikamentös-internistische Intensivtherapie nicht ansprachen. Bei 2 Patienten wurde die akute Pankreatitis allerdings unter anderer Diagnose operiert. Wie Abb. 4 zeigt, handelte es sich nur in 2 Fällen um eine biliäre Form der Pankreatitis, während die alkoholische Genese mit 4 Fällen relativ häufig vertreten war. Die Aufschlüsselung nach den verschiedenen Stadien ergibt, daß in den meisten Fällen eine Totalnekrose des Pankreas mit tryptischem Organzerfall und Nekrosen der Umgebung vorlagen. Bei 9 unserer Patienten führten wir eine Linksresektion durch. Einmal mußten wir uns auf eine Sequesterausräumung beschränken. Nachdem das Pankreas mit der Milz aus seinem Lager luxiert wurde, ließ sich die Ausdehnung der Nekrosen genau feststellen. Zweimal genügte eine Körper-Schwanz-Resektion, siebenmal wurde subtotal reseziert, wobei lediglich noch ein schmaler, sichelförmiger Drüsenrest im Duodenalbogen belassen wurde (Child). Bei den Fällen mit biliärer Genese wurde einmal die Gallenblase entfernt und der Choledochus durch eine T-Drainage entlastet, im zweiten Fall mußten wir wegen ausgedehnter Verwachsungen auf eine Revision der Gallenwege verzichten.

OPERATIVE THERAPIE DER AKUTEN PANKREATITIS

CHIRURG. UNIV. KLINIK MAINZ (Sept. 1972 – Dez. 1973)

n = 10	ALTER ♂ ♀	AETIOLOGIE: A-alkohol B-biliär I-idiopath. P-postop	STADIUM intraoperativ	OP-METHODE: LR-Linksresektion ST-subtotale Resekt.	LETALITÄT
1 N.H.	♀ 33	A	I	ST	✝
2 E.J.	♀ 37	B	II – III	LR	
3 R.H.	♂ 22	A	III	ST	✝
4 P.J.	♂ 57	J	I	ST	
5 C.J.	♀ 32	B	III	ST	
6 G.E.	♂ 48	J	II – III	ST	
7 S.G.	♂ 30	A	II – III	ST	✝
8 P.H.	♂ 46	J	III	LR	
9 F.M.	♀ 33	A	I – II	ST	
10 S.G.	♀ 34	P	II – III	SA	✝

Abb. 4

Bei den übrigen Patienten hielten wir die Revision bzw. Drainage der Gallenwege nicht für notwendig, da nach der subtotalen Resektion nicht mehr mit starker Speichelsekretion zu rechnen war. Auch haben wir nur zweimal die Pankreas-resektionsfläche abgenäht, sonst lediglich den Stumpf drainiert. Trotz ausgedehn-ter Nekroseherde im Mesocolon und Retroperitoneum bestand nie eine Durch-blutungsstörung, die eine Resektion von Colon, Magen oder Dünndarm erforder-lich gemacht hätte. Immer haben wir das Pankreaslager, die Resektionsfläche und sämtliche Nekrosestraßen sorgfältig drainiert. Oft stoßen sich noch längere Zeit nekrotische Gewebspartikel ab, eine persistierende Pankreasfistel beobachteten wir jedoch nie.

Mit diesem Verfahren gelang es uns immerhin, 6 von 10 Patienten mit schwer-ster hämorrhagisch-nekrotisierender Pankreatitis zu retten. Bei den 4 Todes-fällen bestand zum Zeitpunkt der Operation schon eine Oligo- bzw. Anurie.

Wir glauben, daß uns diese Ergebnisse ermutigen sollten, auf dem eingeschla-genen Weg fortzufahren. Allerdings sollten wir in Zukunft noch frühzeitiger ope-rieren, — lieber eine Probelaparotomie in Kauf nehmen — da nach unseren bis-herigen Erfahrungen erst die operative Entfernung des Katastrophenherdes die Voraussetzungen für eine erfolgreiche, medikamentös-internistische Intensiv-therapie schafft.

Prof. Dr. E. Pross
Chir. Klinik
D-7730 Villingen, Vöhrenbacherstr. 23
Bundesrepublik Deutschland

Langenbecks Arch. Chir. 337 (Kongreßbericht 1974)

35. Intensivmedizin bei akuter Pankreatitis

Chirurgisches Referat

E. Proß

Chirurgische Universitätsklinik Mainz

Intensive Care in Acute Pancreatitis

Summary. Only the surgical elimination of the source of the trouble brings about conditions in which conservative intensive care can be successful in acute pancreatitis. Subtotal resection (Child) and intensive drainage of all the necrotic areas should be performed as early as possible. This treatment saved 6 out of 10 patients suffering from haemorrhagic pancreatitis. Correct selection of patients and of the right time for surgery and the pre- and postoperative therapy requires close cooperation of surgeons and physicians.

Key words: Pancreatitis, Acute — Surgical Therapy.

Zusammenfassung. Erst die Ausrottung des Katastrophenherdes schafft bei der akuten Pankreatitis die Voraussetzungen für eine erfolgreiche konservative Intensivtherapie. Möglichst frühzeitig sollten eine subtotale Linksresektion und ausgiebige Drainage aller Nekrosestraßen durchgeführt werden. Mit diesem Vorgehen konnten 6 von 10 Patienten mit einer hämorrhagisch-nekrotisierenden Pankreatitis gerettet werden. Indikationsstellung, Wahl des Operations-Zeitpunktes, prä- und postoperative Therapie erfordern eine enge Zusammenarbeit zwischen Chirurgen und Internisten.

Schlüsselwörter: Akute Pankreatitis — Operative Behandlung.

Die Gründe, die uns in letzter Zeit zu einem aktiv-operativen Vorgehen bei der akuten Pankreatitis veranlaßten, wurden im vorausgegangenen Referat dargelegt. Bevor wir uns bei der akuten Pankreatitis zur Operation entschließen, müssen wir 3 Kardinalfragen beantworten:

1. In welchen Fällen sollen wir operieren,
2. zu welchem Zeitpunkt sollen wir operieren und
3. welche operativen Maßnahmen sollen wir ergreifen?

Dei beiden ersten Fragen wurden ebenfalls teilweise im vorigen Referat beantwortet. Aus der Sicht des Chirurgen lassen sich die Antworten an Hand der pathologisch-anatomischen Befunde ergänzen, die wir intraoperativ erheben können. Wir empfehlen die akute Pankreatitis in 3 Stadien einzuteilen:

1. in die akut-ödematöse Form, mit oder ohne partieller Nekrose des Pankreas,
2. die Totalnekrose des Pankreas,
3. die Totalnekrose des Pankreas mit tryptischem Zerfall des Organs und ausgedehnten peripankreatischen Nekrosen.

Im ersten Stadium ist oft nicht leicht zu entscheiden, ob es sich um eine rein ödematöse Form handelt, oder ob schon partielle Nekrosen vorliegen. Am besten lassen sich letztere feststellen, wenn das Pankreas bei der Exploration mitsamt der Milz von links nach rechts aus seinem Lager ausgelöst wird. Dabei stoßen wir dann häufig am oberen und unteren Rand oder auf der Rückfläche des Pankreas in nekrotische Bezirke. In manchen Fällen läßt sich das Ausmaß der Nekrosen aber

J. Tamm

Tabelle 2

Thyreotoxische Krise
(Basedow-Koma)

Ursachen:
Plötzliches Überschwemmen mit
Schilddrüsenhormonen
Auslöser:
Narkose, Infekte
Symptome:
Hyperthermie, profuse Hyperhidrose,
Tachycardie (evtl. absol. Arrhythmie)
Übelkeit, Erbrechen, Diarrhoe,
Exsikkose, Pseudobulbärparalyse,
Verwirrtheitszustände
Diagnose:
Klinische Symptome: Insbes. diffuse
Struma (Schwirren!)
Keine Zeit für Labortests!

Therapie:
1. Favistan 120–200 mg/die i.v.
2. Endojodin bis 12 Amp. p.d. i.v.
3. Prednisolon-hemis. 100–200 mg p.d. i.v.
4. ca 3000–4000 ml 5%ige Lävulose infun-
   dieren p.d. mit entspr. Na u. K-Zusätzen
5. Reserpin 1–4 mg p.d.
6. Eiskravatte, kühlende Packungen
7. Digitalisieren
8. Evtl. Propranolol o.ä. bis 120 mg p.d. oral
9. Evtl. protrahierte Peritonealdialyse

Tabelle 3

Akuter Hyperparathyreoidismus

Ursachen:
Akut erhöhte Ausschwemmung von Parathormon
oder Potenzierung des PTH durch andere
hypercalcämische Mechanismen
Auslöser:
z.B. wiederholte Palpation der Halsregion,
Zufuhr von Vit.D, DHT, Androgenen, Oestro-
genen, Thiazid-Diuretica, Milch; längere
Immobilisation

Symptome:
Initial Polyurie und Erbrechen; dann Exsik-
kose, schwerer Kreislaufkollaps, Hyperpyrexie,
Niereninsuffizienz, Verwirrtheitszustände,
Koma. Später ubiquitäre Kalkablagerung,
Thrombosen.

Diagnose:
Klinische Symptome.
Wenn rasch möglich
    Serum-Ca (8,5 – 10,5 mval/l!)

Therapie:
1. Physiol. NaCl-Lösung (3000 ml in 5–10 Std. i.v.)
   Evtl. fortsetzen, wenn Serum-Ca in 1–2 Tagen
   nicht unter 7,5 mval/l gesengt wird und Kreislauf belastbar ist.(laufende Kontrolle aller
   Elektrolyte und des zentralen Venendruckes)
2. Furosemid (bis zu 80 mg alle 2 Std. über 12–16
   Std.) Kontrolle von Elektrolyten, Kreatinin,
   Phosphat.
3. Phosphat-Infusion: 1000 ml aqua steril. mit
   0,081 Mol Na_2HPO_4 + 0,019 Mol KH_2PO_4 (=pH 7,4)
   bei normaler Nierenfunktion über 6–8 Stunden
   i.v. (bei gestörter Nierenfunktion Gefahr der
   Ca-Ausfällung in Nieren, Pankreas,Herzmuskel)
4. Ggfs. zusätzlich Thyreocalcitonin, Corticosteroide, Mithramycin.
5. Nach Normalisierung des Serum-Ca und Rehydrie-
   rung: Operation.

so rasch wie möglich eingeleitet werden muß, um die vital bedrohlichen Situationen
mit einiger Aussicht auf Erfolg bereinigen zu können. Es ist besser, einmal zu
früh eine endokrine Notfallstherapie begonnen zu haben, als durch diagnostische
Maßnahmen Zeit verloren zu haben. Die genannten akuten Syndrome sind selten
zu erwarten. Jedoch darf nicht vergessen werden, daß die zunehmende Frequenz
therapeutischer adrenaler oder hypophysärer Eingriffe auch die Häufigkeit
endokriner Komplikationen steigern wird. In den 4 Tabellen wird in der gebotenen Kürze auf das hypophysäre Coma, die thyreotoxische Krise, den akuten
Hyperparathyreoidismus sowie auf die Addison-Krise eingegangen. Die tabel-
larischen Angaben sprechen für sich selbst, so daß sich weitere Kommentare erübrigen.

Tabelle 4

<u>Akute Nebennierenrinden-Unterfunktion</u>
(Addison-Krise)

<u>Ursachen:</u>
Hochgradiger Mangel an Cortisol und
Aldosteron

<u>Auslöser:</u>
Narkose, Infekte, Elektrolytverlust
(Diarrhoe, Hyperhidrosis)

<u>Symptome:</u>
Allgemeine Reizbarkeit, dann Apathie und
Koma. Extreme Adynamie, Exsikkose, RR
kaum meßbar; Hypothermie, später Hyperthermie; vertiefte Pigmentierung; Abdo-
minalschmerzen; hypoglykämische Krämpfe.

<u>Diagnose:</u>
Klinische Symptome: Spez. typische Pigmentierung.
Evtl. Zählung der Eosinophilen: über
100/mm^3
(bei NNR-Gesunden darunter)

<u>Therapie:</u>
1. Infusion mit 100 mg Hydrocortison in 500 ml
   physiol. NaCl mit Zusatz von 50 ml 40%iger
   Glucose (in 2–3 Std.), evtl. Wiederholung.
   Bei ausgeprägtem Schock Aldocorten (1–2 Amp.)
   sowie Noradrenalin (0,3–2,0 mg/Std.) zusetzen
2. Antibiotika
3. Nach Behebung des Schocks 10 mg Hydrocortison-
   Infusion/60 Min. bis Pat. orale Medikamente
   aufnehmen kann.

Prof. Dr. J. Tamm
2. Med. Klinik
Univ.-Krankenhaus Eppendorf
D-2000 Hamburg 20
Martinistr. 52
Bundesrepublik Deutschland

Langenbecks Arch. Chir. 337 (Kongreßbericht 1974)

Radiologische Diagnostik

37. Radiologische Diagnostik im Rahmen der Intensivmedizin

H. Pokieser

Röntgenstation an der I. Medizinischen Universitätsklinik Wien

Radiologic Diagnosis in Intensive Care Units

Summary. The problems encountered in Radiology are concerned with: 1. Organization and constant supervision of technical and methodical factors necessary for optimal bed-side X-ray examinations. 2. Analysis of radiographs in the light of the clinical findings. 3. Special X-ray examinations in the radiological department (angiography etc.). The efficiency of mobile X-ray units is discussed. Specific and nonspecific X-ray symptoms of pathologic conditions of the thorax are illustrated.

Key words: Radiology — X-ray, Interpretation — X-ray Units, Mobile.

Zusammenstellung. Aufgaben der Radiologie sind: 1. Organisation und ständige Überwachung der technisch-methodischen Erfordernisse für eine optimale Durchführung von Röntgenuntersuchungen am Krankenbett. 2. Röntgenbildinterpretation in Kenntnis der klinischen Situation (Integration in das betreuende Ärzteteam). 3. Aufwendigere Untersuchungen an der Röntgenstation (z. B. Angiographie). Im einzelnen werden Hinweise auf die nötige Leistungsstärke mobiler Röntgenapparate und die Einhaltung von Strahlenschutzvorschriften gegeben. Spezifische und unspezifische Röntgensymptome pathologischer Prozesse der Thoraxorgane werden besprochen und demonstriert.

Schlüsselwörter: Radiologie — Röntgenbildinterpretation — Röntgenapparate (mobile) — Röntgensymptome (pathologischer Thoraxprozesse).

Seit 1963, dem Jahr der Errichtung einer Intensivbehandlungsstation (IBS) an der I. Chirurgischen Universitätsklinik Wien mit den speziellen Problemen der radiologischen Diagnostik an Schwerstkranken befaßt, möchte ich die Aufgaben meiner Fachdisziplin im Rahmen der Intensivmedizin folgendermaßen umreißen:

1. Organisation und Überwachung der technisch-appartiven, methodischen und personellen Erfordernisse für die prompte und bestmögliche (fachgerechte) Durchführung nötiger Röntgenuntersuchungen am Krankenbett.

2. Röntgenbildanalyse und Interpretation in engem Kontakt mit dem betreuenden Ärzteteam.

3. Beratung zur Indikation und Durchführung evtl. nötiger Untersuchungen an der Röntgenstation (Durchleuchtung, Tomographie, Angiographie und Szintigraphie).

Mit Schwerpunkt auf die unter 1. und 2. angeführten Aufgaben sollen in gebotener Kürze diese drei Funktionsbereiche erörtert werden.

Die Standarduntersuchung am Krankenbett ist die sagittale, in der Regel im anterior-posterioren Strahlengang angefertigte Thoraxübersichtsaufnahme am liegenden oder, besser, am sitzenden Patienten. Fallweise werden jedoch seitliche Thoraxbilder oder Abdominalaufnahmen erforderlich. Die zuletzt angeführten Aufnahmen sind in ausreichender Qualität nur bei Verwendung von Streustrahlenrastern herstellbar. Zu dieser, durch die Physik gegebenen Anforderung an die

Aufnahmetechnik kommt zusätzlich die aus der klinischen Situation der Patienten abgeleitete Forderung nach möglichst kurzen Belichtungszeiten zur Vermeidung der Veratmungsunschärfe. Den Anforderungen nach hoher Bildqualität bei bewußtlosen, dyspnoischen oder motorisch unruhigen Kranken entsprechen nur leistungsstarke Apparate, die heute in mobiler Ausführung am Markt sind und zur Standardeinrichtung einer IBS gehören. Sind neben einem gemischten Krankengut auch Patienten unter massiver Immunosuppression zu versorgen, ist für diesen Pflegebereich aus Gründen der Sterilität ein eigenes Röntgengerät vorzusehen. Für frische Transplantationsfälle ist weiters ein mobiler Szintillationsdetektor zur Funktionskontrolle der Niere überaus wertvoll, angiographische Untersuchungen sind damit stark zu reduzieren.

Eine Aufstellung gängiger Typen mobiler Röntgengeräte mit Leistungsstärke und Verwendbarkeit reduziert die Auswahl auf die großen Typen von Zweipulsgeneratoren. Kurze Belichtungszeiten und Rasteraufnahmen von Thorax und Abdomen in beiden Ebenen sind damit für alle Gewichtsklassen möglich. Ungeeignet sind die nach wie vor viel verwendeten Halbwellenapparate, z. B. die sog. Röntgenkugel. Bei normalgewichtigen Patienten variiert damit die erforderliche Belichtungszeit in Abhängigkeit vom Luftgehalt der Lungen von 0,5–1,2 sec. Diese Werte steigen bei adipösen Patienten mit massiven Verschattungsprozessen auf das 2–4fache an, Streustrahlung und Bewegungsunschärfe bewirken rabenschwarze oder nebelgraue Bilder ohne Informationsgehalt.

Leistung und Eignung mobiler Röntgenapparate für den Einsatz auf Intensivstationen sind in der folgenden Aufstellung zusammengefaßt:

Bauart	Leistung	Gewicht in kg	Belichtung Lunge sagittal Normalfall	Verwendungsmöglichkeit
Einpulsgenereratoren (z. B. Rö.-Kugel)	60–90 kV 12 mA	45 65	0,5 –1,2″	Lunge-sagittal
Zweipulsgeneratoren				
Kleintyp (Festanode) ╲ Netzabhängig ╱ (Kraftstrom)	45–90 kV 20–40 mA	65	0,3 –0,5″	Lunge-sagittal (seitlich)
Großtyp (Drehanode)	bis 125 kV 100 mA u. m.	250	0,05–0,1″	Lunge ⎱ sagittal Abdomen ⎰ seitlich
Kondensatorapparat Netzunabhängig (Lichtstrom)	100 kV 300 mA	350	0,05–0,1″	Lunge ⎱ sagittal

Die Bedeutung der Bildqualität für die Detailerkennbarkeit und für die Diagnose sei am Beispiel zweier Fälle demonstriert: Ein 68jähr. schockierter Patient mit heftigem Präcordial- und Oberbauchschmerz kommt mit der Diagnose Herzinfarkt oder Ulcusperforation an die IBS. Die weiche Bettaufnahme im Liegen zeigt eine mächtige, scharf begrenzte Mediastinalverbreiterung. Die Rasteraufnahme im Sitzen verifiziert die Annahme eines Aortenaneurysma, die Angiographie zeigt Lokalisation und Ausdehnung der Dissektion (Abb. 1). Ein 56jähr.

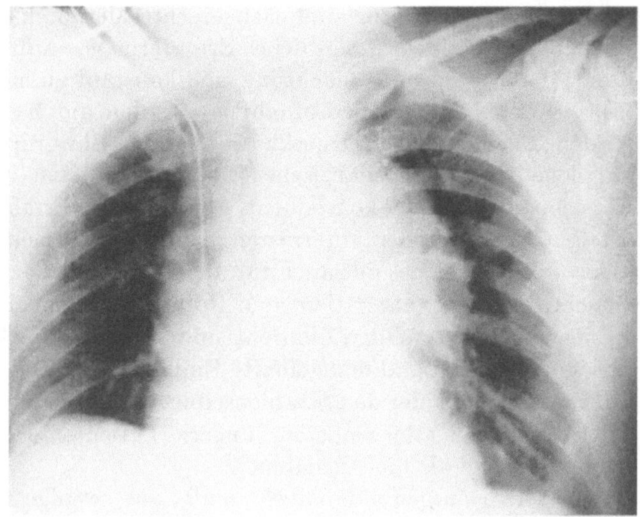

A

B

Abb. 1. A und B. Bedeutung von Belichtung und Körperhaltung für die Aufnahmequalität.
♂ 68 a, heftige thorako-abdominelle Schmerzen, klinische Differentialdiagnose: Herzinfarkt,
Ulcusperforation.   A Weichstrahlaufnahme, sagittaler Strahlengang, Rückenlage. Mächtige,
fast symmetrische Verbreiterung des Medistinalschattens, ohne Differenzierungsmöglichkeit,
Zwerchfellhochstand;   B Hartstrahlaufnahme im Sitzen. Gute Erkennbarkeit eines diffusen
Aneurysma des Aortenbogens und der Aorta descendens (angiographisch Aneurysma dissecans
der Aorta descendens)

Patient kommt 3 Tage nach Fundus-Kardiaresektion ikterisch wegen Anurie (Transfusions-
zwischenfall) zur Dialyse an die IBS. Eine massive homogene Verschattung des rechten
Unterfeldes könnte und wurde am Weichstrahlbild als Erguß gedeutet. Die härtere Aufnahme
läßt subphrenisch eine große Luftaufhellung mit angedeutetem Spiegel erkennen. Zusätzlich
ein interstitielles Lungenödem. Der klinisch zunächst nicht perzipierte subphrenische Absceß,
ausgehend von einer Anastomosendehiszenz enthielt 2,5 l Eiter.

Neben einer suffizienten Apparatur sind sachgerechte Methodik und Organisation des Untersuchungsablaufes wesentliche Erfordernisse. Aufnahmebedingungen wie Röhren-Filmabstand und Belichtung sind konstant zu halten, richtig befundene Expositionswerte für Thoraxaufnahmen werden am besten auf der Namenstafel oder dem Krankenblatt vermerkt wie etwa die Blutgruppe. Der verantwortliche Radiologe muß die pedantische Einhaltung dieser Erfordernisse seitens der technischen Fachkräfte konsequent überwachen. Erfahrungsgemäß sind Anaesthesisten, Chirurgen oder Internisten bei der Wahrnehmung dieser Obliegenheiten überfordert. Gleiches gilt auch für die Einhaltung der gesetzlichen Strahlenschutzvorschriften. Mehr als Patient und Röntgenpersonal sind Stationskräfte gefährdet, die, oft unvermeidbar, Patient und Filmkassette halten. Verzicht auf Strahlenschutzkleidung und mangelhafte Einblendung des Nutzstrahlenbündels sind die Hauptsünden wider den Strahlenschutz, weitere Fahrlässigkeiten wie unterbleibende Abschirmung der Gonaden jüngerer Patienten oder des Nachbarbettes sind mehr die Regel als die Ausnahme.

Die Erörterung der Röntgenbildanalyse muß auf wenige differentialdiagnostische Fragen pathologischer Prozesse der Thoraxorgane beschränkt bleiben, vielleicht klingen Probleme anderer Organgebiete in der Diskussion oder dem Rundtischgespräch an.

Die Röntgenmorphologie pathologischer Thoraxprozesse am Krankengut einer gemischten IBS umfaßt das breite Spektrum infiltrativer, atelektatischer und ödematöser Lungenverdichtungen, pleuraler Prozesse und kardialer Veränderungen mit ihren pulmonalen Rückwirkungen. Dies alles vielfach in Kombination an einem Kranken ausgebildet. Einige dieser Prozesse bieten, isoliert vorliegend, schon am Einzelbild ein spezifisches Röntgensubstrat, eine Vielzahl von Prozessen erfordert jedoch zur Deutung von Art und Ätiologie neben klinischen Angaben die Bewertung von Röntgenbildserien, nach Möglichkeit einschließlich solcher Röntgenbilder, die vor Auftreten einer Komplikation, etwa am Einlieferungstag angefertigt wurden.

Eine Aufstellung soll, ohne Anspruch auf Vollständigkeit die häufigsten pathologischen Prozesse der Thoraxorgane mit spezifischer — jenen mit unspezifischer Röntgenmorphologie gegenüberstellen:

Spezifische Röntgenmorphologie (bei isoliertem Vorliegen)

Pneumothorax:	Pneuspalt, einseitiger Zwerchfellhochstand, Lungenkollaps ($\pm$)
Spannungspneu:	Pneuspalt, einseitiger Zwerchfelltiefstand, Mediastinalverdrängung, Lungenkollaps
Pleuraerguß: (300 ml und mehr)	Verschattung (formlabil), evtl. mit Mediastinalverdrängung
Atelektase: (eines oder mehrerer Lappen einer Lunge)	Verschattung, Volumen diminutum
Lobärpneumonie:	Verschattung, Volumen auctum, Aerobronchogramm
Miliartuberkulose:	Disseminierte Fleckschatten (2—5 mm Durchmesser)
Interstitielles Lungenödem:	Diffuse Trübung mit Unschärfe der Gefäßkonturen (häufig nur der Lungenkerne)

Linksdekompensation: Wie bei interstitiellen Lungenödem — zusätzlich Dilatation des
                        Herzens und der Oberlappengefäße
(Akutes Rechtsherz)

Unspezifische Röntgenmorphologie

Alveoläres Lungenödem (z. B. bei Inhalationsgiften, Fettembolie),
Pulmonales Schocksyndrom (fortgeschritten oder superinfiziert),
Aspiration, Segmentatelektasen, Lungeninfarkt (Infarktkaverne),
Bakterielle und mykotische Lobulärpneumonie (Lungenabsceß),
Tuberkulöses Infiltrat, pulmonale und mediastinale Tumore, Contusion, Blutung, Transplant
Lung, Perikarderguß, Dilatatio cordis totius.

Besteht eine spezifische Röntgenmorphologie ist die Artdiagnose des zugrundeliegenden Prozesses möglich, Rückschlüsse auf die Ätiologie sind allerdings nur
auf Grund klinisch-anamnestischer Daten zu ziehen.

Einige Fallbeispiele mögen dies demonstrieren:

Problemlos die Erkennung des unkomplizierten Pneumothorax links mit Thoraxwandemphysem nach Subclaviapunktion. Schwieriger die Diagnose eines lebensbedrohlichen
Spannungspneu nach doppelter Serienrippenfraktur links. Lungenkollaps und Pneuspalt
durch das ausgedehnte Thoraxwandemphysem überlagert, die erhebliche Rechtsverlagerung
der Mediastinaleingeweide, bei streng orthograder Thoraxaufnahme jedoch nicht zu übersehen.

Der große Pleuraerguß mit Totalverschattung einer Thoraxhälfte und Mediastinal-
verdrängung, besonders zu beachten die Lage der Trachealkanüle, ist ebenso geläufig wie das
Bild der atelektatischen Lunge. Leicht zu übersehen hingegen die isolierte Atelektase des
linken Unterlappens. Der kollabierte Lappen ist vom Herzschatten schlecht zu differenzieren,
der Zwerchfellhochstand und die überhelle Lunge links werden jedoch danach suchen lassen
(Abb. 2—4).

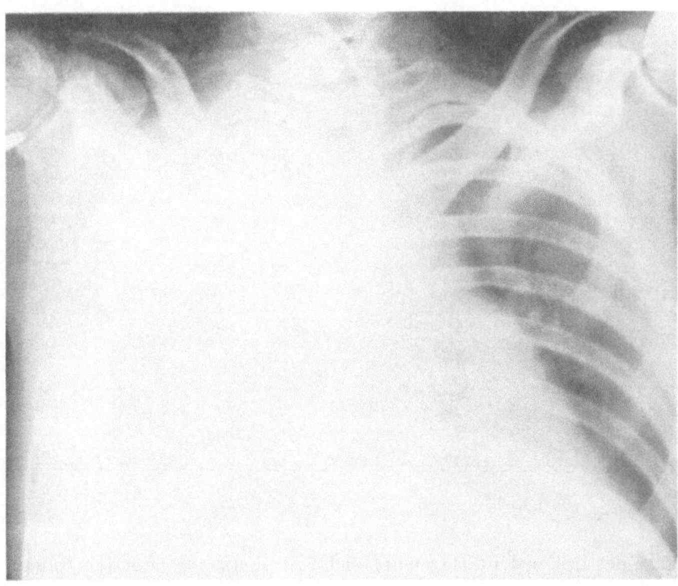

Abb. 2. Typischer Befund eines großen Pleuraergusses mit Verdrängung der Mediastinaleingeweide zur Gegenseite (♂ 19 a, Schädel-Hirntrauma, Aspiration-Abscedierung-Pleura-
empyem)

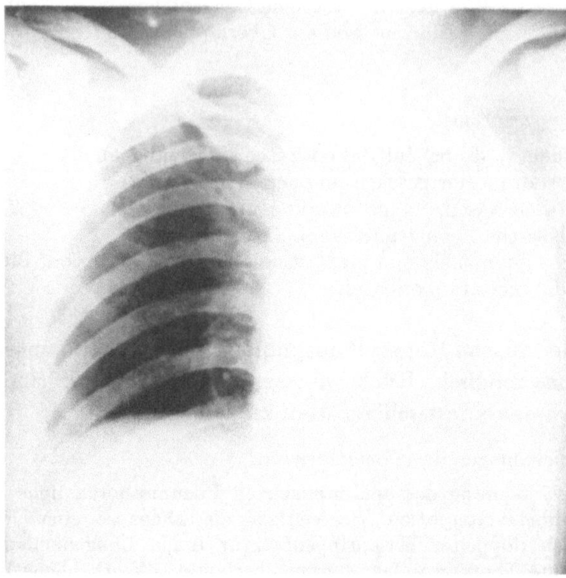

Abb.3. Typischer Befund einer kompletten Atelektase der linken Lunge. Verlagerung der Mediastinaleingeweide zur Verschattung (♀ 23 a, Myasthenia grav., Respiratorbehandlung, passagere Bronchusobturation durch Schleimpfropf)

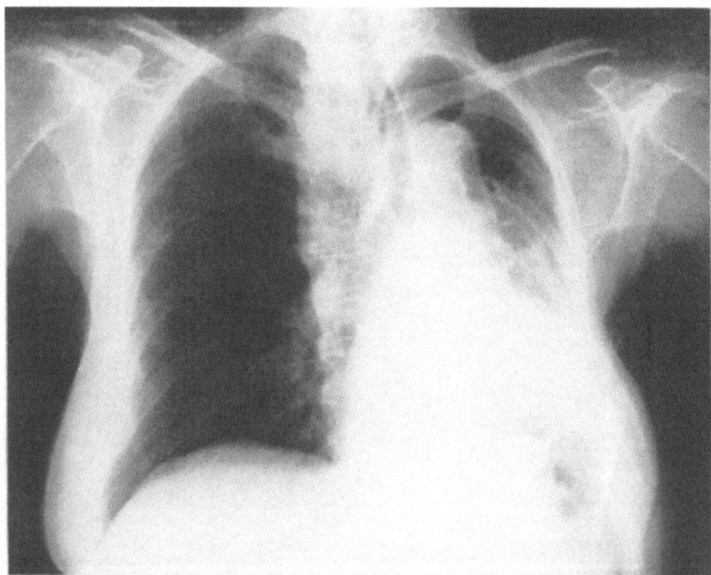

Abb. 4. Atelektase des linken Unterlappens, leicht zu übersehen oder fehlzudeuten. Rö.-Leitsymptome: überhelle Lunge links (kompensatorische Blähung des linken Oberlappens), Höherstand der linken Zwerchfellhälfte (Volumen diminutum), homogen verschatteter, kollabierter linker Unterlappen in Deckung mit dem Herzschatten (Tumorverschluß des linken Unterlappenbronchus)

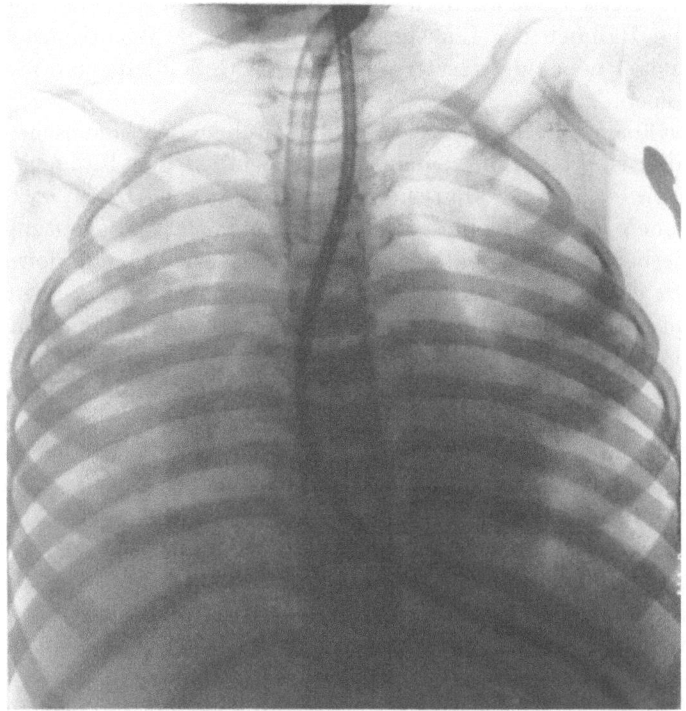

Abb. 5. Diffuse Ödemverschattung (interstitiell und alveolär) beider Lungen mit Atelektase des rechten Unterlappens und Herzdilatation. Terminalbild einer respiratorischen Insuffizienz bei protrahiertem Schock ($\male$ 3 a, Tetanus-Schweregrad IV, Obduktion: Trockene Hepatisation aller Lungenlappen, interstitielle Proliferation, hyaline Membranen in den Alveolen)

Besondere Erwähnung verdient die Röntgenmorphologie ödematöser Lungenveränderungen. Einerseits weil derartige Prozesse oft erster morphologischer Ausdruck schwerwiegender respiratorischer, zirkulatorischer oder renaler Störungen sind und andererseits weil das Röntgenbild frühzeitig eindeutige Befunde zeigt.

Typische interstitielle Ödeme der Lungenkerne finden sich bei Urämie, Sepsis und schweren Intoxikationen. Prognostisch dubiöser sind die primär auch peripher ausgebildeten interstitiellen Ödeme. Protrahierte Schockzustände nach schwerem Trauma, Verbrennung oder Massenblutungen, bei Sepsis, myasthenischen Krisen oder schwerem Tetanus fallen in diese Gruppe. Persistenz derartiger Verschattungen oder weitere Ausbreitung mit Atelektasezeichen und Herzdilatation kennzeichnen eine deletäre Entwicklung.

Die Bilder zweier Patienten mit Tetanus und Myasthenia gravis zeigen das Terminalstadium einer derartigen Entwicklung:

In einem Fall opalescente Totalverschattung der Lungen und Herzdilatation, im anderen Fall disseminierte konfluierte Verschattungsareale. Bei der Obduktion in beiden Fällen trockene Hepatisation aller Lappen und hyaline Membranen. Im zweiten Fall zusätzlich einige abscedierende bronchopneumonische Herde und stärkere interstitielle Proliferation (Abb. 5).

Von den erörterten Ödembildern gut zu unterscheiden sind die Lungenstauung und Ödem im Rahmen der Linksherzdekompensation. Wichtigstes Unterscheidungsmerkmal ist neben der Herzerweiterung die Gefäßdilatation, besonders der Oberlappenvenen.

Differentialdiagnostische Details zu den angeführten pathologischen Prozessen mit uncharakteristischer Röntgenmorphologie würden den Rahmen dieses Beitrages sprengen. Anamnese, klinische und laborchemische Daten sowie Sputumbefund gewinnen für die Diagnose dieser Gruppe mehr an Bedeutung. Dennoch wird auch hierbei dem Röntgenbild oder einer Bildserie großer Informationswert zukommen, da der Kreis möglicher Ursachen eines schweren Krankheitszustandes bei positivem Röntgenbefund, so uncharakteristisch er sein mag, in der Regel wesentlich einzuengen ist.

Zum letzten Aufgabenbereich des Radiologen, der Indikationsstellung und Durchführung aufwendigerer Untersuchung an der Röntgenstation kann ich mich kurz fassen. Symptomatik und Verfassung des Patienten sowie die Dringlichkeit therapeutischer Konsequenzen sind gegen die Belastung und den kalkulierbaren Aussagewert der Röntgenuntersuchung abzuwägen. Notfallangiographien bei Verdacht auf Mesenterial- oder Nierengefäßverschluß, Verletzung parenchymatöser Organe und die Suche nach endoskopisch nicht abklärbaren lebensbedrohlichen Blutungen seien hier nur erwähnt. Spektakuläre Angiogramme solcher Fälle habe ich im Schrank gelassen, derartige Bilder finden sie in den Fachzeitschriften häufiger als etwa die Röntgenmorphologie der Schocklunge.

Es erschien mir in diesem Kreis wichtiger die Bedeutung einer guten technischen Röntgenausrüstung auf der IBS zu betonen und die Wirkungsmöglichkeiten des kooperationsbereiten Radiologen im Ärzteteam einer IBS herauszustreichen.

Literatur

Moore, F. D., Lyons, J. H., Jr., Pierce, E. C., Jr., Morgan, A. P., Jr., Drinker, P. A., MacArthur, J. D., Dammin, G. J.: Post-traumatic pulmonary insufficiency. Philadelphia-London-Toronto: W. B. Saunders 1969

Pokieser, H.: Röntgenologische Überwachung und Ergebnisse von Verlaufsbeobachtungen. In: Intensivstation—Pflege—Therapie. Hrsg. von R. Kucher u. K. Steinbereithner. Stuttgart: Thieme 1972

Simon, G.: Principles of Chest X-Ray diagnosis, 3rd Edit. London: Butterworth 1971

Univ.-Doz. Dr. H. Pokieser
Röntgenstation an der
I. Med. Univ.-Klinik
A-1097 Wien
Spitalgasse 23
Österreich

Langenbecks Arch. Chir. 337 (Kongreßbericht 1974)

Aufgaben der Anaesthesie

38. Therapie der Ateminsuffizienz

E. Rügheimer

Abteilung für Anaesthesiologie der Universität Erlangen-Nürnberg

The Treatment of Respiratory Insufficiency

Summary. Respiratory insufficiency is the commonest postoperative complication. Clinical signs such as tachycardia, cyanosis and auxiliary respiration indicate intensive therapy. Latent respiratory insufficiency can be quickly diagnosed by means of a vitalograph. Disturbances of the gas exchange can only be recognized by measurement of the arterial or capillary blood-gas tensions. The treatment consists in physiotherapy, dead-space respiration, inhalation therapy and basic drug therapy. Optimal therapy is only possible with mechanical ventilation. Oxygen breathing is effective in cases of alveolo-capillary block syndrome; in cases of functional shunts its value depends on the extent of the ventilated areas of the lung.

Key words: Diagnosis — Physiotherapy — Drugs — Artificial Respiration.

Zusammenfassung. Die Atmungsinsuffizienz ist die häufigste postoperative Komplikation. Klinische Zeichen wie Tachykardie, Cyanose und auxiliäre Atmung reichen aus, die Notfalltherapie einzuleiten. Eine latente Atmungsinsuffizienz läßt sich mit einem Vitalograph rasch diagnostizieren. Gasaustauschstörungen lassen sich nur durch Messung der arteriellen oder capillären Gasspannungen ermitteln. Die Therapie setzt sich aus Physiotherapie, Totraumatmung, Beatmungsinhalation und medikamentöser Basistherapie zusammen. Optimale Behandlung ist nur durch Beatmung möglich. Sauerstoffatmung ist wirkungsvoll bei Diffusionsstörungen; bei funktionellen Shunts ventilatorischer Ursache nur entsprechend dem Ausmaß ventilierter Bereiche.

Schlüsselwörter: Diagnose — Physiotherapie — Medikamente — Beatmung.

Die Atmungsinsuffizienz ist die häufigste Komplikation nach einer Operation. Die Letalität ist hoch. Sie beträgt bis zu 70 %. Demzufolge ist der Prophylaxe und der Therapie der respiratorischen Insuffizienz der höchste Stellenwert in unserem Behandlungsplan zuzumessen. Eine Atmungsinsuffizienz kann grundsätzlich an jeder Stelle des Diffusions- und Transportweges der Atemgase auftreten. Also nicht nur in der äußeren Atmung, sondern auch im Blut und im Gewebe. Entsprechend dem klinischen Sprachgebrauch werde ich mich in meinem Referat auf die Störungen der äußeren Atmung beschränken.

Die Diagnose einer akuten Atmungsinsuffizienz ist problemlos. Die klinischen Zeichen Verwirrtheit, Tachykardie, Cyanose und auxiliäre Atmung reichen aus, die Notfalltherapie einzuleiten. Zur Diagnose einer latenten Atmungsinsuffizienz, zur Typisierung und Quantifizierung der respiratorischen Störung und zur Steuerung der Therapie ist in aller Regel eine Laboruntersuchung unerläßlich. Das muß nicht aufwendig sein. Mit einem Vitalograph ist die Messung von Vitalkapazität, Atemgrenzwert und Sekundenkapazität in 5 min ausgeführt. Überträgt man die Meßwerte in ein Koordinatensystem mit der Vitalkapazität als Abszisse und der relativen Sekundenkapazität als Ordinate, so läßt sich daraus

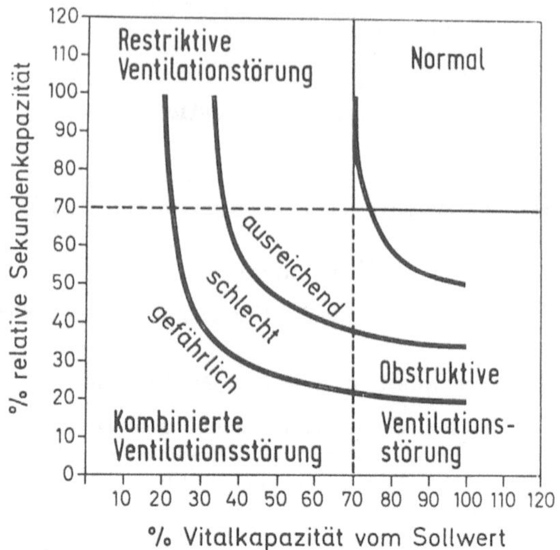

Abb. 1. Differentialdiagnose der Ventilationsstörung aus Vitalkapazität und exspiratorischem Tiffeneau-%-Wert bezüglich des Operationsrisikos

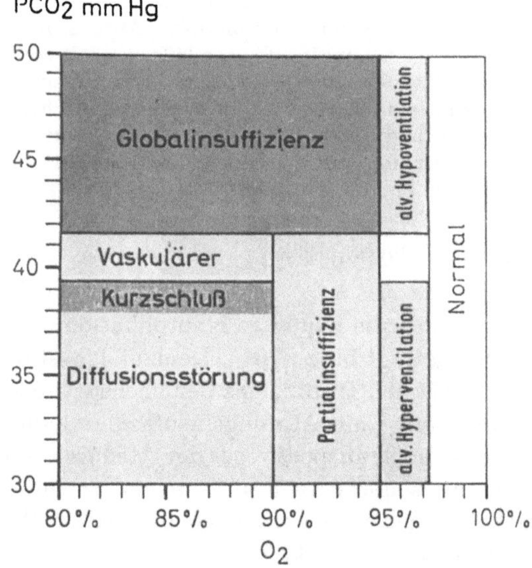

Abb. 2. Beurteilung einer respiratorischen Insuffizienz aus $p\mathrm{CO_{2a}}$- und $\mathrm{O_{2a}}$-Prozent-Sättigung

eine ausreichende Differenzierung zwischen restriktiver oder obstruktiver Erkrankung ablesen. Stehen diese diagnostischen Möglichkeiten nicht zur Verfügung, so erlauben zwei einfache Tests eine grobe Orientierung: man mißt die Thoraxexkursionen bei tiefster In- und Exspiration: beträgt die Differenz mehr als 5 cm, so liegt vermutlich keine ernste restruktive Lungenerkrankung vor. Kann der Patient in einer Entfernung von 25 cm bei geöffnetem Mund eine Streichholzflamme ausblasen, so darf angenommen werden, daß auch keine schwere obstruktive Lungenerkrankung vorliegt. Gasaustauschstörungen lassen sich nur durch Messung der arteriellen oder capillären Blutgasspannung ermitteln. Trägt man die arterielle Sauerstoffsättigung auf der Abszisse und den arteriellen Kohlensäurepartialdruck auf der Ordinate an, so erlaubt dieses Schema Aussagen über Qualität und Quantität einer respiratorischen Insuffizienz zu machen. Man kann direkt entnehmen, ob es sich um eine Globalinsuffizienz mit, Hypoxämie und gleichzeitiger Hyperkapnie oder um eine Partialinsuffizienz mit isolierter Hypoxämie handelt. Die Ermittlung des alveolo-arteriellen Sauerstoffpartialdruckgradienten und seine Veränderungen nach Hyperoxieversuch lassen zwischen anatomischem Shunt einerseits und Verteilungsstörungen im Belüftungs-Durchblutungs-Verhältnis oder alveolo-capillärem Blocksyndrom mit Diffusionsstörungen andererseits klar differenzieren.

Zur Ermittlung von Blutgaswerten im Routinebetrieb ist heute nicht mehr die subtile Kunst einer MTA notwendig. Inzwischen werden von der Industrie halb- bis vollautomatische Blutgasanalysatoren angeboten, deren Handhabung von jedem Arzt in wenigen Stunden erlernbar ist. Die Therapie der Atmungsinsuffizienz muß mit einer präoperativen Verbesserung der Lungenfunktion beginnen. Wir führen dazu ein abgestuftes Programm von atemtherapeutischen Maßnahmen durch. Mit der Atemschulung verfolgen wir die Absicht, ein für den Patienten günstiges Atemmuster zu finden. Durch Bewegungsübungen und autogenes Training soll die Atemmuskulatur entspannt und entkrampft werden und darüber zur Ökonomisierung der Atemarbeit beitragen.

Physikalische Maßnahmen wie Thoraxvibration, Thoraxperkussion, Lagerungsdrainage und Abhustübungen fördern die broncho-alveoläre Clearance. Dem gleichen Ziel dient dosierte künstliche Totraumvergrößerung durch Vorschalten einer Kunststoffröhre. Ruft die provozierte Hyperventilation infolge Steigerung der Atemarbeit einen Abfall des arteriellen Sauerstoffdruckes hervor, so leitet man am distalen Ende der Totraumröhre Sauerstoff ein. Verbessert sich der arterielle Sauerstoffdruck trotz dieser Maßnahme nicht, so ist die Kombination von Totraumbeatmung mit intermitterendem Überdruck indiziert. Der Beatmungsinhalation mit druckgesteuerten Geräten messen wir eine besondere Bedeutung zu. Sie bewirkt eine mechanische Bronchusdilatation, eine Beseitigung von Mikroatelektasen, eine Korrektur von ventilatorischen Verteilungsstörungen, die Steigerung der alveolären Ventilation, über die Blähung der Lunge eine bessere Spreitung des oberflächenaktiven Films und dadurch eine Zunahme der Compliance und schließlich die Deponierung von Medikamenten in den Lungenbezirken, die bei Spontanatmung nicht belüftet werden.

Die medikamentöse Basistherapie besteht aus der Gabe von Bronchodilatatoren, Antiphlogistica und Mucolytica. Zur Ergänzung der parenteralen Antibioticatherapie kommt die Inhalation schwer resorbierbarer Antibiotica in Anwendung. In aller Regel läßt sich durch die Atemtherapie eine wesentliche Besserung erzielen. Zum anderen dient die präoperative Atmungsinhalation der Erlernung dieses atemtherapeutischen Verfahrens, das die Patienten dann postoperativ mühelos selbständig fortsetzen können. Seitdem wir in dieser Weise vorgehen, konnten wir die Häufigkeit postoperativer pulmonaler Komplikationen erheblich senken.

Tabelle 1. Programm der Atemtherapie

I. Präoperativ:

1. Atemgymnastik
2. Bindegewebsmassage
3. Inhalationstherapie
 3.1. Aerosolinhalation (Spontanatmung)
 3.2. IPPB (assistierende Überdruckbeatmung mittels druckgesteuertem Beatmungs-gerät)
4. Medikamentöse Behandlung

II. Postoperativ:

1. Atemgymnastik
2. Klopf- und Vibrationsmassage
3. Anleitung und manuelle Hilfe zum Abhusten
4. Lagerungsdrainage
5. Totraumventilation (nach Giebel)
6. IPPB (1—2stdl. 10 min über Mundstück oder Maske)
7. Blähen der Lunge mit Maske und Beutel
8. Endotracheales Absaugen
 8.1. Mit Katheter
 8.2. Bronchoskopisch
9. Abgestufte Sauerstofftherapie
 9.1. Nasenkatheter nach Poulsen
 9.2. Maske
 9.3. Maske mit Beutel und Nichtrückatmungsventil
10. Befeuchtung   1. Destilliertes Wasser
 10.1. Düsenaerosol   2. NaCl 0,9%
 10.2. Ultraschall   3. Medikamente
11. Prolongierte Intubation
12. Beatmung
 12.1. assistierend
 12.2. kontrolliert

Tabelle 2. Vorteile der IPPB

1. Mechanische Bronchusdilatation
2. Beseitigung von Mikroatelektasen
3. Korrektur von ventilatorischen Verteilungsstörungen
4. Steigerung der alveolären Ventilation
5. Blähung der Lunge, bessere Spreitung des oberflächenaktiven Films, dadurch etwa dreifache Zunahme der Compliance
6. Deponierung von Medikamenten in Lungenbezirken, die bei Spontanatmung nicht belüftet werden

---

In unmittelbarem Anschluß an die Operation muß immer mit der Nachwirkung von Narkosemitteln und/oder Muskelrelaxantien gerechnet werden. Zusammen mit dem Wundschmerz führen sie stets zu einer Beeinträchtigung der alveolären

Tabelle 3

Medikamentengruppe	Medikamente
Befeuchtung	Wasser Dampf Aerosol
Antiphlogistica	Corticoide Calcium Ätherische Öle Sole
Sekretolytica	Hypertone Salzlösungen Bisolvon Netzmittel Fermente
Bronchospasmolytica	Adrenalin Aludrin Alupent Berotec Atropin Purinkörper Papaverin
Antibiotica	Nebacetin

Ventilation; bei programmgemäßem Verlauf der Narkose und bei Lungengesunden aber nur selten zur Globalinsuffizienz. Bei solchen Patienten ist die Sauerstoffinhalation von 2—4 l/min berechtigt. Sie ist in der Lage, auch bei deutlicher Hypoxämie einen Anstieg des arteriellen Sauerstoffpartialdruckes um rund 20 Torr zu erreichen. Patienten mit präexistenter CO_2-Retention durch schwere obstruktive Lungenerkrankungen oder Patienten, die noch deutliche Narkosenachwirkungen zeigen — also noch nicht wach sind — reagieren auf eine Sauerstoffinhalation mit einer erheblichen Verstärkung der Hyperkapnie. Ihnen fehlt der Sauerstoffmangel als entscheidender Atemreiz.

Eine optimale Behandlung kann daher nur durch eine Beatmung erreicht werden. Bei vorhandener Spontanatmung mit geringer Einschränkung der Ventilation genügt die assistierende Überdruckbeatmung. Vorausgesetzt ist eine intakte zentrale Steuerung der Atmung, denn die Assistenz ist ja eine durch geringe Inspirationsbewegungen des Patienten in der Frequenz selbst gesteuerte apparative Unterstützung der Eigenatmung.

Nach dem Obengesagten ist die Indikation zur Beatmung gegeben, wenn der Patient nicht voll ansprechbar ist, wenn er den Kopf auf Aufforderung nicht anheben kann und wenn präexistente Lungenerkrankungen eine Atmungsinsuffizienz vermuten lassen.

Eine in der Klinik bewährte Hilfe ist eine Orientierung an folgenden Richtwerten: Alle Patienten, die nach Aufforderung weniger als 10 ml/kg KG atmen, bleiben intubiert. Ist das Atemzugvolumen kleiner als 5 ml/kg KG, so hat assistierte Beatmung zu erfolgen. Die Beatmung wird zunächst mit einem Luft-Sauerstoffgemisch, das mindestens 40 Vol.-% Sauerstoff enthält, aufrechterhalten und die Respiratoreinstellung je nach Ausfall der Blutgasanalyse korrigiert.

Vorteile der postoperativen maschinellen Beatmung sehen wir:

1. in der Sicherstellung der Vitalfunktionen in einer kritischen Phase,
2. in der Übernahme der Atemarbeit durch den Respirator,
3. in der Prophylaxe von Atelektasen mit funktionellem Shunt und arterieller Untersättigung,
4. in der Möglichkeit großzügigen Einsatzes von Schmerzmitteln.

Die Lunge braucht aber auch im weiteren postoperativen Verlauf unsere besondere Aufmerksamkeit. Operierte Patienten zeigen aufgrund restriktiver Ventilationsstörungen durch Zwerchfellhochstand und schmerzbedingter Schonatmung einen besonderen Atemtyp. Er ist charakterisiert durch eine vermehrte Totraumventilation bei verminderter alveolärer Belüftung. Kohlensäureakkumulation mit konsekutiver Drucksteigerung im kleinen Kreislauf und vermehrter Sekretproduktion aber ungenügender Bronchialclearance wegen der mit dem Abhusten verbundenen Schmerzen, sind der Pathomechanismus thoraxwand- und zwerchfellnaher Atelektasen. Hinzu kommt, daß in den nicht belüfteten Lungenpartien einer bakteriellen Infektion Vorschub geleistet wird und die Entwicklung einer postoperativen Pneumonie dadurch begünstigt wird.

Das funktionelle Charakteristicum dieser Zustände ist eine Störung des Ventilations-Perfusionsverhältnisses und eine Diffusionsstörung. Das gemeinsame Merkmal ist die Hypoxämie bei normal oder leicht erniedrigtem arteriellen Kohlenpartialdruck.

Erhöhte Diffusionswiderstände lassen sich zwar durch Sauerstoffatmung überwinden. Funktionelle Shunts ventilatorischer Ursache lassen sich dagegen durch Sauerstoffinhalation nur noch entsprechend dem Ausmaß ventilierter Bereiche verbessern. Soweit sie durch Atelektasen verursacht sind, läßt sich die venöse Beimischung nicht reduzieren. Bei Shuntvolumina über 30% — das ist durchaus keine Seltenheit — reicht auch reine Sauerstoffatmung nicht mehr aus, die Hypoxämie zu egalisieren. Für die Korrektur der durch verschiedene Funktionsstörungen entstandenen Hypoxie sind dementsprechend differente Methoden anzuwenden. Die regelmäßige Beatmungsinhalation, die 1—2stündlich für 10 min verabfolgt wird, hat auch in diesen Fällen einen überzeugenden Beweis ihrer Leistungsfähigkeit abgegeben. Ist die Hypoxämie damit nicht zu beseitigen, so sollte zunächst auf assistierende Beatmung übergegangen werden. Überschreitet jedoch der Patient die von ihm getriggerte Atemfrequenz von 25/min, so muß aus ökonomischen Gründen auf die kontrollierte Beatmung übergegangen werden. Die Wahl der Atemparameter orientiert sich am Grundleiden. Vorzugsweise ist ein großes Atemzugvolumen mit geringer Strömungsgeschwindigkeit und niedriger Beatmungsfrequenz zu wählen. Für die ventilatorische Verteilung im Lungenkompartiment mit verschiedenen Zeitkonstanten ist ein inspiratorisches Druckplateau in der no-flow-phase des Respirators wünschenswert. Es optimiert außerdem das Verhältnis von Ventilation zu Perfusion und trägt dazu bei, Mikroatelektasen zu beseitigen und den intrapulmonalen Rechts-Links-Shunt zu vermindern.

Die qualitative Zusammensetzung des einzuatmenden Luft-Sauerstoffgemisches wird im wesentlichen durch die Werte der Blutgasanalyse gesteuert. Dabei streben wir einen arteriellen Kohlensäuredruck von 30—40 Torr und einen arteriellen Sauerstoffdruck von 100—120 Torr an. Eine respiratorische Alkalose wird trotz des

Tabelle 4. Indikationen für PEEP

1. $A\text{-}aDO_2 > 300$ mm Hg (nach 20 min $F_J O_2 = 1,0$)

2. $paO_2 \quad < 70$ mm Hg bei $F_J O_2 = 0,4$

3. $\dot{Q}_S/\dot{Q}_T \quad > 20\%$

4. Compliance ↓ (Effektive Compliance < 30 ml/cm H_2O)

5. $V_D/V_T > 0,6$

hohen Atemminutenvolumens peinlich vermieden. Bei Absinken des Kohlensäuredrucks unter 30 Torr vermindern wir nicht das Atemzug- oder Minutenvolumen, sondern schalten zwischen Tubus und Respirator einen ventilatorischen Totraum von 100—500 ml ein. Den inspiratorischen Sauerstoffanteil erhöhen wir nur in Ausnahmefällen über 40%, um auf jeden Fall eine toxische Sauerstoffschädigung der Lunge zu vermeiden. Sollte mit diesem Atemmuster auch keine genügende Oxygenierung erreicht werden, so besteht in der Regel ein relevant erhöhter intrapulmonaler Rechts-Links-Shunt mit Verkleinerung der funktionellen Residualkapazität und deutlich herabgesetzter Compliance. In diesen Fällen ist die Einschaltung eines positiven endexspiratorischen Druckes von 5—15 cm Wasser angezeigt. Diese von Pontoppidan u. Laver propagierte Maßnahme hat sich zu einer der wertvollsten therapeutischen Kunstgriffe in der Beatmungstherapie entwickelt. Die Indikation ist gegeben, wenn die in der letzten Tabelle zusammengefaßten Werte erreicht sind.

Man kann die Therapie der Atmungsinsuffizienz selbstverständlich mit größerer Wissenschaftlichkeit darstellen, was dem besseren Verständnis der Zusammenhänge zweifellos zuträglich wäre. In der mir zur Verfügung stehenden Zeit aber kam es mir darauf an, aus der Sicht der täglichen Praxis einige wesentliche Probleme in der Behandlung der Atmungsinsuffizienz stichwortartig aufzuzeigen und entsprechende therapeutische Maßnahmen als Gerüst anzubieten.

Literatur

1. L'Allemand, H., Hehrlein, F. W.: Zur Frage der Dauer der postoperativen Respiratorbehandlung nach Eingriffen mit der Herz-Lungenmaschine. Thoraxchirurgie **21**, 544—548 (1973)
2. Barth, L.: Die akute respiratorische Insuffizienz. Das Sammelreferat. Z. Erkrank. Atmungsorg. **135**, 363—399 (1971)
3. Benzer, H., Haider, W., Lackner, F., Muhar, F., Pauser, G., Stöger, A.: Prä- und postoperative Atemtherapie. Anaesth. Inform. 8, 303—307 (1973)
4. Fruhman, G.: Respiratorische Insuffizienz. Klinische Gesichtspunkte und Therapievorschläge für die Praxis. Münch. med. Wschr. **116**, 123—130 (1974)
5. Grimm, H.: Die gestörte Atemfunktion als Narkoserisiko. Anaesth. Inform. 7, 274—279 (1972)
6. Inhalationsdiagnostik, Inhalationstherapie bei Lungen- und Bronchialkrankheiten. Bericht über das 3. Bad Reichenhaller Colloquium, 1971
7. Kaliski, D.: Respiratorbehandlung in der Chirurgie. Zbl. Chir. **98**, 1665—1671 (1973)
8. Keller, R.: Pneumologische Notfälle. Schweiz. med. Wschr. **102**, 1353—1360 (1972)
9. Praxis der Schockbehandlung. Arbeitstagung in Nürnberg 1970. Stuttgart: G. Thieme
10. Rittmann, W. W., Gruber, U. F.: Die patho-physiologischen Veränderungen der Lunge im Schock. Langenbecks Arch. Chir. **329**, 641—701 (1971)

11. Rügheimer, E.: Die akute Ateminsuffizienz in der prä- und postoperativen Phase von Not-
    eingriffen. Langenbecks Arch. Chir. **327**, 896—905 (1970)
12. Schlosser, D.: Veränderungen der Lungenvolumina, der Ventilation und der Blutgase
    nach Oberbaucheingriffen unter besonderer Berücksichtigung der Schnittführung. Langen-
    becks Arch. Chir. **330**, 348—370 (1972)
13. Schorer, R.: Behandlung der respiratorischen Insuffizienz im Schock. Langenbecks Arch.
    Chir. **327**, 682—702 (1970)
14. Ulmer, W. T., Löhr, B.: Prophylaxe respiratorischer Komplikationen in der Chirurgie.
    Dtsch. med. Wschr. **87**, 797—805 (1962)
15. Wiemers, K., Vogel, W., Mittermayer, C., Birzle, H., Böttcher, D.: Lungenkomplikatio-
    nen. Langenbecks Arch. Chir. **332**, 537—543 (1972)
16. Zeilhofer, R., Eickeler, R.: Akute Ateminsuffizienz. Med. Klin. **69**, 175—182 (1974)

Prof. Dr. E. Rügheimer
Abt. für Anaesthesiologie
Univ. Erlangen-Nürnberg
D-8520 Erlangen
Maximiliansplatz 1
Bundesrepublik Deutschland

Langenbecks Arch. Chir. 337 (Kongreßbericht 1974)
© by Springer-Verlag 1974

39. Schocklunge — Beatmungslunge — Transfusionslunge

K. Wiemers*

Institut für Anaesthesiologie der Universitäts-Kliniken Freiburg i. Br.

The Lung during Shock, Forced Ventilation and Transfusion

Summary. The aetiology, pathophysiology, morphology and prophylaxis of the so-called "shock lung" are discussed with reference to the lung's function as a filter and its involvement in metabolism. There is no scientific justification for the terms "respirator lung" and "transfusion lung".

Key words: Shock Lung — Respiratory Distress Syndrome — Respirator Lung — Transfusion Lung.

Zusammenfassung. Entstehung, Pathophysiologie, Histologie und Prophylaxe bzw. Therapie der Schocklunge werden durch Schemata beleuchtet, wobei die Lunge nicht nur als Stätte eines passiv ablaufenden Gasaustausches, sondern auch als im Hauptstrom liegendes Blutfilter, als Stoffwechselorgan und als Erfolgsorgan von Stoffwechselprodukten von gefäßwirksamen Hormonen angesehen wird. Es erscheint nicht berechtigt, die künstliche Beatmung als solche oder die Bluttransfusion als Ursache derartiger Lungenveränderungen anzuschuldigen.

Schlüsselwörter: Schocklunge — Beatmungslunge — Transfusionslunge — Respiratorische Insuffizienz.

Die Lunge reagiert auf eine Vielzahl von Schädigungen, auf Stress und Schock ziemlich uniform, so daß der Pathologe meist das gleiche Substrat vorweist: Ein düsterrotes, schweres, feuchtes und kaum mehr Luft enthaltendes Organ, das die Anforderungen des Gasaustausches nicht mehr erfüllen konnte und dadurch letztlich zur Todesursache wurde.

Was ist nun die *Schocklunge* — ein ätiologisch definierter Begriff der klinischen Pathologie oder nur ein Schlagwort?

Wenn schon der Schock selbst nicht auf einen einheitlichen Grundmechanismus zurückgeführt werden kann, dann ist dies auch nicht von einer Organmanifestation zu erwarten. Die Zahl der einschlägigen Arbeiten ist in den letzten Jahren lawinenhaft angewachsen, und die Ergebnisse experimenteller Untersuchungen sind z.T. widersprüchlich. Die Nomenklatur ist verwirrend — deshalb sind hier nur einige im angelsächsischen und deutschen Schrifttum häufiger anzutreffende Bezeichnungen alphabetisch gereiht (Tab. 1).

Mir erscheint der Ausdruck „capillary leak syndrome" besonders treffend, weil der Übertritt von Blutflüssigkeit in das Interstitium der Lunge einen konstanten und für den klinischen Verlauf entscheidenden Befund darstellt.

An dem Kausalzusammenhang zwischen diesen Lungenveränderungen und dem Schock ist nicht zu zweifeln — wie auch immer man den „Schock" definieren mag. Als primäre Ursachen sind vor allem schwere Traumen und Sepsis zu nennen—

---

* Herrn Hofrat Prof. W. Dick zum 75. Geburtstag gewidmet.

Tabelle 1

SCHOCKLUNGE - SYNONYME UND VERWANDTE BEZEICHNUNGEN

ACUTE RESPIRATORY DISTRESS-SYNDROME	
CAPILLARY LEAK SYNDROME	BEATMUNGSLUNGE
CONGESTIVE ATELECTASIS	INTERSTITIELLES LUNGENÖDEM
DA NANG LUNG	NEUROGEN AUSGELÖSTES LUNGENÖDEM
POSTPERFUSION LUNG SYNDROME = PUMP LUNG	RESPIRATORLUNGE
PROGRESSIVE PULMONARY-INSUFFICIENCY	TRANSFUSIONSLUNGE
PULMONARY MASSIVE COLLAPSE	VERBRENNUNGSLUNGE
RESPIRATOR LUNG	
WET LUNG	

Tabelle 2

ENTSTEHUNG DER SCHOCKLUNGE

PRIMÄRE URSACHEN:	BEGÜNSTIGENDE FAKTOREN:
TRAUMEN MIT FRAKTUREN UND/ODER MASSIVEN GEWEBSKONTUSIONEN	HYPOVOLÄMIE, ANÄMIE UND HYPOPROTEINÄMIE
WUNDINFEKTIONEN, BES. MIT GRAM-NEGATIVEN ERREGERN; PERITONITIS	ÜBERINFUSION, BES. MIT KRISTALLOIDEN LÖSUNGEN
MASSIVE HÄMORRHAGIE	GEWEBS-HYPOXIE (IM SINNE DES TOURNIQUET-SYNDROMS)
EXOGENE GIFTE (Z.B. BROMCARBAMID-VERGIFTUNG)	SCHMERZ, SYMPATHICO-ADRENERGE STIMULIERUNG
	UNPHYSIOLOGISCH HOHE O_2-DRUCKE IN DER INSPIRATIONSLUFT
	BLUTTRANSFUSIONEN ?

wobei bemerkenswert ist, daß die Kreislaufsituation in diesen Fällen ganz verschieden sein kann. Blutverluste führen für sich allein viel seltener zur Schocklunge — wohl aber, wenn sie mit bakterieller Intoxikation oder mit anderen begünstigenden Faktoren kombiniert sind. Hier muß die persistierende oder ungenügend behandelte Hypovolämie an erster Stelle genannt werden. Sicher ist dabei die Hypoxidose in den schlecht perfundierten Organen von Bedeutung. Andererseits sind auch Überinfusionen schädlich, und besonders zu warnen ist vor einem unkritischen Ersatz großer Blutverluste durch Ringer-Lactat oder andere kristalloide Lösungen.

Die Rolle des Schmerzes — oder allgemein gesagt, des Nervensystems — bei der Auslösung des Schocks wurde durch die hämodynamische Betrachtungsweise in den Hintergrund gedrängt, scheint aber nach neueren experimentellen Befunden eine nicht unerhebliche Rolle auch für die Entstehung der Schocklunge zu spielen.

Die Lunge liegt im Hauptschluß des Kreislaufs, d. h. das gesamte Blut fließt durch die Lungen und alle i.v. verabreichten Infusionen, Transfusionen und Medikamente passieren ihr Capillargebiet zuerst. Dabei dient die Lunge nicht nur passiv dem Gasaustausch, sondern auch als Filter für corpusculäre Bestandteile; sie nimmt auch aktiv am Stoffwechsel teil, indem sie gelöste Substanzen aufnimmt und metabolisiert. So nimmt man an, daß eingeschwemmte Neutralfette in der Lunge gespalten werden und die freien Fettsäuren das Capillarendothel schädigen.

<table>
<tr><td>Tabelle 3</td><td>Tabelle 4</td></tr>
</table>

DIE ROLLE DER LUNGE IM SCHOCK ALS		DIFFERENTIALDIAGNOSE DER SCHOCKLUNGE
BLUTFILTER FÜR:	ORT DER FREISETZUNG VON:	LUNGENKONTUSION
THROMBOCYTEN-AGGREGATE	SEROTONIN (AUS THROMBOCYTEN)	FETTEMBOLIE
FIBRIN (HYALINE KUGELN)	HISTAMIN (AUS MASTZELLEN)	ASPIRATION
LEUCOCYTEN (BEI ENDOTOXINSCHOCK)	ADENOSIN-MONOPHOSPHAT	PNEUMONIE
LYMPHOCYTEN (VON TRANSFUND. BLUT)	BRADYKININEN	CARDIALES LUNGENÖDEM
FETTEMBOLIE (EVT. ABBAU ZU FREIEN FETTSÄUREN)	SLOW REACTING SUBSTANCE ?	
	ORT DER EINWIRKUNG VON:	
	KATECHOLAMINEN, ANGIOTENSIN ?	
	PROSTAGLANDINEN ?	
	LYSOSOMALEN ENZYMEN ?	

Hormone und andere vasoaktive Substanzen werden teils vom Blutstrom herangeführt, teils in der Lunge selbst bzw. aus abgefangenen Zellelementen freigesetzt. Welche dieser Substanzen maßgeblich zur Entstehung der Schocklunge beitragen, ist noch weitgehend unbekannt.

Nicht jede respiratorische Insuffizienz hat ihre Ursache in einer Schocklunge. So muß man bei Auffahr-Unfällen und Verwundungen durch Sprengkörper („blast injury") stets eine Lungenkontusion in Betracht ziehen — auch wenn keine Rippenfrakturen nachweisbar sind. Auch die Unterscheidung von einer Aspiration von Blut oder Mageninhalt ist oft schwierig. Fettembolie und bakterielle Pneumonie kommen erst im späteren Verlauf differentialdiagnostisch in Frage, wobei die Fettembolie heute meist als ein anderes Epiphänomen des Schocks aufgefaßt wird. Etwas leichter ist im allgemeinen die Unterscheidung von einem kardialen oder urämischen Lungenödem.

Das mikroskopische Bild der Schocklungen ist nicht ganz einheitlich, und die einzelnen Befunde sind nicht spezifisch. Die primären Veränderungen spielen sich offenbar an den Gefäßen ab, und hier sind vor allem die Endothelläsionen zu nennen. Elektronen-mikroskopisch ist eine Quellung der Endothelzellen schon in den ersten Stunden festzustellen, später findet man die Endotheldefekte schon bei den üblichen Vergrößerungen; vielleicht hat man sie früher als Artefakte verkannt und deshalb wenig beachtet. Mikrothromben ohne oder mit Fett hat Mittermayer bei unseren Sektionsfällen in ca. 50 % gefunden, während sie von Pontoppidan u. Mitarb. kaum erwähnt werden. Mikrohämorrhagien werden von einzelnen Autoren als Frühbefund im Tierexperiment erwähnt.

Konstant sind die Folgen der erhöhten Permeabilität anzutreffen: Die Aufquellung der Gefäßwände, das perivasculäre und interstitielle Ödem und die erweiterten Lymphspalten.

Ein intraalveoläres Ödem entsteht bevorzugt bei einer Drucksteigerung im linken Vorhof, und die vieldiskutierten hyalinen Membranen verdanken ihre Entstehung dem ausgetretenen Fibrin; sie werden auch als Folge einer O_2-Intoxikation, oder von Bleyl als Äquivalent einer Hyperkoagulabilität interpretiert. In fortgeschrittenen Stadien ist ein Teil der Alveolen kollabiert und atelektatisch.

Noch schwieriger sind die Veränderungen der Lungenphysiologie zu deuten: Namhafte Autoren (wie die Gruppe Pontoppidan-Laver) halten die Änderungen des Ventilations-Perfusions-Verhältnisses für den Schlüssel zum Verständnis der

Tabelle 5

PATHOHISTOLOGIE DER SCHOCKLUNGE

GEFÄSSE:	ENDOTHELLÄSIONEN
	MICROTHROMBEN (THROMBOCYTEN – FIBRIN – FETT)
	PERIVASCULÄRE HÄMORRHAGIEN
INTERSTITIUM:	PERIVASCULÄRES OEDEM
	INTERSTITIELLES ALVEOLÄRES OEDEM
	ERWEITERTE LYMPHSPALTEN
ALVEOLEN:	FIBRINREICHES INTRAALVEOLÄRES OEDEM
	HYALINE MEMBRANEN
	MESENCHYMALE PROLIFERATION
	FETTSPEICHERUNG IN MAKROPHAGEN

Tabelle 6

PATHOPHYSIOLOGISCHE BEFUNDE BEI DER SCHOCKLUNGE

VERMINDERTE FUNKTIONELLE RESIDUALLUFT
VERMINDERTE COMPLIANCE
ERHÖHTE OBERFLÄCHENSPANNUNG (SURFACTANT!)
ZUNAHME DER TOTRAUMVENTILATION (V_D/V_T)

ZUNAHME DES SHUNTVOLUMENS
DRUCKSTEIGERUNG IN DER ART. PULMONALIS
ERHÖHTER PULMONALER STRÖMUNGSWIDERSTAND
ERHÖHTER DRUCK IM LINKEN VORHOF

SPASMUS DER ARTERIOLEN IM PULMONALKREISLAUF
SPASMUS DER LUNGENVENEN
ARTERIOVENÖSE KURZSCHLÜSSE ?

Schocklunge, wobei einerseits der sog. transpulmonale interstitielle Druck (Guyton), andererseits der Surfactant-Faktor (also die Oberflächenspannung in der Alveole) eine noch ungeklärte, aber vielleicht im Frühstadium sehr wichtige Rolle spielt.

Im Bereich der Mikrozirkulation sind die Vorstellungen ganz widersprüchlich: Einerseits wird ein Venolen-Spasmus, andererseits eine arterielle Widerstandserhöhung im Pulmonalkreislauf angenommen. Eine weitere Hypothese besagt, daß die distalen Arteriolen sich spastisch kontrahieren und das Blut in proximal, d. h. früher abzweigende Capillaren umleiten. Der gesteigerte Filtrationsdruck wäre eine Erklärung für das interstitielle Ödem. Man hat auch versucht, das Auftreten der a.v. Kurzschlüsse auf ähnliche Weise zu erklären.

Es ist eine Besonderheit der Schocklunge, daß die interstitielle Flüssigkeitsansammlung medikamentös kaum zu beeinflussen ist. Der Schwerpunkt liegt daher in der Prophylaxe, und die sog. therapeutischen Maßnahmen stellen nichts anderes dar als eine Fortsetzung der prophylaktischen, wobei ein zu später Beginn der Maßnahmen kaum mehr wettzumachen ist.

Die drei hier angeführten Schwerpunkte der Prophylaxe — Auffüllung des Gefäßsystems, Unterstützung der Lungenventilation und die medikamentösen Maßnahmen sind gleichrangig und sollten so früh wie möglich eingesetzt werden. Dies gilt uneingeschränkt für den Blutersatz und die (niemals schädliche!) intermittierend-assistierende Beatmung, während die medikamentöse Prophylaxe umstritten ist; auf Grund persönlicher Erfahrungen glaube ich an die Wirksamkeit einer prophylaktischen Heparinisierung, es fehlt aber bisher an statistisch gesicherten vergleichenden Untersuchungen beim Menschen.

Insgesamt dürfte die „Schocklunge" heute als klinisches Syndrom anerkannt sein. Nun stellt sich die weitere Frage, ob es, davon abgrenzbar, eine *Beatmungslunge* gibt? Wir haben diesem Problem 1971 in Freiburg ein Symposion gewidmet; das Ergebnis war eindeutig: In aller Regel ist die maschinelle Beatmung zwingende Folge, aber keineswegs Ursache der pulmonalen Insuffizienz.

Wie steht es nun um die sog. *Transfusionslunge?*

Massive Bluttransfusionen sind meist nötig als Folge ebenso massiver Blutverluste, wobei der Faktor „Schock" kaum auszuschließen ist. Überalterte Konserven und zusätzliche Traumatisierung des Blutes können dabei weitere Risikofaktoren darstellen. Gelegentlich mag auch eine immunologische Reaktion zwischen

Tabelle 7

PROPHYLAXE DER SCHOCKLUNGE

ADÄQUATER BLUTERSATZ SO FRÜH WIE MÖGLICH
VERWENDUNG VON FEINFILTERN BEI BLUTTRANSFUSIONEN
VERMEIDUNG VON ÜBERINFUSION BES. MIT KRISTALLOIDEN LÖSUNGEN
KONTROLLE DER WASSERBILANZ, GGF. DIURETICA

INTERMITTIEREND-ASSISTIERENDE BEATMUNG
ANWENDUNG VON POS.-ENDEXSPIRAT. DRUCK (PEEP)
VERMEIDUNG SCHWERER ARTERIELLER HYPOXIE DURCH O_2-GABE,
DABEI: VERMEIDUNG UNNÖTIG HOHER O_2-SPANNUNGEN
RECHTZEITIGER ENTSCHLUSS ZUR INTUBATION (GGF. TRACHEOTOMIE)
UND MASCHINELLEN BEATMUNG

MEDIKAMENTÖSE SYMPATHICUS-BLOCKADE
HEPARIN-DAUERINFUSION (15 - 25 000 E/24 STD.) ?
PROTEINASENHEMMER ?

Tabelle 8

GIBT ES EINE "BEATMUNGS"LUNGE ?

ARGUMENTE

FÜR:	GEGEN:
"UNPHYSIOLOGISCHER" DRUCK-ABLAUF IN DER LUNGE BEI APPARATIVER BEATMUNG	JAHRELANG BEATMETE POLIO-PATIENTEN HABEN MORPHO-LOGISCH UNVERÄNDERTE LUNGEN (VERLANGEN ALLERDINGS NACH HYPERVENTILATION)
"HYALINE MEMBRANEN" (HEUTE ANDERS GEDEUTET)	
"SAUERSTOFF-TOXICITÄT" (VERMEIDBAR)	DIE MEISTEN BEATMUNGSPA-TIENTEN SIND AUCH ANDER-WEITIG SCHWER KRANK

Tabelle 9

"TRANSFUSIONSLUNGE":   ARGUMENTE

FÜR	GEGEN
ÄLTERE KONSERVEN ENTHALTEN THROMBO-CYTEN-AGGREGATE (DESHALB FEINFILTER!)	KEINE MASSIVTRANSFUSION OHNE MASSIVE HÄMORRHAGIE - SCHOCK NICHT AUSZU-SCHLIESSEN
"PUMP LUNG" NACH EXTRACORPORALER ZIRKULATION (ZUSÄTZLICHE TRAUMA-TISIERUNG DES BLUTES!)	RECHTZEITIGER, SCHRITTWEISER BLUT-ERSATZ FÜHRT NICHT ZU LUNGENVER-ÄNDERUNGEN (NEUROCHIR. OPERATIONEN!)
IMMUNOLOGISCHE REAKTION GEGEN FREMDE LYMPHOCYTEN (GRAFT AGAINST HOST) ??	KEINE SCHOCKLUNGE NACH INTERNISTI-SCHEN AUSTAUSCHTRANSFUSIONEN

Tabelle 10

OFFENE FRAGEN ZUM THEMA "SCHOCKLUNGE"

WAS GEHT PRIMÄR VOR ?
HÄMODYNAMISCHE UMSTELLUNG IN DER LUNGENSTROMBAHN ?
SCHÄDIGUNG DES CAPILLARENDOTHELS MIT ERHÖHTER PERMEABILITÄT ?
ERHÖHUNG DER OBERFLÄCHENSPANNUNG IN DEN ALVEOLEN (SURFACTANT)?
STÖRUNG DER BLUTGERINNUNG (MIKROTHROMBEN) ?

IN WELCHER REIHENFOLGE LAUFEN DIE VERÄNDERUNGEN AB ?

WELCHE EXPERIMENTELLEN SCHOCK-MODELLE TREFFEN AUCH FÜR DIE ENTSTEHUNG DER SCHOCK-LUNGE BEIM PATIENTEN ZU ?
BEI WELCHEN VERSUCHSTIEREN VERLÄUFT DER SCHOCK GENAUSO WIE BEIM MENSCHEN ?

den übertragenen Lymphocyten und dem Wirtsorganismus eine Rolle spielen — aber dies dürften Raritäten sein. Insgesamt erscheint mir der Beweis für die Existenz einer sog. Transfusionslunge noch nicht erbracht.

Dieser Bericht muß viele Fragen offenlassen — nicht nur wegen der vorgeschriebenen Kürze, sondern weil trotz aufwendiger experimenteller Bemühungen die Grundvorgänge bei der Entstehung der Schocklunge noch ungeklärt sind: Welches „Agens" trifft die Lunge im Schock primär und wo greift es an, in welcher Reihenfolge laufen die Veränderungen ab, und läßt all das, was an Ratten, Kaninchen, Katzen, Hunden und — gerade wegen dieser Problematik — in den letzten Jahren auch an Primaten — experimentiert wurde, wirklich Schlüsse zu auf die Entstehung der „Schocklunge" bei unseren Patienten?

Literatur
(nur Monographien und Übersichten)

Collins, J. A.: The causes of progressive pulmonary insufficiency in surgical patients. (Current research review.) J. Surg. Res. 9, 685—704 (1969)

Dowd, J.: The lung in shock: a review. Canad. Anaesth. Soc. J. 19, 309—318 (1972)

Eiseman, B., Ashbaugh, D. G. (Eds.): Pulmonary effects of non-thoracic trauma. Proceedings of a conference conducted by the committee on trauma, Division of Medical Science, National Academy of Science, National Research Council. J. Trauma 8, 621—983 (1968)

Haberland, G. L., Lewis, D. H.: Neue Aspekte der Trasylol-Therapie 6. Die Schocklunge. Internat. Symposion in Skövde, Schweden. 7.—10. März 1973. Stuttgart-New York: F. K. Schattauer 1974

Hardaway III, R. T.: Syndroms of disseminated intravascular coagulation. With special reference to shock and hemorrhage. Springfield, Ill.: Ch. C. Thomas 1966

Hinshaw, L. B., Cox, B. G.: The fundamental mechanisms of shock. Proc. Sympos. Oklahoma City Oct. 1—2, 1971. New York-London: Plenum Press 1972 (zugleich Bd. 23 der Reihe: Advances in experimental Medicine and Biology).

Luisada, A. A.: Pulmonary edema in man and animals. St. Louis: Warren H. Green 1970

Miller, R.: Complications of massive blood transfusions. Anesthesiology 39, 82—93 (1973)

Pontoppidan, H., Geffin, G., Lowenstein, E.: Acute respiratory failure in the adult. New Engl. J. Med. 287, 690—698, 743—752, 799—806 (1972)

Wiemers, K., Scholler, K. L.: Lungenveränderungen bei Langzeitbeatmung. Internat. Symposion, Freiburg i. Br., 14.—16. 10. 1971. Stuttgart: Thieme 1973

Zimmermann, W. E., Staib, I.: Schock-Stoffwechselveränderungen und Therapie. Internat. Sympos., Freiburg i. Br., 30. 10.—1. 11. 1969. Stuttgart-New York: F. K. Schattauer 1970

Prof. Dr. K. Wiemers
Institut für Anaesthesiologie
der Kliniken der Universität
D-7800 Freiburg i. Br.
Hugstetter Str. 55

Langenbecks Arch. Chir. 337 (Kongreßbericht 1974)

40. Eigenständige Komplikationen der Intensivtherapie

P. Lawin

Anaesthesie-Abteilung des Allgemeinen Krankenhauses Altona in Hamburg

Self-Inflicted Complications in Intensive Therapy

Summary. Typical complications in intensive care may result from technical causes, human failure, and complication of a serious basic disease, as well as from the actual intensive treatment. Allergic reactions, toxic organic lesion and diarrhea can be induced by bacterial infection after prolonged intubation, tracheostomy, long-term artificial respiration, treatment with aerosols, venous and bladder catheters and wide-spectrum antibiotics. Parenteral nutrition may lead up to hypertonic and hypotonic hyperhydratation, fluid overloading, septicemia and insufficient caloric supply. Hypocalemia and metabolic alkalosis are other severe complications. After massive transfusions the risk of impaired metabolism and coagulation, and even of the occurrence of hepatitis exists. Aggressive polypragmasy can cause a psychotic syndrome and in some cases even delirium.

Key words: Technical and Human Failure — Bacteriemia — Complications of Venous Catheterization — Metabolic Imbalance.

Zusammenfassung. Die typischen Komplikationen in der Intensivmedizin entstehen durch technische Ursachen, menschliches Versagen, durch die Komplikationen einer lebensbedrohenden Grundkrankheit sowie durch die eigentlichen Intensivbehandlungsmaßnahmen. Bakterielle Infektionen durch prolongierte Intubation, Tracheotomie, Langzeitbeatmung, Aerosolbehandlung, Venen- und Blasenkatheter. Breitbandantibiotica induzieren allergische Reaktionen, toxische Organschädigung und Diarrhöen. Die parenterale Ernährung kann zu hyper- und hypotoner Hyperhydratation, Fluid Overloading, Septikämie, unzureichender Calorienzufuhr führen. Hypokaliämie und metabolische Alkalose sind ernste Komplikationen. Nach Massentransfusionen treten metabolische und Gerinnungsstörungen, Hepatitis auf. Die aggressive Polypragmasie kann zu Psychosyndromen bis zum Delir führen.

Schlüsselwörter: Technisches und menschliches Versagen — Bakteriämie — Venenkatheter-Komplikationen — Stoffwechselentgleisung.

Die Intensivbehandlung bedeutet für einen vital bedrohten Patienten nicht nur die Ausschöpfung aller therapeutischer Möglichkeiten, ihr Einsatz stellt zugleich auch eine besonders schwere Aggression auf den Gesamtorganismus dar.

Die in der Intensivmedizin zur Anwendung kommenden therapeutischen Maßnahmen induzieren häufig neue, vom Grundleiden unabhängige Komplikationen, die sich gegenseitig negativ beeinflussen können. Die der Intensivbehandlung eigenständigen Komplikationen erfordern allzu oft die Behandlung der Folgen vorausgegangener therapeutischer Maßnahmen.

Die typischen Komplikationen in der Intensivmedizin können entstehen durch technische Ursachen, menschliches Versagen, typische Komplikationen einer lebensbedrohenden Grundkrankheit und ihrer Behandlung und die eigentlichen Intensivbehandlungsmaßnahmen (Abb. 1).

P. Lawin

Komplikationen der Intensivbehandlung

1. Komplikationen durch technische Ursachen

2. Komplikationen durch menschliches Versagen

3. Komplikationen durch die Grundkrankheit
   und ihre Behandlung

4. Komplikationen durch Maßnahmen der Intensiv—
   behandlung

Abb. 1

1. Komplikationen durch technische Ursachen

Störung der zentralen Gasversorgung

Versagen der Klimaanlage

Aussetzen des Respirators

Aussetzen des Herzschrittmachers

Störung des Dialysegerätes

Störung der Infusionspumpe

Abb. 2

1. Typische Intensivbehandlungsmaßnahmen sind an technische Einrichtungen (Abb. 2) und komplizierte Apparate gebunden, so Langzeitbeatmung an einen Respirator, die Herzstimulierung an externen Schrittmacher; die Nierenfunktion kann vollständig ersetzt werden durch Dialysegeräte; für die Applikation potenter Medikamente per infusionem wie auch für die parenterale Ernährung im Kindesalter sind elektrisch betriebene Infusomaten unerläßlich. Technisches Versagen der lebenerhaltenden Apparate kann in kürzester Zeit lebensbedrohende Situationen verursachen.

Die Verhütung von Komplikationen durch technische Ursachen ist nur möglich durch technische Kontrollvorrichtungen an den Geräten und Überwachung durch geschultes Personal.

2. In einem Bereich höchster Arbeitsintensität, in dem sich technische Perfektion und persönliche Inanspruchnahme gegenüberstehen, ist mit menschlichem

2. Komplikationen durch menschliches Versagen

Fehlinjektion Vene — Arterie

Medikamentenverwechselung

Fehltransfusion

Bedienungsfehler an Apparaten < Respirator / Schrittmacher / Infusionspumpe / Thoraxdrainage

Luftembolie bei Druckinfusion

Ursachen: Überarbeitung
personelle Unterbesetzung
ungenügende Information und Ausbildung

Abb. 3

Versagen (Abb. 3), das stets sogleich zu ernsten Komplikationen beim Patienten führen kann, zu rechnen. Zu den typischen vermeidbaren Komplikationen zählen Fehlinjektion, Medikamentenverwechselung, Fehltransfusion, Bedienungsfehler an Apparaten und Luftembolie bei Druckinfusion. Die Verhütung dieser Komplikationen ist nur möglich durch ausreichende personelle Besetzung der Intensivstation, gute Ausbildung von Ärzten und Pflegekräften, aktuelle Information, regelmäßige Fortbildung und Training sowie ein harmonisches Betriebsklima.

3. Komplikationen schwerer Grundkrankheiten (Abb. 4) oder extremer Ausgangssituationen wie sie postoperativ oder posttraumatisch bestehen, verursachen regelmäßig typische Zweitkrankheiten, die in einen circulus vitiosus von Organdysregulationen einmünden. Bakteriämie, Hypoxie, Blutung, Gerinnungsstörung, Katabolismus und Nierenversagen zählen zu den Hauptkomplikationen.

4. Komplikationen durch Maßnahmen der Intensivbehandlung

Zu den schwersten Komplikationen, die stets einen circulus vitiosus mit mannigfachen Organdysregulationen einleiten, zählen die Schäden, die durch die künstliche Beatmung gesetzt werden, wie Hypoxie, Alveolarschaden, Bakteriämie. Diese Komplikationen wurden von meinem Vorredner, Herrn Wiemers, besprochen. Des weiteren: Bakterielle und therapieresistente mykotische Hospitalinfektionen begleiten als häufigste und gravierendste Komplikation die Methoden der Intensivbehandlung. Die Standardverfahren selbst, wie prolongierte Intubation [20], Tracheotomie [20], Langzeitbeatmung und Aerosolbehandlung [4], Plazieren von Verweilkathetern in Venen, Arterien, Harnblase und zur Dialyse bieten die besten Voraussetzungen zur bakteriellen Invasion [4,11,17,19,20,33]. Kreuzinfektionen mit resistenten stationseigenen Keimen auf Intensiveinheiten sind meist auf Lücken im hygienischen und architektonischen Konzept sowie auf Mangel an Disziplin des Personals zurückzuführen [17,19,33]. Die durch die auf-

3. Komplikationen durch die Grundkrankheit und ihre Behandlung

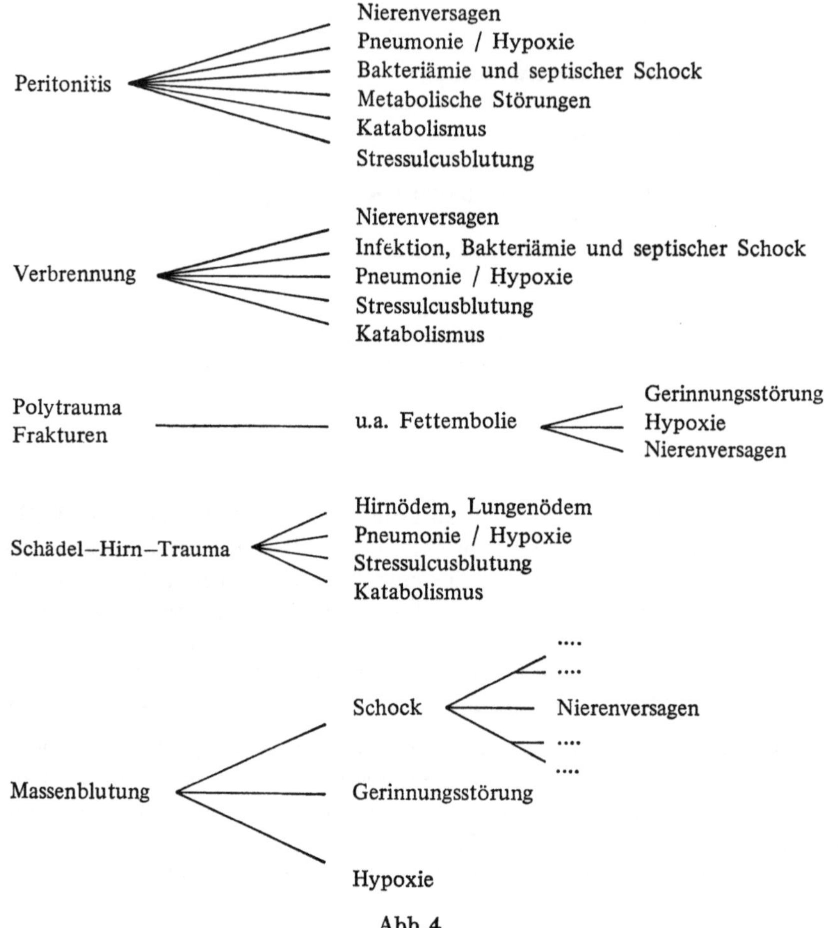

Abb. 4

wendigen therapeutischen Maßnahmen erwarteten Erfolge werden durch die Infektion eingeschränkt, die Mortalität wird durch sie erhöht [17].

Die allzu großzügige und prophylaktische Anwendung immer neuer und
stärkerer Breitbandantibiotica hat zu Resistenz der Keime und Wechsel im Er-
regerspektrum geführt. In die Lücke des Keimspektrums, die durch Rückgang
von Streptokokken und Staphylokokken entstanden ist, sind vorwiegend die
gramnegativen Keime eingetreten. In den letzten Jahren haben in wechselnder
Intensität Enterokokken, Coli, Proteus, Pseudomonas und Klebsiellen pathogene
Bedeutung erlangt. Durch Störung des ökologischen Gleichgewichtes haben in
letzter Zeit Saprophyten wie Serracia marcestens und Candida eine Virulenz-
steigerung erfahren. Gerade diese Keime sind die Auslöser des gefürchteten sep-

tischen Schocks, wenn sie alle physiologischen und anatomischen Barrieren durchbrechen [1,11,17,19,22].

Der Cava-Katheter ermöglicht die Substitutionstherapie bei Volumenmangel und die Messung des zentralen Venendruckes, er ist darüber hinaus eine unentbehrliche Voraussetzung für die Durchführung der parenteralen Ernährung.

Steriles Arbeiten vorausgesetzt, sind die Komplikationen abhängig vom Zugangsort und der Liegedauer. Unabhängig davon sind alle Methoden in wechselnder Häufigkeit mit Komplikationen belastet wie Fehllage, Thrombose, Embolie, Phlebitis, Sepsis, Herz- und Gefäßperforation, Katheterabriß, Luftembolien, arterielle Punktion und Pneumothorax. Durch zunehmende Erfahrung, verbesserte Technik und die Erkenntnis, daß die Einstichstelle wie eine aseptische Wunde zu behandeln ist, ist die Rate gravierender Komplikationen insgesamt niedrig und in Anbetracht des großen Nutzens dieses Verfahrens in Kauf zu nehmen [7,10, 13,14,18].

Die in die Vena subclavia, die Vena jugularis externa und die Vena jugularis interna [14] plazierten Katheter sind nach Angaben von Burri [7] und von Heitmann [14] nur in seltenen Fällen Ursache einer Sepsis. Andere Autoren fanden bei 6,6 $^0/_0$ der Patienten eine durch den Katheter bedingte Allgemeininfektion [18]. Die Venenkatheter sind jedoch bei unklarem Fieber zu entfernen und bakteriologisch zu untersuchen, da jeder endovasale Fremdkörper bei Bakteriämie bevorzugt von Bakterien besiedelt wird und dann als sekundärer Streuherd fungieren kann [6,7]. Der Vena saphena magna-Katheter ist wegen seiner besonders hohen Komplikationsrate als ungeeignet zu betrachten [7,13].

Jeder Intensivbehandlungspatient hat eine negative Energiebilanz durch erhöhten Katabolismus. Hochkalorische künstliche Ernährung, parenteral oder enteral, ist daher elementarer Bestandteil jeder Intensivbehandlung [3,6,10,15, 16,21,26,27,29].

Die parenterale Ernährung vermag mit den heute zur Verfügung stehenden Lösungen Calorienbedarf, Wasser-, Mineral- und Eiweißhaushalt auszugleichen. Die parenterale Ernährung kann aber auch zu komplexen Stoffwechselstörungen führen, die als Zweitkrankheit mit eigenständigen Komplikationen Bedeutung erlangt. Aus der Vielzahl der Komplikationsmöglichkeiten seien erwähnt: hyper- und hypotone Hyperhydration durch zu große Mengen hyper- oder hypotonen Elektrolytlösungen, Fluid Overloading und unzureichende Calorienzufuhr, Septikämie [8]. Katabolismus, sekundärer Aldosteronismus und eingeschränkte Nierenfunktion können den Bedarf an Kalium erheblich variieren. Hypokaliämie tritt unter parenteraler Ernährung auf durch den erhöhten Calorienbedarf bei anabolen Prozessen in erhöhtem Stickstoff- und Kohlenhydratangebot. Da sich Kalium- und Wasserstoffionen intracellulär zu ersetzen vermögen, kommt es bei extracellulärer Hyperkaliämie zur metabolischen Acidose, bei extracellulärer Hypokaliämie zu metabolischer Alkalose. Die metabolische Alkalose ist bei kritisch Kranken wegen ihrer negativen Auswirkung als gravierende Komplikation aufzufassen (u. a. Bohr-Effekt!) [3,25,28].

Im Rahmen der parenteralen Ernährung kann es auch zu einer Hypophosphatämie kommen, besonders bei Zufuhr großer Kohlenhydratmengen (0,5 g/kg und Stunde); diese Störung führt durch Reduktion des Erythrocyten Diphosphoglycerat zur Linksverschiebung der Sauerstoffdissoziationskurve und damit zu bedrohenden Gewebshypoxie [21,24].

Die komplette parenterale Ernährung stellte die extremste Form der bilanzierten synthetischen Diät dar. Zum frühestmöglichen Zeitpunkt sollte mit enteraler Ernährung begonnen werden, um den Bedarf auf physiologischem Wege zu decken. Komplikationen der Ernährung per Sonde mit bilanzierten Diäten sind Diarrhöen durch hypertone Dehydrierung. Die Dehydrierung ist Folge einer durch hyperosmolare Sondennahrung bedingten Azotämie mit Hyperelektrolytämie bei entsprechender osmotischer Diurese. Diese Störung, die tödlich verlaufen kann, wird häufig zu wenig beachtet. Besonders durch diese Störung gefährdet sind bewußtlose Schädel-Hirnverletzte [29].

Intensivbehandlungsbedürftige Komplikationen entstehen auch nach Transfusionen großer Konservenblutmengen [37]. Hierzu zählen:

1. Metabolische Störungen, wie Citratintoxikation, passagere Additionsacidose und die sich anschließende metabolische Alkalose, die durch Anfall von Bicarbonat aus dem Stoffwechsel von Lactat und Citrat entsteht.

2. Hämorrhagische Diathese durch Verminderung des Gerinnungspotentials im Konservenblut, Verbrauchskoagulopathie und sekundäre Fibrinolyse.

3. Bilirubinostatischer Ikterus und mit steigender Konservenzahl Hepatitis [12,32].

4. Hämolyse.

Die aggressive Polypragmasie der Intensivbehandlung (parenterale Ernährung, Langzeitbeatmung, Dialyse, Unterkühlung) stellt für den Patienten auch eine extreme psychische Belastung dar, die sich in differenten Psychosyndromen von Hoffnungslosigkeit und depressiver Verstimmung bis zum Delir äußern kann. Unter dem Namen „Intensive care syndrome" fand diese neue Krankheit des medizinischen Fortschritts Eingang in das Schrifttum (Steinbereithner).

Wie stark das Vegetativum durch den Stress der Intensivbehandlung mit betroffen wird, zeigt die Häufigkeit des Auftretens von Stressulcera mit Blutungen und Perforation (u. a. [9]). Diese Komplikation der Intensivbehandlung macht häufig die mühsam errungenen Behandlungserfolge zunichte.

Die Komplikationen der Intensivbehandlung zählen nicht zu den Krankheiten mit infauster Prognose, sie sind behandelbar.

Wenn auch die Rate der eigenständigen Komplikationen der Intensivbehandlung hoch ist, so stehen dem Negativkatalog trotzdem beachtliche und ermutigende Behandlungserfolge gegenüber.

Literatur

1. Alexander, M.: Candidiasis. Med. Klin. **67**, 1233 (1972)

2. Beisbarth, H.: Diskussion: Wirkungen und Nebenwirkungen der einzelnen Bestandteile der parenteralen Ernährung. In: Die Bausteine der parenteralen Ernährung. Hrsg. H. Beisbarth, K. Horatz u. P. Rittmeyer, S. 79. Stuttgart: F. Enke 1973

3. Beisbarth, H., Horatz, K., Rittmeyer, P.: Die Bausteine der parenteralen Ernährung. Stuttgart: F. Enke 1973

4. Botzenhart, K.: Pseudomonas aeruginosa im Inhalationsaerosol. Anaesthesist **20**, 441 (1971)

5. Brücke, P.: Besondere chirurgische Probleme einer Intensivbehandlungsstation. In: Intensivstation, Intensivpflege, Intensivtherapie. Hrsg. R. Kucher u. K. Steinbereithner, S. 145. Stuttgart: Thieme 1972

6. Bünte, H.: Technik und Erfolge der Sondenernährung. In: Bilanzierte Ernährung in der Therapie. Hrsg. K. Lang, W. Fekl u. G. Berg, S. 214. Stuttgart: Thieme 1971

7. Burri, C.: Die Problematik des Cava-Katheters. In: Wissenschaftliche Informationen 3, 161 (1973). Bad Homburg: Dr. E. Fresenius KG

8. Dillon, J. D., Schaffner, W., van Way, Ch., Meng, H. C.: Septicemia and total parenteral nutrition: distinguishing catheter-related from other septic episodes. J. Amer. med. Ass. 223, 1341 (1973)

9. Drüner, H. U., Grözinger, K.-H.: Streß-Ulzera nach Verbrennungen. Med. Welt 23, 707 (1972)

10. Eckart, J.: Grundlagen der parenteralen Ernährung in der operativen Medizin. Med. Welt 23, 1831 (1972)

11. Elkeles, G.: Probleme und Wege antiinfektiöser Therapie. Med. Klin. 67, 1250 (1972)

12. Fidler, H.: Probleme der posttransfusionellen Hepatitis. Münch. med. Wschr. 12, 549 (1972)

13. Gülke, Ch., Kipka, E. H., Opderbecke, H. W.: Der Kava-Katheter. Münch. med. Wschr. 114, 1503 (1972)

14. Heitmann, D., Grimm, H., Gasser, D.: Punktion der Vena jugularis interna, neuer Zugangsweg zur Vena cava superior. Anaesth. Inform. 14, 67 (1973)

15. Herden, H.-N.: Parenterale Ernährung. In: Praxis der Intensivbehandlung, 3. Aufl. Hrsg. P. Lawin. Stuttgart: Thieme (im Druck)

16. Jenny, M.: Ernährungsprobleme in der postoperativen Phase. Dtsch. med. Wschr. 98, 2032 (1973)

17. Kanz, E.: Therapeutische Techniken und pflegerische Praktiken in der Sicht des Hygienikers. Prakt. Anästh. 9, 1 (1974)

18. Konold, P., Ullmann, U., Schrader, C.-P., Kieninger, G.: Klinische und bakteriologische Beobachtungen bei intravenös eingeführten Kathetern. Dtsch. med. Wschr. 99, 1009 (1974)

19. Kucher, R., Steinbereithner, K.: Medizinische Hygiene im Betrieb einer Intensivbehandlungsstation. In: Intensivstation, Intensivpflege, Intensivtherapie. Hrsg. R. Kucher u. K. Steinbereithner, S. 210. Stuttgart: Thieme 1972

20. Lawin, P.: Tracheotomie. In: Praxis der Intensivbehandlung, 2. Aufl. Hrsg. P. Lawin. Stuttgart: Thieme 1971

21. Moore, D. Fr., Brennan, M. F.: Intravenous Feeding. New Engl. J. Med. 287, 862 (1972)

22. Mössner, G., Ritzerfeld, W.: Nebenwirkungen von Antibiotica. Münch. med. Wschr. 115, 1637 (1973)

23. Polk, H. C., Borden, St., Aldrete, J. A.: Prevention of pseudomonas respiratory infection in a surgical intensive care unit. Ann. Surg. 177, 607 (1973)

24. Sheldon, G. F., Plzak, L. F., Watkins, G. M., Moore, Fr. D.: Inorganic phosphate and the oxyhemoglobin dissociation curve. Surg. Forum 22, 81 (1971)

25. Sinning, M.: Metabolische Alkalosen nach Operation oder Trauma. anästh. prax. 7, 59 (1972)

26. Schultis, K.: Technische Durchführung der künstlichen Ernährung. Chirurg 43, 405 (1972)

27. Schultis, K., Hofmeister, H.: Stoffwechseladaequate Ernährung chirurgischer Patienten. In: Bilanzierte Ernährung in der Therapie, S. 224. Hrsg. K. Lang, W. Fekl u. G. Berg. Stuttgart: Thieme 1971

28. Steer, M. L., Bushnell, L. S.: Metabolic alkalosis and respiratory failure in critically ill Patients. Surgery 72, 408 (1972)

29. Steinbereithner, K., Kucher, R.: Probleme der künstlichen Ernährung. In: Intensivstation, Intensivpflege, Intensivtherapie, S. 205—206. Hrsg. R. Kucher u. K. Steinbereithner. Stuttgart: Thieme 1972

30. Steinbereithner, K., Kucher, R.: Überwachung des Patienten. In: Intensivstation, Intensivpflege, Intensivtherapie, S. 185. Hrsg. R. Kucher u. K. Steinbereithner. Stuttgart: Thieme 1972

31. Stoeckel, H., Stober, B.: Zur Problematik der Massivtransfusion mit ACD-Blut. Prakt. Anaesth. **5**, 237 (1970)
32. Wahls, E., Arndt-Hanser, A., v. Lutzki, H., Rathgen, G. H., Bolte, J. P., Fassl, H., Mohammedian, N., Lieser, H.: Untersuchungen über die Häufigkeit der Transfusionshepatitis unter besonderer Berücksichtigung postoperativer Enzymerhöhungen. Anaesthesist **21**, 12 (1972)
33. Werner, H.-P., Flamm, H., Lackner, F., Kucher, R.: Kontrolle der Infektionswege auf einer Intensivbehandlungsstation. Prakt. Anaesth. **7**, 121 (1972)
34. Wilson, R. F., Gibson, D., Percinel, A. K., Ali, M. A., Baker, G., LeBlanc, L. P., Lucas, C.: Severe alkalosis in critically ill surgical patients. Arch. Surg. **105**, 197 (1972)

Prof. Dr. P. Lawin
Anaesthesie-Abteilung des
Allgemeinen Krankenhauses Altona
D-2000 Hamburg 50
Paul Ehrlich-Str. 1
Bundesrepublik Deutschland

Langenbecks Arch. Chir. 337 (Kongreßbericht 1974)

Schädel-Hirn-Trauma

41. Intensivbehandlung des Schädelhirntraumas

R. Lorenz

Zentrum für Neurochirurgie am Klinikum der Justus Liebig-Universität Gießen

Intensive Care following Head Injuries

Summary. The paper reviews intensive care of patients with severe head injuries. In such cases dysregulation of the cardiovascular system, of respiration, temperature, metabolism, endocrine functions etc. is found. Intensive observation of each patient is necessary. The therapy is aimed at lowering the raised intracranial pressure, increasing and stabilizing cerebral blood flow, supplying oxygen to the damaged brain cell and balancing the metabolism.

Key words: Head Injuries — Intensive Care — Intracranial Pressure.

Zusammenfassung. Es wird ein Überblick über die Intensivbehandlung des Schädelhirntraumas gegeben. Verletzungen des Zentralnervensystems führen zu zahlreichen Störungen, die u.a. sich auf das Herz-Kreislauf-System, die Atmung, die Temperatur, Stoffwechselprozesse und endokrine Leistungen auswirken. Dementsprechend fallen umfangreiche Überwachungsaufgaben an. Die Behandlung hat die Minderung der intrakraniellen Drucksteigerung, die Stabilisierung der Hirndurchblutung, die ausreichende Sauerstoffversorgung der geschädigten Hirnzelle und die Bilanzierung des Stoffwechsels zu berücksichtigen.

Schlüsselwörter: Intensivbehandlung — Schädelhirntrauma — Intrakranielle Drucksteigerung.

Treffen Verletzungen das Zentralnervensystem, sind vielfältige Störungen zentraler Leistungen, von Steuer- und Regulationsvorgängen einzurechnen. Ihre Ausprägung wird vom Schweregrad der Schädelhirnverletzung abhängen. Der Intensivbehandlung bedürfen Verletzte, bei denen es im Sinne der Definition der Intensivmedizin (Lawin; Kucher u. Steinbereithner) zu einer vitalen Bedrohung oder zum Ausfall vitaler Funktionen kommt. Entsprechend dem Schema von Tönnis u. Loew wird es sich demnach um Patienten mit Schädelhirnverletzungen im Schweregrad II und III handeln.

Störungen zentraler Funktionen

Die Verletzung selbst führt primär abhängig von ihrer Schwere zu vielfältigen neurologischen, psychischen und vegetativen Störungen (Brun; Kessel, Guttmann u. Maurer). Sie werden im weiteren Verlauf durch in der Regel unvermeidliche Gewebsreaktionen im Sinne eines traumatischen vasogenen Hirnödems (Baethmann, Lanksch u. Schmiedeck) modifiziert und verstärkt. Komplikationen, die einer operativen Behandlung zugängig sind, müssen in diesem Zusammenhang außer acht gelassen werden. Bei derartigen Komplikationen handelt es sich in erster Linie um die Entwicklung intrakranieller (epi- oder subduraler oder intracerebraler) Hämatome oder um Störungen der Liquordynamik (Hydrocephalus). Primäre

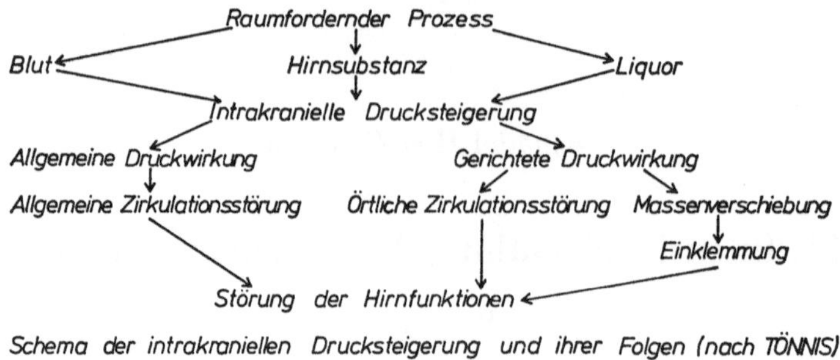

Schema der intrakraniellen Drucksteigerung und ihrer Folgen (nach TÖNNIS)

Abb. 1

und derartige sekundäre raumfordernde intrakranielle Prozesse müssen operativ beseitigt werden, soll die Intensivbehandlung der Schädelhirnverletzungen überhaupt erfolgreich sein.

Mit der Entwicklung eines Hirnödems werden Mechanismen in Gang gesetzt, die unter dem Begriff der intrakraniellen Massenverschiebungen bekannt sind. Der intrakranielle Raum verfügt ja nur über begrenzte Kompensationsmöglichkeiten (Zülch). Eine Störung des Gleichgewichtes, bzw. des Volumens von Hirngewebe — Liquor — Blut (Monro-Kellie-Burrows-Doktrin) muß anfänglich immer zu einer Drucksteigerung im Schädelinnern führen und wird, z.B. beim Hirnödem Verlagerungen von Hirngewebsteilen in präformierte Räume bewirken, um die Drucksteigerung abzufangen. Es entstehen Hernien (Zülch), die wiederum bestimmte neurologische, psychische und vegetative Störungen hervorrufen, und zwar durch direkten Druck und Zug, sowie durch Auslösung arterieller und venöser Durchblutungsstörungen (Pia; Tönnis), (Abb. 1). Verlagerungen von Hirngewebsteilen in den Tentoriumschlitz führen zu den mesencephalen Einklemmungserscheinungen, solche in das Foramen occipitale magnum zum bulbären Einklemmungssyndrom. Beide Syndrome können aber auch durch direkte Läsionen im Hirnstamm hervorgerufen werden. Abb. 2 veranschaulicht schematisch die Symptomatik.

Primäre Verletzungen und sekundäre Folgen durch Entwicklung einer intrakraniellen Drucksteigerung bestimmen den Krankheitsverlauf während der Intensivbehandlung. Vielfach entscheidend sind die Rückwirkungen auf die Hirndurchblutung durch das Ödem selbst und die ausgelösten Massenverlagerungen. Andererseits wirken traumatischer Schock, Verletzungen peripherer Organe und die Auswirkung gestörter Steuer- und Regulationsvorgänge mannigfaltig modifizierend und evtl. potenzierend.

Auf die Rückwirkungen von Schock und peripheren Verletzungen kann in diesem Zusammenhang nicht näher eingegangen werden. Vielmehr sollen einige Aspekte der zentralen Dysregulation hervorgehoben werden. Vorangestellt seien die Beobachtungen von Lassen u. Ingvar, daß jede akute Hirnschädigung im geschädigten Areal zur Aufhebung der Autoregulation der Hirndurchblutung führt. Bei größeren Hirnläsionen, und um solche handelt es sich ja zumindest bei Schädelhirnverletzungen im Stadium III, wird die Durchblutung beider Hirnhälften, bzw. des gesamten Hirnes passiv geregelt. Das heißt, die Hirndurchblutung ist

		neurologisch	psychisch	kontrastmittel-diagnostisch
mesenzephale Einklemmung	latent	Okulomotoriusstörungen Pyramidenbahnzeichen Hemiparese Tonussteigerung	psychomotorische Unruhe Somnolenz Sopor	Verlagerung der art.comm.post. art.cerebri post. art. basalis v. cerebri magna (Galeni)
	manifest	zusätzlich: Streckstarre	Koma	
bulbäre Einklemmung	latent	Schluckstörungen Erbrechen Parästhesien N.akzessorius-Reizung Tonusminderung	psychomotorische Unruhe	Verlagerung der art.basalis / vertebralis art.comm.post. art.cerebri inf.post.
	manifest	zusätzlich: Atemlähmung Tonusverlust	Koma	

Überblick über die Symptomatik der Einklemmung.

Abb. 2

abhängig vom mittleren arteriellen Druck, vom intrakraniellen Druck, vom zentralvenösen Druck und von dem Perfusionsvolumen.

Die cerebrale Läsion führt auch zu Störungen der klassischen Vitalfunktionen. In Abhängigkeit von der Schädigungsebene werden bestimmte Veränderungen der *Herzschlagfrequenz* beobachtet (Lorenz). Sie ist als Regelfall überhöht, d.h. sie liegt auf tachykardem Niveau. Nur *ausnahmsweise* tritt eine Pulsfrequenzverlangsamung auf, z.B. bei hypothalamischen und bei bulbären Läsionen. Dann kann sie im Einzelfall sogar bis zu einem Herzstillstand führen (Gerhard *et al.*). Endogene und exogene Reize führen zu weiteren Steigerungen der Herzschlagfrequenz. Ihre Form ist abhängig von der Lokalisation der Schädigung. Die Modulation der Pulsfrequenz im Sinne der regelmäßigen Aufeinanderfolge nimmt mit zunehmender Bewußtseinstrübung zu und mit Vertiefung des Komas ab.

Der *arterielle Blutdruck* wird weniger als die Pulsfrequenz beeinflußt (Lorenz). Im Stadium der mesencephalen Einklemmung bzw. Läsion können Steigerungen, in der Phase der bulbären Schädigung labile, teils hyper-, teils hypotone Blutdruckwerte beobachtet werden. Wichtiger sind Blutverteilungsstörungen (Schmidt), die über die vermehrte Katecholaminausschüttung (Lorenz) ihre Erklärung finden, die besonders durch Mittelhirnschädigungen ausgelöst werden.

Die *Atmung* wird zentral hinsichtlich Atemfrequenz, Atemtiefe und Atemperiodik beeinflußt (Frowein; Seeger). Unter anderem führt die mesencephale Schädigung zu einem Enthemmungssyndrom mit alveolärer Hyperventilation durch Erniedrigung der CO_2-Ansprechschwelle, die bulbäre Schädigung zu einer O_2-Mangelatmung durch Ausfall des CO_2-Antriebes und damit, verstärkt durch die Atemataxie, in der Regel zu einer alveolären Hypoventilation. Extremfall ist im Stadium der manifesten bulbären Einklemmung die Atemlähmung. Hinzukommt in der Regel noch eine erhebliche Minderung der Sauerstoffpartialdrucke (Karimi und Frowein).

Auch das *Temperatur*verhalten wird, abhängig von der Lokalisation der Hirnschädigung (bei der es sich übrigens meistens um eine Schwerpunktschädigung

	PF	BD	Atmung	T
mesenzephale Einklemmung	Tachykardie paroxysmale Steige- rung (Minuten+Stunden) 3/min Periodik Zunahme der Modula- tion	Hypertonie oder ansteigende Werte	Maschinenatmung Hyperventilation CO_2-Erregbarkeit ge- steigert O_2-Depression und Verdeutlichung der Atemperiodik	Hyperthermie
bulbäre Einklemmung	Tachykardie paroxysmale Steige- rung mit überschie- ßender Regularisierung paroxysmale Verlang- samung Ataxie Abnahme der Modula- tion	labile Blutdruckwerte auf hyper- oder hy- potonem Niveau	ataktische Atmung Hyper-(Hypo-)venti- lation CO_2-Erregbarkeit ge- mindert Regularisierung der Atemform unter Sau- erstoff	Hypothermie (Poikilothermie)

Überblick über die Symptomatik der Einklemmung.

Abb. 3

handelt, da Verletzungen in der Regel nicht eine umschriebene Lokalisation haben) unterschiedlich beeinflußt (Lausberg). So werden bei mesencephalen Läsionen im Akutstadium der Decerebration eine Minderung der Wärmeabgabe (Zentralisation infolge übermäßiger Katecholaminausschüttung) und eine Vermehrung der Wärmeproduktion (durch Strecktonuserhöhung) sowie wahrscheinlich auch durch Sollwertverstellung nach oben beobachtet. Bulbäre Schädigungen führen zu poikilothermen Reaktionen.

Die wichtigsten dieser Befunde sind für die mesencephale und die bulbäre Einklemmung stichwortartig in Abb. 3 zusammengefaßt.

Darüberhinaus sind weitere, mindestens zentral beeinflußte Entgleisungen zu nennen, die den Verlauf nach schweren Schädelhirnverletzungen kennzeichnen. Sie betreffen den Zuckerhaushalt (Wesemann u. Grote) mit häufigen Hyperglykämien und Glykosurien, den Aminosäurenstoffwechsel (Bauer) und den Fettstoffwechsel (Bauer) vorwiegend mit Verwertungsstörungen.

Auf weitere Einzelheiten kann hier nicht eingegangen werden.

Überwachung der Schädelhirnverletzten

Diese gedrängte Übersicht macht deutlich, daß im Verlauf schwerer Schädelhirnverletzungen umfangreiche Überwachungsaufgaben notwendig werden. Kontrollen des klinisch neurologischen-psychischen Befundes, mehrfach täglich, fortlaufende Registrierung von Blutdruck und Pulsfrequenz, Atmung und Temperatur, tägliche Bilanzierung des Flüssigkeits- und Elektrolythaushaltes und Bestimmungen der Stickstoffausscheidung, evtl. täglich mehrfache Blutgasbestimmungen unter Berücksichtigung von Hb, Hk und Erythrocytenzahl und unter Einschluß von pO_2-Messungen sind erforderlich, um nur die wichtigsten Überwachungsgrößen zu nennen. Echoencephalogramme können intrakranielle Massenverlagerungen und Erweiterungen des Ventrikelsystems erfassen. Das Elektroencephalogramm ist zwar für die Beurteilung allgemeiner und fokaler hirnelektrischer Störungen bedeutsam, tritt aber in der Akutsituation zurück, falls nicht cerebrale Anfälle auftreten, die eingehendere Differenzierungen erfordern. Bei fraglichen intrakraniellen raumfordernden Prozessen kann darüberhinaus die cerebrale Angiographie erforderlich werden.

Behandlung der Schädelhirnverletzten

Entsprechend der Vielfalt möglicher Störungen zentraler Funktionen hat die Behandlung der schweren Schädelhirnverletzungen zahlreiche Aspekte. Umschriebene raumfordernde intrakranielle Prozesse, die in diesem Zusammenhang nicht angesprochen werden können, müssen selbstverständlich unverzüglich operativ behandelt werden. Die Intensivbehandlung der schweren Schädelhirnverletzungen berücksichtigt zwar aktive, aber konservative Aspekte der Behandlung.

An erster Stelle steht die Beeinflussung der intrakraniellen Drucksteigerung. Die Bilanzierung des Flüssigkeitshaushaltes, die Beachtung der Serumelektrolytwerte und des Hämatokrits sind Basismaßnahmen, die im Einzelfall durch Infusion hyperosmotischer Lösungen (z.B. Dextrane, Sorbit, Mannit) oder Diuretica (z.B. Furosemid 1 Amp. i.m. und 1 Amp. i.v.) unterstützt werden können. Dexamethason kann in gleicher Weise eingesetzt werden, nur tritt die Wirkung mit erheblicher Latenz ein, ist also als Soforttherapie nicht brauchbar. Gleiches gilt für die Verwendung von Spirolaktone.

Mit Minderung der intrakraniellen Drucksteigerung ist die erste Voraussetzung für eine Besserung der Hirndurchblutung geschaffen. Da diese als Regelfall passiv gesteuert wird, Medikamente zur Förderung der Hirndurchblutung nicht bekannt sind, hängt die Förderung im wesentlichen von einer Stabilisierung der Kreislaufverhältnisse ab. Das heißt, für ein ausreichendes Herzzeitvolumen unter stabilisiertem mittleren arteriellen Druck ist Sorge zu tragen. Darüber hinaus müssen die Viscositätsverhältnisse beachtet werden, um durch eine etwaige Eindickung beispielsweise nicht eine zusätzliche Erschwerung der Hirndurchblutung in der capillären Strombahn zu bewirken.

Eine große Bedeutung kommt der Sicherung eines ausreichenden O_2-Angebotes an der (geschädigten) Zelle zu. Freihaltung der Atemwege und Gewährleistung ausreichender alveolärer Ventilation (bei über 50% schwerer Verletzungen nur durch Beatmung zu sichern) sind selbstverständliche Voraussetzung. Die Analyse der Blutgase (einschließlich pO_2) ist unabdingbar bei Kontrollen der Beatmung. Auch Blutverluste müssen rechtzeitig ersetzt werden, um eine ausreichende Sauerstoffkapazität des Blutes zu gewährleisten.

Die Sicherstellung einer ausreichenden Ernährung ist in gleicher Weise selbstverständlich. Die häufig vorhandene Tonussteigerung der Muskulatur und psychomotorische Unruhe führen zu erheblichem Kalorienbedarf bei kataboler Ausgangslage. Er kann nur über gleichzeitige parenterale und enterale Ernährung gedeckt werden.

Beachtung verdient auch die cerebrale Erregbarkeitssteigerung; um der Entwicklung eines Status vorzubeugen müssen rechtzeitig und ausreichend Antikonvulsiva eingesetzt werden.

Schließlich sei auf die Bedeutung der Antibiotica hingewiesen. Unseres Erachtens sollten sie nur gezielt unter Beachtung der Resistenzbestimmungen eingesetzt werden. Eine generelle Prophylaxe ist abzulehnen. Bei Liquorfisteln, ausgedehnter Aspiration, darniederliegender Abwehrschwäche und hohem Alter ist eine Antibioticaprophylaxe in der Regel aber nicht zu vermeiden.

Auf eine gute Decubitusprophylaxe durch Lagerung in regelmäßigen Abständen, gymnastische Betreuung zur Verhütung von Versteifungen und Regularisierung von Miktion und Defäkation sei nur am Rande hingewiesen.

Der Katalog der Behandlungsmaßnahmen ist so umfangreich, daß hier nur die wichtigsten Punkte angeschnitten werden konnten.

Literatur

Baethmann, A., Lanksch, W., Schmiedeck, P.: Formation and treatment of cerebral edema. Neurochirurgia (Stuttg.) **17**, 37—47 (1974)

Bauer, B. L.: Probleme bei der postoperativen und posttraumatischen Ernährung von neurochirurgischen Patienten. Acta neurochir. (Wien) **15**, 96—107 (1966)

Bauer, B. L.: Protein and amino acid metabolism in central dysregulation. Excerpta Medica, Amsterdam, Intern. Congr. Ser. No. 242, Vol. I, pp. 148—176 (1970), Proceedings of the German Society of Neurosurgery

Brun, R.: Die Schädel- und Hirnverletzung. Berlin-Stuttgart: Huber 1963

Burrows, G.: On disorders of the cerebral circulation and on the connection between affections of the brain and diseases of heart. London: Longmans 1846.

Frowein, R. A.: Zentrale Atemstörungen bei Schädelhirnverletzungen und Hirntumoren. Monogr. a. d. Ges.-Geb. d. Neurol. u. Psychiat. M. Müller-Rüffenacht, H. Spatz u. P. Vogel. (Hrsg.) Berlin-Göttingen-Heidelberg: Springer 1963

Kellie, G.: Appearances observed in the dissection of two individuals, death of cold and congestion of the brain. Trans. med. chir. Soc. Edinb. **1**, 84—123; 123—169 (1824)

Kessel, F. K., Guttmann, L., Maurer, G.: Neuro-Traumatologie mit Einschluß der Grenzgebiete. München-Berlin-Wien: Urban & Schwarzenberg 1969

Kucher, R., Steinbereithner, K.: Intensivstation, Intensivpflege, Intensivtherapie. Stuttgart: Thieme 1957

Lassen, N.A., Ingvar, D.H.: The blood flow of the cerebral cortex determined by radioactive Krypton. Experientia (Basel) **17**, 42—43 (1961)

Lausberg, G.: Zentrale Störungen der Temperaturregulation. Acta neurochir. (Wien), Suppl. 19 (1972)

Lawin, P.: Praxis der Intensivbehandlung. Stuttgart: Thieme 1971

Lorenz, R.: Wirkungen intrakranieller raumfordernder Prozesse auf den Verlauf von Blutdruck und Pulsfrequenz. Acta neurochir. (Wien), Suppl. 20 (1973)

Monro, A.: Observations on the structure and functions of the nervous system. Edinburgh: Creech-Johnson 1783

Pia, H. W.: Die Schädigung des Hirnstammes bei raumfordernden Prozessen des Gehirnes. Ein Beitrag zur Pathogenese. Klinik und Massenverschiebungen des Gehirnes. Acta neurochir. (Wien), Suppl. 4 (1957)

Seeger, W.: Atemstörungen bei intrakraniellen Massenverschiebungen. Acta neurochir. (Wien), Suppl. 17 (1968)

Tönnis, W.: Pathophysiologie und Klinik der intrakraniellen Drucksteigerung. In: Hdb. Neurochirurgie, Bd. I/1. Berlin-Göttingen-Heidelberg: Springer 1959

Zülch, K. J.: Störungen des intrakraniellen Druckes. In: Hdb. Neurochirurgie, Bd. I/1. Berlin-Göttingen-Heidelberg: Springer 1959

Wesemann, W., Grote, E.: Hyperglykämien, Verlaufsbeobachtungen bei Patienten mit zerebralen Tumoren und Verletzungen. In: Diabetes mellitus, 3. Intern. Donau-Symposium, S. 723—731. Wien: Maudrich 1973

Prof. Dr. R. Lorenz
Zentrum für Neurochirurgie
D-6300 Gießen
Klinikstr. 37
Bundesrepublik Deutschland

Langenbecks Arch. Chir. 337 (Kongreßbericht 1974)

42. Leitlinien für die Relaparotomie im Rahmen der Intensivtherapie bei Blutungen

K. Kremer und H. Brüster

Chirurgische Universitätsklinik A und Institut für Blutgerinnungs- und Transfusionswesen, Düsseldorf

Principles of Relaparotomy Concerning Hemorrhage during Intensive Care

Summary. Hemorrhage during intensive care sometimes demand relaparotomy. Such bleeding is most frequently observed in patients suffering from multiple injuries, such as ruptured abdominal organs, in patients with a ruptured aortic aneurysm, and in patients suffering from heavy blood loss such as sometimes occurs in the case of peptic and duodenal ulcers or esophageal varicose veins. The differential diagnosis of surgical bleeding and secondary hyperfibrinolysis or consumptive coagulopathy is discussed. In addition, rare causes of hemorrhage (Sanarelli-Shwartzmann phenomenon, leukemia and other hematopoetic diseases, paraproteinemia) are indicated, as are the indications for relaparotomy in various hemorrhagic disorders.

Key words: Surgical Bleeding — Secondary Hyperfibrinolysis — Consumptive Coagulopathy.

Zusammenfassung. Blutungen, die im Rahmen der Intensivtherapie möglicherweise eine Relaparotomie erfordern, treten vornehmlich bei Polytraumatisierten mit Rupturen von Bauchorganen, bei rupturierten Aortenaneurysmen sowie bei ausgebluteten Patienten mit Magen-Darm-Geschwüren sowie nach Oesophagusvaricenblutungen auf. Auf die Differentialdiagnose chirurgischer Blutung bzw. sekundäre Hyperfibrinolyse und Verbrauchskoagulopathie wird eingegangen, auf die Möglichkeit seltener Blutungsursachen hingewiesen (Sanarelli-Shwartzmann-Phänomen, Leukämien, Hämoblastosen, Paraproteinämien). Die Indikation zur Relaparotomie bei den verschiedenen Blutungsübeln wird erörtert.

Schlüsselwörter: Chirurgische Blutung — Sekundäre Hyperfibrinolyse — Verbrauchskoagulopathie.

Wenn ich über die Frage der Relaparotomie wegen Blutungen im Rahmen der Intensivtherapie zu berichten habe, so verstehe ich darunter nicht die intra- oder extraluminären Nachblutungen, wie sie gelegentlich nach Routineeingriffen an den Organen des Bauchraumes zu beobachten sind.

Bei den Patienten, die in diesem kurzen Referat angesprochen werden sollen, liegt die Ursache der eingeleiteten Intensivtherapie und auch der evtl. auftretenden Nachblutung in der Schwere des ursprünglichen Krankheitsbildes, das den Ersteingriff induziert hat oder in Besonderheiten des Eingriffes selbst. Der Kreis der Patienten, die der Intensivpflege bedürfen, wird vornehmlich von Polytraumatisierten mit Rupturen von Leber, Milz oder Pankreas, rupturierten Aortenaneurysmen, von ausgebluteten Patienten mit Magen- oder Zwölffingerdarmgeschwüren, Oesophagusvaricenblutungen und ähnlichen Zuständen gebildet. Sie werden zu Problemfällen, wenn sie sofort im Anschluß an den Ersteingriff weiterbluten oder nach einem zeitlichen Intervall neu zu bluten beginnen. Hinzu kommen alle Patienten, die nach Korrektur von Fehlern des Herzens und der großen Gefäße, sowie nach lungenverkleinernden und anderen Eingriffen aus sog. Stressulcerationen bluten.

Generell gilt zu klären, ob die Blutungsursache in einem chirurgisch zu beseitigenden Übel liegt, oder ob sie mit einem prä- oder intraoperativ durchgemachten Schockgeschehen in unmittelbarem Zusammenhang steht.

Der Nachweis einer postoperativen Blutung wird im Rahmen der Intensivpflege meist leicht gelingen, er kann jedoch schwieriger sein, wenn die Erstoperation wegen einer Sanguination erfolgte und durch den Eingriff nicht oder nur vorübergehend zum Stehen gebracht werden konnte.

Die Symptome können sich überdecken, doch weisen Schockindex, Absinken des zentralen Venendruckes, erneute Hämatemesis, Blutstühle bei foudroyanten Formen, Hämatokrit- und Hämoglobinwerte sowie die klinischen Zeichen (feuchte Kälte, Blässe und motorische Unruhe mit Angstzuständen) den richtigen Weg. Dabei ist aber zu berücksichtigen, daß der Schockindex bei Blutungen in den freien Bauchraum niedrig sein kann, weil der peritoneale Schmerzreiz den Blutdruck ansteigen läßt. Auch der zentrale Venendruck vermag bei Polytraumatisierten mit Schädel- und Thoraxverletzungen trotz eines Volumenmangels normal zu sein, worauf Allgöwer erst kürzlich hinwies.

Die in der Tab. 1 wiedergegebenen Richtwerte unterscheiden sich nach dem Alter des Patienten. Auch bei sichtbarem, massivem Blutverlust, z. B. aus der Magensonde oder einem Peritonealdrain, ist differentialdiagnostisch mit Hilfe von Laboratoriumsuntersuchungen zwischen einer chirurgischen Blutung, einer sekundären Hyperfibrinolyse und einer Verbrauchskoagulopathie, die durch eine Massivtransfusion oder eine beginnende Sepsis ausgelöst sein können, zu unterscheiden. Die Einzelheiten sind der Tab. 2 zu entnehmen.

Nichtchirurgische Blutungen können — wie bereits erwähnt — durch Massentransfusionen vor oder während und nach der Erstoperation unterhalten werden. Als weitere Ursache kommt in der Bauchhöhle zurückgebliebenes Blut in Betracht; es zersetzt sich autolytisch, es fehlen ihm die Koagulationsfaktoren. Die Blutung wird somit unterhalten, denn der Organismus ist ständig bemüht, das Blut, das sich in der freien Bauchhöhle befindet, zur Gerinnung zu bringen. Die Folge können sekundäre Verbrauchskoagulopathien sein.

Sehr unangenehm sind drittens Blutungen in die Bauchhöhle bei gleichzeitiger Permeabilitätsveränderung der Membranen und Durchtritt von Coli- oder Aerobacterkeimen in den freien Bauchraum. Hierbei tritt eine unmittelbare Zersetzung des Blutes ein. Die Folge ist ein generalisiertes sekundäres Sanarelli-Shwartzmann-Phänomen mit schwerer hämorrhagischer Diathese durch Auslösen eines Endotoxin-Schocks.

Gelegentlich kann dieser Zustand auch durch Hämoblastosen und Paraproteinämien bedingt sein. Zur Differenzierung ist eine Knochenmarkspunktion erforderlich.

Bei Massivblutungen werden an unserer Klinik folgende Sofortmaßnahmen getroffen und während der Intensivüberwachung durchgeführt (Tab. 3).

Die anhaltende oder neu einsetzende chirurgische Blutung bedarf der Reintervention, wenn trotz adäquater Transfusionen der Schockindex kritische Werte

Tabelle 1. Richtwerte für das Bestehen einer massiven Bauchblutung

	Erwachsene	Kinder	Säuglinge
Puls	über 110/min	über 130/min	über 150/min
Blutdruck	unter 100 mm/Hg	unter 90 mm/Hg	unter 70 mm/Hg
Erythrocyten	unter 2,5 Mill/mm³	unter 2,5 Mill/mm³	unter 2,0 Mill/mm³
Hämoglobin	unter 8,0 g-%	unter 7,0 g-%	unter 6,0 g-%
Hämatokrit	unter 20 %	unter 20 %	unter 20 %
Zentraler Venendruck	unter 5 mm Hg	unter 4 mm Hg	unter 3—4 mm Hg

Tabelle 2. Differential-Diagnose zwischen chirurgischer Blutung, Hyperfibrinolyse und Verbrauchskoagulopathie

	Hyperfibrinolyse	Verbrauchskoagulopathie	Chirurg. Blutung
Beta-Lipoproteide	normal	vermehrt	vermindert
Cholesterin	normal	vermehrt	normal
Thrombocytenzahl	normal	vermindert	vermindert
Thrombocytenfunktion	normal	pathologisch	normal bis gesteigert
F. I, V, VIII, XII, XIII	wenig erniedrigt	stark erniedrigt	normal bis erniedrigt
AT II	normal	erhöht	normal bis erniedrigt
Profibrinolysinzeit	pathologisch	anfangs normal	normal
Euglobulinlysezeit	pathologisch	anfangs normal	normal
Thrombelastogramm	max_E: pathologisch	$r + k + max_E$: pathologisch	anfangs normal
Auftreten von Fibrinsplits	später	sofort	nicht vermehrt

Tabelle 3. Sofortmaßnahmen bei massiven Blutungen

Blutdruck- und Pulskontrolle

Komplette serologische Austestung zwecks Übertragung formel-identischen Blutes

Bestimmung des zentralen Venendruckes

Bestimmung von Hämoglobin und Hämatokrit

Kontrolle der Urinproduktion

Bestimmung des Blutvolumens

Legen einer Magensonde

Entleerung des Darmes (Spülung)

Bestimmung des pH-Wertes, des aktuellen pCO_2 und der Alkalireserve mit entsprechender Korrektur durch säurebindende Medikamente

Bestimmung der Hämolyserate nach Massentransfusion

Einschaltung von Mikrosludgefiltern zur Minderung von Mikroembolien

Wechsel von Konservenblut auf Frischblut zur Abwendung posttransfusioneller Hämorrhagien und Hämolysen; Hämotheraphie nach Maß

Postoperative Gabe von Heparin (125 IE/kg/24 Std) zur Vermeidung von Mikroembolien

erreicht, bzw. wenn als Folge der zugeführten Blutmengen Gerinnungsstörungen zu erwarten sind. Der Eingriff wird in der Regel unter Zuführung von Frischblut und Frischplasma durchgeführt. Erfolgt die Blutung aus diffusen erosiven Veränderungen der Schleimhaut eines Magenstumpfes, kann nur die Gastrektomie helfen. Blutet der Patient trotzdem weiter, ist eine Bluterkrankung, z. B. eine Leukämie, durch Knochenmarkspunktion, auszuschließen. Wir beobachteten sie im letzten Jahr zufällig zweimal als Ursache schwerer Blutungen, davon einmal mit letalem Ausgang. Blutungen aus sog. Stressulcera oder Erosionen treten nach Unfällen und Operationen auf, werden aber auch nach Aspirinmedikation und ohne erkennbare Gründe beobachtet. Sie kommen zum großen Teil unter konservativer Therapie zum Stillstand; man sollte mit der aktiven Therapie jedoch nicht zu lange zögern, weil das Risiko rasch ansteigt. Ihre Letalität ist hoch, sie liegt bei über $50\,^0/_0$. Zur Typisierung und evtl. Lokalisationsdiagnostik ist die Gastroskopie angezeigt. Postoperative Magenatonien können ebenfalls Ursache massiver Blutungen sein; wir sahen vergleichbare Blutungsherde in maximal überdehnten Dünndarmschlingen nach Beseitigung eines mechanischen Ileus. Die zum hypovolämischen Schock führende Blutung stand erst nach Reintervention und Resektion des ektatischen Darmabschnittes. Bei diffuser, erosiver Schleimhautveränderung kommt neben der eingreifenden, subtotalen, besser totalen Gastrektomie die Magenkühlung nach Wangensteen in Betracht. Sie vermag — wenn durchführbar — bei dieser besonderen Form der Blutung bessere Resultate zu erzielen als die Resektionstherapie, wie die Kölner Klinik gezeigt hat.

Die Tab. 4 gibt die physiologischen Grundlagen des Verfahrens nach Wangensteen wieder. Umschriebene blutende Stressgeschwüre verlangen die Operation, wobei hier nicht zu diskutieren ist, ob in Form der Vagotomie und Umstechung oder der Resektion.

In etwa $2—3\,^0/_0$ aller Magenblutungen findet sich ein Mallory-Weiss-Syndrom oft mit tödlichem Ausgang. Wir selbst sahen es zweimal. In letzter Zeit wurde es auch nach extrathorakaler Herzmassage und nach irreversiblem Schock beobachtet (Weaver u. Mitarb., Mittermayer).

Eine nicht leicht zu beantwortende Frage stellt sich dem Chirurgen, wenn ein Patient nach einer Notshuntoperation aus seinen Oesophagusvaricen weiter blutet. Ich persönlich würde, wenn keine Möglichkeit zur Sklerosierungstherapie besteht oder diese erfolglos war, als schnellste und technisch einfach durchzuführende Palliativmaßnahme eine transthorakale Dissektion vornehmen, nachdem zwischenzeitlich die akute Gefahr durch Einlegen einer Sengstaken-Linton-Nachlaßsonde gebannt worden ist.

Tabelle 4. Physiologische Grundlagen der Magenunterkühlung nach Larena u. Mitarb.

1. Herabsetzung der Blutzufuhr zum Magen
2. Lokale Vasoconstriction
3. Direkte Kompression durch den Ballon
4. Erhöhung der Blutviscosität
5. Minderung der Salzsäure- und Pepsin-Produktion
6. Minderung der Magenmotilität
7. Minderung des Energie- und Substratbedarfs

Nach großen gefäßchirurgischen Eingriffen, z. B. einer Aneurysmaresektion, auftretende Nachblutungen sind meist Anastomosenblutungen und bedürfen sofortiger Intervention, obgleich auch hier nicht selten diffuse Blutungen aus dem Peritonealsaum und Retroperitonealraum gefunden werden, meist allerdings in den Fällen, in denen beim Ersteingriff größere Blutmengen transfundiert worden sind.

Gelegentlich blutet es aus Prothesenwebfehlern. Hier hilft meist nur das Einschneiden der schadhaften Stelle mit einer Textilmanschette.

Die Bauchspeicheldrüse kann wie auch die Lunge, Leber, Niere oder der Magen Erfolgsorgan eines durchgemachten schweren Schockzustandes und die so ausgelöste Autodigestion Ursache einer Blutung sein. In diesen, allerdings selten zur Beobachtung kommenden Fällen hilft nur die Relaparotomie. Es sei auch daran erinnert, daß — besonders bei unter Zeitdruck durchgeführten Noteingriffen — gelegentlich intraoperative Verletzungen parenchymatöser Organe, wie Milz oder Leber, nicht bemerkt werden und somit zu einem Re-Eingriff Anlaß geben. Ich selbst erlebte postoperativ auch eine tödliche Milzruptur bei gleichzeitiger Hirn- und Milzembolie, wobei schwere cerebrale Ausfälle die Symptomatik der Ruptur überdeckten.

Insgesamt müssen wir bei all unseren Überlegungen berücksichtigen, daß oft mit einem initialen Schockzustand und den erforderlich gewesenen Massentransfusionen ein Circulus vitiosus eingeleitet wird, der durch die Organveränderung und die weiter notwendigen Transfusionen neue Blutungen induzieren kann, die letztlich im Gesamtorganismus auftreten und nicht mehr zu beherrschen sind. Mikrozirkulationsstörungen, Schädigungen von Leber, Nieren, Pankreas und Magen-Darmtrakt sowie eine Schocklunge mit einem Mißverhältnis von Ventilation und Perfusion spielen für diese Mechanismen eine entscheidende Rolle.

Die Indikationsstellung zur Relaparotomie wegen einer chirurgischen Nachblutung hat diese verschiedenen Parameter zu berücksichtigen. Der Eingriff ist nur dann sinnvoll, wenn die einzelnen Organschädigungen noch reversibel erscheinen.

Literatur

Allgöwer, M.: Der traumatisch-hämorrhagische Schock. Chirurg 45, 103 (1974)

Kevin, J., Ivey: Progress report. Acute haemorrhagic gastritis: Modern concepts based on pathogenesis. Gut 12, 750 (1971)

Konrad, R. M., Wedell, J.: Das akute postoperative Magen-Duodenalgeschwür mit besonderer Berücksichtigung des Ulcus postoperativum nach kardiovasculären Eingriffen. Dtsch. med. Wschr. 89, 616 (1964)

Larena, A., Zimmermann ,F., Zehle, A.: Behandlung der „Streß-Ulcus-Blutung" durch Magenunterkühlung. Fortschr. Med. 90, 1005 (1972)

Mittermayer, C., Thiele, H., Spillner, G., Ostendorf, P.: Über die Pathogenese des Mallory-Weiss-Syndroms. Beitr. Path. 144, 44 (1971)

Neuhof, H., Lasch, H. G.: Schock infolge bakterieller Infektion. Chirurg 45, 111 (1974)

Wanke, M., Schumann, G.: Patho-anatomisches Bild des Schocks und seiner verschiedenen Formen. Chirurg 45, 97 (1974)

Weaver, D. H., Maxwell, J. G., Castleton, B.: Mallory-Weiss-Syndrome. Amer. J. Surg. 118, 887 (1969)

Prof. Dr. K. Kremer
Chir. Univ.-Klinik A
D-4000 Düsseldorf
Moorenstr. 5
Bundesrepublik Deutschland

Langenbecks Arch. Chir. 337 (Kongreßbericht 1974)

43. Die Relaparotomie im Rahmen der Intensivtherapie bei Peritonitis und Ileus

E. Kern

Chirurgische Universitätsklinik Würzburg

Relaparotomy for Peritonitis and Ileus in the Intensive-Care Patient

Summary. Assessment of a patient under intensive care shortly after surgery can be very difficult. The symptoms of ileus and peritonitis overlap, and can also be masked by the intensive care itself. Radiological findings (air-fluid levels) help in assessment of the patient's progress. The amount of gastric secretion via gastric tube is an important sign. Any decline in urinary output is alarming. Therefore continuous monitoring of the urinary volume is a conditio sine qua non when relaparotomy is discussed. In most cases relaparotomy is performed too late. Consistent causal therapy will have better results than any palliative procedures.

Key words: Relaparotomy — Intensive Care — Peritonitis — Ileus.

Zusammenfassung. Dem frischoperierten Intensivpatienten fehlt die Möglichkeit der subjektiven Aussage; die Symptome von Ileus und Peritonitis überlagern sich und die Intensivbehandlung kann die Symptome zusätzlich maskieren. Röntgenologische Befunde (Spiegelbildungen) dienen vor allem der Verlaufskontrolle; wichtigstes Kriterium sind die aus der Magensonde entleerten Sekretmengen. Die Verminderung der Urinproduktion ist ein Alarmsymptom, ein Dauerkatheter ist eine conditio sine qua non, wenn eine Relaparotomie diskutiert wird. Eine Relaparotomie wird fast immer später vorgenommen, als es dem Patienten dienlich wäre. Eine konsequente Sanierung der gesamten Bauchhöhle bringt bessere Ergebnisse als palliative Maßnahmen.

Schlüsselwörter: Relaparotomie — Intensivpatient — Peritonitis — Ileus.

Beim Intensivpatienten ergeben sich für die Indikationsstellung zur Relaparotomie bei Vorliegen eines Ileus und/oder einer Infektion noch schwierigere Probleme als bei einer Blutung, bei der man sich auf objektive Befunde wie Hämoglobin- und Hämatokritwerte und auf Kreislaufgrößen wie den zentralen Venendruck stützen kann.

Direkte Beweise für eine Peritonitis oder einen Ileus gibt es ohnehin nicht; die besonderen Schwierigkeiten beim Intensivpatienten beruhen darüber hinaus auf folgenden Punkten:

1. Es fehlt die Möglichkeit einer subjektiven Aussage; in aller Regel steht der Intensivpatient unter Sedativa und Analgetica und kann daher keine Schmerzen oder Beschwerden äußern. Bei künstlicher Beatmung maskiert die Muskelrelaxation noch obendrein alle abdominalen Befunde.

2. Wenn ein mechanischer Ileus sich entwickelt oder besteht, so fehlen in der postoperativen Frühphase dessen Leitsymptome, nämlich Hyperperistaltik und Erbrechen, denn nach jeder Laparotomie besteht gesetzmäßig für einige Tage eine Darmparese.

3. Andererseits geht jede nennenswerte Infektion im Bauchraum mit einer Darmparalyse, mit einem „paralytischen Ileus", einher. Aus diesem Grund können in diesem Zusammenhang auch Peritonitis und Ileus nur gemeinsam besprochen

werden. Ein paralytischer Ileus ist als solcher keine Indikation, sondern eher eine Kontraindikation zur Relaparotomie, wohl aber ist er ein Letalfaktor bei längerem Bestehen. Man muß daher exakt unterscheiden zwischen dem paralytischen Ileus als Folge einer chirurgischen und daher durch einen erneuten Eingriff zu beseitigenden Komplikation, und dem paralytischen Ileus sui generis, z. B. als Folge einer übergeordneten Stoffwechselstörung, bei dem jeder chirurgische Eingriff sinnwidrig und nutzlos ist.

4. Jeder Intensivpatient unterliegt einem strengen Behandlungsregime, wie Flüssigkeits- und Elektrolytbilanzierung, Sekretableitung über Sonden u. dgl. Je kompetenter diese Behandlung durchgeführt wird, desto leichter besteht die Möglichkeit, daß Symptome maskiert werden und der Allgemeinzustand günstiger erscheint, als es dem tatsächlichen Verlauf entspricht.

Genau die Hälfte unserer eigenen Relaparotomiefälle bei Intensivpatienten in den letzten 4 Jahren entfiel auf Peritonitis und Ileus; die Zahlen im einzelnen ergeben sich aus folgenden 2 Tabellen:

Tabelle 1. Gesamt- und Prozentzahlen der Relaparotomien
Chirurgische Universitätsklinik Würzburg 1970—1973

Zahl der Laparotomien	4 220
Zahl der Relaparotomien	208 (4,9 %)
Zahl der Intensivpflegepatienten	2 639
Zahl der relaparotomierten Intensivpatienten	72 (2,7 %)

Tabelle 2. Indikationen und Letalität der Relaparotomien

Indikationen zur Relaparotomie bei 72 Intensivpatienten

Blutung	29 Patienten	40,2 % der Relaparotomien
Peritonitis	26 Patienten	36,1 % der Relaparotomien
Ileus	10 Patienten	13,9 % der Relaparotomien
andere Indikationen	7 Patienten	9,8 % der Relaparotomien

Letalität

102 = 49,3 % von 208 aller relaparotomierten Patienten
48 = 67 % von 72 relaparotomierten Intensivpatienten

Für die praktischen Maßnahmen, und nur von ihnen soll heute und hier die Rede sein, ergeben sich aus unserem Krankengut folgende Leitlinien:

1. Das Wichtigste für den Intensivpatienten ist eine ununterbrochene, kompetente Überwachung durch einen erfahrenen Chirurgen. Die Visite auf der Intensivstation hat sich vor allem der Kontrolle der Bauchdeckenspannung, der Darmgeräusche, des Zustandes von Wunde und Verband zu widmen; die Überprüfung der diversen Labor- und Monitorwerte weist erfahrungsgemäß, auch vom Pflegepersonal her, viel weniger Lücken und Irrtumsmöglichkeiten auf.

2. Da direkte Aussagen über Peritonitis und Ileus am Frischoperierten schwierig sind, dürfen die *Schlußfolgerungen per exclusionem* nicht vernachlässigt werden. Es ist daher alles zu kontrollieren, auszuschließen und gegebenenfalls intensiv zu behandeln, was einen paralytischen Ileus unterhalten und überlagern kann, nämlich

a) ein Volumenmangel mit Hypoxie und Acidose,

b) eine Ateminsuffizienz ebenfalls mit Hypoxie (Pleuraerguß, Empyem, Emphysem, Pneumothorax),

c) eine Exsiccose (Exsudation in die Bauchhöhle, in den Gastrointestinaltrakt, Gallen- oder Darmfisteln nach außen),

d) ein Eiweißmangel und

e) Stoffwechselstörungen (entgleister Diabetes (Pseudoperitonitis diabetica ? ?) Präurämie, Urämie, Acidose).

3. Röntgenologische Befunde sind vor allem für die *Verlaufskontrolle* hilfreich. Hier besteht aber die Schwierigkeit, daß ein Intensivpatient *kaum je im Stehen* geröntgt werden kann. Spiegelbildungen lassen sich zwar auch am liegenden Patienten, z.B. im seitlichen Strahlengang, feststellen, nicht aber miteinander in Ausmaß und Lokalisation *im Verlauf vergleichen.* Eine rasche Zunahme der Spiegelbildungen kann aber den Entschluß zu einer Relaparotomie entscheidend beeinflussen. Für die Differenzierung zwischen mechanischem und paralytischem Ileus sei noch angemerkt, daß bei ersterem das Colon nur dann Spiegelbildungen und Luftblähung aufweist, wenn die *Stenose im distalen Colon* lokalisiert ist, was ja eher selten vorkommt. Bei der Darmparalyse dagegen ist regelmäßig auch das Colon, vor allem das rechte, luftgebläht. Ein Kontrasteinlauf kann die Situation weiter klären.

4. Röntgenologisch sichtbare Spiegelbildungen können selbst bei fortge schrittenem mechanischem Ileus fehlen, nämlich dann, wenn das aufgestaute Sekret durch Erbrechen und über die Magensonde weitgehend entfernt wurde. Ein wichtigeres Kriterium als die Spiegelbildungen für den Entschluß zur Relaparotomie sind die Art und Menge der aus der Magensonde ablaufenden Sekrete. Mehr als 1 l/Tag sind ein Alarmsymptom, mehr als 3—4 l/Tag und Ablaufen von fäkulentem Darminhalt zwingen zu sofortigem operativem Eingreifen.

5. Zur Differenzierung zwischen mechanischem und paralytischem Ileus muß bedacht werden, daß sich durch eine konsequente Infusionstherapie die Anämie, der Eiweißmangel und Elektrolyt-, speziell Kaliumdefizite *ausgleichen lassen.* Hierdurch kann sich der klinische Befund eines primär mechanischen Ileus zunächst nahezu zum Verschwinden bringen lassen, zumal wenn durch Einführen einer langen Darmsonde die Darmdistension vermindert wurde. Nicht zuletzt deswegen lehne ich selbst die intraoperativ manuell eingeführte lange Darmsonde als „Darmschienung" und noch mehr die Anlegung einer Dünndarmfistel ab. Besser erscheint mir die erweiterte Indikationsstellung zur Nobleschen Operation, in der Modifikation nach Childs rasch und einfach durchführbar, die auch bei Kindern unbedenklich angewendet werden kann und die genannte Maskierung des Zustandes vermeiden läßt.

6. Ein Symptom, das Alarm auslösen sollte, ist die Verminderung der Urinproduktion beim Operierten. Beim Intensivpatienten sollte ohnehin ein Dauer-

katheter liegen. Eine Komplikation, welche eine Diskussion über die Vornahme einer Relaparotomie aufkommen läßt, muß auf jeden Fall Anlaß zum Legen eines solchen geben — nicht zuletzt deswegen, weil auch eine Überlaufblase die Symptome einer Ileus oder einer Peritonitis vortäuschen kann, ohne Katheterisierung aber nicht immer sicher auszuschließen ist.

7. Subfebrile Temperaturen und selbst hohes Fieber lassen zunächst fast immer Zweifel darüber, was sich anbahnt: Ein Harnwegsinfekt, eine basale Pneumonie, ein lokaler, z.B. subphrenischer Absceß, eine Peritonitis oder last not least eine Pankreatitis. Meist entwickelt sich eine postoperative Peritonitis *bland*, vor allem, entgegen landläufiger Ansicht, die gallige Peritonitis. Hohes Fieber ist eher selten, zumal die Patienten ja meist unter antipyretischen Medikamenten stehen. *Sofort postoperativ* beginnendes hohes Fieber ist meist eine Reaktion auf zu starke Auskühlung im Operationssaal und *nicht* Zeichen einer Frühinfektion.

Nur zu gerne würde ich meine Ausführungen mit einem Schema über die diagnostischen Möglichkeiten und therapeutischen Konsequenzen beschließen. Ein solches Schema gibt es nicht. Nirgends ist die Erfahrung des behandelnden Chirurgen so wenig ersetzbar wie beim Entschluß für oder gegen eine frühe Relaparotomie, und hier wieder ganz besonders beim Intensivpatienten. Auf Grund der Erfahrungen an unserem eingangs erwähnten Krankengut glaube ich folgendes sagen zu können, aber auch zu müssen:

Die operative Reintervention wird *fast immer später* vorgenommen, als es für den Patienten richtig wäre. Sie sollte *am Beginn der Bekämpfung chirurgischer Komplikationen* stehen; sie kann nicht durch eine noch so umfassende Intensivtherapie ersetzt und sie darf durch eine solche nicht verzögert werden! Eine frühzeitig und damit rechtzeitig durchgeführte Relaparotomie belastet den Patienten letztlich weniger als eine hinhaltende Intensivbehandlung — diese kann ja erst *nach Beseitigung* chirurgischer Komplikationen ihre volle Wirkung entfalten. Eine konsequente und kompromißlose Sanierung der gesamten Bauchhöhle ist im Endeffekt besser und wirkungsvoller als palliative Maßnahmen irgendwelcher Art, etwa nur Drainagen. Und selbst bei aussichtslosen Verhältnissen kann eine unter Umständen mehrmals wiederholte Reintervention noch Heilung bringen, die bei konservativem Zuwarten mit Sicherheit nicht möglich gewesen wäre.

Prof. Dr. med. E. Kern
Chir. Univ.-Klinik
D-8700 Würzburg
Bundesrepublik Deutschland

Langenbecks Arch. Chir. 337 (Kongreßbericht 1974)

44. Rundgespräch zum Thema
Interdisziplinäre Zusammenarbeit in der Intensivmedizin

Teilnehmer: U. Gessler, Nürnberg — E. Kern, Würzburg — K. Kremer, Düsseldorf — P. Lawin, Hamburg — O. Lindenschmidt, Hamburg — R. Lorenz, Gießen — K. Meyer zum Büschenfelde, Mainz — H. W. Opderbecke, Nürnberg — H. Pokieser, Wien — E. Pross, Mainz — P. Schölmerich, Mainz — H. Schönborn, Mainz — J. Tamm, Hamburg — K. Wiemers, Freiburg

Leiter: E. Rügheimer, Erlangen

Im klinischen Alltag ist die Wahl des rechten Zeitpunkts zur Reoperation bei postoperativer Blutung oder Ileus immer wieder eine schwierige Entscheidung.

Postoperative Nachblutungen haben in den letzten Jahren zahlenmäßig zugenommen. Dies ist vor allem auf das häufigere Auftreten von Koagulopathien zurückzuführen. Die verbreitete Anwendung von Antikoagulantien, von Arzneimitteln mit Nebenwirkungen auf Thrombocyten und Gerinnungsfaktoren und die zunehmende Anzahl von Leberkrankheiten mit ihren Auswirkungen auf die Synthese von Gerinnungsfaktoren, fördern die Neigung zu Blutungskomplikationen. Eine zunehmende Anzahl von Patienten gelangt dank der Fortschritte in der Intensivmedizin in Phasen der postoperativen Behandlung, in der Verbrauchskoagulopathien ausgelöst werden können. Ein Teil dieser Patienten erlebte in früheren Jahren diese Phase primär überhaupt nicht. Letztlich ist noch zu erwähnen, daß zwar bei einem Teil der postoperativen Nachblutungen Störungen am Gerinnungssystem nachweisbar sind, diese aber nicht in der gleichen Häufigkeit zu einer massiven Nachblutung beitragen. Chirurgische Blutung und Koagulopathie treten also in vielen Fällen zusammen, nicht aber isoliert für sich allein auf.

Als Minimalprogramm zur Differenzierung chirurgischer Blutungen von Koagulopathien ist die Bestimmung von vier Parametern notwendig und hinreichend:

Es sind dies:

1. die Thrombocytenzahl,

2. die partielle Thromboplastinzeit als Maß für die endogenen Prothrombinaktivierungsmechanismen,

3. der Quickwert als Maß der exogenen Prothrombinaktivierung und

4. die Prothrombinzeit als Maß des Zeitbedarfes für die Bildung von Fibrin aus Fibrinogen.

Das Thrombelastogramm eignet sich weniger zur Differenzierung von Gerinnungsstörungen. Vielmehr ist es als Globaltest zu werten, der über die Messung der r-Zeit eine exakte Bestimmung der Gerinnungszeit ermöglicht und aus der Größe der k-Zeit Rückschlüsse über die Entstehung und Festigkeit des Blutgerinnsels zuläßt.

Trotz zunehmender Frequenz von Koagulopathien sind chirurgische Nachblutungen die häufigste Ursache für chirurgische Interventionen. In der Abdominalchirurgie sind intraluminale Blutungen zwar häufiger, führen jedoch seltener zur Relaparotomie als extraluminale Blutungen. Dies wird damit erklärt, daß intraluminale Blutungen einer konservativen Therapie leichter zugänglich seien. Extraluminale Blutungen treten hauptsächlich als Folge technischer Fehler auf. Im Routinebetrieb lassen sie sich sehr viel rascher diagnostizieren als intraluminale Blutungen im Bereich der Intensivtherapie. Bei Blutungen in den Bauchraum im unmittelbaren Anschluß an die Operation stellt sich die Indikation zur Relaparotomie immer dann, wenn nicht innerhalb von 2 h der Schockindex mit 2—3 Transfusionen normalisiert werden kann. Im späteren postoperativen Verlauf braucht man bei den intraluminalen Blutungen durch Stressulcerationen oder Erosionen nicht sofort chirurgisch zu intervenieren, es sei denn, daß ein Blutverlust von 1500—2000 ml innerhalb 24 h vorliege oder zu erwarten sei.

Falsch ist es jedoch, durch Massivtransfusionen den Schockindex gerade auf einem normalen Wert zu halten und in der Hoffnung zuzuwarten, die Blutung würde sistieren. Hierdurch erhöht sich das Risiko der Reoperation erheblich.

In der Diagnostik intraluminaler Blutungen kommt der Notfallendoskopie eine hervorragende Stelle zu. Palmer konnte 1969 durch die Kombination von radiologischen Maßnahmen und Notfallendoskopie in 93% der Fälle gastrointestinaler Blutungen eine exakte Diagnose stellen, während mit röntgenologischen Mitteln allein die Diagnose nur in 35% der Fälle gestellt wurde. Die Notfallendoskopie ermöglicht dem Chirurgen eine exakte Lokalisation der Blutungsquelle. Sie gibt Aufschluß über Mehrfachblutungen. Schließlich erlaubt sie im Bereich der Intensivmedizin sekundär auftretende Stressulcerationen sicher zu erfassen.

Angiographische Methoden haben gegenüber der Notfallendoskopie den Vorteil, daß noch sehr geringfügige Blutungen bis zu 2 ml/min exakt nachgewiesen werden können. Die Methode eignet sich vor allem in den Fällen, in denen endoskopische Maßnahmen noch nicht möglich sind: im Bereich des distalen Duodenums, Jejunum und Ileum. Bei extraluminalen Blutungen vermag die Angiographie durchaus die Blutungen exakt und genau zu lokalisieren. Zur Therapie von Stress- bzw. Erosionsblutungen empfiehlt sich die Dauerinfusion von 0,2 E Vasopressin/min. Auch Spülungen mit hypertonen Kochsalzlösungen, Heißwasser oder 1%igen Eisenchloridlösungen sind manchmal erfolgreich.

Die Diagnose extraluminaler Blutungen ist abgestützt auf Messungen des intravasalen Volumens, auf Veränderungen der Kreislaufparameter und der Nierenausscheidung. Neuerdings wird die Messung des Pulmonalisdruckes empfohlen. Volumenmangel und linksventrikuläre Insuffizienz lassen sich mit dieser Methode in ihrer Frühphase erfassen.

Für die Diagnostik intrakranieller Blutungen sind primär der neurologische und psychische Befund ausschlaggebend. Bei Steigerung des intrakraniellen Druckes infolge Nachblutung oder primärer Blutung erlischt bei bewußtlosen Patienten die Schmerzabwehr. Auch bestimmte Schutzreflexe, z. B. Cornealreflexe, fallen aus. Die psychomotorische Unruhe nimmt ab. Im akuten Verlauf ist dies ein deutliches Zeichen für eine Verschlechterung im Befinden des Patienten. Dazu kommen Ausfälle bestimmter Hirnnerven, die zur Pupillenerweiterung führen. In 70% der Fälle ist die Pupille homolateral erweitert, in 15% der Fälle kontralateral und in 15 %/₀ der Fälle bilateral gleichweit. Letztlich treten Paresen und Babinski-Phänomen auf. Diese Befunde müssen in ihrem Verlauf exakt dokumentiert werden, um Trends frühzeitig zu erkennen. In diesem Zusammenhang muß auch davor gewarnt werden, Patienten zu stark zu sedieren. Schließlich ist das psychomotorische Verhalten der wesentlichste Beurteilungsparameter des Krankheitsverlaufes.

Das Echoencephalogramm ist für die Akut-Diagnostik ein ausgezeichnetes Verfahren. Jedoch ist nicht jede Verschiebung der Mittellinienstrukturen gleichbedeutend mit einer echten Massenverdrängung. Im Zweifelsfall ist es besser, sofort ein Bohrloch anzulegen, wenn röntgenologisch eine Fraktur diagnostiziert wurde, als zusätzlich Zeit durch angiographische Maßnahmen zu verlieren. Als weiterer therapeutischer Grundsatz kann postuliert werden:

Sind gleichzeitig Eingriffe an peripher vom Kopf gelegenen Körperteilen indiziert, so hat der Eingriff am Schädel Vorrang, wenn es sich um einen raumfordernden Prozeß handelt. Dies gilt nicht für das Hirnödem. Dringliche Operationen im Brust- oder Bauchraum müssen vorgenommen werden, um zusätzliche Schockereignisse für das Gehirn zu vermeiden. In allen anderen Fällen intrakranieller Veränderungen haben die vom Kopf pheripheren Eingriffe Vorrang, wenn sie vital indiziert sind.

Bei aufschiebbaren peripheren Eingriffen sollte man die Stabilisierung der zentralen Regulationen und Funktionen abwarten. Verschlechtert jedoch die psychomotorische Unruhe den peripheren Befund mit Rückwirkung auf die peripheren Organe und das Gehirn, so z.B. Unruhe eines bewußtlosen Patienten mit Oberschenkel- oder Unterschenkelfraktur, so wird hierdurch Katecholaminausschüttung und ein Stress-Syndrom provoziert. In diesen Fällen ist der Patient soweit zu sedieren, daß ein zusätzliches Stress-Syndrom durch unnötige Schmerzempfindung vermieden wird oder eine chirurgische Stabilisierung durchzuführen.

Ileus und Peritonitis geben im postoperativen Verlauf am häufigsten Anlaß zu chirurgischer Reintervention.

Zur Differenzierung eines paralytischen Ileus von einer mechanischen Passagestörung eignen sich nach einhelliger Meinung die wiederholte Röntgenaufnahme, die rectale Untersuchung, die Kontrolle der Darmgeräusche und die über die Magensonde gewonnene Flüssigkeit am besten. Es sei allerdings zu bedenken, daß röntgenologisch sichtbare Spiegel erst nach über 12stündiger Dauer eines Darmverschlusses entstehen, und bei hohem mechanischem Verschluß überhaupt nicht zu sehen sind. Bei mesenterialem Gefäßverschluß sind sie nur relativ selten oder überhaupt nicht zu beobachten. Somit haben Spiegelbildungen nur als Verlaufsbeobachtung einen gewissen Wert. Häufig werden trotz Passagehindernis im Magen-Darm-Kanal keine Spiegel beobachtet. Nur 5 %/₀ der Luft werden nämlich vom Darm selbständig gebildet, 95 %/₀ gelangen über die Atemwege bzw. den Oesophagus in den Magen-Darm-Kanal. Hinzu kommt, daß bei liegender Magensonde die Luft frei entweicht. Weitaus aussagekräftiger als jede röntgenologische Kontrolle sind deshalb Menge und Art der Flüssigkeit, die über die Magensonde abfließt. Letzten Endes ist die Entscheidung, ob ein paralytischer Ileus, ein mechanischer Ileus oder eine Peritonitis vorliegen, immer eine klinische Entscheidung.

Laboruntersuchungen können dabei lediglich helfen, das Stadium des Ileus zu erkennen, dürfen jedoch in keinem Fall die Therapieentscheidung verzögern.

20*

Andererseits sind Laboruntersuchungen zur Steuerung der Therapie unentbehrlich. Schließlich sind wir nicht in der Lage, mit dem klinischen Blick zwischen einer metabolischen Acidose und einer metabolischen Alkalose zu differenzieren. Unentbehrliche Laborkriterien für die Diagnostik von Ileus und Peritonitis sind:

1. Hämoglobinwert,
2. Hämatokritwert,
3. zentraler Venendruck und
4. Thrombocytenzahl.

Außerdem sind Verlaufsbeobachtungen über Puls, Blutdruck und Urinstundenproduktion von entscheidender Bedeutung. In der Therapie verschleppter Peritonitis- und Ileusfälle kommt dem Ausgleich von Flüssigkeitsverlusten die wesentlichste Bedeutung zu. Bei isotoner Dehydratation hat die Substitution mit plasmaisotonen Lösungen zu erfolgen. Dazu sind oft riesige Mengen notwendig, da das entzündete Peritoneum mit einer Fläche von ca. 1 m² und bei einer Zunahme der Schichtdicke um 2 ml bis zu 6 l Flüssigkeit aufnehmen kann. Zur Differenzierung zwischen einer metabolischen Acidose und einer metabolischen Alkalose ist die arterielle Blutgasanalyse unentbehrlich. Die metabolische Acidose entsteht bei der Peritonitis in Verbindung mit einem septischen Schock als Additionsacidose. Beim Ileuspatienten wird durch das verlorengegangene Bicarbonat eine Verlustalkalose provoziert. Bei der Verlustalkalose hat die Substitution des verlorengegangenen Bicarbonats zu erfolgen, bei der Additionsacidose kann auch Trispuffer gegeben werden, um eine Natriumüberladung zu vermeiden. Bei Peritonitis und Ileus gehen mit den Flüssigkeitsmengen auch wertvolle Elektrolyte verloren. Daher sind Natrium und Kalium immer zu ersetzen. Dabei ist zu beachten, daß es bei einer metabolischen Acidose zu einer extracellulären Hyperkaliämie kommt, da Kalium- und Wasserstoffionen sich intracellulär zu ersetzen vermögen.

Bei einer Alkalose kommt es zu einer extracellulären Hypokaliämie. Daher ist bei der Acidosetherapie auch immer Kalium zu geben, um eine deletäre intracelluläre Hypokaliämie zu vermeiden. Da es bei Verlust von Magensaft auch zu einem Verlust an Wasserstoff- und Chlorionen kommt, sind auch diese Ionen äquivalent zu ersetzen. Mit den genannten Methoden ist es immer möglich, den Patienten in 1—2 Std aus der schweren Stoffwechselintoxikation zu befreien. Aus dieser zur Optimierung der Ausgangslage notwendigen Frist ergibt sich gleichzeitig der optimale Zeitpunkt zur Reoperation.

In 0,6% der Fälle tritt nach Bünte postoperativ eine akute Pankreatitis auf. Sie führt zu einer rapiden Verschlechterung des Allgemeinzustandes. Ihre Diagnose ist sehr schwer zu stellen. Hier entscheidet frühzeitige Relaparotomie den Fortgang der Erkrankung positiv. Dies gilt besonders dann, wenn die Erstoperation wegen einer Pankreatitis oder des Verdachts auf Pankreatitis vorgenommen wurde.

Prof. Dr. E. Rügheimer
Abt. für Anaesthesiologie
Univ. Erlangen-Nürnberg
D-8520 Erlangen
Maximiliansplatz
Bundesrepublik Deutschland

Donnerstag, 9. Mai 1974

Kongreßhalle 8.30—13.00 Uhr

E. Indikatorische Probleme in der Thorax-, Herz- und Gefäßchirurgie

Gemeinsam mit der Deutschen Gesellschaft für Thorax-, Herz- und Gefäßchirurgie

Herzchirurgie

Langenbecks Arch. Chir. 337 (Kongreßbericht 1974)
© by Springer-Verlag 1974

45. Indikatorische Probleme bei Aortenaneurysmen (thorakal und abdominal) aus internistischer Sicht

F. Heinrich

Medizinische Klinik des Krankenhauses Fürst-Stirum-Stiftung Bruchsal

Problems in the Establishment of Indications for Treatment of Aortic (Thoracic and Abdominal) Aneurysms, from a Medical Viewpoint

Summary. The spontaneous prognosis and operative mortality of asymptomatic, symptomatic, dissecting and ruptured aneurysms of the thoracic and abdominal aorta are compared. The indications for surgery derived from this comparison must be modified due to the frequent concomitant vascular and other diseases, especially those of atherosclerotic origin. The treatment (medical or surgical) of dissecting aneurysm is determined by its localization, its acutely dangerous complications and the high risk attached to vascular surgery in the acute stage of dissection.

Key words: Aneurysm — Aorta — Treatment — Indication.

Zusammenfassung. Für die symptomlosen, symptomatischen, dissezierenden und rupturierten Aneurysmen der thorakalen und abdominalen Aorta werden Spontanprognose und Operationsletalität gegenübergestellt. Die daraus abzuleitende Operationsindikation wird bei dem auf arteriosklerotischer Basis entstandenen Aneurysma eingeschränkt durch die häufigen Begleiterkrankungen vor allem vasculärer Genese. Das therapeutische Vorgehen beim dissezierenden Aneurysma wird bestimmt durch seine Lokalisation, die damit verbundenen akut bedrohlichen Komplikationen und das hohe Risiko gefäßchirurgischer Korrektur in der akuten Dissektionsphase.

Schlüsselwörter: Aneurysma — Aorta — Indikation — Behandlung.

Die Indikation zu einem operativen Eingriff hängt ab

1. von der Spontanprognose der zu behandelnden Krankheit,

2. vom Risiko des operativen Eingriffs an sich,

3. von begleitenden Umständen; diese bestehen aus a) den besonderen Gegebenheiten des Kranken (gravierende Begleitkrankheiten, Operationswilligkeit

u. a.) und b) den technischen Möglichkeiten und der Erfahrung des Operateurs und seines Teams.

Die Prognose der verschiedenen Formen der Aortenaneurysmen ist unterschiedlich; insgesamt hat sie sich in den letzten Jahren verbessert, bedingt durch eine Zunahme der arteriosklerotischen auf Kosten der prognostisch ungünstigeren luischen Ätiologie. Kleine symptomlose Aneurysmen der abdominalen Aorta weisen (Tab. 1) mit einer Überlebensrate von 50 % in 4 Jahren eine bessere Prognose auf als größere Aneurysmen [48]. Sie verschlechtert sich erheblich bei den symptomverursachenden [19] und den dissezierenden Aneurysmen bis hin zu den rupturierten [33]. Dieser Steigerung der Letalität geht die Zunahme des Operationsrisikos parallel. Grundsätzlich ähnlich verhält es sich bei thorakaler Lokalisation (Tab. 2).

Die weitgehend absolute Indikation zur Operation jedes Aortenaneurysmas, auf die man aus diesen Gegebenheiten zu schließen geneigt sein könnte, wird jedoch eingeschränkt durch die Tatsache, daß Träger arteriosklerotischer Aneurysmen sehr häufig Begleiterkrankungen aufweisen [1,6,9,18,22,24,34,40,44, 46], die einerseits das Risiko eines operativen Eingriffs, andererseits auch die spontane Absterberate beträchtlich erhöhen.

Indikatorische Probleme ergeben sich demnach dort, wo eine relativ gute Spontanprognose einer hohen Rate belastender Begleitkrankheiten gegenübersteht, wie das bei den kleinen abdominalen Aortenaneurysmen der Fall sein kann; bei einem Durchmesser unter 7 cm wird die Rupturhäufigkeit mit 4 % [11], bei einem solchen unter 4,5 cm mit 1 % während 1—20 Jahren der Beobachtung [19, 43,55] angegeben. Träger kleinerer Aortenaneurysmen sterben häufiger an begleitenden kardiovasculären Erkrankungen als an der Ruptur des Aneurysmas [40].

Problematisch ist allerdings die Beurteilung der Größe des Aneurysmas und seiner Wachstumstendenz. Turk [50] schließt aus dem gleichen Durchschnittsalter von Patienten mit rupturierten und nicht-rupturierten Aortenaneurysmen, daß die meisten der kleinen Aortenaneurysmen klein bleiben und nur wenige rasch wachsen. Zur Erkennung des Wachstums sind Röntgenkontrollen des Abdomens im seitlichen Strahlengang [33], gegebenenfalls tomographisch [25], und die mit hoher Genauigkeit mögliche Ultraschallsonographie [8,39], u. U. kombiniert mit Isotopen-Aortographie [8] im Abstand von 3—6 Monaten geeignet.

Bei infrarenalen Aortenaneurysmen liegt eine Kombination mit *Coronarsklerose* in 15—60 % der Fälle vor, wodurch die Operationsletalität von 7 auf 12 % erhöht wird [22]. Da für das Operationsrisiko eine schwere coronare Herzkrankheit am wichtigsten erscheint [17,18], ist gegebenenfalls die Indikation zu einem vorangehenden aorto-coronaren By-pass zu prüfen [9]. Vergleichbares gilt für extrakranielle Stenosen von Hirngefäßen [22]. Über die Häufigkeit kardiovasculärer Begleitkrankheiten in einem Kollektiv von 100 operierten abdominalen Aortenaneurysmen mit einem Durchschnittsalter von 67 Jahren orientiert die Tab. 3.

Nach einer Zusammenstellung von Joyce u. Mitarb. [26] waren von 107 Patienten mit überwiegend arteriosklerotischen thorakalen Aneurysmen mit einem Durchschnittsalter von 60 Jahren nach 10 Jahren 84 % verstorben; für den Tod waren die Ruptur des Aneurysmas nur in 32 %, *cerebro-vasculäre Insulte* in 26 % und coronare Komplikationen in 17 % verantwortlich gewesen.

Tabelle 1. Prognose abdomineller Aortenaneurysmen

Durchschnittliche Überlebenszeit vom Zeitpunkt der Diagnose an: 15 Monate [37]
5-Jahres-Überlebensrate ohne Operation: 10 % [32]; 20 % [48]
5-Jahres-Überlebensrate nach Operation: 62 % [32]; 53 % [48]

Art des Aneurysmas	Letalität							Therapeutische Empfehlung
	Spontan				Postoperativ			
	n	%		Autor	n	%	Autor	
	102	81	in 5 J. 63 % Ruptur	[16]		2		
Symptomlos { < 6 cm		50	in 4 J. 4—20 % Ruptur in 5 J.	[48] [33]		3—5	[34]	engmaschige Kontrollen Operationsindikation eng
> 6 cm		95	in 4 J. 40—80 % Ruptur in 5 J.	[48] [33]	100 1092	4 5, 8 6—10	[18] [10] [17]	Operationsindikation weit
Symptomverursachend					2815	9, 6	[21]	Operationsindikation weitgehend absolut
(expandierend bzw. „leaking")		80	in 1 J.	[19]		17	[45]	
Dissezierend		50	in ½ J.			22		primär konservativ Operationsindikation im Intervall
Rupturiert		100		[33]	261 36 158 507 43	32—70 61 56 55 54 40 16, 3	[37] [29] [45] [42] [21] [14,34] [10]	Operationsindikation absolut, unverzüglich

Tabelle 2. Prognose thorakaler Aortenaneurysmen

| Art des Aneurysmas | Letalität | | | | | | Therapeutische Empfehlung |
| | Spontan | | | Postoperativ | | | |
	n	%	Autor	n	%	Autor	
Symptomlos	107	45,8 nach 5 J.	[26]	59	35,5	[24]	Operationsindikation elektiv
		84 nach 10 J.	[26]				
					20 (postarcuär)	[12]	
		† 32 Aneurysma-Ruptur					
		26 cerebro-vasculär					
		17 coronar					
		5 Ruptur eines Bauch-aortenaneurysmas					
Thorako-abdominal					>25	[5]	Operationsindikation streng elektiv
Dissezierend		80—90 in 1 Monat	[23,41]		12—25 40 im akuten Stadium	[51]	
Typ I Typ II		100 in 3 Wochen		10	40	[15]	zumeist primäre Operationsindikation
Typ III		50 in 6 Monaten		48	19	[15]	primär konservativ Operation im Intervall
Rupturiert		100		9	66	[9]	Operationsindikation absolut, unverzüglich

Tabelle 3. Häufigkeit kardiovasculärer Begleiterkrankungen bei 100 Patienten mit abdominellen (99 infrarenalen) Aortenaneurysmen [modif. nach Friedman, S. A., *et al.*: J. Amer. med. Ass. **200**, 1147—1151 (1967)]
In Klammern ist die Häufigkeit der jeweiligen Erkrankungen in der vergleichbaren Bevölkerung ohne Aneurysma angegeben

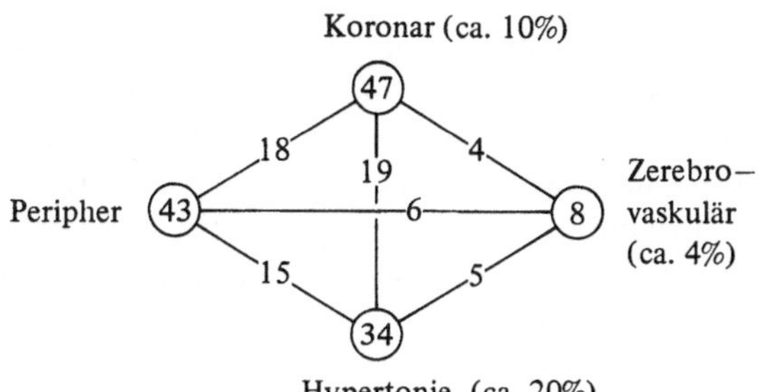

Ohne kardiovasculäre Begleiterkrankung   12
Mit Störungen des Kohlenhydratstoffwechsels 27 (3—6 %)
Mit Zeichen von Lungenemphysem   36
Mit Dyspnoe   11

Die postoperative Verfolgung von 2843 operierten infrarenalen Aortenaneurysmen lehrte [7], daß nach 5 Jahren 410 von ihnen an den Folgen einer Herz- oder Hirngefäßsklerose, nur 106 an Prothesenkomplikationen gestorben waren.

Im *Alter* über 70 Jahren nimmt zwar die Operationsletalität infrarenaler Aneurysmen bei elektiver Indikation von 9 auf 36, im ungereinigten Material von 17 auf 50 % zu [22], doch ergibt sich nach Freeark u. Weinberg [17] aus höherem Alter für sich allein keine Kontraindikation, sondern nur aus der damit verbundenen Zunahme von Begleiterkrankungen. Ob eine *Hypertonie* das Operationsrisiko erhöht, ist noch umstritten [22].

Die an sich häufige Kombination mit *iliofemoralen Gefäßverschlüssen* führt bei operativer Behandlung des Aneurysmas weder zu einer eindeutigen Erhöhung der Letalität noch der Komplikationsrate [20, 22, 54].

Von entscheidender Bedeutung, vor allem für den postoperativen Verlauf, ist vielmehr der Funktionszustand des *respiratorischen Systems* [17, 22, 33] und der *Nieren* [17, 22].

Aus diesen Überlegungen ergeben sich in Übereinstimmung mit Mannick [33] folgende Empfehlungen:

1. Beim symptomlosen abdominalen Aortenaneurysma mit einer Größe unter 6 cm ist exspektatives Verhalten mit engmaschiger Kontrolle seines Wachstums vertretbar; nach sorgfältigem Ausschluß komplizierender Begleiterkrankungen und möglichst bei einem Alter unter 60 Jahren ist auch bei einer Größe des Aneurysmas von 4—6 cm eine Operation anzuraten; damit kann auch die Gefahr aorto-arterieller Embolien [31] gebannt werden.

2. Bei größeren, aber noch symptomlosen abdominalen Aneurysmen ergeben nur gravierende Begleiterkrankungen, die die spontane Lebenserwartung gering und das Operationsrisiko hoch erscheinen lassen, eine Einschränkung der Operationsindikation.

3. Weisen Symptome auf eine Größenzunahme bzw. drohende Ruptur des Aneurysmas hin, liegt eine weitgehend absolute Operationsindikation vor, die höchstens durch einen frischen Herzinfarkt, eine globale respiratorische Insuffizienz, eine cerebrale Demenz oder ein Stoffwechselkoma aufgehoben bzw. hinausgeschoben wird.

4. Bei den thorakalen und ganz besonders den thorako-abdominalen Aortenaneurysmen sollte eine selektive Operationsindikation gestellt werden, die sich internistischerseits nach ähnlichen Kriterien richtet wie bei den abdominalen Aneurysmen. Die Entscheidung wird bei dieser Lokalisation ganz wesentlich beeinflußt von der Ausdehnung des Aneurysmas, die den Umfang des Eingriffs diktiert, und von der Ätiologie, da luische Aneurysmen und traumatische Frühaneurysmen häufiger rupturieren.

Dissezierende weisen zwar bekanntlich im Vergleich zu den übrigen Aneurysmen der Aorta eine noch schlechtere Spontanprognose auf. Da 3 Tage nach eingetretener Dissektion noch 60 $^0/_0$ der Patienten am Leben sind, besteht bei vielen Fällen jedoch noch hinreichend Zeit zu therapeutischer Intervention. Die Spontanprognose ist am schlechtesten beim Typ I und II, d. h. jenen Fällen mit Beteiligung der Aorta ascendens, die rund 65 $^0/_0$ der dissezierenden Aortenaneurysmen ausmachen; sie nehmen innerhalb von 3 Wochen fast ausnahmslos einen letalen Ausgang. Hingegen überleben von den Patienten mit Typ III—V annähernd die Hälfte ein halbes Jahr.

Das Operationsrisiko wird global mit 12—25 $^0/_0$ angegeben; im akuten Stadium und beim Typ I und II liegt es in erfahrenen Händen bei 40 $^0/_0$, beim Typ III wird es mit 20 $^0/_0$ beziffert (s. Tab. 1 u. 2).

Die in den letzten Jahren von der Arbeitsgruppe um Wheat [51—53] ausgebaute *konservative Therapie* des dissezierenden Aneurysmas versucht, durch Senkung des Blutdrucks — 90 $^0/_0$ dieser Patienten sind Hypertoniker [51] — und der Druckanstiegsgeschwindigkeit $dp/dt_{\max}$ die drohende Ruptur zu vermeiden. Die Prinzipien dieser Therapie sind in Tab. 4 verzeichnet. Die von Wheat u. Mitarb. [52] beschriebenen guten Ergebnisse bei 50 Patienten — 84 $^0/_0$ überlebten 1 Jahr, 62 $^0/_0$ 3 Jahre — konnten von allen anderen Arbeitsgruppen nicht voll bestätigt werden [4, 5, 13, 49].

Eine starke medikamentös induzierte Hypotonie ist nicht ohne Probleme; Todesfälle infolge akuter tubulärer Nekrose, reserpin-bedingte Duodenalulcera mit Perforation, paralytischer Ileus und Verwirrungszustände sind beschrieben [36], ebenso ein Fall tödlicher ventrikulärer Arrhythmie [27]. Daraus ergibt sich die unbedingte Notwendigkeit zur Überwachung solcher Patienten auf einer Intensivstation mit häufigen Kontrollen von Blutdruck, zentral-venösem Druck, EKG, Urinausscheidung (Menge ?, Blutbeimengungen ?), Auskultationsbefund des Herzens (Aorteninsuffizienz ?, perikardiales Reiben ?), peripheren Pulsen und Röntgenaufnahmen des Thorax.

Der Vorteil dieses konservativen Vorgehens liegt darin, daß es bei hinreichendem Verdacht auf eine Aortendissektion grundsätzlich in jedem Krankenhaus möglich ist. Nach Stabilisierung des Zustands sollte aber unverzüglich ein schonender Transport in das nächstliegende gefäßchirurgische Zentrum (unter Mitgabe der Röntgen-Thorax-Aufnahme!) erfolgen, in dem der Einsatz von Angiographie und Gefäßchirurgie jederzeit möglich ist. Dort kann unter ständiger

Tabelle 4. Medikamentöse Therapie des dissezierenden Aortenaneurysmas
[modif. nach Wheat, J. M., Jr.: Progr. cardiovasc. Dis. **16**, 87—101 (1973)]

Medikament	Wirkungsmechanismen	Hauptwirkungen					Nebenwirkungen (wichtigste)
		Sensorium	Herzfrequenz	Contractilität	peripherer Gefäßwiderstand	Blutdruck	
Reserpin	Allgemeine Katecholaminentspeicherung	↓	↓	↓	↓	↓	Magensäurestimulation Depression
Trimetaphan	Ganglienblockade Relaxation der glatten Muskulatur Histaminfreisetzung			↓	↓↓	↓↓	Ileus, Blasenatonie orthostatische Hypotonie Pupillendilatation
Guanethidin	Postganglionäre Katecholaminentspeicherung (nicht im Zentralnervensystem!)		↓		↓	↓↓	orthostatische Hypotonie Diarrhoe
Propranolol	Blockade der β-Receptoren	(↓)	↓↓	↓	↑	(↓)	Herzinsuffizienz
α-Methyl-Dopa	Verdrängung des Noradrenalins	↓	(↓)		↓	↓	
Thiazide	Verminderung der tubulären Reabsorption von Na^+ und Cl^-, vermehrter K^+-Verlust					↓	Hypokaliämie

Operationsbereitschaft weiter konservativ therapiert werden, da Operationen in kurzem Abstand nach der Dissektion mit erheblichen Gefäßnahtproblemen behaftet sind [2,3]. Wenn neu auftretende Schmerzen, eine therapieresistente Hypertonie oder röntgenologische Kontrollen auf eine drohende Ruptur hinweisen oder wenn durch Kompression großer Aortenäste die Durchblutung vital notwendiger Organe (Gehirn, Niere, Darm, Coronarien) kritisch vermindert wird, ist die Operation unumgänglich. Bei klinisch völlig eindeutiger Diagnose sollte sie ausnahmsweise auch ohne vorherige Angiographie durchgeführt werden. Verschlüsse der Extremitätenarterien können gegebenenfalls durch lokale chirurgische Maßnahmen korrigiert werden [30].

Umstritten bleibt, ob in symptomlosen Fällen eine medikamentöse Therapie über das akute Stadium hinaus angebracht ist. Meines Erachtens ist sie nur in den Fällen gerechtfertigt, deren schwere Begleiterkrankungen [44] ein übergroßes Operationsrisiko mit sich bringen.

Die Empfehlungen zur Therapie des dissezierenden Aortenaneurysmas möchte ich (in Übereinstimmung mit [3,30,51]) folgendermaßen zusammenfassen:

Im *Initialstadium* stellt die konservative Therapie das Vorgehen der Wahl dar; in dieser Phase sollte nur dann operiert werden, wenn eine Ruptur erfolgte oder unmittelbar droht oder wenn eine Aorteninsuffizienz oder eine Kompression großer Aortenäste ein akutes Eingreifen erzwingt.

In der *Stabilisierungsphase* sollte mit optimaler angiographischer Technik der Intimariß lokalisiert und die Aneurysma-Ausdehnung geklärt werden. Typ I und II ergibt eine dringende, Typ III eine zurückhaltende Indikation zur Operation. Die konservative Therapie ist fortzusetzen, wenn der Intimariß nicht nachgewiesen werden konnte, wenn ein erhöhtes Operationsrisiko besteht, oder wenn keine operative Totalkorrektur möglich war.

Schlußbetrachtung

Die Indikationsstellung zur operativen Therapie der Aortenaneurysmen muß die unterschiedliche Spontanprognose der lokalisatorisch und ätiologisch unterschiedlichen Formen und der zu ihrer Korrektur nötigen unterschiedlich schwerwiegenden Eingriffe in Bezug setzen zu den im Einzelfalle vorliegenden Begleiterkrankungen, die das individuelle Operationsrisiko und die spontane Lebenserwartung wesentlich beeinflussen.

Dem Internisten fällt bei der Indikationsstellung die Aufgabe zu, nach Zeichen coronarer, myokardialer, cerebro-vasculärer, renaler, respiratorischer und metabolischer Insuffizienz zu fahnden bzw. die Belastbarkeit dieser Funktionssysteme zu überprüfen. Diese Problemstellung unterstreicht die Notwendigkeit zu einer in der Angiologie bereits bewährten Zusammenarbeit von Internisten, Chirurgen und Radiologen.

Literatur

1. Alpert, J., Brief, D. K., Parsonnet, V.: Surgery for the ruptured abdominal aortic aneurysm. J. Amer. med. Ass. **212**, 1355 (1970)
2. Althaus, U.: Richtlinien für die Behandlung dissezierender Aortenaneurysmen. Vasa **2**, 415 (1973)

3. Althaus, U.: Schüpbach, P., Ranz, K.: Zur Therapie des dissezierenden Aortenaneurysmas. Schweiz. med. Wschr. **103**, 1224 (1973)

4. Attar, S., Fardin, R., Ayella, R., McLaughlin, J. S.: Medical vs surgical treatment of acute dissecting aneurysms. Arch. Surg. **103**, 568 (1971)

5. Austen, W. G., De Sanctis, R. W.: Dissecting aneurysm. Surg. Clin. N. Amer. **46**, 673 (1966)

6. Baker, A. G., Roberts, B.: Long-term survival following abdominal aortic aneurysmectomy. J. Amer. med. Ass. **212**, 445 (1970)

7. Bernstein, E. F., Fisher, J. C., Varco, R. L.: Is excision the optimum treatment for all abdominal aortic aneurysms? Surgery **61**, 83 (1967)

8. Birnholz, J. C.: Alternatives in the diagnosis of abdominal aortic aneurysm: combined use of isotope aortography and ultrasonography. Amer. J. Roentgenol. **118**, 809 (1973)

9. Brightmore, T. G. J., Drew, C. E.: Ruptured non-traumatic aneurysms of the descending thoracic aorta. Brit. J. Surg. **60**, 885 (1973)

10. Cooley, D. A.: Diskussionsbemerkung zu Shumacker [42]

11. Crane, C.: Atherosclerotic aneurysm of the abdominal aorta. New Engl. J. Med. **253**, 954 (1955)

12. Crawford, E. S., Fenstermacher, J. M., Richardson, W., Sandiford, F.: Reappraisal of adjuncts to avoid ischemia in the treatment of thoracic aortic aneurysms. Surgery **67**, 182 (1970)

13. Daily, P. O., Trueblood, H. W., Stinson, E. B.: Management of acute aortic dissections. Ann. thorac. Surg. **10**, 237 (1970)

14. Darling, R. C.: Ruptured arteriosclerotic abdominal aortic aneurysms. A pathologic and clinical study. Amer. J. Surg. **119**, 397 (1970)

15. De Bakey, M. E., Henly, W. S., Cooley, D. A., Morris, G. L., Crawford, E. S., Beall, A. C.: Surgical management of dissecting aneurysms of the aorta. J. thorac. cardiovasc. Surg. **49**, 130 (1965)

16. Estes, E. J.: Abdominal aortic aneurysm: A study of one hundred and two cases. Circulation **2**, 258 (1950)

17. Freeark, R. J., Weinberg, M., Jr.: Recognition and management of diseases of the aorta. Med. Clin. N. Amer. **51**, 193 (1967)

18. Friedman, S. A., Hufnagel, C. A., Conrad, P. W., Simmons, E. M., Weintraub, A.: Abdominal aortic aneurysms. J. Amer. med. Ass. **200**, 1147 (1967)

19. Gliedman, M. L., Ayers, W. B., Vestal, B. L.: Aneurysms of the abdominal aorta and its branches: A study of untreated patients. Ann. Surg. **146**, 207 (1957)

20. Harrison, T. S., Turcotte, J., Fry, W., De Weese, M. S.: Iliofemoral occlusive disease associated with aneurysms of the abdominal aorta. New Engl. J. Med. **271**, 985 (1964)

21. Heberer, G., Rau, G., Löhr, H.-H.: Aorta und große Arterien. Berlin-Heidelberg-New York: Springer 1966

22. Heberer, G., Sachweh, D., Giessler, R.: Zur chirurgischen Behandlung des infrarenalen arteriosklerotischen Bauchaortenaneurysmas. Chirurg **43**, 162 (1972)

23. Hirst, A. E., Johns, V. J., Kime, S. W.: Dissecting aneurysm of the aorta: a review of 505 cases. Medicine (Baltimore) **37**, 217 (1958)

24. Hoffmann, E., Irmer, W., Jünemann, A.: Spätergebnisse bei thorakalen Aortenaneurysmen. Zbl. Chir. **95**, 393 (1970)

25. Iyengar, S. R. K., Lynn, R. B., Charette, E. P.: The use of lateral tomography in patients with abdominal aortic aneurysms. Surg. Gynec. Obstet. **137**, 235 (1973)

26. Joyce, J. W., Fairbairn, J. F., Kincaid, O. W.: Aneurysms of the thoracic aorta. A clinical study with special reference to prognosis. Circulation **29**, 176 (1964)

27. Kahn, A. M., Davis, S., Carey, J. S.: Complications of antihypertensive therapy for dissecting thoracic aortic aneurysms. J. thorac. cardiovasc. Surg. **57**, 721 (1969)

28. Killen, D. A., Collins, H. A., Sutton, J. P.: Surgical therapy of type II dissecting aneurysm. Ann. Surg. **175**, 1017 (1972)

29. Kouchoukos, N. T., Levy, J. F., Butcher, H. R.: Mortality from ruptured abdominal aortic aneurysm. Amer. J. Surg. **113**, 232 (1967)

30. Lindsay, J., Jr., Hurst, J. W.: Dissecting aneurysm of the aorta. J. Amer. med. Ass. **217**, 1533 (1971)

31. Lord, J. W., Rossi, G., Daliana, M., Drago, J., Schwartz, A. M.: Unsuspected abdominal aortic aneurysms as the cause of peripheral arterial occlusive disease. Ann. Surg. **177**, 767 (1973)
32. MacVaugh, H., Roberts, B.: Results of resection of abdominal aortic aneurysm. Surg. Gynec. Obstet. **113**, 17 (1961)
33. Mannick, J. A.: Surgical treatment of aneurysms of the abdominal and thoracic aorta. Progr. cardiovasc. Dis. **16**, 69 (1973)
34. Mannick, J. A., Brooks, J. W., Bosher, L. H., Hume, D. M.: Ruptured aneurysms of the abdominal aorta. A reappraisal. New Engl. J. Med. **271**, 915 (1964)
35. Martin, P.: Ruptured abdominal aortic aneurysms. Proc. roy. Soc. Med. **58**, 867 (1965)
36. McFarland, J., Willerson, J. T., Dinsmore, R. E., Auster, G., Buckley, M. J., Sanders, C. A., De Sanctis, R. W.: The medical treatment of dissecting aortic aneurysms. New Engl. J. Med. **286**, 115 (1972)
37. Moore, H. D.: Diagnosis of rupture of abdominal aortic aneurysms. Lancet **1967 II**, 184.
38. Moore, H. D., Telling, M.: Resection of the aortic bifurcation for relief of a mycotic aneurysm of the left common iliac artery and its replacement by preserved arterial graft. Brit. J. Surg. **42**, 420 (1955)
39. Otto, P., Weitzel, D., Jester, H. G.: Ultraschalltomographie: ein sicheres Diagnostikum beim Aneurysma der Bauchaorta. Dtsch. med. Wschr. **98**, 1612 (1973)
40. Schatz, I. J., Fairbairn, J. F., Juergens, J. L.: Abdominal aortic aneurysms. Circulation **26**, 200 (1962)
41. Shennan, T.: Dissections of aneurysms. Medical Research Council. Spec. Rep. Ser. med. Res. Coun. (Lond.) **193**, 7 (1934)
42. Shumacker, H. B., Barnes, D. L., King, H.: Ruptured abdominal aortic aneurysms. Ann. Surg. **177**, 772 (1973)
43. Sommerville, R. L., Allen, E. V., Edwards, J. E.: Bland and infected arteriosclerotic abdominal aortic aneurysms; a clinicopatholic study. Medicine (Baltimore) **38**, 207 (1959)
44. Sørensen, H. R., Olsen, H.: Ruptured and dissecting aneurysms of the aorta. Incidence and prospects of surgery. Acta chir. scand. **128**, 644 (1964)
45. Stallworth, J. M., Price, R. G., Jr., Hughes, J. C., Parker, E. F.: Surgical treatment of ruptured abdominal aortic aneurysms. Ann. Surg. **155**, 711 (1962)
46. Stallworth, J. M., Ramirez, A.: A method of treatment for complicated aneurysms of the abdominal aorta. Ann. Surg. **169**, 282 (1969)
47. Szilagyi, D. E., Elliot, J. P., Smith, R. F.: Clinical fate of the patient with asymptomatic abdominal aortic aneurysm and unfit for surgical treatment. Arch. Surg. **104**, 600 (1972)
48. Szilagyi, D. E., Smith, R. F., De Russo, F. J., Elliot, J. P., Sherrin, F. W.: Contribution of abdominal aortic aneurysmectomy to prolongation of life. Ann. Surg. **164**, 678 (1966)
49. Thompson, A. E., Spracklen, F. H. N., Besterman, E. M. M., Bromley, L. L.: Recognition and management of dissecting aneurysms of the aorta. Brit. med. J. **1969 IV**, 134.
50. Turk, K. A. D.: The post-mortem incidence of abdominal aortic aneurysm. Proc. roy. Soc. Med. **58**, 869 (1965)
51. Wheat, M. W., Jr.: Treatment of dissecting aneurysms of the aorta: current status. Progr. cardiovasc. Surg. **16**, 87 (1973)
52. Wheat, M. W., Jr., Harris, P. D., Malm, J. R.: Acute dissecting aneurysms of the aorta. J. thorac. cardiovasc. Surg. **58**, 344 (1969)
53. Wheat, M. W., Jr., Palmer, R. F.: Dissecting aneurysms of the aorta: present status of drug versus surgical therapy. Progr. cardiovasc. Dis. **11**, 198 (1968)
54. Wolf, E. A., Sumner, D. S., Strandness, D. E.: The relationship between abdominal aortic aneurysm and occlusive arterial disease. Arch. Surg. **103**, 480 (1971)
55. Wolffe, J. B., Colcher, R. E.: Diagnosis and conservative management of atherosclerotic aneurysms of the abdominal aorta. Vasc. Dis. **3**, 49 (1966)

Prof. Dr. med. Fritz Heinrich
Med. Klinik am Krankenhaus
Fürst-Stirum-Stiftung
D-7520 Bruchsal
Gutleutstr. 9/14
Bundesrepublik Deutschland

Langenbecks Arch. Chir. 337 (Kongreßbericht 1974)

46. Indikatorische Probleme bei Aortenaneurysmen thorakal und abdominal aus chirurgischer Sicht

Åke Senning

Chirurgische Universitätsklinik A, Kantonsspital Zürich

Problems in the Selection of Treatment for Aortic Aneurysms

Summary. All sacular and all significant fusiform abdominal aneurysms should be excised. Aneurysms of the ascending aorta should also be excised when they are associated with aortic valvular insufficiency or are secondary to a coarctation.

Dissecting aortic aneurysms should be treated under hypotension if possible, and an operation should only be performed in the acute stage when there is a special indication.

Key words: Aneurysma Aortae.

Zusammenfassung. Alle sakulären, wie auch signifikanten fusiformen Bauchaorten-Aneurysmen sollten reseziert werden. Aortenaneurysmen im Bereich der Aorta ascendens sollten ebenfalls reseziert werden, wenn sie mit einer Aorteninsuffizienz kombiniert sind oder im Anschluß an eine Coarctatio auftreten.

Ein dissezierendes Aortenaneurysma sollte primär hypotensiv behandelt werden und nur bei spezieller Indikation im Akutstadium operiert werden.

Schlüsselwörter: Aneurysma aortae.

Die Umschreibung der verschiedenen Aspekte der chirurgischen Indikationsstellung bei Aortenaneurysmen kann in 15 min nur sehr schematisch werden.

Verschiedene ätiologische Momente können zu einem Aneurysma führen. Die häufigste Ursache ist jedoch die Arteriosklerose. Sie verursacht etwa $95^0/_0$ aller Aneurysmen der Bauchaorta, wo man auch die relativ seltenen mykotischen Aneurysmen findet. Die Medianekrose bildet den ätiologischen Faktor für mehr als zwei Drittel der thorakalen Aneurysmen — die sog. dissezierenden Aneurysmen. Die syphilitischen, sakulären Aneurysmen der Aorta ascendens oder die luetischen fusiformen der Aorta descendens oder der Thorako-Abdominalaorta sehen wir heute praktisch nicht mehr. Die posttraumatischen Aneurysmen und diejenigen, welche im Zusammenhang mit den kongenitalen Mißbildungen auftreten, findet man praktisch nur in der thorakalen Aorta.

Im Zürcher Material von 132 operierten Bauchaortenaneurysmen (Tab. 1) mit einem Patientendurchschnittsalter von 64,4 Jahren sind 116 arteriosklerotische Bauchaortenaneurysmen. Wenn bei einem Patienten im 4.–5. Dezenium mit akutem Schmerzzustand ein abdominelles Aneurysma palpiert wird, muß an die Möglichkeit einer lokalen sakulären Erweiterung infolge Dissektion gedacht werden. In nicht weniger als 11 unserer Fälle lag eine Dissektion vor. Fünf Patienten litten an mykotischen Aneurysmen.

Die einzig gesunde Grundlage für einen Entschluß für oder gegen eine Operation sind genaue Kenntnisse der Spontanprognose nicht operierter Patienten, verglichen mit Früh- und Spätresultaten nach Resektion. Abb. 1 gibt eine Zu-

Tabelle 1

132 BAUCHAORTENANEURYSMEN

124 ♂ Alter 34 - 88 Jahre
8 ♀ Durchschnitt: 64,4 Jahre

Arteriosklerotische Aneurysmen 116
Dissezierende " 11
Mykotische " 5

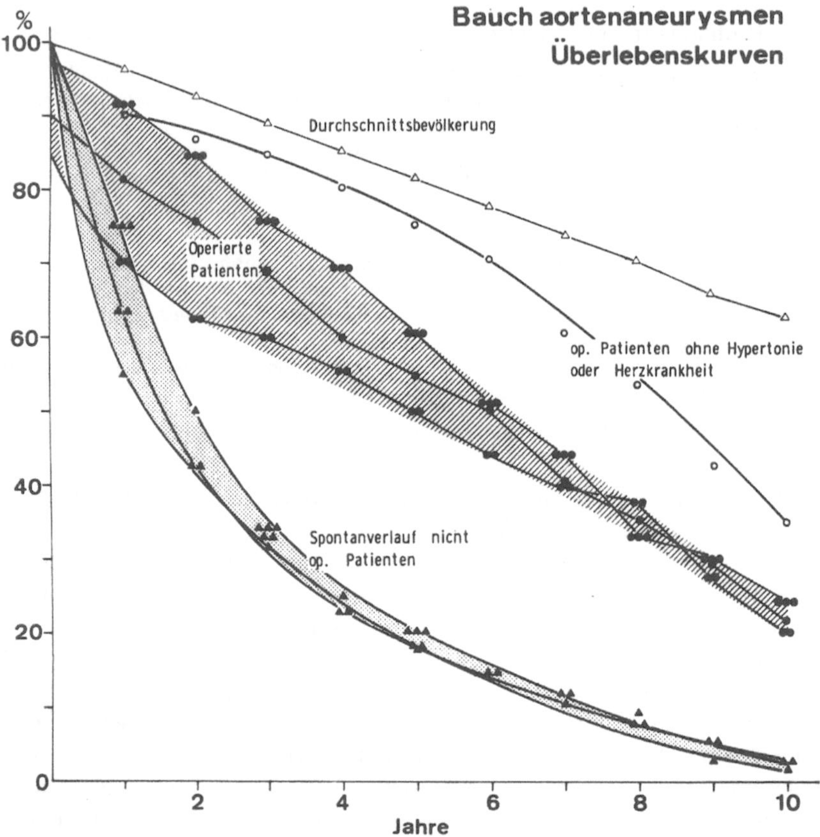

Abb. 1

sammenstellung von größeren Serien konservativ, resp. chirurgisch behandelter Patienten mit arteriosklerotischen Bauchaortenaneurysmen. Daraus geht hervor, daß 80 % der nicht operierten Patienten nach 5 Jahren gestorben sind. Etwa die Hälfte davon verschieden wegen Aneurysmaruptur. Die übrigen Patienten sterben hauptsächlich an der Folge ihrer progressiven Arteriosklerose. Nach 10 Jahren leben nur noch etwa 5 %.

Bedeutend besser ist die Prognose für die Patienten, deren Bauchaortenaneurysmen reseziert wurden, da vor allem die Aneurysmaruptur verhindert wird. Nach 5 Jahren leben etwa 60%, die 40% starben hauptsächlich an anderen arteriosklerotisch bedingten Leiden.

Noch besser sind die Überlebenschancen bei Patienten ohne Hypertonie und ohne zusätzliche Herzkrankheiten. In dieser Gruppe haben die Patienten, welche die Operation überlebt haben, während 5 Jahren ungefähr dieselbe Lebenserwartung wie die normale Bevölkerung.

Das Bauchaortenaneurysma muß also als lokale Erscheinung einer allgemeinen Arteriosklerose betrachtet werden und bevor eine elektive Operation diskutiert wird, müssen die Risikofaktoren eliminiert und evtl. signifikante, operable Stenosen der Hirngefäße und Coronararterien korrigiert werden. Damit werden unnötige intra- und postoperative Komplikationen vermieden und die Langzeitprognose verbessert.

Wie aus Tab. 2 hervorgeht, ist die Mortalität bei dieser Altersgruppe bei elektiven Operationen mit 6% klein, verglichen mit der spontanen Mortalität. Es muß verhindert werden, daß es zur Ruptur kommt, denn wenn eine solche auftritt, ist die Operationsmortalität mit 50—60% sehr hoch.

Zusammenfassend heißt das, daß bei jüngeren Patienten alle diagnostizierten Bauchaortenaneurysmen, auch diejenigen unter 6 cm im Durchmesser, operiert werden sollten, weil ja mit zunehmender Größe nach dem Laplaceschen Gesetz die Wandspannung und damit die Rupturgefahr zunimmt. Sie liegt doch immerhin bei etwa 10—15% in 5 Jahren bei Aneurysmen mit weniger als 6 cm im Durchmesser. Größere Aneurysmen, also solche mit mehr als 6—7 cm im Durchmesser sollten unbedingt operiert werden, da hier die Rupturgefahr in 5 Jahren sogar 50% beträgt, wenn nicht schwere Kontraindikationen wie inoperable maligne Tumoren, schwere Cerebralsklerose, etc. vorliegen.

Das schon rupturierte Bauchaortenaneurysma sollte, wenn der Patient noch Lebenszeichen hat, ohne zuerst den Schock bekämpfen zu wollen, sofort exploriert werden. Wenn die Aorta abgeklemmt ist, sucht man die Hypovolämie zu beheben, während man gleichzeitig das Aneurysma reseziert.

Das spontane mykotische Aortenaneurysma läßt sich nicht mit Antibiotica heilen, da die Detritusmassen im Aneurysma ein guter Nährboden für die Bakterien sind. Antibiotica können nicht eindringen. Diese Aneurysmen verursachen immer wieder septische Embolien und führen früher oder später zu Rupturen. Wenn ein sakuläres Aneurysma vorliegt, das durch eine kleine Resektion und direkte Naht eliminiert werden kann, ist dies die Methode der Wahl. Wenn aber eine größere Resektion gemacht werden muß, die man nicht ohne Graft überbrücken kann, so ist es besser, die Aorta lokal zu verschließen und den Blutstrom durch einen im nicht infizierten Gebiet angelegten By-pass in die Peripherie zu führen. Ein Graft im infizierten Gebiet heilt nicht, sondern unterhält die Infektion und führt zu neuen mykotischen Aneurysmen. Von unseren eigenen 5 mykotischen Aneurysmen in der abdominalen Aorta starben 3. Ein postoperatives mykotisches Aneurysma der Aorta ascendens konnte reseziert und mit Erfolg direkt vernäht werden und der Patient lebt 4 Jahre nach der Operation (Tab. 2).
 Eine arteriosklerotische Erweiterung und Elongation der descendierenden Thoraxaorta kann beim älteren Patienten häufig festgestellt werden. Typische

Tabelle 2

127 BAUCHAORTENANEURYSMEN

	Op. wegen Ruptur		"Elektive Op."	
	Total Pat.	Todesfälle	Total Pat.	Todesfälle
Arteriosklerotische BAA	45	26	71	4 (6 %)
Dissezierende BAA	6	5	5	1
	51	31 (60 %)	76	5

Tabelle 3

Operationsindikation bei akut dissezierenden
thorakalen Aortenaneurysmen

- Rupturzeichen (Pericardtamponade, Hämothorax)

- Unkontrollierbare progressive Ausbreitung
  und Vergrösserung

- Kompression wichtiger Arterien
  (Hemiparese, -plegie, Myocardischämie, ischämische Extremität)

- Schwere Aortenklappeninsuffizienz

arteriosklerotische Aneurysmen hingegen sind selten. So wurden in Zürich während der letzten 13 Jahre nur 3 Patienten mit einem auf arteriosklerotischer Grundlage entstandenen Thoraxaortenaneurysma operiert. Immerhin kommen Rupturen arteriosklerotischer Thoraxaortenaneurysmen in die Lunge oder ins Mediastinum gelegentlich bei 70—80jährigen Patienten vor. So wird diese Komplikation im Obduktionsgut des Pathologisch-Anatomischen Instituts in Zürich ca. einmal pro 2000 Sektionen gefunden und ist damit etwa 15mal weniger häufig als das rupturierte Bauchaortenaneurysma.

Häufigste Ursache einer Aneurysmabildung in der Thoraxaorta ist die akute Dissektion. Aufgrund schlechter Erfahrungen haben wir Chirurgen gelernt, daß diese Patienten wenn möglich primär konservativ behandelt werden sollten, wobei durch medikamentöse Senkung des peripheren Gefäßwiderstandes und Verminderung der myokardialen Contractilität der Blutdruck gesenkt und die Pulsamplitude vermindert wird. Die Indikation zur notfallmäßigen Operation in der Akutphase (Tab. 3) ergibt sich aus unmittelbar lebensbedrohlichen Komplikationen des Aneurysmas. So muß beim Vorliegen einer Pericardtamponade oder eines Hämatothorax unmittelbar zur chirurgischen Intervention geschritten werden; ebenso in den Fällen, in welchen eine progressive Ausbreitung oder Größenzunahme unter medikamentöser Therapie nicht kontrolliert werden kann.

Eine weitere Indikation zur notfallmäßigen Operation bildet die schwere Aortenklappeninsuffizienz oder Zeichen einer Myokardischämie bei retrograd dissezierenden Aneurysmen der ascendierenden Aorta. Auch beim Auftreten einer Hemiplegie oder Hemiparese als Ausdruck einer Kompression der zum Gehirn abgehenden Gefäße muß rasch interveniert werden. Bei Ischämiezeichen der

Tabelle 4

Aneurysma Thoracal. Diss.

	Typ I	Typ II	Typ III	
Notfallop.	7(4✝)	0	5(3✝)	12(7✝)
Elektive Op.	6(1✝)	5(0✝)	9(1✝)	20(2✝)
Total	13	5	14	32

Tabelle 5

Operationsindikation im Spätstadium dissezierender thorakaler Aortenaneurysmen

- Schwere Aortenklappeninsuffizienz
- Sakuläres Aneurysma
- Kompression wichtiger Aortenarterienabgänge

Extremitäten hingegen versucht man in der Regel mittels eines kleinen Eingriffs, z.B. mit einem Fogarthykatheter oder einer lokalen Intervention ein Reentry zu schaffen, um eine komplizierte Resektion des Aneurysmas mit Hilfe der Herz-Lungenmaschine zu umgehen.

Insgesamt wurden in Zürich bisher 32 dissezierende Aneurysmen der Thoraxaorta operiert (Tab. 4). Von diesen mußten 12 im akuten Stadium angegangen werden, wobei 7 Patienten gestorben sind. Dies entspricht einer Mortalität von 60%, welche mit der Mortalität anderer Zentren absolut vergleichbar ist. 20 Patienten wurden elektiv im sog. chronischen Stadium, 6 oder mehr Wochen nach der akuten Dissektion, reseziert, wobei nur 2 Patienten gestorben sind.

Die Indikation zur elektiven Operation geht aus Tab. 5 hervor.

Tritt beim stumpfen Thoraxtrauma eine Aortenruptur auf, so sterben etwa 80% der Patienten bevor sie ins Krankenhaus kommen. Nur etwa $2-5\%$ der Patienten überleben und bilden falsche Aneurysmen. Diese liegen praktisch immer kurz distal des Abganges der Arteria subclavia sinistra. Die Entwicklung dieser Aneurysmen ist nicht voraussehbar. Die meisten sind Überraschungsbefunde bei einem Thoraxröntgen oft wegen unbestimmten Schmerzen, oder wegen eines leisen systolischen Geräusches. Einige dieser Aneurysmen vergrößern sich progressiv, andere bleiben jahrelang unverändert. Es gibt keinen Hinweis dafür, daß selbst ein verkalktes Aneurysma stabil ist, denn diese können sich plötzlich, scheinbar ohne Ursache, vergrößern und rupturieren. Die Größenzunahme verursacht praktisch immer Schmerzen, sie kann des weiteren eine Rekurrensparese mit Heiserkeit oder Bronchuskompression mit Husten und Atemnot verursachen. Die Operation solcher Aneurysmen ist einfach. Viele lassen sich nach guter Präparation resezieren, wobei die Aorta durch direkte Naht versorgt werden kann. Bei anderen muß nach Resektion der Defekt in der Aorta mit einem Graft überbrückt werden. Ich ziehe es vor, solche Aneurysmen in Hypothermie zu operieren. Andere machen einen einfachen By-pass von der Aorta ascendens bis zur Aorta descendens, wieder andere einen Links-Herz-By-pass zur Aorta descendens mit einer Pumpe. Die postoperative Mortalität ist niedrig und die Resultate sind gut. Persönlich habe ich nur 10 Patienten mit traumatischen Aortenaneurysmen operiert. Alle ohne Zwischenfall. Die Diagnose ist für mich darum identisch mit der Operationsindikation.

Aneurysmen kommen bei kongenitalen Mißbildungen vor. Das typische Beispiel ist die Coarctatio aortae. Früher, als diese nicht operiert werden konnten, starben etwa $20^0/_0$ der Patienten in Ruptur, vor allem der Aorta ascendens. Solche Rupturen können aber auch nach Resektion auftreten. Einer unserer Patienten, ein 48jähriger Mann, spürte 6 Jahre nach der Resektion der Coarctatio präcordiale Schmerzen und am Tage vor der geplanten Aortencoronarographie rupturierte seine erweiterte Aorta ascendens ins Pericard. Bei 3 anderen Patienten, alle mit marfanoidem Habitus, wurden die Coarctatio aortae und die Aorta-ascendens-Aneurysmen mit Erfolg operiert. Bei zwei dieser Patienten hat die gleichzeitig vorhandene Aortenklappeninsuffizienz zur Operationsindikation beigetragen. Eine exakte Operationsindikation kann nicht definiert werden, da die Fälle heute so rar geworden sind, aber präcordiale Schmerzen bei erweiterter Aorta ascendens nach Resektion einer Coarctatio aortae können Rupturgefahr bedeuten.

Sakuläre Aneurysmen im Isthmusgebiet bei Coarctatio aortae sind auch bei jüngeren Patienten stark rupturgefährdet und sollten darum beschleunigt operiert werden. Ein solches Aneurysma lag bei einem 12jährigen Knaben mit bekannter Coarctatio aortae vor. Er kam mit massiver Hämoptyse und total atelektatischer linker Lunge schwer schockiert in die Klinik, wurde unmittelbar operiert und überlebte die Ausräumung des Hämothorax, die Resektion und die Graftüberbrückung der Aorta und weiter die Rekonstruktion des durch Drucknekrose stenosierten linken Hauptbronchus mit Pericard.

Wenn nach Resektion einer Coarctatio ein Aneurysma spurium als Folge einer Nahtinsuffizienz entsteht, muß dieses wegen Rupturgefahr so rasch wie möglich operiert werden. Diese Operation muß aber entweder in Hypothermie oder mit Hilfe eines By-passes wegen Paraplegiegefahr ausgeführt werden. Die sonst großen Kollateralen bilden sich nämlich nach der Resektion einer Coarctatio sehr rasch zurück.

Prof. Dr. Å. Senning
Chir. Univ.-Klinik A
Kantonsspital
CH-8006 Zürich
Schweiz

Langenbecks Arch. Chir. 337 (Kongreßbericht 1974)

47. Unfallmechanismen und Unfallmechanik zur traumatischen Aorternuptur

M. A. Zehnder

Laax, Schweiz

Mechanisms of Traumatic Aortic Rupture

Summary. In order to correlate the apparently different traumatic mechanisms of traumatic aortic rupture, a common physical denominator is sought. The physical properties of the substrate have been evaluated in rupture tests such as are used to test textile fabrics. Mean values were used for a calculated estimate of the necessary rupture force. It is assumed that a bending-bursting mechanism over the fulcrum of the hilar structures is involved in all external accident mechanisms. In horizontal (linear) deceleration accidents (street accidents) the chest compression is a more important factor than deceleration alone.

Key words: Traumatic Aortic Rupture — Mechanisms — Bending-Bursting Factor.

Zusammenfassung. Aus der scheinbaren Verschiedenartigkeit der äußeren Unfallmechanismen wird versucht, den gemeinsamen Nenner für die Querruptur am Aortenbogen herauszulesen. — Aus früheren Zerreißproben an Aortenabschnitten werden in berechneter Schätzung die kritischen physikalischen Werte im Substrat der Aortenwandung zu ermitteln versucht. Als für alle bekannten Unfallmechanismen mögliche mechanische Erklärung wird eine Biegungsberstung des Aortenbogens über den linksseitigen Hilusstrukturen angenommen, wobei im Kollisionsunfall der Straße die Thoraxkontusion wesentlich ist in der Kombination mit der Decelerationsschleuderung.

Schlüsselwörter: Unfallmechanismen — Zerreißtoleranz — Biegungsberstung des Aortenbogens.

Traumatologie ist angewandte Physik im Kapitel der Mechanik, bezogen auf den menschlichen Körper. Die Resistenz der Organstruktur gegen Verformung durch äußere Krafteinwirkung gibt die Grundlage zur Beziehung der Toleranz für die Kontinuitätstrennung im Unfallgeschehen.

Wenn noch vor 20 Jahren (Jackson u. Slavin, 1953) geschrieben und abgeschrieben wurde (Elliotson, 1830), daß nur eine erkrankte Aorta rupturieren könne — dank ihrer geschützten Lage im Thoraxraum — haben wir alle uns seither überzeugt, daß mechanische Gewalt, direkt oder indirekt auf den Brustkorb einwirkend, auch eine gesunde Aorta, selbst bei Jugendlichen, zur Ruptur bringt. Das Hauptkontingent stellen heute die Verkehrsunfälle, bei denen *Deceleration* und *Thoraxkompression* die wesentliche Rolle spielen.

Daß bei der Thoraxkontusion Aortenrupturen auch ohne Rippenfrakturen beobachtet wurden, weist nur auf die Elastizitätsamplitude des jugendlichen Knorpel-Knochengitters hin, nicht aber auf die „innere Schleuderung" des

Aortenbogens. Es ist abzuklären, ob es sich im Verkehrsunfall wirklich um eine reine Abschleuderung des Aortenbogens handelt.

Früher wurde oft eine Abschleuderung des Aortenbogens nach ventral durch das Beharrungsvermögen der Masse von Herzgewicht und gefülltem Aortenrohr im Decelerationsgeschehen angenommen, wie es z.B. im Schema von Rice u. Whittstruck dargestellt ist. Dadurch würde der Aortenbogen oberhalb der Stelle der durch die Intercostalarterien verankerten und fixierten thorakalen Aorta nach vorne losgerissen. Auch wurde an der Stelle des „loco classico" erscheinenden Einrisses knapp distal des Abgangs der Art. subclavia eine kongenital prädestinierte Schwäche der Gefäßwandung auf der Höhe des lig. arteriosum Botalli angenommen.

An bekannten *Unfallmechanismen* zur thorakalen Aortenruptur müssen angeführt werden:

1. Horizontaler (linearer) Decelerationsunfall (Autokollision) kombiniert mit Thoraxkompression.

2. Vertikale (lineare) Deceleration (Sturz aus der Höhe auf Beine oder Gesäß — Liftsturz).

3. Sturz auf den flachen Rücken (angefahrener Fußgänger auf Rücken geschleudert).

4. Verschüttungs- und Überfahrungsunfälle (klassischer Kompressionsunfall.

5. Explosionsunfälle (Thoraxkompression).

Nur bei der vertikalen Deceleration und bei gewaltsamem Sturz auf den flachen Rücken handelt es sich um *reine Decelerationsvorgänge* bezüglich der indirekten Gewalteinwirkung auf das Aortenrohr.

Beim *Verschüttungs-* oder *Überfahrungs-Mechanismus* kann auch die Fraktur der Wirbelkörper mit Verschiebung derselben durch die direkte Einwirkung eine Ruptur der fixierten thorakalen Aorta bewirken, wie z.B. in einer Beobachtung von Carstensen (beim Überfahren durch einen Wagen, 50jähr. Frau), wobei im unteren Thoraxbereich die „Klaviertastenverschiebung" der Wirbelkörper zum direkten Aortenriß führte.

Besondere Beachtung verdient der *horizontale Decelerationsmechanismus* als heute für die Aortenruptur häufigster Unfallmechanismus. Daß im horizontalen Decelerationsvorgang *nicht* die *reine Deceleration* maßgebend ist, wurde belegt durch die seinerzeitigen Selbstversuche von Col. J. Stapp („der schnellste Mann auf der Erdoberfläche"), der auf seinem Raketenschlitten eine Deceleration von errechneten *45.4 G ohne Schaden* ertrug in einem Stützgurten-Harnisch (ein Stillhaltestop von 1,4 sec aus einer Geschwindigkeit von 632 MPH, d. h. 1011,2 km/Std). Solche Geschwindigkeiten und Decelerationen kommen im Straßenverkehr nicht vor.

Anderseits errechneten Rice u. Whittstruck (1951) für ihren Fall (20jähr. Frau), bei einer Geschwindigkeit von 50 MPH eine Decelerationskraft von nur 23 G. *Allerdings* ist zu vermerken, daß die Frau aus dem Hintersitz gegen die Vorderlehne aufschlug und somit eine *Thoraxkompression* erlitt.

Auch die anderen Unfallmechanismen, insbesondere die vertikale (lineare) Deceleration im Liftsturz, Sturz aufs Gesäß oder die Beine, müssen zur Erklärung der *analogen Lokalisation* der Aortenbogenruptur herangezogen werden.

Zeller (1950) machte an Autopsiefällen die empirische Feststellung, daß bei freiem Fall eine Höhe von ca. 15 m nötig war, um die Aorta „loco classico" zu rupturieren.

Im Falle von Rywlin u. Rabinowicz (Skifahrersturz auf den Rücken) wurde von Courvoisier eine Deceleration von nur 7 G errechnet, wobei allerdings eine pathologisch veränderte Aortenwandung angenommen wurde.

Die Frage der Zerreißung oder Erhaltung der Gewebskontinuität hängt von den *Widerstandskräften des Gewebes* ab, das der Krafteinwirkung ausgesetzt ist, für das Weichteilgewebe einer Aortenwandung in deren *Zerreißfestigkeit* und *Dehnbarkeit*. Als äußere Kräfte (übermittelte oder direkte Gewalt) wirken die latenten *kinetischen Energien*, die proportional aus der Bewegungsveränderung in Deceleration oder Acceleration frei werden. Im Decelerationsgeschehen lassen sich diese aus Geschwindigkeit und Bremsweg schätzen oder berechnen.

Wir haben an Kalbsaorten den seinerzeit von Oppenheim ausgeführten Versuch wiederholt, modifiziert durch direkte innere Druckeinleitung in das Aortenrohr bei ligierten abführenden Gefäßen. Dabei konnten wir auch mit einem Druck von 3 *Atü* keine Ruptur erzeugen. Dieser Druck entspricht immerhin einem prall gefüllten Autopneu.

Zur Abschätzung der zur Ruptur nötigen Schleuder- und Schwerkräfte hatten wir seinerzeit in *Zerreißproben*, wie sie in der Textil- und Gummiprüfung üblich sind (Schopper-Apparatur) an ausgestanzten Wandungsstreifen die physikalische Eigenschaft des Aortengewebes überprüft (ETH Zürich, Prof. Honegger).

Den *höchsten Zerreißwert von 2600 g* fanden wir bei einem 21 jähr. Patienten, der mit Hypertonie an einer Urämie starb. Ein Minimalwert von 600 g wurde in der höheren Altersgruppe gefunden. Die *Dehnbarkeit* schwankte zwischen 160 % und 10—20 % (in Prozenten der Streckfähigkeit zur ursprünglichen Streifenlänge).

Große individuelle Unterschiede fanden sich auch innerhalb der gleichen Altersgruppe mit der zu erwartenden graduellen Abnahme mit vorrückendem Alter.

Die Zahlen sind zu klein, um statistische Vollgültigkeit zu haben. Sie geben jedoch eine guten Anhaltspunkt für einen berechnete Schätzung.

Im reinen Decelerationsunfall wirkt sich die ausgelöste und mitgeteilte kinetische Energie auf den ganzen Körper aus. Dabei wirkt sich der Unterschied im spezifischen Gewicht der einzelnen Organe in ihrer Verschiedenheit der inhärenten Massenwirkung (in Acceleration oder Deceleration) in Schiebe- und Scherkräften im Grenzgebiet der Gewichtsunterschiede aus.

In unseren Testproben und unter Einrechnung eines angenommenen Herz-Aortengewichtes von 440 g lassen sich nur Annäherungsberechnungen oder Schätzungsresultate herauslesen. Die individuellen Unterschiede sowie die verschiedenen Organwiderstände lassen für den Einzelfall kaum gültige Berechnungen zu.

Nimmt man aus unseren Zerreißproben für die Zerreißfestigkeit am absteigenden Aortenbogen für die Zirkumferenz einen mittleren Wert von 8,8 kg an, so kann die kritische Toleranz auf 77 g geschätzt werden für diesen Gefäßabschnitt.

Daraus ergeben sich nachfolgende Berechnungsschätzungen für die Decelerationsunfälle, die für den Aortenbogen Bezug haben:

	Kritische Geschwindigkeit
1. Horizontale (lineare) Deceleration wie bei Automobilkollisionen:	
Bremsweg von 50 cm.	
Unter Hinzurechnung des Aortenbogens allein: (d. h. 40 g)	300 km/per Std
Unter Hinzurechnung des Herzgewichtes: (d. h. 440 g)	100 km/per Std

(Das Herzgewicht sollte nicht eingerechnet werden, da es durch die vordere Thoraxwand abgestützt wird.)

	Kritische Höhe
2. Vertikale (lineare) Deceleration, wie bei Sturz aus der Höhe, z. B. Liftsturz	
Bremsweg von 50 cm (durch Einsacken der unteren Extremitäten)	10—15 m
Einrechnung des Herz- und Aortengewichts (d. h. 440 g)	
Keine Rippenfrakturen!	
3. Sturz auf den flachen Rücken:	
Kurzer Bremsweg: angenommen 10 cm	2—5 m
Keine Rippenfrakturen!	

Die im Straßenverkehrsunfall (im Gegensatz zu Flugunfällen) zur Auswirkung kommenden reinen Decelerationskräfte können an und für sich nicht zur Aortenruptur führen (Vergleich: J. P. Stapp, 45,4 g), so daß der Thoraxkompression in ihrer Wirkung auf den Aortenbogen die wesentliche Rolle zukommt. Nach unserer Ansicht handelt es sich um eine Biegungsberstung an der Konvexität der Aortenwandung über dem inkompressiblen Inhalt und über dem Fulcrum des linken Hilus.

Dr. Max A. Zehnder
Casa Nitscholas
CH-7131 Laax, GR
Schweiz

Langenbecks Arch. Chir. 337 (Kongreßbericht 1974)

48. Indikatorische Probleme bei Aorternupturen aus chirurgischer Sicht

F. W. Schildberg

Chirurgische Klinik der Universität München

Problems of Indications in Aortic Rupture

Summary. Traumatic rupture of the abdominal aorta is extremely rare and surgery is urgently indicated whenever it occurs, especially if there is complete disruption leading to massive intra- or retroperitoneal hemorrhage. Complete disruption of the thoracic aorta also requires instant operative treatment, whereas incomplete dissections call for preliminary angiographic measures, unless the diagnosis is established on the basis of a coarctation syndrome. In cases of multiple trauma, acute life-threatening conditions have absolute priority in treatment. Trauma of abdominal organs should be excluded or treated before reconstruction of the thoracic aorta is undertaken.

Key words: Aortic Rupture — Traumatic Aortic Aneurysm — Hematothorax — Thoracic Trauma.

Zusammenfassung. Traumatische Aortenrupturen sind im abdominellen Bereich sehr selten und bilden als freie Ruptur mit massiver intra- oder retroperitonealer Blutung immer eine dringliche Indikation zur Operation. Auch die freien Rupturen der thorakalen Aorta erfordern die sofortige operative Behandlung, gedeckte und inkomplette Rupturen müssen angiographisch abgeklärt werden, wenn nicht die Diagnose auf Grund eines Pseudocoarctationssyndroms bereits eindeutig feststeht. Im Rahmen von Mehrfachverletzungen ist der Behandlung von akut lebensbedrohlichen Zuständen absolute Priorität einzuräumen, Verletzungen abdomineller Organe sollten vor der Wiederherstellung der Aorta ausgeschlossen oder behandelt sein.

Schlüsselwörter: Aortenruptur — Thoraxtrauma — Traumatisches Aortenaneurysma — Hämothorax.

Rupturen der Aorta sind fast ausschließlich traumatischen Ursprungs, die inkompletten Spontanrupturen mit fortschreitender Aortenwanddissektion bilden in ätiologischer und therapeutischer Hinsicht als disseziierende Aortenaneurysmen eine eigene Krankheitsgruppe, über deren Problematik bereits berichtet wurde. Die Lokalisation der traumatisch bedingten Aortenrupturen weist mit über 50 % eine besondere Bevorzugung des Isthmusbereichs distal des Abgangs der linken Arteria subclavia auf, es folgen die Aorta ascendens mit ca. 20 %, der Aortenbogen und die Aorta descendens mit jeweils ca. 10 %, während die Aorta abdominalis nur mit ca. 5 % an den Aortenrupturen beteiligt ist [2].

Über die letztgenannte Gruppe liegen bisher nur vereinzelt Erfahrungen vor. Im Gegensatz zu den thorakalen Aortenrupturen entstehen sie meist als Folge schwerster direkter Gewalteinwirkung durch Kompression gegen die Wirbelsäule. Neben der traumatischen Ruptur wurden sehr vereinzelt Rupturen der abdominellen Aorta nach operativer Behandlung von Aortenisthmusstenosen oder nach Aufrichtungseingriffen an der Wirbelsäule beschrieben, wobei hypoplastische, arteriosklerotische oder strahlenbedingte Vorschäden eine Ruptur zu begünstigen scheinen. Die abdominelle Aortenruptur manifestiert sich klinisch fast immer als komplette Ruptur unter den Zeichen der massiven intra- oder retroperitonealen Blutung, die die sofortige operative Exploration erfordert. Seltener ist die Ruptur mit nachfolgendem thrombotischem Verschluß der distalen Aorta, dennoch sollte dieses Krankheitsbild bei akutem Bauchaorten- oder Beckenarterienverschluß nach vorausgegangenem stumpfem Bauchtrauma wegen der therapeutischen Konsequenzen stets in die differentialdiagnostischen Erwägungen mit einbezogen und im Zweifelsfall die Laparotomie zur Klärung der Situation angestrebt werden. An der Existenz auch inkompletter Rupturen besteht angesichts des Vorkommens traumatischer Bauchaortenaneurysmen kein Zweifel, sie dürften sich jedoch wegen fehlender eindeutiger Symptomatik fast immer der Diagnostik entziehen. Möglicherweise wird sich hier mit der zunehmenden Anwendung angiographischer Untersuchungsmethoden bei stumpfem Bauchtrauma eine Änderung ergeben.

Im thorakalen Bereich muß jeder Verdacht auf das Vorliegen einer Aortenruptur erhärtet oder widerlegt werden. Dazu ist meist die Angiographie erforderlich. Schon hier, im Vorfeld der Diagnostik, ergeben sich erste Indikationsprobleme: Wie stark muß der Verdacht sein, um eine Angiographie bei Schwerstverletzten zu rechtfertigen, wann soll sie durchgeführt werden, welche Methode ist anzuwenden? Unseres Erachtens muß bei jeder posttraumatischen Verbreiterung insbesondere des oberen Mediastinums, die nicht anderweitig erklärt werden kann, sowie bei posttraumatischen Verlagerungen von Trachea und Oesophagus die diagnostische Abklärung durch die Angiographie erfolgen. Auch eine hohe Rate negativer Befunde darf dabei nicht entmutigen. So haben wir bei diesem 26 jährigen Verletzten gleich bei der Übernahme aus einem auswärtigen Krankenhaus unter dem Eindruck einer zunehmenden Mediastinalverbreiterung eine Aortenruptur angiographisch ausschließen können. Sie sehen hier die Thoraxaufnahme 1 Std nach dem Trauma, hier die nach 7 Std.

Die Angiographie zeigt einwandfreie Verhältnisse im Bereich der Aorta, die Mediastinalverbreiterung erklärte sich durch Blutung in das Mediastinum aus dieser Fraktur des 5. und 6. Brustwirbelkörpers. Wegen seiner traumatisch bedingten Lungenveränderungen ist bei dem Patienten heute, 5 Wochen nach dem Unfall, noch eine assistierte Beatmung erforderlich.

Unterschiedliche Meinungen bestehen über die bei der Angiographie anzuwendende Methode. Abzulehnen ist u. E. die Aortographie mit einem über die A. femoralis bis in die Aorta ascendens eingelegten Katheter, da es bei seinem Vorbeiführen an der Rupturstelle unter Umständen zur Perforation kommen kann. Bei der Katheter-Aortographie mit Zugang über die rechte A. axillaris besteht die Gefahr, daß bedingt durch den Anstieg des arteriellen Druckes während oder nach der Kontrastmittelinjektion in die Aorta eine Vervollständigung einer bis dahin inkompletten Ruptur oder die Lösung eines Verschlußthrombus eintritt. So verloren wir ein 15 jähriges Mädchen, welches uns 17 Tage nach einem Unfall unter der Verdachsdiagnose einer Aortenruptur mit Perforation in den Oesophagus eingeliefert worden war, unmittelbar nach der Röntgendarstellung an der Lösung des die Ruptur verschließenden Thrombus. Sie sehen hier die Verdrängung des Oesophagus durch das mediastinale Hämatom, das auf diesem Bild hier aortographisch dargestellt ist. Seitdem bedienen wir uns zur Darstellung der thorakalen

Aorta der transvenösen indirekten Aortographie mit Injektion des Kontrastmittels in den Stamm der A. pulmonalis. Als Nachteil dieser Methode muß gewertet werden, daß die Darstellung der Abdominalgefäße zur diagnostischen Abklärung evtl. abdominaler Organverletzungen damit nur selten gelingt. Diese Frage kann evtl. durch eine zusätzliche abdominale Katheter-Aortographie mit Hilfe der Seldinger-Technik über die A. femoralis communis abgeklärt werden.

Diagnose und Bestimmung der Rupturlokalisation, beide für die Therapie von großer Bedeutung, bedürfen bei typischer Symptomatik keiner Angiographie. Posttraumatische Mediastinalverbreiterung und Pseudocoarctationssyndrom durch Einrollen der Aortenwand oder durch das Hämatom mit erhöhtem arteriellem Druck in der oberen, erniedrigten distal der Rupturstelle sind bereits beweisend. Zusätzliche Funktionsstörungen abdomineller Organe, wie z.B. Niereninsuffizienz sowie Paraplegie infolge Rückenmarksischämie bestätigen die Diagnose. Ein Drucksprung zwischen rechtem und linkem Arm weist auf die Mitbeteiligung der linken A. subclavia hin.

Bei diesem 43jährigen Verletzten bestand neben einer Mediastinalverbreiterung ein Pseudocoarctationssyndrom mit einem Druckgradienten von 100 mm Hg, eine Anurie und Paraplegie. Hier wurde sofort die linksseitige Thorakotomie durchgeführt und die Aortenruptur nach Resektion eines stärker geschädigten Gefäßanteils durch Interposition einer Dacronprothese behandelt.

Die indikatorischen Probleme bei der Diagnostik bis zur Operation thorakaler Aortenaneurysmen lassen sich wie folgt zusammenfassen (Tab. 1).

Große indikatorische Probleme bieten die zahlreichen Begleitverletzungen, handelt es sich doch bei den Verletzten mit Aortenrupturen fast ausschließlich um Opfer schwerer Verkehrsunfälle (Abb. 1 u. 2). Die Abbildung zeigt Häufigkeit und Lokalisation der Begleitverletzungen von 100 Aortenrupturen aus dem

Tabelle 1. Klinische Symptomatik und Operationsindikation

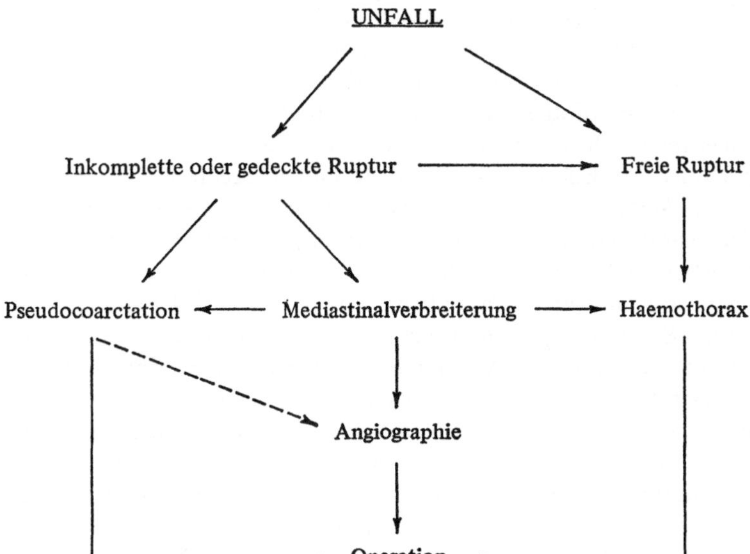

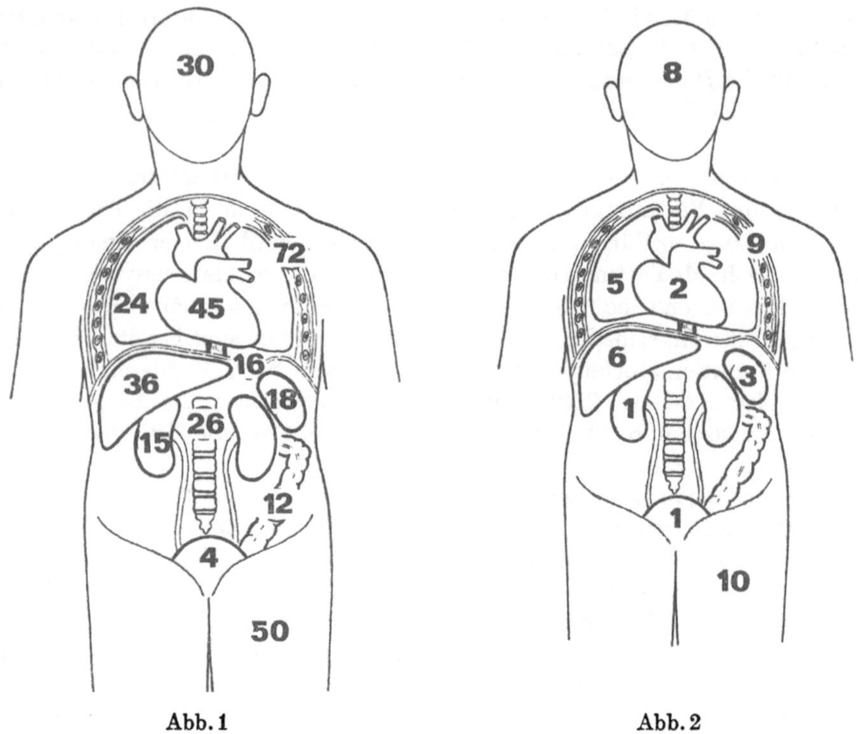

Abb. 1. Begleitverletzungen bei 100 Aortenrupturen. (Sektionsgut. Ger.-Med. Inst. Köln [4])

Abb. 2. Begleitverletzungen bei 11 Aortenrupturen. (Chir. Univ.-Klinik Köln-Lindenthal)

Sektionsgut von 13 Jahren des Gerichtsmedizinischen Institut der Universität Köln [4] sowie von 11 Verletzten mit Aortenrupturen aus dem klinischen Krankengut der Chirurgischen Universitätsklinik Köln von 1965—1972. Wie zu erwarten führen die Knochenfrakturen vor den Verletzungen des Thorax. Die hohe Zahl der Schädel-Hirntraumen weist auf die Schwere der Verletzung hin. Die Kombination mehrerer Unfallfolgen mit unterschiedlicher Wertigkeit verlangt ein abgestuftes therapeutisches Vorgehen, wobei der Wiederherstellung und Aufrechterhaltung vitaler Funktionen die Priorität einzuräumen ist. So sind die freien Rupturen der Aorta ohne Verzögerung und ohne weitere diagnostische Maßnahmen der operativen Behandlung zuzuführen, bei gedeckten und inkompletten Rupturen verlangen die einzelnen Verletzungsfolgen eine eingehende Wertung und ein danach ausgerichtetes therapeutisches Handeln. Vordringlich behandlungsbedürftig sind Spannungspneumothorax und Herzbeuteltamponade, auch jede durch ihre Lokalisation oder ihr Ausmaß lebensbedrohliche Blutung hat im Therapieplan die Priorität. Wichtig ist die rechtzeitige Versorgung intrakranieller Blutungen, das gleiche gilt für Blutungen aus großen Beckenfrakturen oder abdominellen Organverletzungen. Auf letztere muß besonders hingewiesen werden, da ein Pseudocoarctationssyndrom mit hypotoner Kreislaufsituation distal der Rupturstelle eine größere Blutung aus den rupturierten Organen verhindern und so die abdominelle Organverletzung maskieren kann. Die Normalisierung der

Durchblutung in der unteren Körperhälfte kann dann insbesondere bei zusätzlicher Heparinisierung wegen des Einsatzes der Herz-Lungen-Maschine bereits während der Operation oder unmittelbar danach zur tödlichen Verblutung führen. Wir sind daher in den letzten Jahren dazu übergegangen, schon bei geringstem Verdacht primär durch Laparotomie oder transdiaphragmale Exploration eine größere Organverletzung des Abdomens auszuschließen oder zu versorgen [3]. Bei älteren Aortenrupturen, die z.B. mehr als 36 Std zurückliegen, erübrigt sich diese Vorsichtsmaßnahme. Frakturen des knöchernen Skelets werden primär konservativ behandelt, allerdings streben wir auch hier nicht zuletzt aus Gründen der besseren Pflege dieser oft über lange Zeit intensiv zu behandelnden Patienten die möglichst frühzeitige Versorgung nach den Prinzipien der AO an.

Über die Frage des günstigsten Operationszeitpunkts bestehen angesichts der nicht befriedigenden Behandlungsergebnisse insofern unterschiedliche Auffassungen, als manche Chirurgen bei Vorliegen anderer schwerer Unfallfolgen eine eher abwartende Haltung einnehmen möchten, in der Hoffnung, zu einem späteren Zeitpunkt günstigere Voraussetzungen für eine Intervention anzutreffen [1]. Sicherlich sind für diese Einstellung auch die Ergebnisse in der primär konservativen Therapie der akuten Aortendissektion mitentscheidend. Wir selbst treten jedoch wegen der ständigen Rupturgefahr für die Sofortversorgung einer Aortenruptur ein, zumal die Zweitruptur fast immer tödlich ist, auch wenn in sog. Operationsbereitschaft abgewartet wird.

Als operativer Zugang empfiehlt sich bei den Rupturen loco classico die posterolaterale linksseitige Thorakotomie im 4.—5. ICR, bei den klinisch äußerst seltenen Ascendens-Rupturen die mediane Sternotomie oder bilaterale Thorakotomie. Während der Abklemmung der Aorta muß für die Durchblutung der distal gelegenen Organe Sorge getragen werden. Im Falle der Ascendens-Rupturen kommt dafür nur die totale kardiopulmonale Maschinenumleitung in Frage, die evtl. mit einem Kreislaufstillstand in tiefer Hypothermie kombiniert werden kann. Auch für die Rupturen im Isthmusbereich wird meist die Herz-Lungen-Maschine in Form der atrio-femoralen Umleitung eingesetzt. Zweifellos ist dies die Methode der Wahl bei den isolierten Aortenrupturen, wohingegen bei Vorliegen mehrerer Verletzungen mit Knochenfrakturen, Organrupturen und Contusionsherden in Gehirn oder Lunge die Ganzkörper-Heparinisierung nicht unbedenklich sein kann. Hier bietet sich als Ausweg die Überbrückung des Defektes durch eine gewebte Gefäßprothese oder einen vorgefertigten Plastikkatheter von 9—14 mm ⌀ an, der von der Aorta ascendens oder der A. subclavia sinistra zur descendierenden thorakalen Aorta oder besser zur A. femoralis geleitet wird. Die Möglichkeit der Blutumleitung über einen klappenbestückten Plastikkatheter vom linken Ventrikel zur Aorta descendens möchten wir bei der Aortenruptur wegen der nicht selten gleichzeitig bestehenden contusionellen Myokardschädigung nicht allgemein empfehlen.

Der operative Eingriff selbst weist meist keine indikatorischen Probleme auf. Die Verwendung einer Gefäßprothese wird bei diesen meist jungen Verletzten nach Möglichkeit zugunsten der direkten Wiedervereinigung der Gefäßstümpfe durch einfache Naht zurückgestellt.

Sie sehen hier die Aortographie eines 19jährigen Mannes mit Aortenruptur, die durch direkte End-zu-End-Vereinigung der Gefäßstümpfe wiederhergestellt

Tabelle 2. Therapieplan bei inkompletten oder gedeckten Aortenrupturen im Rahmen von Mehrfachverletzungen

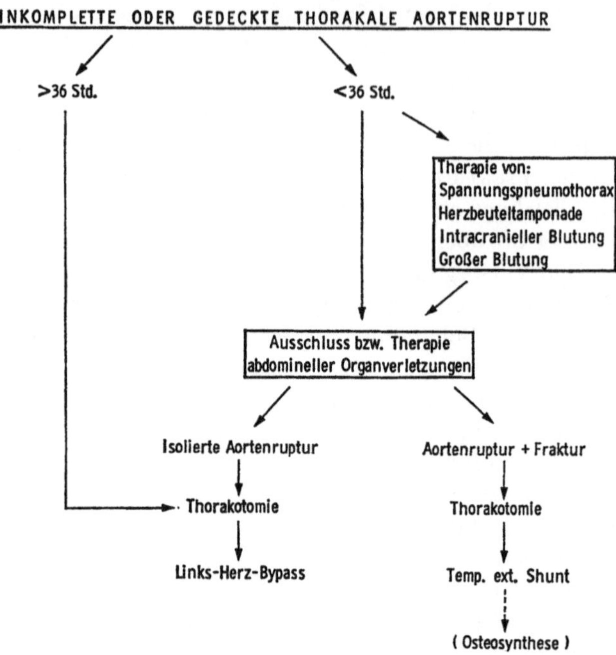

wurde. Der Verletzte ist heute 8 Jahre nach der Operation, beschwerdefrei Häufig gelingt die Mobilisation der Aorta in dem großen mediastinalen Hämatom jedoch nicht ausreichend, oder es liegen weitere Aortenverletzungen vor, so daß die Gefäßkontinuität dann durch eine interponierte Dacronprothese wiederhergestellt werden muß. Dies war der Fall bei diesem 23 jährigen Mann, dessen Aortogramm hier eine Aortenruptur aufweist. Die Gefäßkontinuität wurde wegen langstreckiger Schädigung durch eine Dacronprothese wieder hergestellt. Der Kranke ist heute 9 Jahre nach dem Unfall wieder voll arbeitsfähig.

Die Probleme bei der operativen Behandlung thorakaler Aortenrupturen lassen sich folgendermaßen zusammenfassen (Tab. 2).

Die Prognose der Aortenruptur ist nach wie vor schlecht. Mehr als $80\,^0/_0$ dieser Verletzten sterben noch an der Unfallstelle, $20\,^0/_0$ überleben diesen Unfall um mehr als 1 Std und nur in $5\,^0/_0$ darf mit der Entwicklung eines Aortenaneurysmas gerechnet werden. Die Operationsergebnisse werden mit zunehmendem zeitlichem Abstand vom Unfall besser. Bei 110 in einer Sammelstatistik erfaßten Aortenrupturen lag die Letalität in den ersten 48 Std bei $40\,^0/_0$, vom 3. bis zum 5. Tag bei $25\,^0/_0$, während danach von 11 Patienten keiner starb. Jenseits der 4 Wochengrenze, also bei traumatischen Aneurysmen liegt die Letalität bei $7\,^0/_0$. Im eigenen Krankengut (Tab. 3) überblicken wir 11 Patienten mit traumatischen Aortenrupturen, davon wurden 7 in den ersten 48 Std operiert mit einer hohen Letalität von 5 Verletzten. Bei 2 Kranken lagen zwischen Unfall und Operation 3—15 Tage, während 2 Verletzte 17 Tage nach dem Unfall operiert wurden, von ihnen überlebte 1 (Tab. 4). Betrachtet man die Todesursachen der 6 verstorbenen Verletzten,

Tabelle 3. Ergebnisse der operativen Behandlung traumatischer thorakaler Aortenrupturen und -aneurysmen (1958—1973)

Zeitintervall	Sammelstatistik	Eigenes Krankengut
0—48 Std	69 (28 †)	7 (5 †)
3—15 Tage	30 (8 †)	2
16—28 Tage	11	2 (1 †)
>28 Tage	225 (16 †)	26 (1 †)

Tabelle 4. Todesursache bei thorakalen Aortenrupturen (Chir. Univ.-Klinik Köln-Lindenthal 30. 7. 1965—31. 3. 1973)

Name, Alter	Zeit-intervall	OP-Verfahren	Todesursache
J. M. ♂, 65 J.	5 Std	Resektion, Prothese	Verblutung aus Leberruptur
A. G. ♀, 16 J.	17 Tage	—	Verblutung aus Aortenruptur
E. S. ♀, 25 J.	1 Std	Laparotomie	Verblutung aus Leberruptur
P. L. ♂, 43 J.	4 Std	Thorakotomie	Verblutung aus Leberruptur
N. N. ♂, 46 J.	5 Std	Resektion, Prothese	Verblutung aus Beckenfraktur
H. L. ♂, 37 J.	4 Std	Direkte Naht	Respiratorische Insuffizienz

so wird deutlich, daß bei 3 Kranken (Pat. 2—4) ein Eingriff an der Aorta nicht mehr durchgeführt werden konnte, weil die Patienten zu Beginn der Operation verstarben. Bei den 3 übrigen Patienten handelt es sich als Todesursache zweimal um eine Verblutung, wobei einmal eine übersehene Leberruptur die Ursache war, beim 2. Patienten zahlreiche Beckenfrakturen, der 3. Patient verstarb 1 Woche nach der Operation an den Folgen einer contusionsbedingten respiratorischen Insuffizienz. Jenseits der 4-Wochen-Grenze wurden seit 1959 an den Chirurgischen Kliniken Köln und ab 1. 4. 1973 an der Chirurgischen Universitätsklinik München insgesamt 26 Patienten operiert. Von diesen verstarb einer 5 Monate postoperativ an einer Sepsis infolge Querschnittslähmung, die anderen sind heute bis zu 16 Jahren postoperativ beschwerdefrei.

Literatur

1. Aronstam, E. M., Gomez, A. C., O'Connell, T. J., Geiger, J. P.: Recent surgical and pharmacologic experience with acute dissecting and traumatic aneurysms. J. thorac. cardiovasc. Surg. **59**, 231—238 (1970)
2. Heberer, G., Rau, G., Löhr, H. H.: Aorta und große Arterien. Berlin-Heidelberg-New York: Springer 1966
3. Heberer, G., Vogel, W., v. Brehm, H.: Rupturen und Aneurysmen der thorakalen Aorta nach stumpfen Brustkorbverletzungen. Langenbecks Arch. Chir. **330**, 10—44 (1971)
4. Simon, E.: Aortenrupturen nach stumpfen Verletzungen. Inaug.-Diss., Köln 1963

Priv.-Doz. Dr. F. W. Schildberg
Chir. Klinik d. Univ.
D-8000 München 2
Nußbaumstr. 20
Bundesrepublik Deutschland

Langenbecks Arch. Chir. 337 (Kongreßbericht 1974)

49. Rundgespräche zum Thema
Indikatorische Probleme in der Herz- und Gefäßchirurgie

Teilnehmer: F. Heinrich, Bruchsaal — F. W. Schildberg, München — W. Schmitz, Heidelberg — Å. Senning, Zürich/Schweiz — M. A. Zehnder, Laax/Schweiz

Leiter: G. Heberer, München

Im Mittelpunkt der Diskussion über die *traumatische Aortenruptur* stand die Frage nach dem Operationszeitpunkt und der Wertigkeit der Aortenruptur bei Vorliegen von Mehrfachverletzungen. Dabei wurde streng unterschieden zwischen Aortenrupturen, d. h. Verletzungen der Aorta thoracalis, die jünger als 4 Wochen sind, und traumatisch bedingten Aortenaneurysmen, bei denen der Unfall länger als 4 Wochen zurückliegt. Als Ergebnis kann herausgestellt werden, daß freie Rupturen der Aorta in jedem Fall sofort operiert werden müssen, da der Blutverlust ein weiteres Abwarten und sogar diagnostische Maßnahmen nicht zuläßt. Bei den inkompletten oder gedeckten Rupturen bestand zwar Einigkeit darüber, daß es wünschenswert wäre, diese häufig mehrfachverletzten Patienten zu einem späteren Zeitpunkt, also nach Abklingen der akuten Unfallfolgen zu operieren; die Mehrheit der Diskussionsteilnehmer schloß sich jedoch der Meinung des Referenten an, daß der Zeitpunkt einer meist tödlichen Zweitruptur im einzelnen nicht vorausgesehen werden kann, so daß auch hier eine rasche operative Behandlung der Aortenruptur angestrebt werden sollte. Allerdings ist hierbei die Behandlung akut lebensbedrohlicher Maßnahmen, insbesondere intrakranieller oder intraabdomineller Blutungen, vorrangig. Von besonderem Interesse sind im Rahmen der Mehrfachverletzungen auch die Schädel-Hirntraumen, da sie in einem hohen Prozentsatz das Krankheitsbild der traumatischen Aortenruptur komplizieren. Handelt es sich dabei um leichtere Verletzungen ohne intrakranielle Blutungen und ohne grobe Hirnschädigungen, so sind dadurch die Operationsindikationen nur wenig beeinflußt. Bei Hirnkontusionen bestehen auch hinsichtlich der röntgenologischen Diagnostik durch indirekte Aortographie mit Kontrastmittelinjektionen in die A. pulmonalis oder durch transseptale Angiokardiographie keine Kontraindikationen. Jedoch sollte hier der Operationszeitpunkt nach Möglichkeit weiter hinausgeschoben werden. Von der Ganzkörperheparinisierung, wie sie zum Einsatz der Herz-Lungen-Maschine erforderlich wird, ist dabei Abstand zu nehmen.

Zur Frage der Operationstechnik und insbesondere der Hilfsmittel zur Aufrechterhaltung der Durchblutung der unteren Körperhälfte bestand weitgehend Einigkeit darüber, daß bei traumatischen Aortenrupturen von der einfachen Abklemmung der Aorta thoracalis ohne Kreislaufumleitung wegen der Gefahr der Ischämie und der Gefahr des irreversiblen Herzversagens Abstand genommen werden sollte. Die mögliche Abklemmzeit der Aorta in Normothermie sollte in Notfällen 11—20 min nicht überschreiten.

Zur Frage der Spontanprognose traumatisch bedingter *thorakaler Aorten-aneurysmen* wird herausgestellt, daß diese absolut unvoraussehbar ist. Nach 5 Jahren sind bereits 30 % der Aneurysmaträger gestorben, über 50 % aller Aneurysmaträger bekommen früher oder später Symptome. Insgesamt treten bei 20 % der nicht operativ behandelten Aneurysmapatienten schwerwiegende Komplikationen auf. Es wird darauf hingewiesen, daß die meisten Aneurysmen typischerweise dünnwandig und ohne Thromben sind. Mit einer „Ausheilung" des Aneurysmas darf nicht gerechnet werden, auch Verkalkungen der Aneurysma-wand dürfen nicht dazu verleiten, dieses Aneurysma für weniger rupturgefährdet zu halten. Wenn auch von allen Diskussionsteilnehmern bisher traumatische Aortenaneurysmen, wenn keine schwerwiegenden Kontraindikationen bestanden, operiert wurden, so stellt sich doch die Frage, ob die Operation dieser oft kleinen Aneurysmen an der oberen Aorta deszendens in jedem Fall indiziert ist. Eine eindeutige Antwort auf diese Frage konnte in Anbetracht der wenigen Kenntnisse über die Spontanprognose nicht gefunden werden. Operationstechnisch ist in ein-zelnen Fällen zu versuchen, eine direkte End-zu-End-Wiedervereinigung der beiden Aortenstümpfe nach Mobilisation des proximalen und distalen Aortenteils durchzuführen. Bei kleinen Aneurysmen kann dieser Versuch erfolgreich sein, jedoch sollte die Anastomose nicht unter Spannung durchgeführt werden. Meist bringt der prothetische Aortenersatz bessere Ergebnisse.

Im Bereich des Aortenbogens überwiegen die arteriosklerotischen und syphili-tischen Aortenaneurysmen. Bei sackförmigen Aneurysmen sollte man, in Ab-hängigkeit von Alter und Allgemeinzustand des Patienten, wegen der hohen Rupturgefahr meist eine operative Behandlung anstreben. Bei diffusen großen Aortenbogenaneurysmen, häufig bei Patienten im hohen Lebensalter, ist dagegen Zurückhaltung angezeigt, da hierbei das Operationsrisiko sehr hoch ist.

Im Bereich der Aorta ascendens ist meistens keine Arteriosklerose, sondern eine Medianekrose Ursache des Aneurysmas. Kommt es dann zur Aortendissektion und zum *Aneurysma dissecans*, so wird heute beim Vorliegen einer arteriellen Hypertonie stets der Versuch einer primär konservativen Behandlung mit anti-hypertensiver Medikation durchgeführt. Dies gilt sowohl für die Aneuryrmen vom Typ I, II, als auch vom Typ III nach DeBakey. Diese Behandlung sollte nach Möglichkeit wenigstens für 4—6 Wochen aufrechterhalten werden, weil erst nach dieser Zeit nahtstabile Gewebsverhältnisse vorliegen. Inwieweit später eine operative Behandlung des Aneurysma dissecans notwendig wird, hängt vom Alter und Allgemeinzustand des Patienten sowie weiteren Risikofaktoren ab, bzw. ob es zu Komplikationen gekommen ist. Bei Kranken mit erhöhtem Risiko, z.B. bei älteren Menschen mit kardiovasculären Begleiterkrankungen, wird eine konservative Behandlung mit lebenslänglicher antihypertensiver Medikation angestrebt. Besteht dagegen kein erhöhtes Operationsrisiko, so sollte man stets die operative Behandlung erwägen, da auch symptomlose dissezierende Aneurys-men rupturieren können. Diese Behandlungsrichtlinien ändern sich bei der Ent-wicklung von Komplikationen: Ausbildung eines sackförmigen Aneurysmas im Dissektionsgebiet, Fortschreiten der Dissektion, evtl. mit Kompression größerer Aortenäste, sowohl supraaortal als auch im abdominellen Bereich, Auftreten einer Aortenklappeninsuffizienz oder präkordiale Schmerzen, die durch keine coronare Erkrankung erklärt werden können. Hier beiist die operative Behandlung angezeigt.

Bezüglich der infrarenalen *Bauchaortenaneurysmen* bestand einheitlich die Meinung, daß symptomatische Bauchaortenaneurysmen in der Regel operiert werden müssen, wenn nicht schwerwiegende Kontraindikationen vorhanden sind. Bei kleinen, weniger als 4 cm im Durchmesser messenden, asymptomatischen Bauchaortenaneurysmen, sollte die Indikation unter Berücksichtigung von Begleiterkrankungen, insbesondere kardiovasculärer Art, besonders sorgfältig erwogen werden. Im allgemeinen ist auch in solchen Fällen eine operative Behandlung anzustreben, da eine Ruptur auch bei diesen kleinen Aneurysmen nie ausgeschlossen werden kann.

Zur Frage der operativen Indikation bei *rupturierten* Bauchaortenaneurysmen wurde in der Diskussion deutlich, daß auch bei älteren Patienten über 70 Jahren im Rupturstadium, trotz der hohen Letalität, eine operative Behandlung angestrebt werden soll, da immerhin ein kleiner Prozentsatz dieser Patienten dadurch vor der sicheren Verblutung gerettet werden kann. Eine Ausnahme bilden allenfalls jene Kranken, die bei hohem Alter in einem langanhaltenden, schweren Schockzustand aufgenommen werden; hierbei ist die Prognose wegen des zu erwartenden irreparablen Nierenschadens als infaust anzusehen.

Prof. Dr. G. Heberer
Chir. Univ.-Klinik
D-8000 München 2
Nußbaumstr. 20
Bundesrepublik Deutschland

Langenbecks Arch. Chir. 337 (Kongreßbericht 1974)
© by Springer-Verlag 1974

Gefäßchirurgie

50. Indikatorische Probleme bei Durchblutungsstörungen des Darmes aus der Sicht des Internisten

R. Hild

Medizinische Klinik I des Städtischen Krankenhauses Pforzheim

Problems of Deciding on Treatment Indicated in Circulatory Disturbances in the Bowels, Discussed from the Aspect of Internal Medicine

Summary. The particular anatomy and pathophysiology of insufficiency of visceral arteries are studied. Etiology, clinical picture and diagnosis of acute and chronic vascular occlusion, and especially that of the superior mesenteric artery, are discussed. Reconstructive surgical treatment, where indicated, has an extremely favorable effect on the course of both acute and chronic insufficiency of visceral arteries.

Key words: Visceral Ischemia — Pathophysiology — Symptomatology.

Zusammenfassung. Nach einer kurzen Übersicht der anatomischen und pathophysiologischen Besonderheiten visceraler Durchblutungsstörungen werden Ursachen, klinisches Erscheinungsbild und diagnostisches Vorgehen bei akuten und chronischen Verschlüssen der Eingeweideschlagadern insbesondere der A. mesenterica superior aufgezeigt. Der prognostisch ausgesprochen ungünstige Spontanverlauf beider Formen des visceralen Ischämie-Syndroms kann allein durch rechtzeitigen Einsatz rekonstruktiver Operationsverfahren verbessert werden.

Schlüsselwörter: Viscerale Durchblutungsstörungen — Pathophysiologie — Klinik.

Unter den verschiedenen Manifestationsformen arterieller Verschlußkrankheiten kommen die Durchblutungsstörungen des Darmes verhältnismäßig selten vor. Dennoch liegt ihre besondere klinische Bedeutung in einem prognostisch ausgesprochen ungünstigen Spontanverlauf, der allein durch rechtzeitigen Einsatz rekonstruktiver Operationsverfahren grundlegend verbessert werden kann.

Das uneinheitliche viscerale Ischämiesyndrom beruht auf einigen anatomischen und pathophysiologischen Besonderheiten. Bekanntlich versorgt der Tr. coeliacus alle supramesocolischen Organe einschließlich der Pars descendens des Duodenums, die A. mesenterica superior den restlichen Dünndarm sowie das Colon bis zur Flexura lienalis, die A. mesenterica inferior das Colon descendens, das Sigma und das Rectum. Diese unpaarig angelegten abdominalen Aortenäste sind untereinander durch zahlreiche Gefäßbrücken verbunden, wobei die Kollateraldurchblutung des Tr. coeliacus und der A. mesenterica inferior wesentlich größer dimensioniert ist als die der A. mesenterica superior, was in deren isoliertem Verlauf im Mesenterium sowie dem ausgedehnten Versorgungsgebiet begründet ist. Singuläre Verschlüsse des Tr. coeliacus oder der A. mesenterica inferior bleiben demzufolge selbst bei einer akuten Verlegung des Hauptstammes ohne wesentliche Folgen, während die Kollateralkompensation bei einer plötzlichen Blockade der A. mesenterica superior zur Erhaltung des Gewebes in der Regel nicht ausreicht (Rau, 1973). In Abhängigkeit von der jeweiligen Transportkapazität des Umgehungskreislaufes kommt es schon nach 2—4 Std zur Infarzierung des Darmes; die äußerste ischämische Toleranzzeit dürfte 8 Std betragen (Vollmar, 1967).

Ausgedehnte Darmnekrosen werden aber auch ohne nachweisbares Strömungshindernis beobachtet (Wilson u. Qualheim, 1954). Sie kommen meist durch eine extreme vasoconstrictorische Gegenregulation des Splanchnicusgebietes auf den Blutdruckabfall bei den verschiedenen Schockformen zustande, wobei der Perfusionsdruck den kritischen Verschlußdruck der Darmgefäße unterschreitet.

Ganz anders liegen die Verhältnisse bei einer allmählichen Obliteration der Visceralarterien. In diesem Falle bleibt für die Entwicklung eines funktionstüchtigen Kollateralkreislaufes genügend Zeit, so daß der isolierte chronische Verschluß jeweils einer der drei Eingeweideschlagadern mit dem Bestand des Versorgungsorganes durchaus vereinbar ist. Allerdings kommt es hierbei während gesteigerter Darmtätigkeit, z.B. nach den Mahlzeiten, oder bei einem Abfall des Perfusionsdruckes rasch zu einem Mißverhältnis zwischen Blutzufuhr und Stoffbedarf des Gewebes. Multiple chronische Verschlüsse können jedoch infolge ihrer nachteiligen Auswirkung auf die Kollateralzirkulation ebenfalls Darminfarkte verursachen, wobei das Versorgungsgebiet der A. mesenterica superior aus den bereits genannten Gründen besonders gefährdet ist (Rau, 1973).

Wenden wir uns nun dem *akuten Verschlußsyndrom* der Visceralarterien zu. Es wird in etwas mehr als der Hälfte der Fälle durch eine *arterielle Embolie* hervorgerufen (Jackson, 1963). Die embolisierten Gerinnsel stammen vorwiegend aus dem linken Herzen, sehr viel seltener aus zentralen Aortenaneurysmen. Hierbei ist der Nachweis eines potentiellen Embolusstreuherdes in Form von Klappenfehlern, insbesondere Mitralstenosen oder einer Herzinsuffizienz mit Vorhofflimmern und ausgedehnter akuter Myokardinfarkte diagnostisch richtungweisend. Das gleiche gilt für rauhe, pulssynchrone Strömungsgeräusche über der thorakalen und lumbalen Aorta, welche häufig durch Aortensklerosen bzw. Aneurysmen verursacht werden. Schließlich sollten bei jedem „akuten Abdomen" evtl. bereits in anderen Gefäßprovinzen abgelaufene arterielle Embolien an die Möglichkeit eines Eingeweidearterienverschlusses denken lassen. Die visceralen Embolien betreffen nahezu ausschließlich die A. mesenterica superior. Auch die autochtonen *arteriellen Thrombosen*, auf welchen der Rest aller akuten Verschlußsyndrome der Eingeweideschlagadern beruht, bevorzugen dieses Gefäß (Abb. 1). Da sich die Gerinnsel etwa in 90 % auf dem Boden einer meist länger bestehenden arteriosklerotischen, in 10 % auch entzündlichen Veränderung der Arterienwand entwickeln, gehen dem akuten Ischämiesyndrom nicht selten mehr oder weniger ausgeprägte Zeichen einer chronischen visceralen Durchblutungsinsuffizienz voraus. Außerdem ergibt die sorgfältige Palpation bzw. Auskultation sämtlicher Arterienpulse mitunter Hinweise auf das Bestehen anderweitiger Manifestationen der zugrundeliegenden arteriellen Systemkrankheit.

Das klinische Bild des akuten Verschlusses der A. mesenterica superior läßt im allgemeinen drei Stadien voneinander abgrenzen. Das 1—2 Std dauernde „Initialstadium" (Stadium I) ist nach Senn (1963) durch folgende Symptomentrias gekennzeichnet:

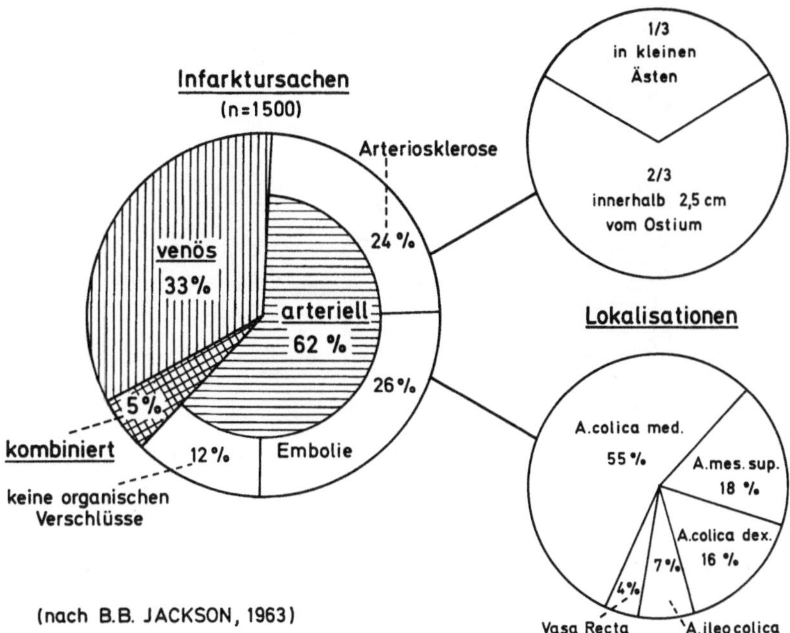

Abb. 1. Häufigkeitsverteilungen der Ursachen von Darminfarkten (links) und Lokalisation arteriosklerotischer und embolischer Verschlüsse (rechts)

1. Plötzlicher diffuser Abdominalschmerz wechselnder Intensität ohne lokale Abwehrspannung und Loslaßschmerz.

2. Schwere Beeinträchtigung des Allgemeinzustandes infolge von Kreislaufschock.

3. Abgang meist blutiger oder schleimiger Stühle.

Im darauffolgenden „stillen Intervall" (Stadium II) besteht eine auffällige Diskrepanz zwischen dem schlechten Allgemeinzustand mit heftigem Spontanschmerz und dem geringen Lokalbefund. Das Abdomen ist weich und kaum druckschmerzhaft. Dennoch kommt es schon in diesem Stadium zum allmählichen Erlahmen der Darmtätigkeit, was sich in zunehmend spärlicheren Darmgeräuschen ausdrückt. Nunmehr zeigt die Abdomenübersicht einen deutlich verminderten Gasgehalt infolge anoxämischer Kontraktionen des Darmes. Das „klassische Endstadium" (Stadium III) verläuft unter dem klinischen Bild des paralytischen Ileus mit Durchwanderungsperitonitis und den Symptomen einer Allgemeinintoxikation.

Die sehr viel selteneren, meist thrombotischen *Verlegungen des Tr. coeliacus* führen bei ungenügender Kollateralkompensation durch zusätzliche Verschlüsse zu einem plötzlich einsetzenden „Vernichtungsschmerz" im Oberbauch, der in die Flanken ausstrahlt und mit Übelkeit, sanguinolentem Erbrechen und lebensbedrohlichem Kreislaufschock einhergeht.

Hingegen bleibt die akute *Okklusion der A. mesenterica inferior* symptomlos, sofern die A. mesenterica superior und die A. iliaca interna frei durchgängig sind.

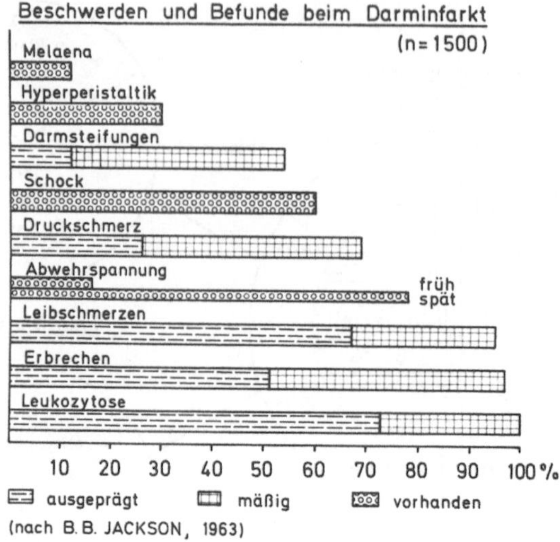

Abb. 2. Häufigkeit der verschiedenen Symptome bei 1500 Darminfarkten

Tabelle 1. Ursachen chronischer arterieller Durchblutungsstörungen des Darmes
nach Vollmar (1967)

I. **Organische Verschlußprozesse**
 1. Arteriosclerosis obliterans
 2. Entzündliche Arteriopathien
    (Endangiitis obliterans)
 3. Fibromuskuläre Wandhyperplasie
 4. Externe Arterienkompression
 5. Konnatale Stenosen
    (Coarctatio aortae abdominalis)

II. **Funktionelle Minderdurchblutung**
 1. Arteriovenöse Fistel der Mesenterialgefäße
 2. Iliomesenterialer Blutentzug
    („mesenteric-steal-effect")

Eine Übersicht der von Jackson an 1500 Darminfarkten erhobenen Beschwerden
und Befunden zeigt die Abb. 2.

Die chronische arterielle Durchblutungsinsuffizienz der Visceralorgane, deren
Ursachen die Tab. 1 wiedergibt, ist durch folgende Symptomentrias charakterisiert:

1. Intermittierende abdominelle Schmerzattacken, die im Zusammenhang mit
der Nahrungsaufnahme auftreten (Angina abdominalis Bacelli; Dyspragia intermittens arteriosclerotica Ortner).

2. Malabsorptionssyndrom mit erheblichem Gewichtsverlust und Störung der
Darmmotorik.

3. Paraumbilicale Stenosegeräusche.

Die Schmerzanfälle setzen typischerweise 15—30 min nach den Mahlzeiten ein
und halten gewöhnlich 1—3 Std an. Ihre Intensität hängt von der Menge und Zu-

sammensetzung der zugeführten Nahrung ab, sie variiert je nach Schweregrad der Durchblutungsinsuffizienz zwischen Druck- und Völlegefühl im Oberbauch und kolikartigem Leibschmerz. Während die postprandialen Schmerzattacken nahezu immer angegeben werden und somit das wichtigste Leitsymptom darstellen, finden sich die Zeichen einer Malabsorption nur in 15—20 % der Fälle. Dementsprechend beruht der progressive Gewichtsverlust, der bis zur hochgradigen Kachexie führen kann, vielfach nicht allein auf der gestörten Resorption von Fett, Eiweiß und Kohlenhydraten, sondern auch auf einer Nahrungsabstinenz aus Angst vor den nachfolgenden Schmerzen. Die Beeinträchtigung der Darmmotorik äußert sich in Meteorismus sowie in einem Wechsel von Obstipation und Diarrhoe, wobei mit den fetthaltigen Stühlen oft unverdaute Muskelfasern ausgeschieden werden. Blutabgänge weisen auf eine ischämische Läsion der in hohem Maße sauerstoffbedürftigen Darmschleimhaut hin, deren narbige Abheilung röntgenologisch erfaßbare ringförmige Stenosen verursachen kann (Vollmar, 1967). Überhaupt sollten durch konservative Maßnahmen nicht zu beeinflussende circumscripte Ulcerationen oder schrumpfende Prozesse der verschiedenen Abschnitte des Magen-Darm-Traktes bei älteren Patienten den Verdacht immer auch auf eine lokale Durchblutungsstörung infolge von Astverschlüssen der drei Visceralarterien lenken. Häufig lassen sich paraumbilikal rauhe meso- bis holosystolische Strömungsgeräusche wahrnehmen. Diese werden im Gegensatz zu den durch Einengung der Aorta hervorgerufenen Schallphänomenen nicht in die Oberschenkelarterien fortgeleitet. Sind alle Zeichen eines chronischen visceralen Verschlußsyndroms vorhanden, so läßt sich die Diagnose oft schon anhand der Anamnese und des klinischen Befundes mit hinreichender Wahrscheinlichkeit stellen. Liegt dagegen nur das eine oder andere Leitsymptom vor, muß nach Ausschluß der zahlreichen in Betracht kommenden Abdominalkrankheiten unverzüglich eine Serienangiographie der Visceralarterien veranlaßt werden. Man muß sich darüber im klaren sein, daß die ohnehin ungünstige Prognose der chronischen visceralen Durchblutungsinsuffizienz durch den keineswegs seltenen thrombotischen Verschluß der Eingeweideschlagader um ein vielfaches verschlechtert wird und ein Wandel dieser Tatsache allein von einer möglichst frühzeitigen operativen Behandlung zu erwarten ist.

Literatur

Jackson, B. B.: Occlusion of the superior mesenteric artery. Springfield, Ill.: Ch. C. Thomas 1963

Rau, G.: Pathophysiologie, Symptomatologie und Diagnostik arterieller abdomineller Durchblutungsstörungen. Vasa 2, 386 (1973)

Senn, A.: Die chirurgische Behandlung der akuten und chronischen arteriellen Verschlüsse. Bern: Huber 1963

Vollmar, J.: Rekonstruktive Chirurgie der Arterien. Stuttgart: Thieme 1967

Wilson, R., Qualheim, R. S.: A form of acute hemoragic enterocolitis afflicting chronically ill individuals. A description of 20 cases. Gastroenterology 27, 431 (1954)

Prof. Dr. med. Rudolf Hild
Med. Klinik I des Städt. Krankenhauses
D-7530 Pforzheim
Kanzlerstr. 4—6
Bundesrepublik Deutschland

Langenbecks Arch. Chir. 337 (Kongreßbericht 1974)

51. Indikatorische Probleme bei Durchblutungsstörungen des Darmes aus der Sicht des Radiologen

H. Wehling

Chirurgische Röntgenabteilung im Universitätskrankenhaus Eppendorf, Hamburg

Indications for Selective Angiography in Disturbed Circulation of the Mesenteric Arteries

Summary. There are three types of circulatory disturbance of the mesenteric arteries: 1. intestinal ischemia due to acute arterial occlusion, 2. chronic intermittent intestinal ischemia 3. intestinal ischemia due to functional angiospastic arterial occlusion. The mortality rate in acute mesenteric infarction is more than $90\,0/_0$. Improvement of the poor results is impossible without better diagnostic measures. Selective angiography of the mesenteric arteries should be carried out preoperatively even when clinical signs justify only the suspicion of occlusion.

Key words: Occlusion of Mesenteric Arteries — Selective Angiography.

Zusammenfassung. Die arterielle Durchblutungsinsuffizienz der Baucheingeweide tritt uns in 3 verschiedenen Manifestationen entgegen: 1. als akute okklusive Darmischämie (akutes Verschlußsyndrom), 2. als chronisch-intermittierende okklusive Darmischämie, 3. als nicht okklusive Darmischämie (funktionelle, angiospastische Mesenterialinsuffizienz). Beim akuten Mesenterialinfarkt liegt die Letalität immer noch über $90\,0/_0$. Eine Verbesserung der schlechten Behandlungsergebnisse ist nur über eine verbesserte Diagnostik zu erwarten. Diese Möglichkeit bietet uns heute präoperativ die selektive Angiographie. Diese sollte schon beim Verdacht sofort eingesetzt werden.

Schlüsselwörter: Mesenterialarterienverschluß — Selektive Angiographie.

Die Möglichkeiten einer exakten Gefäßdiagnostik und damit zur frühen Diagnose mittels der angiographischen Technik und die Fortschritte in der Wiederherstellungschirurgie der Blutgefäße haben die Durchblutungsstörungen des Gastrointestinaltraktes in den Blickpunkt des Interesses gerückt. Das *akute* Verschlußsyndrom der Eingeweideschlagadern steht in der klinischen Bedeutung allein schon wegen der Schwierigkeit des Erkennens und des Zwanges zum Handeln ganz im Vordergrund. Nicht weniger wichtig sind aber auch die *chronischen* Durchblutungsstörungen, zumal sie jederzeit zu einem chirurgischen Notfall werden können und oft auch Anlaß zu diagnostischen Irrtümern geben.

Beim *akuten* Mesenterialinfarkt (-arterienverschluß) liegt auch heute die Letalität immer noch bei über $90\,0/_0$. Die Behandlungsergebnisse sind bislang enttäuschend und eine Verbesserung der Ergebnisse ist eigentlich nur von seiten der *Diagnostik* zu erwarten. Jede abwartende Abdominaldiagnostik verbietet sich!! Schon der Verdacht „Mesenterialarterienembolie" rechtfertigt die sofortige Angiographie bzw. die explorative Laparotomie.

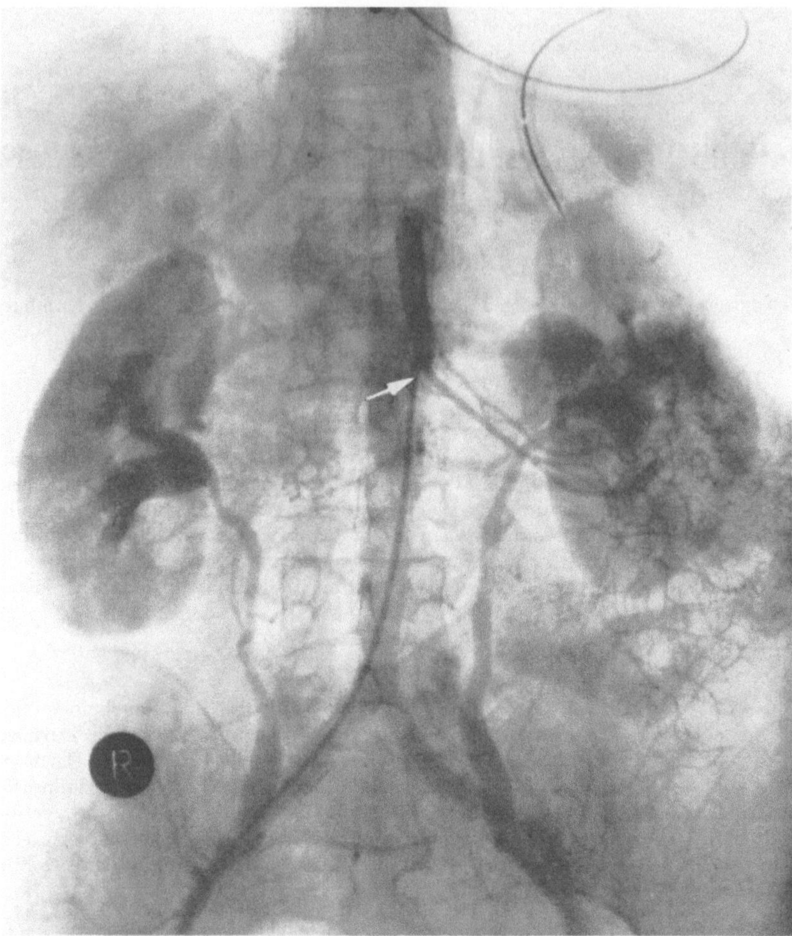

Abb. 1. 70jährige Frau mit akut aufgetretenen Bauchschmerzen. Absolute Arrhythmie. Die
selektive Angiographie der A. mesenterica superior zeigt 5—6 cm distal des Abganges aus
der Aorta den Verschluß (Pfeil). Operativ bestätigt

Die arterielle Durchblutungsinsuffizienz der Baucheingeweide tritt uns in
3 verschiedenen Manifestationen entgegen:

1. als akute okklusive Darmischämie (akutes Verschlußsyndrom),
2. als chronisch-intermittierende okklusive Darmischämie (Insuffizienz),
3. als nicht okklusive Darmischämie, auch als funktionelle, angiospastische
Mesenterialinsuffizienz bezeichnet.

Die Größe des ischämischen Bezirks ist maßgebend für die klinische Symptomatologie sowie deren Prognose. Bei vielen Patienten ist das klinische Bild nicht
scharf umschrieben!

Der wichtigste Schritt zur Diagnose in allen Fällen ist getan, wenn beim Auftreten suspekter Symptome bzw. bei allen unklaren Erkrankungen des Intestinal-

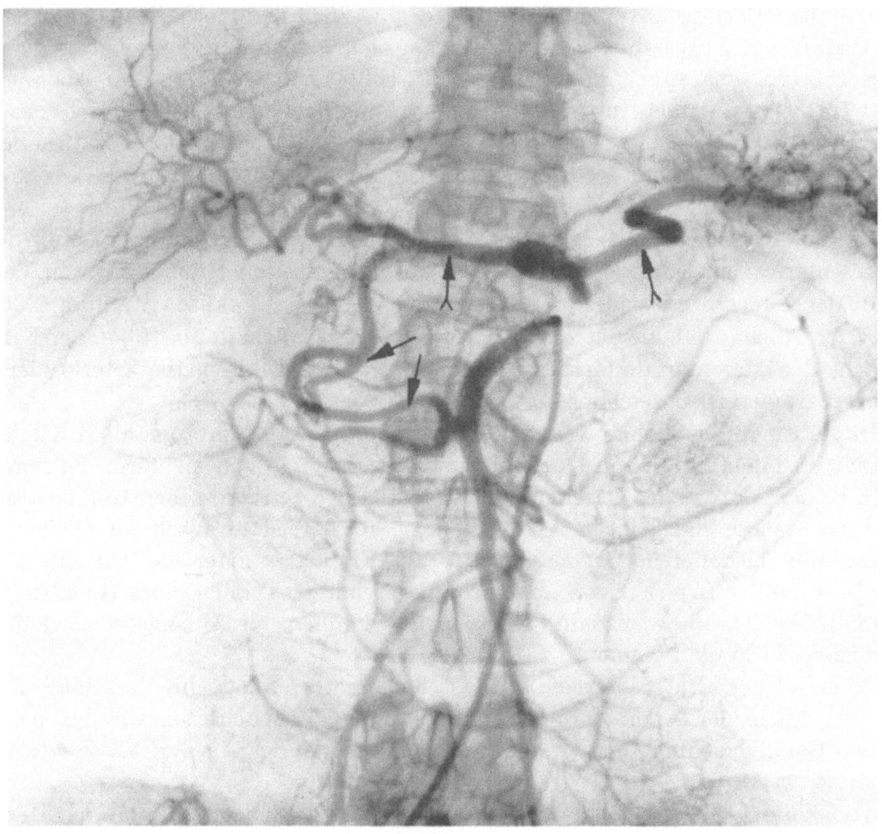

Abb. 2. 50 jährige Frau, die seit Wochen über unklare von der Nahrungsaufnahme abhängige Oberbauchschmerzen klagte. Starke Gewichtsabnahme, weswegen an das Vorliegen eines Pankreastumors gedacht und die Pankreasangiographie durchgeführt wurde. Mesentericographie: Stenose der A. coeliaca am Abgang aus der Aorta mit gutem Kollateralkreislauf über die Pankreaskopfarkaden (Pfeil) und Füllung des Stromgebietes der A. coeliaca retrograd (Doppelpfeil)

traktes an das Vorliegen einer Durchblutungsstörung des Darmes, also an eine vasculäre Ursache gedacht und ein derartiges Krankheitsbild differentialdiagnostisch überhaupt in Betracht gezogen wird. Beim *akuten* Verschlußsyndrom muß unverzüglich gehandelt werden. Jede Minute ist kostbar. Selbstverständlich gehört das Abdomenleerbild an den Anfang der Röntgendiagnostik — allerdings nachdem man sich auch als Röntgenologe über Beschwerdebild und klinischen Befund orientiert hat. Die Auskultation des Bauches ist obligatorisch! Die Leeraufnahme des Abdomens muß stets bei einem akuten Bauch gefordert werden, weil häufiger als der akute Darmgefäßverschluß die Perforation eines abdominalen Hohlorgans zu finden ist.

Beim akuten Darmgefäßverschluß im Initialstadium läßt uns die Abdomenübersichtsaufnahme im Stich. Sie ist nicht im positiven Sinn verwertbar. Aber gerade auf die Erkennung einer solchen Störung im Initialstadium kommt es an

(z. B. akuter Darmgefäßverschluß während eines Klinikaufenthaltes). Im stillen
Intervall (2—12 Std) haben wir ebenfalls ein mehr oder weniger uncharakteristi-
sches Bild vor uns; u. U. imponiert — das sollte man wissen — ein Abdomen
mit wenig Darmluft als Ausdruck einer anoxämischen Kontraktion des Darmes.
Erst im Endstadium, dem „klassischen Stadium" (nach mehr als 12 Std) haben
wir die röntgenologischen Zeichen des paralytischen Ileus im Leerbild vor uns.
Und meistens gelangen im letzten Stadium die Patienten zur Aufnahme.

Die Hauptzahl der visceralen Infarkte ist bedingt durch den Verschluß der
A. mesenterica superior oder deren Äste. Wesentlich seltener findet sich ein Ver-
schluß der A. mesenterica inferior oder der A. coeliaca — im akuten Stadium. Nach
Goerttler ist eine Embolie der A. mesenterica superior allein in über 90 $^0/_0$ der Fälle
Ursache des Mesenterialinfarktes (das Ostium ist als Drehscheibe arterioskle ro-
tischer Läsionen zu bezeichnen).

Das Ausmaß der Ischämie und folglich das klinische Symptomenbild hängen
— analog zu den peripheren Durchblutungsstörungen — von mehreren Faktoren
wie z. B. der Akuität des Geschehens, der Größe der verschlossenen Gefäße, dem
Grad der Stenose und der Wertigkeit des Kollateralkreislaufes und der Ischämie-
toleranz der betroffenen Darmabschnitte ab. Embolien, arterielle Thrombosen,
Kompression der Arterien von außen durch Tumoren, Torsion eines Gefäßstiels,
traumatische Thrombosen oder Gefäßabrisse können als Ursache der Gefäß-
insuffizienz in Frage kommen.

Während der akute arterielle embolische und thrombotische Verschluß sich
überwiegend in der A. mesenterica superior findet, beobachteten wir den chronischen Gefäßverschluß bzw. die Stenose dagegen häufiger in der A. coeliaca —
12 mal!

Ätiologisch spielen Herzerkrankungen, wie z. B. Vorhofflimmern, Herzinsuffizienz und absolute Arrhythmie sowie die Mitralstenose eine Rolle. Daraus
erklärt sich, daß der Mesenterialinfarkt vornehmlich eine Erkrankung des Alters
ist. Aber auch bei jüngeren Menschen kann z. B. infolge eines stumpfen Bauch-
traumas ein Mesenterialarterienverschluß (Abriß, Thrombose oder massives
Hämatom) auftreten. In letzter Zeit wurde auch auf das Auftreten mesenterialer
Durchblutungsstörungen jüngerer weiblicher Patienten unter dem Gesichtspunkt
der antikonzeptiven Hormonbehandlung hingewiesen. Nicht zuletzt ist auch an
die Möglichkeit des akuten Mesenterialverschlusses bei jüngeren Patienten mit
Herzkunstklappen zu denken. — Ein pathognomonisches klinisches Bild gibt es
nicht. Immerhin kommt man unter Berücksichtigung des Beschwerdebildes, des
klinischen Befundes auch unter Berücksichtigung der möglichen Streuquellen
(linkes Herz als Emboliequelle!) zur Verdachtsdiagnose. Und diese erfordert im
akuten Fall unverzügliches Handeln: a) sofortige selektive Angiographie oder
b) sofortige explorative Laparotomie.

Hier heißt es abwägen unter Berücksichtigung des Zeitfaktors! Eine sichere
Diagnose ist *präoperativ* nur mittels Angiographie durch den Nachweis des Verschlusses der A. mesenterica superior oder ihrer Äste mit fehlender Kollateralzirkulation oder den Verschluß bzw. Stenose eines anderen Gefäßes zu stellen.
Bei der Befunddeutung angiographischer Serien ist es von großer Bedeutung, daß
man nicht nur die Gefäßprozesse selbst beurteilt, sondern auch die vorhandenen
Kollateralgefäße bewertet. Stellen sich bei der Angiographie Kollateralgefäße dar,

so kann man daraus auf das Vorliegen eines Gefäßverschlusses oder einer funktionell bedeutungsvollen Stenose im untersuchten Gefäßabschnitt schließen. Verlauf und Strömungsverhältnisse der Kollateralbahnen geben wichtige indirekte Hinweise auf die Lokalisation einer obstruierenden Gefäßerkrankung.

Eine Unterscheidung zwischen okklusiver und nicht okklusiver Darmischämie ist anhand der klinischen Symptome nicht möglich. Eine sichere Diagnose erlaubt nur die möglichst selektiv durchgeführte selektive Angiographie der Eingeweidearterien, besonders der A. mesenterica superior. Es besteht keine Kontraindikation zur Angiographie.

Die viscerale Angiographie kann einen wesentlichen Beitrag zur Klärung der Diagnose leisten und damit die Voraussetzung für eine zielgerechte und frühzeitige Therapie, die nur eine operative sein kann, schaffen.

Priv.-Doz. Dr. H. Wehling
Chir. Röntgenabteilung
Univ.-Krankenhaus Eppendorf
D-2000 Hamburg 20
Martinistr. 52
Bundesrepublik Deutschland

Langenbecks Arch. Chir. 337 (Kongreßbericht 1974)

52. Indikatorische Probleme bei Durchblutungsstörungen des Darmes aus der Sicht des Chirurgen

J. Vollmar

Department für Chirurgie der Universität Ulm

Problems of Surgical Indications in Mesenteric Arterial Insufficiency

Summary. The high operative mortality (80—90%) in patients with acute superior mesenteric artery occlusion is caused mainly by the short ischemic tolerance time and the delay in diagnosis. These facts justify any efforts at earlier diagnosis (aortography or exploratory laparotomy in all suspicious cases). Mesenteric arterial embolectomy should be included in the training program of general surgeons. Chronic mesenteric vascular insufficiency presents more problems in differential diagnosis than in the establishment of indications for surgery. Surgical aspects of indications, operative technic, and results are discussed.

Key words: Acute and Chronic Mesenteric Arterial Insufficiency — Mesenteric Infarction — Abdominal Angina.

Zusammenfassung. Die zu spät gestellte Operationsindikation stellt nach wie vor den Hauptgrund für die hohe Operationsletalität (80—90%) des akuten A. mesenterica superior-Verschlusses dar. Die Frühdiagnose muß forciert werden (Aortographie bzw. Probelaparotomie bei allen Verdachtsfällen). Die Embolektomie gehört zum Repertoire jedes Allgemeinchirurgen. Das chronische Verschlußsyndrom der Eingeweidearterien wirft weniger indikatorische als differentialdiagnostische Probleme auf. Indikation, operationstaktisches Vorgehen und Behandlungsergebnisse werden dargestellt.

Schlüsselwörter: Akutes und chronisches Verschlußsyndrom der Visceralarterien — mesenteriale Durchblutungsinsuffizienz — Angina abdominalis.

Unter den abdominellen Durchblutungsstörungen stellt das *akute Verschlußsyndrom* der Eingeweidearterien für den Allgemeinchirurgen das *diagnostische und indikatorische Problem Nr. 1* dar: die zu späte oder unterlassene Operation bedeutet für den Kranken ein sicheres Todesurteil!

Unter den Ursachen steht die *arterielle Embolie* mit ca. 60% an erster Stelle. Emboliequelle ist am häufigsten die linke Herzseite; auf dem zweiten Platz stehen zentrale Aortenaneurysmen. Als gefäßmorphologisches Substrat findet sich am häufigsten die akute Verlegung des Hauptstammes der A. mesenterica superior, damit der Ausfall des Gefäßfächers der mittleren Gefäßetage, die im Gegensatz zum Truncus coeliacus und der A. mesenterica inferior kaum jemals über einen ausreichenden Kollateralkreislauf verfügt (Abb. 1).

Die kurze *ischämische Toleranzzeit* des Magen-Darmkanals von durchschnittlich 4—12 Std — variabel in Abhängigkeit vom Sitz und der Vollständigkeit der Gefäßblockade, ferner von der Qualität des Umgehungskreislaufs — stellt die chirurgische Entscheidung *unter Zeitnot.*

Nur wenn es gelingt, den Patienten innerhalb dieser Zeitspanne zu operieren vermag die *Gefäßdesobliteration* (Embolektomie, Thrombendarteriektomie) zur vollen Reanimation der ischämischen Eingeweide führen.

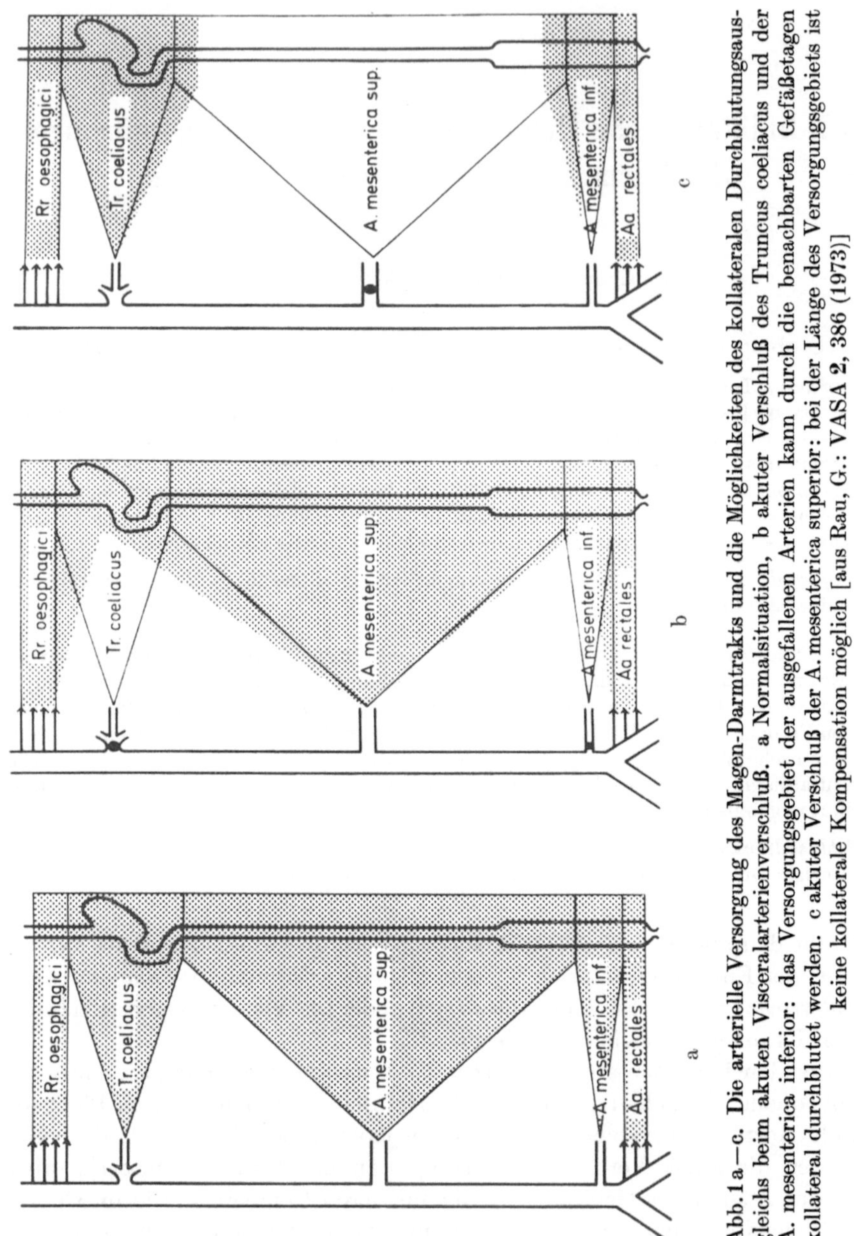

Abb. 1a—c. Die arterielle Versorgung des Magen-Darmtrakts und die Möglichkeiten des kollateralen Durchblutungsausgleichs beim akuten Visceralarterienverschluß. a Normalsituation, b akuter Verschluß des Truncus coeliacus und der A. mesenterica inferior: das Versorgungsgebiet der ausgefallenen Arterien kann durch die benachbarten Gefäßetagen kollateral durchblutet werden. c akuter Verschluß der A. mesenterica superior: bei der Länge des Versorgungsgebiets ist keine kollaterale Kompensation möglich [aus Rau, G.: VASA 2, 386 (1973)]

Über 90 % aller Patienten gelangen erst im deletären Endstadium, dem der *irreversiblen Darmnekrose,* zur Operation. Zwischen Symptombeginn und Klinikaufnahme lagen bei einer Analyse von 30 Fällen über 4 Tage; weitere 16,5 Std verstrichen in der Klinik mit Diagnostik und symptomatischer Subileustherapie.

Neben dem *Zuspät* kommen zwei weitere gravierende Faktoren hinzu:

1. die oft extreme Ausdehnung des Darminfarktes,

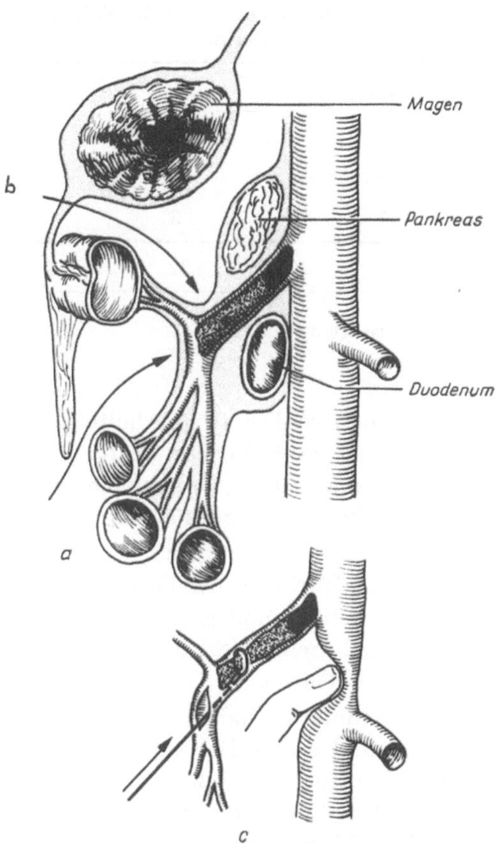

Abb. 2a—c. Technik der Embolektomie aus der A. mesenterica superior. Zugangswege zu dieser Arterie: a infrakolisch; b suprakolisch (durch das Ligamentum gastrocolicum); c Technik der retrograden Embolektomie der A. mesenterica superior. Um ein Überreiten des Embolus zu verhindern, wird die Aorta abdominalis für den Akt der Ring- oder Ballondesobliteration digital komprimiert (unmittelbar über den Nierenarterienabgängen). (Aus Vollmar, J.: Rekonstruktive Chirurgie der Arterien. Stuttgart: Thieme 1967)

2. ein hohes Lebensalter — Durchschnitt 70 Jahre — mit einer meist generalisierten Arteriosklerose. Damit scheiden heroische Großeingriffe wie die Resektion des gesamten Dünndarm und der rechten Colonhälfte für das Gros dieser Kranken von vornherein aus.

Wie soll man *operieren*? Der kleinste und kürzeste Eingriff ist bei den meist im Schock befindlichen Herzkranken der beste: Mediane Oberbauchlaparotomie, Hochklappen des Quercolons, infrakolischer Zugang zur A. und V. mesenterica superior. Retrograde Ring- oder Ballondesobliteration der A. mesenterica superior. Für den Akt der Gefäßdesobliteration wird die Aorta digital komprimiert, um eine aortale Gerinnselverschleppung zu verhindern (Abb. 2). Auch ein längeres Zeitintervall von 2—4 Tagen berechtigt nicht zu einem chirurgischen Nihilismus. Hier beispielsweise ein 36 Std alter embolischer Verschluß der A. mesenterica superior. Die Abdomenleeraufnahme war abgesehen von einer diskreten Vermehrung des

Tabelle 1. Eigene operative Behandlungsergebnisse bei 27 Patienten mit einem Mesenterialinfarkt

	Zahl	†	Überlebend
nur Probelaparotomie	13	13	0
Gefäßrekonstruktion	7[a]	6	1
Darmresektion	7	3	4
Gesamt	27	22	5

[a] 5mal mit voller Revascularisation.

Luftgehaltes unauffällig. Nach Desobliteration erholte sich der Darm vollständig
und der 70jährige Patient ging zwei Wochen später geheilt nach Hause. Das
Überleben des Darmes war hier durch das Offenbleiben eines Restkanals und die
Präsenz eines guten Kollateralkreislaufs zu klären.

Hauptkriterien der gelungenen Reanimation sind der Farbumschlag des
Darmes in helles Rot, ferner die Rückkehr der Peristaltik. Bleibt die ausreichende
Vitalität des Darmes zweifelhaft, so kommt je nach Lage der Dinge eine zusätzliche
Darmresektion oder eine sog. ,,*Second-look-Operation*", d.h. Nachrevision der
Bauchhöhle 48 Std später, in Betracht.

Rund ein Drittel aller Darminfarkte haben eine *primär-venöse Ursache*. Makroskopisch bieten der arterielle und venöse Darminfarkt ein gleichartiges Bild. Eine
Unterscheidung ist im allgemeinen nur durch die operative Revision der Mesenterialgefäße möglich. Ist eine Hauptvene oder die Pfortader selbst verschlossen, so
sollte der Versuch der *venösen Thrombektomie* mit Ballon und Ring unternommen
werden. Eine Streptokinasebehandlung ist absolut kontraindiziert. (Cave: Nachblutungen!).

Die *operativen Behandlungsergebnisse* beim akuten Visceralgefäßverschluß sind
nach wie vor *enttäuschend*: Sterblichkeit 80—90%. In der Literatur finden sich
bislang nur ca. 120 erfolgreiche Mesenterica-Embolektomien ohne oder mit gleichzeitiger Darmresektion (vgl. Tab. 1).

Von den genannten *limitierenden Faktoren* für die chirurgischen Behandlungsmöglichkeiten ist nur *einer manipulierbar*: nämlich der *Zeitfaktor*.

Wie lassen sich die erschreckend langen *Latenzzeiten* abkürzen?

1. Bei jedem unklaren akuten Abdomen an eine *vasculäre Ursache* denken!

2. *Kein unnötiger Zeitverlust* durch exspektative Diagnostik und Therapie. Es
gilt vor allem eine akute Pankreatitis, einen Diabetes mellitus und einen Herzinfarkt auszuschließen, dann *unverzügliche Aortographie* oder — falls hierfür die
Voraussetzungen fehlen — *sofortige Probelaparotomie*.

Das *chronische Verschlußsyndrom* der Eingeweideschlagader bietet demgegenüber für eine chirurgische Therapie wesentlich günstigere Voraussetzungen: hier
geht es um *Wahleingriffe* meist ohne Zeitnot, nämlich um die Korrektur *chronischer
Verschlußprozesse* in den drei Gefäßetagen.

Tabelle 2. Ursachen der chronischen Durchblutungsinsuffizienz der Visceralarterien

I. Organische Verschlußprozesse

1. Arteriosclerosis obliterans
2. Entzündliche Arteriopathien (Endangiitis obliterans)
3. Fibromuskuläre Wandhyperplasie
4. Externe Arterien-Kompression
5. Kongenitale Stenosen (Coarctatio aortae abdominalis)

II. Funktionelle Minderdurchblutung

1. a.v. Fistel der Mesenterialgefäße
2. Ilio-mesenterialer Blutentzug („aorto-cliacaler-steal-effect")

Tabelle 3. Drei-Punkte-Indikation für die Korrektur chronischer Visceralarterienverschlüsse

I. Klinische Indikation : soll operiert werden ?

Stadium I   **(+)**   Revaskularisation
(asymptomatische Stenosen bzw. Verschlüsse)
    a) im Rahmen anderweitiger abdomineller Eingriffe (z.B. Aortenaneurysma).
    b) bei 2 – und 3 – Etagenverschlüssen ohne Risikofaktoren

Stadium II   **+++**   Revaskularisation
(Intermittierende Insuffizienz; Angina abdominalis)

Stadium III-IV   **+++**   Revaskularisation + gastroinstestinale Resektion
(Ischämische Innenschichtnekrosen, ischämische Colitis, Ileitis, rezidivierende Magenulcera)

II. Angiographische Indikation : kann operiert werden ?

Lokale Operabilität: kurzstreckige Stenosen oder Verschlüsse im Haupstamm
freier "run–in"
freier "run–off"

III. Allgemeine Operabilität : darf operiert werden ?

Ausschluss schwerwiegender Risikofaktoren: zerebro–vaskuläre Insuffizienz
koronare Herzerkrankung
Niereninsuffizienz
Karzinom u.a.

Unter den *verschiedenen Ursachen* (Tab. 2) kommt zwei Erkrankungen besondere chirurgische Bedeutung zu:

1. den *arteriosklerotischen Abgangsstenosen* bzw. *Verschlüssen,*
2. dem sog. *Kompressionssyndrom* des Truncus coeliacus.

Die *viscerale Manifestationsform der Arteriosklerose* stellt für den Kliniker eine Seltenheit, für den Pathologen einen fast alltäglichen Befund am Sektionstisch dar. Herr Goerttler wird uns im anschließenden Rundtischgespräch hierzu noch einiges zu sagen haben.

Die hier gezeigte *Drei-Punkte-Indikation* soll schematisch die Operationsanzeige skizzieren (Tab. 3).

Die *klinische Indikation* orientiert sich am Schweregrad der Durchblutungs-insuffizienz.

Asymptomatische Verschlußprozesse (Stadium I) sollen korrigiert werden

a) wenn sie massiv sind, d. h. 2—3 Etagen betreffen und Risikofaktoren fehlen,

b) wenn aus anderen Gründen intraabdominell operiert werden muß z. B. wegen eines Bifurkationsverschlusses.

Das *Stadium II*, das der *Angina abdominalis*, gibt die beste und dankbarste Indikation.

Im *Stadium* mit ischämischer *Innenschichtnekrose* ist die Revascularisation mit einer Resektionsbehandlung des Gastrointestinaltrakts zu kombinieren. Die Operationsindikation ist zwingend: es droht der mechanische Ileus oder die Perforationsperitonitis.

Die *angiographische Indikation* beinhaltet die Beurteilung der *lokalen*, Punkt 3 die der *allgemeinen Operabilität.*

Der *Revascularisation der Arteria mesenterica superior* kommt eine klare Vorrangstellung zu: auch bei 2 oder 3 Etagenverschlüssen bringt ihre alleinige Korrektur meist völlige Beschwerdefreiheit.

Die Wiederherstellungsverfahren haben im Laufe der letzten 10 Jahre eine gewisse Standardisierung erfahren (Abb. 3). Für den Truncus coeliacus hat sich in erster Linie das *Bypass-Prinzip* bewährt. Für die *Arteria mesenterica superior* stellt die *Re-Insertionsmethode* das einfachste und verläßlichste Verfahren dar.

Die Thrombendarteriektomie ihrer Abgangsstelle ist technisch aufwendig. Der aorto-mesenteriale Venen-Bypass schließt die Gefahr der Abknickung bei freipendelndem Mesenterium ein. Eine Revascularisation der *Arteria mesenterica inferior* ist nur ausnahmsweise, nämlich bei 2- oder 3-Etagenverschlüssen, in Betracht zu ziehen.

Bei diesem *Doppelverschluß des Truncus coeliacus* und der *A. mesenterica superior* mit typischer Angina abdominalis und schwerem Malabsorptionssyndrom ist lediglich die mittlere Gefäßetage durch Reinsertion der A. mesenterica superior korrigiert worden. Die Schmerzattacken und Fettstühle kamen prompt zum Verschwinden. Der Patient nahm im Laufe weniger Monate 15 kg zu und ist heute 11 Jahre nach der Operation voll berufsfähig.

Schwere Grade der Durchblutungsinsuffizienz können zur Entstehung *ischämischer Innenschichtnekrosen (Stadium III—IV)* führen. Bevorzugte Lokalisation sind Magen, terminales Ileum und Sigma.

Hier beispielsweise eine *ischämische Ringstenose des Sigmas* im Gefolge eines *aorto-femoralen Bifurkations-Bypass.* Bei diesem Eingriff kam es zu einer akuten Blockade der A. mesenterica inferior. Das wichtigste kompensierende Kollateralgefäß, nämlich die linke A. iliaca interna, war bereits vorher verschlossen. Ausheilung glücklicherweise ohne verwertbare Passagestörung.

Ca. 10—15 % der typischen Morbus Crohn-Fälle beruhen nach Rob u. Mitarb. (1966) auf einer primär-vasculären Ursache — nämlich meist einem visceralen Morbus Bürger.

Dieses Magenbild sprach für ein Antrumcarcinom. Der 47 jährige Kranke bot einen Dauerschmerz in der Mitte des Oberbauchs, rapide Gewichtsabnahme,

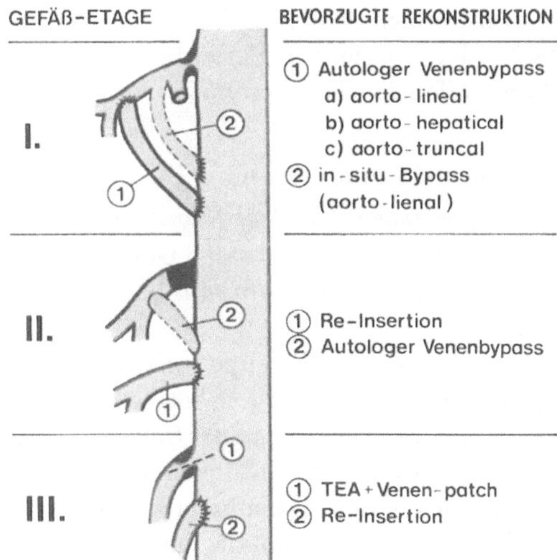

Abb. 3. Bevorzugte Rekonstruktionsverfahren bei chronischen Verschlußprozessen der 3 visceralen Gefäßetagen

rezidivierende Diarrhoen und dabei eine Claudicatio intermittens. Das Aortogramm zeigte einen kompletten 3-Etagen-Verschluß. Bei der Operation zeigte sich ein hühnereigroßes ischämisches Ulcus im Antrumabschnitt. Nach Revascularisation der beiden unteren Visceraletagen, querer Resektion des Magens und Bifurkations-Bypass ist dieser Patient seit 5 Jahren vollständig beschwerdefrei. Es hat den Anschein, daß die *„vasogene Theorie des Magengeschwürs"* unter dem Einfluß moderner arteriographischer Diagnostik ein neues „come-back" erlebt.

Eine klinische und indikatorische Sonderstellung beansprucht das sog. *Kompressionssyndrom des Truncus coeliacus.* Die Schmerzattacken ähnlich einer Angina abdominalis lassen sich nicht rein hämodynamisch erklären. Die durch Einkerbung des komprimierenden Hiatus aorticus in ca. 90% zu erreichende Beschwerdefreiheit kommt wahrscheinlich vor allem durch die gleichzeitige Unterbrechung autonomer Nervenfasern zustande, die für eine zentrale Schmerzleitung verantwortlich sind. In rund $50-60\%$ der Fälle liegen konkomitierende Oberbaucherkrankungen, besonders häufig eine chronische Pankreatitis vor. Die im Schnitt 20 Jahre jüngeren Patienten erweisen sich als *gefäßgesund.*

Wie sieht es mit den *operativen Behandlungsergebnissen* aus?

Zahlenmäßig dominieren heute die Eingriffe wegen eines Kompressionssyndroms. Operationsletalität: ca. 1%. Weitaus riskanter sind die Korrekturen von arteriosklerotischen Abgangsstenosen. Operationssterblichkeit $6-15\%$, je nach dem, ob zusätzliche intraabdominelle Eingriffe notwendig sind. Wir selbst verloren bei 18 Eingriffen an 14 Kranken 2 Patienten. Bei beiden mußte zusätzlich einmal ein suprarenales Aortenaneurysma und einmal eine Nierenarterienstenose und eine Cholelithiasis mit korrigiert werden. Die überlebenden 12 Patienten sind mit einer Ausnahme 1—12 Jahre nach der Operation subjektiv beschwerdefrei.

Für eine Beurteilung operativer *Langzeitergebnisse* fehlen vorerst entsprechende Vergleichsstudien über den Spontanverlauf nicht-operierter Fälle. Dennoch ist der Wert der revascularisierenden Eingriffe heute bereits kaum mehr in Frage zu stellen: ca. 80—90 $^0/_0$ der operierten Patienten bleiben über Jahre hinweg beschwerdefrei und damit offensichtlich geschützt vor einer späteren Organinfarzierung.

Welche *Schlußfolgerungen* sind zu treffen?

1. Nur durch die *Verbesserungen der Frühdiagnostik* läßt sich die Überlebenschance von Kranken mit einem akuten visceralen Gefäßverschluß verbessern, d.h. *durch das Daran-Denken, frühzeitige Aortographie* bzw. *Probelaparotomie in jedem Verdachtsfalle.*

2. Die *Embolektomie* der A. mesenterica superior zählt zu den *gefäßchirurgischen Notfalleingriffen,* die jeder Allgemeinchirurg beherrschen sollte.

3. Die *chronische viscerale Durchblutungsinsuffizienz* wirft weniger indikatorische als vielmehr differential-diagnostische Probleme auf. Bei allen ungeklärten Ulcerationen und Stenosen des Magen-Darmkanals (z.B. nach vorausgegangener Magenresektion, bei der sog. Ileitis terminalis und der Colitis regionalis) sollte an das Vorliegen einer *ischämischen Innenschichtnekrose* gedacht und eine viscerale Arteriographie vorgenommen werden.

Literatur

Dunbar, D., Molnar, W., Benan, F. M., Marable, S. A.: Compression of the coeliac trunk and abdominal angina. Preliminary report of 15 cases. J. Roentgenol. **95**, 731 (1965)

Heberer, G., Dostal, G., Hoffmann, K.: Zur Erkennung und operativen Behandlung der chronischen Mesenterialarterieninsuffizienz. Dtsch. med. Wschr. **97**, 750 (1972)

Jackson, B. B.: Occlusion of the Superior mesenteric artery. Monographs in American Lectures in Surgery. Springfield, Ill.: Ch. C. Thomas 1963

Morris, G. C., DeBakey, M. E., Bernhard, V.: Abdominal angina. Surg. Clin. N. Amer. **46**, 919 (1966)

Rau, G.: Pathophysiologie, Symptomatologie und Diagnostik arterieller abdomineller Durchblutungsstörungen. V.A.S.A. **2**, 386 (1973)

Rob, C.: Surgical diseases of the celiac and mesenteric arteries. Arch. Surg. **93**, 21 (1966)

Trede, M., Vollmar, J.: Das chronische Verschlußsyndrom der Eingeweideschlagadern. Chirurg **40**, 441 (1969)

Vollmar, J.: Rekonstruktive Chirurgie der Arterien. Stuttgart: Thieme 1967

Vollmar, J., Hartert, H., Schröder, K., Coerper, H. G.: Das chronische Verschlußsyndrom der Eingeweideschlagadern (A. coeliaca, A. mesenterica sup. und inf.). Langenbecks Arch. klin. Chir. **305**, 473 (1964)

Prof. Dr. J. Vollmar
Department für Chirurgie der Universität
D-7900 Ulm
Steinhövelstr. 9
Bundesrepublik Deutschland

Langenbecks Arch. Chir. 337 (Kongreßbericht 1974)

53. Rundgespräch zum Thema Gefäßchirurgie
Indikatorische Probleme
bei Durchblutungsstörungen des Darmes

Teilnehmer: H. G. Borst, Hannover — G. Carstensen, Mülheim/Ruhr — R. Giessler, Engels-
kirchen — K. Görttler, Heidelberg — R. Hild, Pforzheim — Å. Senning, Zürich — H. Wehling, Hamburg
Leiter: J. Vollmar, Ulm

Der *akute viscerale Gefäßverschluß* steht für den Allgemeinchirurgen im Mittel
punkt des Interesses. Er macht nach Meinung der chirurgischen Gesprächsteilnehmer zwischen 2 und 7 %/₀ der Krankheitsfälle mit „*akutem Abdomen*" aus. Das
Versorgungsgebiet der A. mesenterica superior ist mit Abstand am häufigsten
von einer *ischämischen Nekrose* betroffen (Görttler). Bei offener Bauchhöhle kann
der Chirurg den arteriellen vom venösen Infarkt nur unterscheiden, wenn er eine
genaue Exploration der Gefäße vornimmt (pulsierende Arkadengefäße ?, Stamm-
arterien ?, Probefreilegung nach Spaltung der Gekrösewurzel!) Wehling vertritt
die Auffassung, daß durch die präoperative viscerale Arterio-Venographie grundsätzlich die Möglichkeit besteht, die Diagnose „Pfortaderast- bzw. Stammver-
schluß" bereits vor der Laparotomie zu stellen.

Von aktueller Bedeutung ist die Frage, was der Allgemeinchirurg des kleineren
Krankenhauses zur präoperativen Sicherung der Diagnose „Visceralgefäßverschluß" unternehmen kann. Giessler und Vollmar stimmen in der Auffassung
überein, daß hier ohne Zeitverlust in jedem Verdachtsfalle eine *Probelaparotomie*
angezeigt ist. Auch wenn das optimale Zeitintervall (2.—6. Std) längst überschritten ist, d. h. im sog. Spätstadium, sollte auf die Laparotomie nicht verzichtet
werden: die hohe Letalität des Spontanverlaufs (ca. 90—100 %/₀) rechtfertigt auch
bei über 70jährigen die Intervention, da sie dem Betreffenden die einzige Überlebenschance bietet (Gefäßdesobliteration bzw. Darmresektion oder kombiniertes
Vorgehen). Zahlreiche Beobachtungen der letzten Jahre haben unter Beweis gestellt, daß auch nach einem Zeitintervall von mehr als 24 Std durch die alleinige
Revascularisation der A. mesenterica superior noch eine volle Reanimation des
Darmes gelingen kann. In diesen Fällen blieb der Erhaltungsstoffwechsel des
Darmes dank eines Restkanals oder eines ausreichenden Kollateralkreislaufs über
die benachbarten Gefäßetagen sichergestellt. Um besonders betagten Patienten
im Spätstadium eine unnötige Laparotomie zu ersparen, schlägt Senning (Zürich)
die *präoperative Laparoskopie* vor.

Ausgedehnte Nekrosen im gesamten Versorgungsgebiet der A. mesenterica
superior (von der Flexura duodenojejunalis bis zur linken Colonflexur) zwingen
den Chirurgen nach wie vor — besonders bei Patienten jenseits des 60. Lebensjahres und bei schlechtem Allgemeinzustand — auf eine ausgedehnte Darmresektion zu verzichten und das Abdomen unverrichteter Dinge wieder zu verschließen. In Grenzsituationen wird letztlich das chirurgische Temperament und

auch die persönliche Erfahrung des Chirurgen den Ausschlag geben (Carstensen). Wichtige Parameter für einen heroischen Großeingriff, nämlich die Entfernung des gesamten nekrotischen Darmes, stellen einerseits das *Lebensalter* andererseits der *Allgemeinzustand* des betreffenden Patienten dar. Bei jüngeren Kranken in gutem Allgemeinzustand sollte bei irreversibler Darmschädigung die totale Exstirpation gewagt werden, selbst wenn nur 10—15 cm Dünndarm zurückbleiben (Jejuno-descendostomie). Fortschritte der Ernährungsphysiologie bieten auch bei einem weitgehenden Dünndarmverlust noch eine beachtliche Überlebenschance (Astronautenkost u. a.). Beim Gros der Patienten fehlen die Voraussetzungen für einen solchen Großeingriff (Durchschnittsalter 70 Jahre!).

Von internistischer Seite (Hild) wird darauf hingewiesen, daß in rd. 30—40 % der Fälle mit einer *akuten arteriellen Thrombose* der A. mesenterica superior ein Stadium der *intermittierenden Durchblutungsinsuffizienz* (Angina abdominalis) als warnendes Zeichen vorausgeht, d. h. hier besteht die Chance der prophylaktischen Korrektur. Hinsichtlich der *Frühdiagnostik* des akuten Verschlußsyndroms bleibt nachdrücklich auf die alte *Kussmaulsche Regel* hinzuweisen, die besagt, daß jedes akute Abdomen bei einem Herzkranken in hohem Maße verdächtig ist auf einen embolischen Verschluß der A. mesenterica superior. Die klinisch-physikalische Untersuchung des Herzens stellt daher eine obligate Untersuchung bei jedem akutem Abdomen dar (absolute Arrhythmie? Hinweise auf ein Mitralvitium?). Auch die Anamnese gibt vielfach Hinweise auf ein embolisches Geschehen. Nachdrücklich zu betonen bleibt, daß der Einsatz von *Antikoagulantien* und von *Streptokinase* keine Behandlungsalternative zur Operation darstellt.

Die in einer amerikanischen Statistik angegebene Häufigkeit für *Darminfarkte bei offenen Visceralgefäßen* (20 %; Jackson) ist nach Meinung der beteiligten Chirurgen und Pathologen sicher zu hoch gegriffen. Häufigste Ursache stellt hierbei der *kardiogene Schock* mit einer konsekutiven Mikrozirkulationsstörung dar. Die autoptische Kontrolle zeigt in der Mehrzahl dieser Fälle bei exakter Überprüfung vorbestehende arteriosklerotische Gefäßschäden, bevorzugt an den Gefäßabgangsstellen (Görttler). Auch im Gefolge von Aortenklappenersatzoperationen sind derartige Darminfarkte gelegentlich zu beobachten und zwar auch ohne durchlaufene Schockphase (Borst). Bevorzugt soll es sich hierbei um ältere Patienten mit einer *Aorteninsuffizienz* handeln. Wehling weist auf die äußerst seltenen Darminfarkte im Gefolge von Eingriffen wegen einer Aortenisthmusstenose hin. Auch beim Phäochromocytom sind ausnahmsweise solche Phänomene zu beobachten. Indikation und Nutzen der sog. *Second-Look-Operation* werden von den Diskutanten mit äußerster Kritik und Zurückhaltung beurteilt. Der Zweiteingriff führt unweigerlich zu einer erheblichen Zusatzbelastung für den Patienten. Andererseits kann weder eine *Zweitangiographie* noch eine *nuclearmedizinische Untersuchungsmethode* eine verläßliche alternative Aussage über den Vitalitätsgrad des belassenen Darmes vermitteln. Wehling mißt der Entwicklung des postoperativen *Lokalbefundes* und dem Allgemeinzustand die größte Bedeutung für die Indikation zur Zweit-Laparotomie zu.

Bei dem sog. *chronischen Verschlußsyndrom* der Eingeweidearterien springt die Diskrepanz zwischen klinischer Erkrankungshäufigkeit (große Seltenheit!) und der *pathologisch-anatomischen Morbidität* in die Augen. Görttler berichtet, daß pathologisch-anatomisch jenseits des 50. Lebensjahres mit außerordentlich starken und vielseitigen Veränderungen an den Darmarterien zu rechnen sei. Bei 60jährigen fand er in 20 $^0/_0$, bei 70—80jährigen nur noch in 10 $^0/_0$ einigermaßen intakte Darmarterien. Daß diese Veränderungen im Gegensatz zu den Coronararterien nur ausnahmsweise klinisch ins Gewicht fallende Störungen verursachen, führt er einerseits auf die weitaus bessere Funktionstüchtigkeit präformierter Kollateralbrücken, andererseits auf die fehlende vasculäre Dauerbelastung des Gastrointestinaltraktes zurück. Nach Häufigkeit stehen jedenfalls die obliterierenden Prozesse der Visceralarterien jenen an den Herzkranzgefäßen in keiner Weise nach. Aus chirurgischer Sicht bietet das *Stadium II* (intermittierende Durchblutungsinsuffizienz: Angina abdominalis) mit Abstand die dankbarste Operationsindikation. Eine prophylaktische Indikation im *Stadium I* (asymptomatische Stenosen bzw. Verschlüsse) scheint nur dann gerechtfertigt, wenn a) die Verschlußprozesse massiv (2—3-Etagenverschluß), b) zusätzliche Korrektureingriffe im Abdomen notwendig sind und schließlich c) der Patient sich in einem guten Allgemeinzustand befindet (fehlende Risikofaktoren!.) Giessler betont die Wichtigkeit, Patienten mit asymptomatischen Visceralarteriostenosen eingehend über den Gefäßbefund aufzuklären und ihnen zu raten, sich beim Auftreten abdominaler Störungen unverzüglich in Behandlung zu begeben.

Die Chirurgie des akuten Verschlußsyndroms stellt eine *Notfall-Chirurgie* dar, die jeder Allgemeinchirurg beherrschen sollte. Im Gegensatz hierzu fallen Wahleingriffe beim *chronischen Verschlußsyndrom* in erster Linie in die Zuständigkeit gefäßchirurgischer Spezialabteilungen.

Prof. Dr. J. Vollmar
Department für Chirurgie
Universität
D-7900 Ulm
Steinhövelstr. 9
Bundesrepublik Deutschland

Langenbecks Arch. Chir. 337 (Kongreßbericht 1974)

Thoraxchirurgie

54. Allgemeine Problematik des Hämothorax

G. Rodewald

Abteilung für Herz- und Gefäßchirurgie und experimentelle Kardiologie der Chirurgischen Universitäts-Klinik Hamburg

Haemothorax (General Problems)

Summary. Haemothorax and haemopneumothorax are very frequently seen after penetrating and blunt injuries to the thorax. Due to the large capacity of the pleural cavity for blood and air, the pathologic condition of the haemothorax is usually reflected indirectly in disturbances of the ventilatory and circulatory systems. The pathophysiology of these circumstances is shown, the diagnosis is discussed and the indications for the different methods of treatment (tapping, drainage, thoracotomy) are listed.

Key words: Haemothorax — Haemopneumothorax — Pathophysiology, Diagnosis, Therapy of.

Zusammenfassung. Hämothorax und Hämopneumothorax sind sehr häufig nach penetrierenden und stumpfen Brustkorbverletzungen zu beobachten. Infolge des großen Fassungsvermögens der Brusthöhle für Blut und Luft tut sich der krankhafte Zustand des Hämothorax eher in Ventilations- und Kreislaufstörungen als indirekten Symptomen kund. Es wird die Pathophysiologie dieses Krankheitsbildes aufgezeigt, die Diagnostik diskutiert sowie die Indikation zu den Behandlungsverfahren wie Punktion, Drainage und Thorakotomie angegeben.

Schlüsselwörter: Hämothorax — Hämopneumothorax — Pathophysiologie, Diagnostik, Therapie des.

Die Problematik des Hämothorax ergibt sich vor allem aus den verschiedenen möglichen Behandlungsverfahren, deren Auswahl nicht zuletzt von einer zureichenden Diagnostik und Kenntnissen in der Pathophysiologie abhängt [20].

Die allgemeine Bedeutung des Hämothorax beruht auf seiner *großen Häufigkeit* nach stumpfen und penetrierenden Thoraxverletzungen. Tab. 1 zeigt, daß in einer Zusammenstellung aus größeren Serien mehrerer Autoren der Hämothorax und der Hämopneumothorax nach stumpfen Brustkorbverletzungen im Mittel 29%, nach penetrierenden Verletzungen 68% ausmachten.

Das *Problem der Diagnostik* eines Hämothorax ergibt sich daraus, daß bei dem großen Fassungsvermögen der Brusthöhle für Blut und Luft Zeichen für diese Verletzungsfolge oft vermißt werden und der krankhafte Zustand sich nur indirekt kundtut [14], d.h. in Ventilations- und Kreislaufstörungen. In Kenntnis ihrer großen Häufigkeit nach Brustkorbverletzungen sollten Hämo- und Pneumothorax daher grundsätzlich als Möglichkeit angenommen und sofort bestätigt oder ausgeschlossen werden. Man halte sich vor Augen, daß im Röntgenbild 300 [15] bis 500 ml, im Liegen selbst bis zu 1 l [21] Blut unter Umständen kaum nachweisbar sind. Zwar sollen Röntgenaufnahmen im Stehen eher Aufschluß geben, doch stößt

Tabelle 1. Häufigkeit von Hämo- (H. Th.) und Hämopneumothorax (H. Pn. Th.) nach stumpfen und penetrierenden Thoraxverletzungen im Untersuchungsgut verschiedener Autoren

Verletzungsart	Zahl d. Autoren	Summe aller Verletzungen (min—max)	Davon Summe aller H. Th. und H. Pn. Th.	$\%$ = (min $\%$ — max $\%$)
stumpf	5[a]	1655 (166—637)	481	= 29$\%$ (22—52$\%$)
penetrierend	4[b]	2154 (119—921)	1472	= 68$\%$ (57—84$\%$)

[a] Bernhard (1971); Cohn *et al.* (1963); Craighead *et al.* (1960); Heberer (1968); Peiper *et al.* (1967).

[b] Beall *et al.* (1966); Cameron *et al.* (1950); Conn *et al.* (1963); Gray *et al.* (1960).

dies bei Kranken im Schock auf Schwierigkeiten. Aufnahmen in Seitenlage sollen dann weiterhelfen [8].

Wenn, vor allem nach penetrierender oder perforierender Thoraxverletzung, ein massiver Hämothorax diagnostiziert wird, dann rücken Bemühungen, das Blut zu entfernen und eine Blutungsquelle operativ zu versorgen, ganz in den Vordergrund. Dabei wird oft übersehen, daß der Hämothorax den Verletzten in erster Linie durch den Blutverlust, der zum hämorrhagischen Schock führt, bedroht. Demgegenüber ist die durch den Lungenkollaps bedingte Ventilationsstörung von geringerer Bedeutung, wenn die Lungenfunktion bis dahin ungestört war, denn die alveolare Ventilation kann ohne weiteres über die andere Lunge aufrechterhalten werden. Der intrapulmonale Kurzschluß einer kollabierten Lunge beträgt etwa 20$\%$ des Herz-Zeitvolumens, der die normale O_2-Sättigung von 96$\%$ auf 92$\%$ HbO_2 erniedrigt. Abfall des Herz-Zeitvolumens im Schock senkt die arterielle O_2-Sättigung allerdings weiter.

Es muß jedoch darauf hingewiesen werden, daß intrapleurale Druckerhöhung infolge eines Hämothorax das Mediastinum mit dem Herzen verdrängt und sich vor allem rechtsseitig auf den venösen Rückfluß auswirken kann.

Vergegenwärtigen wir uns an einem Beispiel, mit welchen Volumenverschiebungen wir beim Hämothorax zu rechnen haben (Tab. 2).

Die Totalkapazität der Lungen eines 176 cm großen, 73 kg schweren jungen Mannes betrage 6 l, sein Blutvolumen 4,8 l. 30—40$\%$ dieses Blutvolumens können ohne wesentliche Widerstandszunahme in eine Pleurahöhle fließen, das sind hier 1,4—1,9 l. Das Gesamtfassungsvermögen einer Brustkorbhälfte würde etwa 3 l betragen, d. h. diese könnte mehr als 60$\%$ des Blutvolumens des Verletzten aufnehmen.

Während ein Verlust von 30$\%$ des Blutvolumens allenfalls noch toleriert wird, stellt ein solcher von 40—50$\%$ eine unmittelbare Lebensgefahr dar.

Aus der Kenntnis dieser pathophysiologischen Zusammenhänge leitet sich die Forderung ab, *das aus dem Kreislauf in den Hämothorax verloren gegangene Blut so schnell wie möglich zu ersetzen.* Die *Entleerung* eines Hämothorax dient nicht nur der Behebung der Ventilationsstörung und der Kompression, sondern vor allem auch der Information über das Ausmaß und das Fortbestehen einer Blutung.

Tabelle 2. ♂ 176 cm, 73 kg

Totalkapazität beider Lungen	6 l
Blutvolumen	4,8 l
Einseitiger Hämothorax von 1,4—1,9 l =	30—40% des Blutvolumens
Einseitiger Hämothorax von 3,0 l ≧	60% des Blutvolumens

Im Zusammenhang mit der Entleerung eines Hämothorax durch Punktion oder Drainage ist zu diskutieren, *wieviel* Blut aus einem Hämothorax auf einmal abgelassen werden darf, ohne den Verletzten zu gefährden. Im deutschen Schrifttum wird von vielen Autoren empfohlen, mit der ersten Punktion nicht mehr als 1—1,5 l Blut abzulassen und die vollständige Entleerung in den folgenden Tagen durchzuführen [6,11,16,22,23]. Der Auffassung, daß „die Entleerung eines Hämothorax infolge Wiederherstellung des normalen negativen Drucks die Gefahr einer erneuten Blutung in sich birgt", trat schon Zenker entgegen. Andere meinten, daß ein Hämatothorax durch Kompression die Blutung stillt [6,16].

Lungenparenchymblutungen kommen nach allgemeiner Auffassung meist zum Stehen, wenn die Lunge ausgedehnt und brustwandständig wird, weil Risse dann verkleben können, zumal der Blutdruck im Lungenkreislauf nur $^1/_5$ — $^1/_6$ desjenigen im großen Kreislauf beträgt und das Lungengewebe reich an gerinnungsaktiven Substanzen ist. Bei einer Blutung aus dem *arteriellen System des großen Kreislaufs* kann die Druckdifferenz zwischen der Blutungsquelle und der Pleurahöhle weder durch die Zunahme des Hämothorax so klein werden, daß die Blutung deshalb aufhört, noch durch die vergleichsweise niedrige Steigerung der Druckdifferenz bei Wiederherstellung eines normalen, negativen intrapleuralen Drucks so ansteigen, daß die Blutung deshalb verstärkt würde. Nach Meinung anderer [2, 5,7,8,18,21] und nach unserer Erfahrung sollte ein Hämothorax so früh und so vollständig wie möglich abgelassen werden, nicht zuletzt auch deshalb, weil die Rate seiner sekundären Komplikationen dadurch erheblich verringert wird.

Rasche und ausgiebige Entleerung eines Hämothorax kann allerdings zum Kollaps eines Kranken führen. Dies beobachtet man typischerweise, wenn bei einer Thorakotomie die verletzte Brusthöhle entleert und die Lunge gleichzeitig gebläht wird. Der Kollaps beruht, wenn simultane Nachblutung auszuschließen ist, nicht auf dem Verlust einer bereits aus dem Gefäßsystem ausgetretenen Blutmenge, vielmehr nimmt das verminderte intravasale, sog. stationäre Blutvolumen der bis dahin komprimierten Lunge in dem Maß zu, wie diese mit der Entleerung des Hämothorax ausgedehnt und am Kreislauf beteiligt wird.

Je größer der Blutverlust des Verletzten, je geringer also das im Gefäßsystem verbliebene Blutvolumen ist, um so mehr wird sich eine intravasale Blutverschiebung in den kleinen Kreislauf auf das Restvolumen im großen Kreislauf auswirken. Das normale stationäre Blutvolumen eines Lungenflügels beträgt beim Erwachsenen etwa 400—500 ml. In Kenntnis dieser Zusammenhänge sollte man einen Hämothorax nur entleeren, wenn man vorher oder gleichzeitig für Blutersatz sorgt.

Für die Entleerung eines Hämothorax stehen drei Verfahren zur Verfügung:

Punktion   —   Drainage   —   Thorakotomie.

Tabelle 3. Prozentuale Häufigkeit verschiedener Behandlungsverfehren beim Hämo- (H.Th.) und Hämopneumothorax (H.Pn.Th.) im Krankengut verschiedener Autoren

Verletzungs-art	Autor	n	Davon %					
			Konser-vativ	Punk-tion	Drai-nage	Opera-tion	Letali-tät	
stumpf	Baldwin *et al.*	105	23	26	51	—	9	H.Pn.Th.
überwiegend stumpf	Malm *et al.*	165	80		13	8	3,6	H.Pn.Th.
penetrierend	Beall *et al.*	309	3	2	94	1,3	3,9	H.Pn.Th.
penetrierend	Beall *et al.*	214	10	8	77	5,6	7,5	H.Th.
penetrierend (Schuss)	Baldwin *et al.*	31	3	29	58	10	3	H.Pn.Th.

Tab.3 gibt einen Überblick über die prozentuale Häufigkeit dieser Verfahren im Krankengut verschiedener Autoren. Bemerkenswert ist, daß Malm u. Mitarb. den Hämopneumothorax nach stumpfen Brustkorbverletzungen nur in 13% der Fälle drainierten, während Baldwin u. Mitarb. dies in 51% durchführten. Bei den penetrierenden Verletzungen liegt der Anteil drainierter Fälle natürlich höher, doch bestehen auch hier erhebliche Unterschiede. So behandelten z.B. Baldwin u. Mitarb. 29% der Schußverletzten durch Punktion. Ähnliches gilt übrigens auch für die Behandlung des traumatischen Pneumothorax. Nach unserer Meinung sollte die Drainage beim Hämothorax durchgeführt werden, wenn:

eine Blutung in die Pleurahöhle durch die erste Punktion nicht zu beherrschen ist oder nach mehreren, aufeinanderfolgenden Punktionen fortbesteht,

ein Hämothorax durch Punktionen nicht entleert werden kann,

ein beidseitiger Hämothorax, auch geringeren Ausmaßes, besteht,

eine Intubationsnarkose zu Eingriffen an anderen Körperregionen oder eine Intubation zur Respirationsbehandlung bei gleichzeitig bestehendem Hämo- oder Hämopneumothorax notwendig wird.

Die *Indikation zur Thorakotomie* ergibt sich beim Hämothorax verhältnismäßig selten. Für stumpfe Verletzungen ist dies verständlich, doch gilt es, wie Tab.3 zeigt, auch für penetrierende Verletzungen. Nach der Auffassung von Shefts (s. Hewlett) spielt bei den penetrierenden Verletzungen die Erfahrung insofern eine Rolle, als mit der zunehmenden Zahl beobachteter Fälle die Häufigkeit der Thorakotomie abnimmt. Wenn demnach die Thorakotomie auch vergleichsweise selten notwendig wird, so sollte sie als Möglichkeit doch in jedem Fall einer (schwereren) Thoraxverletzung ins Auge gefaßt und deshalb Vorkehrungen dafür getroffen werden. Mit abnehmender Thorakotomiehäufigkeit gewinnen absolute Indikation und Dringlichkeit im Einzelfall an Bedeutung. Im Zweifelsfall sollte eine Probethorakotomie eher in Kauf genommen werden als die Folgen eines versäumten Eingriffs.

Während kein Zweifel an der absoluten Anzeige zur Thorakotomie bei großen Blutungen infolge Verletzungen des Herzens oder der großen Gefäße besteht, sind die Auffassungen, bei welchem Volumen einer unter Punktion oder Drainage fortbestehenden Blutung thorakotomiert werden soll, dagegen geteilt. So werden z. B. mehr als 500 ml in 8 Std [21], mehr als 800 ml in 24 Std [19] oder 1,5—2,5 l in 12—24 Std [4] als Grenze angegeben. Wir sind auch aus den Erfahrungen mit Nachblutungen nach thoraxchirurgischen Eingriffen mit Beall u. Mitarb. [2] der Meinung, daß solche Angaben willkürlich sind. Die Entscheidung zur Thorakotomie beim Hämothorax ist nicht nur von der Menge des abgesaugten Blutes abhängig zu machen, sondern auch von der Tendenz der Blutung im zeitlichen Verlauf, von dem Zustand des Kranken unter adäquater Behandlung der Folgen des Blutverlustes und schließlich auch davon, ob es gelingt, das Blut so vollständig wie möglich aus der Pleurahöhle zu entfernen.

Literatur

1. Baldwin, J. N., Grimes, O. F.: Traumatic pneumothorax. Dis. Chest 47, 641 (1965)
2. Beall, A. C., Jr., Bricker, D. L., Crawford, H. W., Bakey, M. E. de: Surgical management of penetrating thoracic trauma. Dis. Chest **49**, 568 (1966)
3. Bernhard, A.: Das stumpfe Lungentrauma. Langenbecks Arch. Chir. **329**, 201 (1971)
4. Bibler, D. D., Merendino, K. A.: Non penetrating chest trauma in the geriatric patient. Geriatrics **22**, 119 (1967)
5. Blades, B.: Emergencies of injuries of the chest. J. Amer. med. Ass. **135**, 812 (1947)
6. Brunner, A.: Chirurgie der Lungen und des Brustfells. Darmstadt: Steinkopff 1964
7. Cameron, D. A., O'Rourke, P. V., Burt, G. W.: The management of penetrating and perforating wounds of the chest in civilian practice. Ann. Surg. **79**, 361 (1950)
8. Conn, J. H., Hardy, J. D., Fain, W. R., Netterville, R. E.: Thoracic trauma: Analysis of 1022 cases. J. Trauma **3**, 22 (1963)
9. Craighead, C. C., Glass, B.: Management of nonpenetrating injuries of the chest. J. Amer. med. Ass. **172**, 104 (1960)
10. Gray, A. R., Harrison, W. H., Jr., Couves, C. M., Howard, I. M.: Penetrating injuries to the chest. Amer. J. Surg. **100**, 709 (1960)
11. Grill, W.: Die geschlossenen und offenen Verletzungen des Brustkorbs und der Brustorgane. Stuttgart: Enke 1966
12. Heberer, G.: Beurteilung und Behandlung von Verletzungen des Brustkorbes und der Brustorgane im Rahmen der Mehrfachverletzungen. Langenbecks Arch. klin. Chir. **322**, 268 (1968)
13. Hewlett, Th. H.: Shefts initial management of thoracic and thoraco-abdominal trauma. Second Edition. Springfield, Ill.: Ch. C. Thomas 1968
14. Kappey, F.: Das geschlossene Thoraxtrauma. Erfahrungsbericht über 1258 Fälle. Mschr. Unfallheilk. **72**, 3 (1969)
15. Krauss, H.: Brustwand. In: Handbuch der Thoraxchirurgie, Bd. II. E. Derra (Hrsg.). Berlin-Göttingen-Heidelberg: Springer 1959
16. Lichtenauer, F., Schröder, H.: Thorakale Notzustände. Langenbecks Arch. klin. Chir. **308**, 499 (1964)
17. Malm, A., Svanberg, P., Holen, O., Bäckström, C. G.: Chest injuries and their treatment. Acta chir. scand., Suppl. **332**, 7 (1965)
18. Nealon, Th. F., Jr.: Trauma to the Chest. In: Surgery of the Chest, Second Edition. J. H. Gibbon, D. C. Sabiston, and F. C. Spencer (Eds.). Philadelphia: W. B. Saunders 1969
19. Peiper, H. J., Wellmer, H. K.: Zur Wertigkeit bei der Versorgung von Kombinationsverletzungen. Chirurg **38**, 448 (1967)

20. Rodewald, G.: Thoraxverletzungen. In: Spezielle Chirurgie für die Praxis, Bd. II/11. F. Baumgartl, K. Kremer u. H. W. Schreiber (Hrsg.). Stuttgart: Thieme 1974 (im Druck)

21. Rutherford, R. B., Gott, V. L.: Thoracic injuries. In: The management of trauma. W. F. Ballinger, R. B. Rutherford, and G. D. Zuidema (Eds.). Philadelphia: W. B. Saunders 1968

22. Weber, W.: Der akut offene Thorax im Frieden. Langenbecks Arch. klin. Chir. **284**, 170 (1956)

23. Zenker, R.: Die geschlossenen und offenen Verletzungen der Lungen und des Brustfells. Langenbecks Arch. klin. Chir. **284**, 152 (1956)

Prof. Dr. G. Rodewald
Abt. f. Herz- und Gefäßchirurgie
und experimentelle Kardiologie
Chir. Klinik
Univ.-Krankenhaus Eppendorf
D-2000 Hamburg 20
Martinistr. 52
Bundesrepublik Deutschland

Langenbecks Arch. Chir. 337 (Kongreßbericht 1974)

55. Traumatischer Hämatothorax

H.-J. Viereck

Chirurgische Universitätsklinik Würzburg

Traumatic Hematothorax

Summary. In the treatment of traumatic hematothorax the first 6 hrs are of paramount importance in combatting the acute threat to life. In the further course prevention of fibrotic pleurisy is the main goal. Persisting hematothorax may lead to severe damage by developing into a fibrothorax. Therefore, early diagnosis reached by means of puncture with a venule is mandatory. The final treatment should consist of drainage of the pleural cavity and of controlled ventilation if the lung fails to expand. Decortication may later become necessary.

Key words: Hematothorax — Early and Late Treatment.

Zusammenfassung. Für die Behandlung eines traumatischen Hämatothorax sind die ersten 6 Std zur Abwendung der akuten Lebensgefahr für den weiteren Verlauf von besonderer Bedeutung. In der weiteren Behandlung steht die Vermeidung von Pleuraverschwartung im Vordergrund der Behandlung. Bleibt ein Hämatom bestehen, sind im weiteren Verlauf mehr oder weniger schwere Schäden durch Pleuraverschwartung möglich. Zur Diagnostik sollte deshalb so früh als möglich eine Punktion mit einer Venüle erfolgen. Die endgültige Versorgung ist mit Bülaudrainage und bei mangelnder Ausdehnung der Lunge mit Beatmung durchzuführen.

Schlüsselwörter: Hämatothorax — Frühbehandlung — Spätbehandlung.

Zur Behandlung des traumatischen Hämatothorax sind die ersten 6 Std nach dem Trauma von besonderer Bedeutung, da bis zu 50% der Letalität in dieser Zeitspanne liegen. Danach bestimmen sekundäre Folgen den weiteren Behandlungsplan. Die Gefäßverletzungen, die zum Hämatothorax führen, können im Bereich der Brustwand, des Zwerchfelles, der Lunge oder im Bereich des Herzens und der großen Gefäße liegen. Im Vordergrund der Behandlung stehen in der Frühphase lebensrettende Maßnahmen. Dabei müssen diagnostische Verfahren, wie Röntgen- und Laboruntersuchungen, gegenüber der klinischen Untersuchung zurückstehen. Die Inspektion, Palpation, Perkussion und Auskultation ergeben einen ausreichenden Anhalt für die Notwendigkeit von Erstmaßnahmen. Besteht der Verdacht eines Hämatothorax, ist immer eine Pleurapunktion notwendig, um die Diagnose zu sichern. Diese Indikation ist mit der Lavage bei Verdacht auf abdominelle Verletzungen zu vergleichen. Zur Pleurapunktion sollten die uns heute zur Verfügung stehenden flexiblen Kunststoffkanülen angewandt werden. Zweckmäßig ist die Venülengröße Nr. 2. Diese Nadeln haben den Vorteil, daß sie ohne Verletzungsgefahr des Lungenparenchyms belassen werden können. Sie können, wenn erforderlich, mit einem Stöpsel verschlossen werden oder an eine Redondrainage zur weiteren Kontrolle der Blutung verbunden werden (Abb. 1). Dieses Vorgehen erlaubt eine quantitative Beurteilung der Blutung und gibt damit einen Anhalt für notwendigen Blutersatz. In jedem Fall muß damit gerechnet werden, daß plötzlich eine kritische Situation eintritt. Bis eine Blutgerinnung erfolgt, können 4 Std vergehen, da das Blut durch die Bewegungen der Lunge, des Zwerch-

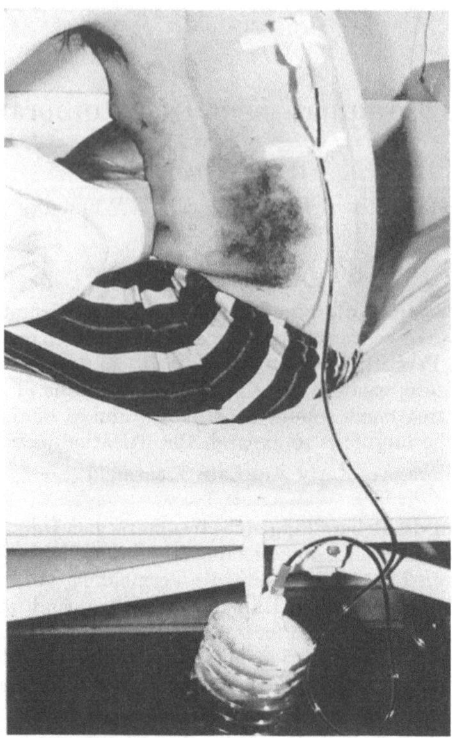

Abb. 1. Intrapleurale Venüle mit autonomer Saugkapsel bei Hämatothorax

felles und des Herzens defibriniert wird. Durch die Entleerung des Hämatothorax wird die Wiederausdehnung der Lunge ermöglicht und meistens die Blutungsquelle verlegt. Nach 48 Std sind bereits Fibrinbeläge nachweisbar, sie können eine vollständige Wiederausdehnung der Lunge behindern. Ist die Diagnose sicher und steht die Blutung nach 4 Std nicht, ist eine Bülaudrainage nach Röntgendiagnostik am Orte der Wahl notwendig. Besteht eine Schonhaltung der verletzten Thoraxseite und damit eine Minderbelüftung dieser Seite, ist eine Beatmung nach Einlegen der Bülaudrainage zur vollständigen Ausdehnung der Lunge angezeigt. Bei optimaler Behandlung ist damit zu rechnen, daß in der großen Mehrzahl der Fälle die Blutung innerhalb von 24 Std zum Stehen kommt. Entsteht ein Coagulum in der Pleurahöhle, kann durch lokale Freisetzung von fibrinolytischen Substanzen eine Blutung bis zur Ausräumung der Blutgerinnsel unterhalten werden. Das Coagulum dient also nicht, wie früher angenommen, zur Tamponade einer Blutung, im Gegenteil, es kann die Blutung unterhalten. Die operative Ausräumung ist also angezeigt. Blutet es diffus aus dem Operationsgebiet, liegt möglicherweise eine Fibrinolyse vor. Da es sich meistens um eine lokale Gerinnungsstörung handelt, helfen allgemeine Blutgerinnungsbestimmungen nicht weiter. Wir haben in diesen Fällen mit Erfolg während und für 36 Std nach der Operation eine antifibrinolytische Behandlung angewandt. Die Fibrinolyse wird durch die Traumatisierung des Lungengewebes, das plasminreich ist, ausgelöst. Auffällig ist, daß beim Ausräumen eines Hämatoms oft eine Blutungsquelle nicht mehr nachweisbar ist. Beläßt man das Hämatom, kommt es in den nächsten Tagen durch Pleurareizung zur erneuten Fibrinogenausscheidung und zu einer reaktiven Pleuraexsudation. Innerhalb von 10—15 Tagen kann sich das Hämatom durch Autolyse verflüssigen. Das Serum wird resorbiert, ein Vorgang, der meist an subfebrilen Temperatursteigerungen zu erkennen ist. Gelingt es jetzt nicht, das Hämatom durch Punktion oder Drainage zu entleeren, entsteht eine mehr oder weniger starke Pleuraverschwartung. Der Patient ist durch ein evtl. Empyem oder einen sich ausbildenden Fibrothorax und damit eine in ihrem Ausmaß nicht vorauszusehende Funktionseinschränkung gefährdet. Wenn möglich, sollte deshalb jedes Hämatom, das sich röntgenologisch darstellt, bis zum 8. Tag entleert oder operativ ausgeräumt werden. Nach dieser Zeit kommt es in der Organisationsphase zur Gefäßeinsprossung. Dieser Prozeß ist nach 3—6 Wochen soweit stabilisiert, daß durch die Frühdekortikation die Schwarten entfernt werden können, ohne daß es durch Verletzung der Capillareinsprossung zu einer neuerlichen Nachblutung kommt. Die Dekortikation sollte immer vor der 12. Woche erfolgen, da nach diesem Zeitraum eine funktionelle Wiederherstellung nicht sicher möglich ist. Da der Drainage in der Frühbehandlung eine wesentliche Bedeutung zukommt, einige Bemerkungen zur Durchführung: Der Sog sollte bei gleichzeitiger Parenchymverletzung der Lunge den normalen Pleuraunterdruck von 8—12 cm H_2O am Beginn der Behandlung nicht übersteigen. Da der Kreislauf der Lunge ein Niederdrucksystem ist, können höhere Druckwerte Parenchymblutungen unterhalten. Erst wenn die Blutung nachläßt, kann der Unterdruck gesteigert werden. Verlegt sich die Drainage, sind Manipulationen, wie Spülungen oder mechanische Reinigungen wegen der Infektionsgefahr zu vermeiden, es sollte besser eine zweite Drainage angelegt werden. Nicht funktionierende Drainagen sind innerhalb von 12 Std zu entfernen. Beim Fortbestehen der Blutung ist in der Frühphase die Notthorakotomie angezeigt. Mit Rücksicht auf den Allgemeinzustand des Patienten ist, wenn erforderlich, der schonendste Zugang zu wählen. Bei uns hat sich die anteriore Thorakotomie mit submamillärer Schnittführung bewährt. Diese Lagerung vermeidet die Aspirationsgefahr und spezielle Intubationstechniken, wie z. B. die Benutzung eines Carlens-Tubus, sind nicht erforderlich. Eine Laparotomie kann in derselben Lagerung, vor oder nach der Thorakotomie, mit getrennter Schnittführung vorgenommen werden, ohne daß eine Umlagerung notwendig ist. Reicht der Zugang nicht aus, ist der Intercostalschnitt durch Incision der benachbarten Rippenknorpel zu erweitern. Ebenso kann eine Durchtrennung des Sternums zur besseren Übersicht bei Verletzungen des Herzens und der großen Gefäße durchgeführt werden. Um das Gesagte zu verdeutlichen, darf ich Ihnen einige Fälle demonstrieren:

T. Sch., 20 Jahre. Am 2. 1. 1974 Skiunfall. Fraktur der 8. und 9. Rippe li. Konservative stationäre Behandlung in einem auswärtigen Krankenhaus. 8 Tage später stationäre Aufnahme in unserer Klinik mit unklarer röntgenologischer Diagnose. Die Pleurapunktion ergibt zunächst 500 cm³ blutiges Exsudat und Luft. Mit zwei weiteren Punktionen in den nächsten Tagen werden insgesamt 1 250 cm³ Blut und Exsudat entleert. Der Pat. konnte nach 10 Tagen entlassen werden.

Dies ist ein Beispiel zur Behandlung des Hämatopneumothorax durch Punktion.

H. S., 47 Jahre. Am 21. 2. 1973 Fraktur der 10. Rippe li. durch Türklinkenverletzung. Zunächst ambulante Behandlung. Am nächsten Tag starke Kurzatmigkeit, schnelle Verschlechterung des Allgemeinzustandes, Krankenhauseinweisung. Ein Tag später Verlegung in unsere Klinik mit einem ausgedehnten Hämatothorax. Pleurapunktion und Bülaudrainage. Es besteht bereits ein großes Coagulum, das nicht mehr entleert werden kann, deshalb am 4. Tag nach dem Unfall, am 25. 2. 1973, Thorakotomie. Es werden 2 l geronnener Blutmassen entleert. Als Ursache der Blutung findet sich ein Splitterbruch der 10. Rippe mit

einer oberflächlichen Zwerchfellverletzung. Zum Zeitpunkt der Ausräumung keine Blutung
mehr feststellbar. Der Pat. konnte nach 4 Wochen geheilt entlassen werden.

Ein Beispiel für eine durch ein großes Hämatom unterhaltene Blutung, die stets so früh
als möglich ausgeräumt werden muß.

E. H., 40 Jahre. Am 10. 9. 1971 Schußverletzung des Thorax. Bei der sofortigen Einweisung Verdacht auf Hämatothorax, Hämoperikard und Herzverletzung. Die sofort vor-
genommene Herzbeutelpunktion bestätigte die klinische Verdachtsdiagnose. Die Notthorakotomie zeigte eine Durchschußverletzung an der Lingula, einen Hämatothorax und ein
Hämoperikard. Nach Eröffnung des Perikards fand sich eine Blutung aus dem Ausflußtrakt
des re. Ventrikels mit einer Myokardperforation von Bohnengröße. Unter Fingertamponade
Versorgung der Herzschußverletzung. 5 Wochen später wird der Pat. mit einem belassenen
Projektil entlassen und ist heute, 3 Jahre nach dem Unfall, beschwerdefrei.

Hier handelt es sich um ein Beispiel für die sofortige Notthoraktomie bei penetrierender
Lungen- und Herzverletzung ohne vorhergehende Röntgen- und Labordiagnostik.

E. B., 50 Jahre. Am 20. 10. 1970 Autounfall. Der Pat. wurde sofort zu uns eingewiesen.
Es bestand ein diffuser Druckschmerz über der li. Thoraxhälfte, eine Abwehrspannung im
li. Oberbauch und eine Druckempfindlichkeit im Nierenlager beiderseits, sowie eine Kopf-
platzwunde. Der Hämatothorax wurde punktiert. Anschließend wurde eine Bülaudrainage
eingelegt. Eine Entleerung des Hämatoms war nicht vollständig möglich, deshalb wurde
6 Wochen nach dem Unfall eine Dekortikation vorgenommen. Dabei wurde als Ursache der
Blutung eine Zwerchfellruptur mit Prolaps der Milz, die verletzt war, gefunden. Sie hatte
die Blutung in die Pleurahöhle verursacht. Das Abdomen war freigeblieben. Die Milz wurde
transthorakal entfernt, der Zwerchfelldefekt mit Einzelnähten verschlossen. Postoperativ
bildete sich ein Empyem aus, das durch Punktionen zur Abheilung kam. Der Pat. konnte
10 Wochen nach dem Eingriff geheilt entlassen werden.

Ein Beispiel für eine Kombinationsverletzung, die durch Dekortikation und Milzexstirpation zur Abheilung kam.

W. H., 39 Jahre. Am 18. 5. 1973 während der Arbeit Verletzung durch absplitterndes
Werkstück mit Penetration des li. Brustkorbes. Konservative Behandlung in einem auswärtigen Krankenhaus. 18 Tage nach dem Unfall Einweisung in unsere Klinik. Es bestand ein
li.-seitiger, basaler Hämatothorax, deshalb wurde 4 Wochen nach dem Unfall die Dekortikation li. vorgenommen. Es fand sich ein altes Hämatom und eine Pleuraverschwartung. Der
subpleural gelegene Fremdkörper konnte durch Pneumotomie entfernt werden. 14 Tage
später Entlassung.

Hier hatte die ungenügende Frühbehandlung des Hämatothorax eine Dekortikation notwendig gemacht.

Wie aus den gezeigten Beispielen hervorgeht, sind für die Behandlung eines
traumatischen Hämatothorax die ersten 6 Std zur Abwendung der akuten Lebensgefahr von besonderer Bedeutung. Für den weiteren Verlauf steht die Vermeidung
von Pleuraverschwartungen im Vordergrund der Behandlung. Bleibt ein Hämatom
bestehen, sind mehr oder weniger schwere Schäden durch Pleuraverschwartung
möglich. Zur Diagnostik sollte deshalb so früh als möglich eine Punktion mit einer
Venüle erfolgen. Die endgültige Versorgung ist mit Bülaudrainage und bei mangelnder Ausdehnung der Lunge mit Beatmung durchzuführen. Bei 90 % der Verletzten führt diese Behandlung zum Erfolg. Die Notthorakotomie, die Ausräumung eines Hämatoms innerhalb der ersten 8 Tage und die Beseitigung der Ver-
schwartungen nach 3—6 Wochen durch Dekortikation ist nur in etwa 10 % der
Verletzten notwendig.

Prof. Dr. H.-J. Viereck
Lungenchir. Abt. Chir. Univ.-Klinik
D-8700 Würzburg
Josef Schneider-Str. 2
Bundesrepublik Deutschland

Langenbecks Arch. Chir. 337 (Kongreßbericht 1974)

56. Indikatorische Probleme beim Hämatothorax aus herz- und gefäßchirurgischer Sicht

P. G. Kirchhoff

Klinik für Thorax- und Herz-Gefäßchirurgie der Universitäts-Kliniken Göttingen

Problems of Hemothorax from the Viewpoint of Cardiac and Vascular Surgery

Summary. Bleeding from the central cardiovascular system involves the risk of fatal consequences. The anatomical relationship shows the passage of bleeding into the thorax, into the mediastinum and into the pericardial sac. In the case of hemopericardium, thoracotomy is preferable to pericardial puncture because compression of the heart impairs diastolic filling and cardiac output.

Key words: Hemothorax — Hemopericardium.

Zusammenfassung. Blutungen an zentraler Stelle des kardiovasculären Systems bergen immer die Gefahr katastrophaler Folgen. Die topographischen Beziehungen bahnen der Blutung den Weg in die Brusthöhle, ins Mediastinum und in den Herzbeutel. Die Frage Thorakotomie oder Punktion ist heute zugunsten der Thorakotomie beim Hämoperikard entschieden, da die kardiale Kompression zu einer Beeinträchtigung der diastolischen Füllung des Herzens und zu einer mangelhaften Auswurfleistung führt.

Schlüsselwörter: Hämatothorax — Perikardtamponade.

Läsionen an zentraler Stelle des kardiovasculären Systems bergen immer die Gefahr einer verheerenden thorakalen Blutung, sei es durch Ruptur bei degenerativen oder entzündlichen strukturellen Läsionen der Herzhöhlen oder herznahen großen Gefäße, sei es nach Verletzungen oder auch bei postoperativen Blutungen nach herzchirurgischen Eingriffen. Die topographisch-anatomischen Beziehungen bahnen der Blutung den Weg in die Brusthöhle, ins Mediastinum und in den Herzbeutel.

Patienten, die bei noch kompensierten Kreislaufverhältnissen eine geraume Zeit überleben, verdanken dies dem Umstand, daß die Blutungsquelle — zumeist kleineren Ausmaßes — vorübergehend durch umgebendes Gewebe oder durch Blutkoagel abgedeckt und tamponiert sein kann. Hier liegt eine echte Chance. Erfahrungen an amerikanischen Zentren mit wohl organisierter Notfallversorgung zeigen ,daß 2 Std nach einer intrapericardialen Verletzung die chirurgische Intervention kaum noch Aussicht auf Erfolg bietet. Durch raschen Transport mit einem verfügbaren Hubschrauber mag die Dimension der Distance an Bedeutung verloren haben, das Gebot der Zeit bleibt bestehen. Eine bedrückende Statistik, wenn von 275 Patienten mit Aortenrupturen nur $14^0/_0$ eine entsprechend ausgerüstete Klinik lebend erreichten (Parmley, 1958). Vielleicht gelingt es jedoch, mit den neuen Möglichkeiten transportfähiger Apparaturen mechanischer Kreislaufassistenz an Zeit zu gewinnen.

Tabelle 1. Zentrale kardiovasculäre Läsionen

Aorta

Aorta ascendens (Intraperikardial)
Aortenbogen (Mediastinum)
Aorta descendens — Isthmus — (Li. Hemithorax)

Supraaortische Äste (Mediastinum)

Vena cava superior (Intraperikardial)
    Vena anonyma (Mediastinum und Intrapleural)

A. pulmonalis — Hauptstamm — (Intraperikardial)

Herz (Intraperikardial)
    Vorhöfe
    Ventrikel
    Coronararteriensystem

Tabelle 2. Herztamponade

Symptomatologie

Unruhe
Kalter Schweiß
Dyspnoe (Tachypnoe)
Brustschmerz

Klinische Daten

Arterielle Hypotension
    Blutdruck unter 90/60 — enge Amplitude
Venöse Druckerhöhung
    Zentralvenös über 15 cm H_2O
Tachykardie
    Herzfrequenz über 120/min
Abfall der zentralvenösen O_2-Sättigung
    Acidose
EKG-Niedervoltage — St Senkung
Abgeschwächte Herztöne
Anämie — HT unter 32 %
Oligurie — unter 20 ml/Std
Röntgenologische Veränderungen

Tabelle 1 soll aufgrund der Anatomie die bevorzugte Blutungsrichtung zentraler kardiovasculärer Läsionen zusammenfassend rekapitulieren. Während die vorangegangenen Referate sich eingehend mit den pathophysiologischen Auswirkungen des Hämatothorax befaßten, soll hier vornehmlich das klinische Bild des Hämoperikards nachgezeichnet werden, das den sekundären Hämatothorax überlagern kann, der Verletzungen des Herzens und der großen Gefäße in 70—80 % der Fälle begleitet und in gleicher Weise postoperativ nach herzchirurgischen Eingriffen eine Eskalation zur Folge haben kann. Das Spannungshämoperikard wird nicht nur nach stumpfen Herztraumen, sondern auch bei penetrierenden Verletzungen beobachtet, wenn die Öffnung des Herzbeutels alsbald verklebt und eine Entleerung des Blutes verhindert. Die mechanische Aus-

Tabelle 3. Herzverletzungen

	Patienten	Mortalität %
Webb, Dallas (1970) Sofortige Thorakotomie	60	12
McNamara, Vietnam (1970). Baldige Thorakotomie	10	10
Hewitt, Tulane (1970)		
Perikardpunktion	20	5
Operation	16	9
Perikardpunktion und Operation	16	8
Brewer, Los Angeles (1969)	73	
Vor Erreichen des Operationssaales		14
„1 cm"-Herzwunde (Perikardpunktion)		19
Mehr als „1 cm"-Herzwunde (Thorakotomie)		48
Beall, Houston (1966)	126	16
Thorakotomie	25	8
Boyd, Boston (1965)		
Operation innerhalb 2 Std nach Verletzung	18	9,5
Später	4	100

wirkung dieser kardialen Kompression besteht in einer Beeinträchtigung der diastolischen Füllung des Herzens und führt zu einer mangelhaften Auswurfleistung. Seit den Untersuchungsergebnissen von Cooper (1944), denen später Sarnoff u. Mitarb. (1954), sowie in jüngster Zeit De Cristofaro (1969) folgten, macht man sich therapeutisch die Überlegung zunutze, mit vorsätzlicher Anhebung des Venendruckes durch Infusion den effektiven Füllungsdruck zu erhöhen. Bei experimenteller Herztamponade reicht eine Infusion von 20—22 ml/kg Körpergewicht aus, nachhaltig das Herz-Minutenvolumen zu verbessern, um die deletären Folgen hintanzuhalten.

Die Symptomatik der Herztamponade wird in Tab. 2 wiedergegeben. Die klinische Erscheinungsform entspricht der eines Schockzustandes. Typische Befunde diagnostischer Hilfsmittel, die charakteristischen EKG-Veränderungen der Niedervoltage, oder das klassische Röntgenbild der Verbreiterung des Herzgefäßbandschattens sind nur in seltenen Fällen lehrbuchmäßig zu erwarten (Shoemaker, 1970).

Über die Perikardtamponade nach Verletzungen des Herzens und der großen Gefäße ist die Frage Punktion oder Thorakotomie zugunsten der Thorakotomie entschieden. Der Perikardiozentese kommt nur ein diagnostischer Stellenwert zu. Für die Technik der Perikardpunktion sollte eine Hilfestellung Erwähnung finden. Der Punktionsnadel ist eine EKG-Ableitung angeschlossen, so daß bei Kontakt der Nadel mit dem Myokard eine eklatante Kurvenabweichung auffällt. Der periepikardiale Zwischenraum kann dann unschwer ausgemacht werden.

Trägt man (Tab. 3) kürzliche Mitteilungen der Literatur über die Behandlung der posttraumatischen Herztamponade zusammen, so wird anhand der Ergebnisse das Konzept der frühzeitigen Thorakotomie bestätigt.

Die postoperative Herztamponade gilt als besonders ernstzunehmende Komplikation. Das klinische Erscheinungsbild verläuft weniger dramatisch, jedoch nicht minder fatal, da die kardiale Kompression allmählich und stetig

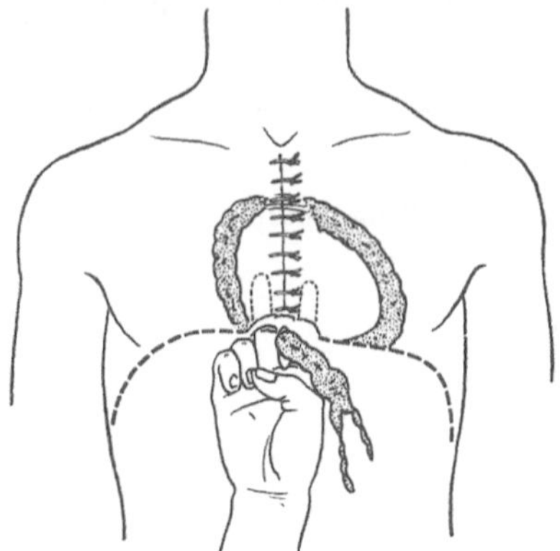

Abb. 1. Digitale Perikardiozentese (nach Thomas)

zunimmt. Der schleichende Verlauf hat häufig seine Ursache in einer profusen Blutungsneigung bei einem Gerinnungsdefekt, der durch Substitution von Gerinnungsfaktoren nur provisorisch oder unvollständig korrigiert werden konnte. Eine differentialdiagnostische Abgrenzung gegenüber dem postoperativen myokardialen Herzversagen gibt nicht selten Probleme auf.

Kommt es nach einem übermäßigen Blutverlust, der auf eine massive chirurgische Blutung hindeuten mag, zu einem plötzlichen Versiegen der Drainage, so kann man die Frühtamponade gleichsam erwarten. Ob die von Frater (1970) vorgeschlagene Druckmessung im Herzbeutel über den Perikardschlauch verläßlich sein kann, ist zu bezweifeln. Uns hat sich in diesem Fall die sofortige Entfernung des Perikarddrains als indikatorische Maßnahme bewährt, wobei eine Blutentleerung über den Drainkanal die Entlastung des Herzbeutels mit sichtlicher Erholung des Kreislaufs mit sich bringt. Zu einem späteren Zeitpunkt der postoperativen Phase, wenn bereits die Drainagen entfernt wurden, hat Thomas (1970) eine digitale Perikardiozentese (Abb. 1) als Notmaßnahme auf der Wachstation empfohlen.

In der Regel muß jedoch die Rethorakotomie erfolgen, um einmal eine vollständige Ausräumung der Blutkoagula vorzunehmen und eine neue Thorax- und Perikardableitung zu gewährleisten.

Als Beispiel sei der Fall eines 5jährigen Jungen angeführt, bei dem es am 5. postoperativen Tag zu einer Herztamponade kam. Das Röntgenbild zeigt eine deutliche Verbreiterung der Herzsilhouette (Abb. 2). Mit Entleerung des Perikards erholte sich der Kreislauf zusehends. Eine spätere Röntgenkontrolle (Abb. 3) demonstriert den Erfolg.

Ein umschriebenes Blutkoagulum, besonders in engnachbarlicher Beziehung zum linken Vorhof, führt gelegentlich durch Pelotteneffekt zu einem passiven Lungenvenenrückstau, in dessen Folge ein nicht zu beeinflussendes Low-output-Syndrom das Zustandsbild beherrscht (Yacoub, 1966; Simpkin, 1972). Derselbe Umstand kann auch eine Kompression des Lungenarterienhauptstammes bedingen, besonders nach Fallot-Korrekturen mit Freilegung und Unterbindung einer linksseitigen Blalock-Taussig-Anastomose, wie wir erfahren mußten. Anderer-

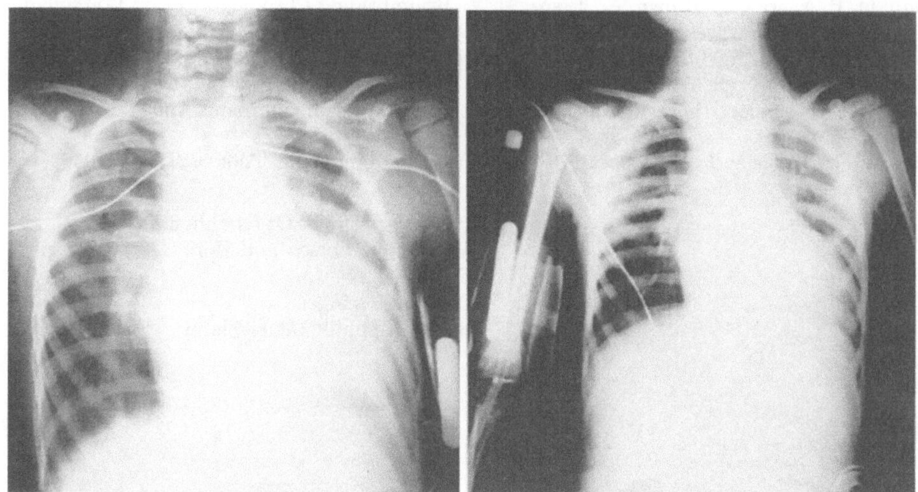

Abb. 2   Abb. 3

seits kann die Parenchymblutung der nicht resizierten Thymusdrüse im Einzelfall
für die gleiche Wirkung verantwortlich zu machen sein.

Wenn hier mit Nachdruck bei zentraler kardiovasculärer Blutung die frühzeitige Thorakotomie vertreten wird, so vergegenwärtigen wir uns, daß es sich in
vielen Fällen um einen Noteingriff auch der Diagnostik handelt, bei dem erst die
Lokalisation der Blutung ausgemacht werden kann. Diese wird häufig nur provisorisch zu kontrollieren sein, so daß zu einem späteren Zeitpunkt die geplante endgültige Versorgung zu erfolgen hat.

Literatur

Beall, A. C., Jr., Crawford, H. W., DeBakey, M. E.: Considerations in the management of
  acute traumatic hemothorax. J. thorac. cardiovasc. Surg. **52**, 351 (1966)
Boyd, T. F., Strieder, J. W.: Immediate surgery for traumatic heart disease. J. thorac.
  cardiovasc. Surg. **50**, 305 (1965)
Cooper, F. W., Jr., Stead, E. A., Jr., Warren, J. V.: The beneficial effect of intravenous
  infusion in acute pericardial tamponade. Amer. Surg. **120**, 822 (1944)
De Cristofaro, D., Chi Kong Liu: The haemodynamics of cardiac tamponade and blood volume
  overload in dogs. Cardiovasc. Res. **3**, 292 (1969)
Frater, E. W. M.: Intrapericardial pressure and pericardial tamponade in cardiac surgery.
  Ann. thorac. Surg. **10**, 563 (1970)
Gielchinsky, I., McNamara, J. J.: Cardiac wounds at a military evacuation hospital in Vietnam.
  J. thorac. cardiovasc. Surg. **60**, 603 (1970)
Hewitt, L., Smith, A. D., Weichert, R. F., Drampas, T.: Penetrating cardiac injuries. Arch.
  Surg. **101**, 683 (1970)
Lyman, A., Brewer, III, M. D.: Wounds of the chest in war and peace. Ann. thorac. Surg. **7**,
  387 (1969)
Parmley, L. F., Mattingly, T. W., Manion, W. C., Jahnke, E. J.: Nonpenetrating traumatic
  injury of the aorta. Circulation **17**, 1086 (1958)
Shoemaker, W. C., Carey, J. S., Yao, S. T., Mohr, P. A., Amato, J. J., Printen, K. J., Corley,
  R. D., Monson, D. O., Youssef, S., Shoemaker, N. J.: Hemodynamic alteration in acute
  cardiac tamponade after penetrating injuries of the heart. Surgery **67**, 754 (1970)

Simpkin, P. A., Hedley Brown, A., Ersoz, M. V. Braimbridge: Chronic left heart tamponade. J. thorac. cardiovasc. Surg. **65**, 531 (1973)

Thomas, T. V.: Emergency evacuation of acute pericardial tamponade. Ann. thorac. Surg. **10**, 566 (1970)

Webb, R.: Discussion, thoracic injuries in combat causalities in Vietnam. Ann. thorac. Surg. **10**, 389 (1970)

Yacoub, M. H., Cleland, W. P., Deal, C. W.: Left atrial tamponade. Thorax **21**, 305 (1966)

Priv.-Doz. Dr. P. G. Kirchhoff
Klinik für Thorax- und Herz-Gefäßchirurgie
Univ.-Kliniken
D-3400 Göttingen
Bundesrepublik Deutschland

Langenbecks Arch. Chir. 337 (Kongreßbericht 1974)

57. Hämatothorax bei Erkrankungen der Lunge, der Pleura und des Mediastinums*

K. von Windheim

Krankenhaus Großhansdorf der Landesversicherungsanstalt Freie und Hansestadt Hamburg

Haematothorax during the Course of Pulmonary, Pleural or Mediastinal diseases

Summary. The incidence of haematothorax in this situation is tom, but the condition is serious. The symptoms take one of two forms: acute or subacute haemorrhage through a vascular scissure, or permanent or chronic oozing of blood. In contrast to the situation with traumatic or postoperative haematothorax, the necessity for surgical intervention is not decided by the extent of the haemorrhage but by the need to identify and to eliminate the haemorrhagic source. The value of thorascopic and operative techniques suitable for this purpose is discussed.

Key words: Haematothorax — Spontaneous.

Zusammenfassung. Das Auftreten eines solchen Hämothorax ist ein seltenes, aber schwerwiegendes Ereignis. Er tritt in 2 Erscheinungsformen auf: 1. als akute oder subakute Blutung durch einen Gefäßeinriß und 2. als permanent-chronische Sickerblutung. Im Gegensatz zum traumatischen oder postoperativen Hämothorax wird die Indikation zur chirurgischen Intervention nicht vom Umfang der Blutung bestimmt, sondern von der Notwendigkeit, die Blutungsquelle zu identifizieren und auszuschalten. Der Wert der dafür geeigneten thorakoskopischen und operativen Verfahren wird diskutiert.

Schlüsselwörter: Hämatothorax, spontan entstanden.

Der Austritt von Blut in den Pleuraraum im Verlauf einer Lungen-Rippenfell- oder Mediastinalerkrankung ist ein seltenes, aber schwerwiegendes Ereignis. Wenn Sicherheit darüber besteht, daß die Blutbeimengung kein Artefakt ist, sollte prinzipiell Identifizierung und Ausschaltung der Blutungsquelle angestrebt werden, sofern Grundkrankheit, Begleiterkrankungen oder Lebensalter keine limitierenden Faktoren darstellen.

Ein Pleuraerguß ist blutig tingiert, wenn er mehr als 0,2 g-$^0/_0$ Hämoglobin enthält. Er wirkt stark hämorrhagisch ab etwa 200000 Erythrocyten/mm^3 und rein blutig ab 1000000 Erythrocyten/mm^3 (Abb. 1).

Ätiologisch kommt ein ganzes Spektrum verschiedener Erkrankungsformen in Betracht, die zu einer Blutung in den Pleuraraum führen und die hier ohne Anspruch auf Vollständigkeit, aber ungefähr nach Häufigkeit ihres Auftretens in Abb. 2 angeführt sind.

Während beim traumatischen oder postoperativen Hämatothorax die Indikation zu aktivem Vorgehen vom Umfang des Hämatoms und der daraus hergeleiteten klinischen Symptomatik bestimmt wird, ist der im Verlauf einer intrathorakalen Organerkrankung auftretende blutige Pleuraerguß in jedem Fall eine absolute Indikation zu weiterführenden Maßnahmen, wenn nicht ganz klare Verhältnisse vorliegen, wie z.B. beim Lungeninfarkt. Die systematische Anwendung

---

* Herrn Dr. Koske in Dankbarkeit zum 65. Geburtstag.

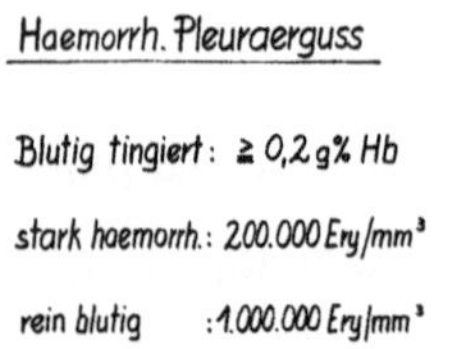

Haemorrh. Pleuraerguss

Blutig tingiert: $\geq$ 0,2 g% Hb

stark haemorrh.: 200.000 Ery/mm³

rein blutig : 1.000.000 Ery/mm³

Abb. 1

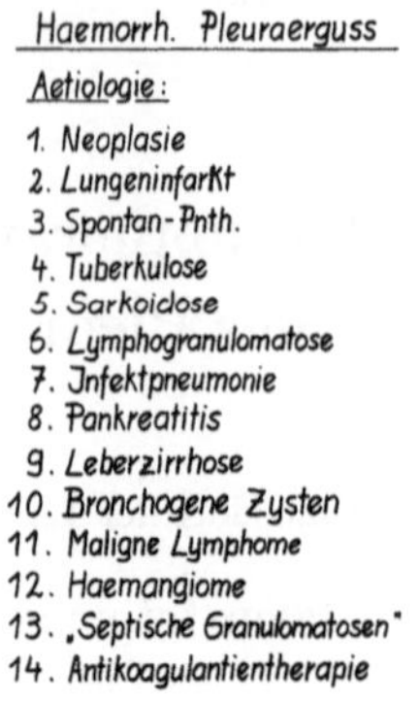

Haemorrh. Pleuraerguss

Aetiologie:

1. Neoplasie
2. Lungeninfarkt
3. Spontan-Pnth.
4. Tuberkulose
5. Sarkoidose
6. Lymphogranulomatose
7. Jnfektpneumonie
8. Pankreatitis
9. Leberzirrhose
10. Bronchogene Zysten
11. Maligne Lymphome
12. Haemangiome
13. „Septische Granulomatosen"
14. Antikoagulantientherapie

Abb. 2

chirurgischer Verfahren hat viel zur Abklärung dieser Blutungen beigetragen und die frühe kausale oder palliative Therapie gefördert.

Man unterscheidet in diesem Zusammenhang sowohl hinsichtlich ihrer Entwicklung und Symptomatik als auch in bezug auf die Indikation zu weiteren Maßnahmen 2 Formen:

1. die akute oder subakute Blutung durch einen Gefäßeinriß und
2. die permanent chronische Sickerblutung aus dem Capillarbereich.

Der akute oder subakute Hämo- oder Hämo-Pneumothorax kann sich im Verlauf entzündlich-degenerativer Erkrankungen entwickeln, wie beim Abriß vascularisierter Pleuraadhäsionen beim Spontan-Pneumothorax oder bei der Ruptur von blasigen Lungenveränderungen. Multilokuläre kräftige Blutungen können von den sehr seltenen Hämangiomen der Lunge oder des Rippenfells ausgehen.

Folge dieser Blutungen ist der typische Hämo- oder Hämo-Pneumothorax mit der vorhin geschilderten Symptomatik. Da aber so geartete Blutungen selten spontan sistieren, ist die Indikation zur Entleerung des Hämatoms stets mit der zwingenden Notwendigkeit zur Abklärung von Blutungsquelle und -ursache verbunden.

Neben der Pleurapunktion, die nur informativen Wert über den Volumenverlust hat, stehen dafür 3 Verfahren zur Verfügung:

1. die klassische „geschlossene" Thorakoskopie,
2. die „offene" Thorakoskopie,
3. die Thorakotomie.

Drainageverfahren können angebracht sein. Dabei ist es sinnvoll, die zu diesem Zweck erforderliche allgemeine oder örtliche Betäubung zunächst zur Thorakoskopie zu benutzen, die praktisch überall dort auch durchführbar ist, wo ein dickeres Pleuradrain eingelegt werden muß.

Wir selbst bevorzugen die „offene" Thorakoskopie in der von Maaßen angegebenen Weise, wobei durch eine wenige Zentimeter lange intercostale Incision in der mittleren Axillarlinie ein Mediastinoskop in den Pleuraraum vorgeschoben wird. Eine vorherige Pneumothoraxanlage ist nicht notwendig. Neben optischen Systemen ist ein direkter Einblick und damit bessere Übersicht und besseres Hantieren möglich. Bedarfsweise kann diese Thoraxincision zur antero-lateralen

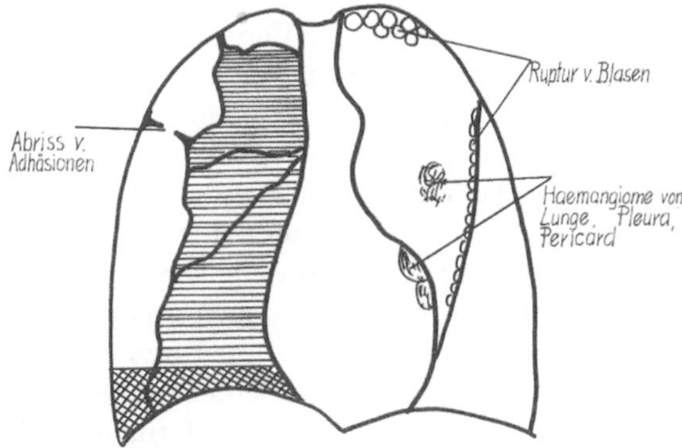

Abb. 3. Entwicklung eines Hämo- oder Hämo-Pneumothorax durch Gefäßeinriß

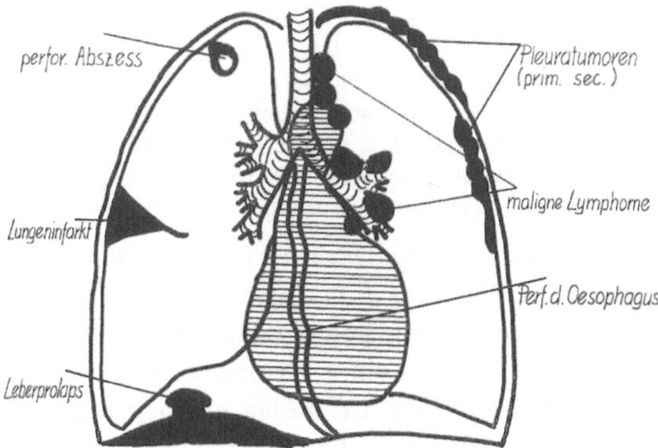

Abb. 4. Entwicklung eines Hämothorax bei Neoplasien, Abszedierungen, Oesophagusperforationen, Lungeninfarkten und Zwerchfelldefekten

Thorakotomie von einem axillaren Bogenschnitt aus erweitert werden, wenn die
Blutungsquelle oder das Grundleiden die chirurgische Versorgung erfordern.

Anders dagegen ist die Situation bei dem durch chronische Sickerblutung
entstandenen Hämo- oder Hämo-Pneumothorax. Er kann sich bei primären oder
sekundären Neoplasien der Pleurablätter und der mediastinalen Lymphknoten
entwickeln, ferner bei Perforationen verschiedenster in Lunge, Mediastinum und
subphrenischem Raum gelegener Absceßarten, beim Lungeninfarkt und bei besonderen Formen chronischer Pleuro-Pneumonien, bei Oesophagusperforationen
und incarcerierten Eingeweidehernien.

Hämodynamisch und kardio-respiratorisch kommt es dabei selten zu einer
bedrohlichen Situation.

Die Indikation zu weiterführenden Maßnahmen wird deshalb hierbei nicht
von dem Umfang der Blutung bestimmt, sondern von der zwingenden Notwendigkeit zur diagnostischen Abklärung des Krankheitsgeschehens, das dieses Symptom
ausgelöst hat. Wir selbst streben die Kombination diagnostischer Verfahren mit
kurativen oder palliativen chirurgischen Eingriffen an.

In diesem Rahmen steht neben den eingangs genannten Eingriffen die Pleurapunktion als wertvolles Diagnosticum im Vordergrund, sofern ein guter Experte
für die sehr diffizile Pleuracytologie verfügbar ist.

Drainageverfahren sind hier nicht nur nicht angebracht, sondern kontraindiziert, da sie einen rein symptomatischen Effekt haben und bei längerer Dauer
die Prognose intrathorakaler Eingriffe verschlechtern. Die alternative Frage:
Thorakoskopie — Thorakotomie soll bei diesen Krankheitsbildern in Zweifelsfällen ganz klar zugunsten der Thorakotomie entschieden werden, wenn das
Risiko des Eingriffs tragbar ist. Sickerblutungen aus angeborenen sowie erworbenen Defekten sind meist mühelos zu versorgen und selbst wenn bei krebsigen
oder entzündlichen Erkrankungen des Rippenfells eine Radikaloperation nicht
durchführbar ist, besteht in der operativen Entfernung der gesamten costalen
Pleura eine aussichtsreiche Möglichkeit, den Rippenfellspalt zur Obliteration zu
bringen und damit Hämorrhagie und Exsudation zu stoppen.

Wie notwendig die konsequente Abklärung auch anscheinend ganz klarer Verhältnisse
ist, soll an einem Hämothorax rechts bei einem 55jährigen Mann gezeigt werden, bei dem
nach stumpfem Thoraxtrauma 4 Monate lang ein nicht versiegender Hämothorax durch
Punktionen und Drainagen vergeblich behandelt wurde.

Erst durch die Thorakoskopie wurde schließlich eine umfangreiche tumorige Veränderung
von beiden Pleurablättern gefunden, die in der Schnellschnitthistologie aus einem Pleuramesotheliom bestanden. Da eine Radikaloperation technisch nicht mehr möglich war, erfolgte
die parietale Pleurektomie, nach der der Pleuraspalt verödete.

Der Nachweis von Blut im Pleuraraum ist ein viel zu ernstes Symptom, um
nicht eine Abklärung der Ursache mit allen Mitteln einzuleiten. Die dafür erstrangigen thorakoskopischen Verfahren sind in weitem Umfang zumutbar und
kaum belastender als die Einlage einer Drainage. Durch die Entwicklung palliativer Operationsverfahren sind die radikalen chirurgischen Maßnahmen wertvoll
ergänzt worden, so daß eine forcierte Diagnostik auch in Grenzfällen sinnvoll und
nicht nur von akademischem Interesse ist.

Literatur

Blaha, H.: Pneumothorax, Handbuch der Med. Radiologie, Bd. IX/1, S. 712—713, Hrsg.
    von F. Strnad. Berlin-Heidelberg-New York: Springer 1969
Deuder, F.: Der idiopathische Spontanpneumothorax. Langenbecks Arch. klin. Chir. **265**,
    181—244 (1950)
Engel, J., Hain, E.: Krankheiten der Pleura. In: Innere Medizin in Praxis und Klinik, H. Hornbostel, W. Kaufmann u. W. Siegenthaler (Hrsg.). Stuttgart: G. Thieme 1973
Haubrich, R.: Klinische Röntgendiagnostik innerer Krankheiten, Bd. I. Berlin-Göttingen-
    Heidelberg: Springer 1963
Kuntz, E.: Die Pleuraergüsse. München-Berlin-Wien: Urban & Schwarzenberg 1968. Umfangreicher Literaturhinweis!
Maassen, W.: Direkte Thorakoskopie ohne vorherige oder mögliche Pneumothoraxanlage.
    Endoscopy **4**, 95 (1972)
Sattler, A.: Die Pleuritis. Dtsch. Ärztebl. **68**, 207—215 (1971)
Windheim, K. von: Eingriffe an Pleura und Brustwand. Spezielle Untersuchungsverfahren.
    In: Spezielle Chirurgie für die Praxis, Bd. I/2. F. Baumgartl, K. Kremer u. H. W. Schreiber
    (Hrsg.). Stuttgart: Thieme (im Druck)

Priv.-Doz. Dr. K. von Windheim
D-2070 Großhansdorf
Wöhrendamm 80
Bundesrepublik Deutschland

Langenbecks Arch. Chir. 337 (Kongreßbericht 1974)

58. Rundgespräch zum Thema Thoraxchirurgie.
Indikatorische Probleme beim Hämatothorax

Teilnehmer: G. Rodewald, Hamburg — V. Tilsner, Hamburg — H.-J. Viereck, Würzburg —
Kirchhoff, Göttingen — K. von Windheim, Hamburg
Leiter: W. Bircks, Düsseldorf

Im Rundgespräch wurden im wesentlichen folgende 10 Punkte abgehandelt:

1. Blutgerinnungsprobleme beim Hämothorax,
2. Nomenklatur,
3. Indikation zu diagnostischen Maßnahmen, insbesondere Thorakokospie,
4. Formen der Thoraxdrainage,
5. Druckdifferenz bzw. Vakuumgröße bei Drainagen,
6. Indikationsstellung zur Thorakotomie,
7. Thrombolytische Therapie?
8. Konservative Langzeittherapie nach Hämothorax,
9. Dekortikation nach Hämothorax,
10. Form der Thorakotomie.

Zu 1. Auf Einladung des Präsidenten der Deutschen Gesellschaft für Chirurgie hielt Herr V. Tilsner, Hamburg, Leiter der Blutgerinn.-Abt. d. Chirurgischen Universitätsklinik, ein kurzes Zusatzreferat über Blutgerinnungsprobleme im Zusammenhang mit dem Hämothorax. Er stellte fest, daß eine systematische Gerinnungsstörung sehr selten ist und sich durch einen orientierenden Gerinnungsstatus relativ leicht diagnostizieren läßt, womit eine gezielte Therapie durch Faktoren-Substitution vorgenommen werden kann. Als zweite Möglichkeit eines Gerinnungsproblems wurde die Störung an Ort und Stelle genannt, wobei darauf hingewiesen wurde, daß die Erhöhung der Thrombokinase-Aktivität und auch der Plasmin-Aktivität in der Pleura als ein natürlicher Schutzmechanismus aufgefaßt werden darf. Bei einem sehr hohen Spaltprodukt-Titer, d. h. bei Patienten mit einer vermehrten Plasminkonzentration und auch einer verminderten Thrombin-Aktivität, wären eine lokale oder allgemeine Therapie angezeigt. Da die Spontanfibrinolyse auch ein Schutz vor einer Schwartenbildung ist, sollte jedoch zunächst immer erst auf eine Entleerung des Hämothorax geachtet werden und dann erst eine antifibrinolytische Therapie als Zusatzbehandlung eingeleitet werden.

Zu 2. Da während der Referate und zu Beginn des Rundgesprächs nebeneinander her immer die Bezeichnungen Hämothorax und Hämatothorax gebraucht wurden, wird kurz diskutiert, welcher Bezeichnung aus sprachlichen Gründen der Vorzug zu geben sei. Nach der Diskussion entschließt man sich für den „Hämothorax".

Zu 3. Bei der Diskussion der Indikation zu diagnostischen Maßnahmen wurde insbesondere das Problem der Thorakokospie angesprochen. Hierbei ergab sich, daß diejenigen Diskussionsteilnehmer, die auch ansonsten häufig thorakokospieren, für alle Fälle, bei denen eine Thoraxdrainage vorzunehmen ist, empfehlen, bei dieser Gelegenheit das Thorakoskop durch die Drainagestelle einzuführen. Als besondere Vorteile werden festgestellt die gezielte Absaugung von Koagula mit einem Hochvakuumsauger, die bessere Erkennung von Verletzungen, die zur Blutung geführt haben und die evtl. Elektrokoagulation kleinerer Blutungen.

Zu 4. Einen breiten Zeitraum nahm die Diskussion um Indikation zur Thoraxdrainage und Art des Drainagebestecks ein. Einigkeit bestand, daß bei nachlaufendem, primär leerpunktiertem Hämatothorax oder bei einem primär nicht punktierbaren Hämatothorax eine Drainagehandlung erforderlich ist und daß hierzu weitlumige, lange, mit zahlreichen Seitenlöchern versehene Drainagerohre verwendet werden sollten. Der Wert von Drainagebestecken, wie sie im Referat von Herrn Viereck vorgestellt wurden, wird für den Regelfall bezweifelt.

Zu 5. Anerkannt wurde die Notwendigkeit der exakten Einstellbarkeit eines Drainagevakuums (Dauersog ca. 10—20 cm Wassersäule), wobei natürlich zwischenzeitlich die Anwendung hohen Sogs möglich gemacht werden sollte. Auf ein Aggregat, das außerdem ein hohes Saugvolumen bewerkstelligen kann, ist zu achten.

Zu 6. Bezüglich der akuten Indikationsstellung zur Thorakotomie bei der lebensbedrohlichen Blutung bestand Einigkeit. Die Anzeigestellung zur verzögerten Thorakotomie jedoch wird offensichtlich unterschiedlich gehandhabt. Hierbei sollte man aus der Einstellung zum postoperativen Hämothorax lernen, die sich im übrigen mit der Einstellung am kleinen Krankenhaus ohne Thorakotomie-Möglichkeiten deckt. Röntgenologisch erkennbare, durch Blutung bedingte Pleuraverschattungen, die nicht zur Kompressionsatelektase der Lunge und nicht zur subjektiven Beeinträchtigung des Patienten führen, und die nicht durch Punktion zu beseitigen sind, erlauben ein konservatives Zuwarten. In den meisten Fällen ist eine Spontanresorption vollständigen Ausmaßes zu erwarten.

Zu 7. In diesem Zusammenhang wurde die Frage der lokalen oder allgemeinen Thrombolyse diskutiert. Die Notwendigkeit einer solchen Therapie beschränkt sich sicher auf Ausnahmefälle, da die thrombolytische Aktivität der Pleurahöhle per se hoch ist. Eine lokale Thrombolyse kann versucht werden.

Zu 8. Nachdem allgemein festgestellt wurde, daß die Zahl der primären Thorakotomien eher so klein wie möglich gehalten werden sollte, werden die Fragen der konservativen Therapie des Resthämothorax besprochen. Eine konsequente Trainingsbehandlung, bei der die Zwerchfellatmung maximal gefordert wird, soll dazu führen, daß die Komplementärräume nicht obliterieren und damit die Funktion nur in einem tragbaren Umfang reduziert wird. Auf eine sehr zurückhaltende Beurteilung einer sog. pleuralen Randverschattung als Traumafolge (auch des Operationstraumas) wurde gesondert hingewiesen, da diese Pleuraschwarte u. U. in Wirklichkeit einem gekammerten Resterguß entspricht, der sich gelegentlich hämatogen infiziert und zum Empyem wird. Die Diskussion hierum leitete über

zu 9, nämlich zur Frage der Abklärung solcher pleuralen Verschattungen und zur Indikationsstellung für Dekortikationen zur funktionellen Restitution, aber auch aus prophylaktischen Gründen (s. o.). Solche Dekortikationen zur funktionellen Restitution können nach einem Intervall von 6—12 Monaten durchgeführt werden, da nach einem Thoraxtrauma — gemessen an der Lungenfunktionsanalyse — genau wie nach einem thoraxchirurgischen Eingriff frühestens nach 6 Monaten das konservativ optimal erreichbare Ergebnis funktioneller Wiederherstellung erzielt ist. Besonders wurde darauf hingewiesen, daß diese Desobliterations-Operation technisch i. allg. nicht schwierig ist und daß solche Operationen wider Erwarten auch noch nach Zeiträumen bis zu 30 Jahren zu erheblichen Lungenfunktionsverbesserungen führen können durch Wiedereinsetzen der Lungenperfusion und partielle Wiederherstellung der Gasaustausch-Fähigkeit.

Zu 10. Abschließend wurde noch die Frage der Form der Notthoraktomie beim einseitigen Hämothorax besprochen. Überwiegend wird bevorzugt eine primär kleine laterale Thorakotomie in Seitenlagerung des Patienten, die die Möglichkeit der Schnitterweiterung nach ventral und dorsal jederzeit ergibt.

Prof. Dr. W. Bircks
Chir. Univ.-Klinik B
D-4000 Düsseldorf
Moorenstr. 5
Bundesrepublik Deutschland

F. Indikationen
zur konservativen und operativen Knochenbruchbehandlung

Langenbecks Arch. Chir. 337 (Kongreßbericht 1974)

59/60. Indikationen
zur konservativen und operativen Knochenbruchbehandlung.
Einleitendes Wechselgespräch

J. Rehn

Chirurgische Klinik „Bergmannsheil" Bochum

H. Willenegger

Chirurgische Klinik Kantonsspital Liestal, Schweiz

Indication for Conservative and Operative Treatment in Bony Fractures.
Introduction

Summary. The indications for conservative or operative treatment of fractures depend on the localization and type of the fracture, any associated injuries, the condition of the soft tissue in the area of the fracture, pre-existing disorders, etc. There is no treatment of choice; the decision is an individual one in every case. The aim is to reduce the general and local risks and to obtain the best anatomical and functional results possible. Thus there is no contrast between conservative and operative methods; each approach complements the other.

Key words: Indications — Fractures, Conservative Treatment — Fractures, Operative Treatment.

Zusammenfassung. Die Indikationen zur Frakturbehandlung — konservativ oder operativ — werden von der Lokalisation und Art der Fraktur vom Alter des Patienten, von Begleitverletzungen und Erkrankungen, dem Zustand der Weichteile über der Fraktur und anderen Faktoren bestimmt. Jeder Chirurg muß unter Berücksichtigung all dieser Fakten bei jeder Fraktur den Weg einschlagen, der mit geringstmöglichen allgemeinen und lokalen Risiken für den Patienten ein bestmögliches funktionelles und anatomisches Resultat verspricht. Bei der Verfolgung dieses Zieles stellen operative und konservative Methoden keine Gegensätze dar; vielmehr ergänzen sie sich.

Schlüsselwörter: Indikationen—operative konservative Frakturbehandlung.

Rehn: Die *Indikationsstellung zur Frakturbehandlung* mit konservativen oder operativen Methoden ist nach wie vor ein Problem von hoher *Aktualität.* Wie kaum auf einem anderen Gebiet der Chirurgie gehen die Meinungen sowohl im Grundsätzlichen wie im Einzelnen noch stark auseinander, auch wenn gesagt werden darf, daß sich die Kontroversen darüber in den letzten Jahren doch ent-

Tabelle 1. Idealziel der Knochenbruchbehandlung:
Seitengleiche Wiederherstellung der Funktion ohne Spätfolgen

I. Grundsätzliche Entscheidung zur Indikation
    A. Konservativ   *B. Operativ*

II. Entscheidung aus der Sicht

	Allgemeinzustand:	Schock
des Verletzten		Begleitverletzungen (Polytraumatisierte, Querschnittslähmungen usw.)
		Alter
		Krankheit
	Örtlicher Zustand:	Haut und Weichteile
des Krankenhauses	Personalbesetzung (z.B. Nachtdienst, Ausbildungsstand der Chirurgen) Einlieferung während laufendem Op-Programm	

III. Wahl der geeigneten Behandlungsmethode
    bei konservativem
    oder operativem   Vorgehen

---

schärft haben; denn man hat nun doch immer mehr eingesehen, daß *konservative* und *operative* Methoden mit ihren verschiedenen Verfahren *keine Gegensätze* darstellen, sondern daß sie sich in ihren verschiedenen Indikationen gegenseitig *ergänzen.*

Tab.1 vermittelt einen *allgemeinen Überblick.*

Rehn: ad I: Die *primäre Entscheidung — konservativ oder operativ —* ist grundsätzlicher Art und sollte innerhalb der 6 Std-Grenze nach dem Unfall beim organgesunden Menschen mit einwandfreien Weichteilen gefällt und möglichst ausgeführt werden. Dafür sollten im betreffenden Spital festumrissene Richtlinien für die Versorgung der verschiedenen Frakturtypen vorliegen.

ad II. Zunächst gilt die Überlegung, daß keinerlei unnötige Gefährdung des Verunfallten erfolgen darf. Jede lebensbedrohende Verletzung, z.B. der großen Körperhöhlen und des Schädels, hat vor der Diagnose und Therapie der Gliedmaßenverletzungen unbedingten Vorrang. Bei Polytraumatisierten muß der meist erforderliche Blutersatz zur Schockbehandlung oder Prophylaxe bereits vor und auch während des Eingriffs erfolgen. — Eine behandlungsbedürftige Grunderkrankung, vor allem beim alten Menschen, muß nach schneller aber ausreichender Diagnostik nötigenfalls so behandelt werden, daß im Hinblick auf eine notwendige Osteosynthese ein geringstmögliches Risiko besteht.

Die *lokalen Weichteilverhältnisse* über einer Fraktur sind genau zu untersuchen. So ist ein *gut durchbluteter Weichteilmantel* die Voraussetzung für das Gelingen jeder Osteosynthese aber oft auch für die komplikationslose Heilung eines konservativ behandelten Knochenbruchs. Dies ist vor allem bei *offenen Frakturen* zu beachten, wo das *exakte Debridement* als obligate Maßnahme nicht genug herausgestrichen werden kann, gleichgültig ob die anschließende Behandlung der Fraktur konservativ oder operativ erfolgt. Nur so läßt sich das Operationsrisiko, insbesondere eine in die Tiefe fortschreitende Infektion mit Osteomyelitis oder eine ausgedehnte Weichteilinfektion mit Erschwerung der Frakturbehandlung und der Gefahr von Defektbildung bestmöglich herabmindern. Auch läßt sich nur auf diese Weise die Voraussetzung dafür schaffen, bei reizloser Wundheilung u. U. schon kurzfristig eine notwendige sekundäre Osteosynthese als definitive Behandlungsmaßnahme durchzuführen.

Die Entscheidung über einen sinnlosen, vielleicht sogar lebensbedrohlichen Erhaltungsversuch bei schwerer offener Trümmerfraktur mit irreparablen Defekten, muß gegenüber einer zwar verstümmelnden, aber schnell durchzuführenden *Amputation* vor allem bei gleichzeitigen Nerven- und Gefäßzerreißungen wohl überlegt werden.

Nicht nur der Verletzte, auch das *Krankenhaus* mit seinen Ärzten und seinem gesamten *Personal*, wie seine *Struktur*, sind bei der Entscheidung über das einzuschlagende Verfahren in unsere Überlegungen einzubeziehen. Schwierig durchzuführende Osteosynthesen müssen als solche erkannt, und falls indiziert, in *unfallchirurgische Zentren* verlegt werden. Diese für zahlreiche andere Indikationen übliche Verfahrensweise, wie z.B. in der Herz- und Gefäßchirurgie, sollte auch für Spezialfälle auf dem Gebiet der operativen Frakturenbehandlung Geltung haben.

Willenegger: Besondere Indikationsprobleme ergeben sich bei den *Polytraumatisierten.* Hier geht es um die *Prioritäten*, d.h. um die Reihenfolge bei der Behandlung der verschiedenen Verletzungen. Den ärztlichen Hintergrund für die Festlegung der Prioritäten bildet die „Indikationskonferenz", ein Begriff, der je nach Struktur des Krankenhauses und je nach Art der Verletzungen ein kleines oder größeres Gremium umfaßt oder sich sogar auf einen einzigen verantwortlichen Arzt beschränken kann, wenn der betreffende Arzt über eine ausreichende Ausbildung in Traumatologie verfügt und sich u. U. auf ein größeres unfallchirurgisches Zentrum abstützen kann. Wie bereits erwähnt, steht die Schockbehandlung als Primärmaßnahme im Vordergrund und in engster Verbindung damit die chirurgische Blutstillung (z. B. Milzexstirpation bei Milzruptur). Erste Priorität haben auch die offenen Frakturen. In bezug auf die geschlossenen Frakturen wird man gelegentlich Kompromisse in dem Sinne machen müssen, daß sich eine an sich klar indizierte notfallmäßige Osteosynthese erst sekundär machen läßt. In diesen Fällen gilt der Grundsatz, zunächst eine korrekte konservative Behandlung einzuleiten. Vor allem müssen Verkürzungen und die damit verbundene Weichteilschrumpfung, was eine notwendige sekundäre Osteosynthese sehr erschweren kann, vermieden werden. Aus pflegetechnischen Gründen und im Hinblick auf ein gutes funktionelles Gesamtergebnis gewinnt die operative Knochenbruchbehandlung gerade bei den Polytraumatisierten an Bedeutung.

Neben den klaren Amputationsfällen bei *offenen Trümmerbrüchen* gibt es gelegentlich auch Grenzfälle, bei denen ein *Erhaltungsversuch* gerechtfertigt ist und dann gar nicht so selten mit nützlichem Behandlungserfolg zu Ende geführt werden kann (Demonstration eines entsprechenden Falles: traumatische Amputation im linken Oberschenkel; bei ausgedehntem Weichteil- und Knochendefektbruch des rechten Unterschenkels konnte das rechte Bein als Geh- und Standbein erhalten werden). In dieser Hinsicht dürfen menschliche und psychologische Gesichtspunkte an Hand der heutigen Erfahrungen und Möglichkeiten (unfallchirurgische Zentren!) vermehrte Beachtung finden.

Tabelle 2. Indikationsstellung in der Frakturenbehandlung

A. Konservativ	B. Operativ
Stabile Frakturen mit korrekter Achsenstellung jeder Lokalisation	Unbestritten: Unterbrochener Streckapparat: Patella Olecranon Abrißfraktur mit Diastase Adduktionsbruch des Oberschenkelhalses
	Erfolglose konservative Therapie
Die meisten Frakturen von Clavicula Scapula Humerushals Distaler Radius loco classico Naviculare Wirbelsäule Becken Beim Kind — bestimmte Frakturtypen müssen operiert werden	Verzögerte Bruchheilung — Pseudarthrose Gelenknahe Brüche Gelenkbrüche Zu lange Ruhigstellung z.B. Oberschenkelschaftbrüche Offene Frakturen
Frakturen ohne erfolgversprechende operative Behandlungsmöglichkeit: Calcaneus	

ad III: Ein breites Indikationsfeld bildet die Wahl der dem Einzelfall angepaßten Behandlungsmethode (s. weiter unten).

Tab. 2 zeigt das *Nebeneinander* von *konservativer* und *operativer Knochenbruchbehandlung.*

Rehn: Grundsätzlich ist die konservative Therapie einer falsch indizierten und technisch schlechten Osteosynthese überlegen.

Unzweifelhaft gehören eine große Zahl von Frakturen zum *Indikationsbereich der konservativen Behandlung.* Aber auch hier wird man immer wieder *bestimmte Fälle* finden, die *operiert* werden müssen. Ich nenne einige Beispiele: bestimmte Epiphysenverletzungen beim Kind (Aitken II u. III); dislozierte Kahnbeinbrüche, wie sie nach Reposition einer perilunären Luxationsfraktur zurückbleiben; Luxationsfrakturen des Humeruskopfes; Schulterblattbrüche mit stärkerer Dislokation des pfannentragenden Fragmentes u.a.m.

Was die Oberarmschaftbrüche anbelangt, so lassen sich viele von ihnen mit bestem Funktionsergebnis konservativ behandeln. Aber offene Diaphysenbrüche, Begleitverletzungen des N. radialis und der A. brachialis, ferner völlige Instabilität bilden eine Indikation zur primären Osteosynthese, verbleibende Instabilität bei verzögerter Bruchheilung eine Indikation zur sekundären Osteosynthese.

Willenegger: Analog sind die Verhältnisse auf dem *operativen Behandlungssektor.* So gibt es zahlreiche Frakturen, die nur mittels Osteosynthese ein optimales Funktionsergebnis erwarten lassen. Von jeher unbestritten waren die instabilen Frakturen des Streckapparates, erfolglose konservative Behandlung, verzögerte Bruchheilung und Pseudarthrose. Einer operativen Behandlung bedarf auch der

Tabelle 3. Indikationsstellung in der Frakturenbehandlung

| | *C. Gesichtspunkte bei relativer Indikation* | |
	Konservativ	*Operativ*
Medizinische Vorteile:	Kein Infektionsrisiko	Funktionelle Nachbehandlung ohne Gips (evtl. später Schutzgips) Minimale posttraumatische Atrophie (Dystrophie) Höchste funktionelle Erfolgsquote
Paramedizinische Vorteile:		Verkürzung der Hospitalisation (Bettenmangel) Rasche Wiederaufnahme beruflicher Tätigkeit ohne körperliche Arbeit, Bequemlichkeit (Baden, Schwimmen)
Anforderungen:	Beherrschung der konservativen Behandlungsmethoden	Beherrschung der Osteosynthese Richtige Selbsteinschätzung Asepsis mit sehr tiefer Infektionsrate Geeignetes Instrumentarium
Nachteile:	Frakturkrankheit Gipsschäden Funktionelle Einbuße Achsenfehler	Infektion: Osteomyelitis Metallentfernung: 2. Eingriff Schwierige Beurteilung der Knochenheilung im Röntgenbild

Adduktionsbruch des Schenkelhalses (im Gegensatz zum Abduktionsbruch, der in die Domäne der konservativen Behandlung gehört).

Mit der Verbesserung der Osteosynthese, sowohl wissenschaftlich wie technisch, wurde auch für die gelenknahen und die Gelenkbrüche das operative Vorgehen immer mehr anerkannt, weil nur auf diese Weise die so wichtige Frühmobilisierung gewährleistet ist und bei den intraartikulären Frakturen eine sekundäre Arthrose bestmöglich vermieden werden kann. Für die Behandlung der offenen Frakturen hat sich die primäre Stabilisierung immer mehr als wichtig herausgestellt. Darum hat das operative Vorgehen bei den offenen Frakturen mit Fixateur externe oder einfachen Implantaten eine zunehmende Anhängerschaft gefunden.

Auf *Tab. 3* sind die Gesichtspunkte bei *relativer Indikationsstellung* zusammengestellt.

Rehn: Am Beispiel des *Unterschenkeldrehbruchs* läßt sich zeigen, daß bei der gleichen Frakturform von verschiedenen Autoren konservativ wie operativ vorgegangen wird. Falls die *konservative Therapie*, die allerdings beherrscht werden muß, nach den Gesichtspunkten von Böhler innerhalb von 4—5 Wochen noch keine ausreichende Konsolidierung aufweist oder nach wiederholten Repositionsmanövern weiterhin Instabilität verbleibt, so ist die ergänzende Osteosynthese bereits im Stadium der verzögerten Bruchheilung und nicht erst nach Ausbildung einer Pseudarthrose angezeigt. — Die Osteosynthese sollte keinesfalls der bequemere Ausweg gegenüber einer u. U. sogar in der Gesamtheit aufwendigeren konservativen Behandlung sein. Die begrüßenswerte Aktivität unserer jungen Mitarbeiter darf nicht zur indikationslosen Anwendung der leider so „modernen" Osteosynthese führen.

Die in der Tabelle aufgeführten Nachteile der konservativen Therapie sind keine obligaten Komplikationen. Sie sind bei richtig gestellter Indikation und einwandfreier Technik meist vermeidbar. Dystrophe Veränderungen der Weichteile und des Knochens, Versteifung der Gelenke und Venenthrombosen belasten aber vor allem die Rehabilitation des älteren Menschen nach längerer Ruhigstellung.

Willenegger: Wie verhält es sich mit der relativen Indikationsstellung auf dem *operativen Behandlungssektor?* Auch dafür sei das Beispiel des *Unterschenkeldrehbruchs* gewählt und zwar der häufige Fall mit ein bis mehreren Drehkeilen, wobei es häufig vorkommt, daß die Fraktur an irgendeiner Stelle durch einen kurzen Schrägbruch, nicht selten mit Trümmerbildung, charakterisiert ist: gerade im Hinblick auf diese *kurze Schrägzone* besteht unter konservativen Behandlungsbedingungen die Gefahr von verzögerter Knochenheilung mit übermäßig langer Ruhigstellung. Darum wird derjenige, der die Osteosynthese beherrscht, im Hinblick darauf und hinsichtlich der medizinischen und paramedizinischen Vorteile die operative Behandlung vorziehen. Die Vorteile dieses Vorgehens lassen sich aber nur dann mit höchster funktioneller Erfolgsquote und unter voller Beachtung des paramedizinischen Komforts ausnützen, wenn eine stabile Osteosynthese *ohne Gipsverband* durchgeführt wird und selbstverständlich auch nur dann, wenn das Infektionsrisiko praktisch vernachlässigt werden darf. In diesem Sinne bilden viele Unterschenkelbrüche eine gute Indikation zur operativen Knochenbruchbehandlung. Wir sind der Auffassung, daß man in dieser Hinsicht ein klares Konzept vertreten muß und daß Kompromißlösungen in Richtung einer sog. „minimalen", jedoch unstabilen Osteosynthese, die einen 2—3 monatigen oder noch länger dauernden Gipsverband benötigt, höchst problematisch ist. Gerade bei einer relativen Operationsindikation müssen die Anforderungen an die *Beherrschung der Osteosynthese* und an eine richtige *Selbsteinschätzung* besonders hoch gestellt werden.

Tab. 4. Wahl der *geeigneten Behandlungsmethode.*

Rehn: Sowohl bei konservativer wie operativer Behandlung verlangt jeder Einzelfall ein ihm angepaßtes Vorgehen.

Nicht nur bei der Osteosynthese, sondern auch bei der *konservativen* Behandlung muß für ungestörte Knochenheilung eine bestimmte *biomechanische Konstellation* erreicht werden. Diese Überlegungen führen zwangsläufig zu der Frage: kann das konservative Vorgehen überhaupt zum Erfolg führen? Welcher Weg bietet Gewähr für sichere Retention der reponierten Fragmente und die nötige ununterbrochene Ruhigstellung bis zur Konsolidierung?

Willenegger: Bei der *operativen* Behandlung steht die *stabile Osteosynthese* im Mittelpunkt. Auf die vielen Fehlleistungen und die grundsätzlichen Nachteile der instabilen Osteosynthese brauche ich vor Ihrem Zuhörerkreis wohl kaum mehr einzugehen. — Die stabile Osteosynthese stützt sich zunächst auf zwei wichtige Prinzipien (Abb. 1): a) auf den *interfragmentären Druck,* der sich mit Schrauben allein, mit Verschraubung und zusätzlicher Platte, sowie mit Platten allein und mit Drahtzug herstellen läßt. Innerhalb dieser Prinzipien müssen bestimmte Einzelheiten im Einsetzen der Schrauben (gegeneinander versetzt), im Aufsetzen der Platten (Neutralisationsplatte auf konkaver und gerader Knochenoberfläche,

Tabelle 4. Indikationsstellung in der Frakturbehandlung
Wahl der geeigneten Behandlungsmethode
Ziel: Seitengleiches bzw. bestmögliches Resultat mit einfachsten Mitteln

Konservative Behandlung		*Operative Behandlung*
Keine Reposition nötig keine längere Ruhigstellung nötig (z.B. eingestauchter Oberarmhalsbruch)	Schiene, Verband, Schlinge	Stabile Osteosynthese: 3 Prinzipien: interfragmentärer Druck Abstützung intramedullärer Kraftträger
Keine Reposition nötig aber Ruhigstellung (z.B. stabile Tibiafraktur)	Gipsverband	Technische Mittel: Schrauben: Corticalis-Spongiosa- Platten: Gerade-Winkel- Marknagel Draht: Zuggurtungs-Bohr- Bündelnagelung (Humerus)
Reposition nötig Ruhigstellung nötig (z.B. einfacher Drehbruch von Tibia und Fibula)	Extension, Gipsverband	Biologisch richtige Osteosynthese: sinnvolle biochemische Konstella- tion
Längere funktionelle Nachbehandlung		Weichteilschonung Knochenschonung Übungsstabilität Saugdrainage

Lage der Platte auf der Spannungsseite) beachtet werden, um nur an einige der wichtigsten Hinweise zu erinnern. b) Ein ganz anderes biomechanisches Prinzip ist die *Abstützplatte*, die je nach Fragmentgröße mit einer interfragmentären Kompression kombiniert werden kann. c) Die *intramedulläre Fixation* ist insofern etwas Besonderes, als sie i. allg. keine absolute Stabilität verschafft. Dies zeigt sich daran, daß sowohl bei der Marknagelung (Femur- und Tibiaschaft) wie bei der Bündelnagelung (Humerusschaft) als Zeichen einer leichten Instabilität meistens Fixationscallus auftritt. Dies ist aber keineswegs ein Nachteil der Methode; denn bei korrekter Operationstechnik reicht die intramedulläre Fixation für ungestörte Knochenheilung aus. Durch Muskelzug (Humerusschaft) und durch frühzeitiges Belasten (Femur, Tibia) kann auch bei der intramedullären Fixation eine gewisse Druckwirkung auf die Frakturzone eintreten und die Knochenheilung durch Annäherung der Fragmente und Verbesserung der Stabilität begünstigen.

Von den dargelegten biomechanischen Konstellationsformen weicht die „*Adaptations*"-*Osteosynthese*, wie sie mittels Bohrdrähten bei bestimmten kindlichen Frakturen eine gute Lösung darstellt, grundsätzlich ab.

Rehn: Neben dem *technischen Können* des Chirurgen muß ein *komplettes Instrumentarium* alle erforderlichen Osteosynthesen ermöglichen. Unter größtmöglicher *Schonung* der umgebenden *Weichteile* und des *Knochens* sollte mit dem geringsten Aufwand an metallischen Fremdkörpern eine bestmögliche Stabilität im Sinne der gipsfreien Übungsmöglichkeit erreicht werden. Die zirkuläre Freilegung des Knochens, der schließlich einem Besenstiel gleicht, erleichtert zwar die Übersicht, stellt aber eine erhebliche Beeinträchtigung der Durchblutung dar,

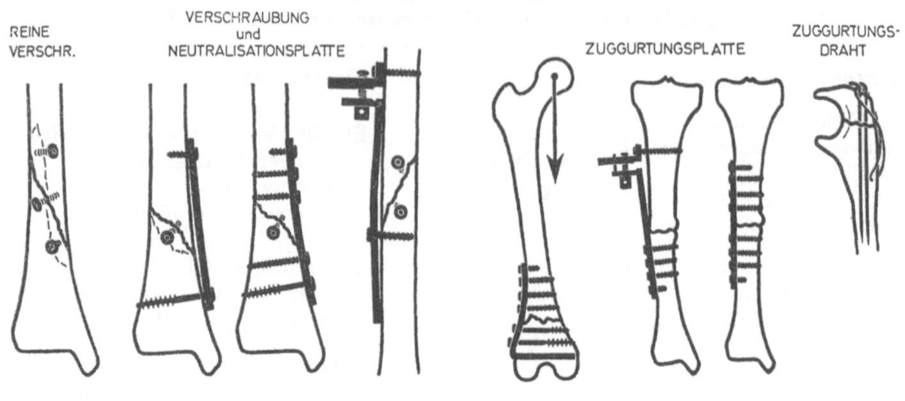

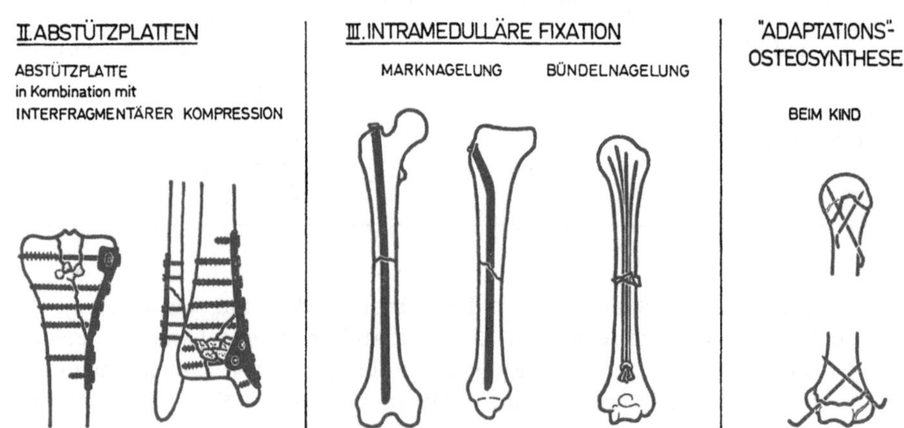

Abb. 1

die zu der unfallbedingten Vaskularitätseinbuße noch hinzukommt. Stark verzögerte Bruchheilungen und Pseudarthrosen, auch bei scheinbar technisch einwandfrei durchgeführter Plattenosteosynthese finden so ihre Erklärung.

Die Bedeutung der *Nachbehandlung* für die operative und konservative Therapie sollte nicht unterschätzt werden. Ein optimales funktionelles Ergebnis ist nur durch eine ambulant fortgesetzte und lückenlose Kontrolle zu sichern. Außerdem muß über eine solche Sprechstunde der Termin zur Entfernung der Implantate festgelegt werden.

Willenegger: Zum *Abschluß* möchte ich noch kurz auf das zurückblenden, was Herr Rehn anfangs gesagt hat. Es war unsere Absicht, zu zeigen, daß die *Frakturenbehandlung* als etwas *umfassendes* verstanden werden muß. Es gibt keinen „Vertreterstandpunkt": „ich behandle konservativ", „ich behandle operativ". Es müssen beide Methoden beherrscht werden: die *konservative und die operative.* Nur auf diese Weise sind wir in der Indikationsstellung frei und können von einem vorurteilslosen Standpunkt aus in jedem Einzelfall denjenigen Behandlungsweg einschlagen, der mit den einfachsten Mitteln zu einem optimalen funktionellen Ergebnis führt. Zugegeben, wenn eine schwierige Fraktur eine schwierige Osteosynthese erfordert, ist das Verfahren nicht einfach. Warum soll man solche Fälle je nach Umständen nicht einem kompetenten Zentrum anvertrauen? Auf allen übrigen Gebieten der Chirurgie ist es doch so! — Gerade aus der Sicht einer differenzierten und anspruchsvollen Indikationsstellung müssen wir eingestehen, daß in der Knochenbruchbehandlung — weltweit gesehen — noch nicht das durchgehend hohe Niveau erreicht ist, wie dies auf vielen anderen Gebieten der Chirurgie der Fall ist. Ferner ist zu bedenken, daß Indikationsstellung und Behandlung im Frakturenbereich etwas Differenziertes und Komplexes sind, oft weit weniger standardisiert als auf anderen Gebieten der Chirurgie. Diese Tatsache hat aber auch etwas Faszinierendes, weil eine korrekte und erfolgreiche Knochenbruchbehandlung auch für das kleinere Krankenhaus attraktiv und zugänglich ist. Die Erfüllung der gestellten Aufgabe verlangt noch sehr viele und jahrelange Bemühungen. Insbesondere müssen die schon sehr guten Ansätze der *Ausbildung* und *Weiterbildung* gefördert werden.

Prof. Dr. med. J. Rehn
Chir. Klinik Berufsgenossenschaftl.
Krankenanstalten „Bergmannsheil"
D-4630 Bochum
Bundesrepublik Deutschland

Prof. Dr. med. H. Willenegger
Chir. Klinik
Kantonsspital
CH-4410 Liestal
Schweiz

Langenbecks Arch. Chir. 337 (Kongreßbericht 1974)

Die konservative Therapie

61. Die funktionelle bzw. Lagerungsbehandlung, Reposition und Fixation

H. Contzen

Berufsgenossenschaftliche Unfallklinik Frankfurt am Main

Functional Therapy of Fractures: Repositioning and Fixation

Summary. In the treatment of fractures, early motion in all joints of the injured limb is advisable to avoid additional damage due to immobilization. Conservative therapy of fractures of the lower extremity requires an exercising splint. Indications for and principles and results of so-called early functional therapy of fractures are demonstrated.

Key words: Fractures — Functional Therapy.

Zusammenfassung. Die Knochenbruchbehandlung erfordert in jedem Fall eine frühzeitige Bewegung aller Gelenke der verletzten Bewegungseinheit, um hier Immobilisierungsschäden zu vermeiden. Bei konservativer Behandlung von Frakturen an der unteren Extremität ist dafür eine Bewegungsschiene erforderlich. Indikationen, Prinzipien und Ergebnisse der sog. frühfunktionellen Knochenbruchbehandlung werden dargestellt.

Schlüsselwörter: Konservative, funktionelle Knochenbruchbehandlung — Bewegungsschiene.

Als selbstverständliches Ziel jeder Knochenbruchbehandlung gilt die Wiedererreichung einer möglichst ungestörten Gebrauchsfähigkeit der betroffenen Funktionseinheit. Voraussetzung dafür ist die Wiederherstellung sowohl der Knochenkontinuität in anatomisch ausreichender Form als insbesondere auch der Beweglichkeit in den betroffenen Gelenken; dazu gehört selbstverständlich auch die Erhaltung der Muskelleistung und die der Funktionstüchtigkeit der Sehnengleitlager. L. Böhler versuchte, dieses Ziel mit seiner kategorischen Forderung: „Einrichten — Ruhigstellen — Üben" zu erreichen, wobei der Begriff „Üben" mit „aktiver Bewegung aller nicht fixierten Gelenke unter Vermeidung von Schmerzen" definiert ist. Diese Maxime ist aber ebenso für die Anwendung operativer Osteosyntheseverfahren verbindlich und nur deren mögliche Realisierung rechtfertigt das größere Risiko bei operativen Behandlungsformen.

Aus den Erkenntnissen der Physiologie, der Biochemie und Morphologie ergibt sich, daß die Blutversorgung der Arbeitsmuskulatur vom Bedarf abhängig, daß ein ausreichender Stoffwechselumsatz Voraussetzung auch für die Normalisierung der Diffusionsvorgänge im intercellulären Raum, damit auch z.B. für die Resorption von Ödemen ist, wir wissen ferner, daß die Ernährung des Gelenkknorpels im basalen Anteil von der subchondralen Spongiosa, in den funktionell entscheidenden, gelenkwärtigen Schichten aber ausschließlich über Diffusionsvorgänge aus und mit der Synovialflüssigkeit erfolgt. Die Menge der verfügbaren Synovialflüssigkeit wiederum ist von der funktionellen Betätigung des Gelenkes, also von seiner Bewegung abhängig.

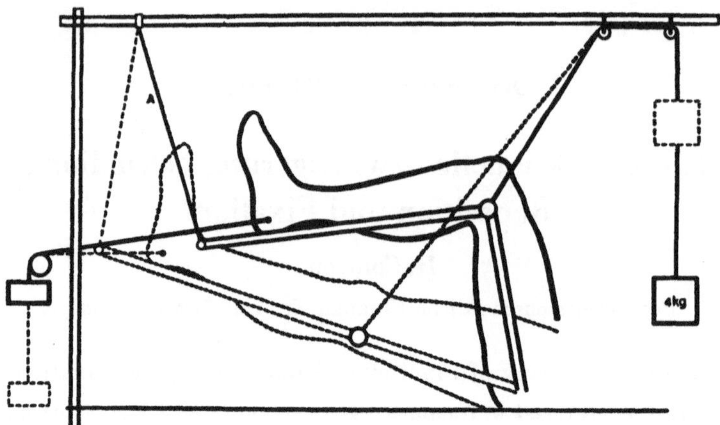

Abb. 1*. Schema der sog. „kleinen Frankfurter Bewegungsschiene"

Aus dieser kurzen Aufzählung bekannter Zusammenhänge lassen sich klare therapeutische Konsequenzen ableiten; es läßt sich damit vor allem die Forderung begründen, eine verletzte, auch eine frakturierte Gliedmaße nach Abklingen der Ödemphase, also mit dem Beginn der Reparationsvorgänge soweit als möglich aktiv zu bewegen. Dies gilt insbesondere für Frakturen mit Gelenkbeteiligung; selbst bei exakter Rekonstruktion der verletzten Gelenkfläche muß sonst mit einer bleibenden Funktionseinbuße durch narbige Schrumpfung der Gelenkweichteile und durch qualitativ unzureichende Ausheilung des Gelenkknorpels gerechnet werden. Die frühfunktionelle Behandlung von gelenkbeteiligenden Frakturen, ob nach operativer Rekonstruktion oder bei konservativer Therapie ist in jedem Fall anzustreben. (Demonstration eines Schienbeinkopf-Depressionsbruches nach Osteosynthese auf der Bewegungsschiene.)

Natürlich wird die Forderung nach frühzeitiger aktiver Bewegung der frakturierten Funktionseinheit durch eine sachgerechte, übungsstabile Osteosynthese in idealer Weise erfüllt. Eine solche übungsstabile Osteosynthese ist aber häufig aus unterschiedlichen Gründen und vor allem im epiphysären Knochenbereich nicht möglich. Wir wissen von Charnley, daß die dabei stets beteiligte Spongiosa nur an Stellen direkten und ständigen Kontaktes der Trabekel, dann aber trotz nur geringer osteogener Aktivität bald ohne merkbaren Substanzverlust konsolidiert. (Demonstration einer Schienbeinkopfimpressionsfraktur mit Spongiosazertrümmerung, behandelt in der Bewegungsschiene. Nach 8 Wochen nachweisbare Konsolidierung der Spongiosa, während der Frakturspalt in der Corticalis bei gleichzeitigem hohen Tibiabruch noch dargestellt ist.)

Für gelenknahe oder gelenkbeteiligende Frakturen, die einer operativen Behandlung nicht zugänglich sind, bei denen keine Druckosteosynthese möglich oder eine exakte Rekonstruktion der Gelenkfläche nicht zu erwarten ist, bietet die frühfunktionelle Behandlung eine echte Alternative.

---

* Die schematischen Darstellungen wurden von Dr. R. Bimler, Cuxhaven, zur Verfügung gestellt.

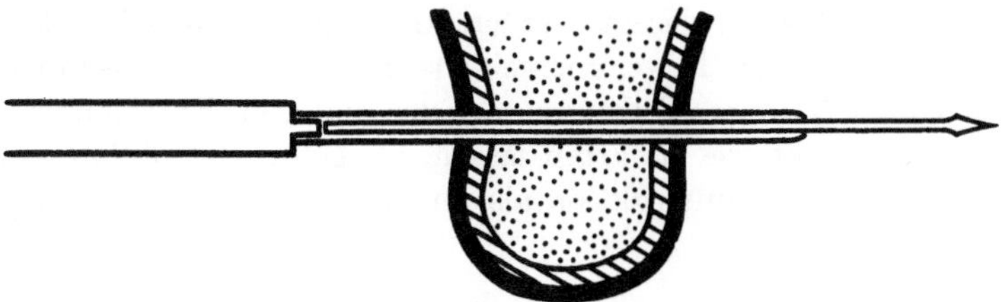

Abb.2. Schema des sog. „Röhrchendrahtes" für die Dauerextension in der Bewegungsschiene

An der unteren Extremität ist die frühzeitige Bewegungsbehandlung natürlich nur mit Hilfsmitteln, mit einer sog. Bewegungsschiene möglich. Dabei wird das Bein in der schwebend aufgehängten Schiene gelagert und es wird durch ein Gegengewicht eine nahezu schwerelose aktive Bewegung ermöglicht (Abb.1). Durch Neutralisation des Eigengewichtes, bei Fragmentverschiebungen oder bei notwendiger Entlastung des verletzten Gelenkes durch zusätzliche Dauerextension kann der unter Längszug gebrachte Weichteilzügel durch Synchronisation der antagonistischen Muskelgruppen die Fragmente nicht nur ausreichend immobilisieren, sondern durch funktionsgemäße Anspannung auch dynamisch komprimieren und — bei Gelenkfrakturen intakte Bandverhältnisse vorausgesetzt — auch reponieren. (Demonstration eines Schienbeinkopftrümmerbruches mit erheblicher Dislokation der Fragmente, frühfunktionell auf einer Bewegungsschiene behandelt; Zustand und Beweglichkeit nach 7 Jahren.)

Im Grunde stellt diese, von Bimler perfektionierte, frühfunktionelle Frakturbehandlung eine Weiterentwicklung der von Bardenheuer bereits 1889 inaugurierten, von Steinmann und Kirschner vervollständigten Dauerzugbehandlung von Frakturen langer Röhrenknochen dar. Als sinnvolle Neuerung ist außer der Entwicklung einer beweglichen Schiene mit Kontergewicht vor allem auch die Anbringung eines beweglichen Längszuges durch die sog. Röhrchendrahtextension (Abb. 2) hervorzuheben.

Die Indikation für eine frühfunktionelle Behandlung von Frakturen an der unteren Extremität ist vor allem bei den Lokalisationen ohne direkt einwirkenden oder mit leicht zu neutralisierendem Muskelzug gegeben. In der Praxis kommen dafür vor allem Knochenbrüche im Bereich des Knie- und Hüftgelenkes, am körperfernen Schienbeinende sowie Trümmerfrakturen des Fersenbeines, also vor allem eben Spongiosafrakturen in Betracht. Nach übungsstabiler Konsolidierung der Fraktur, nach Erreichung einer uneingeschränkten Gelenkbeweglichkeit und insbesondere nach völligem Abklingen der Weichteilschwellung im Frakturbereich kann — wenn noch erforderlich — ohne Gefahr einer erneuten Gelenksteife noch eine abschließende Immobilisierung der Bewegungseinheit im Gipsverband erfolgen.

An der oberen Extremität bewirkt das Eigengewicht des herabhängenden Armes den gleichen Effekt, wie dieser am Bein durch das Hilfsmittel „Bewegungsschiene" erreicht werden kann. Bei der von Pölchen entwickelten funktionellen Behandlung der subkapitalen Humerusfraktur gilt ja bereits der Name als Synonym für die Methode.

Zusammenfassend kann gesagt werden, daß die frühfunktionelle Knochenbruchbehandlung auf der Bewegungsschiene mit ihrem Repositionseffekt bei
gelenkbeteiligenden Trümmerfrakturen an der unteren Extremität, die keine
übungsstabile Osteosynthese erwarten lassen, als echte Behandlungsalternative,
nach operativer Gelenkrekonstruktion als unverzichtbarer Behandlungsbestand-
teil anzusehen ist.

Literatur

Bardenheuer, B.: Die permanente Extensionsbehandlung. Stuttgart: Enke 1889
Bimler, R.: Bewegungstherapie und frühfunktionelle Frakturbehandlung der unteren Ex-
tremität. Hauptverband der gewerblichen Berufsgenossenschaften, Bonn 1970
Charnley, J.: Die konservative Therapie der Extremitätenfrakturen. Berlin- Heidelberg-
New York: Springer 1968
Pölchen, R.: Selbstinnervationsbehandlung geschlossener Knochenbrüche. Stuttgart: Hippo-
krates 1940

Prof. Dr. H. Contzen
Berufsgenossenschaftliche Unfallklinik
D-6000 Frankfurt am Main 60
Friedberger Landstr. 430
Bundesrepublik Deutschland

Langenbecks Arch. Chir. 337 (Kongreßbericht 1974)

Die Ostheosynthese

62. Die Nagelung

C.-H. Schweikert

Unfallchirurgie der Universität Mainz

Medullary Nailing

Summary. Due to anatomical factors as well as the complications and disappointments that have been reported, medullary nailing is no longer well thought of in the treatment of fractures and pseudarthroses of the upper limbs. In contrast, nailing is often the method of choice in the case of the femur and the tibia. With respect to the indications, the author differentiates cases that are best suited, those that are well suited, those that may exceptionally be suited and those that are relatively well suited to medullary nailing. This procedure is contraindicated for the treatment of open second- and third-grade fractures with and without lesions of the blood vessels and in shooting fractures. Other contraindications are refractory cardiorespiratory insufficiency, uncontrollable metabolic disorders, severe impairment of the peripheral blood supply, and severe osteomyelitis.

Key words: Medullary Nailing, Indications.

Zusammenfassung. Aus anatomischen Gegebenheiten sowie wegen der bekannten Komplikationen und Fehlschlägen, ist der Marknagel für die Versorgung der Frakturen und Pseudarthrosen an der oberen Extremität kein probates Behandlungsprinzip mehr. An Femur und Tibiaschaft ist er vielmehr die Methode der Wahl. Es wird eine beste, gute, relative und Ausnahmeindikation unterschieden. Als die Gegenindikation zur Marknagelung sind die offenen Frakturen II. und III. Grades mit und ohne Gefäßverletzung sowie die Schußbrüche anzusehen. Daneben wäre noch eine nicht zu beherrschende kardio-respiratorische Insuffizienz, nicht regulierbare Stoffwechselstörungen, hochgradige Durchblutungsstörungen sowie eine schwere Osteomyelitis zu nennen.

Schlüsselwörter: Nagelung, Indikation.

Die Indikation zur operativen Knochenbruchversorgung wird i. allg. abhängig gemacht von der Frakturform, von der Persönlichkeitsstruktur des Patienten und schließlich von der Einstellung des Operateurs und seines Operationsbetriebes.

So wurde auch die Indikation zur Marknagelung je nach Land und Schule teils großzügiger, teils zurückhaltender gestellt. Die Zunahme der Mehrfachfrakturen und Mehrfachverletzungen brachte es mit sich, die Indikation breiter zu stellen. Aus anatomischen Gegebenheiten sowie wegen der bekannten Komplikationen und Fehlschläge ist der Marknagel für die Versorgung der Frakturen und Pseudarthrosen an der oberen Extremität kein probates Behandlungsprinzip mehr. An Femur und Tibiaschaft ist er vielfach die Methode der Wahl.

Was die Frakturform angeht, wird unterschieden zwischen: beste, gute, relative und Ausnahmeindikation (Abb. 1).

Als beste Indikation bezeichnen wir die verzögerte Frakturheilung oder die Pseudarthrose ohne wesentliche Fehlstellung im mittleren Femur und Tibiadrittel (Abb. 2).

C.-H. Schweikert

Indikation der Marknagelung

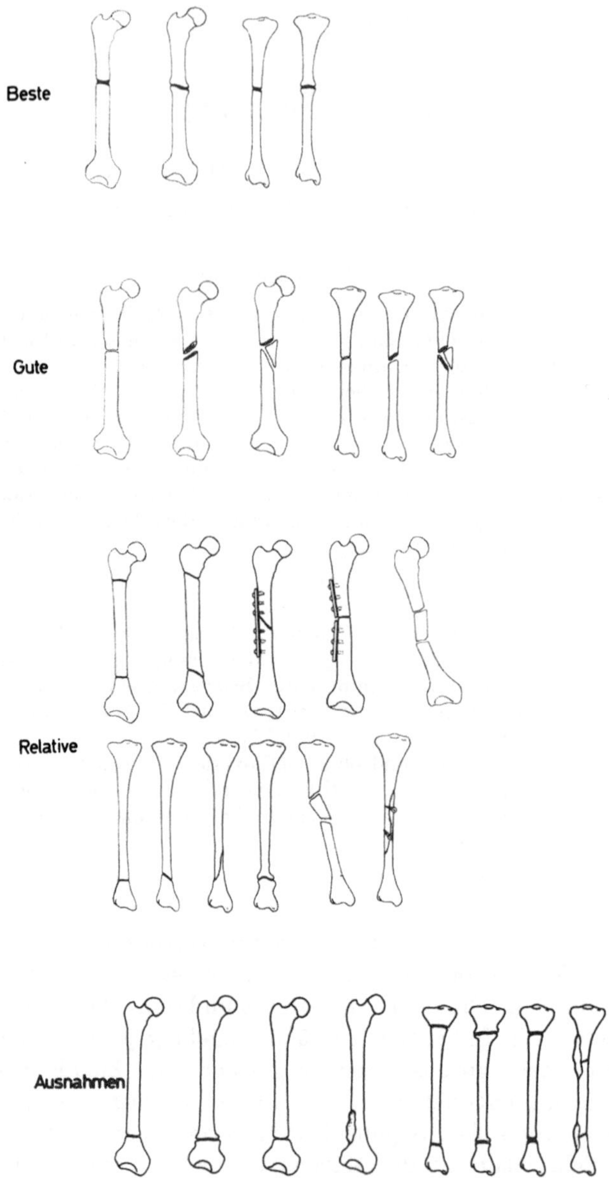

Abb. 1. Indikation der Marknagelung

Als gute Indikation sind die geschlossenen oder offenen Markfrakturen I. Grades sowie die kurzen Schrägfrakturen mit und ohne Drehkeil an Femur und Tibia sowie die Splitterfrakturen im mittleren Femurdrittel zu betrachten (Abb. 3). Bei offenen Frakturen I. Grades kann am Unfalltag eine Marknagelung ohne Auf-

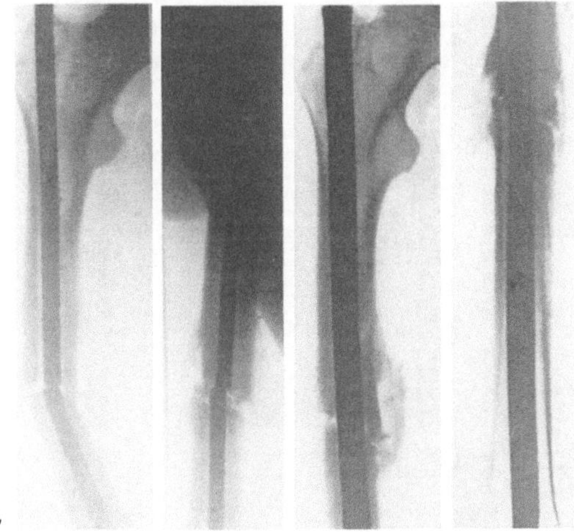

a

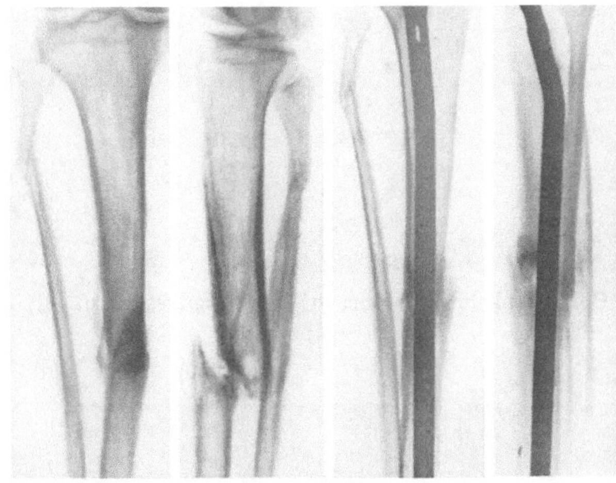

b

Abb.2. a Oberschenkelpseudarthrose mit Nagelbruch, Umnagelung; b Verzögerte
Knochenbruchheilung an der Tibia

weitung des Markraumes durchgeführt werden. Im allgemeinen bevorzugen wir
das risikoärmere Vorgehen der verzögert primären Marknagelung, also nach Abheilung der Wunde etwa in der 3. Woche.

Eine relative Indikation stellen die queren oder kurzen schrägen Frakturen
im zweiten und fünften Femursechstel, quere und kurze schräge Frakturen,
Spiralfrakturen sowie Pseudarthrosen im fünften Tibiasechstel dar (Abb. 4).

Als weitere relative Indikation wären die Stückfrakturen des Femur und der
Tibia (Abb. 5) sowie Zustände nach mißlungener Verschraubung bzw. Plattenosteosynthese und Pinnung zu nennen.

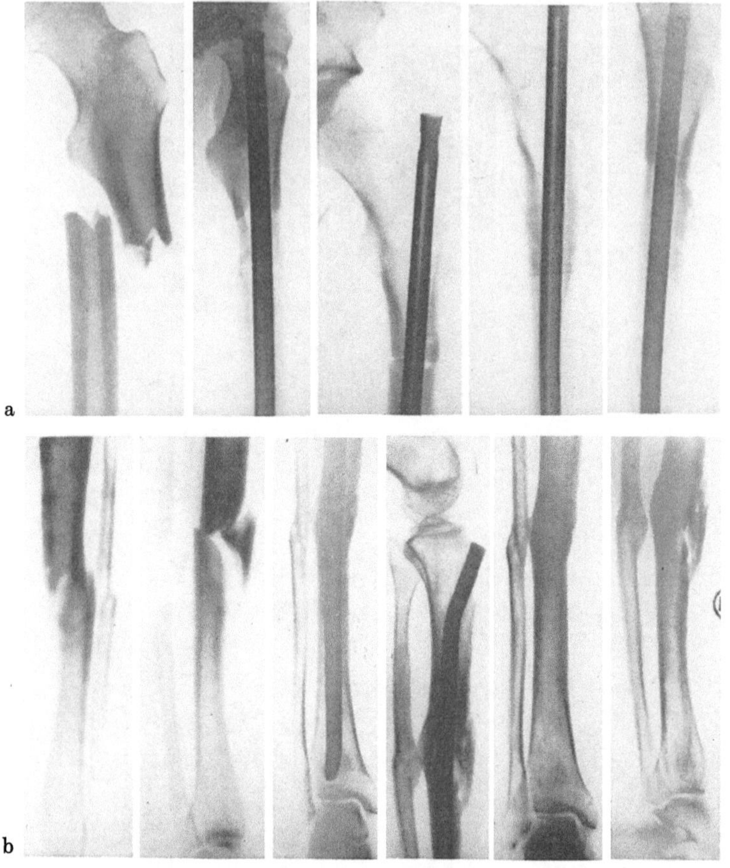

Abb.3. a Oberschenkelquerfraktur; b Unterschenkelfraktur mit Drehkeil

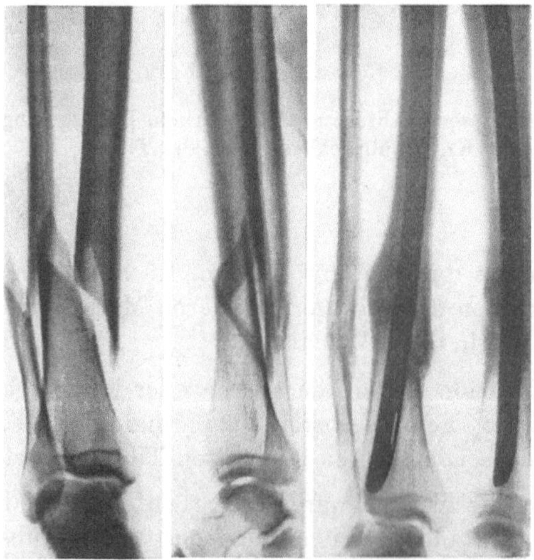

Abb.4. Spiralfraktur im fünften Tibiasechstel

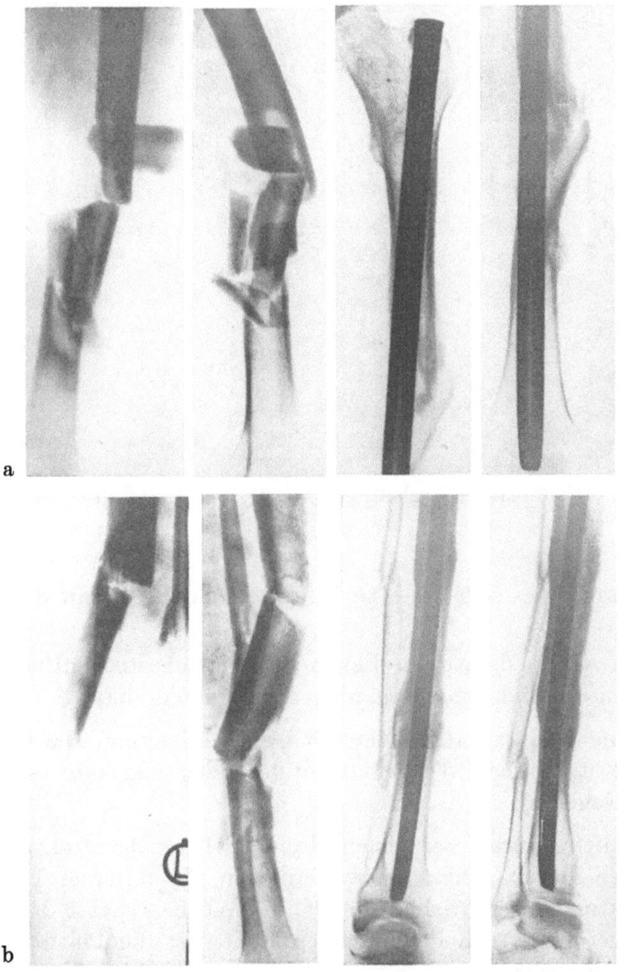

Abb. 5. a Oberschenkelstückfraktur; b Unterschenkelstückfraktur

Ausnahmeindikationen stellen die traumatischen und pathologischen Frakturen und die Pseudarthrosen im zweiten und letzten Tibiasechstel (Abb. 6) sowie im letzten Femursechstel bei schlechten Haut-Weichteil-Verhältnissen dar. Als Paliativmaßnahme gehört die Marknagelung bei Knochentumoren und drohender Fraktur ebenfalls zu den Ausnahmen.

Marknagelungen aus bester und guter Indikation sind sofort funktionsstabil und frühzeitig belastungsstabil. Bei relativer oder Ausnahmeindikation nehmen wir in vielen Fällen bewußt nur eine Lagerungsstabilität in Kauf. Auch lassen sich in derartigen Fällen fixierende Verbände, wie Extensionszug oder Gipsverband nicht vermeiden.

Anhand einer Diaserie werden Probleme, Grenzen und Gegenindikationen zur Marknagelung dargelegt.

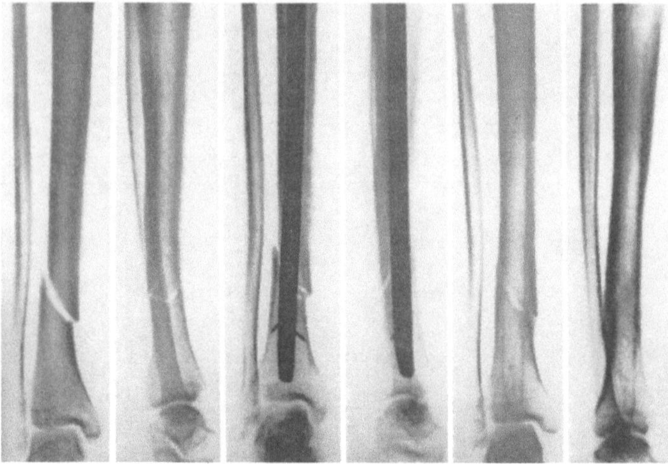

Abb. 6. Unterschenkelfraktur im letzten Tibiasechstel

Im 1. Fall handelt es sich um eine Infektpseudarthrose mit deutlicher Fehlstellung.

Heute geben wir in derartigen Fällen der Plattenosteosynthese mit gleichzeitiger Decortication und Spongiosaanlagerung den Vorzug.

2. Breit offene Femurschaftfraktur mit Gefäßverletzung. Die Fraktur wurde mit einer Platte stabilisiert. Wegen vorzeitiger Belastung kam es zum Plattenbruch, deshalb Nagelung.

3. Femurschaftfrakturen bei gleichzeitiger Schenkelhalsfraktur lassen sich primär mit einer Marknagelung nicht versorgen. In unserem Fall wurde die Schenkelhalsfraktur konservativ behandelt und Wochen später dann eine Marknagelung durchgeführt. Auch in derartigen Fällen ist die Plattenosteosynthese dem Marknagel überlegen.

4. Hier handelt es sich um einen Zustand nach alter proximaler Femur- und Schenkelhalsfraktur mit ebonisierter Markhöhle bei frischer, noch nagelgerechter Fraktur. Auch hier war eine Plattenosteosynthese notwendig.

5. Insbesondere bei Mehrfachfrakturen im Bereich des Beckens und der unteren Extremität sind der Marknagelung Grenzen gesetzt.

6. Dieses Beispiel zeigt gewissermaßen die Grenzen der konservativen und operativen Behandlungsmöglichkeiten auf: Wegen einer verzögerten Frakturheilung der Tibia wurde eine Küntscher-Nagelung durchgeführt. Anschließend die atrophische Pseudarthrose mit einem Corticalisspan behandelt. Wegen Fortbestehen der Pseudarthrose Anlegen einer AO Platte. Nach Plattenbruch Einschlagen eines dicken Marknagels. Nachdem dann auch der Nagel gebrochen war, kam es schließlich 15 Jahre nach dem Unfall zur Ausheilung der Unterschenkelfraktur. Heute würde man in einem solchen Fall primär eine Plattenosteosynthese bei gleichzeitigem Spongiosablock durchführen. Als die Gegenindikation zur Marknagelung sehen wir die offenen Frakturen II. und III. Grades mit und ohne

Gefäßverletzung sowie die Schußbrüche an. Daneben wäre noch eine nicht zu beherrschende cardiorespiratorische Insuffizienz, nicht regulierbare Stoffwechselstörungen, hochgradige Durchblutungsstörungen sowie eine schwere Osteomyelitis zu nennen. Während ein höheres Lebensalter i. allg. keine Gegenindikation zur Marknagelung darstellt, ist eine echte Marknagelung, also mit Aufbohren des Markraumes, am wachsenden Skelet auch zur Behandlung der Femurfrakturen nicht indiziert. Was die Marknagelung im Kindesalter betrifft, so ist die überwiegende Mehrzahl der Unfallchirurgen erfreulich zurückhaltend.

Die von Küntscher (1940) eingeführte und in den folgenden Jahrzehnten in Indikation und Technik weiterentwickelte Marknagelung bleibt nach wir vor — und das hoffentlich nicht nur in unserem Lande — die Methode der Wahl für die überwiegende Anzahl der Schaftfrakturen an Femur und Tibia. Die Frage der Indikation ist nach Küntscher ein rein mechanisches Problem, nämlich ob die Bruchstücke die feste Vereinigung durch einen Nagel gestatten. Dies trifft sicher aus bester und guter Indikation bei Solitärfrakturen zu. Die Mehrfachfrakturen und Mehrfachverletzungen z. B. haben jedoch ihre eigene Problematik. In derartigen Fällen wird man immer wieder aus relativer oder gar Ausnahmeindikation eine Nagelung durchführen. Die gedeckte Marknagelung ist und bleibt für uns *das* Behandlungsprinzip der Schaftfrakturen im Bereich der unteren Extremität.

Prof. Dr. C.-H. Schweikert
Unfallchir. Univ.-Klinik
D-6500 Mainz
Langenbeckstr. 1
Bundesrepublik Deutschland

Langenbecks Arch. Chir. 337 (Kongreßbericht 1974)

63. Die Verplattung

K. H. Jungbluth

Unfallchirurgische Abteilung des Universitätskrankenhauses Hamburg-Eppendorf

The Plate Fixation

Summary. The main general indications for plate fixation, which if possible is performed as a compression plate fixation, are open fractures, damage to important nerves and vessels, multiple injuries and old age. A complex of local factors-localization, type of fracture and shaft localization—determines, moreover, preference for this over other methods of treatment (conservative methods, intermeduallary shaft fixation). The advantages of modern fixation and the prevention of complications are obtained by accurate determination of the indications with reference to the individual conditions of the patient and the injury; the dangers of modern fixation can thus be avoided.

Key words: Compression Plate Fixation, Indications.

Zusammenfassung. Allgemeine Indikationen zur Plattenosteosynthese, die heute nach Möglichkeit als Kompressionsosteosynthese ausgeführt wird, stellen vor allem offene Frakturen, Begleitverletzungen großer Nerven und Gefäße, Mehrfachverletzungen und Probleme höheren Lebensalters dar. Ein Komplex lokaler Faktoren — Gliedmaßenabschnitt, Frakturtyp und Lokalisation an den Röhrenknochen — bestimmt darüberhinaus die Abgrenzung gegenüber anderen Therapieformen (konservative Verfahren, Markraumschienung). Durch eine Indikationsstellung, die sorgfältig den individuellen Bedingungen des Verletzten und der Verletzung angepaßt ist, können einerseits die Vorteile der modernen Osteosynthese ausgeschöpft, andererseits deren Gefahren vermieden werden.

Schlüsselwörter: Plattenosteosynthese, Indikationen.

Die Indikation zur Plattenfixation wird bestimmt von der unterschiedlichen Anwendungsmöglichkeit dieser Osteosyntheseform. Neben der einfachen Adaptation der Fragmente und deren Stabilisierung durch eine angelagerte Platte steht uns seit Danis die Kompressionsosteosynthese zur Verfügung, die es erlaubt, den interfragmentalen Druck mit der Plattenfixation zu kombinieren. Die Kompressionswirkung wird erreicht entweder in axialer Richtung durch Zug an der Platte oder durch das Prinzip der „Zugschraube", bei dem die Kompression über die Schraube selbst ausgeübt wird, während die Platte lediglich der Neutralisation des Frakturbereiches dient.

Muß auf die stabilisierende Wirkung der Kompression verzichtet werden, kombinieren wir die Plattenfixation mit einer autologen Spongiosaplastik oder verwenden die Platte im Sinne einer Abstützplatte zur Sicherung der reponierten Fragmente.

Entsprechend der Themensetzung richten wir unser Augenmerk auf die Röhrenknochen. In Konkurrenz zur Marknagelung hat hier die Plattenosteosynthese zwar ein breiteres Anwendungsgebiet, ist aber gegenüber der Markraumschienung weniger robust.

Wegen der geringen Belastbarkeit stehen im Vorfeld der Indikationsstellung Betrachtungen zur Persönlichkeitsstruktur des Verletzten. Kompressionsosteosynthesen setzen Mitarbeit und Einsicht des Patienten, zumindest aber dessen Diszipliniertheit voraus. Nur so können Übungsbehandlung und dosierte Belastung der Gliedmaßen ordnungsgemäß realisiert werden.

Dankbar sind in dieser Hinsicht besonders Sportler und agile Personen. Wir führen — von Ausnahmen abgesehen — daher auch Plattenosteosynthesen lieber bei Männern durch als bei Frauen. Einmal zeigen Männer ohnehin größere natürliche Bewegungs- und Übungsaktivität, zum anderen fällt es Frauen nach Verletzungen der unteren Gliedmaßen wesentlich schwerer, mit voller oder teilweiser Entlastung des Beines zu gehen.

Unter den *allgemeinen Indikationen* zur Plattenosteosynthese nehmen die *offenen Frakturen* heute eine führende Stellung ein. Angesichts der Tatsache, daß die Infektionsrate nach Burri u. Schweikert — wie auch im eigenen Krankengut — auf Werte zwischen 3 und 4 $^0/_0$ gesenkt werden konnte, verstummen die Zweifel an der Zweckmäßigkeit der operativen Behandlung mehr und mehr.

Bis auf wenige Ausnahmen — wie beispielsweise am Oberschenkel — verzichten wir seit mehreren Jahren bei offenen Frakturen aller Schweregrade auf die Markraumschienung zugunsten der Plattenosteosynthese. Wir fürchten die schwere Frühkomplikation der Markraumphlegmone. Die Behandlung des lokalisierten Infektes im Bereich des Bruchspaltes bzw. der angelagerten Platte erscheint uns demgegenüber problem- und gefahrloser.

Untersuchungen Schweikerts stützen unsere Auffassung auch hinsichtlich der Infektionshäufigkeit, die bei Plattenfixation deutlich geringer ist als bei Markraumschienung.

Bei offenen Frakturen muß die Plattenosteosynthese oft unter Verzicht auf Fragmentkompression durchgeführt werden, da Trümmerzonen häufig sind und devitalisierte Corticalisfragmente durch autologe Spongiosa ersetzt werden müssen.

Eine zwingende Indikation zur Osteosynthese geben *Begleitverletzungen der großen Nerven und Gefäße.* Absolute Gewebsruhigstellung ist eine wesentliche Voraussetzung für die Restitution der Strom- und Leistungsbahnen. Wir geben auch hier der Platte gegenüber dem Nagel den Vorzug, da sich einerseits eine größere Rotationsstabilität erzielen läßt, andererseits eine lokale Revision ohnehin erforderlich wird.

Zu den allgemein anerkannten Indikationen für die operative Knochenbruchbehandlung zählen vor allem die *Mehrfachverletzungen.* Bei ihnen wird die Wahl des Osteosyntheseverfahrens gelegentlich von der abweichen müssen, die bei Einzelverletzungen üblich ist.

So kann es bei einem Quer- oder kurzen Schrägbruch des Unterschenkels zweckmäßig sein — statt einer Marknagelung — die Kompressionsosteosynthese durchzuführen, etwa dann, wenn sich hierdurch Lagerungsschwierigkeiten bei der Operation vermeiden lassen.

Auf die Bedeutung der Osteosynthese für Verletzte höheren Alters wird Herr Schneider ausführlich eingehen.

Für die Plattenfixation ergeben sich hinsichtlich der mangelnden Belastungsstabilität Schwierigkeiten. Einerseits ist gerade bei älteren Leuten die frühfunktionelle Therapie zur Wiedererlangung freier Beweglichkeit von großer Bedeutung, andererseits vermögen alte Menschen nicht unter Zuhilfenahme von Gehstützen einen entlasteten Gang zu realisieren. In dieser Situation ist — trotz temporärer Immobilisation — ein frühzeitig angelegter Gehgipsverband erforderlich.

Ein zweiter Bereich von Indikationen wird bestimmt durch Lokalisation und Typ des Knochenbruches. Plattenosteosynthesen werden bevorzugt im proximalen und distalen Abschnitt der Schaftfrakturen durchgeführt, dort, wo sich die Markhöhle weitet und der Nagel trotz Aufbohrens keinen formschlüssigen Halt im spongiösen Bereich des Knochens findet.

Vom Bruchtyp her sind lange Schrägbrüche, Stück- und Etagenfrakturen für die Plattenversorgung besonders geeignet.

Nahezu alle Autoren betrachten die Osteosynthese im proximalen und mittleren Humerusschaftbereich als überflüssig. Lediglich bei verzögerter bzw. gestörter Bruchheilung und doppelseitigen Armverletzungen, vor allem aber bei Begleitverletzungen an Nerven und Gefäßen ist die operative Versorgung angezeigt. Wegen der hohen Rotationsstabilität ist die Plattenosteosynthese der Markraumschienung überlegen. Bei entsprechender Ausbildung des Operateurs sollte die topographische Lagebeziehung des N. radialis zum Humerus die Operationsindikation nicht beeinträchtigen.

Für distale Schaftfrakturen des Humerus stellen wir die Operationsindikation relativ häufig. Gelingt es auf konservativem Wege nicht, eine ausreichende Fragmentstellung zu erzielen und zu fixieren, sollte im Hinblick auf die frühfunktionelle Behandlung des benachbarten Ellenbogengelenkes von der Kompressionsosteosynthese Gebrauch gemacht werden.

Zur klassischen Indikation hat sich die Osteosynthese der verschobenen Unterarmfraktur entwickelt. Die Wiedererlangung der vollen Rotationsbeweglichkeit des Unterarmes setzt eine möglichst exakte Rekonstruktion des Radius und der Ulna voraus. Wegen der mangelnden Drehstabilität und des schwierigen Ausgleichs der individuellen Biegungen der Unterarmknochen ist die Markraumschienung am Unterarm unzweckmäßig.

Abgesehen von manchen Querfrakturen kommt es bei Unterarmbrüchen im Gipsverband häufig zu Sekundärdislokationen. Auch ohne vorausgegangenen konservativen Behandlungsversuch ist aus diesem Grunde die Sofort-Osteosynthese angezeigt.

Nur in Ausnahmefällen führen wir die Plattenosteosynthese am Oberschenkel durch. Den außerordentlich starken muskulären und statischen Kräften, die auf den Oberschenkel einwirken, ist die Platte nur selten gewachsen, auch wenn sie als Zuggurtung an der Außenseite des Oberschenkels angelegt wird. Ist eine solche Osteosynthese wegen eines Trümmerbruches oder Substanzdefekten dennoch erforderlich, sollte man der Stabilisierung durch bilaterale Kompression mit Doppelplatten den Vorzug geben und eine rasche knöcherne Heilung durch primäre autologe Spongiosaplastik sichern. Wegen der starken Spongiosierung der Corticalis und der Gefahr der Refraktur muß die Entfernung der Implantate in solchen Fällen schrittweise erfolgen. Anlaß zur reinen Plattenosteosynthese am Oberschenkel geben Brüche des distalen Drittels soweit die Corticalis in diesem Bereich noch ausreichend dick ist und eine sichere Verankerung der Schrauben gewährleistet.

Umstritten und problematisch ist nach wie vor die Indikationsstellung zur Plattenosteosynthese am Unterschenkel bzw. an der Tibia. Es darf nicht vergessen werden, daß die konservative Therapie bei geeigneten Bruchformen hier zu guten und sehr guten Behandlungsergebnissen führt. Bestimmte Frakturen im mittleren Drittel (Querbrüche und kurze Schrägbrüche) erlangen nach Marknagelung frühzeitige Belastungsstabilität. Es bleiben für die Plattenosteosynthese die langen Schräg- und Stückbrüche sowie Brüche im proximalen und distalen Drittel.

In hohem Maße ist die Indikation zur operativen Knochenbruchbehandlung am Unterschenkel durch komplizierende Weichteilverletzungen gegeben. Der Anteil der offenen Frakturen beträgt im eigenen Krankengut am Unterschenkel rd. 40 %.

Hervorhebung verdient bei offenen Unterschenkelfrakturen II. und III. Grades die Kombination von Plattenfixation mit ausgedehnter autologer Spongiosaplastik. Auf diese Weise können vor allem schwerverletzte Unterschenkel erhalten werden, deren Rekonstruktion noch vor etwa 10 Jahren undenkbar war. Diese extremen Erhaltungsversuche erfordern lange und aufwendige Behandlung. Führt der Versuch nicht zum Ziel, muß rechtzeitig amputiert werden ehe ein komplikationsreicher Verlauf den Patienten vital gefährdet.

Rehn und Weller haben darauf hingewiesen, daß eine konservative Behandlung einer schlechten operativen vorzuziehen ist. Das schließt die schwierige und vielschichtige Indikation zur Plattenosteosynthese ein. Noch so brilliante operative Technik vermag nicht Fehler auszugleichen, die in der Indikationsstellung und Behandlungstaktik gemacht werden.

Prof. Dr. K. H. Jungbluth
Abt. für Unfallchirurgie
Universitäts-Krankenhaus
D-2000 Hamburg-Eppendorf
Martinistraße 52
Bundesrepublik Deutschland

Langenbecks Arch. Chir. 337 (Kongreßbericht 1974)
© by Springer-Verlag 1974

64. Gelenknahe Frakturen

G. Hierholzer

Berufsgenossenschaftliche Unfallklinik Duisburg-Buchholz

Juxta-Articular Fractures

Summary. The author reports the typical mechanisms resulting in dislocations in juxta-articular fractures. Analysis of his own patients over 18 months shows, in which spheres the problem of treatment is especially relevant. Internal fixation is necessary for the treatment of fractures near joints, and stability during movement should be attained. The typical methods of operative treatment are shown with line drawings and X-ray slides of clinical cases.

Key words: Juxta-Articular Fractures — Internal Fixation — Movement Stability.

Zusammenfassung. Es wird über die typischen Mechanismen berichtet, die bei gelenknahen Frakturen zur Dislokation führen. Die Aufschlüsselung des eigenen Krankengutes der letzten $1^1/_2$ Jahre zeigt, an welchen Bereichen das Behandlungsproblem klinisch besonders relevant wird. Bei gelenknahen Frakturen ist die Osteosynthese als Behandlungsmaßnahme zu fordern, Übungsstabilität ist anzustreben. Es werden die typischen operativen Behandlungsverfahren für den jeweiligen Bereich mit Strichzeichnungen dargestellt und ergänzend klinische Beispiele mit Diapositiven von Röntgenbildern gezeigt.

Schlüsselwörter: Gelenknahe Fraktur — Osteosynthese — Übungsstabilität.

Bei der gelenknahen Fraktur ist die Erhaltung der Funktion meist an eine übungsstabile Fixation des reponierten kurzen Bruchstückes gebunden. Die Stabilität ist nicht nur anzustreben, um eine möglichst kurzdauernde Knochenbruchheilung zu erzielen, wichtiger ist es, die dislozierende Kraft an dem kurzen Bruchstück zu neutralisieren, um damit Fehlstellungen zu vermeiden. Pathophysiologisch ist die Fehlstellung insofern von Bedeutung, als sie unter Umständen längere Zeit kompensiert wird und erst mit der Ausbildung einer sekundären Arthrose zu subjektiven Beschwerden führt. Die Übungsstabilität ist jedoch auch zur Erhaltung der Gleitschichten in der Gelenkumgebung erforderlich.

Aus zwei Gründen ist das klinische und biomechanische Behandlungsproblem an der unteren Extremität größer als an der oberen Gliedmasse:

1. ist die dislozierende Wirkung der in Gelenknähe sehr kräftig ausgebildeten Muskeln größer und

2. führt die höhere Druckbelastung bei einer Fehlstellung schneller zur Arthrose.

Während wir bei gelenknahen Frakturen an der unteren Extremität grundsätzlich die Indikation zur Osteosynthese stellen, ergibt sich für die obere Gliedmasse ein differenzierteres Bild, hier beispielhaft dargestellt für den proximalen Oberarm, bei dem die wichtigsten, zur Dislokation in Frage kommenden Muskeln distal des gelenknahen Anteils ansetzen und damit eher stabilisierend wirken. Unsere Indikation zur Behandlung der gelenknahen Frakturen an der oberen Extremität ist im nächsten Schema wiedergegeben, proximal also nur unter diesen

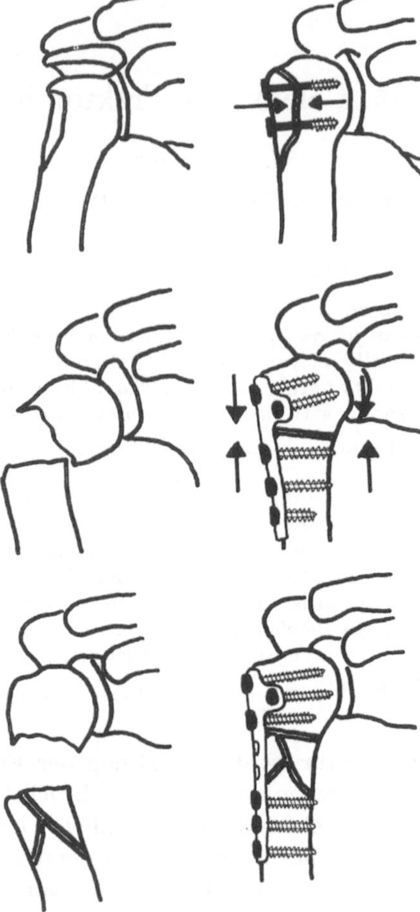

Abb. 1. Schematische Darstellung von Behandlungsverfahren bei schultergelenknahen Oberarmbrüchen. *Indikation* s. Text

Bedingungen, distal ist der Hebelarm der ansetzenden Muskeln zu groß, um eine ausreichende Ruhigstellung mit einem Gipsverband zu erzielen. Am distalen Radius stellen wir die Indikation zur Osteosynthese nur bei der instabilen Fraktur und sekundären Dislokation.

Die Indikationsstellung hat also in der ersten Linie die Frage zu lösen, wie das kurze gelenknahe Bruchstück möglichst übungsstabil fixiert werden kann. — Wenn wir die besondere anatomische Struktur der metaphysären Bereiche und deren Lokalisation betrachten, so scheidet die Fixation mit einem intramedullär gelegenen Kraftträger meist aus. Wir wenden vielmehr das Kompressions- und das Neutralisationsprinzip an. Die Kompression kann interfragmentär mit Zugschrauben oder nach Weber mit einem Zuggurtungsdraht erfolgen, sie kann auch in axialer Richtung verwirklicht werden, dann möglichst mit einer Zuggurtungsplatte und schließlich die abstützende Osteosynthese bei einer Stückfraktur dann meist in Verbindung mit einer Spongiosaplastik.

Tabelle 1

THERAPIE "GELENKNAHER" FRAKTUREN

OBERE EXTREMITÄT	KONSERVATIV	OPERATIV
OBERARM PROXIMAL	+	TUBERCULUMABRISS REPOSITIONSHINDERNIS FEHLSTELLUNG 30^0 (SAGIT., FRONT.) 20^0 (ROT.)
DISTAL	-	+
UNTERARM PROXIMAL	-	+
DISTAL (RADIUS)	+	VERKÜRZUNG SEKUNDÄRE DISLOKATION
DISTAL (ULNA)	-	+

Tabelle 2

OPERATIV BEHANDELTE GELENKNAHE FRAKTUREN
(EINSCHLIESSLICH KOMBINATIONSVERLETZUNGEN)
N = 272 (1.8.72 - 31.12.73)

	PROXIMAL	DISTAL	GESAMT
OBERARM	4	28	32
UNTERARM	5	41	46
OBERSCHENKEL	53	24	77
UNTERSCHENKEL	33	84	117

Bei den nun folgenden Beispielen ist es aus Zeitgründen nur in einigen Fällen möglich Verlaufsbilder zu zeigen. Hier eine derartige abstützende Osteosynthese mit einer T-Platte am proximalen Oberarm. Reicht die Fraktur weiter distal, so kann die Osteosynthese in dieser Form variiert werden.

Ein Beispiel nun für den distalen Oberarm, an dem wir in Übereinstimmung mit meinem Lehrer Rehn die Osteosynthese dorsal durchführen, weil sie an der Zugspannungsseite zu größerer Stabilität führt, hier ergänzt durch eine autologe Spongiosaplastik.

Am distalen Radius bevorzugen wir — unter gegebener Indikation — gegenüber der früher vorgeschlagenen Spickdrahtosteosynthese die Fixation mit einer kleinen Abstützplatte nach Aufrichtung des Massivs mit Spongiosa.

Die nächste Tabelle zeigt unser diesbezügliches Krankengut der letzten $1^1/_2$ Jahre der Klinik in Duisburg. Zahlenmäßig stehen also die gelenknahen Frakturen der unteren Extremität im Vordergrund, besonders im hüftgelenknahen Bereich und am distalen Unterschenkel.

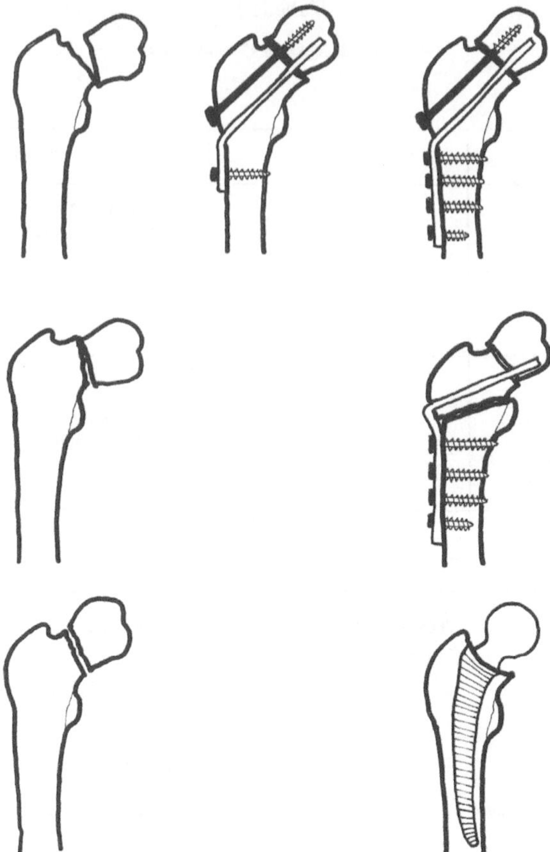

Abb. 2. Schematische Darstellung von Behandlungsverfahren bei hüftgelenknahen Oberschenkelbrüchen

Im oberen Schema ist zunächst dargestellt, wie das kurze hüftgelenknahe Bruchstück übungsstabil fixiert werden kann (nach Absprache mit Herrn Weber unter Einbeziehung der medialen Schenkelhalsfraktur). Dies kann entsprechend den Zeichnungen der ersten Reihe erfolgen, bei osteoporotischem Knochen kann die Stabilität durch eine längere Platte erhöht werden. — Bei steilem Bruchverlauf und gleichzeitiger Varusstellung ist zur Umwandlung der Scherkräfte in Druckkräfte und zur Ausschaltung des freien Kippmomentes die intertrochantere Valgisierungsosteotomie erforderlich und beim alten Menschen schließlich die Indikation zur Prothese gegeben.

Hierzu einige Beispiele: Eine Schenkelhalsfraktur in der skizierten Weise versorgt, besteht bereits eine Einkeilung in Valgusstellung, so führen wir die Osteosynthese nur mit der 1 Loch-Platte durch — und schließlich ein Verlaufsbild nach einer valgisierenden Umstellung entsprechend dem Schema.

Die Indikation zur Osteosynthese bei der per- und subtrochanteren Fraktur ist im nächsten Schema dargestellt. Bei der pertrochanteren Fraktur also die Gleitosteosynthese mit einer 130 Grad-Platte und bei der subtrochanteren Frak-

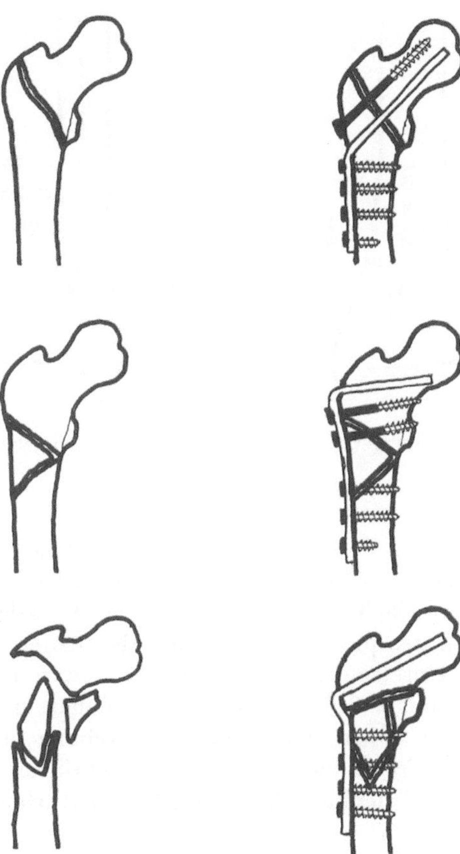

Abb. 3. Schematische Darstellung von Behandlungsverfahren bei per- und subtrochanteren Oberschenkelbrüchen

tur nach dem Zuggurtungsmechanismus mit der Kondylenplatte. Die Kondylenplatte wird auch bei bis in den Trochanter reichenden schräg verlaufenden Brüchen empfohlen. Unserer Auffassung nach erreicht man damit im Bruchbereich keine ausreichende Kompression, außerdem ist die Klinge bei der verletzten äußeren Corticalis im wesentlichen nur in der Spongiosa verankert, die nach Ritter u. Grünert aber nur 15—25 kp aufnehmen kann. — Auch die erforderliche Aufrichtung bei einer medialen Trümmerzone führen wir nicht mit einer 130—160-Grad-Platte, sondern in dieser Form durch, die ebenfalls eine Medialisierung und breite Abstützung erbringt bei besser dosierbarer Valgisierung.

Auch dazu zwei Beispiele: Bei dieser bis in den Trochanter verlaufenden Fraktur also die Osteosynthese mit der 130 Grad-Platte unter medialer Spongiosaanlagerung und im nächsten Beispiel bei der querverlaufenden subtrochanteren Fraktur die Osteosynthese mit der Kondylenplatte.

Am distalen Femur und der proximalen Tibia sind nicht nur die physiologischen Achsen zu berücksichtigen, der metaphysäre Bereich muß bei einer Trümmerzone ausreichend abgestützt werden. Am distalen Femur kann dies nicht allein

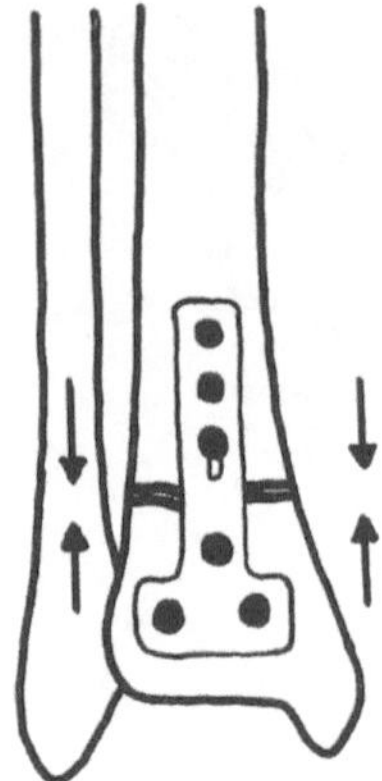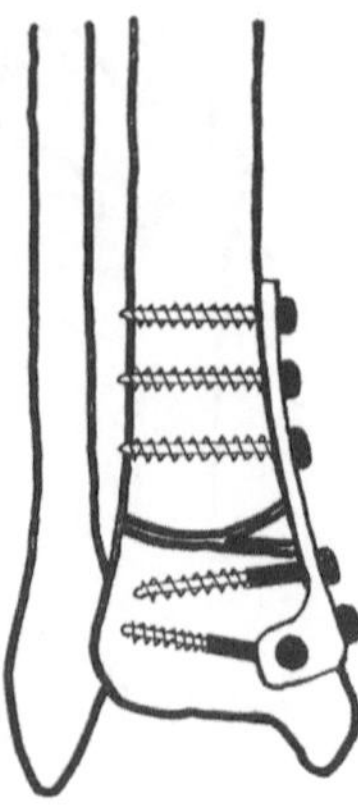

Abb. 4. Schematische Darstellung von Behandlungsverfahren bei gelenknahen distalen Tibia-
brüchen

mit einer Osteosynthese an der Zugspannungsseite erfolgen, es muß medial die
Abstützung gewährleistet sein, es kommt sonst wie hier zum Plattenbruch —
Abheilung der Fraktur nach Reintervention und medialer Spongiosaplastik.
Entsprechendes gilt für den proximalen und distalen Unterschenkel.

Besonders für den Unterschenkel sollte auf die weitere methodische Möglichkeit der Osteosynthese mit äußeren Spannern bei offenen und infizierten Frakturen hingewiesen werden. Über eine Dreieckverstrebung erzielt man ebenfalls
Stabilität ohne jedoch Fremdmaterial in den eigentlichen Verletzungsbereich
bringen zu müssen. Die Gelenküberbrückung wird natürlich und selten durchgeführt.

Noch ganz kurz zum distalen Unterschenkel, an dem wir ebenfalls nach den
obengenannten Prinzipien vorgehen. Die abstützende Osteosynthese ist ja insbesondere wegen der Gefahr der Varusfehlstellung erforderlich. Besteht medial
aber keine Trümmerzone, so führen wir die Osteosynthese ventral also an der Zugspannungsseite durch.

Ich hoffe damit einen kurzen Überblick über unsere Therapie der gelenknahen
Fraktur gegeben zu haben.

Priv.-Doz. Dr. G. Hierholzer
Berufsgenossenschaftl. Unfallklinik
D-4100 Duisburg 28
Großenbaumer Allee 250
Bundesrepublik Deutschland

Langenbecks Arch. Chir. 337 (Kongreßbericht 1974)

65. Indikation zur Osteosynthese der Gelenkfraktur

B. G. Weber

Klinik für Orthopädie und Chirurgie des Bewegungsapparates, Kantonsspital St. Gallen,
Schweiz

Indications for Internal Fixation of Joint Fractures

Summary. The indications for internal fixation of joint fractures depend on several factors:
1. From the aspect of functional importance, not every joint needs the same degree of perfection of healing;
2. The difficulty of reconstruction and the probability of failure of anatomical restoration are in direct proportion to the complexity of a joint fracture;
3. Asepsis, instruments, anaesthesia, and surgical facilities in general should be optimal to allow surgical repair;
4. Sound knowledge and a good surgical technique are essential in reconstructive surgery on fractured joints.

Key words: Joint Fracture — Anatomical Restoration — Internal Fixation — Joint Congruency.

Zusammenfassung. Die Indikation zur Osteosynthese einer Gelenkfraktur ist eine äußerst relative Frage, d.h. sie hängt von vielen Faktoren ab:
1. Vom unterschiedlichen funktionellen Imperativ des verletzten Gelenkes;
2. Von der Chance einer operativen Wiederherstellung, d.h. vom Schweregrad der Verletzung;
3. Von den Behandlungsbedingungen, von der Asepsis, vom Instrumentarium, von der Anaesthesie — von der Organisation des Spitales;
4. Vom Wissen und Können des betreffenden verantwortlichen Operateurs.

Schlüsselwörter: Gelenkfraktur — Anatomische Wiederherstellung — Osteosynthese — Gelenkkongruenz.

Die Behandlung einer Gelenkfraktur muß ein Ergebnis anstreben, das einer Restitutio ad integrum möglichst nahe kommt.

Bei einer Gelenkfraktur kann von einer Restitutio ad integrum nur dann gesprochen werden, wenn die folgenden Teilziele erreicht worden sind:

1. Kompromißlose Gelenkkongruenz ohne Knorpeldefekt;
2. Vollständige Heilung von Band- und Kapselverletzungen;
3. Vitalität von Skelet und Knorpel;
4. Freie Beweglichkeit und normale Muskelkraft.

1. Gelenkkongruenz

Von der Fissur bis zur völligen Desintegration ist entweder gar keine Behandlung nötig bis zum minuziösen Wiederaufbau mit Osteosynthese. Man hüte sich vor scheinbarer Kongruenz, etwa am oberen Sprunggelenk oder bei hinterer Luxationsfraktur der Hüfte. Zur Kongruenz gehört dazu, daß mit der Osteosynthese gleichzeitig Stabilität vermittelt wird, damit nach der Reposition kein sekundäres Abgleiten eintritt. Gelenkinkongruenz und -instabilität sind deshalb Indikation zur Osteosynthese.

2. Band-, Kapselschaden

Ungenügende Heilung endet sehr oft mit Bandinsuffizienz, mit einem Schlottergelenk. Damit ergibt sich die Indikation zur Bandnaht oder zur Reinsertion, bzw. Osteosynthese von Abrißbrüchen.

3. Vitalität der Gelenkkörper

Von der Zirkulation getrennte Gelenkanteile erfordern zur Revitalisierung unverrückbaren optimalen Kontakt zum Stammfragment hin — andernfalls entsteht die Nekrose des Femurkopfes, des Corpus tali, des Radiusköpfchens usw. Die Osteosynthese ist zur Stabilisierung und damit zur Revitalisierung die wirksamste Methode und ist imstande, eine Nekrose mit sekundärer Gelenkdegeneration zu vermeiden.

4. Funktion

Gelenkbeweglichkeit und Kraft sind am besten dadurch zu erhalten, daß auf eine längerdauernde Ruhigstellung und auf eine längerdauernde Nichtbeanspruchung zum vorneherein verzichtet wird. Dies ist nun aber nur mit einer funktionellen Nachbehandlung zu erzielen. Voraussetzung dazu ist wiederum die Osteosynthese, die zum mindesten übungsstabil, noch besser teilweise funktionsstabil sein soll.

Nach dem Gesagten wäre es wünschenswert, alle nur erdenklichen Gelenkbrüche operativ-funktionell zu behandeln. Dagegen sind sofort Einschränkungen anzubringen:

1. Der Ertrag ist mit dem Aufwand der Behandlung zu vergleichen, d.h. die Frage ist zu stellen, ob mit der operativen Behandlung wirklich ein besseres Ergebnis erreichbar ist im Vergleich zur konservativen Behandlung.

2. Grundsätzlich wissen wir alle, daß Gelenke des tragenden Skeletes, des Beines, viel eher einer perfekten Heilung bedürfen als Gelenkbrüche des Armes. Den Arm können wir schonen, nicht so gut das Bein beim Gehen. Die Indikation zur Osteosynthese ist demnach für Gelenkbrüche des Beines eher gegeben als für vergleichbare Verletzungen des Armes.

3. Ist die Indikation zur Operation für ein bestimmtes Gelenk an sich gegeben, lauten die nächsten Entscheidungsfragen:

a) Ist der betreffende Bruch überhaupt rekonstruierbar? Wenn nicht: soll konservativ behandelt und unter Umständen später ein orthopädischer Korrektureingriff antizipiert werden, oder soll gleich schon jetzt ein Ersatzeingriff primär ausgeführt werden, etwa die primäre Arthrodese oder die Gelenkprothese, oder soll ein Soforteingriff die Voraussetzung für den Sekundäreingriff erst schaffen?

b) Steht das nötige Instrumentarium zur Verfügung?

c) Hat der Operateur selbst das nötige Wissen und Können, um mit dem betreffenden Bruch optimal fertig zu werden?

d) Darf ich es wagen, einen geschlossenen Gelenkbruch operativ zu eröffnen? Die Gefahr der Infektion hängt nicht allein vom Sterilitätsgrad des Operationssaales ab, sondern auch von der zu erwartenden Operationsdauer und allenfalls vom Gewebeschaden, der durch den Eingriff erzeugt wird.

Hier zeigt sich die besondere Schwierigkeit der Indikationsstellung. An unserer Klinik versuchen wir, ihr dadurch zu begegnen, daß streng hierarchisch nach dem genügend geschulten Arzt gesucht wird. So darf z.B. ein Stauchungsbruch des oberen Sprunggelenkes nur vom erfahrenen Oberarzt, niemals vom Assistenten operiert werden.

Zusammenfassend ist zu sagen:

Die Indikation zur Osteosynthese einer Gelenkfraktur ist eine äußerst relative Frage, d.h. sie hängt von vielen Faktoren ab:

1. Vom unterschiedlichen funktionellen Imperativ des verletzten Gelenkes;
2. Von der Chance einer operativen Wiederherstellung, d.h. vom Schweregrad der Verletzung;
3. Von den Behandlungsbedingungen, von der Asepsis, vom Instrumentarium, von der Anaesthesie — von der Organisation des Spitales;
4. Vom Wissen und Können des betreffenden verantwortlichen Operateurs.

Je sicherer eine Osteosynthese vorgenommen werden kann, d.h. je günstiger die genannten Teilaspekte der Indikation sind, desto weiter wird die Indikation gestellt werden müssen. Dem Idealzustand der restitutio ad integrum wird nahegekommen werden.

Ist dagegen den Teilaspekten der Indikation mit Skepsis zu begegnen, wird man sich zur Operationsindikation eher defensiv verhalten.

Mit einer gelungenen Osteosynthese einer Gelenkfraktur läßt sich sehr oft ein überlegenes Heilungsergebnis erzielen — eine mißlungene Osteosynthese, besonders wenn noch eine Infektion dazutritt, ist aber allzuoft schuld an einem Resultat, das mit keiner anderen Behandlung schlechter sein könnte.

Priv.-Doz. Dr. B. G. Weber
Orthopädische Klinik
Kantonsspital
CH-9006 St. Gallen
Schweiz

Langenbecks Arch. Chir. 337 (Kongreßbericht 1974)

Besonderheiten

66. Indikationen
zur konservativen und operativen Knochenbruchbehandlung — Besonderheiten beim Kind

R. Daum

Kinderchirurgische Abteilung der Chirurgischen Universitäts-Klinik Heidelberg

Indications for Conservative and Operative Treatment of Fractures. — Characteristics in Children

Summary. The special characteristics of fractures in childhood are due to the nature of the growing bone. Therapy, especially in fractures of the diaphysis, is as a rule conservative. In order to prevent severe joint deformities, all juxta-articular fractures and joint fractures, e. g. fracture of the condylus humeri or of the head of the radius and fractures of the epiphysis, should be treated surgically. Due to the importance of the vascularization of the head of the femur, the relatively somewhat rare fracture of the neck of this bone in childhood is an absolute indication for surgical intervention.

Key words: Fractures of the Diaphysis of the Femur — Juxta-Articular Fractures — Joint Fractures — Fractures of the Epiphysis.

Zusammenfassung. Die Besonderheiten der Frakturen im Kindesalter ergeben sich aus der Natur des wachsenden Knochens. Im Prinzip ist die Behandlung konservativ, insbesondere bei den Schaftfrakturen. Gelenknahe Frakturen und Gelenkfrakturen sollten zur Vermeidung schwerer Gelenkdeformierungen operativ behandelt werden, z.B. Frakturen eines Condylus humeri, Radiusköpfchenfrakturen, Epiphysenfrakturen. Eine absolute Indikation ist bei den relativ seltenen Schenkelhalsfrakturen im Kindesalter gegeben, und zwar wegen der Besonderheiten der Gefäßversorgung des Hüftkopfes.

Schlüsselwörter: Femurschaftfrakturen — Gelenknahe Frakturen — Gelenkfrakturen — Epiphysenfrakturen.

Die Besonderheiten der kindlichen Frakturen ergeben sich bekanntlich aus der Natur des wachsenden Knochens. Die Unterschiede zur Fraktur des Erwachsenen kann man in einer Trias zusammenfassen:

1. spontaner Ausgleich von Fehlstellungen,
2. Verwundbarkeit der Epiphyse,
3. Schnelle und ausgiebige Callusbildung und überschüssiges Längenwachstum.

Gerade der Ausgleich von Achsenabweichungen bei Kleinkindern und Schulkindern hat nicht selten dazu verleitet, eine ausschließlich konservative Therapie durchzuführen. Nachuntersuchungen haben jedoch gezeigt — wie Dysfunktionen infolge Gelenkdeformierungen und Rotationsfehlern — daß die Vorstellung vom Auswachsen schlecht oder unbefriedigend stehender Frakturen einer gründlichen Revision bedarf.

Das Prinzip von der konservativen Behandlung gilt zwar auch heute noch, Art und Lokalisation einer Fraktur, zusätzliche Begleitverletzungen und insbesondere das Alter der Kinder fordern jedoch nicht selten eine operative Intervention.

Lassen Sie mich im folgenden einige Behandlungsrichtlinien geben, die sich aufgrund der Erfahrungen mit denen anderer Autoren weitgehend decken.

Zunächst zur konservativen Behandlung.

Schaftfrakturen

Die rein konservative Behandlung kommt nach wie vor bei den Schaftfrakturen zur Anwendung. Klassisches Beispiel hierfür ist die Femurschaftfraktur bis zum 6. Lebensjahr, die wir mittels vertikaler Heftpflasterextension behandeln, falls nicht zusätzliche Begleitverletzungen wie Mehrfachtraumen oder Hirnkontusionen zum aktiven Vorgehen Veranlassung geben.

Bei den reinen Querbrüchen wird sich nicht immer eine exakte Fragmenteinstellung erzielen lassen. Diese ist auch nicht erwünscht, da bekanntlich durch das überschießende Längenwachstum primäre Verkürzungen von 1—1,5 cm spontan ausgeglichen werden. Achsenknickungen bis zu 10° korrigieren sich bekanntlich spontan, um so besser, je jünger das Kind ist, bedingt durch die Korrekturpotenz einer schief belasteten Epiphysenfuge.

Größter Aufmerksamkeit bedarf jedoch die Dislocatio ad peripheriam, da Rotationsfehler so gut wie nie oder nur unwesentlich korrigiert werden. Die öfters aufgestellte Forderung, Drehfehler unter allen Umständen zu vermeiden, darf ich noch einmal unterstützen.

Auch bei den Unterschenkelfrakturen steht die konservative Behandlung im Kindesalter an erster Stelle. Die beim Erwachsenen gefürchtete Immobilisierung der Gelenke mit den bekannten Nachteilen der partiellen Gelenkversteifung treten beim Kleinkind und Schulkind kaum in Erscheinung.

Bei den Schaftfrakturen der oberen Extremitäten befolgen wir ebenfalls das Prinzip der konservativen Therapie, d. h. Reposition und Gipsverband bei den Unterarmfrakturen und Extension oder Hängegips bei den Humerusschaftfrakturen.

Kann bei Femurschaftfrakturen jenseits des 6. Lebensjahres die Heftpflasterextension nicht mehr angewandt werden, legen wir bei Schräg- oder Spiralfrakturen die Drahtextension an, bei größeren Kindern mit Querbrüchen entschließen wir uns zur geschlossenen Femurmarknagelung.

Die Drahtextension führt auch bei abrutschgefährdeten Tibiafrakturen oder komplizierten Unterschenkelfrakturen zu guten Ergebnissen. Nur ausnahmsweise, bei Weichteilinterpositionen, Mehrfachfrakturen sowie bei schweren Weichteildefekten führen wir bei größeren Kindern die Plattenosteosynthese durch.

Gelenknahe Frakturen (Abb. 1 a—e)

Bei gelenknahen Frakturen haben wir seit vielen Jahren die konservative Behandlung zugunsten eines aktiven Vorgehens verlassen. So führen wir bei *subkapitalen Humerusfrakturen* mit erheblicher Dislokation die percutane Bohrdrahtfixation durch. Besonders bewährt hat sich uns, wie auch vielen anderen Autoren,

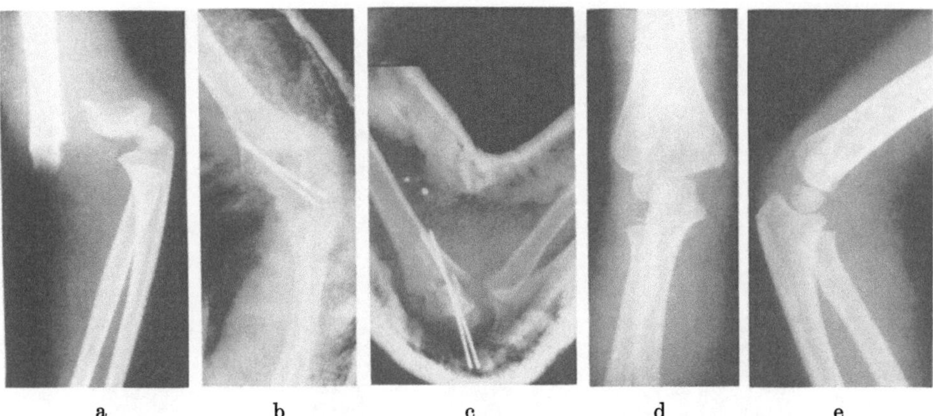

Abb. 1. a Suprakondyläre Humerusfraktur bei einem 4jährigen Jungen; b, c Reposition, Bohrdrahtfixation; d, e Ergebnis 2 Jahre später

die transcutane Bohrdrahtfixation bei der *per- und suprakondylären Humerusfraktur*. Wir haben das Verfahren an 124 Patienten angewandt und konnten uns von der Brauchbarkeit dieser Methode überzeugen. Manche Autoren bevorzugen bei den suprakondylären Frakturen im Kindesalter die rein konservative Behandlung. Nach exakter Reposition erfolgt die Fixation in extremer Spitzwinkelstellung des Ellenbogengelenkes mittels Trikotschlauchbinde am Hals. Hierbei kommt es über den Zug des M. triceps zu einer Art Zuggurtung. Wir haben bisher nur wenige Frakturen nach dieser Methode behandelt, wollen jedoch in Zukunft größere Erfahrungen sammeln.

Bei den *distalen*, nicht epiphysären *Radius- und Unterarmfrakturen* gelingt die Reposition und Immobilisierung im Gipsverband nicht in allen Fällen. Hier ist nach unserer Erfahrung die offene Reposition und Bohrdrahtfixation oder Plattenosteosynthese bei älteren Kindern angezeigt.

Subtrochantere Femurfrakturen wurden in der letzten Zeit meist mit der geschlossenen Marknagelung behandelt, da bei den kurzen proximalen Fragmenten der Zug der Adductoren nicht ausreichend kompensiert werden kann.

Auch bei den suprakondylären Femurfrakturen haben wir in den letzten Jahren mit sehr guten Ergebnissen die operative Versorgung durch Plattenosteosynthese vorgezogen, da durch Extensionsbehandlung die Abweichung des kurzen distalen Fragmentes durch den Gastrognemiuszug oft nicht behoben werden kann (Abb. 2 a-d).

Während bei den genannten gelenknahen Frakturen manche Autoren die konservative Therapie nach wie vor bevorzugen und unser operatives Vorgehen eine relative Indikation darstellt, kennen wir Frakturen, bei denen eine operative Therapie gefordert werden muß:

So ist eine absolute Indikation gegeben bei Kondylenfrakturen des distalen Humerus, bei Radiusköpfchen- bzw. -halsfrakturen und bei Schenkelhalsfrakturen im Kindesalter.

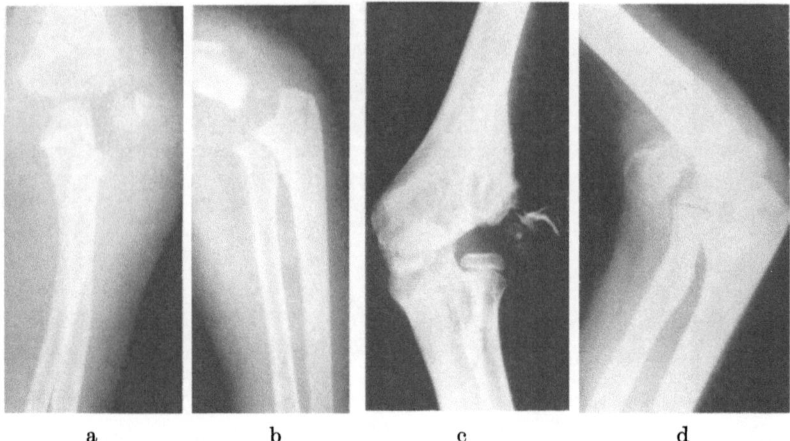

Abb. 2. a, b Abbruch des Condylus radialis humeri bei einem 3jährigen Jungen, konservative
Behandlung; c, d Ergebnis 7 Jahre später: erhebliche Gelenkdeformierung

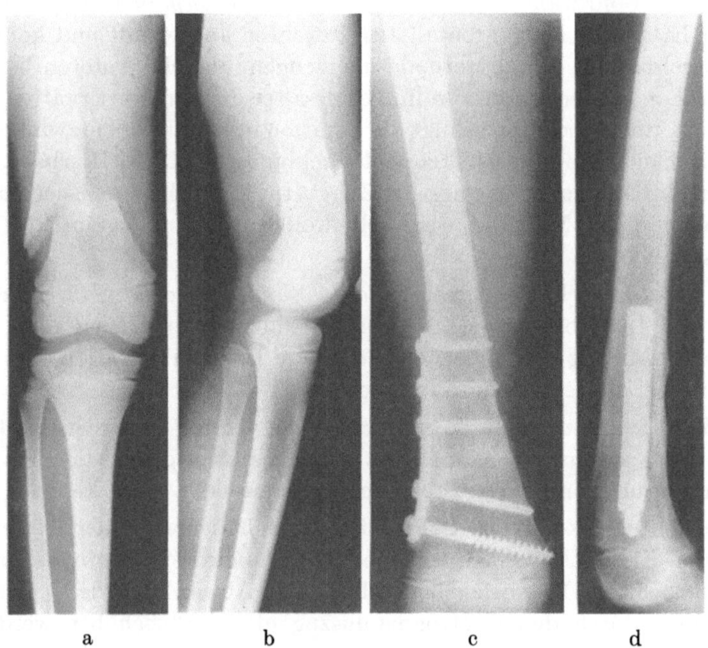

Abb. 3. a, b Suprakondyläre Femurfraktur, 10jähriger Junge; c, d Kompressionsosteosynthese

Bei den Epikondylus- und Kondylenfrakturen ist wegen der Abkippung der
Fragmente die offene Reposition und Bohrdraht- oder Schraubenfixation ange-
zeigt. Die rein konservative Behandlung führt, wie im Falle eines 12jährigen
Jungen zu erheblicher Gelenkdeformierung (Abb. 3 a—d).

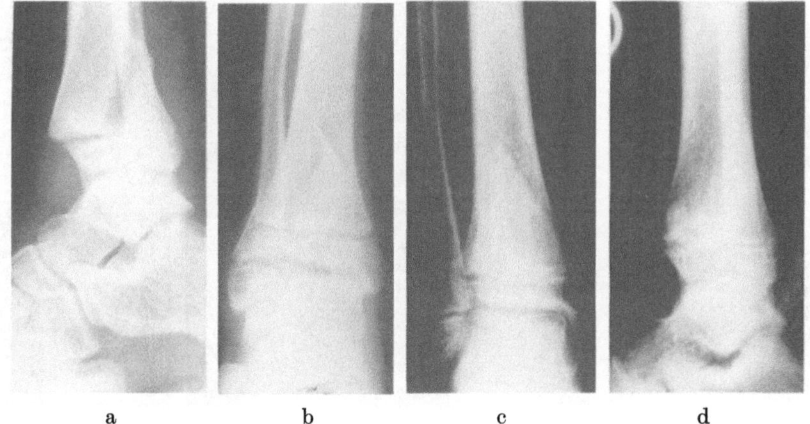

Abb. 4 a—d. Epiphysenfraktur mit metaphysärem Fragment, 13 jähriger Junge. a, b Konservative Behandlung; c, d Kontrolle 6 Wochen später

Ebenso sollten Radiusköpfchen- bzw. -halsfrakturen operativ angegangen werden. Bei Olecranonfrakturen mit Fragmentverschiebung hat sich wie beim Erwachsenen die Zuggurtung bewährt.

Eine Sonderstellung nimmt die *Schenkelhalsfraktur* im Kindesalter ein. Zahlenmäßig treten diese Brüche im Vergleich zu anderen Frakturen im Kindesalter zwar zurück, der einzelne verfügt nur über geringe Erfahrungen, eine konservative Behandlung führt jedoch wegen der Besonderheiten der Gefäßversorgung in einem hohen Prozentsatz zur Kopfnekrose. Obwohl wir über Indikationen sprechen, sei mir erlaubt, darauf hinzuweisen, daß die operative Wahl bei der Schenkelhalsfraktur die schonende Reposition und Verschraubung ist. Durch Kapselfensterung und Ableitung des Hämatoms werden venöser Abfluß und arterieller Zufluß der nicht verletzten Gefäße zum Femurkopf gewährleistet, so daß die Quote der Kopfnekrose verringert werden kann. Die operative Korrektur der Schenkelhalsfrakturen sollte sogar als Notfalloperation vorgenommen werden.

Der Vollständigkeit halber sei erwähnt, daß in Heilung begriffene Frakturen mit schlechter Fragmentstellung operativ angegangen werden müssen (z. B. erhebliche Achsenknickungen, Rotationsfehler).

Ein besonderes Problem bieten die *Epiphysenfrakturen*. Sie nehmen bekanntlich deshalb eine Sonderstellung ein, weil je nach Ausmaß der Verletzung und in Abhängigkeit von der Behandlung erhebliche Wachstumsstörungen auftreten können.

Die *reinen Epiphysenfrakturen* machen meistens keine Schwierigkeiten, da die gesamte Wachstumsfuge mit dem Stratum germinativum erhalten ist. In diesen Fällen genügt die konservative Behandlung. Bei älteren Kindern sollte die genaue Adaptation angestrebt werden, da spontane Korrekturen wie bei kleineren Kindern nicht mehr möglich sind. Auch dei *Epiphysenfrakturen mit Absprengung* eines *metaphysären Fragmentes* (Abb. 4a—d) genügt in der Regel die Reposition und Fixation im Gipsverband. In seltenen Fällen ist eine Spickung mittels Kirschner-

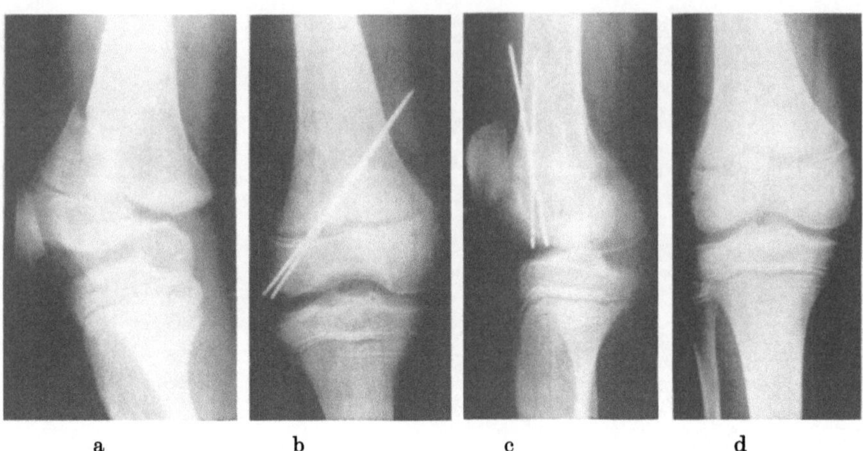

a   b   c   d

Abb. 5. a Epiphysenfraktur mit metaphysärem Fragment, 12jähriger Junge; b, c percutane
Bohrdrahtfixation; d Kontrolle 2 Jahre später

Drähten angezeigt (Abb. 5a—d). Bei der zweiten Hauptgruppe der Epiphysenfrakturen, bei denen der Bruch durch die Epiphysenfuge geht, sollte man wesentlich differenzierter vorgehen, da mit Wachstumsstörungen gerechnet werden muß.
Die Reposition muß hier sehr exakt erfolgen. Die Fixation wird von uns mit
Spickdrähten vorgenommen, manche Autoren bevorzugen die Fixation mittels
einer kleinen Spongiosaschraube.

Besonders problematisch ist die Einstauchung der Epiphysenfuge oder die
sog. Crush-Schädigung, da durch das Zugrundegehen des Stratum germinativum
Wachstumsstörungen so gut wie immer auftreten. Glücklicherweise sind diese Verletzungen extrem selten, so daß man in der täglichen Praxis kaum damit konfrontiert wird. Kontrollen und evtl. spätere Korrekturoperationen im Sinne einer Ver-
längerungsosteotomie sind meistens angezeigt.

Die Analyse unseres eigenen Krankengutes der letzten 10 Jahre mit über
1200 Frakturen im Kindesalter ergab, daß in rund 15 % operativ vorgegangen
wurde. Dieser relativ hohe Prozentsatz spiegelt nicht ganz die wahren Verhältnisse
wieder, da Frakturen, die sich konservativ stellen ließen, nicht stationär aufgenommen wurden, das Patientengut somit eine gewisse Auslese darstellt. Die
guten postoperativen Ergebnisse im Kindesalter und insbesondere die Ver-
feinerung der Operationstechnik bei der Osteosynthese sollten nicht dazu verführen,
den Prozentsatz der Osteosynthese zu steigern, vielmehr die Indikation besonders
streng zu stellen. Die Sätze von Müller-Allgöwer und Willenegger im Vorwort
des „Manual der Osteosynthese", daß Anhänger ohne genügend Selbstkritik für
die Methode viel gefährlicher als Skeptiker oder klare Gegner seien, treffen insbesondere für die operative Knochenbruchbehandlung im Kindesalter zu.

Prof. Dr. R. Daum
Kinderchir. Abt.
Chir. Univ.-Klinik
D-6900 Heidelberg
Kirschnerstr. 1
Bundesrepublik Deutschland

Langenbecks Arch. Chir. 337 (Kongreßbericht 1974)

67. Indikation
zur konservativen oder operativen Frakturbehandlung.
Sonderfall: Der alte Mensch

R. Schneider

Bezirksspital Vogelsang, Biel, Schweiz

Indications for Conservative or Operative Treatment of Fractures.
A Special Case: The Elderly Patient

Summary. The importance of the psychosomatic context is discussed. The treatment is painless and functional, and the patient is confined to bed for no longer than one week. Stable metaphyseal impacted fractures are not reduced. Unstable shaft, metaphyseal and articular fractures require operative stabilization. The internal fixation must be stable under load, since elderly patients, whose bones are relatively weak, forget to reduce weight-bearing. Special problems are solved by use of compound internal fixation in which self-curing resin provides a wide area of stable fixation for the implant.

Key words: Early Mobilization — Osteoporosis — Reduction, Avoidance of — Internal Fixation, Compound.

Zusammenfassung. Wichtigkeit psychosomatischer Zusammenhänge. Behandlung schmerzfrei funktionell und ohne Bettlägrigkeit von mehr als 1 Woche. Keine Reposition stabiler metaphysärer Stauchungsfrakturen. Instabile Schaftfrakturen, instabile metaphysäre und Gelenkfrakturen bedürfen operativer Stabilisierung. Die Osteosynthese muß belastungsstabil sein, da der alte Mensch die Entlastung vergißt, aber die Belastbarkeit der Strukturen ist kleiner. Lösung durch die Verbundosteosynthese, bei der autopolimerisierende Kunststoffe eine breitflächige Verankerung der Implantate zuverlässig ermöglichen.

Schlüsselwörter: Frühmobilisation — Osteoporose -- Repositionsverzicht — Verbundosteosynthese.

Die Wichtigkeit psychosomatischer Zusammenhänge wird dem Chirurgen kaum je so augenfällig wie beim Knochenbruch des alten Menschen. Hospitalisation, Bettlägrigkeit, Immobilisierung, Invalidisierungsbewußtsein und die Sorge um das verlassene Haustier führen oft zu lebensgefährlicher Dekompensation bisher noch suffizienter Funktionen. Es ergibt sich daraus die Notwendigkeit, den Knochenbruch des alten Menschen möglichst schmerzfrei funktionell, d.h. ohne Immobilisierung zu behandeln und eine Bettlägrigkeit von mehr als einer Woche zu vermeiden. Die meisten Knochenbrüche des alten Menschen stehen im Zusammenhang mit Osteoporose und Altersinaktivität. Frauen werden mehr betroffen als die in der Regel körperlich aktiver bleibenden Männer. Es sind dies metaphysäre Stauchungsfrakturen im spongiosen Bereich. Sie sind relativ stabil und heilen schnell, sofern auf eine Reposition verzichtet wird. Die anatomische Reposition schafft bei metaphysären Frakturen im Gegensatz zu den diaphysären Frakturen schlechtere Heilungsbedingungen, da im Bereich der Impression ein Defekt zum Klaffen kommt. Als Beispiel nenne ich Wirbelfrakturen und die Radiusfraktur loco classico. Bei Wirbelfrakturen ist es am besten auch aus psychologischen Gründen, die Diagnose zu verschweigen und den Patienten aufstehen zu lassen mit der Weisung, er solle schmerzhafte Beugungen vermeiden und sich Schuhe und Strümpfe anziehen lassen. Impaktierte Radiusfrakturen werden lediglich durch eine Gipsschiene ruhiggestellt. Die Finger müssen sofort in möglichst vollem Umfang bewegt werden. Die anatomische Reposition würde eine solche Fraktur instabil werden lassen und die Heilung stark verzögern. In der Regel bewirken dann dystrophische Reaktionen im Sinne eines Sudeck Dauerschäden, die viel schlimmer sind als die Achsenfehlstellung bei schmerzfreier rascher Heilung. Metaphysäre Impressionsfrakturen an der unteren Extremität werden auch funktionell behandelt, wenn sie nicht eine größere Achsenfehlstellung zur Folge haben. Es sind dies vor allem Abduktionsfrakturen des Schenkelhalses, Tibiakopffrakturen und Calcaneusfrakturen. Instabile metaphysäre Frakturen im Gelenkbereich der unteren Extremität, sowie die instabilen Schaftfrakturen mit Ausnahme des Humerus bedürfen einer operativen Stabilisierung, um eine funktionelle Nachbehandlung möglich zu machen. Je älter der Mensch, um so dringender ist die schnelle Ausschaltung des invalidisierenden Schmerzherdes. Zwei Faktoren müssen bei der Osteosynthese im Alter berücksichtigt werden. Die Osteosynthese muß so stabil sein, daß sie eine Vollbelastung aushält. Der alte Mensch kann nicht mobilisiert werden, ohne daß er auf das Bein steht. Wegen der Schmerzfreiheit wird er das verordnete Entlasten immer wieder vergessen. Andererseits ist die spezifische Belastbarkeit der Strukturen des alten Knochens viel kleiner, so daß die Verankerung der Implantate ungenügend werden kann. Nach Ritter beträgt die Belastbarkeit der Tibia mit einem 5 mm Steinmann-Nagel 4 cm über dem Sprunggelenk 500 kp beim 21 jährigen, 300 kp beim 41 jährigen und nur noch 120 kp beim 69 jährigen. Für diaphysäre Osteosynthesen ist die Festigkeit des alten Knochens normalerweise ausreichend. Die Probleme entstehen hauptsächlich in der Metaphyse, speziell in der Trochanterregion. Das Durchschnittsalter der pertrochanteren Frakturen liegt 10 Jahre höher als dasjenige der medialen Halsfraktur, weil die schwächere Muskulatur des älteren Menschen den die Trochanterregion schützende Zuggurtungseffekt des M. tensor fasciae latae und der Hüftabduktoren mit dem Vastus lateralis vermindert. Die Kombination von Knochenzement und Osteosynthesematerial, Verbundosteosynthese genannt, ist in der Lage die nötige Stabilität zu verschaffen. Demonstration einer Zement-Kunststoffgrenze mit stabiler Verzahnung und Knochenanbau im 5. Jahr.

Die Notfalloperation scheint von Vorteil zu sein. Bei Frakturen am oberen Femurende beträgt die Mortalität bei notfallmäßiger Osteosynthese ca. 15% in den ersten 2 Monaten, 25—30% bei konservativer Behandlung oder verzögerter Osteosynthese, wobei allerdings zu berücksichtigen ist, daß die notfallmäßig Operierten immer eine gewisse positive Selektion darstellen. Wichtiger ist, daß notfallmäßig versorgte Patienten sich durchschnittlich nach einer Woche außerhalb des Bettes bewegen können. Die Wahrscheinlichkeit, daß sie wieder nach Hause zurückkehren und selbständig bleiben, ist viel größer als bei denjenigen, die sich an lange Fremdpflege im Spital gewöhnt haben. Eine große Hilfe stellt die Möglichkeit der Ausschaltung des Knochenheilungsproblems der medialen Schenkelhalsfraktur durch primäres Einsetzen einer Totalprothese dar. Diese Indikation ist immer gegeben vom 75. Altersjahr an; sie ist beim älteren Menschen auch obligat, wenn gleichzeitig eine Coxarthrose vorliegt, oder wenn eine ungünstige Fraktur nach Pauwels III steil lateral in den Kopf verläuft. Wir wissen, daß in diesen Fällen mit großer Wahrscheinlichkeit eine posttraumatische Kopfnekrose zu erwarten ist. Daß dem alten Menschen heutzutage auch ein größerer knochenchirurgischer Eingriff zugemutet werden darf, kann ich mit einer Statistik über die Mortalität der Totalprothesenoperationen an der Hüfte belegen. In der Zeit von 1968—1973 sind von 1708 Totalprothesenoperationen und 125 Reoperationen 14 Patienten, d.h. 0.8% in den ersten 60 Tagen nach der Operation verstorben.

Leider wird der Erfolg der Knochenbruchbehandlung beim alten Menschen oft durch die Tatsache verdunkelt, daß die moderne Gesellschaft wenig dazu neigt, die doch noch etwas pflegebedürftige Mutter in der Familie aufzunehmen.

Dr. R. Schneider
Bezirksspital Vogelsang
CH-2500 Biel
Schweiz

Langenbecks Arch. Chir. 337 (Kongreßbericht 1974)

68. Die Mehrfachverletzung — Besonderheiten der Indikationsstellung zur Knochenbruchbehandlung an den Extremitäten

K. P. Schmit-Neuerburg

Unfallchirurgische Klinik der Medizinischen Hochschule Hannover

Indications for Surgical Treatment of Limb Fractures in Multiple Injury

Summary. Traumatic shock, combined injuries of skull and trunk, fracture location, and soft tissue damage at fracture site determine the indications for surgical treatment of limb fractures in multiple injuries. The indications for immediate surgery in the state of shock and for primary and secondary osteosynthesis are discussed with reference to 200 multiple-unjured patients with 391 limb fractures. The indications for early osteosynthesis are restricted by prolonged duration of shock, blood loss, thoracic injuries, and combined injuries of 2 cavities. In multiple limb fractures and fractures combined with craniocerebral injuries internal fixation is widely indicated.

Key words: Fracture Treatment — Multiple Injury.

Zusammenfassung. Schockzustand, Begleitverletzungen, Frakturlokalisation und Weichteilzustand beeinflussen die Indikation zur Frakturversorgung an den Extremitäten beim Mehrfachverletzten. Anhand einer Serie von 200 Mehrfachverletzten mit 391 Einzelfrakturen werden die Indikationen zur Sofortoperation im Schock, zur Primär- und Sekundärosteosynthese besprochen. Schockzeit, Blutverlust, Thoraxtraumen und Begleitverletzungen an zwei Körperhöhlen beschränken die Indikation zur Frühosteosynthese. Bei Schädelhirntraumen und Mehrfachfrakturen wird die Indikation zur Osteosynthese erweitert gestellt, insbesondere an der unteren Extremität.

Schlüsselwörter: Indikation — Knochenbruchbehandlung — Mehrfachverletzte.

Beim Polytraumatisierten muß die Indikation zur Frakturversorgung an den Extremitäten folgende Besonderheiten berücksichtigen:

I. Die Schocksituation des Verletzten und die Vitalgefährdung durch Schockfolgen.

II. Den Schweregrad der Begleitverletzungen am Schädel, Thorax, Abdomen und Becken.

III. Lokalisation und Weichteilzustand der Extremitätenfrakturen.

I. Für die Mehrzahl der Polytraumatisierten ist der initiale hämorrhagische Schock typisch [10,15]:

In einer eigenen Serie von 200 Mehrfachverletzten waren 46 $^0/_0$ Schwerverletzte mit Vier- bis Achtfachverletzung, fast ausschließlich Verkehrsunfälle, von denen 44,5 $^0/_0$ durch Arzteinsatz mit NAW oder Rettungshubschrauber bereits am Unfallort behandelt wurden, während 55,5 $^0/_0$ durch RTW-Transport an unsere Klinik gelangten. 150 der 200 Mehrfachverletzten befanden sich im klinisch manifesten Schock (Abb. 1).

200 MEHRFACHVERLETZTE

MEHRFACHGRAD	2	3	4	5	6 – 8
ZAHL D. VERLET.	5 3	5 5	5 5	18	19
%	26,5	27,5	27,5	9	9,5

54 %   46 %

UNFALLART

180	20
VERKEHR	SONSTIGE
90 %	10 %

UNFALLRETTUNG

89	111
NAW u. RETTUNGS-HUBSCHR.	RTW
44,5 %	55,5 %

ALLGEMEINZUSTAND

150	64
SCHOCK	BEWUSSTLOS

Abb. 1

Im manifesten hämorrhagischen Schock gibt es nur eine dringliche Indikation zur Operation an den Extremitäten [10]:

Die unstillbare äußere Blutung, durch traumatische Amputation oder Verletzung großer Arterien, die bei $4\,^0/_0$ unserer Polytraumatisierten eine Sofortoperation erforderte: 3mal wegen traumatischer Amputation einer Extremität, 3mal wegen traumatischer Amputation von zwei Extremitäten und in 2 Fällen wegen einer Verletzung der A. femoralis.

Abhängig von *Schockzeit* und *Blutverlust* ist jedoch auch nach Wiederherstellung normaler Kreislaufparameter ein strenger Maßstab bei der Indikationsstellung zur Operation anzulegen [2, 9, 18]: Kurze Schockzeiten, unter 30 min, sind nur durch Arzteinsatz am Unfallort regelmäßig zu erzielen: Durch NAW-Einsatz wurden $82\,^0/_0$, durch den Rettungshubschrauber $92\,^0/_0$ der Mehrfachverletzten innerhalb von 30 min nach dem Unfall ärztlich behandelt. Beim RTW-Transport dagegen dauerte das therapiefreie Intervall in $45\,^0/_0$ der Fälle 45—60 min und länger (Abb. 2).

Der *Blutverlust* wird meist unterschätzt: Gemessen am Blutvolumenersatz, der unmittelbar nach dem Unfall zur Kreislaufstabilisierung erforderlich war, betrug der Blutvolumenverlust bei $76,2\,^0/_0$ der Mehrfachverletzten mindestens 1000 bis 2000 ml. Während der folgenden Primärversorgung innerhalb der nächsten 6 bis 10 Std benötigten jedoch $50\,^0/_0$ der Verletzten weitere 1—2 l Volumen, $50\,^0/_0$ sogar die 2—4fache Menge bis zur endgültigen Stabilisierung (Abb. 2).

101 MEHRFACHVERLETZTE IM SCHOCK

« SCHOCK ZEIT »

UNFALLZEITPUNKT — THERAPIEBEGINN

	bis 15 Min.	bis 30 Min.	bis 45 Min.	bis 60 Min.	> 60 Min.
NAW n·24	52,1 %	30 %	17,9 %	–	–
RHS n·37	50 %	42,1 %	7,9 %	–	–
RTW n·40	25 %	30 %	5 %	20 %	20 %

BLUTVOLUMENVERLUST

VERLUST	TRAUMATISCH	POSTTRAUMAT. INTRAOP.
1000 — 2000 ml	76,2 %	50 %
2100 — 3000 ml	10,8 %	17,8 %
3100 — 4000 ml	5 %	10 %
4100 — 5000 ml	4 %	6,2 %
> 5000 ml	4 %	15 %

Abb.2

Lange Schockzeiten und hoher Blutverlust bedeuten aber Vitalgefährdung durch Schockfolgen, die mit jeder weiteren Belastung ansteigt [1,4,10,15,19,21]:

49jährige Frau, vierfach verletzt durch Verkehrsunfall weit außerhalb. Schockzeit 45 min, Blutvolumenersatz innerhalb der ersten 10 Std nach dem Unfall insgesamt 8500 ml, suprakondyläre Oberschenkelfraktur bds., li. offen. Frakturen beider Unterarme, li. offen. Leichte Schädelprellung, zwei isolierte Rippenbrüche, sonst keine Nebenverletzungen. Zunächst Schockbehandlung, 6 Std später Primärosteosynthese beider Oberschenkel und beider Unterarme durch zwei Operationsgruppen. 12 Std nach Extubation ist kontrollierte Beatmung wegen Ventilations- und Diffusionsstörung erforderlich, zusätzlich Heparinisierung und Trasylol-Gabe. Trotzdem unbeeinflußbare Zunahme der Diffusionsstörung, mit absinkendem pO_2 bis unter 40 mm Hg, trotz Erhöhung des Sauerstoffgehaltes der Inspirationsluft bis auf 70%. pCO_2-Anstieg bis 60 mm Hg. Disseminierte intravasale Gerinnung mit Thrombocytensturz auf 40000 und PTT-Anstieg bis 99 sec. Exitus letalis am 6. postoperativen Tag. Ausgeprägte Schocklunge, Anurie, Schockorgane.

Von insgesamt 50 Verstorbenen haben wir allein 20 durch Schockfolgen 5 bis 12 Tage nach dem Unfall verloren, davon 15 nach Primäroperation innerhalb der ersten 8—10 Std. 6mal bestimmten Extremitätenfrakturen, 9mal Organverletzungen die Indikation (Abb.3).

TODESURSACHE UND –ZEIT BEI 50 MEHRFACHVERLETZTEN

1. TAG	2.–4. TAG	5.–12. TAG	14.–21. TAG
8	8	23	11
4 Schwerstes SHT	2 SHT	20 Schock	4 Pneumonie
4 Verblutung	2 Herzinfarkt	2 Herzinfarkt	3 Sepsis
	2 Asystolie bei Thorax Trauma	1 Peritonitis	3 SHT
			1 Herzinfarkt
	1 Lungen-kontusion		
	1 Verbrennung 80%		

20 SCHOCK –TOTE MIT EXTR. FRAKTUREN
5.– 12. TAG

OP	OP	OP	KONS.
FRAKTUREN	ORGANVERL. u. FRAKTUREN	ORGANVERL.	
6	2	7	5

Abb. 3

Wir stehen der *Primäroperation* daher heute zurückhaltend gegenüber und stellen die Indikation zur Oesteosynthese hauptsächlich:

Zur Erhaltung der Extremität: bei weit offenen Frakturen, Frakturen mit Nerven- und Gefäßverletzungen, irreponiblen Luxationen, offenen Gelenkverletzungen und schweren Handverletzungen.

Bei weniger Gefährdeten mit symmetrischen Oberschenkelschaftbrüchen wird möglichst eine Extremität stabilisiert.

Außerdem werden bei dringlichen Operationen am Kopf und Rumpf Frakturen des Streckapparates und wichtige Gelenkbrüche simultan operiert, wenn hierdurch keine Verlängerung der Operationszeit und kein zusätzlicher Blutverlust entsteht.

Die Mehrzahl der notwendigen Osteosynthesen wird mit geringerem Risiko *sekundär*, nach Beendigung der gefährlichen Schockperiode, zwischen 7. und 14. Tag durchgeführt, vorrangig an der unteren Extremität und mit dem Ziel der baldigen Mobilisierung [2, 9, 11, 20].

Von 391 Einzelfrakturen wurden 184 (47%) konservativ und 207 (53%) operativ behandelt, von diesen 132 primär und 75 sekundär. Bei einer Gesamtmortalität von 25% verstarben von 79 primär operierten Mehrfachverletzten mit Extremitätenfrakturen 15, von 39 sekundär Operierten dagegen nur 1 (Abb. 4).

II. Bei *Begleitverletzungen* ohne dringliche Indikation zur Operation richtet sich die Indikationsstellung zur Frakturversorgung nach Lokalisation und Schweregrad der Begleitverletzungen:

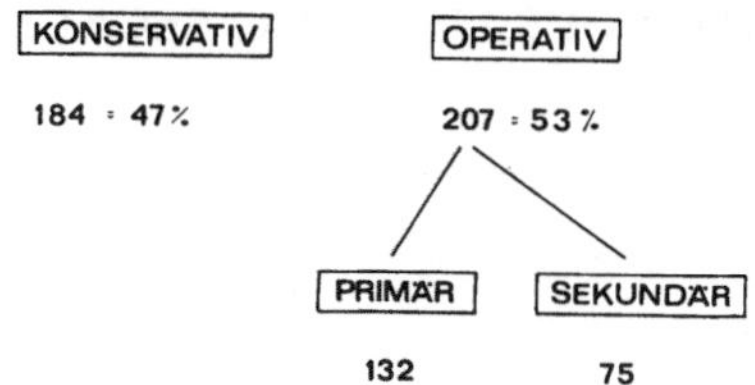

Abb. 4

Beim leichten und mittelschweren *Schädelhirntrauma* ist die baldige Frakturstabilisierung vorteilhaft, weil die Unruhe der Bewußtseinsgetrübten durch Ausschaltung des Frakturschmerzes gemildert wird und Probleme oder Komplikationen aus erschwerter Intensivpflege entfallen [7, 12, 13, 17, 18].

Wenn keine Kontraindikation besteht, werden Oberschenkelschaftbrüche, symmetrische Schaftfrakturen der oberen und unteren Extremität und Schaftfrakturen an zwei Gliedabschnitten einer Extremität möglichst in zwei Operationsterminen stabilisiert, wobei die Indikation zur Marknagelung im Hinblick auf spätere Belastbarkeit erweitert gestellt werden sollte:

31 jähriger Fünffachverletzter. Mittelschweres Schädelhirntrauma, Schädelbasisbruch, offene Frakturen des Gesichtsschädels, Oberschenkelschaftbruch re., Schenkelhalsfraktur li., Luxation des re. Ellenbogengelenkes, Ulnaschaftfraktur und Radiusköpfchentrümmerbruch li. Primärversorgung der stark blutenden Gesichtsverletzungen und Reposition des luxierten Ellenbogengelenkes. Am 7. Tag nach dem Unfall Oberschenkelmarknagelung re., Ulnaverplattung und Radiusköpfchenersatz durch Silastic-Prothese. 12 Tage später Stabilisierung der Schenkelhalsfraktur. Nach Abklingen des Schädelhirntraumas Mobilisierung und Entlassung am 52. Tag, gehfähig. Volle Wiederherstellung.

Thoraxverletzungen sind die häufigste Kombinationsverletzung (Abb. 5). Besonders hoch sind Gefährdung und Mortalität, wenn Thorax-, Schädel- und Abdominalverletzungen oder Beckenfrakturen kombiniert mit Extremitätenfrakturen auftreten [5, 6, 8, 14]. Von insgesamt 38 Verletzten dieser Gruppe verstarben 19. Bei 7 operierten Patienten derselben Gruppe wurde die Indikation nur gestellt, weil weit offene Schaftbrüche vorlagen.

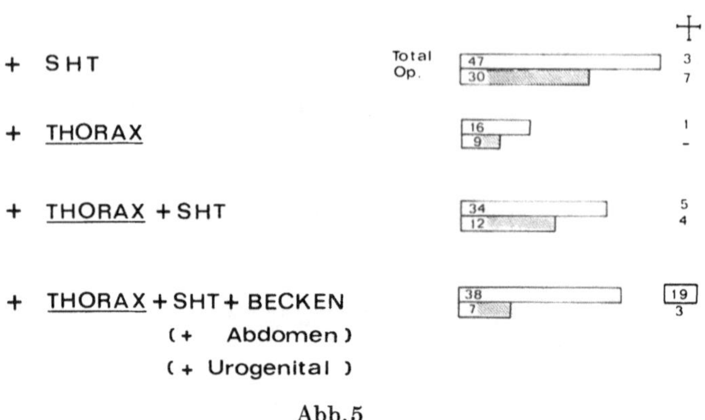

Abb. 5

Mit Ausnahme isolierter Rippenfrakturen bei Jugendlichen, sind Primärosteosynthesen bei Thoraxverletzten wegen drohender Ventilations- und Diffusionsstörung meist kontraindiziert, vor allem bei Rippenserienbrüchen, Pneumothorax und Hämatothorax, aber auch bei stumpfem Thoraxtrauma mit Verdacht auf Lungen- oder Herzkontusion [6]. Eine exakte konservative Frakturbehandlung muß auch dann gewährleistet sein, wenn Osteosynthesen später vorgesehen sind, weil bis zur Wiederherstellung der Operabilität 4 Wochen und länger vergehen können:

36 jähriger Vierfachverletzter. Rippenserienbrüche bds., Oberarmschaftbruch li., Oberschenkelbruch re., pertrochantäre Oberschenkelfraktur li. Respiratorische Insuffizienz und Pneumothorax li., 2 Tage später zusätzlich Hämatopneumothorax re. Dauerbeatmung 21 Tage. Nach Beseitigung der Ventilationsstörung Marknagelung re. Oberschenkel und Stabilisierung der pertrochantären Fraktur 28 Tage nach dem Unfall. Bei Entlassung 3 Wochen später ist die Oberarmfraktur mit funktioneller Behandlung knöchern fest verheilt, das re. Bein kann voll belastet werden.

III. *Bei Mehrfach- und Serienbrüchen* besteht generell eine erweiterte Indikation zur Osteosynthese, im Vergleich zur Behandlung desselben Bruches als Einzelfraktur [3, 16, 20]. Außerdem ist jedoch die Reihenfolge der Osteosynthesen zu bestimmen, die sich aus Weichteilzustand, Frakturlokalisation und Frakturart ergibt:

1. Absoluten Vorrang hat die Versorgung offener Frakturen 2. und 3. Grades.

2. An zweiter Stelle stehen Oberschenkelschaftbrüche, Gelenkbrüche und gelenknahe Frakturen, die innerhalb von 14 Tagen operiert werden sollten.

3. Dann folgen symmetrische Frakturen und Frakturen an zwei Gliedabschnitten einer Extremität. Bei symmetrischen Frakturen ist vor allem anzustreben, daß eine Extremität gipsfrei und belastbar wird.

VERTEILUNG VON 391 EINZELFRAKTUREN

OBERE EXTREMITÄT	113	28,9%
davon offen	16	
symmetrisch	14	
UNTERE EXTREMITÄT	278	71,1%
davon offen	63	
symmetrisch	46	
OBERSCHENKEL	100	
davon offen	29	
symmetrisch	20	
UNTERSCHENKEL	73	
davon offen	34	
symmetrisch	17	

Abb. 6

4. Trümmerbrüche und Serienfrakturen sollten nicht primär operiert werden. Fragmentdurchblutung, Primärheilungsquote und Komplikationsrate liegen günstiger, wenn die Osteosynthese erst nach 2—3 Wochen durchgeführt wird.

Dominierend sind für die Indikationsstellung zur Osteosynthese bei Mehrfachverletzten die Frakturen an der unteren Extremität [16, 20]: Auch in unserer Serie entfielen von 391 Einzelfrakturen 71 % auf die untere Extremität, davon $^1/_3$ auf den Oberschenkel, der somit am häufigsten verletzt wurde. $^4/_5$ der offenen Frakturen betrafen ebenfalls die untere Extremität: Fast jeder 2. Unterschenkelbruch war offen.

Literatur

1. Allgöwer, M.: Beurteilung des Allgemeinzustandes und Schocktherapie beim Mehrfachverletzten. Langenbecks Arch. klin. Chir. **322**, 230—241 (1968)
2. Blömer, A., Eckert, P., Köhne, U.: Ist die Frühosteosynthese bei Mehrfachverletzungen zu rechtfertigen? Langenbecks Arch. Chir. **329**, 115 (1971)
3. Böhler, J.: Mehrfachfrakturen der Extremitäten. Langenbecks Arch. klin. Chir. **322**, 1051—1059 (1968)
4. Buff, H. U.: Ergebnisse der Behandlung von Mehrfachverletzungen der Gliedmaßen. Langenbecks Arch. klin. Chir. **322**, 1034—1040 (1968)
5. Eckert, P., Käufer, L., Blömer, A.: Beckenfrakturen bei Mehrfachverletzungen. Act. Traumat. **3**, 19—23 (1973)
6. Heberer, G.: Beurteilung und Behandlung von Verletzungen des Brustkorbs und der Brustorgane im Rahmen der Mehrfachverletzungen. Langenbecks Arch. klin. Chir. **322**, 268—284 (1968)
7. Koslowski, L.: Behandlungsprobleme bei der Kombination von Schädelhirntraumen mit Mehrfachfrakturen an den Gliedmaßen. Langenbecks Arch. klin. Chir. **322**, 1085—1089 (1968)
8. Kremer, K., Sailer, M.: Dringlichkeitsfragen bei der Erstversorgung kombinierter und Mehrfachverletzungen — Thoraxverletzungen —. Langenbecks Arch. Chir. **329**, 62—67 (1971)
9. Larena, A., Jussen, A., Reichmann, W.: Zeitpunkt der Osteosynthese bei Kombinationsverletzten. Chirurg **43**, 116—118 (1972)
10. Rehn, J.: Probleme der Diagnostik und Behandlung des schweren Unfalls. H. Unfallheilk. **87**, 111—117 (1966)

11. Reichmann, W., Lauschke, H., Jussen, A., Simmich, W.: Zur Erstversorgung der Extremitätenfrakturen bei über 500 Mehrfachverletzten. Langenbecks Arch. Chir. **329**, 113—114 (1971)
12. Reulen, H. J.: Überwachung und Behandlung des Schwer-Schädel-Hirnverletzten im Allgemeinen Krankenhaus. Langenbecks Arch. Chir. **334**, 385—396 (1973)
13. Schürmann, K.: Unabweisbare neurochirurgische Akutsituationen im Allgemeinen Krankenhaus. Langenbecks Arch. Chir. **334**, 363—364 (1973)
14. Schriefers, K. H.: Dringlichkeitsfragen bei der Erstversorgung kombinierter und Mehrfachverletzungen. Langenbecks Arch. Chir. **329**, 53—62 (1971)
15. Vogel, W., Mittermayer, Ch., Buchardi, H., Birzle, H., Wiemers, K.: Spezielle respiratorische Probleme bei Polytraumatisierten. Langenbecks Arch. Chir. **329**, 491—503 (1971)
16. Weller, S.: Therapeutische Gesichtspunkte und Behandlungsergebnisse bei Mehrfachfrakturen. Langenbecks Arch. klin. Chir. **322**, 1073—1076 (1968)
17. Weller, S.: Die Dringlichkeit von Osteosynthesen bei der Erstversorgung kombinierter Verletzungen. Langenbecks Arch. Chir. **329**, 82—87 (1971)
18. Wellmer, H. K., Reichmann, W.: Grenzen der Indikation zur Osteosynthese-Operation beim schweren Unfall. H. Unfallheilk. **87**, 149—153 (1966)
19. Wiemers, K., Vogel, W. Mittermayer, Ch., Birzle, H., Böttcher, D.: Lungenkomplikationen. Langenbecks Arch. Chir. **332**, 537—543 (1972)
20. Willenegger, H., Müller, M. E., Allgöwer, M.: Ergebnisse der Behandlung von Mehrfachverletzungen der Gliedmaßen. Langenbecks Arch. klin. Chir. **322**, 1040—1051 (1968)
21. Zimmermann, W. E., Walter, F., Vogel, W., Mittermayer, Ch.: Funktionell-klinische Untersuchungen der Lunge im Schock. Langenbecks Arch. Chir. **329**, 671—682 (1971)

Priv.-Doz. Dr. K. P. Schmit-Neuerburg
Unfallchir. Klinik
Med. Hochschule
D-3000 Hannover-Kleefeld
Karl-Wiechert-Allee 9
Bundesrepublik Deutschland

Langenbecks Arch. Chir. 337 (Kongreßbericht 1974)

69. Rundgespräch zum Thema
Indikation zur konservativen und operativen
Knochenbruchbehandlung

Teilnehmer: H. Contzen, Frankfurt am Main — R. Daum, Heidelberg — G. Hierholzer, Duisburg — K. H. Jungbluth, Hamburg — H. Remé, Lübeck — K. P. Schmit-Neuerburg, Hannover — R. Schneider, Biel/Schweiz — C.-H. Schweikert, Mainz — B. Weber, St. Gallen/Schweiz — H. Willenegger, Liestal/Schweiz

Leiter: H. Tscherne, Hannover, später J. Rehn, Bochum

Die hervorragende Bedeutung der Indikationsstellung gerade für die Frakturbehandlung wurde einleitend hervorgehoben. Mißerfolge in der Knochenbruchbehandlung beruhen in erster Linie auf allgemeinen und technischen Indikationsfehlern. Da die allgemeine Problematik in der Indikationsstellung bereits im einführenden Wechselgespräch der Herren Rehn und Willenegger ausführlich dargestellt wurde, wurden im Rundgespräch nur spezielle Indikationsprobleme im Hinblick auf Frakturtyp und Lokalisation bei isolierten Frakturen junger, organgesunder Patienten diskutiert.

Der erste Diskussionspunkt betraf die Schaftbrüche langer Röhrenknochen. Frakturen des Unterarm- und Oberschenkelschaftes wurden als absolut zwingende Operationsindikationen angesehen. Bei der Wahl der Osteosynthesemethode am Unterarm wurde der Plattenosteosynthese einstimmig der Vorzug gegeben, während Marknagelung und Rushpinung wegen der ungenügenden Stabilisierung der Rotation, wegen des gefahrvollen Aufbohrens des enorm harten Radius und der Verminderung der physiologischen Krümmung des Radius durch die intramedullären Kraftträger abgelehnt wurden. Da die Unterarmknochen, vor allem die Ulna, in der Mitte und in der proximalen Hälfte erhebliche Kräfte aufzunehmen haben, sind mindestens 6-Lochplatten mit guter Verankerung in beiden Fragmenten erforderlich. Als Domäne konservativen Vorgehens wurde die Oberarmschaftfraktur bezeichnet. Auch hier wurde die Marknagelung für die nur selten operativ zu behandelnden Schaftfrakturen einheitlich abgelehnt.

Neben der vorwiegend zur Anwendung kommenden Plattenosteosynthese wurde von einigen Teilnehmern über gute Erfahrungen mit der Bündelnagelung nach Hackethal bei Quer- und kurzen Schrägbrüchen in Schaftmitte berichtet. Das Verfahren wird vorwiegend geschlossen durchgeführt.

Abgesehen von den offenen Frakturen gibt es am Tibiaschaft nur wenige absolute Operationsindikationen. Die relativen Operationsindikationen wurden wegen der bekannten Problematik nicht weiter diskutiert. Über die geeignetsten operativen Verfahren am Schienbein- und Oberschenkelschaft herrschte geteilte Meinung. Unbestritten ist die Marknagelung die Methode der Wahl für die einfachen Bruchformen im mittleren Femur- und Tibiadrittel bei geschlossenen Frakturen und offenen Frakturen ersten Grades. Die weitgestellten Marknagelindikationen der Mainzer Schule stießen auf Widerspruch. Für viele Tibia- und

Femurfrakturen bleibt die Plattenosteosynthese das einzig stabile Verfahren. Die von Herrn Jungbluth ins Gespräch gebrachte Doppelplatte am Oberschenkel wurde wegen der ungünstigen Beeinflussung der Zirkulation allgemein abgelehnt. Auch bei Trümmerzonen genügt die einzelne Platte in Verbindung mit einer primären Spongiosaanlagerung, vor allem medial. Die adäquate Knochentransplantation schützt vor Plattenbruch, weil sie eine Callusbildung induziert, die nach wenigen Wochen schon zum Tragen kommt. Herr Contzen berichtete über gute Erfahrungen mit der Verriegelungsnagelung sogar bei Unter- und Oberschenkelbrüchen im vierten Sechstel.

Auch der Wechsel des Behandlungsverfahrens wurde diskutiert. Führt der eingeschlagene Weg, ob operativ oder konservativ, nicht zum Erfolg, so ist frühzeitig die Konsequenz zu ziehen und die Technik oder die Methode zu ändern. Claviculafrakturen werden grundsätzlich konservativ behandelt. Die nur selten erforderliche operative Versorgung — bei Pseudarthrosen, bei Gefäß- oder Nervenverletzungen, bei lateralen Frakturen mit Hochstand des zentralen Fragmentes infolge Ruptur des Lig. coracoclaviculare — erfolgt durch Plattenosteosynthese oder lateral durch Zuggurtung.

Bei den offenen Frakturen II. und III. Grades wurde eine Marknagelung abgelehnt. Als Alternative zur Platte bietet sich bei schwerer Weichteilschädigung die Stabilisierung mit äußeren Spannern an. Bei kindlichen Femurfrakturen wurde die Marknagelung durch die Trochanterepiphyse, wie sie Herr Daum aufzeigte, von mehreren Teilnehmern wegen der Gefahr des Minderwachstums und der sekundären Valgisierung abgelehnt. Bei den kindlichen Oberschenkelbrüchen berichtete Herr Weber über gute Erfahrungen an 200 solcher Fälle mit einer von ihm modifizierten Vertikalextension, die vor allem eine genaue Korrektur jeder Rotationsfehlstellung ermöglicht.

Bei den Gelenk- und gelenknahen Frakturen wurde zunächst auf die distale Radiusfraktur eingegangen. Hier ist für die Zukunft mit einer Erweiterung der Operationsindikation zu rechnen. Nach einer Zusammenstellung der SUWA liegt die Rentenhäufigkeit für alle Radiusfrakturen loco classico bei 7 % in der Schweiz. Bei der dislozierten, schlecht reponiblen oder schwer fixierbaren Radiusfraktur trat Herr Hierholzer für eine Abstützplatte ein, die seiner Meinung nach eine bessere Stabilität gewährleistet als die Spickdrahtung. Bei den einfachen Frakturtypen gibt Herr Willenegger der Drahtspickung den Vorzug. Er wies darauf hin, daß bei Stückfrakturen operative Aufrichtung und Rekonstruktion mit Spongiosa und Fixation mit Abstützplatte zwar sehr schöne Resultate gibt, aber eine extrem schwierige Operation darstellt.

Bei Patellatrümmerbrüchen ist die Resektion nur angezeigt, wenn etwa die Hälfte der Gelenkfläche erhalten werden kann. Die sonst notwendige Totalexstirpation zeigt oft erstaunlich gute funktionelle Ergebnisse. Bei der Radiusköpfchenfraktur lohnt sich die Rekonstruktion nur bei einfachen Meißelbrüchen. Größere rekonstruktive Eingriffe sind nicht angezeigt, weil sie regelmäßig zu einer Blockierung der Rotation führen. Beim Erwachsenen zeitigt die Exstirpation des Radiusköpfchens — frühzeitig vorgenommen — ausgezeichnete Ergebnisse, wenn die Bewegungstherapie unmittelbar nach der Resektion aufgenommen wird.

Im Gegensatz zum Erwachsenen darf beim Kind auch ein vollständig luxiertes und gebrochenes Radiusköpfchen niemals entfernt werden, da es sonst in der

Regel zu einem zunehmenden Cubitus valgus, u. U. mit einer Spätlähmung des N. ulnaris, kommt.

Im weiteren Verlauf wurden allgemeine Indikationen bei Frakturen alter Menschen besprochen. Herr Remé berichtete über eine alternierende Reihe von 875 operativ und konservativ behandelten pertrochanteren Frakturen bei einem vorwiegend geriatrischen Krankengut. 396 wurden in einer Lübecker Klinik überwiegend konservativ, 479 in einer zweiten Lübecker Klinik vorwiegend operativ mit dem Leziusnagel behandelt. In der ersten Serie verstarben von den konservativ behandelten 34 $^0/_0$. In beiden Kliniken betrug die Letalität bei operativer Behandlung 18$^0/_0$. Die Dauer der Bettruhe und des stationären Aufenthaltes betrug bei konservativer Behandlung das Doppelte. Die Zahl der für den alten Menschen typischen Komplikationen war bei den operativ Behandelten deutlich niedriger.

Einheitlich wurde die Meinung vertreten, daß beim alten Menschen präoperativ zumindest die notwendigste interne Diagnostik durchgeführt werden sollte. Man trat für die Frühoperation der hüftgelenksnahen Femurfrakturen ein, da sie die Gesamtletalität senkt. Während einige die notfallmäßige Sofortoperation bevorzugen, trat die Mehrheit für die Operation nach 24—48 Std ein. Wegen der Gefahr einer Peroneuslähmung und eines Decubitus ist bis zur Operation eine Extension anzulegen.

Anhand von klinischen Beispielen wurde das Vorgehen bei Mehrfachverletzungen diskutiert. Es wurde nochmals hervorgehoben, daß beim Mehrfachverletzten mit Vitalgefährdung keine zwingende Indikation für eine Osteosynthese vorliegt. Simultanoperationen beim Vorliegen von Schädel- oder Körperverletzungen sind auch bei stabilisiertem Kreislauf nur äußerst selten indiziert. Auch bei Serienfrakturen an den Extremitäten ohne begleitende innere Verletzungen wurde die primäre operative Totalversorgung allgemein abgelehnt.

Offene Frakturen sind möglichst notfallmäßig zu versorgen und operativ zu stabilisieren. Eine exakte konservative Therapie muß für jede einzelne Fraktur eingeleitet werden.

Prof. Dr. H. Tscherne
Unfallchirurg. Klinik
Med. Hochschule
D-3000 Hannover-Kleefeld
Karl-Wiechert-Allee 9
Bundesrepublik Deutschland

Prof. Dr. J. Rehn
Chir. Klinik der Berufsgenossenschaftl.
Krankenanstalten „Bergmannsheil"
D-4630 Bochum
Hunscheidstr. 1
Bundesrepublik Deutschland

Donnerstag, 9. Mai 1974

Kongreßhalle 14.30—17.30 Uhr

Wissensvermittlung in der Chirurgie

Wissensvermittlung im Studentenunterricht unter besonderer Berücksichtigung der neuen Approbationsordnung (Ausbildung)

Langenbecks Arch. Chir. 337 (Kongreßbericht 1974)
© by Springer-Verlag 1974

70. Erfahrungen in der studentischen Lehre in der Chirurgie an einer Reformhochschule

H. G. Borst

Department Chirurgie, Medizinische Hochschule Hannover

Experiences in the Teaching of Surgery at a Medical School with a Reformed Curriculum

Summary. This paper describes the consequences of the new Governmental Regulations concerning the University Medical School curriculum on instruction in surgery. Our experiences with progressive methods of surgical teaching that were first initiated at Hanover Medical School are discussed in this context.

Key words: Curriculum, Medical.

Zusammenfassung. Im vorliegenden Text sind die Folgen der Approbationsordnung für Ärzte auf die künftige Strukturierung des Unterrichts in der Chirurgie erläutert. Dabei wurden die in Hannover im Vorlauf zur AOÄ mit dem Notfallpraktikum, einem propädeutischen und einem klinischen Blockunterricht, mit klinischen Visiten am Krankenbett und schließlich mit dem Internatsjahr gemachten Erfahrungen aus der Sicht des Hochschullehrers diskutiert.

Schlüsselwörter: Lehre, studentische.

Seit einigen Jahren vollzieht sich im Medizinstudium ein Wandel, der im wesentlichen 4 Ziele verfolgt:

1. Die Intensivierung der praktischen Ausbildung am Kranken.

2. Eine Verkürzung des Studiums bei Reduktion des Lernstoffes auf ein „Kernwissen" eines „Basisarztes".

3. Schaffung neuer Freiheitsgrade für den Studenten durch Angebot von Wahlveranstaltungen, sog. Electives.

4. Zeitgerechte Prüfung von Können und Wissen.

Diese Ziele sind heute von der Sache her unbestritten. Sie beruhen auf der Erkenntnis, daß sich das Massenmedizinstudium zunehmend von der Praxis gelöst hat und zudem dank der Lawine neuer Erkenntnisse ins Uferlose tendiert.

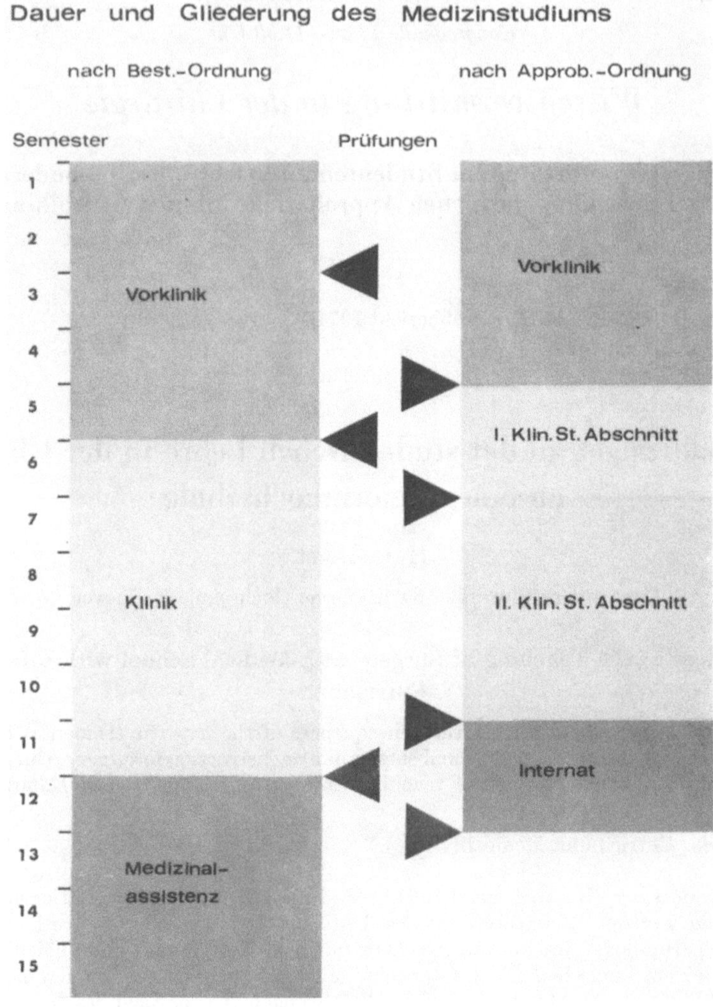

Abb. 1

Die Approbationsordnung für Ärzte trägt diesen Zielen wenigstens teilweise Rechnung. Vergleicht man z. B. die Dauer des Studiums nach der alten und der neuen Ausbildungsordnung, so läßt sich folgendes erkennen (Abb. 1):

Einmal ist das Studium bis zum Staatsexamen zwar um ein Semester länger, bis zur Approbation dagegen ganze $1\,^1/_2$ Jahre kürzer geworden.

Weiterhin gewährleistet die Prüfungsfolge eine straffe Strukturierung des klinischen Studiums in die Abschnitte Propädeutik, Klinik und das neu hinzugekommene Internatsjahr.

Die chirurgische Pflichtveranstaltungen nach AOÄ zeigen diese Dreigliederung (Abb. 2). Der erste klinische Studienabschnitt von 1 Jahr Dauer umfaßt das Praktikum für „Akute Notfälle und Erste Hilfe" sowie den Kurs „Allgemeine klinische

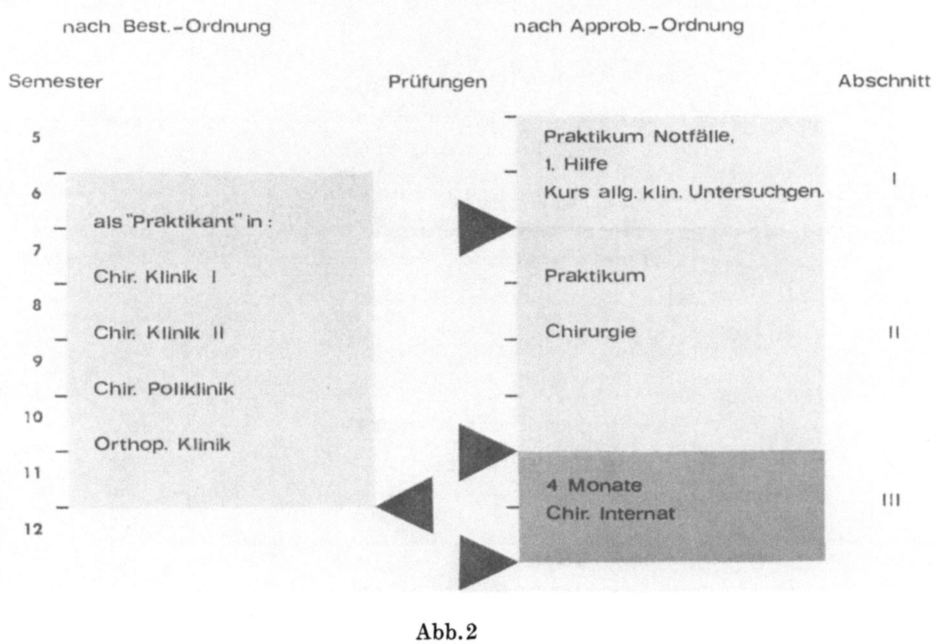

Abb. 2

Untersuchungen im operativen Stoffgebiet", der zweite Abschnitt von zweijähriger Dauer das „Praktikum Chirurgie". Die Bezeichnung Praktikant, von mir in der Säule Bestallungsordnung dieser Abbildung absichtlich in Paranthese gesetzt, muß in Zukunft voll seinem Namen gerecht werden. Schließlich ist in einem dritten einjährigen Abschnitt eine viermonatige chirurgische Internatsjahrperiode vorgeschrieben, die inhaltlich keineswegs der Medizinalassistentenzeit gleichgesetzt werden kann, denn „der Studierende darf nicht zu Tätigkeiten herangezogen werden, die seine Ausbildung nicht fördern", wie dies aus § 3 der AOÄ hervorgeht. Gerade diese Vorschrift erweist sich als sehr problematisch, wie wir später noch sehen werden.

Was die AOÄ nicht vorzeichnet und wohl auch nicht festlegen kann, ist die Umsetzung ihres groben zeitlichen und inhaltlichen Rahmens in die Praxis. Glücklicherweise befinden wir uns an der Medizinischen Hochschule Hannover in der Lage, einige in der AOÄ geforderte Neuerungen nun schon seit geraumer Zeit zu praktizieren, denn seit 1965 wird ein an amerikanische Vorwürfe [1—3,6] angelehntes reformiertes Studienmodell erprobt [4,5] und nun fortlaufend an die in der AOÄ festgelegten Richtlinien angepaßt — nicht immer zum Segen des Modells (Abb. 3). In der Abbildung, die den Umfang der chirurgischen Lehre nach dem gegenwärtigen Stand des Reformmodells wiedergibt, läßt sich der zeitliche Rumpf der AOÄ leicht erkennen:

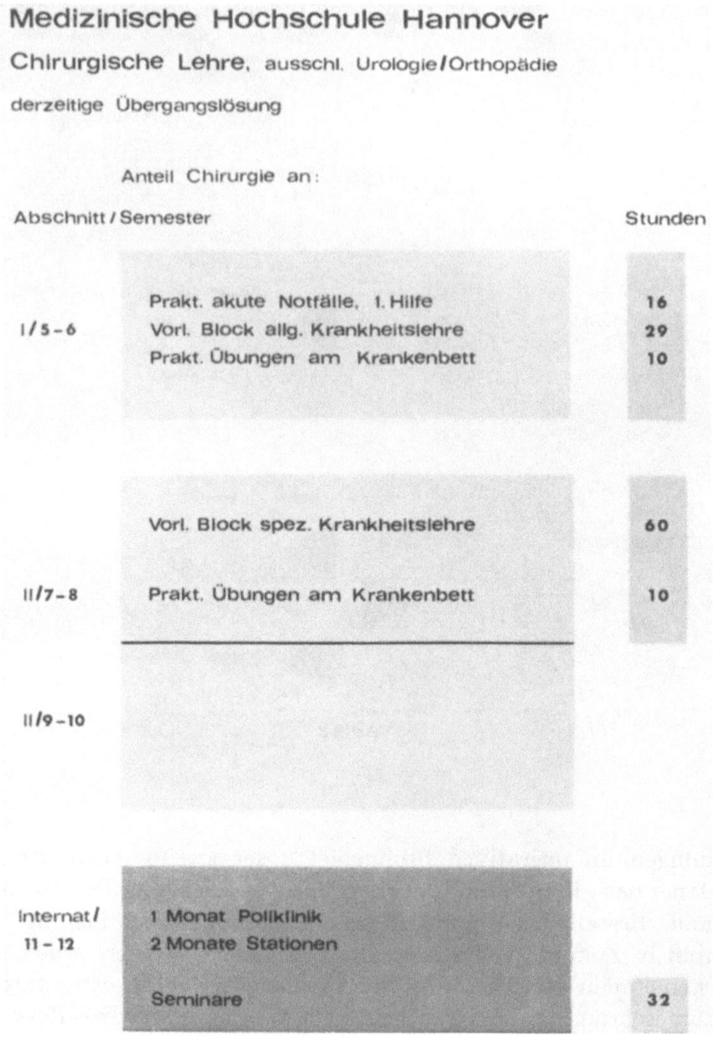

Abb. 3

Im I. Studienabschnitt ist die Forderung nach einem Praktikum „Akute Notfälle und Erste Hilfe" bereits erfüllt. Weiterhin wird ein koordinierter propädeutischer Blockunterricht „Allgemeine Krankheitslehre" gelesen. Er bildet die Grundlage für praktische Übungen am Krankenbett, in welchen der Student einfache chirurgische Krankheitsbilder kennenlernt und sich gemäß AOÄ in die „Allgemeinen klinischen Untersuchungen im operativen Stoffgebiet" einübt. Im II. Abschnitt wurde bisher ein weiterer koordinierter Blockunterricht „Spezielle Krankheitslehre" angeboten und dieser wiederum durch praktische Übungen am Krankenbett ergänzt. Unser chirurgischer Internatsjahrabschnitt schließlich entspricht zeitlich bereits den Bestimmungen der AOÄ.

10. Woche: 24.–28. Juni 1974   2. Klinischer Studienabschnitt   3. klinisches Semester

Zeit	Montag	Dienstag	Mittwoch	Donnerstag	Freitag
8–9	Bronchitis – Bronchiektasen Fabel	Chirurgie der Brustwand	Kinderasthma	Pleura-erkrankungen Pleuraergüsse Fabel	Lungenembolie Borst, Wettengel
9–10	Bronchiolitis Pseudocroup Wenner	Chirurgie des Mediastinums Dalichau	Pneumonie im Säuglings- und Kindesalter Wenner	Chirurgie der Lungen- und Pleuraeiterungen	Therapie d. Status asthmaticus u. d. Ateminsuffizienz Fabel
10–11	Obstrukt. Lungen-emphysem Cor pulmonale Wettengel	Lungenfibrosen u. Granulomatosen Fabel	Pneumonien Wettengel	Thorax-verletzungen Dalichau	Röntgendiagnostik der Lungen-krankheiten Stender
11–12	Chirurgie der Trachea und Bronchien	Röntgendiagnostik der Bronchial- und Lungen-krankheiten	Pathologisch-anatomische Demonstrationen	Lungen-Tbc Schindler	Kolloquium
12–13	Bronchial-Ca. Dalichau	Stender		Pneumokoniosen Wende	
	14.30–15 Übungen am Krankenbett Innere: Gr. 19–27 Chirurgie: Gr. 28–36 *Kinder: Gr. 1–6 Neurologie: Gr. 13–18	14–16 Arzneiverordnungslehre Fricke, Klaus, Schönhöfer, Schwabe, Stock		14.30–15 Übungen am Krankenbett Innere: Gr. 28–36 Chirurgie: Gr. 19–27 *Kinder: Gr. 7–12 Neurologie: Gr. 1–6	14–16 Arznei-verordnungslehre

= 3 Gruppen Kinderklinik 14.30
u. 3 Gruppen Kinderheilanstalt 17–18.30

Abb.4

Im folgenden will ich nun über unsere Erfahrungen mit den oben skizzierten Lehrveranstaltungen berichten.

Der Kurs „Akute Notfälle und Erste Hilfe" wird in 8 Doppelstunden angeboten, die mit einer Orientierungsvorlesung beginnen und praktische Übungen der Studenten untereinander, am Kranken bzw. an der Puppe umfassen. Als Kritik an dieser Veranstaltung äußern die Dozenten die — bei einer Gruppengröße von nur 12 Studenten — vielfache Wiederholung des Lehrstoffes, während die Studenten über zu wenig praktische Betätigungsmöglichkeiten bei einzelnen Themen klagen.

Der koordinierte Blockunterricht „Allgemeine Krankheitslehre" im I. Studienabschnitt und „Spezielle Krankheitslehre" im II. orientiert sich ausschließlich am Stoff und nicht an den Fachgebieten. Die zeitliche Aufteilung des Lehrangebotes wird von der Studienkommission der Hochschule vorgenommen, und sog. Blockkoordinatoren — Vertreter der entsprechenden Fachrichtungen — nehmen die Feinstrukturierung vor. Die Chirurgie spielt im I. Studienabschnitt eine verhältnismäßig geringe Rolle, da Allgemeine Krankheitslehre und Pathophysiologie großenteils von Internisten bestritten werden, was wir als einen gewissen Mangel empfinden. Im II. Klinischen Studienabschnitt ist der Lernstoff noch straffer in Organsysteme komprimiert, und die Chirurgie kommt in ausreichendem Maße zum Zug. Ein Beispiel für eine solche koordinierte Blockvorlesung liefert (Abb.4.)

Als Kritik zur Blockvorlesung wäre aus Sicht des Lehrers folgendes festzustellen: Der Dozent ist gezwungen, „reine Chirurgie" zu lesen, d. h. sich in seinen Ausführungen im wesentlichen auf die chirurgischen Aspekte von Diagnose, Indikation, Operationstechnik und Ergebnisse zu beschränken. Vor allem der Wegfall der Pathophysiologie bedeutet für den Lehrer eine gewisse Verarmung auch in der Vorlesungsvorbereitung. Im Sinne einer straffen Koordination oder gar Integration des Unterrichts scheint dieser Nachteil jedoch unumgänglich. Die Gesamtbelastung eines Faches im Blockunterricht ist geringer als früher, der Anspruch an die Studenten jedoch wesentlich höher, denn der Stoff wiederholt sich nicht und muß in einem Stück gelernt werden. Von studentischer Seite wird in erster Linie der dauernde Wechsel der Lehrpersonen bemängelt, deren Auswahl sich oft nicht an didaktischen Fähigkeiten und Bereitwilligkeit zur Koordination, sondern am Fachwissen orientiert. Auch verbietet die außerordentliche Kompression des Stoffes die Vorstellung von klinischen Fällen. Dementsprechend war die studentische Präsenz bei den einzelnen Blockveranstaltungen sehr unterschiedlich und im ganzen gesehen enttäuschend.

Ich kann nun in diesem Rahmen nicht auf die allgemeine Problematik frontaler Vorlesungen alter Art oder des von uns geübten koordinierten Unterrichts näher eingehen. Im Zuge der jetzt erforderlichen Umstrukturierung des Studiums wird die in beiden Vorlesungsformen angebotene Systematik der Erkrankungen weitgehend zurückgedrängt werden zugunsten exemplarischer praktischer Veranstaltungen. Aus diesem Grund wird unser Blockunterricht wohl auf einleitende, grob orientierende Vorlesungen reduziert werden müssen, die den Sockel für das eigentliche Praktikum bilden. Das Praktikum wird teils in seminaristischer Form, fallbezogen und in Gruppengrößen von 30—50 Studenten angeboten, teils als Übungen am Krankenbett (Klinische Visite) in kleinen Gruppen von 4—5 Studenten. Die für Vorlesungen bzw. Praktika aufgewandte Zeit entspricht dabei einem Verhältnis von 1:2.

Das zweite Jahr des II. klinischen Studienabschnittes soll frei von Pflichtveranstaltungen bleiben und ausschließlich für „Electives" und Abschluß der Dissertation verfügbar sein.

Die praktischen Übungen am Krankenbett werden auch künftig beibehalten und bilden Teil der Practika des I. und II. Klinischen Studienabschnittes. Bei einer Gruppengröße von 4 Studenten pro 18 Betten-Station waren diese Visiten bisher gut besucht, sofern Oberärzte und Stationsärzte zu einem erheblichen Zeitaufwand, insbesondere in der Vorbereitung und in der Auswahl geeigneter Patienten, bereit waren. Kataloge der in den beiden Studienabschnitten zu untersuchenden Krankheitskategorien müssen aufgestellt und konsequent erfüllt werden, so daß die Studenten jeweils auf der Ebene ihres Verständnisses angesprochen und nicht wiederholt mit demselben Krankheitsbild konfrontiert werden.

Im chirurgischen Internatsjahr verbringt der Student derzeit 3 Monate auf Stationen, und zwar aufgeteilt in je 4 Wochen Allgemeinchirurgie sowie Unfall- oder Thoraxchirurgie, 4 Wochen Chirurgische Poliklinik und je 2 Wochen Urologie und Orthopädie. Die Lehrkrankenhäuser übernehmen bis zu $50\,^0/_0$ der chirurgischen Internatsstudenten. Die Studenten beteiligen sich an den Besprechungen, Visiten, Demonstrationen und am Operationsprogramm und besuchen zweimal wöchentlich Auffrischungsseminare nach Themenkatalog (Abb. 5). Zur persönlichen Betreuung wird jedem Studenten ein Stationsarzt oder -Vertreter zugeordnet, den er im gesamten Tagesablauf begleiten oder besser verfolgen soll.

Medizinische Hochschule Hannover
Klinik für Thorax-, Herz- und Gefäßchirurgie

Pflichtveranstaltungen für Internatsstudenten im stationären Bereich

Mo, Mi, Do	7.15	Dienstbeginn, Stationsarbeit
	7.40	Klinikbesprechung, Intensivvisite
Montag	8.00—13.00	Op.-Programm
	14.00	Visite
	15.15—16.30	Kolloquium (Themenkatalog)
	16.30—17.00	Stationsarbeit
Dienstag	vormittags	*Selbststudium*
	14.00	Visite, Pat.-Untersuchung
	17.30	Fallbesprechung, Fragestunde
Mittwoch	8.00—10.00	Chefvisite
	10.00—11.30	Klinikkonferenz
	11.30—13.00	Pat.-Untersuchung
	nachmittags	*Selbststudium*
Donnerstag	8.00—13.00	Op.-Programm
	14.00	Visite
	15.15—16.30	Kolloquium (Themenkatalog)
	16.30—17.30	Stationsarbeit
	17.30	Fallbesprechung, Fragestunde
Freitag	vormittags	*Selbststudium*
	14.00	Visite, Pat.-Untersuchung

Abb. 5

Darüber hinaus ist für jede klinische Einheit ein älterer Lehrassistent als Koordinator und übergeordnete Anlaufperson bestimmt worden. Im stationären Bereich erheben die Studenten mindestens bei 2 Patienten in der Woche Anamnese und Befund, erstellen Diagnose und Differentialdiagnose sowie den Therapieplan und diskutieren diese mit den zuständigen Ärzten. Ein Katalog selbständig durchzuführender diagnostischer und therapeutischer Maßnahmen muß erfüllt werden. Gegenüber dem stationären Bereich stellt die von uns als besonders ausbildungsintensiv erachtete Poliklinik einen echten Engpaß dar, denn die praktischen Beschäftigungsmöglichkeiten sind hier naturgemäß begrenzt, und die Lehrkrankenhäuser bieten kaum Hilfe. Ein Teil der poliklinischen Studenten nimmt daher jeweils am Gipskurs bzw. Operationskurs an der Leiche teil.

Trotz nun schon mehrjährigen Vorlaufs lassen unsere Erfahrungen mit dem chirurgischen Internatsjahrabschnitt viel zu wünschen übrig. Einmal kommen viele Studenten mangels Präsenz oder Mitstudium beim Blockunterricht ohne das erforderliche Basiswissen ins Internatsjahr. Ganz besonders erschwerend aber hat sich gerade in der großen Chirurgie ein grundsätzlicher Konflikt zwischen Lehrerwartung der Studenten und Lehrangebot der Kliniken ausgewirkt. Im Unterschied zu den konservativen Fächern steht im operativen Bereich wesentlich weniger Zeit für eigentliche Lehrtätigkeit zur Verfügung, so daß sich die Studenten häufig vernachlässigt fühlten, um so mehr als sie oft die Teilnahme an bestimmten

Routinefunktionen der Kliniken, vor allem am Operationsprogramm, als wenig lehrintensiv ablehnen bzw. verweigern. Dieser Sachverhalt hat häufig zu erheblicher Verdrossenheit auf beiden Seiten geführt, wobei die bisherige Freiwilligkeit des Internatsjahres von beiden Parteien immer wieder ins Feld geführt wurde. Man kann sich vorstellen, daß diese Negativeffekte an Lehrkrankenhäusern mit ihrem geringen ärztlichen Personal besonders zutage treten können. Um solche Schwierigkeiten abzubauen, haben wir den Studenten einen Kompromiß angeboten, der ihnen viel Zeit zum Selbststudium gibt, aber im Grunde am Wesen eines Internatsjahres angelsächsischer Prägung, das ja auch anhaltenden intensiven Routineeinsatz in der Klinik erfordert, in vieler Hinsicht vorbeigeht.

Es ist zu hoffen, daß die neue Approbationsordnung einen brauchbaren Rahmen für das Internatsjahr steckt: Einmal sorgt sie dafür, daß das unerläßliche Basiswissen am Ende des ersten und zweiten Studienabschnittes abgeprüft wird, zum anderen legt sie das Internatsjahr als Pflicht fest, womit studentische Präsenz und volle Kooperation zwischen Lehrern und Lernenden wirklich gefordert werden kann. Sehr wichtig in diesem Zusammenhang dürfte die Einführung eines längeren Elektivabschnittes im II. Klinischen Studienabschnitt sein, der dem Studenten freie Hand zur Vorbereitung auf das Internatsjahr ebenso wie zum Abschluß seiner Dissertation gibt.

Literatur

1. Freimann, D. G.: The curriculum revolution: second thoughts. New Engl. J. Med. **288**, 1240 (1973)
2. Freimann, D. G., Leaf, A.: A reappraisal of the Harvard Medical Curriculum. Harv. Med. Alumni Bull. **47**, 14 (1973)
3. Ham, Th. H.: Medical education at Western Reserve University. New Engl. J. Med. **267**, 868—874 (1967)
4. Hartmann, F.: Die gegenwärtigen Entwicklungslinien der Ideen, Systeme und Formen ärztlicher Ausbildung. Didactica Sonderdr. **1**, 1—32 (1968)
5. Hartmann, F., Pflanz, M.: Klinisches und Sozialwissenschaftliches Curriculum an der Medizinischen Hochschule Hannover. Arbeitskreis für Hochschuldidaktik, Heft 31, 1—74 (1971)
6. Leaf, A.: The Harvard Medical Curriculum. Harv. Med. Alumni Bull. **44**, 4—11 (1970)

Prof. Dr. H. G. Borst
Department Chirurgie
Med. Hochschule
D-3000 Hannover-Kleefeld
Karl Wiechert-Allee 9
Bundesrepublik Deutschland

Langenbecks Arch. Chir. 337 (Kongreßbericht 1974)

71. Neue Ansätze im chirurgischen Unterricht aus studentischer Sicht

M. Prömmel

Medizinische Hochschule Hannover

Innovations in Instruction in Surgical Technique, from the Student Angle

Summary. For four years, the medical school of Hanover has been in a position to offer a one-year clinical clerkship as part of the general medical course. The necessity for exact specification of the students' status and the functions they should take over has become obvious. Trainees participating in this teaching program should receive practical instruction in patient care (e. g. performance of minor surgical procedures) under the supervision of the more experienced housemen. It is essential that the affiliated teaching hospitals keep more strictly to the training program worked out by the medical school.

Key words: Clinical Clerkship — Teaching Hospitals.

Zusammenfassung. An der Med. Hochschule Hannover wird das Internatsjahr, das nun durch die AOÄ vorgeschrieben ist, bereits seit 4 Studienjahrgängen durchgeführt. Es hat sich gezeigt, daß die Stellung der Studenten hinsichtlich ihres Status — Praktikant oder Student — und ihre Einordnung in den Stationsbetrieb genau festgelegt werden muß. Durch Lehrassistenten (erfahrene Chirurgieassistenten, die für ein Quartal freigestellt werden), sollen die Studenten in praktische Verrichtungen (Gelenkpunktionen, kleine Wundversorgung u. a.) eingewiesen werden und unter ihrer Anleitung praktizieren. Akademische Krankenhäuser müssen sich mehr an die Lehrpläne halten.

Schlüsselwörter: Internatsjahr — Lehrassistent — Lehrkrankenhaus.

Ich möchte über unsere Erfahrungen mit dem *Internatsjahr* berichten. Dabei stütze ich mich neben der eigenen Erfahrung auf eine Fragebogenaktion zum Internatsjahr des vorletzten Studienjahrganges und auf Abschlußbesprechungen zum Block Chirurgie mit den Studenten zweier Studienjahrgänge.

Das Internatsjahr stellt an der MHH den Schwerpunkt des chirurgischen Unterrichtes dar. Der 4 monatige Block Chirurgie war gegliedert in 1 Monat chir. Poliklinik, 2 Monate Stationsdienst und jeweils $^{1}/_{2}$ Monat Urologie und Orthopädie.

1—2 Studenten werden jeder Station bzw. Poliklinikeinheit zugeteilt. Von ihnen wird die Teilnahme an der routinemäßig anfallenden Arbeit wie Blutentnahme, Verbandwechsel u. a. erwartet. Neben dem Kennenlernen und Praktizieren sieht das Konzept vor, daß die Studenten die neu aufgenommenen Patienten untersuchen, einen Diagnostik- und Therapieplan erstellen. Bei den von ihm untersuchten Patienten soll der Student bei der Operation assistieren und dann den postoperativen Verlauf beobachten.

Zur sozialen Lage ist zu bemerken, daß das Internatsjahr an der MHH bislang 14 Monate dauerte, unterbrochen von zweimal 1 Monat Urlaub. Die Studenten sind, durch die tägliche Anwesenheit in den Kliniken bedingt, großenteils außerstande, im Internatsjahr sich für ihr Studium Geld hinzuzuverdienen, z. B. durch Nachtwachen oder Jobben am Tage. Von seiten des Staates ist bislang keine Unterstützung gewährt worden, und wie verschiedenen Äußerungen der Regierungspartei zu entnehmen ist, will sie den Medizinstudenten keine Praktikantenvergütung geben im Gegensatz z. B. zu den Ingenieurstudenten.

Die Auswertung der Fragebogen ergibt, daß 80 $^0/_0$ der Befragten täglich auf Station war. Mehr als die Hälfte der Studenten hat täglich mindestens 5—6 Std

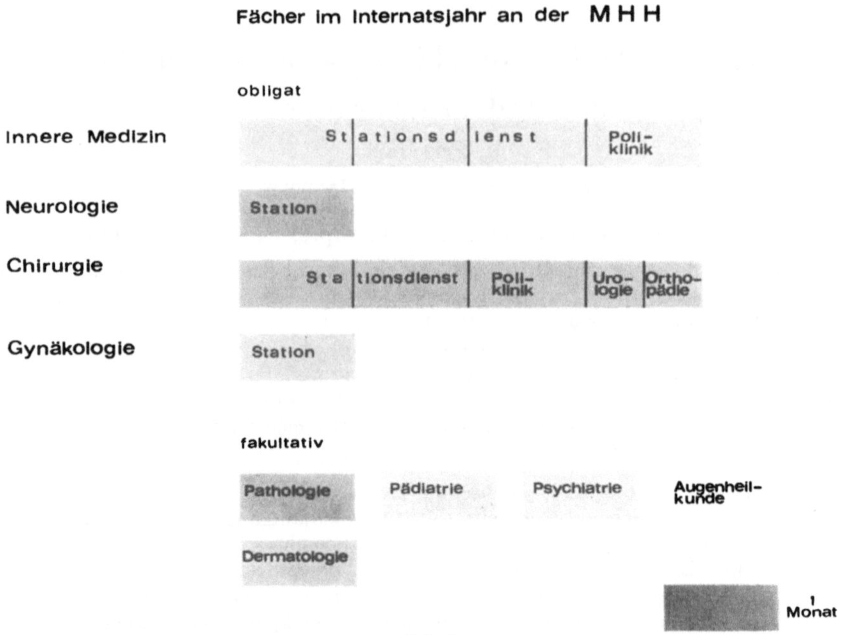

Fächer im Internatsjahr an der M H H

Abb. 1

dort gearbeitet. 80 % der Kommilitonen assistierten an Operationstagen 3—6 Std.

Diese Zahlen zeigen deutlich, daß die Studenten sich bemühten, im Internatsjahr etwas zu lernen. Oft allerdings wartete man vergeblich, Tätigkeiten übertragen zu bekommen, die ein Üben in praktischen Fähigkeiten ermöglichten. Die Bemühungen in dieser Richtung wurden häufig abgewiesen mit der Behauptung, es könne etwas passieren.

Die Stellung der Internatsstudenten in der Hierarchie muß ganz eindeutig geklärt sein. Es wäre Aufgabe des Stationsarztes, dem seiner Station zugeteilten Studenten einen festen Aufgabenbereich zuzuweisen und ihm Verantwortung zu übertragen in einem Umfang, der dem Ausbildungsstand und dem Einsatzwillen angemessen ist. Damit wird auch an das Verantwortungsgefühl des Studenten appelliert, die Mißverständnisse Arzt—Student werden ganz erheblich reduziert.

Drei Viertel der Studenten untersuchten täglich 1—2 Patienten. In krassem Gegensatz dazu steht, daß in $^4/_5$ der Fälle der Stationsarzt nur gelegentlich bis nie Wert darauf legte, die Patienten nachzuuntersuchen. Ein Student kann nur dann Sicherheit und Zutrauen zu seinen Untersuchungsbefunden bekommen, wenn diese Befunde bestätigt oder berichtigt werden. Dazu paßt auch gut die Angabe der Studenten, nie einen Diagnostik- oder Therapieplan erstellt zu haben. Aus dem eben Gesagten könnte man den Schluß ziehen, dann lieber wie in gewohnter Weise zu Hause aus dem Lehrbuch zu lernen, wie man untersucht und wie man vor 10 Jahren, als das Buch entstand, Diagnostik trieb und therapierte.

Ein Punkt massiver Kritik war das Krankenblätterschreiben. 25 % der Studenten mußten häufig, weitere 25 % 2—3 mal wöchentlich postoperativ Krankenblätter anlegen. Da drängt sich die Frage auf, ob es der Ausbildung der Studenten förderlich ist, die von den Ärzten liegengelassene Arbeit durch die Studenten erledigen zu lassen. Dazu ein Beispiel: Beim Wechsel auf eine neue Station erfuhr ein Student bei seiner Vorstellung von einem Arzt, es lägen auf dem Schreibtisch die Namen der Patienten, bei denen die Anamnese und der Status aufzunehmen seien. Es stellt sich heraus, daß es 14 Patienten einer 30-Betten-Station waren!

Von den Kommilitonen wurde bemängelt, zu oft bei gleichartigen Operationen zur Assistenz eingeteilt worden zu sein. Bei manchen Operationen, selbst bei Standardoperationen, wurde nichts oder nur sehr wenig erklärt. Bei solcher Art Assistenz drängt sich der Eindruck der Dienstleistungspflicht auf. So gab ein Chef bei einer Diskussion auch zu, wegen zu weniger Assistenten auf die Assistenz der Internatsstudenten angewiesen zu sein. Andererseits gab es auch Assistenten, die bereitwillig auf alle Fragen der Studenten eingingen. So wurden denn auch bei Stationswechsel unter den Studenten Tips ausgetauscht, bei welchen Assistenten sich größerer Einsatz lohne. Diese Ärzte nämlich erklärten während der Operation die einzelnen Schritte des Vorgehens dem Studenten und diskutierten nachher hierüber.

Das Internatsjahr wurde unter dem Gedanken angetreten — auch im Vorlesungsverzeichnis ausgedruckt —, praktische Fertigkeiten kennen- und ausüben zu lernen. Leider konnte das nicht überall beobachtet werden. So wurden kleine Eingriffe wie Nähte und Incisionen von 86% der Befragten nie bis höchstens 5mal in den 2 Monaten Stationsdienst ausgeführt. Eine Kreuzprobe haben $1/4$ der Studenten selbst abgelesen. Hingegen haben 42% damit überhaupt nichts zu tun gehabt. Ähnliche Verhältnisse waren bei der Blutgruppenbestimmung mittels Eldon-Karte zu beobachten. Das Legen eines Venenkatheters beherrschten 30% der Studenten, die anderen konnten es sich ansehen. Mehrfachen Verbandswechsel haben $2/3$ durchgeführt. Leider ist hier manches Mal die Beziehung zum Ausbildungsziel verloren gegangen. Denn es wurden über die Hälfte der Studenten nicht in die Beurteilung der Wundheilung eingewiesen.

Ich sehe die Schuld für diese Versäumnisse nicht nur im System des Internatsjahres, sondern auch in der Unwilligkeit der Assistenten, sich mit den Studenten zu beschäftigen. Wie oft bekam man mittags nach Operationsschluß zu hören, der Assistent habe im Labor einen Versuch vorbereitet. Nun müsse er ins Labor, doch morgen nehme er sich die Zeit, die Fragen alle zu beantworten.

Im Rahmen der chirurgischen Poliklinik findet der Gipskurs und der Nähkurs an der Leiche statt. Daneben ist jeder Student dem Gipsraumassistenten für 4 Tage zugeteilt. Weitere Stationen in der Poliklinik sind für die Studenten der Einsatz in Unfallaufnahme, Notfallaufnahme, Einteilung in die Spezialambulanzen der Thorax-, Abdominal- und Unfallchirurgie. Unter Anleitung der Assistenten war in diesem Block die Möglichkeit gegeben, die kleine Wundversorgung zu erlernen und zu praktizieren. Zur Besatzung des in der Hochschule stationierten Notarztwagens gehört ein Student. Jeder Poliklinikstudent hat neben den Einsätzen tagsüber auch 4mal nachts Gelegenheit, bei Alarmierung mitzufahren. Das Notarztwagen-Programm ist sehr gut bei den Studenten angekommen, über 90% wünschen die Beibehaltung dieses Ausbildungspunktes.

Da die Lehrkapazität der Hochschulkliniken hinsichtlich der Patienten nicht ausreicht, ist man seit längerem gezwungen, Krankenhäuser in Hannover und Umgebung in die studentische Ausbildung einzubeziehen. Diese *akademischen Krankenhäuser* haben den Vorteil, den Internatsstudenten ein weniger selektioniertes Krankengut als die Hochschule zeigen zu können. Diesem nicht zu unterschätzenden Vorteil stehen jedoch die Nachteile gegenüber, die sich aus der

Durchschnittsnoten der Fächer

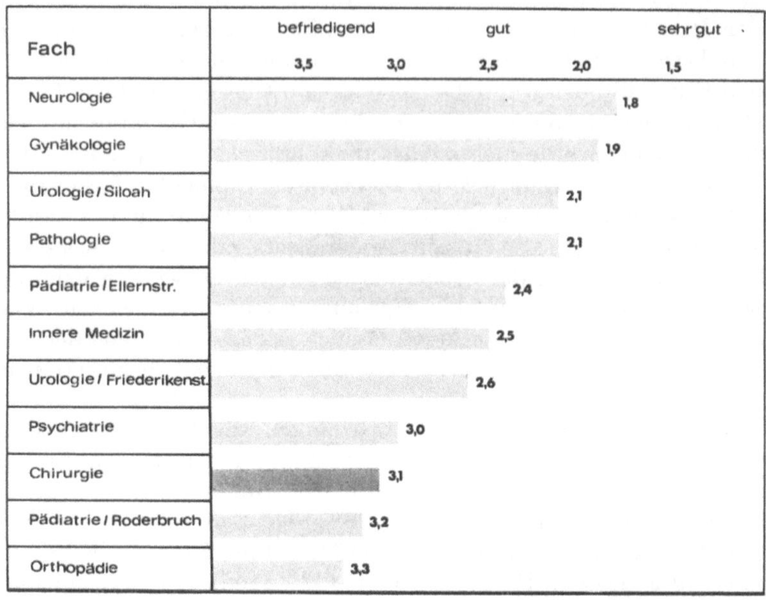

Abb. 2

Nicht-Zugehörigkeit der Chef- und Oberärzte zum Lehrkörper der Hochschule
ergeben. Lehrkonzepte scheitern an dieser Klippe. Von Koordinierung im Lehr-
stoff für die Studenten ist wenig zu merken. Im chirurgischen Block muß man
durch mindestens 3 Häuser routieren. Die Beliebtheit mancher Kliniken außerhalb
der Hochschule ist darin begründet, daß hier Assistenzärzte zu finden sind, die
wesentlich mehr Zeit und Einsatz für den studentischen Unterricht zeigen. Auch
lassen sie interessierten Studenten viele Möglichkeiten zu eigenem Handeln.

Aus den vielerlei Pannen, Unzulänglichkeiten und dem allzu großen Leerlauf
zogen die Studenten den Schluß, den Einsatz von Lehrassistenten zu fordern.
An der Lehre interessierte Assistenten sollen für die Zeit eines Quartals für
studentischen Unterricht freigestellt werden. Sie sollen in einer Art Lehrvisite
prägnante Krankheitsbilder demonstrieren, Befunderhebung üben, von den Internatsstudenten untersuchte Patienten nachuntersuchen. Weiter sollen sie praktische Verrichtungen wie Ablesen einer Kreuzprobe, Beurteilung der Wundheilung, Schieben eines Venenkatheters, kleine Wundversorgung, Spalten eines
Abscesses u. a. demonstrieren und dann unter ihrer Anleitung üben lassen. In
der Frauenklinik und in der Neurologie wurden mit gutem Erfolg Lehrassistenten
eingesetzt. Das äußerste sich in der Bewertung der Fachgebiete durch die Studenten. Während die Betreuung in der Neurologie eine Note von 1,8 und in der
Frauenklinik 1,9 erzielte, kam die Chirurgie auf den drittletzten Platz der Kliniks-
bewertung mit einer Note von 3,1.

Dr. M. Prömmel
D-2900 Oldenburg
Trakehnenstr. 15
Bundesrepublik Deutschland

Langenbecks Arch. Chir. 337 (Kongreßbericht 1974)

72. Aktuelle Lernmethoden in der chirurgischen Ausbildung

H. Hamelmann

Chirurgische Universitätsklinik Marburg

Modern Methods of Learning in Surgical Training

Summary. The new regulations for the licensing of doctors will alter large parts of student training. Catalogues of knowledge to be mastered are to act as a basis for the written examination and provide clear guidelines for the students. Programmed instruction will have to be offered by the teaching staff. The intensification of practical training made necessary by the new regulations will lead to difficulties if there are large numbers of students. In addition to lectures and discussions, programmed textbooks and audiovisual aids should be used for the learning of theory.

Key words: Methods of Learning — Catalogue of Knowledge — Audiovisual Aids.

Zusammenfassung. Die neue Approbationsordnung für Ärzte wird die studentische Ausbildung in großen Teilen ändern. Als Grundlage für die schriftliche Prüfung vermitteln Lernzielkataloge klare Richtlinien, an denen der Studierende sich orientieren muß. Der Lehrende wird einen programmierten Unterricht anbieten müssen. Die Intensivierung der praktischen Ausbildung wird bei großen Studentenzahlen auf Schwierigkeiten stoßen. Für die Erlernung des theoretischen Wissens sollten neben Vorlesungen und Diskussionen programmierte Lehrbücher und audiovisuelle Mittel eingesetzt werden.

Schlüsselwörter: Lernmethoden — Lernzielkatalog — Audiovisuelle Medien.

Die neue Approbationsordnung für Ärzte bringt gegenüber der alten Bestallungsordnung einschneidende Veränderungen. In bezug auf Lehre und Lernen zwingt sie uns, die festgefahrenen Ausbildungsmodelle der letzten Jahrzehnte zu verlassen. Wir sind gezwungen, das System der ärztlichen Ausbildung in großen Teilen zu ändern, zu dynamisieren und den heutigen Forderungen anzupassen.

Bei den Diskussionen um den modernen Unterricht geht es im wesentlichen um drei Dinge:

1. Die Lehrinhalte, die Lernziele,
2. den Unterrichtsstil und
3. um die zu verwendenden Lehrmittel, die „Medien".

Die neuen *Lernzielkataloge* (Gegenstandskataloge) vermitteln dem Studierenden klar definierte Richtlinien darüber, welche Kenntnisse und Fertigkeiten er erwerben muß und „was er wie tun muß", um seinen Lernerfolg im schriftlichen Examen nachzuweisen.

Für den Lernenden heißt das, daß er sich nicht mehr in einem Labyrinth von Vorlesungsangeboten verirren wird. Er muß sich bei einerseits verkürzter Ausbildungszeit und andererseits ständig anwachsender Stoffülle am Gegenstandskatalog orientieren. Auf Kosten einer breiten und individuellen Ausbildung wird er mehr konkretes und adaptiertes Wissen aufnehmen. Er muß in kürzerer Zeit mehr lernen, und das erworbene Wissen muß sofort anwendungsbereit und abfragbar sein.

Für den Lehrenden bedeutet das, dem Studenten Zielvorstellungen für die Ausbildung zu geben, wobei das zu vermittelnde Wissen immer aktuell sein muß. Das kann nur durch einen programmierten und koordinierten Unterricht erreicht werden.

Den Rahmen gibt auch hierzu wieder die neue AO. Sie sieht eine *Intensivierung der praktischen Ausbildung* vor. Vom Methodischen her stellt der Unterricht am Krankenbett keine unlösbaren Probleme. Die Schwierigkeit liegt im Organisatorischen. Selbst unter Berücksichtigung der Lehrkrankenhäuser wird meist ein Mißverhältnis zwischen der Bettenkapazität und der Zahl der Studierenden bestehen. Die Studenten müssen in möglichst vielen kleinen Gruppen über alle Stationen, poliklinische und sonstige Spezialeinheiten der Kliniken verteilt werden. Das bedeutet zwangsläufig, daß nicht nur Hochschullehrer, sondern auch jüngere, in Lehre und Klinik weniger erfahrene Assistenten zur Ausbildung herangezogen werden müssen. Auf die Gefahr von Überschneidungen und durch Wiederholungen bedingten Leerlauf hat Herr Borst schon hingewiesen. Die Belastung der Kranken durch zahlreiche Untersuchungen ist ein weiteres Problem. Außerdem müssen die Praktica dem Rhythmus chirurgischer Kliniken angepaßt werden, d.h. es steht nur eine kurze operationsfreie Zeit zur Verfügung, in der sich die Veranstaltungen ballen.

Die Aussicht auf eine *zweite Kategorie von Assistenten*, die sich vorwiegend mit der Lehre und Ausbildung befassen, ist meines Erachtens für die Chirurgie indiskutabel. Der Passus der neuen AO, daß „Studierende nicht zu Tätigkeiten herangezogen werden dürfen, die ihre Ausbildung nicht fördern", setzt entweder eine strenge Abgrenzung oder erhebliches Verständnis beider Seiten voraus, wenn hieraus nicht Konflikte entstehen sollen.

Man kann nicht erwarten, daß ein von auswärts eingeführtes Modell, wie z.B. das hier zitierte angelsächsische, auch bei uns sofort reibungslos funktioniert, ohne den Erfahrungsvorsprung, die Mentalität der Beteiligten und das System zu berücksichtigen.

Bringt die neue AO ein Chaos oder wirklichen Fortschritt? Trotz der positiven Ergebnisse wie z.B. an der Reformhochschule Hannover wird sich zeigen, ob sich diese Vorstellungen auch an anderen Universitäten mit wesentlich höherer Studentenzahl verwirklichen lassen.

Mit diesen Ausführungen wurde bisher nur die praktische Ausbildung angesprochen. Die neue AOÄ wird aber auch die *Vermittlung des theoretischen Wissens* verändern.

Der Lernende hat sich bisher im wesentlichen an der Hauptvorlesung und am Lehrbuch orientiert. Auch die medizinische Didaktik hat in den letzten Jahren neue und beachtliche Impulse erhalten. Auf die Notwendigkeit eines *programmierten* Unterrichts wurde schon hingewiesen. Dem Studenten müssen Zielvorstellungen gegeben werden, die in der Erstellung von Lernzielkatalogen ihre erste Verwirklichung gefunden haben. Es bleibt nicht aus, daß sich die ganze Studienorganisation an diesen Lernzielen ausrichten wird. Das klassische Lehrbuch wird in Zukunft durch programmierte Lehrbücher ergänzt werden.

Von technologischer Seite wird die Integration sog. „*Medien*" in das Unterrichtssystem propagiert. Zu ihnen gehören nicht nur die audio-visuellen Hilfsmittel. Auch Vorträge, Demonstrationen und Diskussionen sind „Medien", die im Unterricht in kleinen Gruppen und am Krankenbett zur Anwendung kommen. Es bedeutet sicher keinen Fortschritt, diese Medien, weil sie nun einmal gefordert werden, wahllos anzuwenden und sie nur als Mittel des Lehrenden zu verstehen. Meines Erachtens sollten gerade die audio-visuellen Mittel mehr als bisher dem Lernprozeß zur Verfügung gestellt werden. Es ist denkbar, daß z.B. Tonbildschauen oder Kassettenprojektoren, deren Programme auf definierte Lernziele zugeschnitten sind, sich zu wesentlichen Lernhilfen entwickeln können. Von Studenten können sie einzeln oder in Gruppen auch ohne Lehrer beliebig oft benutzt werden. Sie fördern damit das individuelle Lernen und verbessern die Lernatmosphäre. Außerdem kann der Bedarf an Lehrern dadurch reduziert werden.

Untersuchungen an Testgruppen haben ergeben, daß Lehren und Lernen unter Zuhilfenahme ausgesuchter Medien den herkömmlichen Unterrichtsformen vorgezogen werden. Eine tatsächliche Überlegenheit — was die Ergebnisse anbelangt — gegenüber konservativen Methoden konnte jedoch bisher nicht erkannt werden.

Es sei zuletzt noch die Frage ausgesprochen, ob das Ende der großen Vorlesung alten Stils gekommen ist. Meiner Meinung nach wird sie als Basisvorlesung oder übergeordnete Rahmenvorlesung der einzelnen Spezialfächer innerhalb der Chirurgie weiterbestehen. Didaktisch begabte und klinisch erfahrene Lehrer werden hier eine Plattform haben, den starren Rahmen des programmierten Unterrichts individuell zu erweitern, denn schließlich bleiben Persönlichkeit, Können und Vorbild des Lehrers die entscheidenden Voraussetzungen für den Ausbildungserfolg.

Prof. Dr. H. Hamelmann
Chir. Univ.-Klinik
D-3550 Marburg a. d. Lahn
Robert Koch-Straße 8
Bundesrepublik Deutschland

Langenbecks Arch. Chir. 337 (Kongreßbericht 1974)

73. Leistungsprüfungen und ihre Grenzen in der Chirurgie

I. Vogt-Moykopf und W. Weihmann

Krankenhaus Rohrbach, Heidelberg

Problems of Multiple-Choice Questions in the German Medical Examination

Summary. The governmental examination for doctors of medicine has recently been reorganized and now includes a written examination with multiple-choice questions. The advantage and disadvantages of this method are discussed. The details of tasks for the clinician are determined by the government and can be divided into two groups: (1) A catalogue of subjects to be tested has to be submitted, and (2) a list of suitable questions has to be worked out. As far as the questions are concerned, mistakes in questioning have to be eliminated. Various possible ways of avoiding such mistakes are discussed mainly for the initial period. Sources of error are indicated with the aid of statistical analysis.

Key words: Multiple-Choice Questions — Multiple-Choice Examination — Statistical Analysis of Multiple-Choice Questions.

Zusammenfassung. Die Neufassung der Approbationsordnung sieht eine schriftliche Abschlußprüfung vor, die nach dem MCQ durchgeführt werden wird. Vorzüge, Nachteile und Grenzen dieser „Erfolgskontrolle" werden dargelegt. Die hiermit in Zusammenhang stehenden Aufgaben sind gesetzlich geregelt und lassen für den Kliniker zwei Schwerpunkte erkennen: Die Erstellung eines Fragenkataloges und die Ausarbeitung von Prüfungsfragen. Bei der Ausarbeitung von Prüfungsfragen gilt es, Fehlerquellen bei der Frageerstellung zu suchen und zu korrigieren. Möglichkeiten hierzu werden aufgezeigt. insbesondere um in der Übergangszeit sich mit den kommenden Problemen vertraut zu machen. Es wurden Fehlerquellen anhand statistischer Berechnungen aufgezeigt.

Schlüsselwörter: Multiple-Choice-Questions — Erfolgskontrolle — Prüfungsfehler — Prüfungsgrenzen.

Die Neufassung der Approbationsordnung vom 28. Oktober 1970 hat festgelegt, daß ein Großteil der ärztlichen Abschlußprüfung zukünftig schriftlich abzulegen ist. Auf die Voraussetzungen hierzu aus chirurgischer Sicht haben wir im Rahmen einer Arbeitsgruppe der Chirurgischen Universitätskliniken Heidelberg, Freiburg und Bonn 1970 hingewiesen [2]. Zwei Schwerpunkte lassen sich demnach zusammenfassen:

1. die Erstellung eines Fragekataloges (Gegenstandskatalog), verbindlich für Lernende und Lehrer, sowie

2. die Ausarbeitung von Prüfungsfragen nach dem Multiple-choice-System (MCQ).

Mit der Errichtung des Zentralinstitutes für Medizinische Prüfungsfragen in Mainz 1972 wurden hierzu die rechtlichen Voraussetzungen geschaffen. Sachverständigen-Kommissionen der einzelnen Fachbereiche sind an der Ausarbeitung dieser sog. Lernzielkataloge tätig, von denen der Katalog für die ärztliche Vorbildung und für den ersten Abschnitt der ärztlichen Prüfung verabschiedet und auf dem Markt sind.

Im Bereich der klinischen Fächer sind die Universitäten allein nicht mehr in der Lage, die kommende reformierte studentische Ausbildung zu bewältigen; sie sind auf die Hinzuziehung sog. Lehrkrankenhäuser angewiesen, deren Auswahl im wesentlichen erfolgt ist. Der Student als Famulus wird aber auch von sonstigen Chirurgischen Abteilungen erwarten, dort ein praktisches Wissen vermittelt zu bekommen, das den Standardanforderungen zur Absolvierung des Staatsexamens (auch schriftliche Erfolgskontrolle genannt) gerecht wird.

Nach eigenen Erfahrungen bereitet es nicht nur dem Studenten, sondern auch dem Prüfer Schwierigkeiten, sich mit der Erstellung und Wertung schriftlicher Prüfungen nach dem MCQ vertraut zu machen. Wir konnten hierzu mit den in Heidelberg seit 1962 durchgeführten schriftlichen Semester-Abschlußprüfungen Erfahrungen sammeln und folgende Vorteile erkennen:

1. die notwendige Auslese von „Versagern"

2. Aufdeckung von Wissenlücken zur Rückmeldung des Unterrichtserfolges für den Lehrer (gegebenenfalls Unterrichtsumgestaltung!) bzw. Korrektur des Selbststudiums des Lernenden.

Der Student, ebenso aber auch der klinische Lehrer, wird künftig vor folgende Aufgabentypen nach dem MCQ gestellt:

Typ A = Einfachauswahl
Typ B = Aufgaben mit gemeinsamem Antwortangebot (Zuordnung)
Typ C = Kausale Verknüpfung
Typ D = Antworten mit Aussagenkombinationen
Typ E = Aufgaben mit Bildmaterial
Typ F = Aufgabengruppe mit Krankengeschichte.

Beispiele hierfür hat das Institut für Medizinische Prüfungsfragen bereits herausgegeben.

Aus praktischen Gründen und zum Einarbeiten haben wir zunächst eingeteilt in:

1. Fragen nach Fakten
2. Kombinationsfragen
3. Fragen nach Zusammenhängen.

Zur Vermeidung und Korrektur von Fehlern bei der Fragenabfassung sind wir nach einem eigens entwickelten Verfahren vorgegangen [3,4], das sich nach durchschnittlich auszuwertenden 400 Exemplaren pro Semester, mit 69 Einzelfragen richten mußte. Bestimmt wurde die Verteilung der Antworten auf die Lösungsmöglichkeit und die Schwierigkeitsgrade wurden errechnet. Wegen der Fülle des auszuwertenden Materials und begrenzter Speicherkapazität des Computer waren Kompromisse erforderlich. An Stelle des Trennschärfekoeffizienten wurden die Schwierigkeitsgrade der Fragen in Teilgruppen besonders guter, bzw. schlechter Probanden bestimmt. Dazu drei Beispiele.

1. Faktenfrage (Tab. 1). Der Vorteil dieser Art der Fragestellung ist, daß (bei sorgfältiger Arbeit) nur eine richtige Antwort existiert. Solche Fragen lassen sich leicht abfassen und geben relativ zuverlässige Aussagen. Ein Nachteil allerdings ist,

Tabelle 1. Faktenfrage

Frage	Auswertung
In welchem Größenbereich liegt die Sauerstoffspannung im arteriellen Blut unter Luftatmung beim Lungen-gesunden Erwachsenen bis zum 60. Lebensjahr	
A. 45—60 mm Hg	13 mal gewählt
B. 50—70 mm Hg	13 mal gewählt
C. 60—80 mm Hg	64 mal gewählt
D[a]. 75—100 mm Hg	*286* mal gewählt
E. 90—120 mm Hg	42 mal gewählt
	9 mal gewählt (ohne Antwort)
Schwierigkeitsgrad[b] 66,97	

[a] Richtige Antwort.

[b] Schwierigkeitsgrad = Zahl der Richtig-Antwort (bei 286 mal) in Prozent von der absoluten Zahl der Probanden (bei 427 Studenten). Im allgemeinen gilt eine Frage (Item) als zu leicht beim Schwierigkeitsgrad $> 85,0$ und schwer ab $< 30,0$.

Tabelle 2. Kombinationsfrage

Frage	Auswertung	
	Item 1	Item 2
Im Verlauf einer Milzruptur und im Verlauf eines fortschreitenden paralytischen Ileus kann es zu je einer Schocksymptomatik kommen. Sowohl für den paralytischen Ileus, als auch für die Milzruptur, ist je einer der genannten Befunde besonders typisch:		
1. Milzruptur		
2. Paralytischer Ileus		
A. Druckabfall und kleine Blutdruckamplitude	72 mal gewählt	19 mal gewählt
B. Ansteigen der Pulsfrequenz	19 mal gewählt	27 mal gewählt
C. Hautblässe mit Schweißausbruch	187 mal gwählt	62 mal gewählt
D. Hämoglobinabfall	*131* mal gewählt	13 mal gewählt
E. Kaliumverlust	5 mal gewählt	*293* mal gewählt
	13 (keine Antwort)	13 (keine Antwort)
Item[a] 1 Milzruptur (D)		
Item 2 paralytischer Ileus (E)		
Schwierigkeitsgrad Item 1 30,68		
Schwierigkeitsgrad Item 2 68,61		

In Frage 1 (Item 1) ist der Ablenker C (187) zu stark, da die Frageform nicht ausreichend erläutert ist.

[a] Item = Synonym für das Wort „Frage".

daß Tests, die nur aus solchen Fragen bestehen, durch reine „Paukerei" zu bewältigen sind, ohne daß eine geistige Durchdringung des Stoffgebietes nötig ist.

2. Kombinationsfrage (Tab. 2). Aufgrund einer „Formulierungsschwäche" des letzten Satzes im Einleitungstext wurde die Frage zum Teil mißverstanden. Nach der Auswertung mußte daher der erste Teil der Frage entfallen und nur der zweite Teil konnte für eine Bewertung herangezogen werden. Diese Frage verlangt vom

Tabelle 3. Zusammenhangsfrage

Frage	Auswertung
Welche wesentliche Komplikation kann nach einer Harnleiter-Darm-Implantation auftreten?	
A. Hämaturie	46 mal gewählt
B. Proteinurie	47 mal gewählt
C. Gewichtsabnahme	34 mal gewählt
D[a]. Acidose	*166* mal gewählt
E. Hypokaliämie	122 mal gewählt
	12 mal (keine Antwort)
Schwierigkeitsgrad 38,87	

[a] Richtige Antwort.

Tabelle 4. Konstruktionsfehler bei der Fragestellung

1. Fehler im Fragesinn oder Frageziel

    Fragen nach Grenzgebieten der Wissenschaft
    Fragen nach sekundär interessierenden Statistiken
    Fragen nach „unklaren" Therapieformen

2. Konstruktionsfehler

    Lösungshilfen durch beziehungslose Ablenker
    optische auffällige Ablenker
    zu häufige Fragewiederholung
    zweideutige oder unübersichtliche Fragetexte
    zweite richtige Antwort

3. Gruppierung und Druck

    Lösungshilfen durch Ablenker aus anderen Fachbereichen
    unterschiedliches Druckbild bei textlich ähnlichen Ablenkern
    Ablenker in zwei Kolonnen
    undurchsichtige Ordnungsprinzipien bei Fragen nach Prozentangaben
    verschiedene oder technisch mangelhafte Texte

Probanden die Kombination verschiedener Schockparameter und die Entscheidung. welcher nur für ein Krankheitsbild typisch ist. Diese Art der Fragestellung ist mit stereotypischem Auswendiglernen sehr schwer zu beantworten; sie verlangt die Kombinationsleistung bekannter Einzelfakten. Dieses Beispiel zeigt die Notwendigkeit von Computerprogrammen, um unscharfe Formulierungen, Doppeldeutigkeiten oder gar Fehler eliminieren zu können.

3. Zusammenhangsfrage (Tab. 3). Hier sollte der Proband zwischen 5 möglichen Komplikationen, die von der Prognose her ungünstigste wählen. Diese Frage ist in der Formulierung nicht klar, konnte aber trotz ihres Schwierigkeitsgrades, wie die Testanalyse zeigt, noch zur Bewertung herangezogen werden. Für die Folge wurde sie korrigiert.

Aufgrund unserer Analyse ergab sich eine ganze Liste von Fehlermöglichkeiten bei der Fragestellung (Tab. 4). Bei Verwendung verbesserter Fragen zeigten sich

Tabelle 5. Kollektiv, das zur Analyse des Schwierigkeitsgrades in Abb. 1 herangezogen wurde

Saal	Kolleg-Nr.	Kandidaten	Mittlere Punktzahl	Standardabweichung
1	1— 80	67	50,85	5,46
2	81—190	97	47,82	6,45
3	191—250	51	41,01	9.31
4	251—440	153	48,67	6,55
5	441—513	54	43,97	7,45
	gesamt	422	46,60	

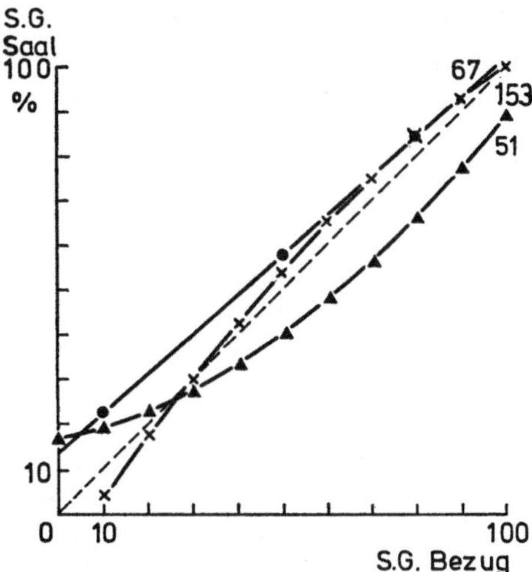

Abb. 1. Relation der Schwierigkeitsgrade von Fragen in einem Saal (S. G. Saal) zum Schwierigkeitsgrad im jeweiligen Restkollektiv (S. G. Bezug). Die Bestimmung der Näherungskurven als Polynomregresssion aus den Einzelwerten erfolgte mit Hilfe des Computers. Saal 1 (·/67) $Y = 13{,}64 + 0{,}8884\,x$. Saal 3 (▲/51) $Y = 17{,}35 + 0{,}1993\,x + 0{,}005203\,x^2$. Saal 4 (×/153) $Y = -10{,}52 + 1{,}4682\,x - 0{,}003478\,x^2$. Nur in Saal 1 ergab sich bei höheren Graden der Polynomregression keine Verbesserung. [Aus Med. Welt **23**, 988 (1973)]

zumeist bessere Ergebnisse. Dadurch ist es möglich, sich nach und nach einen Fragenpool zu schaffen. Außerdem gilt es, bei solchen Zwischenprüfungen zur Leistungskontrolle, nicht nur den Kandidaten herauszuprüfen, sondern Mittel zur Studiensteuerung zu suchen und Lernhilfe zu geben.

Ein weiteres Problem stellt die Wahrung der Chancengleichheit für alle Probanden dar. In einer eigens hierzu durchgeführten Analyse [1] zeigte sich, daß in großen und schwer überschaubaren Räumen häufiger Täuschungsmanöver stattfinden, als in kleinen. Es hängt offensichtlich vom Schwierigkeitsgrad der Aufgabe ab, ob eine richtige oder falsche Antwort abgeschrieben wird.

Dies läßt sich greifbar machen, wenn man für jeden Prüfungsraum (Tab. 5) über die Quotienten aus Schwierigkeitsgrad einer Frage im Saal, bezogen auf den tatsächlichen Schwierigkeitsgrad dieser Frage, Näherungskurven für die Säle ermittelt (Abb. 1). Erwartungswert ist immer die gestrichelte Diagonale. Die

Gerade (67) stellt ein besonders gutes Einzelkollektiv dar. Die Kurve (51) entspricht ebenfalls Erwartungswerten, bei schwierigen Fragen wurde vermehrt geraten. Die Kurve (153) weist bei schweren Fragen unterdurchschnittliche Werte auf. Das bedeutet, daß hier Fehler abgeschrieben wurden.

Bei Überwiegen leichter Fragen können sich jedoch durch Abschreiben von richtigen Antworten ungerechte Punktvorteile ergeben. Deshalb empfiehlt sich, für große Räume nur überschaubare Gruppen einzuteilen. Die Sitzzuweisung sollte außerdem nach Zufallskriterien erfolgen, wenn keine unterschiedlichen Textfassungen angeboten werden können.

Je einfacher die Frage, um so höher ist die Ratewahrscheinlichkeit [Normal 20% bei der einzelnen Frage, wie aus Beispiel 1 (Tab. 1) leicht ersichtlich].

Nicht erfaßt werden mit solchen Leistungsprüfungen:

1. das affektmäßige Verhalten des Probanden gegenüber dem Patienten,
2. praktisch manuelle Fähigkeiten und therapeutische Techniken.

Dieser Tatsache trägt die neue Approbationsordnung durch einen belassenen mündlichen Teil der letzten Prüfung am Ende des klinischen Ausbildungsjahres Rechnung.

Literatur

1. Köhler, C., Vogt-Moykopf, I., Weihmann, W.: Chancengleichheit bei schriftlichen Prüfungen nach dem Multiple-choice-System. Med. Welt **23**, 987—988 (1973) (Beilage Didaktik der Medizin)
2. Vogt-Moykopf, I., Staib, I., Käufer, Ch.: Schriftliches Examen in Chirurgie. Bruns' Beitr. klin. Chir. **218**, 308—314 (1970)
3. Vogt-Moykopf, I., Weihmann, W.: Vermeidung und Korrektur von Fehlern bei der Erstellung von Fragen nach dem Multiple-choice-System. (Im Druck)
4. Weihmann, W., Köhler, C., Vogt-Moykopf, I.: Möglichkeit zur Erfassung der Ratewahrscheinlichkeit bei Prüfungen nach dem Multiple-choice-System. Med. Welt **26**, 1120—1121 (1973) (Beilage Didaktik der Medizin)

Prof. Dr. I. Vogt-Moykopf
Krankenhaus Rohrbach
D-6900 Heidelberg 1
Amalienstr. 5
Bundesrepublik Deutschland

Langenbecks Arch. Chir. 337 (Kongreßbericht 1974)

Wissensvermittlung in der chirurgischen Weiterbildung

74. Organisationsformen der chirurgischen Weiterbildung

Erik Guthy

Chirurgische Klinik der Medizinischen Hochschule Hannover

Organization of Postgraduate Training in Surgery

Summary. At present the organization of postgraduate surgical training in Germany could best be improved by:

1) scientific training and education programs designed by our Society of Surgery to improve the theoretical basis of surgical practice and prepare the young surgeon for future specialty examinations.

2) integration of medium- and small-sized hospitals into the training programs of university and teaching hospitals by regional coordination through our professional organization.

Key words: Organization — Postgraduate Training — Surgery.

Zusammenfassung. Die Organisation der Weiterbildung und damit die Grundlage der chirurgischen Versorgung ist im Augenblick vor allem durch zwei Maßnahmen zu verbessern:

1. Eine verbesserte Fundierung der theoretischen Weiterbildung vermittels verbindlicher Richtlinen und Weiterbildungsprogramme durch die Deutsche Gesellschaft für Chirurgie.

2. Eine vermehrte Integration der mittleren und kleinen chirurgischen Bereiche auf regionaler Basis in die Weiterbildungspläne der großen Kliniken.

Schlüsselwörter: Weiterbildung — Chirurgie — Organisation.

Grundsätzliches

Die gesamte chirurgische Weiterbildung und damit auch deren Organisation sollte

eine optimale chirurgische Versorgung der Bevölkerung sichern,

dem Arzt in der Weiterbildung bei akzeptabler Arbeitslast und materieller Entschädigung ein an Niveau, Umfang und Breite ausgewogenes Können vermitteln,

Qualität und Ansehen des deutschen Facharztes für Chirurgie weiter heben.

Ein Rückblick auf die Entwicklung unserer Medizin und ein Vergleich mit anderen Ländern zeigt, daß die Medizin immer dann eine Blüte erlebt, wenn bei entsprechenden wirtschaftlichen und kulturellen Voraussetzungen, einem gewissen Bedarf an Ärzten, verbunden mit materiellem Anreiz und sozialem Ansehen, die begabtesten jungen Menschen zur Medizin streben und nach intensiver Aus- und Weiterbildung entsprechend ihrer Leistung und Neigung, genügend Stellen zur selbständigen praktischen und wissenschaftlichen Tätigkeit offenstehen. Demgegenüber ist die Wirksamkeit anderer, insbesondere staatlicher Maßnahmen zur Hebung des Niveaus bestenfalls umstritten.

Die Lage

Trotz aller Mißstände und Schwächen unserer chirurgischen Weiterbildung, um deren Behebung es uns allen geht, dürfte es schwerfallen nachzuweisen, daß die chirurgische Versorgung im Durchschnitt und je 100000 der Bevölkerung andernorts wesentlich besser ist als im deutschsprachigen Raum. Wenn wir auch nicht in allen Bereichen eine Führungsposition behaupten konnten, so ist doch die gleichmäßig gute Versorgung gerade auch in den mittleren und kleineren Häusern ein wesentliches Merkmal unserer Chirurgie. Das unter anderem kriegsbedingte Überangebot im chirurgischen Bereich scheint aber in letzter Zeit gerade hier in einen nicht exakt erfaßten Mangel umzuschlagen, verbunden mit einem Anstieg der Assistentenzahlen an größeren Häusern und Universitätskliniken. Durch diese ungesunde Umverteilung wird einerseits die nicht immer optimale Weiterbildungslage an den großen Kliniken weiter verschlechtert, andererseits leidet die chirurgische Versorgung in der Peripherie. Wenn auch in vielen Fällen der geklagte Assistentenmangel in Struktur- und Führungsmängeln begründet ist, läßt sich doch gerade in diesem Bereich durch Organisation und Standespolitik sehr viel verbessern.

Die gegenwärtigen Organisationsformen der Weiterbildung lassen sich am einfachsten anhand der Klinikstruktur und -größe übersehen.

Universitätsklinik und Lehrkrankenhaus mit mehreren chirurgischen Abteilungen.

Hier hat sich die, im Grunde gar nicht so neue, rotierende Weiterbildung vielerorts bewährt. Wichtige Voraussetzungen für ihr reibungsloses Funktionieren sind, neben einem Minimum an Einvernehmen zwischen den Abteilungsleitern und einer wachen, auf ihre Rechte bedachten Assistentenschaft, die gleichmäßige Qualifikation der Mitarbeiter und eine straffe und einheitliche Organisation des gesamten Klinikablaufes; viele Mängel und Schwächen liegen hier begründet. Wünschenswert, aber oft noch problematisch ist eine zumindest fakultative Einbeziehung von Neurochirurgie, Urologie, Orthopädie und Anaesthesie. Sobald über die neuen Teilgebiete Einigkeit herrscht, wird man sich über die Zeitspannen in den einzelnen Bereichen Gedanken machen müssen. Unabhängig von endgültigen Zahlen hat sich aber die Teilung in eine breite Grundweiterbildung und eine enger angelegte Endphase mit Schwerpunktbildung bewährt. Immer deutlicher zeigt sich, daß rotierende Weiterbildung stagniert, wenn für die fertigen Fachärzte nicht genügend Lebensstellen zur praktischen oder wissenschaftlichen Tätigkeit zur Verfügung stehen. Hierin liegt die Bedeutung einer sinnvollen gezielten Berufs- und Standespolitik nicht nur für den Einzelnen und den Stand, sondern für die Qualität der Medizin schlechthin.

Krankenhaus der Grund- und Regelversorgung

Rotationsprobleme stehen hier weniger im Vordergrund, vielmehr ist eine breitangelegte Weiterbildung vom anfallenden Krankengut und der Klinikstruktur her meist vorgegeben. Mit zunehmender Unterteilung in Unfall- und Allgemeinchirurgie sollte zum Wohle des Patienten das nahtlose Ineinandergreifen dieser Bereiche gesichert sein. Nicht der praktisch-operative sondern der theoretische Teil der Weiterbildung ist hier oft problematisch. Wichtiger als mäßig besuchte und besetzte Veranstaltungen sind eine gut ausgestattete und laufend ergänzte

Bibliothek, Erstattung von Buch- und Zeitschriftenauslagen und Befreiung zum regelmäßigen Kongreßbesuch. Für unsere wissenschaftliche Gesellschaft liegt hier ein weites Betätigungsfeld brach. Mit den Mitteln von audiovisueller Kommunikation und EDV wäre hier eine Menge verbindliches Wissen zu vermitteln, nicht zuletzt auch im Hinblick auf einen zusätzlichen theoretischen Qualifikationsnachweis zum chirurgischen Facharzt.

Kleineres Krankenhaus, Belegklinik, niedergelassener Chirurg

Dies ist ein vernachlässigter Bereich mit vielen ungenutzten Möglichkeiten sowohl für die Weiterbildung als auch für die praktische Ausübung des Berufs. Der personelle Engpaß gerade in diesem Bereich hat schon zur Empfehlung eines zwangsweisen Einschlusses in die Weiterbildung geführt. Sinnvoller erscheint hier eine freiwillige Integration entsprechend den lokalen Gegebenheiten und gleichermaßen zum Nutzen von Patient, Kollegen in der Weiterbildung und dem überlasteten Chirurgen in der Praxis.

Gerade der zuletzt erwähnte Bereich macht deutlich, daß eine regionale Koordinierung von Patientenanfall und Weiterbildung zur optimalen chirurgischen Versorgung der Bevölkerung sinnvoll und notwendig ist. Bei einer derartigen Verbreiterung der Weiterbildungsbasis, wie sie im Ansatz in Form des „Verbundes" schon versucht wird, tauchen im Augenblick vor allem verwaltungstechnische Probleme auf, die aber nicht unüberwindbar sein sollten. Problematisch sind außerdem Zeitpunkt und Dauer einer entsprechenden Weiterbildungszeit in der Peripherie. Sollte diese am Anfang stehen oder ist es nicht sinnvoller für alle Betroffenen, wenn nach einer Grundweiterbildung gerade ein Teil der operativen Tätigkeit an einem kleineren Haus erfolgt?

Die Zukunft

Ausgehend von unserer augenblicklichen Lage ergeben sich vor allem zwei Ansatzpunkte für eine verbesserte Organisation der Weiterbildung:

1. Eine verbesserte sachlich-fachliche Koordination der theoretischen Grundlagen und Weiterentwicklung verbindlicher Richtlinien zu allen Problemen chirurgischer Therapie. Dies sollte ein vordringliches Anliegen unserer wissenschaftlichen Gesellschaft sein und ist gleichzeitig Grundlage und Voraussetzung für einen theoretischen Qualifikationsnachweis in Ergänzung zum Operationskatalog. Den drohenden staatlichen Eingriff wehren wir nur ab, wenn wir mit besseren Alternativen aufwarten.

2. Die fachlich-organisatorische Arbeit zur Integration der mittleren und kleineren Bereiche in die Weiterbildung der großen Kliniken. An die Stelle von Direktiven von oben sollte die Initiative der Weiterbilder an der Basis treten; dem Berufsverband erwächst hier auf regionaler Ebene eine dringliche Aufgabe der Organisation und Koordination.

Dr. E. Guthy
Chir. Klinik
Med. Hochschule
D-3000 Hannover
Bundesrepublik Deutschland

Langenbecks Arch. Chir. 337 (Kongreßbericht 1974)

75. Wissensüberprüfung in der chirurgischen Weiterbildung

C. Käufer

Chirurgische Universitätsklinik und Poliklinik Bonn

Examinations in Surgical Residency

Summary. The present system of assessment for qualification as a surgeon does not garantee a high standard, because aside from the certification of manual skill the objectivization of systematic clinical knowledge is not examined and regulations permit the applicant to undergo his entire training in small departments with limited programs. Improvement can be achieved by introducing compulsory training lectures, a voluntary self-control test, and oral and written final examinations for which the surgical society prepares the questions and lays down the criteria for qualification.

Key words: Surgical Training — Specialty Board Examination.

Zusammenfassung. Die derzeitige Beurteilung zur fachchirurgischen Qualifikation garantiert nicht den in den Richtlinien angestrebten hohen fachärztlichen Leistungsstandard, weil neben dem Nachweis manueller Fähigkeiten die Objektivierung einer systematischen klinischen Weiterbildung fehlt. Zur Verbesserung werden obligate Lehrveranstaltungen, freiwillige Selbstbeurteilungstests und eine abschließende schriftlich-mündliche Facharztprüfung angeregt.

Schlüsselwörter: Facharztweiterbildung — Facharztprüfung.

Das mir gestellte Thema der *Wissensüberprüfung in der chirurgischen Weiterbildung,* besser zur fachchirurgischen Qualifikation, erfordert zunächst Klärung, ob die bisherigen Bestimmungen über Richtlinien und Inhalt der Weiterbildung und das Beurteilungsverfahren ausreichen, oder ob wir uns mit einer Verbesserung und kritischen Analyse der Maßstäbe befassen müssen, nach denen Anerkennungen als Facharzt erfolgen? Zur Zeit bestehen in der Qualifikation der Bewerber erhebliche Unterschiede, so daß hinsichtlich der Suffizienz der Kriterien Zweifel berechtigt sind.

Das *derzeitige Anerkennungsverfahren* konzentriert sich wesentlich auf einen nach Inhalt wie Objektivität fragwürdigen Operationskatalog und ein fakultatives Kolloquium vor dem Facharztausschuß — das, wenn überhaupt, nur in Ausnahmefällen initiativ wird.

Schließlich kommt es maßgeblich auf das Zeugnis des Ausbilders über die erworbenen Kenntnisse und Fähigkeiten des Bewerbers an. Da hier die sachliche Würdigung und Objektivität für die kritische Ausführlichkeit bedeutend sind, andererseits die Qualität des Ausbilders und seiner im einzelnen Arbeitsbereich gegebenen Weiterbildungsmöglichkeiten angesprochen ist, wird niemand bestreiten, daß hier ein wunder Punkt liegt, bei dem Interessenskonflikte einfließen können.

Maßstäbe, die der Ausbilder selber anlegt, das oft einseitig betonte Krankengut, vorgegebene Einrichtungen und Fähigkeiten des Chefarztes, die eigene Initiative des Assistenten zur theoretischen und praktischen Ausbildung lassen Güte und

Intensität der Weiterbildung nach außen wenig transparenten subjektiven Einflüssen unterliegen. Damit fehlen der Ärztekammer genügend objektive Beurteilungsunterlagen, welche die vorgeschriebene gründliche und umfassende Weiterbildung gewährleisten.

Der in den Richtlinien *angestrebte hohe fachärztliche Leistungsstandard* ist unter diesen Gegebenheiten *nicht garantiert*, wesentlich deshalb, weil im Weiterbildungskatalog neben dem Nachweis manueller Fähigkeiten die Objektivierung einer systematischen und klinischen Weiterbildung fehlt.

Zur Zeit lassen die Bestimmungen zu, daß der Bewerber seine gesamte Weiterbildungszeit an zwar verschiedenen aber jeweils nur begrenzt zugelassenen kleineren chirurgischen Abteilungen aneinanderreiht, anstatt sein Blickfeld an einem mittleren oder größeren Haus zu vervollständigen und umfassende Erfahrungen zu sammeln. Damit sollen keinesfalls Schwierigkeiten verkannt werden, die sich in der Gewinnung von Assistenten an kleineren Abteilungen ergeben können. Doch sollte dieses Interesse, so legal es sein mag, hinter dem Anliegen einer qualifizierten und optimalen chirurgischen Weiterbildung zurücktreten.

Eine *Verbesserung der Facharztqualifikation* setzt über eine genauere Prüfung institutioneller Voraussetzungen hinaus einen gleichbleibend hohen Kenntnisstand des Ausbilders voraus, wodurch ihm eine Verpflichtung zur intensiven persönlichen Weiterbildung erwächst. Es gehören die regelmäßigen Arbeitsbesprechungen, Konferenzen und Visiten dazu, eine kritische Prüfung der vorgenommenen Behandlungsmaßnahmen, sowie die Abklärung unklarer Situationen durch Obduktion, die zwar in den Vorschriften niedergelegt ist, in der gegebenen Situation aber keinesfalls ubiquitär praktiziert wird.

Darüber hinaus fehlen als solche gekennzeichnete *Lehrveranstaltungen* mit obligatorischer Teilnahme und prüfbarem Gewinn, etwa in einem Zyklus von Seminaren, die der Facharztbewerber im Laufe seiner Weiterbildungszeit besucht und deren erfolgreiche Teilnahme er der Kammer nachweist. Hier ist es Verpflichtung der Fachgesellschaft, Weiterbildungskurse zu induzieren und dem Facharztbewerber bekanntzugeben.

Die Wissensüberprüfung in der chirurgischen Weiterbildung ist jedoch primär mit der Frage der *Facharztprüfung* verknüpft. Der Deutsche Ärztetag 1967 hat beschlossen, die Anerkennung als Facharzt nicht von einer vorherigen Prüfung abhängig zu machen. Die Arbeitsgemeinschaft wissenschaftlich-medizinischer Fachgesellschaften forderte kurz danach ihre Mitglieder auf, ,,interne Facharztprüfungen'' einzuführen. Junghanns hat schon 1964 aus chirurgischer Sicht die Einführung einer Facharztprüfung angeregt. In einem Rundgespräch des Chirurgenkongresses 1972 über Fragen der chirurgischen Weiterbildung wurde die Notwendigkeit eines Befähigungsnachweises einmütig akzeptiert.

Der vorliegende Gesetzesentwurf der Länder-Gesundheitsminister über das Facharztwesen reflektiert die Tatsache, daß die Entwicklung über uns hinweggegangen ist. Der über die statusbildenden Normen hinaus erkennbare Eingriff in die ärztliche Selbstverwaltung und die Verlagerung ärztlich-wissenschaftlicher Fragen auf die politische Ebene durch die Schaffung von Parallelkompetenzen für Staat und Kammer lassen den Entwurf in der vorliegenden Form nicht akzeptabel erscheinen. Darüber hinaus entzünden sich jedoch Diskussion und Kritik allzu sehr an Randerscheinungen, anstatt sich zu fragen, ob unser heutiges

Weiterbildungssystem den an den modernen Facharzt zu stellenden Ansprüchen tatsächlich genügt.

Bedenken, welche die Prüfung als typisches Element eines Berufszulassungsverfahrens nach Abschluß einer Ausbildung, berufliche Spezialisierung jedoch als Weiterbildung ansehen, erscheinen ebensowenig tragfähig wie der Hinweis, daß die Prüfung den Akzent vom Nachweis praktischer Kenntnisse und Erfahrungen zu stark auf die Theorie verlagere, wobei nachdrücklich auf die Gebiete der operativen Medizin verwiesen wird. Wird durch theoretische Prüfungen die einseitige Tendenz zum intellektuellen Mediziner zu Lasten der umfassend gebildeten Arztpersönlichkeit wirklich verstärkt? Auch ist der Einwand, eine Qualifikation könne durch formelle Prüfung nicht verbessert werden, unbewiesen.

Weder der Berufsverband noch die zuständige Landes- und Bundesärztekammer oder das Bundesministerium für Jugend, Familie und Gesundheit konnten Unterlagen über Prüfungserfahrungen anderer Länder zur Verfügung stellen.

Erfahrungen des Auslandes lassen sich nur begrenzt für unsere Verhältnisse heranziehen. Immerhin lehrt uns ein Blick über die Grenzen, daß Wissensüberprüfungen in der chirurgischen Weiterbildung zunehmend verbreitet sind. Übereinstimmend besteht eine staatliche Kontrollfunktion in den Ostblockländern — Polen, UdSSR, Jugoslawien und der DDR. Der europäische Facharztverband hat für die EWG-Länder Angleichungsvorschläge erarbeitet, die sich auch auf Verfahren der chirurgischen Ausbildung und Anerkennung beziehen. Strenge schriftliche und mündliche Prüfungen in zwei Abschnitten sieht das American Board of Surgery vor, wobei die Fachgesellschaft ohne staatliche Kontrolle und nicht die Kammer prüft.

Es scheint müßig, darüber zu beraten, ob eine Facharztprüfung einzuführen ist, vielmehr sollten wir uns damit beschäftigen, wie sie gestaltet werden soll. Sicher ist die derzeitige Form der Beurteilung anhand vorgelegter Zeugnisse und Operationskataloge einfach. Festhalten an diesem Verfahren wird jedoch unerwünschte staatliche Regie zur Folge haben, für Dinge, deren Lösung überfällig ist. Nur konkrete Initiative wird eine Entwicklung verhindern, die den Interessen unseres Berufsstandes zuwiderläuft. Sinn der Facharztprüfung ist, daß der Bewerber durch objektiven Leistungsnachweis die Berechtigung zur selbständigen Tätigkeit im Beruf erwirbt. Dabei liegt das Problem in dem erforderlichen Arbeitsaufwand. Eine kombiniert schriftlich-mündliche Überprüfung scheint am sinnvollsten.

Daher empfehlen wir als Qualifikation eine bundeseinheitliche schriftliche Grundprüfung, die zu festgelegten Terminen jeweils für eine größere Gruppe von Bewerbern stattfindet und damit Zeit und Zahl der erforderlichen Ausschüsse und Prüfer reduziert. Die Fachgesellschaft wäre sicherlich in der Lage, die erforderlichen Fragenkataloge zu erstellen. Nach bestandener Theorie schließt sich eine Kommissionsprüfung an, in welcher der Kandidat praktische Fachbefähigung nachweist, nicht nur bezüglich seines manuellen Geschickes — wobei der Operationskatalog sicherlich dienlich und sinnvoll ist — sondern auch seiner klinischen Kenntnis, dem Verständnis um klare Operationsanzeigen und den Problemen und Maßnahmen, die durch einen Operationskatalog allein kaum zu belegen sind.

Der Weg zu dieser Form der Wissensüberprüfung nach Abschluß der Weiterbildung muß aus praktischen Gründen schrittweise gegangen werden. Im Vorfeld der Facharztprüfung steht die Lernhilfe. Dazu wird dem Assistenten eine Sammlung von Mehrfachwahlfragen zur Verfügung gestellt, die er vertraulich studieren kann, um sein Wissen in den Hauptgebieten der Chirurgie zu prüfen. Solche Selbstbeurteilungstests zur regelmäßigen Überprüfung des Fachwissens sind nützlich und leicht durchführbar, wie unsere Erfahrungen an der Bonner Klinik bestätigen.

Tempora mutantur — Wilhelm Busch, Schüler von Bernhard von Langenbeck und Lehrer von Madelung übernahm 1855 die Chirurgische Klinik Bonn, ohne bis dahin selbständig eine Amputation ausgeführt zu haben. Wenn er dennoch später als guter, schwierigen Aufgaben gewachsener Operateur galt, so ist diese Vorstellung heute nicht zeitgemäß. Vorrangige Aufgabe für die Fachgesellschaft ist es, Bedingungen für eine formelle Prüfung und ihre Zuverlässigkeit zu sondieren, standardisiertes Prüfungsmaterial und einheitliche Bewertungskriterien zu erarbeiten mit näherer Beschreibung einzelner zu beurteilender Leistungsaspekte, damit der Erfordernis einer einheitlich hohen Facharztqualifikation Rechnung getragen ist.

Literatur

Beschlüsse des Deutschen Ärztetages. Dtsch. Ärztebl. **1969**, 1491

BAK: Stellungnahme der Bundesärztekammer zum Musterentwurf eines Ländergesetzes über das Facharztwesen. Dtsch. Ärztebl. **1974**, 594

Hubbard, J. P.: Erfolgsmessung der medizinischen Ausbildung. Bern: Huber 1974

Junghanns, H.: Neue Wege in der Weiterbildung zum Facharzt. Krankenhausarzt **37**, 1 (1964)

Musterentwurf eines Ländergesetzes über das Facharztwesen. Dtsch. Ärztebl. **1974**, 598

Narr, H.: Ärztliches Berufsrecht. Stuttgart: Enke 1973

Rundgespräch. Fragen der chirurgischen Weiterbildung. Langenbecks Arch. Chir. **332**, 759 (1972)

Prof. Dr. C. Käufer
Univ.-Klinik u. Poliklinik
D-5300 Bonn
Venusberg
Bundesrepublik Deutschland

Langenbecks Arch. Chir. 337 (Kongreßbericht 1974)

76. Hierarchie und Weisungsberechtigung in der chirurgischen Facharztweiterbildung

P. Klein

Chirurgische Universitätsklinik Marburg a. d. Lahn

Hierarchy and the Right to Issue Directives in the Further Training of the Surgical Specialist

Summary. Hierarchy is not a concept which must necessarily be understood only as a definition of a form of authority. It can just as well illustrate a system which descends from the top to the bottom in clear steps based, for example, on experience and responsibility. The implementation of the further training of specialists—and therefore the right to issue directives—is in the hands of responsible hospital superintendents in Germany. Inevitably, those undergoing further training are thus subject to some degree of dependence. By the some tokem the medical superintendent cannot escape liability for the doctor receiving his further training under him.

Key words: Hierarchy — Directives — Training of Surgeons.

Zusammenfassung. Hierarchie ist kein Begriff, der allein zur Definition einer Herrschaftsform verstanden werden muß. Genausogut kann hiermit eine von oben nach unten sich abstufende Ordnung verdeutlicht werden, die sich z.B. auf Erfahrung und Verantwortung gründet. Die Funktion der Facharztweiterbildung und damit die Weisungsberechtigung, ist in Deutschland an den verantwortlichen Leiter eines Krankenhauses gebunden. Eine gewisse Abhängigkeit ist für den in der Weiterbildung Befindlichen nicht zu vermeiden. Genausowenig entgeht der Chefarzt der Haftung für den von ihm weiterzubildenden Arzt.

Schlüsselwörter: Hierarchie — Weisungsbefugnis — Chirurgische Weiterbildung.

Der Begriff Hierarchie bedeutet einmal aus der Gesellschaftslehre her eine Organisationsform, bei der das oder der Übergeordnete über das oder den Untergeordneten Herrschaft ausübt.

Die Mitglieder der Hierarchie erleben diese als Befehlsinstanz. Der Untergebene in dieser Ordnung ist zum Gehorsam verpflichtet.

Im übertragenen Sinn wird Hierarchie aber auch zur Kennzeichnung einer Ordnung verwendet mit von oben nach unten abnehmender Bedeutung. Hier *fehlt* das Begriffsmerkmal Herrschaft. Statt dessen können Werte wie Erfahrung und Verantwortung die Abstufung herbeiführen.

Es gilt *nun* zu klären, ob der angesprochene Begriff im Zusammenhang mit der Weiterbildung eines Arztes in der Chirurgie zu *Recht* verwendet werden kann.

Es besteht kein Zweifel, daß der Krankenhauschef alten Stils, der seine Aufgabe zum großen Teil als Hierarch der ersten Definition verstand, bei heute auszubildenden Chirurgen verständnisloses Kopfschütteln hervorruft. Zu organisch hat sich in den letzten 30 Jahren im sozialen Verständnis der Gruppen und des einzelnen die Einsicht entwickelt, daß Weisungsrecht nicht mehr allein als Instrument der Macht aufgefaßt werden kann. Vielmehr gewinnt die Würdigung der *Leistung* als Befähigungsmerkmal zunehmend an Bedeutung.

Im ärztlichen Bereich ist das Messen der Leistung nicht schwieriger als in anderen sozialen Bereichen. Der *erfolgreich* behandelte Patient ist unsere Leistung. Alles, was in der Therapie und der Organisation der Therapie dieses Ziel näherbringt, ist ebenfalls Leistung.

Nicht zu diskutieren ist gerade im ärztlichen Sektor die Allgemeingültigkeit des Satzes, daß *mehr* Erfolge unbedingt an ein *Mehr* von Erfahrung gekoppelt sind.

Zwangsläufig orientiert sich unsere Leistungsgesellschaft an diesen Maximen bei der Vergabe von Verantwortung. Verantwortung heißt auf unser Thema bezogen: Gewährleistung gegenüber der Gemeinschaft — in Vertretung dafür der Ärztekammer —, daß mit Befürwortung der Facharztreife ein Chirurg in eigener Verantwortung den Regeln entsprechend neu in dieser Gemeinschaft wirkt. Alle Haftung bis zu diesem Freispruch — im Klartext heißt das jeder Fehler — wird allein von dem für die Weiterbildung Verantwortlichen getragen. Aus diesem Grunde ist auch dem eigenverantwortlichen Autodidakten in unserer Facharztordnung kein Raum gegeben.

Diese Konstellation der geschilderten Belastung — von der Verantwortung her — setzt bis zum gewünschten Ziel ein außerordentliches Vertrauensverhältnis voraus.

Dabei soll festgestellt werden — und das ist nach dem bisher Gesagten einsehbar — daß das Vertrauen von seiten des für die Weiterbildung Verantwortlichen zunächst notwendigerweise größer sein muß. Andererseits sollte der mehr auf fachliche Konfrontation drängenden Natur des jüngeren Mitarbeiters vom Weisungsberechtigten durch überlegene menschliche Reaktionen Rechnung getragen werden.

Die Schwierigkeit für den in der Chirurgie Weiterzubildenden kann m. E. nur *darin* bestehen, das richtige Verständnis für den Sinn dieser Weisungsberechtigung zu finden. Im Grunde stellt die Weisung eine allumfassende Alibifunktion für den in der Hierarchie unserer Bestimmung Untergeordneten dar. Gelingt es dem angehenden Chirurgen, auch den Schutzcharakter einer Weisung zu erkennen, sollte es ihm leichter fallen, die Anordnung des Erfahreneren zu akzeptieren. Dies gilt selbstverständlich im gleichen Maße für jede Arbeitsgemeinschaft — und das ist jedes Krankenhaus — bis zur letzten Hilfskraft. Ein Partizipieren an der Verantwortung dem Patienten gegenüber ist m. E. allein in diesem Rahmen möglich.

Es wäre weiterer Überlegungen wert, ob eine dem menschlichen Wesen von Natur aus zuwiderlaufende Aufgabe — nämlich für die Tätigkeit und evtl. für die Fehler möglicherweise Wesensfremder zu haften — mit einer gewissen zeitlichen, örtlichen und finanziellen Abhängigkeit überhaupt abgegolten werden kann.

Darf ich Ihnen meine, wegen der Kürze der Zeit notwendigerweise simplifizierenden, Überlegungen zu diesem komplexen Thema zusammenfassen:

Keinem angehenden Facharzt sollte es schwerfallen, eine größere ärztliche Leistungsfähigkeit als seine eigene anzuerkennen. Größere Erfolge werden in der Regel mit der Übergabe größerer Verantwortung honoriert; beide fußen auf einer unerläßlichen größeren ärztlichen Erfahrung. Der Leiter einer Klinik oder eines Krankenhauses als Träger der fachärztlichen Weiterbildung hat mehr Erfahrung und Verantwortung. Eine Hierarchie in diesem Sinne der Ordnung ist also gegeben. Eine logische Folge der Haftung des einen bedeutet notwendigerweise die Abhängigkeit des anderen. Diese Überlegung zumindest sollte der werdende Chirurg anstellen, wenn ihm nicht eine große menschliche und fachliche Persönlichkeit als Lehrer beschert wurde.

Prof. Dr. P. Klein
Chir. Univ.-Klinik
D-3550 Marburg a. d. Lahn, Robert Koch-Str. 8
Bundesrepublik Deutschland

Langenbecks Arch. Chir. 337 (Kongreßbericht 1974)
© by Springer-Verlag 1974

Wissensvermittlung in der chirurgischen Fortbildung

77. Die fachlichen Gesichtspunkte der chirurgischen Fortbildung

I. Staib

Chirurgische Klinik der Städtischen Kliniken Darmstadt

Professional Aspects of Postgraduate Training in Surgery

Summary. In a discussion of the different methods of continuing postgraduate training the weak points of current audiovisual methods are pointed out. The content of postgraduate training courses should be differentiated according to the subspeciality within surgery, but interdisciplinary lectures are important. An analysis of the present situation in German surgery leads to the formulation of demands to be put to surgical organizations, the publishers and editors of periodicals, and the legislator.

Key words: Postgraduate Training, Surgical, Audiovisual, Interdisciplinary.

Zusammenfassung. Nach Abgrenzung des Themas werden die technischen Möglichkeiten mit Vor- und Nachteilen dargestellt, wobei auf die Schwächen der derzeitigen audio-visuellen Programme hingewiesen wird. Die Thematik der Fb muß innerhalb eines Spezialgebietes systematisch gegliedert sein, die interdisziplinäre Fb ist wegen der gemeinsamen Diagnostik und Therapie vieler Patienten heute unabdingbar. Aus der Analyse der Realität werden die Forderungen an chirurgische Organisationen, Verlage und Herausgeber von Zeitschriften und Gesetzgeber abgeleitet.

Schlüsselwörter: Fortbildung, chirurgisch, audio-visuell, interdisziplinär.

1. Einleitung

1.1. Mein Thema ist zweifach begrenzt: Einmal durch die *fachlichen* Aspekte, die sich leider mit organisatorischen und sozialpolitischen Problemen überschneiden, zum anderen durch die zeitlichen Grenzen des Begriffes Fortbildung (Fb) (Abb. 1).

Die Fb ist in unserem hippokratischen Eid verankert: Wir müssen auch nach der Facharztanerkennung lebenslang dazu- und umlernen zur optimalen Diagnostik und Therapie unserer Patienten.

1.2. Wollen wir die *Möglichkeiten* hierzu untersuchen, müssen wir uns fragen, ob die Startbedingungen gleich sind, d. h. ist das Wissen aller Kollegen bei Facharztabschluß gleich? Diese Frage möchte ich mit einem glatten „nein" beantworten. Dies bedeutet für die Praxis der Fb-Veranstaltung: Was für den einen Kollegen brandneu ist, ist für den anderen altbekanntes und längst praktiziertes Wissen.

2. Unter den *grundsätzlichen Möglichkeiten* scheint mir die wichtigste, selbstverständlichste, aber leider in der öffentlichen Diskussion meist vergessene, nämlich die Fb in der täglichen Arbeit durch Kontrolle unserer Ergebnisse mit Hilfe des Pathologen und Bakteriologen, die tägliche Forderung das Korrektiv des Laborwertes für unsere Diagnostik und Therapie zu verwenden. Damit wird jeder Patient gleichzeitig zum Objekt der Fb des Chirurgen, wenn wir bereit sind, unsere wohl-

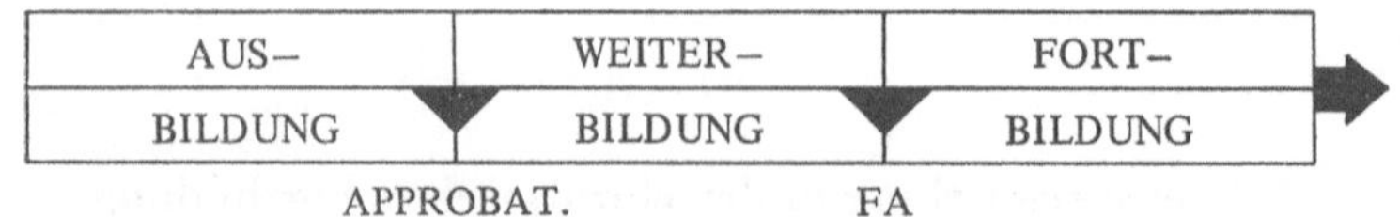

Abb. 1. Zeitliche Definition der verschiedenen Begriffe in der Wissensvermittlung

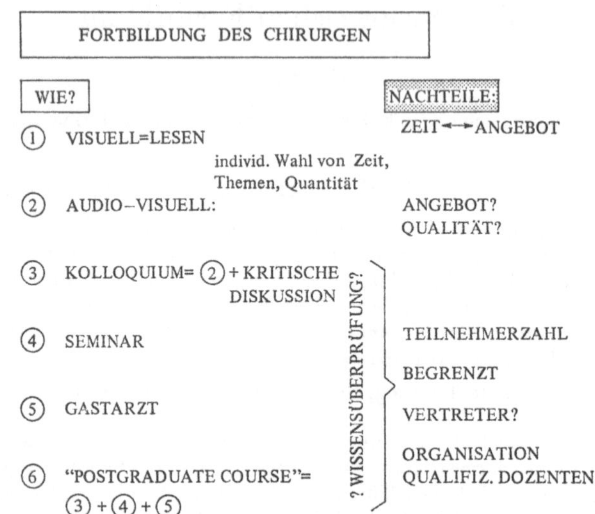

Abb. 2. Technische Möglichkeiten der chirurgischen Fortbildung mit Vor- und Nachteilen

bekannten Denk- und Handlungsschablonen, die wir etwas altväterlich „Schule"
nennen, einer ständigen kritischen Bewertung zu unterziehen.

2.1 Die nächste einfache Form der Fb ist *visuell*, also Lesen. Dies ist nur sinnvoll mit einer Literaturkartei; problematisch ist das Mißverhältnis zwischen ver-
fügbarer Zeit und Angebotsflut. Hier müssen Wege gefunden werden, um das
Angebot rationeller zu gestalten, z. B. in Form mitgelieferter Literaturkarteien, die
die Zusammenfassung bereits tragen und Platz lassen für weitere Vermerke.
Auch die reine Beobachtung von Operationen, wie sie in amerikanischen Kliniken
üblich ist, könnte zu diesem Punkt gerechnet werden.

2.2 *Audio-visuell*, also Bildbetrachtung mit geliefertem Kommentar, bedeutet
zwar nur perzeptives Lernen, jedoch mit dem offensichtlichen Vorteil, daß die
Wahl der Zeit, der Themen und der Quantität dem Einzelnen überlassen bleibt.
Problematisch ist hierbei das fachliche Angebot, das derzeit gerade in unserem
Bereich minimal ist, die technische Qualität der angebotenen Möglichkeiten ist
noch fragwürdig. Nicht zuletzt deshalb konnte sich diese, für den vielbeschäftigten
Arzt günstige Fb-Form mit Betrachtung einzelner „bits" vor dem häuslichen
Bildschirm bisher nicht durchsetzen. Für den chirurgischen Bereich könnten
Grundlagenwissen, Fakten der Diagnostik, neue Operationsmethoden etc. sicher
instruktiv dargestellt werden. Wer sich damit befaßt hat, weiß um die Schwierig-
keiten und die mühevolle, zeitraubende Arbeit vom Entwickeln der ersten Dis-

position einer solchen Informationsserie über das Drehbuch bis zur letzten technischen Gestaltung.

2.3. *Kolloquien* erscheinen uns am besten in den „grand rounds" der amerikanischen Lehrkrankenhäuser verwirklicht zu sein. Hierbei sind hoher Standard des angebotenen aktuellen Wissens mit kritischer Diskussion kombiniert. Soll letztere fruchtbar werden, muß die Teilnehmerzahl begrenzt bleiben. Gleiches gilt für *Seminare*, also über mehrere Tage fortgesetzte, in der Thematik abgegrenzte Fb-Tagungen.

2.4. *Als Gastarzt* in einer Großklinik, auch nur für 8 Tage zu hospitieren, mag Anregung zu neuem bringen; die Zeit muß jedoch in ihrer Lerneffektivität unbefriedigend bleiben, wenn damit nicht systematische Lehrvorträge verbunden sind. Damit hätten wir die im angelsächsischen Sprachgebrauch üblichen „postgraduate courses" bezeichnete Veranstaltung, die unseres Erachtens die Möglichkeit 3, 4 und 5 in Abb. 2 optimal kombiniert (z. B. Hammersmith Hospital, London, oder AO-Kurse, Davos). Zweifelsohne die effektivste Form, gestandene Fachleute von Spezialisten in bestimmten Gebieten weiter unterrichten zu lassen. Auch hier kann die Teilnehmerzahl nur beschränkt sein, der organisatorische Aufwand ist groß, es müssen genügend qualifizierte Dozenten zur Verfügung stehen. Die Problematik des Vertreters gerade für den Kollegen in einem Landkrankenhaus oder in verkehrsungünstiger Lage ist besonders schwierig. Zu hoffen bleibt hier, daß mit steigender Zahl der akademischen Lehrkrankenhäuser auch die kollegial organisierte Form des Austausches zwischen Klinik und Landkrankenhaus verbessert wird.

2.5. Für alle bisher beschriebenen Formen der Fb bleibt als *Problem* die *Wissensüberprüfung*, wenn wir nicht „Stunden absitzen" testieren wollen. Ich hoffe, daß Herr Kollege Müller-Osten auf die möglichen Kontrollformen und -instanzen noch eingehen wird.

3. Die *Thematik* unserer Fb wird zweifelsohne durch die gesuchte Spezialisierung bestimmt (z. B. Endokrine Chir., Handchirurgie, plastische, onkologische Chirurgie, Kinder-, Gefäßchirurgie usw.). Innerhalb eines Spezialgebietes könnte die Fortbildung etwa folgendermaßen gegliedert sein (Abb. 3):

Grundlagenwissen, das besonders durch die Pathophysiologie in den letzten 20 Jahren enorm erweitert wurde (als Beispiele: Schock, endokrine Organe, Säure-Basenhaushalt, Fermente, Elektrolyt- und Wasserhaushalt, Transplantationsimmunologie etc.). Unsere diagnostischen Möglichkeiten haben sich durch Isotopen, Angiographie, Labormethodik wesentlich verbessert.

Zur *Änderung der Indikationsstellung* darf ich nur einige Stichworte erwähnen, um Ihnen die Bedeutung zu demonstrieren:

Gefäßrekonstruktion statt Amputation einer Extremität?
Ist bei einem Ulcus ventriculi BII, BI oder Vagotomie angezeigt?
Wann soll eine hyperthyreote Struma operiert werden?
Welcher Eingriff ist bei akuter oder chronischer Pankreatitis sinnvoll, wann ist die Insulinomexstirpation am Pankreas angezeigt?
Warum Splenektomie beim Morbus Hodgkin?
Wo ist die Nerventransplantation erfolgversprechend?
Wann ist einzeitiges Vorgehen beim Dickdarmcarcinom richtig und welche Vorbereitung ist notwendig?

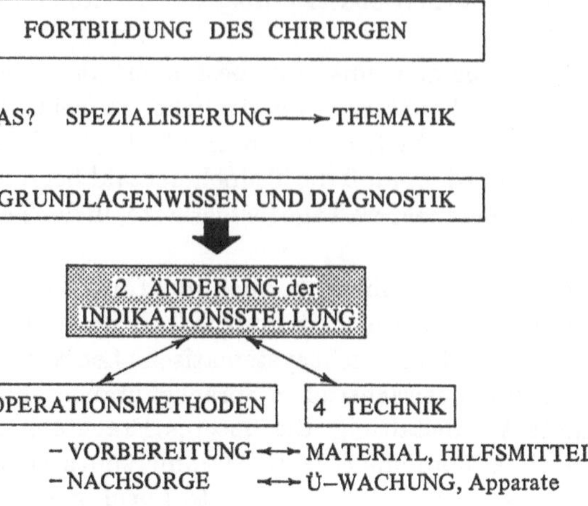

Abb. 3. Gliederung der Thematik der Fortbildung

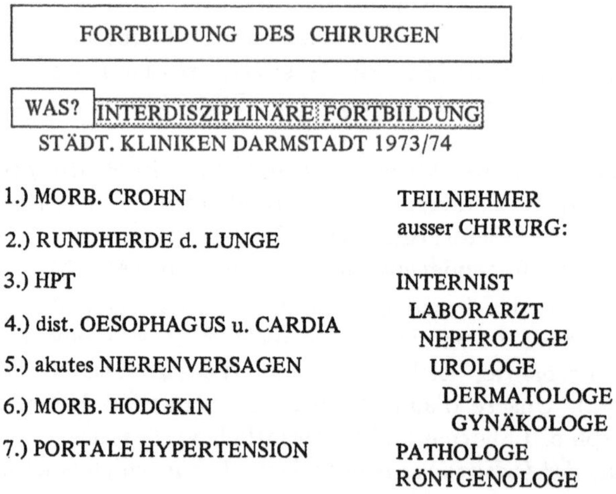

Abb. 4. Themenkatalog einer interdisziplinären Fortbildung

Diese Liste ließe sich beliebig verlängern. Sie hängt eng mit neuen oder weiterentwickelten Operationsmethoden, mit der Vorbereitung des Patienten zu bestimmten Eingriffen und mit der verbesserten Nachsorge zusammen. Diese wiederum sind mit unseren *technischen Hilfsmitteln* untrennbar verknüpft (Kunststoffe für Drainagen und Prothesen, Implantate, lyophilisierte Gewebe, Apparate zur Überwachung unserer schwerkranken Patienten, zur Beatmung etc.).

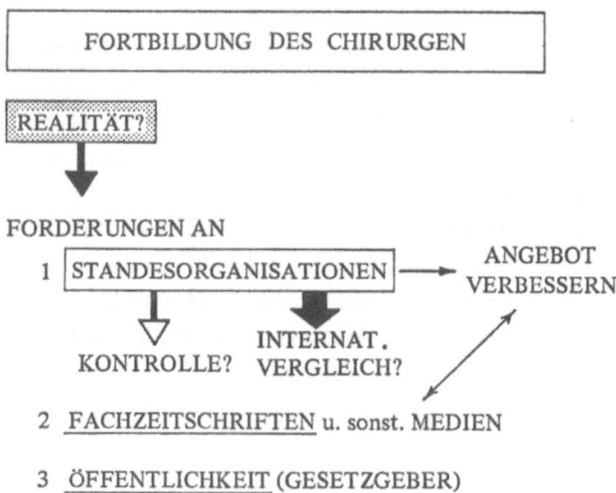

Abb. 5. Forderungen für die Verbesserung der chirurgischen Fortbildung

Jeder von uns muß sich im *Gutachtenwesen* fortbilden, denken Sie nur an die O-Meßmethodik.

Und schließlich erscheint mir am wichtigsten, daß jeder Kollege entscheiden lernt, was ist heute als *Standardmethode* anzusehen. Kann eine neue Methode an meinem Haus eingeführt werden oder müssen die Voraussetzungen geschaffen werden? Hierzu sind u.a. statistische Kriterien heranzuziehen.

3.6. Und schließlich, als letzter Punkt der Gliederung unserer Fb ist das Übergreifen auf andere Fachgebiete zu berücksichtigen. Die Verflechtung der Differentialdiagnose bei zahlreichen interdisziplinären Erkrankungen und ihre gemeinsame Behandlung macht eine gemeinsame Fb mit Nichtchirurgen unabdingbar. Ich bitte um Verständnis, wenn ich hierzu ein Programm aus meiner derzeitigen Arbeitsstätte als Beispiel erwähne (Abb. 4). Ständige Gesprächsteilnehmer sind außer dem Internisten und Chirurgen der Röntgenologe und Pathologe. Diese Form der Fb spricht nach unserer Erfahrung die meisten Kollegen eines Klinikums, einer Stadt oder einer Region an.

4. Haben wir soweit die Möglichkeiten und Idealforderungen skizziert, so müssen wir uns fragen: Wie ist die *Realität?* (Abb. 5). 60, 80 und mehr Wochenstunden in der Routinearbeit sind für viele Chirurgen noch selbstverständlich. Wo bleibt da Zeit — und Kraft — für die notwendige Fb? Wir können derzeit nur individuell entsprechend unserer Arbeitskapazität unsere Interessengebiete vermindern, um in dem gewählten Bereich den neuesten Wissensstand zu wahren.

5. Daraus müssen wir folgende *Forderungen* ableiten:

5.1. Einmal an unsere chirurgischen Organisationen, (hierbei ist an regionale Chirurgengesellschaft, Berufsverband und lokale Chirurgenvereinigungen zu denken) das Angebot zu verbessern, leichter erreichbar zu machen; internationale Vergleiche können dabei Anregung und Maßstäbe liefern, sie sind im Zeitalter der EG unvermeidbar. Diese Fb muß in absehbarer Zeit eine nach außen sichtbare Selbstkontrolle aufweisen.

5.2. An Herausgeber unserer Zeitschriften, Verlage, Stiftungen und andere Gruppen, die bereit sind, moderne Medien der Wissensvermittlung einzusetzen (z.B. Kassetten für Audiovision, Kurztexte mit Fragesammlungen etc.). Sie sind aufzufordern, ihr Angebot zu straffen, zu koordinieren und so flexibel zu gestalten, daß neues Wissen in kurzer Zeit in Neufassungen aufgenommen werden kann (also Gliederung des Angebots in „bits").

5.3. Und last not least müssen wir die Allgemeinheit, insbesondere den Gesetzgeber, darauf hinweisen, daß man in keinem Beruf einen optimal ausgebildeten, leistungsfähigen Nachwuchs erhält, wenn die Spitzenkräfte dieses Berufes diskriminiert und zu Buhmännern der Nation gestempelt werden, damit jeglicher Anreiz zur Fb unterdrückt und durch Entzug der wirtschaftlichen Basis die Möglichkeit einer qualifizierten Fortbildung genommen wird.

Prof. Dr. I. Staib
Chir. Klinik der Städt. Kliniken
D-6100 Darmstadt
Bundesrepublik Deutschland

Langenbecks Arch. Chir. 337 (Kongreßbericht 1974)

78. Gehören Weiter- und Fortbildung des Chirurgen in die Hand des Staates?

W. Müller-Osten

Hamburg

Should the State Sponsor Postgraduate and Continuing Medical Education?

Summary. Postgraduate education in a specialty such as surgery demands flexibility both in the acquisition of facts and in methods of learning; this is unlikely to be provided for by state-sponsored programs, which will ultimately lead to a deterioriation of standards. The proposed laws to regulate specialization, including state authority to inaugurate new specialities and subspecialties as well as state-sponsored specialty examinations, must therefore be resisted. *Continuing medical education* (postgraduate courses not necessarily leading to qualifications) is equally unlikely to benefit from state intervention. Programs sponsored on a regional basis by professional organizations and tailored to individual needs will be much more valuable to the surgeon.

Key words: Professional Responsibility — State Intervention — State Examinations — Education, Continuation of.

Zusammenfassung. Chir. Weiterbildung (W) ist Einführung in die sich ständig fortentwickelnde wissenschaftliche und praktische Chirurgie. Staatlicher Eingriff in Form und Methodik der W, in Abgrenzung und Neuverteilung des Gebietes oder in den Abschluß der W (z.B. durch eine Staatsprüfung) brächte nur Erstarrung, Begrenzung und Niveausenkung. *Fortbildung* (lebenslanges Studium) muß „maßgeschneidert", auf die speziellen Bedürfnisse jedes einzelnen Chirurgen abgestellt und in eigener Regie durchgeführt werden — eine Gemeinschaftsaufgabe aller chirurgischen Gesellschaften, Vereinigungen und Verbände.

Schlüsselwörter: Eigenverantwortlichkeit — Staatseingriff — Staatsprüfung — Fortbildungszwang.

Die mir gestellte Frage, ob Weiter- und Fortbildung des Chirurgen in die Hand des Staates gehören, möchte man gern mit der Gegenfrage beantworten: Ist es denn überhaupt Aufgabe des Staates, in einen so weitgehend ärztlich-fachlichen Bereich einzugreifen?

Damit eröffnet sich das weite Feld juristischer Probleme und politischer Interessen, das hier berührt wird. Der Grundsatz aber, daß — wo auch immer — in erster Linie *das* maßgeblich sein sollte, was die ärztliche Arbeit fördert, um dem *Wohl des Kranken* zu dienen, dieser Grundsatz verliert — wie täglich deutlicher wird — immer mehr an Gewicht.

Wenn wir in diesen Monaten von *Weiterbildung* sprechen, steht vor uns der Auftrag des Bundesverfassungsgerichts an die Gesetzgeber der 11 Bundesländer, also die Landtage, durch förmliches Gesetz die „statusbildenden Normen" des Facharztwesens festzulegen. Zwar hat das Gericht den Ländern damit keine neue Rechtsetzungskompetenz zugewiesen, die sie nicht schon vorher besessen hätten, aber es hat sie verpflichtet, durch Gesetz manches von dem selbst zu regeln, was sie vorher unter Beschränkung auf ihr Genehmigungsrecht den einzelnen Landesärztekammern überlassen hatten.

Mit Besorgnis stellen wir nun fest, daß bereits der Entwurf eines solchen Ländergesetzes beträchtlich über den Auftrag des Bundesverfassungsgerichts hinausgeht, daß sich also die Länder offensichtlich diese Möglichkeit nicht entgehen lassen wollen, unmittelbar in das Facharztwesen einzugreifen.

Mit dem Auftrag an die Landesgesetzgeber wird das Facharztwesen zu einem *Politikum besonderer Art.*

Politische Parteien haben nach ihren Vorstellungen und Wünschen über Werden und Arbeiten des Facharztes zu entscheiden. Wer die Intensität kennt, mit der Ideologen gegen die besondere Position des Arztes — und hier vor allem die des Chirurgen — zu Felde ziehen, wird unschwer errechnen können, welche Konsequenzen drohen. Studieren wir sorgfältig den Satz, der sich in einem Gesundheitspapier findet, das die Jugendorganisation einer großen Partei beschäftigt: „Gesundheitspolitik ist ein Hebel, mit welchem tiefgreifende Veränderungen sozialer Strukturen erreicht werden können."

Das dokumentierte Interesse des Staates, nun auch die Heranbildung des Facharztes reglementieren zu wollen, steht einer gewissen sachbezogenen Autonomie der fachlich qualifizierten Träger des ärztlichen Bildungswesens gegenüber. Nach Ansicht des Berliner Politologen Richard Löwenthal sei es „undemokratisch", wenn sich diese „sachbezogene Autonomie" über die Methoden der Vermittlung von Kenntnissen hinaus auf diese Kenntnisse selbst ausdehnte. Das mag für bestimmte Wissensgebiete zutreffen; für die fachärztliche Weiterbildung sicher nicht. Denn Weiterbildung ist nicht nur Fakten-Unterricht, sondern mehr noch Einführung in die wissenschaftliche Entwicklung des Fachgebiets. Sie ist nicht nur die Weitergabe von Wissen und Können, von Erfahrung und Geisteshaltung, von wissenschaftlichen Intentionen und praktischen Fertigkeiten, sondern sie ist das Vermächtnis einer Generation an die nach ihr kommende. Hier befindet sich nicht allein die Methodik der Kenntnis-Vermittlung, hier stehen auch die zu vermittelnden Kenntnisse selbst in einem permanenten Wandlungsprozeß. Staatliche Lenkung würde in einer so auf Flexibilität angelegten Aufgabe nicht nur Erstarrung der Formen, sondern Begrenzung des Inhalts bedeuten.

Welche unmittelbare Einwirkungsmöglichkeit in rein fach-spezifische Bereiche sich der Staat trotzdem sichern will, ergibt sich allein aus zwei Punkten dieses Gesetzentwurfes, der sich in den Parlamenten eher noch verschlechtern als verbessern dürfte.

1. Der zuständigen Behörde jedes Bundeslandes soll die Berechtigung eingeräumt werden, dann *ein neues Fach- oder Teilgebiet selbst zu bestimmen,* wenn es die Ärztekammer innerhalb einer gesetzten Frist nicht tut. Wer von uns sich mit der Problematik befaßt hat, die sich um neue Fach- oder Teilgebiete bewegt, weiß, wie schwer es ist, hier zukunftsweisende, möglichst objektive Entscheidungen zu treffen. Nun soll es eine Behörde *verordnen* können, wenn es die Sachverständigen nicht vermögen. Woher will sie die innere Legitimation dazu nehmen? Das ist reiner Staatsdirigismus, noch dazu am denkbar falschen Platz.

2. Auch die Frage der *Facharztprüfung* ist nur vor dem politischen Hintergrund richtig zu beurteilen. Wir haben stets zum Abschluß der Weiterbildung einen Befähigungsnachweis, ein Colloquium, in eigener Regie gefordert. Zwar wissen wir, daß das in diesem Zeitpunkt Wichtigste, was sich auch aus sorgfältigen Zeugnissen und einem vollständigen Operationskatalog nicht immer klar erkennen läßt, nämlich die Fähigkeit zur Indikationsstellung, die Eignung zum Operieren und die Kunst der Menschenbehandlung, nicht recht prüfen läßt. Ein Vor-Operieren

ist nicht vorgesehen und auch organisatorisch kaum durchführbar, die Prüfung soll nur mündlich stattfinden. Aber jeder würde zustimmen, wenn dadurch die Qualität noch gesteigert, das Niveau noch verbessert werden könnte.

Wenn aber in einer Zeit, in der selbst Staatsprüfungen, die Voraussetzung für die Ausübung eines *Berufes* sind, mit offensichtlicher Duldung des Staates entwertet werden, vom gleichen Staat 6 Jahre nach einer solchen Prüfung eine zweite Prüfung verlangt wird, und wenn man weiß, daß dieses Verlangen von den Gesundheitsministern der Länder entgegen dem Votum der Ärzteschaft und der eigenen Sachverständigen-Kommission als betont *politische Entscheidung* dekretiert wurde, dann muß selbst dem unpolitischen Kopf klarwerden, daß hier andere Gründe dahinterstehen als die, die wir dabei im Auge haben.

So ist denn auch schon im Gesetzentwurf alles dahin angelegt, daß eines Tages aus dieser Facharztprüfung eine staatliche Abschlußprüfung eines zweiten, nämlich des fachärztlichen, Bildungsganges werden kann. Dann aber wären Arzt und Facharzt zwei getrennte Berufe und der letzte Pfeiler ärztlicher Selbstverwaltung wäre beseitigt.

Der von interessierter Seite betonte Nebenzweck dieses zweiten Staatsexamens soll es sein, den Zustrom zu den Fachgebieten zu bremsen. Für die Chirurgie würde das bei dem schon bestehenden katastrophalen Nachwuchsmangel wahrscheinlich verheerende Folgen haben.

Der Staat war gut beraten, als er die Weiterbildung der rein fachlich orientierten ärztlichen Selbstverwaltung überließ und sich hier jeglicher Steuerung enthielt. Er ist nun im Begriff, nicht nur den Auftrag des Bundesverfassungsgerichts beträchtlich zu überschreiten, sondern das Werden und Arbeiten des Facharztes seiner Kontrolle zu unterstellen.

Eng mit diesen Problemen verbunden stellt sich uns die Aufgabe der *Fortbildung*. Hier geht es nicht darum, einen jungen Arzt allmählich an die Chirurgie heranzuführen, sondern einem in täglicher chirurgischer Arbeit Stehenden jene permanente Verbindung zu den sich aus fortschreitenden wissenschaftlichen Erkenntnissen ergebenden praktischen Folgerungen zu ermöglichen. Die Erfüllung der stets vom Chirurgen empfundenen Verpflichtung zum lebenslangen Studium wird in weiten Bereichen und zumal dort, wo das Bedürfnis zur Fortbildung naturgemäß besonders groß ist, an den kleineren Krankenhäusern und in der Praxis, durch den Mitarbeitermangel und die dadurch erzwungene beständige Präsenz des Erfahrenen immer mehr erschwert.

Wenn sich trotzdem alle Chirurgen in einem statistisch nachgewiesenen erstaunlichen Umfang um Fortbildung bemühen, dann muß die Zeit, die sie dafür opfern, so rationell wie nur möglich verwandt werden. Schon daraus ergibt sich die Notwendigkeit einer individuellen „maßgeschneiderten" Fortbildung. Es ist selbstverständlich, daß sich der Chirurg an einem Krankenhaus, in dem er die Gesamt-Chirurgie zu vertreten hat, für andere Fragen interessiert als der Spezialist aus der Großklinik oder als der niedergelassene Chirurg. So sind Organisation der Fortbildung, thematische Anpassung an den Bedarf der Teilnehmer, sorgfältige Zeitausnutzung, wirksame Interpretation Aufgaben, die von der Gemeinschaft der Chirurgen gelöst werden müssen. Sie fallen nach meiner Meinung den regionalen Chirurgen-Vereinigungen zu, möglichst im Zusammenwirken mit dem Berufsverband, eventuell unter Koordinierung durch die Deutsche Gesellschaft für Chirurgie. Ich erlaube mir, auf die Vorschläge zu verweisen, die ich auf der Göttinger Tagung der Vereinigung Nordwestdeutscher Chirurgen dazu vorgelegt habe. Ob sich andere Methoden, etwa nach dem Multiple-choise-Verfahren, dafür eignen, sollte zunächst im begrenzten Kreis erprobt werden, wie das ja vom Präsidium unserer Gesellschaft erwogen wird.

Lösen wir aber diese Aufgabe nicht sehr bald und sehr sorgfältig, dann droht uns mit Sicherheit auch hier der staatliche Zugriff. Vergessen wir nicht, daß auch *Fortbildung ein Politikum* ist. Die Angriffe gegen die Ärzteschaft, und auch wiederum besonders gegen Chirurgen, werden nicht etwa deswegen so fanatisch geführt, weil jemand beweisen könnte, daß der Wissensstand des Chirurgen unzulänglich sei, sondern weil eben dieser Chirurg gerade durch seine unangefochtene Position ein Stein des Anstoßes ist. In dem vorhin erwähnten Schriftstück der Jugendorganisation stehen im Hinblick auf die ärztliche Fortbildung die folgenden Sätze: „Die Berufszulassung wird nach Abschluß nur begrenzt erteilt. Eine wiederum nur begrenzte Neuerteilung ist abhängig vom Nachweis der Beherrschung der in der Zwischenzeit neu ermittelten Lerninhalte. Zweimaliger Nichtnachweis zwingt zur Berufsaufgabe."

So bedrückend die Diskrepanz ist zwischen den minimalen Anforderungen, die manche dieser jungen Menschen an die Examina stellen, die sie selbst abzuleisten haben, und den Höchstforderungen, die sie an eine Generation richten, die nach ihrer Meinung besser beaufsichtigt werden muß, so besorgniserregend deshalb die Erkenntnis ist, daß es ihnen nicht darum geht, das Niveau zu heben — dann müßte sie erst einmal bei sich selbst beginnen —, daß nicht eine *bessere* Medizin gefordert wird, sondern eine *kontrollierte* Medizin — entscheidend ist, daß hinter allen so naiv und utopisch anmutenden Wünschen eine politische Kraft steht, deren Wirksamkeit nicht unterschätzt werden sollte.

Fortbildung wird sich nur dann sachgerecht entfalten und nur dann vom stumpfsinnigen Abdienen vorgeschriebener Zeiten nach dem Vorbild totalitärer Staaten freihalten, wird sich nur dann den individuellen Bedürfnissen anpassen können, wenn eine freiwillige, höchstes Niveau bei vernünftigem Kräfteeinsatz verbürgende Organisation den derzeitigen „Wildwuchs" ersetzt. Der freie Arzt ist durch selbständige Leistung jederzeit in der Lage, den Nachweis zu erbringen, daß der persönliche Einsatz, das aus eigenem Verantwortungsbewußtsein kommende Engagement staatlichem Reglementieren überlegen ist.

Wenn wir also Weiterbildung und Fortbildung des Chirurgen als unsere spezifischen Aufgaben ansehen und sie uns auch erhalten wollen, dann bedarf es in dieser Zeit und in dieser Lage mehr als nur schweigender Zustimmung. Wenn wir der Öffentlichkeit klarmachen wollen, daß es nicht unser, sondern das Interesse der uns anvertrauten Kranken verlangt, daß wir (und keine Behörde) bestimmen können, was Chirurgie ist, wie man Chirurg wird und wie man während eines Berufslebens mit den Wandlungen und Fortschritten der Chirurgie vertraut bleibt, dann müssen wir das auch vor aller Welt dokumentieren, sowohl durch intensive Beteiligung an der Heranbildung unseres Nachwuchses wie auch durch unsere eigene permanente Selbstschulung.

Weiterbildung und Fortbildung sind eminent wichtige Aufgaben, deren Organisation und Durchführung sich die besten Köpfe der Chirurgie annehmen sollten. Wir haben vor uns ein Stück jener Herausforderung, der auch wir uns bewußt stellen müssen.

Dr. W. Müller-Osten
D-2000 Hamburg 13, Mittelweg 22

Langenbecks Arch. Chir. 337 (Kongreßbericht 1974)

79. Rundgespräch zum Thema
Wissensvermittlung in der Chirurgie

Teilnehmer: H. G. Borst, Hannover — E. Guthy, Hannover — C. Käufer, Bonn — P. Klein, Marburg — W. Müller-Osten, Hamburg — M. Prömmel, Hannover — I. Staib, Darmstadt — I. Vogt-Moykopf, Heidelberg

Leiter: H. Hamelmann, Marburg

Im Rundgespräch wurden die drei Abschnitte: Ausbildung, Weiterbildung und Fortbildung entsprechend der Vortragsfolge getrennt diskutiert.

Ausbildung. Es ist zu erwarten, und das haben verschiedene Vorträge deutlich erkennen lassen, daß sich das klinische Studium mit der neuen Approbationsordnung für Ärzte grundlegend ändern wird. Im 1. klinischen Studienjahr hat die Chirurgie das Praktikum für Notfälle und die 1. ärztliche Hilfe zu absolvieren. An der Medizinischen Hochschule in Hannover wird das klinische Studium seit einigen Jahren in Anlehnung an die neue Approbationsordnung betrieben, so daß von dort schon fundierte Vorstellungen und Kritiken vorliegen. Bei den kleinen Studentenzahlen in Hannover, nämlich 150 pro Jahr, lassen sich Gruppen von 12 Studenten mit je einem Assistenten verhältnismäßig leicht bilden. Die Schwierigkeit liegt darin, daß nicht genügend praktisches Angebot in diesem Rahmen vorliegt, so daß auch für dieses Praktikum wieder auf die Theorie ausgewichen werden muß.

In das 2. und 3. klinische Studienjahr fällt das „chirurgische Praktikum". Von insgesamt 480 Std entfallen in diesem Studienabschnitt 123 auf die Chirurgie. Diese Stundenzahl muß in Absprache mit den anderen Fächern festgelegt werden.

Die einschneidenste Neuerung durch die Approbationsordnung für Ärzte ist die Einführung des Internatsjahres im 4. klinischen Studienjahr. Die Stellung der Studenten ist im Internatsjahr durch die neue Approbationsordnung nicht klar definiert. Insbesondere führt der Passus der Approbationsordnung, daß der Studierende nicht zu Tätigkeiten herangezogen werden darf, die seine Ausbildung nicht fördern, zu unterschiedlichen Standpunkten. In der Diskussion kam deutlich zum Ausdruck, daß von seiten der Studenten eine zu hohe Lehrerwartung vorliegt, die von seiten der Klinik nicht erfüllt werden kann. Es ist zu erwarten, daß Chirurgische Kliniken mit größerer Studentenzahl als in Hannover im Internatsjahr hoffnungslos überfordert sind. Man muß davon ausgehen, daß im Internatsjahr vom Studenten ganz gewisse Dienstleistungen erbracht werden müssen, so daß die Internatsstudenten nicht als Belastung, sondern auch als Hilfe empfunden werden können. Von studentischer Seite wird gewünscht, daß ihnen im Rahmen des Internatsjahres fest umrissene Aufgaben zugewiesen werden. Ferner wird der Begriff sog. Lehrassistenten diskutiert, die vorwiegend für Lehrzwecke zur Verfügung stehen. Ein Assistent hat dadurch z.B. die Möglichkeit, den Nachweis der Befähigung in der Lehre zu liefern. Er darf durch diese Tätigkeit aber nicht den Anschluß in seiner praktischen Ausbildung verlieren. Eine wesentliche Änderung werden auch die schriftlichen Prüfungen nach den einzelnen Studienabschnitten bringen. Entsprechende Gegenstandskataloge werden z.Z. erarbeitet, die Erstellung von Prüfungsfragen nach dem multiple-choice-System sind weitere Probleme in diesem Zusammenhang.

Weiterbildung. Unter Weiterbildungszeit wird die Zeit zwischen dem medizinischen Staatsexamen und der Erlangung der Facharztanerkennung verstanden. Während der äußere Rahmen für die Ausbildung durch die neue Approbationsordnung für Ärzte schon gegeben ist, steht für die Weiterbildung eine neue gesetzliche Regelung möglicherweise unmittelbar bevor. Sie ist z.Z. noch Gegenstand heftiger Diskussionen, möglicherweise auch kommender Auseinandersetzungen. Die Konferenz der Gesundheitsminister hat auf Veranlassung des Bundesverfassungsgerichtes den „Musterentwurf eines Landesgesetzes über das Facharztwesen" erstellt und den Länderparlamenten zur Annahme empfohlen. Dieser Entwurf beabsichtigt einschneidende Änderungen in der Weiterbildung zum Facharzt. Unter anderem ist vorgesehen, daß Krankenhäuser, auch große Kliniken nur noch für zwei Drittel der Weiterbildungszeit zugelassen werden sollen. Auf diese Weise käme es zu einem Rotationszwang der Assistenten. Ob hiermit allerdings die Frage der Rotation in die peripheren Krankenhäuser gelöst wird, ist unwahrscheinlich. Diese zwei Drittel-Lösung ist nach Meinung der Rundtischgesprächsteilnehmer viel zu starr, allein schon die unterschiedlichen Verträge der Assistenten, die Familien, die mitbetroffen sind, machen diese Regelung unendlich schwierig. Allerdings sollten wir uns auch Gedanken machen, daß es auch anders als bisher gehen kann. Auch in anderen akademischen Berufen, z.B. bei den Juristen, erfolgt ein Ausbildungswechsel. Wenn auch berechtigte Hoffnungen bestehen anzunehmen, daß dieser Gesetzesentwurf in dieser Form, wie er vorgelegt wurde, nicht durchkommt, so sollten wir uns doch ernsthafte Gedanken machen, wie eine neue und bessere Regelung aussehen könnte. Dies wäre eine dringliche Aufgabe.

Ein weiteres Problem ist die Vermittlung von theoretischem Wissen während der Weiterbildung. Zur Zeit wird ein Nachweis über theoretisch-klinische Kenntnis e nach Beendigung der Facharztausbildung nicht verlangt. Für viele Chirurgen in der Facharztausbildung sind die Möglichkeiten theoretischer Weiterbildung überhaupt schlecht. Es ist sicherlich erstrebenswert, hierfür verbindliche Richtlinien aufzustellen, für die z.B. die Landesärztekammern, der Berufsverband und die Deutsche Gesellschaft für Chirurgie verantwortlich sein könnten. Diese theoretische Weiterbildung könnte in Form von Kursen und Seminaren bei strenger Koordination der Themen abgehalten werden. Der AO-Kurs ist ein gutes Beispiel hierfür. Chirurgen kleinerer Häuser sollte die Möglichkeit gegeben werden, an größeren Kliniken zu hospitieren.

Eine wesentliche Neuerung des Musterentwurfes würde eine Prüfung nach Abschluß der Weiterbildungszeit werden. Sie wäre einer zweiten Staatsprüfung, einem zweiten Staatsexamen, gleichzusetzen. Die Teilnehmer des Rundgespräches wenden sich entschieden gegen die Form der Prüfung, wie sie im Musterentwurf vorgeschlagen wird. Dieser schlägt nämlich drei ärztliche und einen staatlichen Prüfer vor. Außerdem handelt es sich um einen Ausschuß *bei* der Ärztekammer, nicht um einen Ausschuß *der* Ärztekammer, der diese Prüfung abhalten soll. Unser Protest richtet sich gegen die Absicht des Staates, sich hier kontrollierend einzusetzen. Die Frage, ob eine Prüfung notwendig ist oder nicht, ist überhaupt schwer zu beantworten und wirft zahlreiche Aspekte auf. Was ein Facharztanwärter in der Weiterbildungszeit an Wissen und Können und besonders an Eignung für den Chirurgen wirklich erworben hat, ist schwer zu prüfen und nur von Prüfern abzunehmen, die in der täglichen chirurgischen Arbeit stehen. Der Berufsverband schlägt vor, eine solche Prüfung in Form eines Kolloquiums als „Befähigungsnachweis" durchzuführen. Die Ärtzekammer sollte daran beteiligt sein, da sie ja die Instanz ist, die die Facharztanerkennung ausspricht.

Was dabei geprüft werden soll, muß jedoch speziell auf die Bedürfnisse der Chirurgen abgestellt werden, und deshalb sollten die Gesellschaften diese Prüfungen organisieren und durchführen. Es ist eine dringende Aufgabe, sich Gedanken darüber zu machen, wie sich die Prüfer zusammensetzen sollen und welcher Inhalt für die Prüfungen aufgestellt werden soll. Das Rundgespräch hat sich einmütig dafür ausgesprochen, daß ein Qualifikationsnachweis bei der Facharztprüfung vorgelegt werden sollte. Ein realisierbarer Vorschlag wäre daher, das Kolloquium als Nahziel ins Auge zu fassen und damit die Basis für eine spätere schriftliche Prüfung aufzubauen.

Fortbildung. In der ärztlichen Berufsordnung heißt es: „Jeder Arzt ist verpflichtet, sich beruflich fortzubilden"; d.h. jeder Chirurg übernimmt mit der Ernennung zum Facharzt die Verpflichtung, sich lebenslang fortzubilden. Diese Fortbildung unterliegt bisher keinen gesetzlichen Vorschriften, ist also freiwillig und unterliegt auch keiner Kontrolle. Trotz des hinlänglich bekannten Zeitmangels der Chirurgen kommen wir an der Notwendigkeit der Fortbildung jedoch nicht vorbei. Es ist eine wichtige Aufgabe für die nahe Zukunft, hier ein klares Konzept anzubieten. Folgender Vorschlag wurde unterbreitet: Unter „Oberaufsicht" der Deutschen Gesellschaft für Chirurgie und unter Koordinierung durch den Berufsverband und die Landesärztekammer sollten die Fortbildungsveranstaltungen hauptsächlich auf den regionalen Chirurgenvereinigungen stattfinden. So könnte beispielsweise der Freitag der eigenen Gestaltung überlassen werden und der Sonnabend ausschließlich der Fortbildung gewidmet sein. Die jeweiligen Vorsitzenden der Vereinigungen müßten sich zu Jahresbeginn über das Programm absprechen. Dieses Fortbildungsprogramm sollte durch Seminare und vorhandene Fortbildungsveranstaltungen ergänzt werden. Wichtig ist nur eine klare Absprache und die Abstimmung aller angebotenen Veranstaltungen. Die Abhaltung von Kursen an Universitätskliniken oder großen Krankenhäusern wäre ebenfalls eine sinnvolle Form der Fortbildung.

Die Vorträge und die Diskussionen haben deutlich erkennen lassen, daß Ausbildung, Weiterbildung und Fortbildung Themen von aktueller Bedeutung sind. Die Wissensvermittlung in der Ausbildung ist eine Selbstverständlichkeit, während der Weiterbildung und für die Fortbildung ist sie mit erheblichen Schwierigkeiten verbunden. Auf diesen Gebieten werden in naher Zukunft wesentliche Aufgaben auf uns zukommen.

Prof. Dr. H. Hamelmann
Chir. Univ.-Klinik
D-3550 Marburg
Robert Koch-Str. 8
Bundesrepublik Deutschland

Freitag, 10. Mai 1974

Bayernhalle 8.30—10.50 Uhr

H. Blutungen aus dem Magen-Darm-Trakt

Speiseröhre, Magen, Duodenum

Langenbecks Arch. Chir. 337 (Kongreßbericht 1974)
© by Springer-Verlag 1974

80. Blutungen aus Speiseröhre, Magen und Zwölffingerdarm

H. W. Schreiber

Abteilung für Allgemeinchirurgie der Chirurgischen Universitätsklinik Hamburg

Hemorrhage from the Alimentary Canal, Stomach, and Duodenum: Introduction

Summary. For various reasons, bleeding from the alimentary canal, stomach, and duodenum is currently being encountered with increasing frequency. While duodenal ulcers are the commonest source of hemorrhage in a nonselected material, hemorrhagic erosion is the predominant cause in selected groups. Conventional radiographic examination is beginning to be challenged by endoscopy as the most valuable diagnostic technique. Both techniques allow synchronization of diagnosis and shock therapy. Our immediate priorities are the differentiation between the suspected and the actual source or bleeding, reduction of the period elapsing between the onset of bleeding and surgical treatment, and selection of the most suitable technique.

Key words: Hemorrhage, Upper GI Tract.

Zusammenfassung. Blutungen aus Speiseröhre, Magen und Zwölffingerdarm begegnen uns aus verschiedenen Gründen häufiger. Führt im nichtausgewählten Krankengut das Ulcus duodeni als häufigste Blutungsquelle, so dominiert die hämorrhagische Erosion in großen Repräsentativstatistiken. In der Stellenwertskala der Diagnostik beginnt die konventionelle Röntgenuntersuchung mit der Endoskopie zu konkurrieren. Beide Verfahren erlauben eine Synchronisation von Diagnostik und Schocktherapie. Als aktuelle Aufgaben bleiben: der Abbau der Differenz zwischen vermuteter und wirklicher Blutungsquelle, die Verkürzung der Zeitstrecke zwischen Beginn der Blutung und operativer Behandlung und schließlich die noch recht bewegliche Verfahrenswahl.

Schlüsselwörter: Obere Gastronitestinalblutung, Allgemeines.

Solange eine Chirurgie der Blutungsübel aus Speiseröhre, Magen und Zwölffingerdarm praktiziert wird, solange sind Begriffe wie: Erkennung, Krankheitswert, Behandlung und Ergebnisse „Programm" geblieben.

Die Erfahrungen sind zwar fortgeschritten, aber keinesfalls abgeschlossen [1, 2, 5, 6, 8, 9].

Man darf feststellen: Das „Paket der Probleme" hat sich — insgesamt — nicht oder nur wenig geändert; aber ... und das ist das „Stichwort von heute": Die Fakten stellen sich uns vielfältig differenzierter. Die gegenüber früher deutlichere Aufgliederung der Thematik ist ein adäquates Spiegelbild.

Tabelle 1

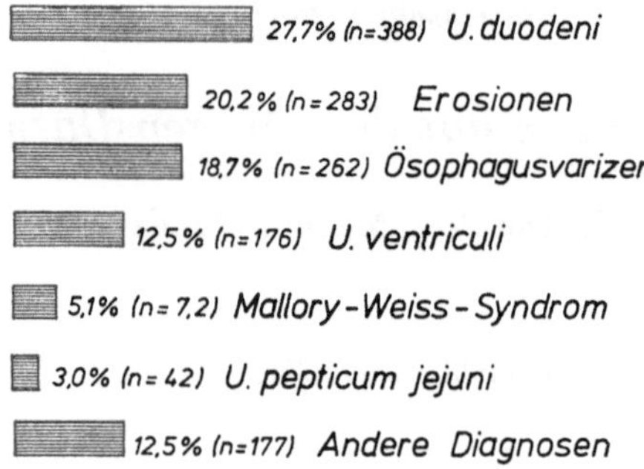

So liegen neuerlich im Spektrum der Aufmerksamkeit:

Die Skala der Häufigkeit und Art der Blutungen,
die Möglichkeiten der diagnostischen Erfassung,
die Schockbehandlung,
Nutzen und Problematik der Intensivmedizin,
einige Risikofaktoren,

und schließlich stellt sich die Frage, ob und inwieweit hier Konsequenzen resultieren für die konservative und chirurgische Therapie, insbesondere aber für die Indikationsstellung zur Not- oder Elektivoperation und schließlich für die Methodenwahl?

Die Blutungen begegnen uns häufiger. Im nichtausgewählten Krankengut führt das Ulcus duodeni. Mit ihm konkurriert die hämorrhagische Erosion in fließendem Übergang zum Stressulcus. Bei der hämorrhagischen Erosion gibt es eine absolute und eine relative Zuwachsrate (Tab. 1). In der Häufigkeitsrate schließen sich an die Blutungen aus Varicen und die aus dem Ulcus ventriculi. Das sind die wichtigsten Quellen [4, 8].

Sichtet man die Frequenz der Blutung als Komplikation der genannten Grundkrankheiten, ergeben sich folgende Relationen: Von den hospitalisierten Kranken erlebten beim Ulcus duodeni jeder vierte, beim Magengeschwür etwa jeder fünfte und bei Varicen mit portaler Hypertension gut jeder zweite eine Blutung. Soweit erfaßbar, treten Zweit- oder auch Mehrfachblutungen etwa bei jedem dritten Kranken mit Bevorzugung des Ulcus ventriculi auf (Tab. 2).

Risiko bzw. Krankheitswert werden deutlich beim Vergleich der Letalität der Grundkrankheiten ohne und mit Blutung. Die Reihe steigt für beide Gruppen an, sprunghaft für die mit einer Blutung aus einem Ulcus duodeni über das Magengeschwür, die hämorrhagischen Erosionen zu Varicen bei portaler Hypertension und Lebercirrhose (Tab. 3).

Tabelle 2. Relativer Anteil der Blutungskomplikationen für die wichtigsten Grundkrankheiten. Internes Krankengut 1966—1971 ($n = 934$). I. Med. Universitätsklinik Hamburg

Grundkrankheit	n	*ohne* Blutung	*mit* Blutung	rel. Anteil an Blutungen (%)
Ulcus duodeni	440	339	101	25,2
Ulcus ventriculi	406	318	88	21,4
Oesophagusvaricen	88	28	60	68,2

Tabelle 3. Relatives Risiko von Grundkrankheit und Blutungskomplikation. Internes Krankengut 1966—1971 ($n = 934$). I. Med. Universitätsklinik Hamburg

Grundkrankheit	*ohne* Blutung	Letalitätsquote (%)	*mit* Blutung	Letalitäsquote (%)
Ulcus duodeni	339	4,4	101	12,8
Ulcus ventriculi	318	10,1	88	18,1
Oesophagusvaricen	28	14,3	60	40

Tabelle 4. Differenz: Vermutete und wirkliche Blutungsquelle (nach E. D. Palmer, 1969)

Vermutungsdiagnose	Frequenz abweichender Definitivdiagnosen (%)	n
Ulcus duodeni	38	217
Varicenblutung	37	171
Postoperative Nachblutung	63	90
Ulcus ventriculi	67	30
Gesamtzahl	40	508

Bei der Diagnostik gibt es zwei Bewegungen:

1. Diagnostik und Schocktherapie werden möglichst gleichzeitig betrieben,
2. bei der speziellen Diagnostik der Blutungsquelle zeichnet sich ein eindeutiger Trend zum kombinierten Vorgehen ab. Konventionelle Röntgenuntersuchung und Endoskopie haben uns weitergebracht [2, 8].

Diese eindeutig optimierte Diagnostik hat nicht nur die bislang mit $10-30\%$ relativ hohe Quote sog. unbekannter Blutungsquellen schrumpfen lassen, sondern auch eine weitere wichtige Erkenntnis vermittelt, die vielfältig nachdenklich stimmen lassen muß: Bei einer relativ großen Zahl von Kranken trafen vermutete und wirkliche Blutungsquellen nicht zusammen (Tab. 4).

Beim Ulcus duodeni und bei der Varicenblutung betraf dies jeweils ein Drittel, bei den postoperativen Blutungen und bei denen aus einem Magengeschwür wenigstens die Hälfte.

Dazu ein Beispiel:

Daß ein Kranker mit Varicen auch aus einem Ulcus bluten kann, wissen wir seit Jahren; daß ein solcher Patient mit Varicen und Ulcus gar nicht so selten aus Erosionen bluten und daraus verbluten kann, bringt neue diagnostische Probleme.

All dies muß Konsequenzen haben für die Therapie!

Die Zielansprache gilt unverändert: der Stillung der anhaltenden Blutung, der Vermeidung der Rückfallblutung und der Verhütung irreparabler Schock- aber auch neuer Therapieschäden [3,5].

Zusammenfassend darf man hier feststellen: „Das Studium der wechselreichen Geschichte chirurgischer Blutungen ist zugleich eine Schule über die Nützlichkeit konsequenter Denkansätze".

Literatur

1. Dalichau, H., Ungeheuer, E., Schade, G.: Behandlungsergebnisse massiver gastrointestinaler Blutungen. Med. Klin. **63**, 587—591 (1968)
2. Demling, L.: Die akute Magenblutung. Fortschr. Med. **90**, 145—149 (1972)
3. Nissen, R.: Krankheiten des chirurgischen Fortschrittes. Dtsch. med. Wschr. **91**, 622—626 (1966)
4. Palmer, E. D.: The vigoros diagnostic approach to upper-gastrointestinal hemorrhage. A 23-year prospectiv study of 1400 patients. J. Amer. med. Ass. **207**, 1477—1480 (1969)
5. Roeder, H. N.: Ergebnisse der operativen und konservativen Behandlung von Magen-Duodenum-Blutungen. Bruns' Beitr. klin. Chir. **218**, 627—632 (1971)
6. Schreiber, H. W., Koch, W., v. Ackeren, H., Bartsch, M.: Die Behandlung der schweren Blutung aus Magen und Zwölffingerdarm. Dtsch. med. Wschr. **90**, 996—1001 (1965)
7. Seto, R., Manella, W., Berkovitz, R., Matsumoto, T.: Management of diffuse hemorrhage from gastric mucosa. Int. J. Surg. **59**, 103—105 (1974)
8. Streicher, H.-J.: Der Notfall: Gastrointestinalblutung. 1. Wuppertaler Notfallsymposion 1970. Stuttgart: G. Thieme 1972
9. Wachsmuth, W., Hüner, H.: Die Operationsindikation bei der massiven Ulkusblutung. Dtsch. med. Wschr. **86**, 560—565 (1961)

Prof. Dr. H. W. Schreiber
Chir. Univ.-Klinik
D-2000 Hamburg 20
Martinistr. 52
Bundesrepublik Deutschland

Langenbecks Arch. Chir. 337 (Kongreßbericht 1974)

81. Röntgenologische Diagnostik bei Blutungen aus Speiseröhre, Magen oder Duodenum

E. Bücheler

Radiologische Klinik der Universität Bonn

Radiological Diagnosis in the Case of Acute Bleeding from Esophagus, Stomach or Duodenum

Summary. The most important method available to radiological diagnostics in the case of acute bleeding from the esophagus, stomach or duodenum is oral contrast radiography, which is, nevertheless, not completely reliable in these situations. The introduction of angiography has improved the diagnostic results. With this technique it is possible to localize arterial bleeding directly by extravasation of contrast medium and to prove a venous hemorrhage by indirect visualization of the portal vein and its branches and of varices.

Key words: Gastrointestinal Bleeding — MDP — Angiography.

Zusammenfassung. Im Vordergrund radiologischer Diagnostik bei der akuten Blutung aus Oesophagus, Magen oder Duodenum steht die orale Kontrastdarstellung, die in diesen Situationen jedoch mit Unsicherheiten behaftet ist. Eine Verbesserung der diagnostischen Ergebnisse brachte die Angiographie. Mit ihr können eine arterielle Blutung durch eine Kontrastmittelextravasation direkt lokalisiert und eine venöse Blutung durch die indirekte Darstellung des Pfortaderstromgebietes und der Varicen nach Injektion in die Arteria lienalis oder mesenterica superior bewiesen werden.

Schlüsselwörter: Gastrointestinalblutung — Röntgendiagnose — MDP — Angiographie.

Die Aufgabe der Radiologie in der akuten Blutung aus Oesophagus, Magen oder Duodenum liegt in der Lokalisation der Blutungsquelle und der differential-diagnostischen Abklärung der Grundkrankheit. Hierzu stehen konventionelle orale Kontrastdarstellung und Angiographie zur Verfügung. Da Blutungen aus Ulcera oder Varicen zahlenmäßig gegenüber den seltenen Ursachen, wie erosive Gastritis, Tumoren, Hiatushernien, Gefäßprozesse, hämorrhagische Diathesen oder perforierende Blutungsquellen im Vordergrund stehen, ist die MDP ein adäquates diagnostisches Verfahren. Ihre gute Treffsicherheit von über 90 % unter normalen Bedingungen sinkt jedoch in der akuten Blutung auf rd. 80 % beim Ulcus- oder Varicennachweis [15, 21, 22]. Unter Berücksichtigung aller Blutungsursachen liegt die Rate bei rd. 70 % [15]. Die diagnostischen Schwierigkeiten haben untersuchungstechnische Gründe und pathomorphologische Ursachen:

1. Eine schlechte Kreislaufsituation, schwere postoperative oder posttraumatische Zustände verhindern eine optimale Untersuchungstechnik.

2. Ein Kollaps von Varicen kann ihren Nachweis unmöglich machen. Vor allem im Magenfundus sind unter den erschwerten Bedingungen die Darstellung von Varicen und die differentialdiagnostische Abgrenzung gegenüber Tumoren oder Blutkoagula problematisch.

3. Erosive Blutungen können nicht erfaßt werden (Abb. 1a).

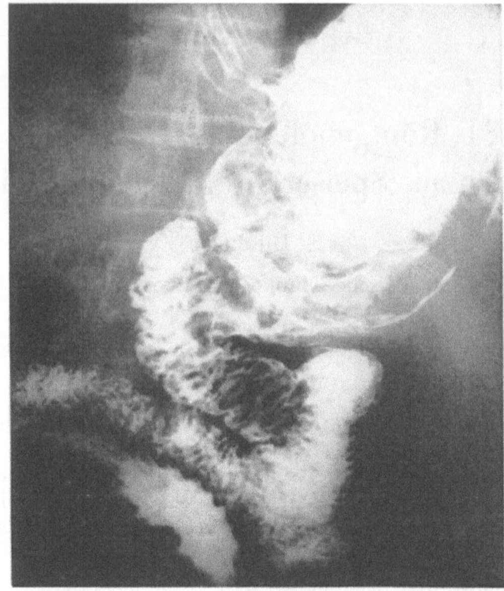

a

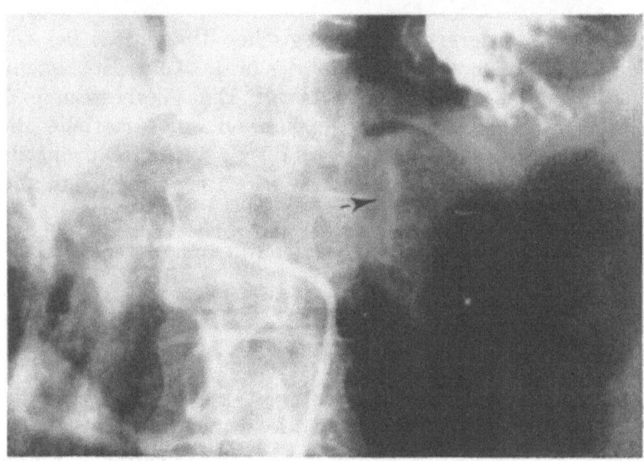

b

Abb. 1 a und b. Akute gastrointestinale Blutung bei Zustand nach Magenresektion und bei bekannter portaler Hypertension. a MDP: Atypische Magenresektion. Gute Anastomosenfunktion. Blutkoagula im Magen. Oesophagusvaricen. Kein Ulcusnachweis. b Spätphase eines Hepatikogramms. Katheterspitze in der A. hepatica. Kontrastmitteldeponierung (→) links paravertebral infolge einer Erosionsblutung. (Operativ gesichert; Prof. Dr. Käufer, Chirurgische Universitätsklinik Bonn)

4. Atypisch gelegene Ulcera können bei der behinderten Untersuchungstechnik nicht immer dargestellt werden.

5. Blutkoagula in einem Ulcus- oder Tumorgrund sowie Sekretansammlungen verhindern eine einwandfreie Röntgendiagnose. Das gilt insbesondere für nur geringgradige Veränderungen.

5. Beim gleichzeitigen Vorliegen eines Ulcus und einer portalen Hypertension kann zwischen arterieller und venöser Blutung nicht differenziert werden.

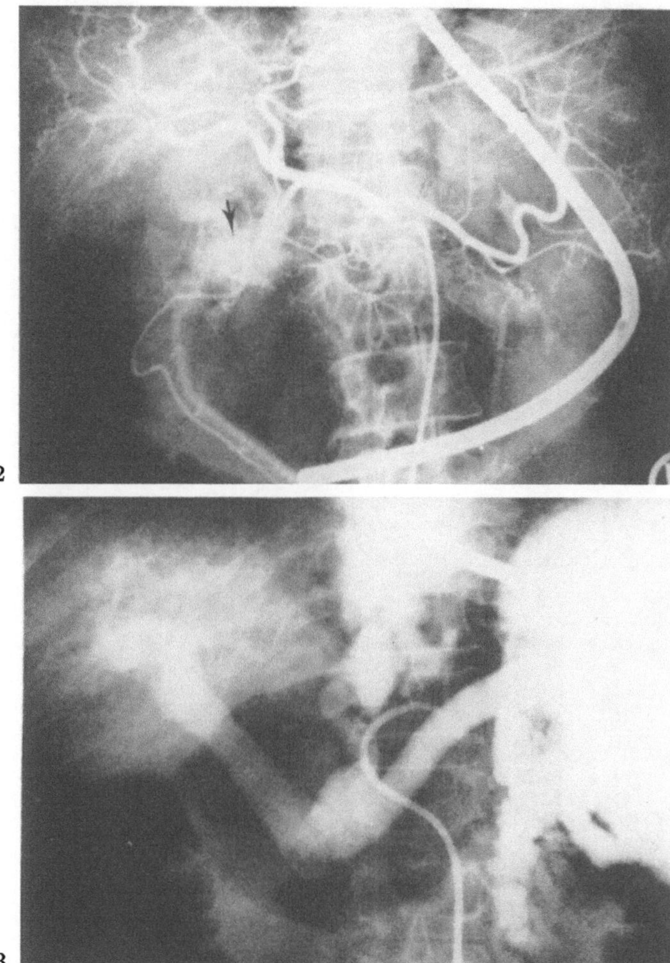

Abb. 2. Akute Gastrointestinalblutung. Ulcus duodeni. Zöliakographie: Kontrastmittelextravasation (↓)

Abb. 3. Oesophagusvaricenblutung bei Lebercirrhose. Indirektes Splenoportogramm nach
Kontrastmittelinjektion in die A. lienalis. Hepatofugale Kollateralzirkulation über die Vena
coronaria ventriculi und lienoretroperitoneale Venen. Durchgängigkeit der Vena lienalis und
der Pfortader

Aus diesen Gründen hat sich zur Diagnostik der akuten gastrointestinalen
Blutung die Angiographie als eine echte Alternative erwiesen [2—6, 9—12, 16, 17,
19, 21—24]. Ihr notfallmäßiger Einsatz hat zur Verbesserung der diagnostischen
Ergebnisse beigetragen. Die Angiographie bietet folgende Vorteile:

1. Nach Kontrastmittelinjektion in den Truncus coeliacus bzw. seine Äste oder
die A. mesenterica superior können in der arteriellen Phase eine Tumor-, eine Ulcus-
(Abb. 2) oder Erosionsblutung (Abb. 1 b) direkt lokalisiert werden.

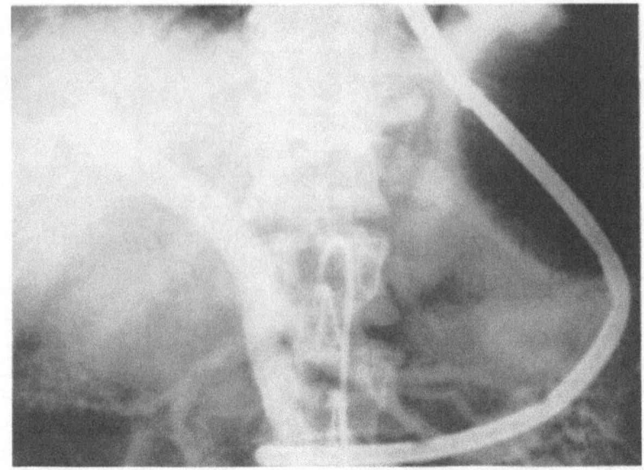

4

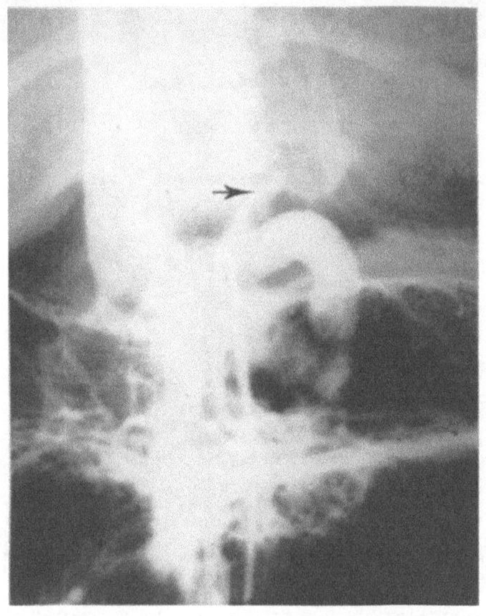

5

Abb. 4. Postsplenektomieblutung. Lebercirrhose. Indirekte Portographie nach Kontrastmittelinjektion in die A. mesenterica superior: Intrahepatischer Block. Hepatofugale Kollateralzirkulation über die Vena coronaria ventriculi. Kontrastmittelaustritt aus Fundusvaricen

Abb. 5. Blutung bei Zustand nach splenorenalem Shunt (Operation: Prof. Dr. A. Gütgemann, Chirurgische Klinik, Universität Bonn). Indirektes Portogramm nach Kontrastmittelinjektion in die A. mesenterica superior: Funktionstüchtigkeit des splenorenalen Shunt mit ausschließlicher Drainage des venösen Blutes in die untere Hohlvene. Geringe Kollateralzirkulation über die kleine Vena coronaria ventriculi (→). Blutung aus Magenvaricen. Ileus

2. Die Injektion in die A. lienalis oder mesenterica superior führt in der Spätphase zur Darstellung der lieno- (Abb. 3) bzw. mesenterikoportalen Strombahn (Abb. 4, 5) und gibt damit Auskünfte über eine Varicenblutung.

3. Bei der Kombination eines Ulcus oder einer Erosion mit einer portalen Hypertension kann der Ort der Blutung direkt lokalisiert werden (Abb. 1b).

4. Kontraindikationen entfallen.

5. Ein hämorrhagischer Schock kann während der Angiographie behandelt werden, wogegen die Durchführung der MDP eine Stabilisierung des Kreislaufes zur Voraussetzung hat.

6. Es besteht die Möglichkeit einer Pharmakotherapie.

Die Angiographie ist für den Patienten nicht belastender als eine MDP, so daß die genannten Vorteile für den primären Einsatz der Angiographie in der akuten Blutung sprechen. Vor einer kritiklosen Anwendung muß jedoch gewarnt werden. MDP und Angiographie sind keine konkurrierenden Verfahren. Vielmehr liefert nur eine vernünftige Auswahl der Patienten und eine sinnvolle Kombination der Methoden ein Optimum an Informationen. Hinsichtlich des methodischen Vorgehens haben wir folgende Vorstellungen. Unter der Voraussetzung, daß keine Sofortoperation erforderlich ist, sollte die Indikation zur Röntgenuntersuchung in der akuten Blutung sofort und ohne Einschränkungen gestellt werden. Anamnese, klinische Befunde und vorausgegangene Röntgenuntersuchungen oder Endoskopien bilden die Grundlage des radiologischen Procedere:

1. Bei bekannter Anamnese und positiven Röntgen- und Endoskopiebefunden genügt in der Regel die MDP.

2. Bei bekannter portaler Hypertension tendieren wir zum sofortigen Einsatz der indirekten Splenoportographie über den arteriellen Zugangsweg. Diese Methode hat den Vorteil gegenüber der percutanen Splenoportographie, daß in einem Untersuchungsgang in der arteriellen Phase eine Arterienblutung bewiesen oder ausgeschlossen und in der Spätphase der Angiographie das Pfortaderstromgebiet dargestellt werden können.

3. Bei leerer Anamnese oder negativen radiologischen bzw. endoskopischen Voruntersuchungen besitzt die Angiographie die Priorität vor der MDP, zumal letztere wegen der Kontrastüberlagerungen eine anschließende Angiographie verbietet.

Dieses Schema besitzt jedoch keine generelle Gültigkeit. Das komplexe Geschehen einer akuten gastrointestinalen Blutung erfordert eine gewisse Flexibilität bei der Indikationsstellung zur Röntgenuntersuchung unter Berücksichtigung der Vor- und Nachteile der Methoden. Denn klinischer Zustand und Schweregrad der Blutung bestimmen die Wahl des Untersuchungsverfahrens entscheidend. Bei Patienten über 65 Jahre wird man die Indikation zur Angiographie zurückhaltend stellen. Die Erfahrungen des Untersucherteams spielen eine Rolle und letztendlich müssen die personellen und technischen Voraussetzungen gegeben sein.

Da ein Blutaustritt von mindestens 0,6—1 ml/min Vorbedingung zur Lokalisation einer arteriellen Blutungsquelle ist, kann die Angiographie nur bei mittelschweren bis massiven Blutungen erfolgversprechend sein. Mit zunehmender Schwere der Blutung nimmt die Wahrscheinlichkeit des angiographischen Nachweises zu. Fünf negative Befunde bei 15 Untersuchungen während einer arteriellen Blutung geben Anlaß, nachdrücklich auf die Erfolglosigkeit der Angiographie bei nur geringgradiger Blutung zu verweisen. Die angiographischen Kriterien einer arteriellen Blutung sind ein Kontrastmittelaustritt aus einer Arterie (Abb.2) und eine protrahierte Kontrastmitteldeponierung über einen längeren Zeitraum (Abb.1b).

Bei der portalen Hypertension gelingt die direkte Lokalisation einer venösen Blutungsquelle nur selten (Abb.4). Jedoch vermittelt nach unseren Erfahrungen bei 35 Untersuchungen die venöse Phase der Arteriographie wichtige Auskünfte über Morphologie und Hämodynamik im Pfortaderstromgebiet (Abb. 3, 4, 5). Beim Ausschluß einer arteriellen Blutungsquelle kann somit bei Darstellung von blutungsgefährdeten Varicen auf eine venöse Blutung geschlossen werden. Außer dem Fehlen von Kontraindikationen und der geringen Komplikationsrate bietet die indirekte Pfortaderdarstellung gegenüber der percutanen Splenoportographie eine größere Informationsbreite [5, 7, 8], denn in einem Untersuchungsgang können lieno- und mesenterikoportale Strombahn dargestellt, eine kausale arterielle Blutung sowie ein Lebercarcinom ausgeschlossen werden.

Nach Literaturmitteilungen [1, 11, 13, 14, 17, 18, 20] hat sich die Pharmakotherapie der akuten gastrointestinalen Blutung zumindest partiell bewährt. Eigene Erfahrungen liegen nicht vor. Bei der arteriellen Blutung werden über 10—20 min 6—10 µg Epinephrin bzw. 0,2—0,3 E Vasopressin in der Minute in die für die Blutung verantwortliche Arterie, bei der Varicenblutung 0,2—0,3 E Vasopression bzw. Pitressin in die A. lienalis oder mesenterica superior, oft über Tage infundiert. Während bei der arteriellen Blutung in etwa 70 % befriedigende Dauerergebnisse erreicht werden, gelingt bei der Varicenblutung nur ein kurzfristiger Stopp der Blutung. Wir haben versucht, durch eine Embolisierung der Milz nach Injektion von Fibrospum in die A. lienalis eine Flowreduzierung im lienoportalen Stromgebiet und damit eine Druckentlastung der Varicen zu erreichen. Unsere bislang geringen Erfahrungen lassen jedoch noch keine definitiven Schlüsse über die Wertigkeit dieses Verfahrens zu.

Die Pharmakotherapie bedeutet keine Alternative zur Operation. Das Ziel ist der Stopp der akuten Blutung, um durch eine verbesserte klinische Situation günstigere Vorbedingungen für eine Operation zu schaffen.

Literatur

1. Baum, S., Nusbaum M.: The control of gastrointestinal hemorrhage by selective mesenteric arterial infusion of vasopressin. Radiology **98**, 497 (1971)
2. Baum, S., Nusbaum, M., Blakemore, W. S., Finkelstein, A. K.: The preoperative radiographic demonstration of intra-abdominal bleeding from undetermined sites by percutaneous selective celiac and superior mesenteric arteriography. Surgery **58**, 797 (1965)
3. Baum, S., Roy, R., Finkelstein, A. K., Blakemore, W. S.: Clinical application of selective celiac and superior mesenteric arteriography. Radiology **84**, 279 (1965)
4. Boijsen, E., Reuter, S. R.: Angiography in diagnosis of chronic unexplained melena. Radiology **89**, 413 (1967)
5. Bücheler, E.: Röntgenologische Untersuchungen und ihre Aussagekraft bei Leberzirrhose. Therapiewoche **22**, 2607 (1972)
6. Bücheler, E.: Angiography in acute abdominal disorders. Acta chir. belg. **72**, 355 (1973)
7. Bücheler, E., Boldt, I., Frommhold, H.: Leistungsfähigkeit und Grenzen der Leberarteriographie. Fortschr. Röntgenstr. **119**, 530 (1973)
8. Bücheler, E., Frommhold, H., Schulz, D., Raschke, E.: Die indirekte (arterielle) Spleno- und Portographie in der Diagnostik des Pfortaderhochdruckes. Fortschr. Röntgenstr. **116**, 627 (1972)
9. Frey, C. F., Reuter, S. R., Bookstein, J. J.: Localization of gastrointestinal hemorrhage by selective angiography. Surgery **67**, 548 (1970)
10. Koehler, P. R., Salomon, R. B.: Angiographic localization of unknown acute gastrointestinal bleeding-sites. Radiology **89**, 244 (1967)
11. Nusbaum, M., Baum, S., Blakemore, W. S.: Clinical experience with the diagnosis and management of gastrointestinal hemorrhage by selective mesenteric catheterization. Ann. Surg. **170**, 506 (1969)

12. Nusbaum, M., Baum, S., Blakemore, W. S., Finkelstein, A. K.: Demonstration of intraabdominal bleeding by selective arteriography. J. Amer. med. Ass. **191,** 389 (1965)
13. Nusbaum, M., Baum, S., Kuroda, K., Blakemore, W. S.: Control of portal hypertension by selective mesenteric arterial drug infusion. Arch. Surg. **97,** 1005 (1968)
14. Nusbaum, M., Baum, S., Sakiyalak, P., Blakemore, W. S.: Pharmacologic control of portal hypertension. Surgery **62,** 299 (1967)
15. Reifferscheid, M., Kanters, A.: Die akute gastrointestinale Blutung. Chirurg **40,** 105 (1969)
16. Reuter, S. R., Bookstein, J. J.: Angiographic localization of gastrointestinal bleeding. Gastroenterology **54,** 876 (1968)
17. Reuter, S. R., Redman, H. C.: Gastrointestinal angiography. Philadelphia-London-Toronto: W. B. Saunders Co. 1972
18. Rösch, J., Dotter, C. T., Rose, R. W.: Selective arterial infusions of vasoconstrictors in acute gastrointestinal bleeding. Radiology **99,** 27 (1971)
19. Rösch, J., Dotter, C. T., Rose, R. W.: Röntgenologische Kontrolle akuter Magen-Darm-Blutungen. Fortschr. Röntgenstr. **114,** 729 (1971)
20. Rösch, J., Gray, R. K., Grollman, J. H., Jr., Ross, G., Steckel, R. J., Weiner, M.: Selective arterial drug infusions in the treatment of acute gastrointestinal bleeding. Gastroenterology **59,** 341 (1970)
21. Wenz, W.: Zur Röntgendiagnostik des akuten Abdomens in der Chirurgie. Radiologie **7,** 61 (1967)
22. Wenz, W.: Die Röntgendiagnostik der akuten gastrointestinalen Blutung. Chirurg **40,** 100 (1969)
23. Wenz, W.: Abdominelle Angiographie. Berlin- Heidelberg- New York: Springer 1972
24. Wenz, W., Roth, F. J., Brückner, U.: Die Angiographie bei der akuten Gastrointestinalblutung. Experimentelle Voraussetzungen und klinische Ergebnisse. Fortschr. Röntgenstr. **110,** 616 (1969)

Prof. Dr. E. Bücheler
Radiologische Klinik der
Universität Bonn
Abt. Chirurgie
D-5300 Bonn-Venusberg
Bundesrepublik Deutschland

Langenbecks Arch. Chir. 337 (Kongreßbericht 1974)

82. Endoskopische Diagnostik bei Blutungen aus Speiseröhre, Magen und Duodenum

K. Junghanns und R. Seufert

Chirurgische Universitätsklinik Heidelberg

Endoscopic Diagnosis in Upper Intestinal Hemorrhage

Summary. Technically improved fiberoptic instruments with lavage and suction allow endoscopic examination even in the presence of severe upper intestinal bleeding. The endoscopes must be at least 80 cm long and have a flexible tip, prograde view and biopsy channel. Endoscopy should be performed under operative conditions in severe bleeding. Permanent availability of endoscopic examinations requires the continuous presence of the endoscopist and a technical assistant and two instruments. In 80% of cases preoperative endoscopic diagnosis is possible. Of 1804 endoscopic examinations performed between 1967 and 1973, 366 were performed because of bleeding.

Key words: Gastrointestinal Bleeding — Esophageal Varices — Endoscopy — Endoscopic Team.

Zusammenfassung. Die Entwicklung von Glasfaserendoskopen mit Spül- und Saugeinrichtungen ermöglicht die Endoskopie auch bei akuter Magen-Darmblutung. Die Geräte müssen eine prograde Optik haben und mindestens 80 cm lang sein. Bei schweren Blutungen sollte die Untersuchung unter Operationsbedingungen durchgeführt werden. Die dauernde Einsatzfähigkeit der Endoskopie ist personell und apparativ aufwendig, ermöglicht aber in fast 80% der Untersuchungen eine präoperative Diagnose. Von 1804 Endoskopien zwischen 1967 und 1973 wurden 366 wegen Blutungen durchgeführt.

Schlüsselwörter: Gastrointestinale Blutung — Oesophagusvaricen — Gastro-Oesophago-Bulboskop.

Die Zahl der gastrointestinalen Blutungen ist in den letzten Jahren erheblich angestiegen. Im klinischen Bereich sind hierfür immer größer werdende Eingriffe in der Herz- und Gefäßchirurgie, der Neurochirurgie und der Transplantationschirurgie ebenso verantwortlich wie die zunehmende Zahl der Patienten in Intensivpflegeeinheiten. Jede Magen-Darmblutung stellt für sich oder im Rahmen des jeweiligen Krankheitsbildes ein akutes, eigenständiges und vorrangiges Problem dar. Keine Blutung verläuft identisch und es gibt kein allgemeinverbindliches Diagnoseschema. Die Entscheidung über Krankheitserkennung und Behandlung muß in einer Hand bleiben und die diagnostischen Maßnahmen, wie Endoskopie und Röntgen, sind nur als einzelne Figuren auf dem Schachbrett der Gesamtbehandlung zu sehen.

Zweifelsfrei steht die Endoskopie in der vorderen Reihe der diagnostischen Bemühungen [7, 8, 10]. Die Entwicklung der Glasfaseroptiken und der Zusatzeinrichtungen an den Geräten, wie Saugung und Spülung, erlauben es inzwischen auch bei akuter Magenblutung zu endoskopieren. Wir haben in den letzten 10 Jahren die Entwicklung von den halbstarren Geräten über die Gastrokamera bis zu den vollflexiblen pro- und orthograden Glasfaserendoskopen mitgemacht und können rückblickend feststellen, daß die Einsetzbarkeit der Geräte und die diagnostischen Ergebnisse stetig besser geworden sind. Die präoperative Diagnose einer hämorrhagischen Gastritis ist erst durch die Gastroskopie möglich geworden [3,9]. Ein Endoskop zur Untersuchung einer akuten Magen-Darmblutung muß vollflexibel sein und eine mindestens um 120° abwinkelbare Spitze besitzen. Es muß eine Spül- und Absaugeinrichtung ebenso wie einen Biopsiekanal aufweisen.

Die Befunde müssen sich fotografisch festhalten lassen. Als Mindestlänge sind 80 cm zu fordern; besser verwendungsfähig sind Geräte, die über 100 cm messen. Die meisten Hersteller endoskopischer Apparate haben ein entsprechendes Oesophago-Gastro-Bulboskop. Alle Geräte sind exorbitant teuer und sehr reparaturanfällig, so daß eine funktionsfähige Diagnostik nur gewährleistet ist, wenn alle Geräte doppelt vorhanden sind.

Die endoskopische Beurteilung einer Blutung setzt langjährige Erfahrung in der Endoskopie voraus. Es bedarf eines Teams geschulter Untersucher, die einen permanenten Dienst aufrechterhalten, um bei jedem Patienten, der mit einer Blutung eingeliefert wird, einsatzfähig zu sein. Außerdem ist eine geschulte Hilfskraft erforderlich. Hier bietet es sich an, Funktionsschwestern des Operationssaals oder der Anaesthesie einzulernen, die den Dienst mitversorgen können. Die sorgfältige Wartung der Instrumente vermindert erheblich die Reparaturkosten. Die endoskopische Untersuchung kann nach Sedierung mit und ohne Rachenanaesthesie ausgeführt werden. Eine Narkose wird bei manchen Patienten notwendig und vermindert gerade bei schlechtem Allgemeinzustand die Gefahr der Aspiration. Auf dem Endoskopie-Kongreß wurde über 3 Todesfälle durch Aspiration während der Untersuchung berichtet.

Bei starken Blutungen und Koageln im Magen kann eine vorausgehende Eiswasserspülung hilfreich sein. Es muß aber im Gegensatz zu dem Eindruck, den manche endoskopische Veröffentlichungen hervorrufen gesagt werden, daß sich der Magen nicht in jedem Falle beurteilen läßt. Je schwerer die Blutung, desto schwieriger ist die endoskopische Diagnose. Falls die Schwere der Blutung eine sofortige Operation notwendig macht, führen wir die Untersuchung im Operationssaal direkt präoperativ durch, da häufig die Endoskopie besonders im subkardialen Bereich eine bessere Einsicht ermöglicht als die Inspektion durch eine Gastrotomie. Die perorale Endoskopie am bereits eröffneten Abdomen, wie sie von Lucas [5] angegeben wird, ist nach unseren Erfahrungen ebenso schwierig und wenig aussagekräftig, wie das intraoperative Einführen eines Endoskopes durch die Magenwand.

Der Stellenwert der Gastroskopie gegenüber der Röntgenuntersuchung hängt vom einzelnen Fall und auch von den apparativen und personellen Möglichkeiten ab. Nur an wenigen Stellen wird es zwei über 24 Std und an Sonn- und Feiertagen voll einsatzfähige Teams von Radiologen und Endoskopikern geben. Hier erübrigt sich eine theoretische Diskussion über Wert und Unwert des einen oder anderen Verfahrens, da beide einander sinnvoll ergänzen können. Überall woanders muß das einsatzfähige diagnostische Verfahren angewendet werden.

Tabelle 1

Akute gastrointestinale Blutung

Prospektive Untersuchung
1. 8. 71 — 19. 9. 72

Ulcus duodeni	28
Ösophagusvarizen	19
Ulcus ventriculi	17
Erosive gastritis	15
Sonstige	13
Keine Blutungsquelle	8
	100

In einer prospektiven Studie (Tab. 1), die wir vor 2 Jahren an 100 konsekutiv eingelieferten Magen-Darmblutungen durchführten, sahen wir nach 58 primär ausgeführten Röntgenuntersuchungen noch eine erhebliche Verbesserung der diagnostischen Aussage durch anschließende Endoskopie [11]. Die röntgenologisch festgestellte pathologische Veränderung muß nicht die Blutungsquelle sein, sie ist es aber in fast 80 % der Fälle. Aber auch wir konnten trotz Einsatz aller diagnostischer Verfahren 8 % der Blutungen nicht aufklären. In der Literatur werden 10 % nicht diagnostizierbarer Blutungen erwähnt.

Wir haben drei Schemata entworfen, nach denen wir diagnostisch vorgehen. Bei der akuten schweren Blutung setzen wir die Endoskopie frühzeitig ein. Bei bekannten Oesophagusvaricen halten wir die Endoskopie nicht für gefährlich, aber in den meisten Fällen bevorzugen wir das primäre Einlegen einer Sengstaken-Blakemore-Sonde. Da die Blutung bei bestehenden Oesophagusvaricen in etwa 20 % eine andere Ursache hat [1, 6], führen wir die Endoskopie durch, wenn die Blutung nach Sondenanwendung nicht steht (Abb. 1). Bei einer unklaren Blutung ohne Schocksymptomatik führen wir zunächst die Endoskopie durch, gefolgt von der Röntgenuntersuchung (Abb. 2). Bei chronischen Blutungen stellen wir die Röntgenuntersuchung in den Vordergrund, gefolgt von der Magenspiegelung (Abb. 3).

Grundsätzlich operieren wir lieber, wenn ein Röntgenbild vorliegt, da die Endoskopie auch bei großer Erfahrung nicht immer genau Form, Größe und Lage der Intestinalorgane zeigt. Dies gilt besonders bei voroperierten Patienten.

Therapeutische endoskopische Eingriffe bei akuter Blutung, wie Elektrokoagulation blutender Erosionen und Anklemmung oder Umspritzung von Oesophagusvaricen sind schon häufig versucht und literarisch festgehalten worden ohne bisher klinisch zu überzeugen [4].

Zwischen 1967 und 1973 untersuchten wir unter 1 804 Endoskopien des oberen Magen-Darmtraktes 377 Blutungen (Tab. 2 u. 3). Die Instrumentenentwicklung

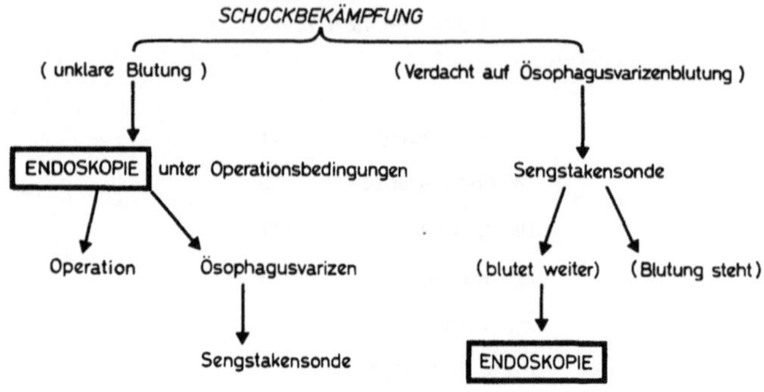

Abb. 1

Blutung – kein Schock

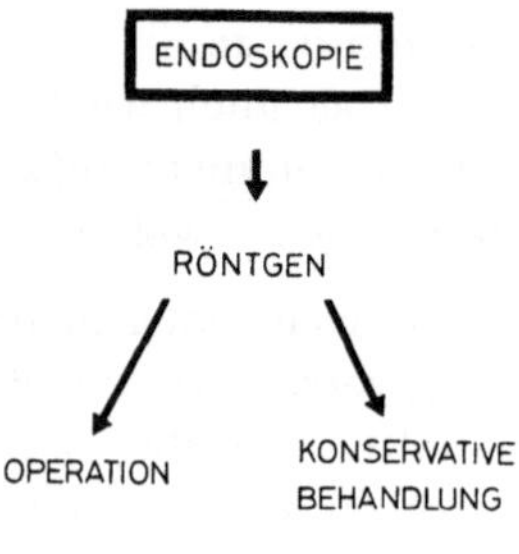

Abb. 2

Blutungsverdacht – blutungsfreies Intervall

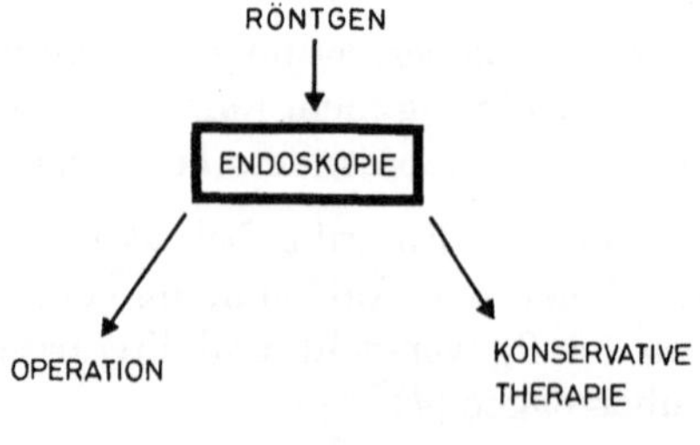

Abb. 3

Tabelle 2

BLUTUNGSQUELLEN

Gastritis erosiva	70
keine sichtbare Blutungs-quelle	60
Ulcus ventriculi	49
Ulcus duodeni	48
Magenkarzinom	46
Varizen	28
Ösophagitis-Hiatushernie	27
Ulcus pepticum jejuni	22
Sonstige	16
	366

Tabelle 3

Seltene Blutungsquellen

Nahtreihenulcus	5
Magenpolyp	3
Ulcus Dieulafoy	2
Ulcus im Magenstumpf	2
Mallory-Weiss-Syndrom	1
Erosionen im Jejunum	1
Jejunaltumor	1
Fibromyom im Magen	1
	16

der letzten Jahre hatte erheblichen Einfluß auf Indikation und Ergebnisse. Im Vordergrund stand die erosive Gastritis, die sich nur endoskopisch präoperativ verifizieren läßt. An zweiter Stelle folgte das Ulcus ventriculi und an dritter das Ulcus duodeni. Die hohe Zahl nicht sichtbarer Blutungsquellen erklärt sich durch die bis 1971 unmögliche Duodenoskopie.

Die bisher gesammelten Erfahrungen zeigen, daß die Endoskopie mit den zur Verfügung stehenden geeigneten Geräten bei jeder gastrointestinalen Blutung als erste diagnostische Maßnahme eingesetzt werden muß. Die diagnostischen Ergebnisse sind gut. Da durch den Einsatz der Endoskopie eine Gastrotomie in den meisten Fällen vermieden werden kann, lassen sich die Operationszeiten erheblich verkürzen.

Literatur

1. Conn, H. O., Binder, H., Brodoff, M.: Fiberoptic and conventional esophagoscopy in the diagnosis of esophageal varices. Gastroenterology **52**, 810 (1967)
2. Gabrielsson, N.: Gastrophotography in upper gastrointestinal haemorrhage. Endoscopy **2**, 174 (1970)
3. Kawai, K., Shimamoto, K., Misaki, F., Masuda, M., Murakami, K.: Erosions of gastric mucosa-pathogenesis, incidence and classification of the erosive gastritis. Endoscopy **2**, 168 (1970)
4. Koch, H., Pesch, H.-J., Bauerle, H., Frühmorgen, P., Rösch, W., Classen, M.: Erste experimentelle Untersuchungen und klinische Erfahrungen zur Elektrokoagulation blutender Läsionen im oberen Gastrointestinaltrakt. Fortschritte der Endoskopie, Bd. 4, S. 69. Stuttgart-New York: Schattauer 1973
5. Lucas, C. E., Sugawa, C.: Diagnostic endoscopy during laparotomy. Surg. Gynec. Obstet. **135**, 285 (1972)
6. Ortmans, H.: Die endoskopische Diagnostik der Oesophagusvaricen bei Lebercirrhose. Fortschritte der Endoskopie, Bd. 3, S. 59. Stuttgart-New York: Schattauer 1972
7. Ottenjann, R.: Perorale Notfallendoskopie. Fortschritte der Endoskopie, Bd. 2, S. 35. Stuttgart-New York: Schattauer 1970
8. Piger, A., Wiendl, H. J.: Die Notfallendoskopie in der Diagnostik akuter Gastrointestinalblutungen. Münch. med. Wschr. **114**, 1861 (1972)
9. Roesch, W., Ottenjann, R.: Gastric erosions. Endoscopy **2**, 93 (1970)
10. Seifert, E.: Technik und Wert der kombinierten Oesophago-Gastro-Bulboskopie. Diagnostik **5**, 413 (1972)
11. Seufert, R. M., Junghanns, K.: Die kombinierte Oesophag-Gastro-Bulboskopie in der Diagnostik der Blutungen aus dem oberen Verdauungstrakt. Fortschr. der Endoskopie, Bd. 5. Stuttgart-New York: Schattauer (im Druck)

Priv.-Doz. Dr. K. Junghanns
Chir. Univ.-Klinik
D-6900 Heidelberg
Bundesrepublik Deutschland

Langenbecks Arch. Chir. 337 (Kongreßbericht 1974)
© by Springer-Verlag 1974

83. Blutungen aus dem Magen-Darm-Trakt — Internistisches Referat

H.-P. Schuster

II. Medizinische Universitätsklinik, Mainz

Upper Gastrointestinal Bleeding: Medical Aspects

Summary. A serious clotting defect can be recognized in 15% of patients with upper gastrointestinal bleeding. The incidence of gastrointestinal bleeding is about 20% in hemophilia and 10% in uremia. The incidence of peptic ulcers in patients on hemodialysis is around 50%. Our own investigations proved that a severe coagulation defect was a contributory cause of bleeding in 10 out of 30 patients with esophageal varices and in 18 out of 52 cases of bleeding stress lesions. The therapy consists in substitution of the depleted clotting components.

Key words: Upper Gastrointestinal Bleeding — Clotting Defect.

Zusammenfassung. In 15% aller Blutungen ist mit einer gravierenden Gerinnungsstörung als Mitursache der Blutung zu rechnen. Bei Hämophilie kommt es in über 20%, bei Urämie in 10% zu gastrointestinalen Blutungen. Dauerdialysepatienten zeigen eine Ulcusrate bis 50%. In eigenen Untersuchungen lag als Mitursache der Blutung eine gravierende Gerinnungsstörung bei 10 von 30 Patienten mit Oesophagusvaricen und bei 18 von 52 Fällen von Stress-Blutungen vor. Die Therapie besteht in der gezielten Substitution der kritisch verminderten Gerinnungskomponenten.

Schlüsselwörter: Blutgerinnungsstörungen — Gastrointestinale Blutung.

Als Stoff für einen internistischen Beitrag zur Erkennung und Behandlung von Blutungen aus dem oberen Magen-Darm-Kanal bieten sich zwei Themen an:

1. die Methoden der konservativen Behandlung,

2. die Frage nach der Bedeutung von Blutgerinnungsstörungen als Ursache oder Mitursache der Blutung.

Die Grundmaßnahmen der konservativen Behandlung (Abb. 1) sind m. E. nicht mehr der legitime Stoff eines internistischen Referates, wenn man den Satz akzeptiert, daß die akute gastrointestinale Blutung eine interdisziplinäre Notfallsituation darstellt. Die speziellen Behandlungsmethoden wurden in den vorangegangenen Referaten bereits angesprochen. Auf den Wert der lokalen gastrischen Hypothermie [38] in der Behandlung blutender Stress-Ulcera haben kürzlich Zimmermann u. Larena [41] erneut hingewiesen.

Die folgenden Ausführungen sollen sich auf den Punkt zwei, die Frage nach der Bedeutung von Blutgerinnungsstörungen bei Blutungen aus dem oberen Magen-Darm-Kanal konzentrieren.

Häufigkeit

Die Häufigkeit einer *hämorrhagischen Diathese* als *Ursache* einer Blutung aus dem oberen Gastrointestinal-Trakt wurde im klinischen Krankengut mit $4-5\%$ [19,36] und im Obduktionsgut mit $8-11\%$ [3,8,21] angegeben. In diesen Fällen

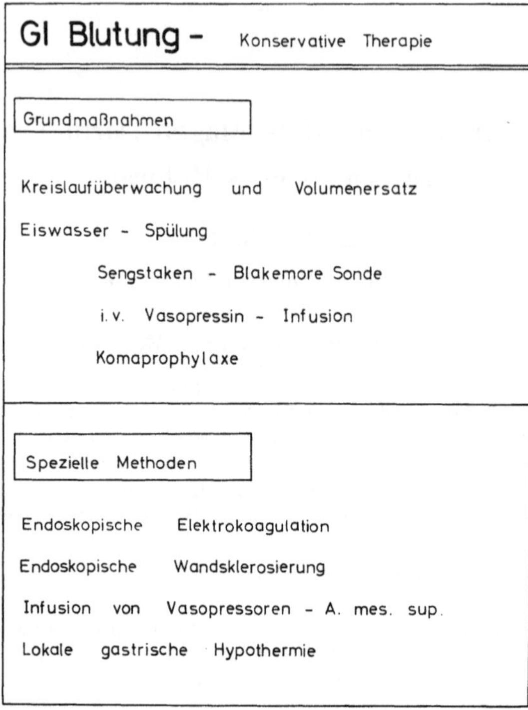

Abb. 1

ist die gastrointestinale Blutung nur ein Symptom der allgemeinen Blutungsneigung, auf welche die Therapie in erster Linie ausgerichtet ist. Davon zu unterscheiden sind diejenigen Fälle, bei denen eine *Blutgerinnungsstörung die Mitursache*
der Blutung darstellt. In jenen Fällen liegt eine mechanische Läsion als Blutungsquelle vor, doch werden Auftreten und Stärke der Blutung durch die Blutgerinnungsstörung wesentlich mitbestimmt [42]. Um eine nachgewiesene Blutgerinnungsstörung als Mitursache einer aktuellen Blutung deklarieren zu können,
muß diese Blutgerinnungsstörung gravierend sein. Gravierend ist eine Blutgerinnungsstörung in diesem Zusammenhang dann, wenn die betroffenen Gerinnungsgrößen ihre zur Blutstillung erforderlichen Mindestaktivitäten unterschreiten.

Die Abb. 2 orientiert über die Häufigkeit gastrointestinaler Blutungen bei
Hämophilie und Urämie. Die im oberen Teil der Tabelle zusammengefaßten
Zahlen zweier Arbeitsgruppen [6,11] zeigen, daß bei Patienten mit Hämophilie
in über $20\,^0/_0$ der Fälle mit dem Auftreten einer gastrointestinalen Blutung zu
rechnen ist. Ein Ulcus war bei 29 der hier erfaßten 46 Fälle röntgenologisch nachweisbar. Die Hämophiliekranken haben somit eine hohe Ulcusrate. Die Ulcera
neigen in extremem Maße zu Rezidivblutungen [6,11,35,39]. Bei 647 aus der
Literatur zusammengestellten Fällen von Urämie [7,14,25,28,33,40] traten in
$10\,^0/_0$ klinisch manifeste gastrointestinale Blutungen auf. Eine Störung der
Hämostase infolge einer komplexen Koagulopathie, verbunden mit einer Thrombo-
cytopathie ist bei Urämikern in bis zu $80\,^0/_0$ der Fälle nachweisbar. Daher ist beim

GI Blutung	-	Häufigkeit bei Hämophilie und Urämie
Gesamtzahl der Fälle	GI Blutung	Ulcus nachgewiesen
Hämophilie		
208	46	29
	22 %	
(Carron et al 1965 Forbes et al 1973)		
Urämie		
647	65	19 von 42
	10 %	Dauerdialysefällen
(Sammelstatistik)		(Siemensen et al 1972 Shepherd et al 1973)

Abb. 2

Auftreten einer gastrointestinalen Blutung bei urämischen Patienten stets mit einer Blutgerinnungsstörung als Mitursache der Blutung zu rechnen. Es ist anzunehmen, daß der Chirurg in zunehmendem Maße mit Magen-Darm-Blutungen bei chronisch Nierenkranken konfrontiert werden wird, denn systematische Untersuchungen von Dauerdialysepatienten in zwei verschiedenen Zentren haben bei nahezu 50 $^0/_0$ der Fälle ein Gastroduodenalulcus aufgedeckt [29,30].

Wir haben zusammen mit Prellwitz die Häufigkeit gravierender Blutgerinnungsstörungen bei Blutungen bei Patienten mit Oesophagusvaricen untersucht (Abb.3). Von insgesamt 30 Patienten mit massiver gastrointestinaler Blutung zeigten 9 eine Verminderung der Aktivität eines oder mehrerer Gerinnungsfaktoren unter 20 $^0/_0$ der Norm, dreimal verbunden mit einer Thrombocytenzahl unter 30000/mm³, und ein weiterer Patient hatte eine Thrombopenie unter 30000/mm³ ohne kritische Verminderung plasmatischer Faktoren. Damit hatten 10 der 30 Fälle zum Zeitpunkt der Blutung eine gravierende Blutgerinnungsstörung, definiert als Abfall eines oder mehrerer Gerinnungsfaktoren unter 20 $^0/_0$ der Norm und/oder einer Erniedrigung der Thrombocytenzahl unter 30000/mm³. Ähnlich häufig sind nach unseren Untersuchungen gravierende Blutgerinnungsstörungen bei Blutungen aus dem oberen Magen-Darm-Kanal als Komplikationen anderer Grundleiden (Abb.3). Solche Streß-Blutungen gewinnen, insbesondere im Rahmen der Intensivmedizin, zunehmend an Bedeutung [13,20,32]. Stress-Blutungen aus Erosionen oder akuten Ulcerationen können bekanntlich nach Verbrennungen, Traumen, Operationen und anderen akuten schweren Erkrankungen auftreten, insbesondere wenn diese mit einer Sepsis einhergehen oder mit einer arteriellen Hypotension, einer akuten respiratorischen Insuffizienz oder mit einem akuten Nierenversagen verbunden sind. Die gleichen Situationen führen auch zu Störungen der Blutgerinnung [2,4,5,10,12,15—18,22,24,31,37]. In unserem Krankengut hatten von insgesamt 52 Fällen mit Stress-Blutungen 18 (35 $^0/_0$) eine gra-

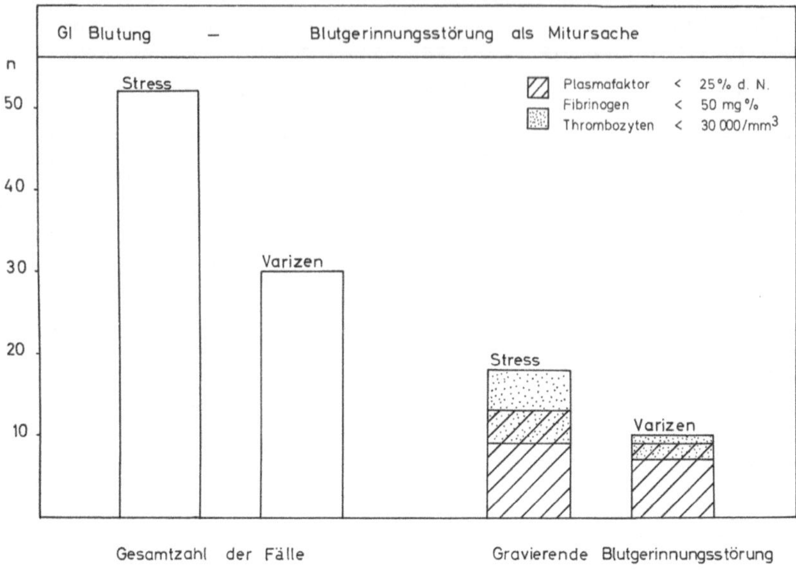

Abb. 3

vierende Blutgerinnungsstörung z. Z. der Blutung. 13 mal waren plasmatische Gerinnungsfaktoren kritisch vermindert, 4 mal in Kombination mit einer Thrombopenie, 5 mal bestand eine Thrombopenie von weniger als 30000/mm³ ohne kritische Faktorverminderung.

Erkennung

Eine Analyse der bei den Patienten mit Stress-Blutungen gefundenen Werten für Fibrinogen, Faktor II, V, X und Thrombocytenzahl zeigt, daß in der Gruppe der 18 Patienten, bei denen eine gravierende Blutgerinnungsstörung bestand, die Mittelwerte für alle Gerinnungsgrößen niedriger lagen, als in der Gruppe ohne gravierende Gerinnungsstörung. Es ergab sich jedoch für keinen Parameter ein signifikanter Unterschied zwischen den Gruppen. Vielmehr bestand für jeden Gerinnungsfaktor eine breite Überschneidung der Werte bei Patienten mit und ohne gravierende Gerinnungsstörung. Daraus folgt, daß eine einzelne Gerinnungsuntersuchung nicht in der Lage ist, eine gravierende Gerinnungsstörung aufzudecken. Die Gerinnungsanalyse beginnt vielmehr mit einer Gruppe von Suchtests, die als kleiner Gerinnungsstatus bezeichnet werden (Abb. 4). Dazu gehören die partielle Thromboplastinzeit (PTT), die Thromboplastinzeit nach Quick, die Thrombinzeit und die Thrombocytenzählung. Fällt ein Gerinnungstest deutlich pathologisch aus, so sind wenn möglich, detaillierte Gerinnungsuntersuchungen durchzuführen, um die Lokalisation und den wahrscheinlichen Entstehungsmechanismus der Gerinnungsstörung zu erkennen.

Therapie

Die Therapie der Blutgerinnungsstörungen bei gastrointestinalen Blutungen besteht in erster Linie in der Substitution der kritisch verminderten Gerinnungs-

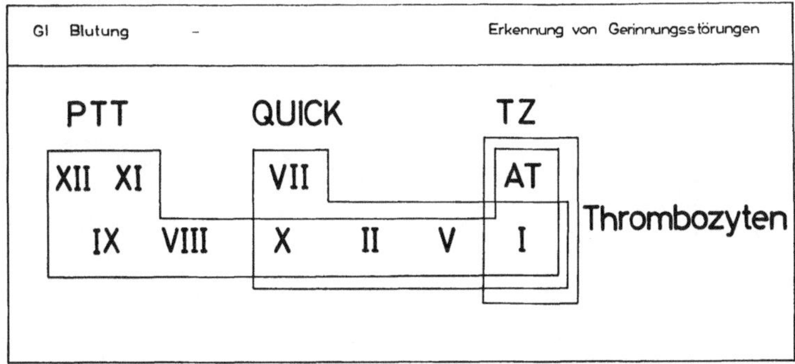

Abb. 4

.größen [1,26]. Dazu eignen sich Frischblut, Faktorkonzentrate und Thrombocytenkonzentrate. Als Faktorkonzentrate stehen die Cohn Fraktion I (mit Fibrinogen und Faktor VIII) sowie PPSP bzw. Prothrombinkomplexkonzentrat (mit Faktor II, VII, IX, X) und AHG (mit Faktor VIII) zur Verfügung. Eine durch Thrombocytenfunktionsstörungen bedingte allgemeine Blutungsneigung ist therapeutisch am schwierigsten zu beeinflussen. Am ehesten eignet sich wahrscheinlich Frischblut.

Von dieser gezielten Behandlung einer nachgewiesenen Blutgerinnungsstörung ist die routinemäßige lokale oder systematische Anwendung von Präparaten mit gerinnungsaktivierenden oder fibrinolysehemmenden Eigenschaften abzugrenzen [27]. Die systematische Gabe von Hämostyptica ist theoretisch nicht zu begründen. Gerinnungsphysiologisch ist sie bedenklich, da bei schwerer Blutung in der Regel das Gerinnungssystem aktiviert ist [4]. Besteht bei einer gastrointestinalen Blutung ein Gerinnungsdefekt, so handelt es sich dabei nicht um eine mangelhafte Aktivierung des Gerinnungssystems, sondern um einen Mangel an aktivierbaren Gerinnungskomponenten. Die zusätzliche Gabe von gerinnungsaktivierenden Substanzen könnte eine disseminierte intravasale Gerinnung provozieren. Die lokale Gabe von Hämostyptica wird wegen der Gefahr der Magenüberdehnung durch die im Magen entstehenden Koagel abgelehnt [9,34]. Die Therapie mit Antifibrinolytica kann theoretisch mit dem experimentellen Nachweis eines Plasminogenaktivators in der Magenwand begründet werden [23]. Der therapeutische Effekt bei gastrointestinaler Blutung ist bisher nicht überzeugend nachgewiesen.

Schluß

1. Unter Berücksichtigung der dargestellten Literatur und der eigenen Befunde und unter Berücksichtigung der Verteilung von Blutungsursachen läßt sich abschätzen, daß in etwa 15 % aller Blutungen aus dem oberen Gastrointestinal-Trakt mit einer gravierenden Gerinnungsstörung zu rechnen ist (Abb. 5).

2. Der Erkennung oder dem Ausschluß von Blutgerinnungsstörungen dient der kleine Gerinnungsstatus. Art und Entstehung des Defektes lassen sich nur durch Einzelanalysen klären.

33*

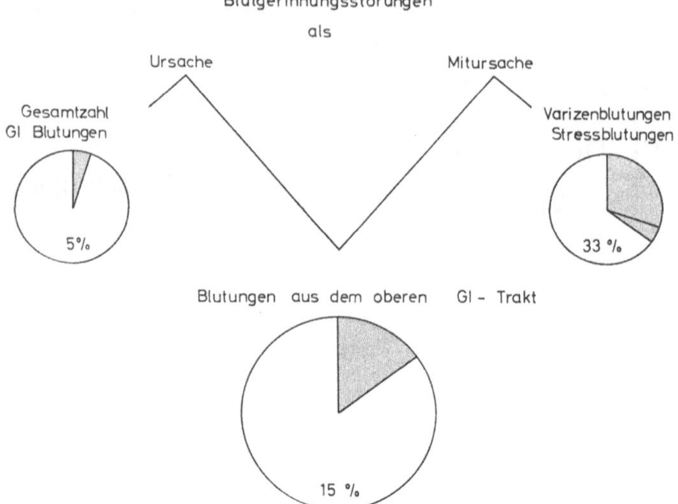

Abb.5. Häufigkeit von Blutgerinnungsstörungen als Ursache oder Mitursache bei Blutungen aus dem oberen Gastrointestinaltrakt, geschätzt anhand der Angaben der Literatur (Blut) gerinnungsstörungen in etwa 5% Ursache klinisch manifester gastrointestionaler Blutungen- und anhand der eigenen Befunde (Blutgerinnungsstörungen als Mitursache bei Oesophagus- varicen und Stress-Blutungen in etwa 30—35% der Fälle) unter Berücksichtigung der Vertei- lung von Blutungsursachen

3. Die Therapie besteht in der gezielten Substitution der kritisch verminderten Gerinnungskomponenten.

4. Die Substitution von Gerinnungsfaktoren ist angezeigt, wenn deren Aktivi- tät unter 30% der Norm absinkt. Können Analysen von Einzelfaktoren nicht durchgeführt werden, so ist bei deutlich pathologischem Ausfall der Globaltests, d. h. einer PTT von über 60 sec, einem Quick-Wert unter 40%, einer Thrombin- zeit von über 30 sec so zu handeln, als ob eine gravierende Gerinnungsstörung als Mitursache der Blutung besteht. Sind Gerinnungsanalysen überhaupt nicht möglich, so sollte die massive Blutung aus dem oberen Gastrointestinal-Trakt mit der Transfusion möglichst frischen Blutes behandelt werden.

Literatur

1. Aggeler, P. M.: Physiological basis for transfusion therapy in hemorrhagic disorders: A critical review. Transfusion **1**, 71 (1961)
2. Altmeier, W. K.: Sepsis and gastrointestinal bleeding. Ann. Surg. **175**, 759 (1972)
3. Artaloytia, J. F.: Über die Ursachen akuter Magen-Darmblutungen. Med. Welt **23**, 712 (1972)
4. Attar, S.: Alteration in coagulation and fibrinolytic mechanisms in acute trauma. J. Trauma **9**, 939 (1969)
5. Brunswig, D., Homann, B., Richter, E.: Verbrauchskoagulopathie bei schweren, unfall- bedingten Schockzuständen. Med. Klin. **67**, 768 (1972)
6. Carron, D. B., Boon, T. H., Walker, F. C.: Peptic ulcer in the haemophiliac and its relation to gastrointestinal bleeding. Lancet **1965 II**, 1036.

7. Donner, L., Neuwirtová, R.: The hemostatic defect of acute and chronic uremia. Thrombos. Diathes. haemorrh. (Stuttg.) **5**, 319 (1961)

8. Eder, M., Castrup, H. J.: Die gastrointestinale Blutung aus der Sicht des Pathologen. Chirurg **40**, 97 (1969)

9. Ehlert, C. P.: Intensivmedizin bei Blutungen infolge portaler Hypotension. Intensivmedizin **10**, 295 (1973)

10. Fisher, R. P., Stremple, J. F.: Stress ulcers in post-traumatic renal insuffiency in patients from Vietnam. Surg. Gynec. Obstet. **134**, 790 (1972)

11. Forbes, C. D., Barr, R. D., Prentice, C. R. M., Douglas, A. S.: Gastrointestinal bleeding in haemophilia. Quart. J. Med. **42**, 503 (1973)

12. Gehrke, C. F., Penner, J. A., Niederhuber, J., Feller, I.: Coagulation defects in burned patients. Surg. Gynec. Obstet. **133**, 613 (1971)

13. Girvan, B. P., Passi, R. B.: Acute stress ulceration with bleeding or perforation. Arch. Surg. **103**, 116 (1971)

14. Gross, R., Nieth, H., Mammen, E.: Blutungsbereitschaft und Gerinnungsstörungen bei Urämie. Klin. Wschr. **36**, 107 (1958)

15. Hardaway, R. M.: Gerinnungsfaktoren im Schock. in: Schock, S. 423. Hrsg. v. W. E. Zimmermann u. I. Staib. Stuttgart-New York 1970

16. Hehrlein, F. W., Heene, D. L.: Probleme der Blutgerinnung nach kardiovaskulären Eingriffen. Chirurg **44**, 501 (1973)

17. Hirsch, E. F., Fletcher, J. R., Moquin, R., Dostalek, R., Lucas, S.: Coagulation changes after combat trauma and sepsis. Surg. Gynec. Obstet. **133**, 393 (1971)

18. Köstering, H., Kirchhoff, P. G., Völker, P., Warmann, E., Koncz, J.: Untersuchungen der Blutgerinnungsveränderungen während und nach Operationen mit Hilfe der Herz-Lungen-Maschine. Thoraxchirurgie **21**, 534 (1973)

19. Larena-Avellaneda, A., v. Brehm, H.: Massive Dünndarmblutungen. Chirurg **40**, 117 (1969)

20. Lucas, E. E., Sugawa, C., Riddle, J., Rector, F., Rosenberg, B., Wolt, A. J.: Natural history and surgical dilemma of "stress" gastric bleeding. Arch. Surg. **102**, 266 (1971)

21. v. Lüdinghausen, M., Eder, M.: Gastrointestinale Blutungen im Obduktionsgut. Münch. med. Wschr. **114**, 1111 (1972)

22. McNamara, J. J., Burran, E. L., Stremple, J. F., Molot, M. D.: Coagulopathy after major combat injury: occurrence, management, and pathophysiology. Ann. Surg. **176**, 243 (1972)

23. Menon, I. S., Dewar, H. A.: The role of the heart, the stomach, and the uterus in the contribution of plasminogen activator to the circulation p. 362. Proc. 6th Europ. Conf. Microcirculation, Basel 1971

24. Popoc-Cenić, S., Dohmen, M., Baymann, E.: Reaktive Fibrinolyse unter Heparinbehandlung im hämorrhagisch-traumatischen und septischen Schock. Med. Welt **23**, 221 (1972)

25. Remde, W., Schön, G.: Ursachen der Blutungsbereitschaft bei Urämie. Folia haemat. **85**, 81 (1966)

26. Sandler, S. G., Rüder, A.: Prothrombin complex concentrates in acquired hypoprothrombinemia. Ann. intern. Med. **79**, 485 (1973)

27. Sarvan, B.: Konservative Behandlung der internistischen Blutung. Med. Welt **22**, 259 (1971)

28. Schmuziger, P., Reutter, F. W.: Komplikationen der Peritonäaldialyse. Schweiz. med. Wschr. **100**, 257 (1970)

29. Shepherd, A. M. M., Stewart, W. K., Wormsley, K. G.: Peptic ulceration in chronic renal failure. Lancet **1973 I**, 1357

30. Siemensen, H. C., Morr, H., Maetzel, F. F., Schulmeyer, H.: Gastrointestinale Blutungen als Komplikationen der chronischen Peritonealdialyse. Med. Welt **23**, 1590 (1972)

31. Simmons, R. L., Collins, J. A., Heisterkamp, C. A., Mills, D. E., Andren, R., Phillips, L. L.: Coagulation disorders in combat casualties. Ann. Surg. **169**, 455 (1969)

32. Skillman, J. J., Bushnell, L. S., Goldman, H., Silen, W.: Respiratory failure, hypotension, sepsis, and jaundice. Amer. J. Surg. **117**, 523 (1969)

33. Streicher, E., Spang, K.: Hämo- und Peritonealdialyse bei akuter Niereninsuffizienz und schweren Vergiftungen. Dtsch. med. Wschr. **92**, 1619 (1967)

34. Streicher, H. J.: Intensivmedizin bei Blutungen des oberen Intestinaltraktes. Intensivmedizw **10**, 327 (1973)

35. Stuart, J., Davies, S. H., Cumming, R. A., Girdwood, R. H., Darg, A.: Haemorrhagic episodes in haemophilia. Brit. med. J. **1966 II**, 1624

36. Theisinger, W.: Zur Behandlung der großen Magenblutung. Zbl. Chir. **94**, 670 (1969)

37. Thurnherr, N.: Blood coagulation studies and extracorporeal circulation in man. Thrombos. Diathes. haemorrh. (Stuttg.) **18**, 634 (1967)

38. Wangensteen, O. H.: Die Unterkühlung des Magens und das Eingefrieren des Magens, heutiger Stand. Langenbecks Arch. klin. Chir. **308**, 361 (1964)

39. Wilkinson, J. F., Nour-Eldin, F., Israels, N. C. G., Barrett, K. E.: Haemophilia syndromes. Lancet **1961 II**, 947

40. Willoughby, M. L. N., Crouch, S. J.: An investigation of the haemorrhagic tendency in renal failure. Brit. J. Haemat. **7**, 315 (1961)

41. Zimmermann, F., Larena, A.: Beitrag zur Pathogenese und Klinik des Stress-Ulkus. Leber-Magen-Darm **3**, 73 (1973)

42. Zukschwerdt, L., Farthmann, E.: Die massive Blutung beim peptischen Geschwür. Chirurg **39**, 491 (1968)

Dr. H.-P. Schuster
II. Med.-Univ. Klinik
D-6500 Mainz
Langenbeckstr. 1
Bundesrepublik Deutschland

Langenbecks Arch. Chir. 337 (Kongreßbericht 1974)

84. Oesophagusvaricenblutung

E. Ungeheuer

Chirurgische Klinik Krankenhaus Nordwest, Frankfurt a. M.-Praunheim

Bleeding from Ruptured Esophageal Varices

Summary. In 70—75% of cases, bleeding from ruptured esophageal varices can be controlled by means of Sengstaken-Blakemore tubes, while shock is treated at the same time. Preventive measures to avoid hepatic-failure coma are initiated at the same time. After successful primary treatment, an emergency porto-systemic shunt operation should be performed. Many palliative operations have been proposed in the past, so that it is quite difficult to select the one most suitable for the individual patient. For best results we suggest a programmed, mainly standardized, but also flexible procedure. In cases where conservative management has not arrested the massive bleeding we have found transthoracic esophagus dissection to be the method of choice.

Key words: Gastrointestinal Hemorrhage — Esophageal-variceal Bleeding — Hepatic Cirrhosis.

Zusammenfassung. Die Primärbehandlung der profusen Oesophagusvaricenblutung mit Kompressionssonden unter gleichzeitiger Schockbekämpfung und Prophylaxe gegenüber eines Leberausfallkomas führt zunächst in ca. 70—75% zur Blutstillung. Geeignete Fälle sollten in diesem Stadium einer druckableitenden Not-Shuntoperation zugeführt werden. Bei der Vielzahl der angegebenen Palliativoperationen ist die Wahl des einzuschlagenden Weges nicht leicht. Zu empfehlen ist ein programmiertes, teilweise auch standardisiertes, jedoch der Notsituation angepaßtes Vorgehen. Bei erfolgloser konservativer Blutstillung hat sich uns bei nicht anwendbarem Not-Shunt die transthorakale Oesophagusdissektion am besten bewährt.

Schlüsselwörter: Gastrointestinale Blutung — Oesophagusvaricenblutung — Lebercirrhose.

In Anbetracht der voluminösen Massivblutung aus Oesophagusvaricen und der ständigen Zunahme der Lebercirrhose mit dieser Komplikation wie es auch das eigene Krankengut zeigt, ist das diagnostisch-therapeutische Vorgehen im Rahmen der Dringlichkeitschirurgie für jeden Chirurgen von außerordentlicher Wichtigkeit (Tab. 1).

Tabelle 1. Verteilung der Hauptblutungsursachen im eigenen Krankengut (1964—1973) Chirurgische Klinik des Krankenhauses Nordwest Frankfurt a. M.-Praunheim

Blutungsursachen	Zahl	%
Peptische Ulcera	365	47
Oesophagusvaricen	314	40
andere Blutungsübel	105	13
gesamt	784	100

Die Letalität bei der ersten Blutung liegt zwischen 40 und 50%. Schon die Vielzahl der therapeutischen Möglichkeiten, die zur Blutstillung im akuten Stadium empfohlen werden, zeigt die Unsicherheit der einzelnen Methoden.

Möglichkeiten zur Eindämmung der Oesophagusvaricenblutung

A. *Lokal*
   a) Ballontamponade
   b) Varicenverschorfung
   c) endoskopische Fibrosklerosierung

B. *Unterbrechung der venösen Strombahnen zu den Varicen*
   a) subdiaphragmale Venenligatur
   b) Dissektionsligatur nach Vossschulte
   c) zirkuläre Magendissektion
   d) abdominale Oesophagusdissektion
   3) Kardiaresektion
   f) thorakale Oesophagusdissektion

C. *Volumenmindernde Operationen*
   a) Arterienligatur (A. coeliaca)
   b) Splenektomie

D. *Herabsetzung des Pfortaderdruckes*
   a) Kollateralenbildung
   b) Lymphdrainage
   c) Anastomosenoperation (porto-caval)

Das Leben der Varicenbluter ist aus 3 Gründen ernstlich gefährdet:

1. Der hämorrhagische Schock hat nicht nur Folgen für die Makro- und Mikrozirkulation sondern wirkt sich auch außerordentlich schlecht auf die Hämodynamik der Leber aus.

2. Beim Fortbestehen der Blutung trotz entsprechender Gegenmaßnahmen wird es zu einem irreversiblen Volumenmangelschock kommen und

3. infolge des zusätzlichen hypoxischen Leberschadens besteht die Gefahr eines konsekutiven Leberkomas.

Der aufzustellende Therapieplan hat demnach folgende Punkte zu berücksichtigen:

1. Schockbekämpfung,

2. Diagnostik und Blutstillung und

3. Bekämpfung des drohenden Leberversagens.

Zu 1. Bei der *Schockbekämpfung* gelten die Grundsätze der Behandlung des Volumenmangelschocks: Kontrolle der Kreislaufsituation durch fortlaufende Messung des arteriellen und des zentralen Venendrucks mit stündlicher Kontrolle der Urinausscheidung. Die quantitative Bestimmung des Volumenmangels läßt sich im Stadium einer Massivblutung schwer verwirklichen, aber Blutdruckwerte unter 100 mm/Hg bei einer Pulsfrequenzsteigerung auf über 120/min lassen darauf schließen, daß mindestens ein Drittel der zirkulierenden Blutmenge verloren ist. Zum Volumenersatz sind Frischblutkonserven auch wegen des geringen Ammoniakgehaltes (Müting) gegenüber normalen Blutkonserven vorzuziehen.

Zu 2. Neben der primären Schockbekämpfung läuft gleichzeitig die *Diagnostik der Blutungsursache*. Die vielgepriesene endoskopische Notfalluntersuchung verlangt in der massiven Blutungsphase viel Erfahrung und Geschick. Sie kann nur an solchen Krankenhäusern durchgeführt werden, wo ein aufeinander eingespieltes Team ständig einsatzbereit und optimal ausgerüstet ist (Ruppin). Wir führen seit vielen Jahren mit sehr gutem Erfolg nach der primären Schockbekämpfung eine Röntgendarstellung des Oesophagus durch. In über 80% ist auf diesem schonenden Weg eine eindeutige Diagnose zu stellen. Das Legen einer *Kompressionssonde* ist dann das Mittel der Wahl. Am gebräuchlichsten ist die Doppelballonsonde nach Sengstaken-Blakemore. Praktisch das gleiche Prinzip wird auch mit der Einballonsonde nach Linton-Nachlass angewandt.

In dieser Behandlungsphase ist neben der Fortsetzung der Frischbluttransfusion nicht selten auch eine *pharmakologische Senkung* des Pfortaderdruckes möglich. Durch Gaben von Vasopressin (Octapressin, Pitrissin), kommt es zu einer arteriellen Vasoconstriction im Splanchnicusgebiet und somit zu einer Pfortaderdrucksenkung um ca. $30-50\%$. In letzter Zeit wird auch die selektive intraarterielle notfallmäßige Octapressininfusion (Baum, Rösch, Markoff u. Mitarb.) direkt in die Arteria mesenterica empfohlen. Da nicht selten bei den akuten Massivblutungen Verbrauchskoagulopathien bestehen, ist die Verabreichung einer Heparin-Dauerinfusion mit $10000-15000$ E pro 24 Std zu empfehlen. Diese Heparintherapie ist besonders dann von Bedeutung, wenn es nicht gelingt, Frischblut in genügender Menge zu transfundieren.

Zu 3. Parallel zu dem bisher Gesagten muß mit der sog. Leberschutztherapie eine Komaprophylaxe eingeleitet werden. Mehrfache Darmspülungen verhindern eine stärkere Resorption von Eiweiß- und Fäulnisprodukten. Durch die perorale Verabreichung schwer resorbierbarer Antibiotica werden die ammoniak- und phenolbildenden Darmbakterien verringert, was auch durch Gaben von Lactulose oder Befidummilch (Eugalan forte) möglich ist.

Die eigentliche *Dringlichkeitschirurgie* bei der Oesophagusvaricenblutung ergibt sich dann, wenn trotz eingelegter und überprüfter Kompressionssonde die Blutung nicht zum Stillstand kommt (Tab.2).

Tabelle 2. Dringlichkeitschirurgie bei massiver Oesophagusvaricenblutung

1. *Pfortaderdrucksenkung*

   a) Not-Shunt (porto-caval)

   b) tempor. extracorporaler Shunt (V. umbilicalis-V. cava)

2. *Lokale Fibrosklerosierung der Varicen* (endoskopisch)

3. *Venensperroperationen*

   a) subdiaphragmale Venensperre

   b) Magendissektion

   c) Oesophagusdissektion abdominal / thorakal

Tabelle 3. Primäre Blutungsbehandlung bei Oesophagusvaricenblutungen im eigenen Krankengut (1964—1973)
Chirurgische Klinik des Krankenhauses Nordwest Frankfurt a. M.-Praunheim

Therapie	Zahl	%
rein konservativ	239	76
Palliativoperationen	60	19
primäre Shuntoperationen	15	5
gesamt	314	100

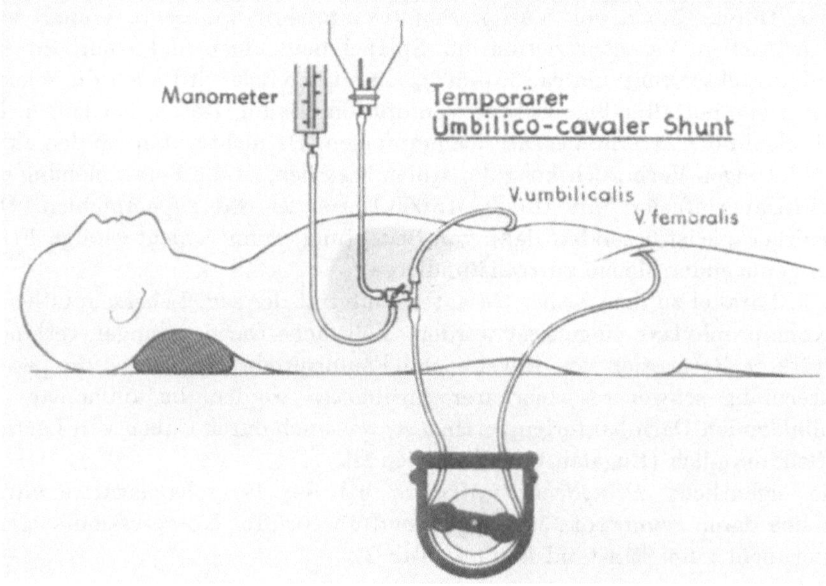

Abb. 1

Wird dennoch aus dem im Magen liegenden Sondenschlauch Blut aspiriert, so muß auch an das Vorliegen eines peptischen Geschwürs im Magen und Zwölffingerdarm gedacht werden. In dieser Notsituation ist es außerordentlich schwierig, aus der Vielzahl der möglichen Maßnahmen die richtige auszuwählen. Es besteht kein Zweifel und darüber sind sich alle Autoren einig, daß nur durch eine Pfortaderdrucksenkung in Form einer Anastomosenoperation die sicherste und dauerhafteste Blutstillung möglich ist. In der Regel ist aber die Shuntoperation im akuten Blutungsstadium nur in wenigen Fällen, so wie es auch aus unserem Krankengut hervorgeht, möglich (Tab. 3), ganz davon abgesehen, daß dieser Eingriff an bestimmte personelle und apparative Voraussetzungen gebunden ist.

Die Lymphdrainage zwischen dem Ductus thoracius und der Vena jugularis, die ebenfalls als drucksenkende Maßnahme empfohlen wurde, hat sich nicht bewährt.

Der temporäre extracorporale Shunt zwischen der Vena umbilicalis und der Vena cava (Abb. 1) wurde als Notmaßnahme zur Druckentlastung angegeben.

Dieser Kurzschluß belastet den Patienten zwar kaum, jedoch stößt die Methode wie wir beobachten konnten, auf technische Schwierigkeiten und setzt eine apparative Ausrüstung besonderer Art voraus.

Bei unstillbarer Blutung bleiben praktisch nur noch die sog. *Palliativeingriffe*, bei denen entweder die Blutungsquelle lokal angegangen oder der Zufluß zu den Oesophagusvenen gesperrt wird.

Notfall-Palliativeingriffe

1. *Endoskopische Fibrosklerosierung der Varicen*
2. *Abdominale Venensperre*
   - a) subdiaphragmale Venenligatur
   - b) zirkuläre Magendissektion
   - c) Oesophagusdissektion
   - d) Oesophagusdissektionsligatur
3. *Transthorakale Venensperre*
   - a) Oesophagusvaricenligatur
   - b) Oesophagusdissektion

Die *endoskopische Fibrosklerosierung* der Oesophagusschleimhaut hat sicherlich ihre Berechtigung, bei der durch Ballontamponade nicht erreichbaren Blutstillung (Denk, Paquet); aber auch hier ist neben einem speziellen Instrumentarium die Beherrschung der nicht einfachen Sklerosierungstechnik im massiven blutenden Oesophagusabschnitt Voraussetzung. Wir glauben daher, daß diese Methode nur wenigen Abteilungen vorbehalten ist, die jederzeit einen erfahrenen Endoskopiker mit seinem Team für diese Sklerosierungsbehandlung einsetzen können.

Überall und von jedem Chirurgen ausführbar, sind dagegen die sog. *Venensperroperationen*, entweder vom Abdomen oder vom Thorax aus. Eine der ältesten Methoden ist die *subdiaphragmale Venenligatur*, die wir früher vorwiegend ausgeführt, aber wegen zu hoher Rezidivhäufigkeit fast vollkommen verlassen haben. *Die Dissektionsmethoden am Magen und am unteren Oesophagus* haben mehr Berechtigung zur Anwendung (Walker, Stelzner). Das zirkuläre, subcardiale Magendissektionsverfahren (Abb. 2) unterbricht nicht nur die Gefäßbahnen an der kleinen und großen Kurvatur etwa 5—8 cm unterhalb der Kardia, sondern führt auch durch die zirkulär angelegten, alle Schichten umfassenden Einzelknopfnähte eine Sperre der intramuralen Magenvenen herbei. Da sowohl die hohe Magendissektion wie auch die abdominale Oesophagusdissektion (Abb. 3) aus verschiedenen Gründen auf technische Schwierigkeiten stoßen kann, sollte das gleiche Dissektionsprinzip auf thorakalem Wege, so wie es Milnes-Walker vor vielen Jahren vorgeschlagen haben, angewandt werden (Abb. 4).

Nach linksseitiger Thorakotomie im 7. oder 8. ICR erfolgt knapp über dem Zwerchfell in Längsrichtung die Durchtrennung der äußeren Muskelwand und der Speiseröhre. Die Oesophagusvaricen, die in dem Cylinder der Muscularis mucosae verlaufen, werden nach querer Durchtrennung ligiert. Von 24 derart operierten Patienten haben wir keinen durch Nahtinsuffizienz verloren (Tab. 4).

Zirkuläre Magendissektion

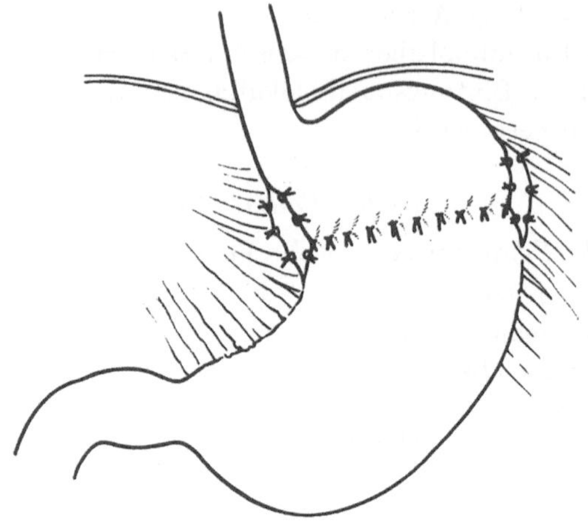

Abb. 2

Abdominaler Zugang

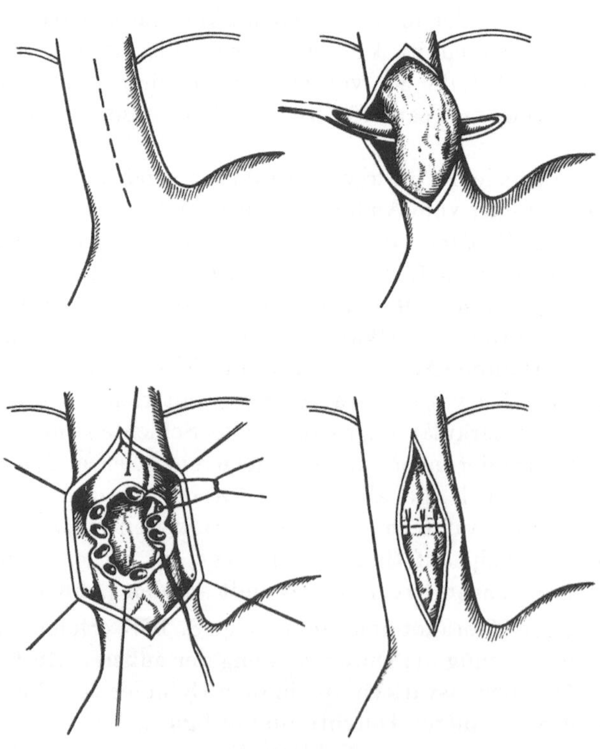

Abb. 3

Thorakaler Zugang

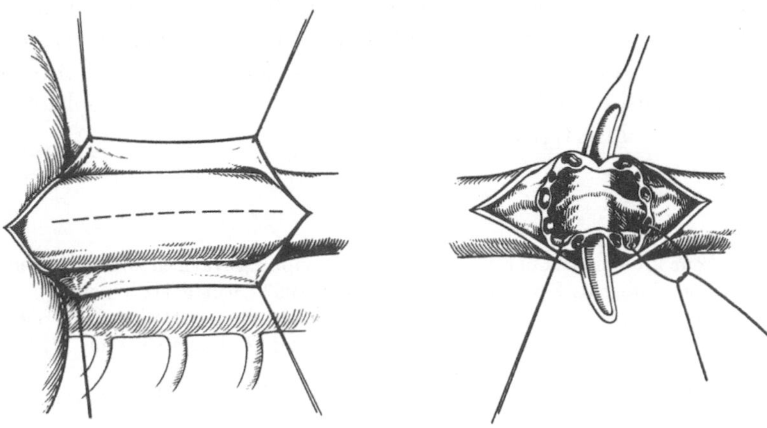

Abb. 4

Tabelle 4. Palliativoperationen zur aktuellen Blutstillung bei massiver Oesophagusvaricenblutung (1964—1973)
Chirurgische Klinik des Krankenhauses Nordwest Frankfurt a. M.-Praunheim

Operation	Zahl
Transthorakale Varicenumstechung	24
Subdiaphragmale Venenligatur	16
Splenektomie	6
Cervicale lympho-venöse Anastomose	9
Umbilico-cavaler Shunt	5
gesamt	60

Japanische Autoren (Sugiura u. Futagawa) von der Universität Tokio haben 1973 über ein zweizeitiges Vorgehen zur Eindämmung der Blutung berichtet. Beim ersten Eingriff wird transthorakal der Oesophagus devascularisiert und eine zirkuläre Dissektion vorgenommen. Einige Tage später wird vom Abdomen aus eine völlige Skeletierung der kleinen und großen Kurvatur mit Milzexstirpation und Pyloroplastik ausgeführt. Ihre angegebenen Ergebnisse sind ermutigend.

Zusammenfassend kann festgestellt werden, daß die Grenzen der Notfall-behandlung der abundanten Oesophagusvaricenblutung im Prinzip nur durch das Grundleiden, nämlich die Lebercirrhose abgesteckt sind. Die Primärbehandlung mit Kompressionssonden unter gleichzeitiger Schockbekämpfung und Prophylaxe gegenüber eines Leberausfallkomas führt zunächst in ca. 70—75 $^0/_0$ zur Blutstillung. Geeignete Fälle sollten in diesem Stadium einer druckableitenden Not-Shuntoperation zugeführt werden. Dagegen sind palliative Noteingriffe problematisch. Zu empfehlen ist ein programmiertes, teilweise auch standardisiertes, jedoch der Notsituation angepaßtes Vorgehen. Bei erfolgloser konservativer Blut-stillung hat sich uns bei nicht anwendbarem Not-Shunt die transthorakale Oeso-phagusdissektion am besten bewährt. Wenn auch das Grundleiden, nämlich die Lebercirrhose, weder mit den druckableitenden noch mit den Sperroperationen gebessert werden kann, bleibt doch der Verblutungstod vielen Patienten erspart, so daß eine fatalistische Einstellung bei der abundanten Oesophagusvaricen-blutung nicht gerechtfertigt ist.

Literatur

1. Baum: zit. bei Markhoff
2. Denk, H.: Zur Problematik der durch blutende Oesophagusvaricen komplizierten portalen Hypertension. Internat. Symposium, Bad Ragaz 1967. Stuttgart: Thieme
3. Markhoff, N.: Erste Erfahrungen mit der intraarteriellen notfallmäßigen Octapressin-Therapie der massiven oberen Magen-Darm-Blutung. Z. Gastroenterol. **11**, 307 (1973)
4. Müting, D.: Dtsch. med. Wschr. **96**, 1403 (1971)
5. Paquet, K. J.: Die endoskopische Fibrosklerosierung der Oesophagusvarizen. Therapie-woche **5**, 381 (1974)
6. Rösch: zit. bei Markhoff.
7. Ruppin, H.: XI. Erlanger Kurs Gastroenterolog. Endoskopie, Biopsie, Zytologie. 18.—21. 3. 1974. Med. Univ. Klinik Erlangen
8. Stelzner, F.: Langenbecks Arch. klin. Chir. **316**, 153 (1966)
9. Stelzner, F.: The therapy of portal hypertension, S. 222. Stuttgart: Thieme 1968
10. Sugiura, M., Futagawa, S.: Jahrestr. Amer. Ass. Thoracic. Surgery, Dallas 1973
11. Ungeheuer, E., Dalichau, H.: Results of treatment of severely bleeding esophageals veins. J. cardiovasc. Surg. (Torino) **12**, 140 (1971)
12. Ungeheuer, E.: Behandlungsergebnisse bei blutenden Oesophagusvarizen bei Leber-zirrhose. Klin. Wschr. **47**, 1294 (1969)
13. Walker, R. M.: Transsektion operations for portal hypertension. Thorax **15**, 218 (1960)

Prof. Dr. E. Ungeheuer
Chir. Klinik am Nordwestkrankenhaus
D-6000 Frankfurt a. M. 90
Steinbacher Hohl 2—26
Bundesrepublik Deutschland

Langenbecks Arch. Chir. 337 (Kongreßbericht 1974)
© by Springer-Verlag 1974

85. Vagotomie in der Behandlung des blutenden Gastroduodenalulcus

M. Allgöwer*

Allgemeinchirurgische Klinik, Departement für Chirurgie der Universität, Kantonsspital, Basel

Vagotomy for Bleeding Peptic Ulcers

Summary. Vagotomy in combination with local hemostasis does not entail a higher risk of rebleeding than gastric resection but the lethality is lower. In duodenal ulcer local hemostasis on the gastroduodenal artery is combined with proximal selective vagotomy. Gastrectomy may be necessary in difficult ulcers of the second duodenal portion. In gastric ulcers local excision and local hemostasis are followed by proximal selective vagotomy. Billroth I resection is advisable in the case of very large ulcers in edlerly people and occasionally in antral ulcers in a severely diseased antrum.

Key words: Bleeding of Ulcus Ventriculi — Bleeding of Ulcus Duodeni — Proximal Selective Vagotomy.

Zusammenfassung. Vagotomie zusammen mit lokaler Durchstechung erlaubt eine ebenso verläßliche Blutstillung wie die Resektion bei geringerer Letalität. Beim Ulcus duodeni wird die lokale Blutstillung mit der proximal-selektiven Vagotomie kombiniert, lediglich beim Ulcus im zweiten Duodenalabschnitt ist gelegentlich die Resektion notwendig. Beim Ulcus ventriculi wird die lokale Ulcusexcision mit lokaler Blutstillung verbunden und eine proximal-selektive Vagotomie angeschlossen. Die Resektion nach B I empfiehlt sich beim großen Altersulcus und beim Ulcus im stark veränderten Magenantrum.

Schlüsselwörter: Ulcus ventriculi-Blutung — Ulcus duodeni-Blutung — Proximal-selektive Vagotomie.

Seit 1968 behandeln wir die Ulcusblutung grundsätzlich, wenn auch nicht ausschließlich, mit der Vagotomie. Früher war es die trunkuläre oder die total-selektive Vagotomie in Verbindung mit Drainage, in letzter Zeit, wenn immer möglich, die proximal-selektive Vagotomie ohne Drainageoperation.

Grundsätzlich heißt: In 90% der Fälle. Unter die 10% Resektionen fallen unter Umständen ein Ulcus der zweiten Duodenalportion, ein sehr großes Altersulcus des Magens oder ein Antralulcus bei großem schlaffem Magen, bei dem der Billroth I eine sehr rasche und sichere Sanierung erlaubt.

Vorerst sei das eigene Krankengut und die erzielten Resultate dargestellt. In einem zweiten Abschnitt darf ich Ihnen dann die Richtlinien darlegen, die wir aus unseren Erfahrungen abgeleitet haben.

Das eigene Krankengut

Das Bild ist sehr verschieden, je nach dem, ob wir das gesamte Krankengut unseres medizinischen und chirurgischen Dienstes betrachten oder nur die einer chirurgischen Therapie zugeführten Ulcuspatienten. In einer prospektiven Studie

---

* Den Herren Dres. K. Hell und S. Oheming sei für die Mitarbeit bestens gedankt.

Tabelle 1. Vagotomie bei blutendem Gastroduodenalulcus (1968—1973)

	♂	♀	total
Ulcus duod.	65	14	79
Ulcus ventr.	14	12	26
Ulcus pept. jej.	10	—	10
Total	89	26	115

Tabelle 2. Komplikationen bei 39 Patienten unter 115 Fällen von Vagotomie wegen akuter Gastroduodenalblutung (1968—1973)

	1. Serie 1968—1970		2. Serie 1971—1973	
Pneumonie	12	3†	8	1†
Lungenembolie	3	2	1	—
Herzinsuffizienz	3	2	—	—
Nachblutung	3	1	2	—
Milzverletzung	1	—	—	—
Nahtinsuffizienz und Peritonitis	2	2	2	1
Platzbauch	2	—	—	—
Wundinfekt	3	—	3	—
Magenausgangsstenose	1	—	—	—
Magenatonie	—	—	1	—
Harnwegsinfekt	—	—	1	—
Niereninsuffizienz	1	—	—	—
Delirium tremens	—	—	1	—
Antikoagulantienblutung	1	—	—	—
Total	32 bei 23 Pat.	10	19 bei 16 Pat.	2

des Jahres 1972 hat Herr Kapp 198 relevante gastrointestinale Blutungen in unserem Zentrum registriert. Für unser Thema relevant sind 62 Uulcusblutungen. Davon waren 60 % medikamentös bedingt. Nur 30 der 62 Ulcera kamen zur Operation. Unser Krankengut operierter Ulcera, das innerhalb von 6 Jahren mit Vagotomie behandelt wurde (Tab. 1), umfaßt 115 Fälle. In den Jahren 1968—1970 verloren wir 10 von 62 Patienten und in den Jahren 1971—1973 2 von 53 Patienten: 1968—1970 ($n = 62$) 16 %, 1971—1973 ($n = 53$) 4 %. (1968—1970 wurden zusätzlich acht Resektionen bei blutenden Ulcera durchgeführt, wovon 2 Patienten starben.)

Postoperative Komplikationen (Tab. 2) waren relativ häufig. 39 der 115 Patienten machten eine oder mehrere Komplikationen durch. Auffällig ist die Häufung cardio-respiratorisch bedingter Todesfälle in der ersten Serie. Aus der wesentlich geringeren Zahl oben genannter Komplikationen in der zweiten Serie darf vielleicht ein Fortschritt zielbewußter Indikation und erfolgreicher postoperativer Intensivbehandlung herausgelesen werden. 5 Patienten erlebten eine relevante Nachblutung, die in einem Fall zum Exitus führte. Für unser künftiges Vorgehen

Tabelle 3. Nach Williams (1969), aus „Vagotomy on Trial"

	Part. Gastrektomie		Vagotomie mit Pyloroplastik	
	Anzahl der Patienten	Todesfälle	Anzahl der Patienten	Todesfälle
Total	1088	154	513	41
Sterblichkeit		15%		8%

von Bedeutung ist die Tatsache, daß wir 3 Patienten durch Nahtinsuffizienz der Drainageoperation verloren haben — heute vermeiden wir die Drainageoperation wenn immer verantwortbar.

Während im gesamten Krankengut unseres Zentrums die medikamentösen Ulcusblutungen mit 60% vertreten waren, fand sich diese Ursache im chirurgisch behandelten Krankengut nur in 20% der Fälle: Antirheumatica 13, Kortikoide 4, Antirheumatica und Kortikoide 1, Antikoagulantien 2. (Aufgrund der hohen Letalität des medikamentös bedingten Ulcus — nahezu 30% — gelangten unsere medizinischen Kollegen zur Ansicht, auch die medikamentöse Blutung müsse in Zukunft häufiger der chirurgischen Behandlung zugeführt werden.)

Um die Leistungsfähigkeit der Resektion bzw. der Vagotomie bei der akuten Ulcusblutung realistisch vergleichen zu können, brauchen wir größere Zahlen, die allerdings schwer interpretierbar bleiben. Dem kürzlich erschienenen Buch „Vagotomy on trial" von Williams entnehmen wir die Zahlen der Tab. 3. Es imponieren zwei Tatsachen:

1. ist die Letalität jeder chirurgischen Therapie der Ulcusblutung wesentlich höher als diejenige entsprechender Wahloperationen;

2. bestätigt sich die Tatsache, daß die Letalität resezierender Verfahren etwa doppelt so hoch ist wie diejenige der Vagotomie.

Beide Methoden, so schließen wir aus den fremden wie aus den eigenen Zahlen, bleiben nicht ohne Versager. Das liegt allerdings in der Natur der Erkrankung und überrascht nicht, wenn wir die relativ hohe Anzahl älterer Patienten berücksichtigen. Die Vagotomie darf aber als risikoärmer betrachtet werden, zumal Nachblutungen nicht häufiger auftreten als nach Magenresektionen.

Zur Frage der Notfalloperation

Chirurgen und Internisten haben oft die falsche Tendenz, die chirurgische Indikation um so dringlicher zu stellen, je „ausgebluteter" der Patient in die Behandlung kommt. Demgegenüber müssen wir fordern, daß die Hämostase, wenn immer möglich, vor einer chirurgischen Therapie normalisiert werde, was etwa 24 Std in Anspruch nimmt. Aus der experimentellen Schockforschung wissen wir, daß der ein- bis mehrstündige Blutungsschock eine allgemeine Resistenzschwäche bewirkt, welche die Toxinempfindlichkeit und die Infektanfälligkeit wesentlich erhöht. Wenn immer der Blutungsschock beherrschbar ist, müssen wir danach trachten, durch Blut- und Elektrolytzufuhr einen möglichst physiologischen Zustand herzustellen. Wir halten uns deshalb an das in der Tab. 4 wiedergegebene Vorgehen mit sofortiger Gabe von Antacida und Atropin bei

                                M. Allgöwer

Tabelle 4. Vorgehen bei Gastroduodenalblutung

Antacida, Atropin (0,6 mg, 4stündlich)
Volumenersatz Ht > 30 vorerst Elektrolytlösungen
            Ht < 30 Blut (+ Elektrolytlösungen)
Wenn > 5 E notwendig: *Notfalloperation*

Tabelle 5. Ulcusnachweis resp. Ausschluß signifikanter Oesophagusvaricen

Anamnese (C_2H_5OH, Hepatitis)
Endoskopie — Röntgen
(Ammoniak < 100 mg%, Bromsulphalein-Retention < 5)
Bei Oesophagusvaricen 20% der Blutungen aus anderer Ursache

Tabelle 6. Indikation Gastroduodenalblutung

	Notfallop.	Frühop. 24 Std	Wahlop.
Keine Ulcusanamnese: kein Schock	—	—	?
Schock behebbar	—	?	?
Schock nicht behebbar, resp. rez.	+	—	—

Volumenersatz durch Elektrolytlösungen, sofern der Hämatokrit noch über 30 ist, und eine Kombination von Elektrolytlösung und von Blut, sobald der Hämatokrit unter 30 fällt. Erst wenn mehr als 5 E Blut innerhalb von 4 Std den Schockzustand nicht wirksam beheben, halten wir die eigentliche Notfalloperation für indiziert.

Unter der unverzüglich eingeleiteten Behandlung erfolgt die in Tab. 5 wiedergegebene diagnostische Abklärung zum Ausschluß signifikanter Varicenblutungen einerseits resp. zum Ulcusnachweis andererseits. Wesentliche Auskünfte geben schon Anamnese und klinisches Bild. Sehr beeindruckt sind wir von den Ergebnissen der notfallmäßigen Endoskopie. Sie erübrigt beim vital gefährdeten Patienten meist die sonst an sich wünschenswerte zusätzliche Röntgenuntersuchung. Normaler Ammoniakgehalt des Blutes und normale Bromsulphalein-Retention lassen signifikante Oesophagusvaricen ausschließen. (Selbst bei nachgewiesenen Oesophagusvaricen stammen die Blutungen nicht selten aus anderer Quelle!)

Hat die rasche Abklärung eine gastroduodenale Ulcusblutung nachgewiesen, hängt die Indikation wesentlich davon ab, ob es sich um einen Ulcusträger mit oder ohne entsprechender Anamnese handelt.

Beim blutenden *Ulcus ohne entsprechende Anamnese* (Tab. 6) sind wir mit der Indikation grundsätzlich zurückhaltend. Ohne Schock kann die diagnostische Abklärung in aller Ruhe durchgeführt werden, bei behebbarem Schock empfiehlt sich unter Umständen die Frühoperation, während bei nichtbehebbarem Schock oder bei Rezidivblutung die Notfallindikation gegeben ist.

Tabelle 7. Indikation Gastroduodenalblutung

		Notfallop.	Frühop. 24 Std	Wahlop.
+ Ulcusanamnese:	kein Schock	−	+	+
	Schock behebbar	−	+	−
	Schock nicht behebbar, resp. rez.	+	−	−

Handelt es sich um einen Patienten *mit Ulcusanamnese* (Tab. 7), so ist die Indikation unseres Erachtens immer gegeben. Auch hier wird nur bei nicht behebbarem resp. rezidivierendem Blutungsschock die in ihrer Prognose so zweifelhafte Notfalloperation gewählt. Wir werden aber in praktisch allen Fällen die Frühoperation wählen.

Ist die chirurgische Therapie im Sinne der Notfalloperation oder der Frühoperation gegeben, muß man zwei Dinge streng trennen: Blutstillung und Ulcusoperation. Wirklich eilig ist nur die Blutstillung. Ist diese erfolgt, darf man ein chirurgisches Verfahren mit guter Aussicht auf Dauerheilung wählen. Für uns bedeutet das grundsätzlich die proximal-selektive Vagotomie, nur selten die Resektion.

Beim Ulcus ventriculi gehen wir folgendermaßen vor: Hält die Blutung noch an, so erfolgt vorerst die Gastrotomie und die Durchstechung des blutenden Ulcus mit ausgiebiger Probeexcision des Ulcusrandes. Steht die Blutung, werden wir uns bei prekärem Allgemeinzustand mit dem palpatorischen Ausschluß des Malignoms zufrieden geben, bei gutem Allgemeinzustand natürlich die erwünschte Ulcusexcision per gastrotomiam durchführen, gefolgt von der proximal-selektiven Vagotomie. Ist die Vagotomie aus technischen Gründen nur total möglich oder besteht ein Kombinationsulcus mit Magenausgangsstenose, wird die Drainageoperation angeschlossen. Eine Resektion wählen wir dagegen nur bei Ulcus per magnum des älteren Menschen oder beim Ulcus mit stark verdicktem Magenantrum (d.h. bei der ausgesprochenen Maladie antrale).

Unser Vorgehen bei oder nach schwerer Duodenalblutung ist in Tab. 7 wiedergegeben. Bei anhaltender Blutung erfolgt sofort die Duodenotomie und Durchstechung des Ulcusgrundes ohne Duodenalmobilisierung. Ist keine hochgradige Duodenalstenose vorhanden, wird ohne Pyloroplastik die Duodenalwandung verschlossen und anschließend die proximal-selektive Vagotomie durchgeführt. Steht die Blutung, so erfolgt das Aufsuchen und die Ligatur der Arteria gastroduodenalis, wenn irgend möglich beidseits des Duodenums. Hernach kann man direkt zur proximalen-selektiven Vagotomie übergehen. Bei ausgesprochener Ulcusstenose wird die Vagotomie mit der Pyloroplastik oder mit der Gastroenterostomie kombiniert.

Bei ungünstiger Ulcuslokalisation — insbesondere wenn bei der Präparation die zweite Duodenalportion bei großem Hinterwandulcus eröffnet ist, wird man mit Vorteil die Resektion nach Billroth II wählen.

Operationen bei oder nach massiv blutender Gastritis erosiva sind bei uns sehr selten gworden — in der letzten Zeit noch zwei Operationen bei 52 Fällen! Möglicherweise hat sich hier die intensive Therapie mit Antacida und Atropin besonders bewährt. Gastrotomie zur genauen diagnostischen Abklärung und zum Ausschluß eines hohen kleinen Ulcus stellt hier den ersten und die proximal-selektive Vagotomie den zweiten Schritt dar.

Ich bin überzeugt, Ihnen die dargelegten Richtlinien mit gutem Gewissen empfehlen zu dürfen. Sie richten sich allerdings im wesentlichen an die Chirurgen, welche mit der Vagotomie vertraut sind. Die „Resektionisten" können vielleicht trotzdem aus der dargelegten Indikationsstellung einigen Nutzen ziehen. Auch die Resektion stillt die Blutung und bewährt sich vor allem für den, der die Wahloperationen praktisch ohne Mortalität durchzuführen versteht. Für die große Mehrzahl der blutenden Gastroduodenalulcera bedeutet die Vagotomie — bei geringerer Letalität — eine ebenso verläßliche Blutstillung wie die Resektion.

Prof. Dr. M. Allgöwer
Allgemeinchirurgische Klinik
Departement für Chirurgie
der Universität
Kantonsspital
CH-4004 Basel
Schweiz

Langenbecks Arch. Chir. 337 (Kongreßbericht 1974)

86. Resektionsbehandlung

H. W. Schreiber, H. P. Eichfuss und H. van Ackeren

Abteilung für Allgemeinchirurgie der Chirurgischen Universitätsklinik Hamburg

Partial Gastrectomy

Summary. Partial gastrectomy still has its definite place in the operative treatment of gastrointestinal bleeding. The choice of operative procedure is as important as exact timing and meticulous selection of patients. The combination of conventional X-ray examinations with endoscopy, and in special cases also with selective angiography has allowed considerable advances in this field. An early decision in favor of surgery means early hemostasis and prompt abolition of primary and secondary shock, so that the undesirable side-effects of therapy that now seem unavoidable in intensive care medicine are in fact prevented.

Key words: Gastrectomy for Gastrointestinal Bleeding.

Zusammenfassung. Bei der operativen Behandlung der Blutungsübel aus Magen und Zwölffingerdarm hat die Resektion nach wie vor einen definierten Platz. Ebenso wichtig wie die Verfahrenswahl ist die zeitgerechte Indikationsstellung. Hier haben die Kombination von konventioneller Röntgenuntersuchung und Endoskopie, unter Umständen auch die selektive Angiographie, Fortschritte gebracht. Frühe Indikationsstellung bedeutet frühe Blutstillung, die zeitige Bremsung primärer und sekundärer Schockreaktionen und auch das Vermeiden unerwünschter Therapieschäden, wie sie im Rahmen der Intensivmedizin heute noch unvermeidlich erscheinen.

Schlüsselwörter: Resektion bei gastrointestinaler Blutung.

Man kann heute gelegentlich den Eindruck gewinnen, Dringlichkeit und Skala der Indikationen für die klassische Resektion sei durch optimierte Schocktherapie, neuere operative Methoden wie Vagotomie u.a.m. merklich eingeengt. Dem ist nicht so! Die Resektion bleibt für die Behandlung der Blutung nach wie vor fester Bestandteil chirurgischer Therapie [1—9].

Zur Diskussion stehen:

1. Indikationsstellung, 2. operative Taktik, und 3. Ergebnisse.

Zu 1. In die Indikationsstellung gehen viele verschiedene Faktoren ein. Im Bezug zur speziellen Morphologie der Grundkrankheiten stellt sich uns das folgende Register (Tab. 1).

Ungeachtet jeder notwendigen Planung bestimmt letztlich immer erst der in-situ-Befund das jeweilige methodische Vorgehen.

So sprechen große Blutungsquellen, grobe Gewebsdefekte, erhebliche Deformierungen und insgesamt — dies mag vielleicht, aber nur auf Anhieb, erstaunen lassen — das schwer überschaubare Bild eher für als gegen eine Resektion.

Dies gilt für das Ulcus mit Arrosion einer Hauptarterie, das Ulcus mit Perforation, Penetration oder Stenose, ferner für das penetrierende Duodenalulcus, grobe Verletzungen, das Ulcus pepticum jejuni und für blutende Divertikel.

Der nächste Gesichtspunkt betrifft die Leistungsbreite der nicht-resezierenden Methoden, also Palliativeingriffe und Vagotomie. Sofern sie überfordert werden, empfiehlt sich die Resektion. Dies gilt für:

Tabelle 1. Indikation zur Magenresektion bei akuter Blutung

Ulcus mit Arrosion einer Hauptarterie
Ulcus mit Perforation
Ulcus mit Penetration
Ulcus mit Stenose
Penetrierendes Duodenalulcus
Grobe Verletzungen
Ulcus pepticum jejuni
Divertikel

Mehrfachgeschwüre
Diffuse erosive Gastritis
Ulcus mit Rezidivblutungen
Rezidivblutungen nach Vagotomie mit und ohne Drainage

Riesenulcus
Ulcus mit atypischer Lokalisation
Callöses Ulcus
Gutartige Tumoren
Magencarcinom/Sarkom/auch bei Verdacht

Varicen

Unklare Blutungsquelle

Mehrfachgeschwüre, die diffusen, den ganzen Magen betreffenden Erosionen, das Ulcus mit Rezidivblutungen, Rückfallblutungen nach Vagotomie mit und ohne Drainage.

Schließlich zwingen einige Ursachen zur Resektion. Hier handelt es sich um:

Das Riesenulcus, das Ulcus atypischer Lokalisation, das callöse Ulcus, gutartige Tumoren — sofern sie nicht lokal zu exstirpieren sind — und die tumorösen malignen oder suspekten Veränderungen.

Vollständigkeitshalber führen wir die Varicenblutung an, bei der noch gelegentlich die Resektion des proximalen Magens praktiziert wird.

Als letztes bleibt die Gruppe der unklaren Blutungsquellen; sie existiert auch nach Anwendung von Röntgendiagnostik, Endoskopie und Angiographie zwar reduziert, aber doch weiter. Hier ist nach üblicher Exploration die sog. blinde, richtiger empirische Resektion nie falsch.

Wir entschließen uns zur Operation und erwägen — unter den vorgegebenen Quellen — die Resektion bei der perakuten Blutung, Blutung mit Perforation oder entsprechendem Verdacht, über höchstens 4 Std anhaltenden Blutung (über jede Zeitgrenze läßt sich diskutieren), Transfusion von mehr als 1500 ml ohne definitive Stabilisierung des Kreislaufs, schweren Rezidivblutung.

Das Leitwort ist also der anhaltende oder rezidivierende Schock.

Beschleunigt wird der Entschluß zur Operation durch:

Höheres Alter,
Zweitkrankheiten,
lange Vorgeschichte,
Ulcus callosum ventriculi und beim
Ulcus mit Magenausgangsstenose.

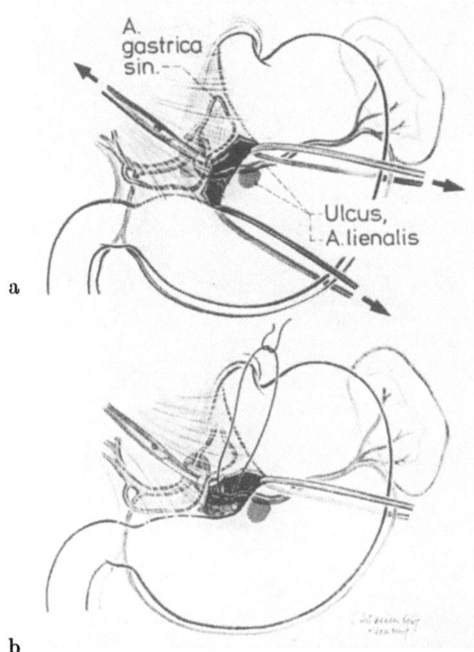

Abb. 1. a Akute Blutung aus Ulcus ventriculi. Doppeltes Unterfahren und Anschlingen des Magens und Skeletieren der Kleinkurvatur. b Einfaches Anschlingen und Ligatur der A. coronaria ventr. oder der A. gastrica sinistra

Dies sind — nach Koupierung des Schocks — zugleich die Kriterien für die Elektivoperation.

Die chirurgische Erfahrung hat hinlänglich gezeigt, daß man diese Empfehlungen konsequent respektieren sollte; ihre Vorzüge überwiegen eindeutig die Nachteile des Unbehagens einer vielleicht etwas starren Regelhaftigkeit. Keinesfalls sollte man sie beim Einzelfall immer wieder neu prüfen, um damit den so entscheidenden Zeitpunkt zur operativen Behandlung zu verpassen [3,8,9].

Zu 2. Operative Taktik.

Die operative Blutstillung kann technisch aufwendig sein; die Dauer des Eingriffs hat eine wesentliche Bedeutung; es steht also außer Frage, daß derartige Eingriffe dem Erfahrenen vorbehalten sind. Wichtig erscheint das gezielte Vorgehen unter der Blutung. Zunächst zum Magen: Es geht um die rasche Blutstillung, dazu gibt es mehrere Wege:

Man komprimiert die Hauptarterien durch Zug (Abb. 1). Dazu schlingt man den Magen einfach oder doppelt an und zieht ihn kräftig milzwärts. Je nach anatomischer Situation kann man unmittelbar die kleine Kurvatur devascularisieren, um dann, oder überhaupt primär — wie es wohl die meisten tun — zu gastrotomieren.

Die Anlage der Incision (Abb. 2a) ist nicht gleichgültig. Man legt den Schnitt so, daß man weder muskuläre Funktionsstruktur zum direkten Verschluß, noch die Resektionslinien zum B-I oder B-II stört. Hat man die Blutungsquelle ausgemacht, wird sie umstochen (Abb. 2b), es folgt das weitere Vorgehen.

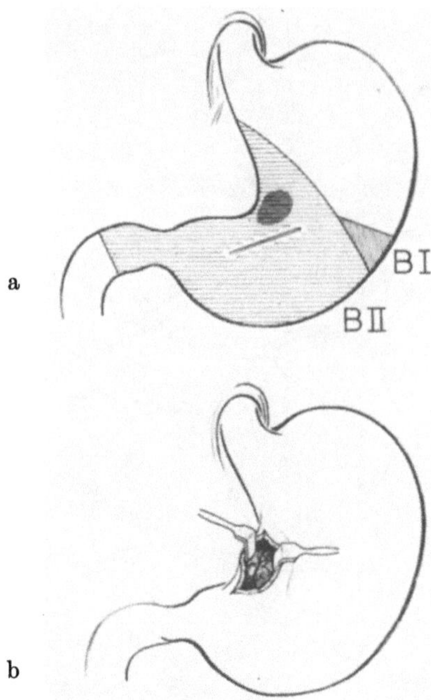

Abb. 2. a Akute Blutung aus Ulcus venticuli. Wahl der Incisionslinie zur Gastrotomie unter Berücksichtigung der Erhaltung der muskulären Funktionsstruktur sowie der Resektionslinien zum B-I oder B-II. b Das blutende Ulcus ist umstochen

Bei der Blutung aus dem Duodenum (Abb. 3) incidiert man die Vorderwand gegenüber dem gewöhnlich dorsal gelegenen Geschwür. Die A. pancreaticoduodenalis bzw. gastroepiploica dextra wird beidseits des Ulcuskraters im Bereich intakter Schleimhaut (Abb. 3a) umstochen. Dies kann man auch außerhalb der Duodenalkanten versuchen (Abb. 3b). Steht die Blutung, geht man wie üblich weiter vor.

Sucht man nach einer zuvor unbekannten, kleinen oder selteneren Quelle, müssen annähernd normale Blutdruckverhältnisse bestehen. Sonst läuft man Gefahr, infolge spontaner, jedoch nur transitorischer Blutstillung, den Defekt zu übersehen.

Gutartige Tumoren wird man lokal exstirpieren, beim Carcinom sive Sarkom eine palliative oder radikale Resektion erwägen.

Zu 3. Ergebnisse

Die Übersicht (Tab. 2) gibt eine allgemeine Orientierung und dokumentiert den bekannten Trend: Ungeachtet des jeweiligen Operationsverfahrens ist die Notoperation durch eine hohe Letalitätsquote belastet.

Eine globale Überprüfung (Tab. 3) der Notfalloperation weist die Vagotomie mit Übernähung des blutenden Ulcus als das risikoärmere Verfahren aus. Diesen quantitativen Angaben liegen z. Z. noch alle Unsicherheiten unserer derzeitigen Erhebungsmethoden und auch die einer Sammelstatistik zugrunde. Ein Leistungs-

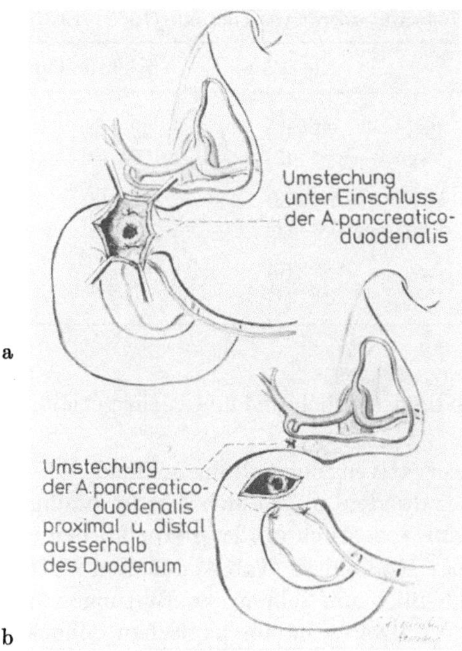

Abb. 3. a Akute Blutung aus Ulcus duodeni. Längsincision der duodenalen Vorderwand und beidseitige Umstechung der A. pancreatico-duodenalis im Bereich intakter Schleimhaut. b Blockade der Arterien an der lateralen und medialen Duodenalkante

Tabelle 2.
Operationsrisiko und Dringlichkeit der Indikation bei sicherer Ulcusblutung 1, 2, 4, 6, 8

Autoren	Letalität (%)		Rezidiv-blutungen
	Notfallop.	Elektive Op.	
Kozoll u. Meyer (1964) $n = 613$	28,8	9,2	11
Streicher (1964) $n = 85$	20	1,7	0
Schreiber (1965) $n = 166$	15,2	9,4	9
Cocks et. al. (1972) $n = 566$	17	3,5	5
Crooke t. al (1972) $n = 156$	20	4	11

Tabelle 3. Notfalleingriffe: Resektionsbehandlung und Vagotomie mit Ulcusübernähung
(nach Crook, 1972)

Operationstyp	Letalität %	Rezidivblutungen %
$^2/_3$ Resektion B-II, $n = 662$	20	19
Vagotomie mit Ulcusübernähung $n = 410$	10	12

Tabelle 4. Letalität operativer Therapie (1968—1973) $n = 208$

		Notfallop.	Elektiv. Op.	Rezidiv
Ulcus ventriculi	Res.	29 (13)	53 (13)	10 (8)
$n = 90$	Vag.	6 (2)	2 (0)	1 (0)
Ulcus duodeni	Res.	23 (3)	41 (3)	3 (2)
$n = 102$	Vag.	14 (1)	24 (1)	— —
Hämorrh. Erosionen	Res.	4 (0)	— —	2 (1)
$n = 16$	Vag.	12 (1)	— —	1 (0)

vergleich ist nur sehr bedingt möglich und eine nicht gezielte randomisierte Studie nicht vertretbar.

Gegenüber der konservativen Behandlung schneidet die Resektion eindeutig besser ab. Für das Ulcus duodeni macht sich dies im häufigeren Rezidiv, für das Ulcus ventriculi in einem wesentlich größeren Risiko bemerkbar.

Nun einige detaillierte Ergebnisse (Tab. 4) aus dem UKE und MK Hamburg: Es handelt sich ausschließlich um sehr große Blutungen mit dem einheitlichen Merkmal des manifesten schweren hämorrhagischen Schocks. Die Notoperation, vor allem die beim Ulcus ventriculi, hat die höheren Verluste, die Elektivoperation erwartungsgemäß die günstigeren Resultate. Unter den Todesursachen führt die Pneumonie mit großem Abstand bei hohen Transfusionsvolumina; die Definition dieser Ventilationsstörungen steht noch aus. Eindrucksvoll sind Häufigkeit und Letalität der Rezidivblutungen.

Insgesamt muß man feststellen, es werden gelegentlich bessere Ergebnisse mitgeteilt. Unsere Deutung lautet folgendermaßen: Auch unter Berücksichtigung der Schwere der Blutungen und häufiger besonderer zusätzlicher Belastungen der Kranken wurde die Indikation zur Notoperation gelegentlich zu spät und die der Elektivoperation zu früh gestellt. Keinesfalls geht dies ausschließlich oder auch nur überwiegend auf Kosten chirurgischer Fehlplanung.

Wie soll es weitergehen?

Eine Besserung versprechen wir uns:

1. von einer qualifizierten Schocktherapie und

2. von einer möglichst frühen Synchronisation von Schocktherapie und gezielter Diagnostik.

Hier kann der Endoskopie eine entscheidende Bedeutung zukommen. So werden die Prämissen zur Indikationsstellung — das heißt praktisch die zur Notoperation — nicht verändert aber klarer erkennbar (Tab. 5). Beweis (Tab. 5) dieser an sich geläufigen Analyse sind fremde, aber auch eigene Ergebnisse mit deutlich besserer Entwicklung.

Allgemein darf man mit den notwendigen Vorbehalten folgern:

Die frühe Indikationsstellung bedeutet frühe Blutstillung und die Vermeidung der bekannten Schockreaktionen und nicht zuletzt auch die der Therapieschäden. Das beim größeren Kollektiv sichtbar werdende bessere Ergebnis schließt zwangs-

Tabelle 5. Einfluß von Patienten-, Krankheits- und Behandlungsmerkmalen auf Prognose und Risiko

↑ Prognostisch günstige Faktoren	Prognostisch ungünstige Faktoren ↓
I. Patientenmerkmale	
Alter < 60 Jahre	Alter > 60 Jahre
	Mehrfacherkrankungen
	lange Anamnese
	Ulcus ventriculi
	Carcinom, Sarkom
II. Krankheits- und Behandlungsmerkmale	
rasche Diagnostik	postoperative Nachblutung
kontinuierliche Volumenverlustkontr.	Übertransfusion
Eis-Antacida-Spülungen	hohes Transfusionsvolumen
	rasches Blutungsrezidiv

Tabelle 6. Diagnose: Endoskopie und konventionelle Röntgenuntersuchung (1973/1974)

Notoperationen	21 (2)
Rezidivblutungen	2 (0)
Elektivoperationen	18 (0)
Rezidivblutungen	0 —

läufig ein, daß man gelegentlich auch solche Kranke operiert, deren Blutung beim längeren Zuwarten auch ohne Operation zum Stehen gekommen wäre. Dies muß z.Z. — da im Einzelfall nicht kalkulierbar — als nahezu unvermeidlich in Kauf genommen werden. Global gilt der Satz: Abwarten — ohne triftige Gründe — bedeutet eine spekulative Rechnung und das größere Risiko! Bei allem Respekt vor dem notwendigen Fortschritt, man kann in diesem Zusammenhang gelegentlich auch die Diagnostik und eine falsch indizierte präoperative Intensivbehandlung zu weit oder zeitlich zu ausgedehnt betreiben.

Literatur

1. Cocks, J. R., Desmond, A. M., Swynnerton, B. F., Tanner, N. C.: Partial gastrectomy for hemorrhage. Gut **13**, 331—340 (1972)

2. Crook, I. N., Gray, L. W., Nance, Fr. C., Cohn, I.: Upper gastrointestinal bleeding. Ann. Surg. **175**, 771—782 (1972)

3. Dick, W.: Die große Magenblutung aus chirurgischer Sicht. Chir. Praxis 11, 47—57 (1967)

4. Kozoll, D. D., Meyer, K. A.: Massively bleeding gastroduodenal ulcers. Arch. Surg. **89**, 250—256 (1964)

5. Palmer, E. D.: The vigorous diagnostic approach to upper gastrointestinal hemorrhage. A 23-year prospective study of 1400 patients. J. Amer. med. Ass. **207**, 1477—1480 (1969)

6. Schreiber, H. W.: Akute Ulkusblutung. Therapiewoche **23**, 1822—1824 (1973)

7. Schuster, G., Ungeheuer, E.: Massive gastrointestinale Blutung. Med. Klin. **66**, 1294—1298 (1971)

8. Streicher, H. J.: Die Therapie der akuten Magenblutung. Langenbecks Arch. klin. Chir. **308**, 918—921 (1964)

9. Zimmermann, H.-G.: Diagnostische und therapeutische Leitlinien bei großen Blutungen im proximalen Intestinaltrakt. Chirurg **43**, 564—568 (1972)

10. Zukschwerdt, L., Farthmann, E.: Die massive Blutung beim peptischen Geschwür. Chirurg **39**, 491—495 (1968)

Prof. Dr. H. W. Schreiber
Chir. Univ.-Klinik
D-2000 Hamburg 20
Martinistr. 52
Bundesrepublik Deutschland

Langenbecks Arch. Chir. 337 (Kongreßbericht 1974)

87. Postoperative und Stressblutung

E. Farthmann und K. Horatz

Abteilung für Allgemeinchirurgie und Abteilung für Anaesthesiologie
der Chirurgischen Universitätsklinik und -poliklinik Hamburg

Postoperative and Stress Bleeding

Summary. Severe trauma, disease, or operations can give rise to gastric stress bleeding. Heterogeneous etiologic factors lead by way of different pathophysiologic disturbances to ischemia of the gastric mucosa and increased back diffusion of hydrogen ions with consecutive formation of erosions. The high incidence of this type of hemorrhage among patients under intensive care makes prophylaxis mandatory. Therapy is basically conservative. Operative treatment is centered around vagotomy. Results are dominated by the severity of the underlying disease process.

Key words: Stress Bleeding — Stress Ulcer — Erosive Gastritis — Gastric Erosion.

Zusammenfassung. Streßblutungen treten nach schweren Operationen, Verletzungen oder Erkrankungen auf. Die heterogenen ätiologischen Faktoren führen über Störungen verschiedener Funktionssysteme und eine ischämische Schädigung der Magenschleimhaut mit erhöhter Permeabilität für Salzsäure zur Erosion. Die Häufigkeit dieser Blutung bei Intensivpatienten erfordert eine Prophylaxe. Die Therapie ist primär konservativ. Bei der operativen Behandlung nimmt die Vagotomie eine zentrale Stellung ein. In den Behandlungsergebnissen wird die Dominanz der Grundkrankheit deutlich.

Schlüsselwörter: Stressblutung — Magenerosion — Erosive Gastritis — Stressulcus.

Die Nomenklatur der postoperativen und Stressblutung ist verwirrend, die Zahl ihrer Synonyme groß. Gegenstand dieses Berichtes ist die nach Operationen, Verletzungen oder Erkrankungen auftretende Blutung bei zuvor magengesunden Patienten. Die komplexen Vorgänge bei der Entstehung einer Stressblutung lassen sich vereinfachend in einem Schema darstellen (Abb. 1). Aus einem breitem Fächer heterogener primärer Ursachen entsteht über relativ stereotype pathophysiologische Störungen des Gesamtorganismus und der Magenfunktion die blutende Erosion.

Die zur Stressblutung führenden *Primärerkrankungen* sind unterschiedlicher Natur. Seit langem bekannt ist das nach Cushing (1932) benannte neurogene Ulcus, das nach Hirnverletzungen und -operationen entsteht. Es hat mit dem nach Verbrennungen auftretenden Geschwür, das erstmals von Swan (1823) beschrieben und nach Curling (1842) benannt wurde, die Neigung zur Perforation und Penetration gemeinsam [21]. Zahlenmäßig dominieren heute Mehrfachverletzungen. Unter den schweren Erkrankungen überwiegen das Leber- und Nierenversagen sowie die respiratorische Insuffizienz. Auch die chronische Niereninsuffizienz, besonders bei Patienten im Dauerdialyseprogramm, disponiert zur Blutung [22]. Akute Erkrankungen im Rahmen der Geburtshilfe, wie die Eklampsie, verdeutlichen das breite Spektrum möglicher Ursachen.

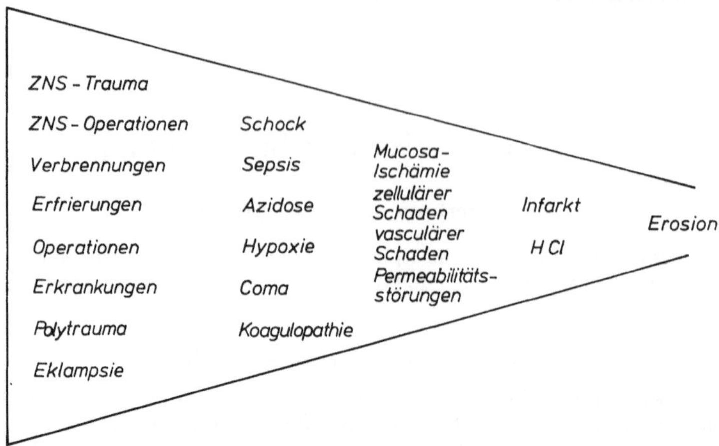

Abb. 1. Schematische Darstellung einiger Faktoren der Ätiologie und Pathogenese von erosiven Streßblutungen

Die *pathophysiologischen Störungen*, die der Entstehung eines Stressulcus vorausgehen, weisen es als eine Erkrankung der Intensivstation aus. In der Vorgeschichte der meisten Patienten findet sich eine Schocksymptomatik unterschiedlicher Genese. Unter den spezifisch chirurgischen Erkrankungen nehmen septische Zustände eine dominierende Stellung ein [13]. Eine im Rahmen der Intensivtherapie primär oder sekundär auftretende Störung des Blutgerinnungssystems trägt zur Entstehung und Unterhaltung von Stressblutungen bei.

Zur Frage der zur Stressblutung führenden *pathogenetischen Faktoren* liegt aus den letzten Jahren eine Fülle von klinischen und experimentellen Untersuchungen vor. Die experimentellen Daten wurden vorwiegend am Stressulcusmodell der Ratte in Zwangshaltung gewonnen. Unbestritten bei zum Teil divergierenden Ansichten ist die primäre Stellung der ischämischen Schädigung der Magenschleimhaut. Sie konnte experimentell vielfach nachgewiesen werden [7, 8, 11, 23]. Durch die Minderdurchblutung entsteht ein cellulärer Schaden, der einmal zu einem Energiedefizit der Mucosa führt [17]. Zum anderen wird in Tierexperimenten eine Mastzelldegranulierung beschrieben, die zur Freisetzung vasoaktiver Amine führt [20]. Bei der Übertragung dieser Befunde auf den Menschen muß die Speciesdifferenz berücksichtigt werden. Durch den vasculären Schaden entsteht aus dem primär ischämischen Infarkt eine hämorrhagische Infarzierung [6]. Sie entwickelt sich zur Erosion aufgrund einer Permeabilitätsstörung der Magenschleimhaut, die sich in einer vermehrten Rückdiffusion von Wasserstoffionen äußert. Diese Störung ist besonders bei schwerstkranken Patienten nach hämorrhagischem Schock mit Ikterus und Niereninsuffizienz ausgeprägt [9, 23]. Die Magenschleimhautbarriere wird nach den Untersuchungen von Davenport außer durch Harnstoff vor allem durch Gallensalze und Pankreasenzyme durchbrochen [4, 5]. Sie gelangen bei pathologisch gesteigertem Reflux von Duodenalinhalt in den Magen. Die Tatsache, daß zur Entstehung der Erosion außer der ischämischen Schädigung die Anwesenheit von Salzsäure erforderlich ist, erklärt den wiederholt bestätigten Befund, daß zwei Drittel bis drei Viertel aller Erosionen in den säureproduzierenden Abschnitten des Magens lokalisiert sind.

Tabelle 1
Diagnosen bei Notfallendoskopie oberer Gastrointestinalblutungen ($n = 146$ Patienten)

Diagnose	n	%
Erosionen	51	34,9
davon bei portalem Hochdruck: 13		
Oesophagusvaricen	41	28,8
postoperative Magenblutung	11	7,5
Ulcus duodeni	10	6,8
Ulcus ventriculi	9	6,2
Ulcus pepticum jejuni	4	2,7
Magencarcinom	4	2,7
Mallory-Weiß-Syndrom	3	2,1
Hiatushernie	2	1,4
Oesophagitis	2	1,4
Magenstumpfcarcinom	1	0.7
Magenpolyp	1	0,7
Oesophaguscarcinom	1	0,7
Barrett-Syndrom	1	0,7
ungeklärt	5	3,4

Histologisch sieht man apikale Zellnekrosen mit umgebendem Ödem und nachfolgender hämorrhagischer Infarzierung. Als Zeichen der Mikrozirkulationsstörung ist eine Vasodilatation sowie die Ausbildung von intravasalen Fibrinthromben nachweisbar.

Die *Häufigkeit* erosiver Blutungen übertrifft in Sektionsstatistiken die aller anderen Blutungsquellen im oberen Gastrointestinaltrakt [16]. Unter klinischen Bedingungen wird die Häufigkeit der Diagnose durch die routinemäßige Anwendung der Endoskopie bei jeder Gastrointestinalblutung bestimmt [18]. Im eigenen Krankengut übertraf die Häufigkeit der Erosionen die aller anderen Blutungsquellen im oberen Gastrointestinaltrakt (Tab. 1). Übereinstimmend wird die Frequenz der Stressblutung unter Intensivtherapiepatienten mit $3-5\%$ angegeben. Auch dieser Befund kann im eigenen Patientengut bestätigt werden. Das Durchschnittsalter lag bei 64 Jahren, Männer waren doppelt so häufig wie Frauen betroffen. Das Intervall zwischen Stressbeginn und Blutung betrug im Mittel 10 Tage.

Aus den Kenntnissen über die Pathogenese der Stressblutung ergibt sich die Verpflichtung zur *Prophylaxe*. Sie besteht vorwiegend in der Behandlung auslösender Faktoren, wie Sepsis, Schock und Stoffwechselentgleisungen. Der Magen wird durch Dauerabsaugung entleert, der Magensaft gepuffert. Die Förderung der normalen Darmtätigkeit soll einem vermehrten Duodenalreflux vorbeugen. Die protektive Wirkung von Vitamin A in einer Dosierung von $200\,000-400\,000$ E/Tag konnten wir bestätigen.

Die Kenntnis der Prodomi fördert die *Früherkennung* der Stressblutung und damit die gezielte Behandlung. Ein ominöses Zeichen ist der vermehrte Rückfluß von hämatinhaltigem, gallig gefärbtem Magensaft, der sich zur sog. „schwarzen Atonie" entwickeln kann. Endoskopisch sind zu diesem Zeitpunkt multiple Erosionen nachweisbar.

Durch primär *konservative Behandlung* gelingt es, $80-90^0/_0$ aller Stressblutungen zu beherrschen [10,14,15,19]. Eine zentrale Stellung nimmt die wiederholte Spülung des Magens mit Eiswasser ein. Die Korrektur einer gestörten Blutgerinnung verdient besondere Aufmerksamkeit.

Die *Indikationsstellung zur Operation* ist bei Patienten in einer derart vitalen Bedrohung besonders problematisch. Eine Stressblutung kann zur unmittelbaren Todesursache bei ganz anders geartetem Grundleiden werden. Die Verfahrenswahl unterscheidet sich von der operativen Behandlung des chronischen peptischen Geschwürs dadurch, daß die Blutung als eine Komplikation von zeitlich begrenzter Dauer anzusehen ist. Ihr gilt daher der primäre therapeutische Ansatz.

Unter diesem Gesichtspunkt nimmt die *Vagotomie* eine zentrale Stellung ein. Neben ihrer sekretionshemmenden Wirkung hat sie den Effekt, die Durchblutung des Magens akut zu senken [1]. Diese Wirkung scheint durch die Öffnung submuköser AV-Anastomosen zustande zu kommen.

Der Versuch einer verbindlichen *Erfolgsstatistik* scheitert am Fehlen einer kontrollierten randomisierten Studie, in der die verschiedenen Verfahren miteinander verglichen worden wären. Kriterien des Erfolgs sind Letalitätsziffern und die Frequenz der Rückfallblutung. Davon sind die Angaben zur Letalität besonders schwierig auszuwerten. Die in der Literatur mitgeteilten Ziffern bewegen sich zwischen 16 und $95^0/_0$. In dieser Diskrepanz drückt sich die Dominanz der Grundkrankheit aus, die den Ausgang wesentlich mitbestimmt. In einer Gruppe von leichten, konservativ zu beherrschenden Blutungen verstarb jeder 5. Patient an seinem Grundleiden [12]. Im eigenen Patientengut war die Todesursache bei den Verstorbenen in der Hälfte eine konkurrierende Erkrankung, in einem Viertel das Grundleiden und in einem weiteren Viertel die Blutung. Die Sektionsstatistik weist für hämorrhagische Erosionen und akute Ulcera eine höhere Mortalität aus als für chronische Ulcera. Die Letalität von hämorrhagischen Erosionen und akuten Geschwüren kommt der von chronischen Ulcera gleich [16].

Aufgrund der vorliegenden Ergebnisse erscheint bei gesicherter Stressblutung aus Magenerosionen die Empfehlung der Vagotomie berechtigt. Für die Zukunft ist bei Ausdehnung der Intensivtherapie eine zunehmende Häufigleit von Stressblutungen zu erwarten. Ihre Frequenz ist eine direkte Funktion des Erfolges der Lebensverlängerung unter diesen Grenzbedingungen. Eine Verbesserung der Ergebnisse ist von einer erfolgreicheren Behandlung der zur Stressblutung disponierenden Faktoren und der Anwendung erweiterter Behandlungsmethoden, wie der endoskopischen Lasertherapie, zu erwarten.

Literatur

1. Ballinger, W. F., Padula, R. T., Camishion, R. C.: Mesenteric blood flow following total and selective vagotomy. Surgery **57**, 409—413 (1965)
2. Curling, T. B.: On acute ulceration of the duodenum, in cases of burns. Med.-chir. Trans. Lond. **25**, 260 (1842)
3. Cushing, H.: Peptic ulcer and the interbrain. Surg. Gynec. Obstet. **55**, 1 (1932)
4. Davenport, H. W.: Destruction of the gastric mucosal barrier by detergents and urea. Gastroenterology **54**, 175 (1968)
5. Davenport, H. W.: Effect of lysolecithin, digitoxin, and phospholipase A upon the dog's gastric mucosal barrier. Gastroenterology **59**, 505 (1970)

6. Drapanas, T., Woolverton, W. C., Reeder, J. W., Reed, R. L., Weichert, R. F.: Experiences with surgical management of acute gastric mucosal hemorrhage: a unified concept in the pathophysiology. Ann. Surg. **173**, 628—640 (1971)

7. Goodman, A., Osborne, M. P.: An experimental model and clinical definition of stress ulceration. Surg. Gynec. Obstet. **134**, 563 (1972)

8. Harjola, P. A., Sivula, A.: Gastric ulceration following experimentally induced hypoxia and hemorrhagic shock: in vivo study of pathogenesis in rabbits. Ann. Surg. **163**, 21 (1966)

9. Ivey, K. J.: Gastric mucosal barrier. Gastroenterology **61**, 247—257 (1971)

10. Katz, D., Siegel, H.: Erosive gastritis and acute gastrointestinal mucosal lesions. In: Progress in Gastroenterology. New York: Grune and Stratton 1968

11. Klein, H. J., Gheorghiu, Th., Hübner, G., Eder, M.: Zur Pathogenese stressbedingter Magenulcera. Morphologische und pathophysiologische Untersuchungen an Ratten in Zwangshaltung. Virchows Arch., Abt. A, Path. Anat. **352**, 195 (1971)

12. Konrad, R. M., Berndt, V.: Die therapeutische Konsequenz bei der akuten postoperativen gastroduodenalen Blutung aus Stressulzera. Helv. chir. Acta **36**, 594 (1969)

13. Kunzman, J.: Management of bleeding stress ulcers. Amer. J. Surg. **119**, 637—639 (1970)

14. Lucas, C. E., Sugawa, C., Friend, W., Walt, A. J.: Therapeutic implications of disturbed gastric physiology in patients with stress ulcerations. Amer. J. Surg. **123**, 24—35 (1971)

15. Lucas, C. E., Sugawa, C., Riddle, J., Rector, F., Rosenberg, B., Walt, A. J.: Natural history and surgical dilemma of "stress" gastric bleeding. Arch. Surg. **102**, 266—273 (1971)

16. Martinoli, E., Gantner, J.: Die hämorrhagischen Erosionen von Magen und Duodenum im Vergleich mit den akuten und chronischen Ulzera in einem Sektionsgut von 11 352 Erwachsenen. Schweiz. med. Wschr. **100**, 37—41 (1970)

17. Menguy, R., Desbaillets, L., Masters, Y. F.: Mechanism of stress ulcer: influence of hypovolemic shock on energy metabolism in the gastric mucosa. Gastroenterology **66**, 46—55 (1974)

18. Menguy, R., Gadacz, T., Zajtchuk, R.: The surgical management of acute gastric mucosal bleeding. Arch. Surg. **99**, 198—205 (1969)

19. Palmer, E. D.: Hemorrhage from erosive gastritis and its surgical implications. Gastroenterology **36**, 856 (1959)

20. Rasanen, T.: A mucosal bleeding mechanism in the upper part of the gastrointestinal tract. Gastroenterology **44**, 168 (1963)

21. Sevitt, S.: Duodenal and gastric ulceration after burning. Brit. J. Surg. **54**, 32—41 (1967)

22. Siemensen, H. C., Morr, H., Maetzel, F. K., Schulmeyer, H.: Gastrointestinale Blutungen als Komplikationen bei der chronischen Peritonaldialyse. Med. Welt **23** (N.F.), 1590 (1972)

23. Skillman, J. J., Gould, S. A., Chung, R. S. K., Silen, W.: The gastric mucosal barrier: Clinical and experimental studies in critically ill and normal man, and in the rabbit. Ann. Surg. **172**, 564—581 (1970)

24. Swan, J.: Case of severe burn. Edinb. med. J. **19**, 344 (1823)

Priv.-Doz. Dr. E. Farthmann
Chir. Univ.-Klinik
D-2000 Hamburg 20
Martinistr. 52
Bundesrepublik Deutschland

Langenbecks Arch. Chir. 337 (Kongreßbericht 1974)

88. Blutungen aus dem Magen-Darm-Trakt
— Speiseröhre, Magen, Duodenum —
im Säuglings- und Kindesalter

I. Joppich

Klinikum Mannheim der Universität Heidelberg — Kinderchirurgie, Mannheim

Bleeding from the Upper Intestinal Tract in Infancy and Childhood

Summary. Gastrointestinal bleeding in childhood is mostly caused by oesophageal varicosis with portal hypertension. In most cases the block is prehepatically situated and there is no damage to the liver parenchyma, so that the prognosis is good. The first hemorrhage can almost always be stopped by conservative treatment. The first massive hemorrhage is considered to be the indication for surgical intervention. Palliative operations are followed by recurrence in 50% of cases, and shunt procedures are also unsuccessful in half the cases treated, due to thrombosis, recurrent bleeding and lethality. Recently better results have been achieved, even in smaller children, with mesenterico-caval anastomosis.

Key words: Oesophageal Varicosis — Portal Hypertension.

Zusammenfassung. Häufigste Ursache gastrointestinaler Blutungen im Kindesalter sind Oesophagusvaricen bei portaler Hypertension. Der Block liegt meist prähepatisch, die Leber ist gesund, daher die Prognose gut. Die erste Blutung kann fast stets konservativ gestillt werden. Operationsindikation ist die erste schwere Blutung. Palliativeingriffe haben eine Rezidivquote von 50%. Shuntoperationen sind durch Thrombose, Rezidivblutung und Letalität ebenfalls nur in der Hälfte der Fälle erfolgreich. Bessere Ergebnisse werden neuerdings auch schon bei kleineren Kindern mit einer mesenterico-cavalen Anastomose beobachtet.

Schlüsselwörter: Oesophagusvaricen — Portale Hypertension.

Bei jeder gastrointestinalen Blutung im Kindesalter muß zunächst geklärt werden, ob es sich um eine pädiatrische oder chirurgische Blutung handelt.

Dabei kommen im oberen Digestionstrakt differential-diagnostisch vor allem Blutungen bei Systemerkrankungen, bei hämolytischen Diathesen in Frage, und zwar 1. bei den Thrombocytopathien vor allem der Morbus Werlhof und die Leukosen, 2. bei den Vasopathien die Purpura Schönlein-Henoch mit akuter Symptomatik und Blutung, und 3. bei den Koagulopathien die Hämophilie.

Neben anamnestischen Hinweisen ist eine schnelle diagnostische Abklärung im allgemeinen mit einfachen Laboruntersuchungen wie Blutbild, Thrombocytenzählung, Blutungs- und Gerinnungszeit, bzw. Gerinnungsstatus möglich.

Die wesentlichsten bei Kindern auftretenden chirurgischen Blutungsursachen des oberen Verdauungstraktes sind die Refluxoesophagitis bei Hiatushernie, die Duplikatur und das Ulcus, aber auch der Pylorospasmus und die Duodenalstenose (Tab. 1). Dabei steht allerdings die Blutung als Leitsymptom meist nicht im Vordergrund wie etwa beim Ulcus des Kleinkindes, wo sie die wichtigste Komplikation dargestellt.

Tabelle 1. Blutungsquellen des oberen Gastrointestinaltraktes im Säuglings- und Kindesalter

Oesophagus	Varicen
	Reflux-Oesophagitis
Magen	Varicen
	Ulcus
	Duplikatur
	Pylorospasmus
Duodenum	Ulcus
	Varicen
	Duodenalstenose

Tabelle 2. Ursachen des Pfortader-Verschlusses

Pylephlebitis
   Nabel-(Venen-)Sepsis
   Austauschtransfusion
   –Dauerinfusion
   Entzündliche Prozesse im Pfortader-Einstromgebiet

Entwicklungsanomalie
   Obliteration
   Stenose

Häufigste Quelle einer bedrohlichen Blutung sind beim Kind die Oesophagus- und Fundusvaricen, die sich bis auf das Duodenum erstrecken können, Ursache ist auch hier meist eine portale Hypertension.

Der entscheidende Unterschied zum Erwachsenen aber ist, daß ganz überwiegend ein prähepatischer Pfortader-Block vorliegt, entweder durch entzündliche und thrombotische Vorgänge mit partieller Rekanalisierung im Sinne der kavernösen Transformation nach Omphalitis oder Nabelvenensepsis, nach Austauschtransfusion oder Dauerkatheterisierung, nach Infektionen im weiteren Einstromgebiet der Pfortader, oder durch kongenitale Stenosen und Fehlbildungen mit porto-portalen varicösen Anastomosen (Tab. 2).

Diese fehlende Leberbeteiligung ist der Grund für die im Vergleich zu späteren Lebensabschnitten geringere Letalität der ersten Blutung, und für den im allgemeinen benignen Verlauf und die günstige Gesamtprognose.

Eine Blutung ist nur in etwa 56% das erste Zeichen der Erkrankung, sie kann zudem ein einmaliges Ereignis bleiben und die regenerative Potenz des kindlichen Organismus erlaubt uns oft eine abwartende therapeutische Einstellung. Fast stets kann die erste Blutung mit konservativen Maßnahmen der lokalen Kompression und Transfusion zunächst beherrscht werden, so daß chirurgische Notfalleingriffe meist vermieden werden können.

Freilich stellt andererseits jede akute Blutung eine bedrohliche Situation dar und die Wahrscheinlichkeit einer Wiederholung läßt sich weder aus der Höhe des gemessenen portalen Druckes noch aus dem Ausmaß der röntgenologisch oder endoskopisch nachgewiesenen Varicen sicher voraussagen.

Doch ist die Bedrohung so groß, daß jede schwere Blutung bei nachgewiesenen Varicen und erhöhtem Pfortaderdruck als Operationsindikation angesehen werden sollte. Hat noch keine Blutung stattgefunden, so muß die Entscheidung für einen prophylaktischen Eingriff individuell vom Ausmaß der Varikosis und bei ursächlicher Leberbeteiligung von ihrer Funktion abhängig gemacht werden.

Zur Diskussion stehen konkurrierend Palliativeingriffe, die entweder direkt die Varicen als Blutungsquelle beseitigen, wobei allerdings der Druck im Pfortadersystem meist noch meßbar ansteigt, oder die durch Drosselung des arteriellen Einstroms — Milzarterienligatur oder Splenektomie — den Druck senken.

So hatten wir im eigenen Krankengut der Heidelberger und Münchner Kinderchirurgie unter 39 Palliativoperationen mit der Kombination beider Verfahren — abdominale Varicenumstechung und gleichzeitige Splenektomie — bei einer bis zu 9 jährigen Beobachtungszeit keine Rezidivblutungen oder Todesfälle registriert, doch sind andererseits die Nachteile der Splenektomie bekannt.

Derartige Palliativmaßnahmen haben aber eine insgesamt so hohe Rezidivquote — Devens u. Daum haben sie aus der Literatur mit mehr als 50% errechnet —, daß sie als unbefriedigend angesehen werden müssen.

Daher rücken auch beim jüngeren Kind frühzeitig Shuntoperationen in den Mittelpunkt therapeutischer Überlegungen.

Bei der Cirrhose hat ein Shunt — bezogen auf die Grundkrankheit — allerdings auch nur eine palliative Funktion, dazu noch von fraglichem Wert. Doleckij hat darauf hingewiesen, daß bei der prähepatischen Ableitung des portalen Blutes die Hämodynamik in der kranken Leber entscheidend verschlechtert und durch den Abfall des Sauerstoffpartialdruckes in der Leberzelle die Leberfunktion und ihre Regenerationsfähigkeit weiter vermindert wird und somit eine Encephalopathie begünstigt, daß also insgesamt die Nachteile eines Shunts hier seine Vorteile aufwiegen.

Bei kritischer Durchsicht der Literatur zeigt sich zudem, daß auch beim Kind Thrombosierung, Rezidivblutung und Letalität in etwa der Hälfte der Fälle den Operationserfolg zunichte machen.

Der Shunt hat beim Kind seine Grenze letztlich in den anatomischen Verhältnissen. Die allgemeine Ansicht ist, daß der minimale Gefäß- bzw. Anastomosendurchmesser die Grenze von etwa 10 mm nicht unterschreiten sollte, um noch effektiv und vor allem thromboseungefährdet zu sein. Das würde praktisch eine Anastomose vor dem 6.—8. Lebensjahr mehr oder weniger ausschließen, zumal ja die Pfortader selbst beim prähepatischen Block für einen direkten Shunt nicht zur Verfügung steht.

Neuere Mitteilungen von Auvert, von Rickham und von Hecker zeigen jedoch, daß insbesondere mit der mesentericocavalen Anastomose auch schon früher, im 4. oder sogar im 2. Lebensjahr ein derartiger Eingriff erfolgreich durchgeführt werden kann, wie es das Beispiel eines knapp 4 jährigen Kindes zeigt. Die Wirksamkeit der intraoperativ demonstrierten cavomesenterialen Anastomose läßt sich postoperativ am Rückgang der Oesophagusvaricen und der Rückläufigkeit der Splenomegalie im Szintigramm und schließlich durch die direkte Darstellung des Shunts bei der Splenoportographie beweisen. Langzeiterfahrungen liegen freilich noch nicht vor.

Die Versuche einer portalen Drucksenkung durch eine Shuntoperation umfassen nahezu 100 Jahre. Trotz aller Anstrengungen sind wir jedoch auch heute noch weit von einer befriedigenden Therapie entfernt.

Literatur

Auvert, J., Farge, C.: Résultats de la chirurgie de l'hypertension portale chez l'enfant. In: The therapie of portal hypertension, p. 52. N. G. Markoff (Hrsg.). Stuttgart: Thieme 1968

Devens, K., Daum, R.: Spätergebnisse nach Palliativeingriffen wegen Oesophagusvarizenblutung. Vortrag Dtsch. Ges. f. Kinderheilkunde, Wiesbaden 1970

Doleckij, S. J., Akopjan, V. G.: Portale Hypertension bei Kindern. Stuttgart: Hippokrates 1973

Joppich, I.: Besonderheiten bei gastrointestinalen Blutungen im Kindesalter. In: Der Notfall: Gastrointestinalblutung, S. 58. H. J. Streicher u. R. Rolle (Hrsg.). Stuttgart: Thieme 1972

Myers, N. A., Robinson, M. J.: Extrahepatic portal hypertension in children. J. Ped. Surg. 8, 467 (1973)

Ungeheuer, E., Gasteyer, K. H.: Lebensbedrohliche Oesophagusvarizenblutung im Kindesalter und deren Behandlung. Münch. med. Wschr. 101, 1900 (1959)

Prof. Dr. I. Joppich
Abt. für Kinderchirurgie
Städt. Krankenanstalten
D-6800 Mannheim 1
Theodor Kutzer-Ufer
Bundesrepublik Deutschland

Langenbecks Arch. Chir. 337 (Kongreßbericht 1974)

89. Rundgespräch zum Thema
Blutungen aus dem Magen-Darm-Trakt

Teilnehmer: M. Allgöwer, Basel — E. Bücheler, Bonn — E. H. Farthmann, Hamburg —
K. Horatz, Hamburg — I. Joppich, Mannheim — K. Junghanns, Heidelberg —
H. P. Schuster, Mainz — E. Ungeheuer, Frankfurt

Leiter: H. W. Schreiber, Hamburg

Der Patient mit einer schweren Blutung gehört in eine chirurgische Abteilung
bzw. Klinik. Die Aufnahme in eine Wach- oder Intensivstation ist von den jeweiligen örtlichen Gegebenheiten und Möglichkeiten abhängig zu machen. Wesentlich ist
die kontinuierliche qualifizierte Überwachung. Ist der Patient dort nicht primär
hospitalisiert, so sollte ohne Verzug eine chirurgisch-konsiliarische Betreuung,
eine gemeinsame taktische Planung oder — grundsätzlich besser — die Verlegung
erfolgen. Es ist bislang nicht erwiesen, daß eine in oder nach der Blutung stattgefundene internistisch-konservative Behandlung geeignet gewesen wäre, die
operativen Leistungszahlen zu verbessern.

Kriterien einer schweren Blutung sind: Systolische Blutdruckdepression unter
100 mm Hg, enge Amplitude, Pulsfrequenz über 100/min, Hb 8,0 g-$^0/_0$ und weniger,
Ht unter 30$^0/_0$, Urinsekretion 40 ml und weniger pro Stunde, reduzierter Venendruck, beschleunigte Atemfrequenz, Blut oder Blutersatz von 1000—1500 ml pro
12 Std zur Stabilisierung des Kreislaufs u. ä. m. Es wäre wünschenswert, wenn
man diese Kriterien bei einschlägigen Mitteilungen berücksichtigt und anführt.

Empfehlenswerte Labortests sind:

Gasanalyse, Elektrolyt- und Kreatininbestimmung und möglichst frühzeitig
auch ein Gerinnungsstatus; wenigstens sollte der sog. kleine Gerinnungsstatus mit
Thromboplastinzeit nach Quick, Recalcifizierungszeit, partielle Thromboplastinzeit, Plasmathrombinzeit, Fibrinogen oder als Minimalprogramm Blutungs- und
Gerinnungszeit sowie der Quickwert festgestellt werden.

Zur Beurteilung der jeweiligen Situation ist eine systematische Trendkontrolle
notwendig; dazu genügt unter Umständen schon die fortlaufende Erfassung von
Puls, Blutdruck und Urinausscheidung. Recht brauchbar ist nach wie vor der
Schockindex von Allgöwer (Puls dividiert durch systolisch RR). Zu den obligaten
Immediatmaßnahmen gehören grundsätzlich Magenschlauch, Darmrohr und
Blasenkatheter. Bei Bewußtlosigkeit und schwerem Schock sollte der Patient
intubiert werden. Zur vorsorglichen Vermeidung pulmonaler Komplikationen er-
folgt ungeachtet des Lebensalters eine ausreichende Digitalisierung; für die
Blutungen im Greisenalter wird dies nicht einheitlich beurteilt. Mit zunehmender
Gefahr der Herz- und respiratorischen Insuffizienz konkurrieren Dopamin und
Alupent in niedrigen Dosen.

Erste therapeutische Maßnahme ist der Ersatz des verlorenen Volumens;
dies erfolgt über einen doppelseitigen Venenzugang, in der Regel zunächst mit

Plasmaexpander, dann mit Blut, das möglichst — bei Massentransfusionen grundsätzlich — angewärmt wird und über einen Blutfilter läuft. Zum adäquaten Ersatz von Blut wird in Zukunft die Hämoglobinlösung konkurrierend hinzukommen. Intraarterielle Trans- oder Infusionen werden nicht mehr durchgeführt. Zusätzlich und vorsorglich gibt man Gammavenin (Hepatitisprophylaxe), Calcium Gluc. 10%ig (Membranstabilisierung bei Calciumentzug durch Natrium Citr., auf 1000 ml Blut jeweils 10 ml Calcium), ferner Atropin (stündlich 0,5 mg) als Bremse der Magensekretion. Die Wirkung von i.v. zugeführten Hämostyptika wird unterschiedlich beurteilt. Lokale Hämostyptica sind bei Blutungen in Speiseröhre, Magen und Zwölffingerdarm kontraindiziert; sie führen zu Koagelbildungen, die der weiteren Diagnostik und auch Therapie hinderlich sind.

Bei der speziellen Diagnostik kommt der endoskopischen Diagnose durch einen erfahrenen Untersucher ein erster Stellenwert zu. Fehlen entsprechende personelle, apparative und organisatorische Voraussetzungen, gilt die konventionelle Röntgenuntersuchung (Brei-, nicht Gastrographinschluck!) nach wie vor als Methode der Wahl. Trefferquote beim Ulcus 79%, bei Varicen 85%, Erosionen werden nicht erfaßt. Bei sehr schweren anhaltenden Blutungen und Schockzuständen ist eine gezielte Angiographie zu erwägen. Sie belastet den Kranken nur wenig, ist auch bei blutgefülltem Magen aussagefähig und wiederholbar, hat aber als Voraussetzung einen hohen Trainingsgrad des Untersuchers und den anhaltenden Blutaustritt von 6 ml/min.

Bei akuten Blutungen aus Oesophagusvaricen ist die Doppelballonsonde nach Sengstaaken-Blakemoore oder die nach Nachlas-Linton das Verfahren der Wahl (kritische Zeitgrenze: 72 Std). Sofern möglich, wird man eine primäre submuköse Sklerosierung versuchen. Hält die Varicenblutung an oder rezidiviert sie kurzfristig, muß man eine operative Behandlung durchführen. Unter den Palliativ-Verfahren hat die Dekongestion (Devaskularisierung des proximalen Magens, der terminalen abdominellen Speiseröhre sowie des Zwerchfells mit Exstirpation der Milz, selektiver gastraler Vagotomie und Pyloromyoplastik) die zur Zeit besten Ergebnisse. Shunt-Operationen haben in der Blutung ein hohes Risiko.

Stressblutungen des Magens werden endoskopisch diagnostiziert. Die Behandlung der Wahl besteht in Eiswasser- und Antazidaspülungen. Persistiert die Blutung, muß man laparotomieren. Sofern die Diagnose zuvor nicht endoskopisch gesichert wurde, muß man — wie bei jeder unklaren Quelle — gastro- oder duodenotomieren. Über die Verfahrenswahl gibt es verschiedene Vorstellungen. Es konkurrieren die superselektive Vagotomie, die selektive gastrale proximale Vagotomie mit Pyloroplastik, die kombinierte Operation, die klassische distale Zweidrittel-Resektion und schließlich die Gastrektomie. Die Quote der Rückfallblutungen kann hoch sein. Bei den wenigen bekannten vergleichbaren Repräsentativstatistiken schneidet die Gastrektomie am günstigsten ab.

Bei der Blutung aus einem unkomplizierten blutenden Ulcus duodeni scheint z. Z. die proximale selektive gastrale Vagotomie, die Pyloromyoplastik mit Umstechung des blutenden Ulcus ein häufig geübtes Verfahren zu sein. Liegt das Ulcus im Bereich der Vorderwand, wird man es in Verbindung mit der Pyloroplastik excidieren. Die klassische Resektion hat hier nach wie vor ihren festen Platz. Beim blutenden Ulcus ventriculi wird man immer eine Resektion mit oder ohne Vagotomie anstreben. Bei der Massenblutung aus einem Carcinom oder Sarkom

des Magens muß man die Frage: kurative radikale Resektion oder Palliativmaßnahme, von der Ausgangssituation, vor allem aber vom in situ-Befund abhängig
machen.

Für die Blutung im Kindesalter gelten im Prinzip die gleichen Überlegungen.
Das Vorgehen bei der Diagnostik ist analog. Bei der Schockbehandlung ist zu
bedenken, daß die Toleranzbreite im Kindesalter sehr viel geringer ist und daß die
Schockreaktionen atypisch, gelegentlich gar gegensinnig verlaufen können.
Ähnliches gilt auch für den Patienten im Greisenalter mit der Gefahr der Herzinsuffizienz, dem ansteigenden Venendruck und der respiratorischen Insuffizienz.
Fortgeschrittenes Alter schließt eine operative Blutstillung nicht aus; im Gegenteil,
bei vorgegebener Operabilität wird man die Indikationsstellung eher früher stellen.

Zusammenfassung

Die akute anhaltende oder rezidivierende Oberbauchblutung unterschiedlicher
Pathogenese und Lokalisation ist nach wie vor eine bedrohliche Komplikation.
Diagnostik und Schocktherapie sollten synchronisiert werden. Es geht um eine
rasche Differenzierung der operationspflichtigen Kranken, um eine qualifizierte
Substitutionstherapie und um flankierende medikamentöse Maßnahmen. Der
Volumenersatz erfolgt differenzierter. Die Indikationsstellung sollte ohne Verzug
erfolgen. Vordringlichstes Problem bleibt die Verkürzung der Zeitstrecke zwischen
Beginn der schweren Blutung und der operativen Blutstillung, soweit sie zwingend
notwendig ist. Das operative Vorgehen erfolgt unter Berücksichtigung der Art
und Lokalisation der Blutungsquelle sowie auch des allgemeinen klinischen Bildes,
um unter minimalem operativen Trauma eine sichere Blutstillung und möglichst
auch eine definitive Behandlung des Grundleidens zu erreichen. Neben der
Vagotomie mit und ohne Pyloroplastik oder Resektion bleibt die klassische
Resektion nach wie vor in der Skala der Methoden ein Verfahren der Wahl.

Leitlinie unseres Gespräches war die praxisbezogene tägliche Wirklichkeit.
Es galt zu unterscheiden zwischen wünschbaren und realen Möglichkeiten.

Prof. Dr. H. W. Schreiber
Abt. Allgemeinchirurgie
Chir. Univ.-Klinik
D-2000 Hamburg 20
Martinistr. 52
Bundesrepublik Deutschland

Langenbecks Arch. Chir. 337 (Kongreßbericht 1974)

Dünn-, Dick- und Mastdarm

90. Blutungen aus Dünn- und Dickdarm und dem Anorectalbereich — Einführung

L. F. Hollender

Centre Hospitalier-Universitaire, Service de Chirurgie Générale 3, Strasbourg

Bleeding from the Small and Large Intestines and the Rectum

Summary. There are various morphological causes of bleeding from the small and large intestine: isolated or diffuse polyps, rectocolitis, paraneoplastic lesions, and occasionally diverticular disease.

The symptom melaena demands gastroscopy to exclude bleeding from a gastroduodenal ulcer. Diagnostic technique is discussed with special reference to the diagnostic value of pre- and intraoperative endoscopy, and problems such as bleeding from anastomoses after colostomy or bleeding following traumatic lesions in the anorectal region are also dealt with.

Key words: Bleeding — Diagnosis — Coloscopy — Angiography — Hemorrhage.

Zusammenfassung. Blutungen aus dem Dünn- und Dickdarm haben vielgestaltige morphologische Ursachen: Isolierte bis diffuse Polypen, Rectocolitis, neoplastische Läsionen und gelegentlich auch die Divertikelkrankheit. Immer sollte unter dem Symptom Melaena zunächst auch eine postbulbäre Ulcusblutung durch Gastroskopie ausgeschlossen werden. Das diagnostisch-taktische Vorgehen unter besonderer Berücksichtigung der prä- und intraoperativen Coloskopie und Angiographie sowie Problemfälle wie Blutungen aus Anastomosen, Colostomien und nach traumatischer Läsionen des Anorectalkanals werden besprochen.

Schlüsselwörter: Blutungen — Diagnostik — Prä- und intraoperative Coloskopie und Angiographie.

Während die Blutungen des oberen Gastrointestinaltraktes am häufigsten auf einem Gastroduodenalulcus, Oesophagusvaricen oder auf flachen (Stress) Ulcerationen beruhen, sind die Blutungen im tieferen Verdauungsabschnitt ein komplexes Problem. Zahlreich sind auch die auslösenden Faktoren.

Auf den ersten Blick scheint es keine deutlich prädominierende ätiologische Ursachen zu geben. Praktisch alle Krankheitsursachen und Organbefunde im Dünn- und Dickdarm kommen hierfür in Frage, von den isolierten Polypen bis zur mehr oder weniger diffusen Polyposis, von der Rectocolitis ulcerosa bis zu neoplastischen Veränderungen neben der Colondivertikulose und allen tumorösen Veränderungen im Dickdarm. Dabei muß berücksichtigt werden, daß sich natürlich auch postbulbäre Ulcusblutungen als tiefe Darmblutung manifestieren können.

Wie kann nun die Diagnose präzise gestellt werden? Genügt die röntgenologische Kontrastmitteluntersuchung oder muß systematisch die Coloskopie eingesetzt werden, oder etwa sogar die selektive Arteriographie? Welches sind die Indikationen und die Grenzen dieser sich ergänzenden Untersuchungsverfahren? In welcher zeitlichen Reihenfolge haben sie zu erfolgen? Dieses alles sind Fragen, die wir versuchen wollen, so präzise wie möglich zu beantworten.

Um den ganzen Problemkreis gut abzugrenzen, sollen die lokalen Blutungsquellen und Blutungszeichen wie auch der Abgang von Blutstuhl bzw. schwarzem
Blut durch den Anus behandelt werden. Im ersten Teil sollen die verschiedenen
diagnostischen Elemente der Coloskopie dargestellt werden mit dem Haupt-
akzent auf die Grenzen und Möglichkeiten dieser Methode, ohne dabei die Fälle
zu vergessen, die bei einem tiefgelegenen Duodenalulcus stets die Fibroskopie
verlangen.

Danach wird uns der Radiologe über die selektive Arteriographie und die
radiologisch-diagnostischen Möglichkeiten durch Kontrastmitteluntersuchung
berichten.

Getrennt werden die Blutungen im Dünndarm, Dickdarm und Anorektalbereich besprochen. Wir behandeln nacheinander als solche die Blutungskrank-
heiten, d.h. die Fälle in denen das Syndrom der tiefen Darmblutung klinisch-
diagnostisch dominiert innerhalb aller Zustände mit Anämie und Schock, um
sekundär das Symptom Blutung selbst zu besprechen.

Während all diese Bedingungen sich auf den erwachsenen Patienten beziehen,
beabsichtigen wir in einem speziellen Exposé auf die Blutungen im tieferen Darmabschnitt beim Säugling und Kleinkind einzugehen.

Zum Abschluß möchten wir den praktischen Fall einer klinischen Notfall-
behandlung bei tiefer Darmblutung gemeinsam diskutieren, die diagnostischen
Möglichkeiten erwägen, mit oder ohne coloskopische und arteriographische
Diagnostik. Die therapeutischen Richtlinien bei eröffnetem Abdomen sollen
ebenfalls Gegenstand eines wechselseitigen Meinungsaustausches sein.

Prof. Dr. L. F. Hollender
Centre Hospitalier-Universitaire
Service de Chirurgie Générale 3
F-67005 Strasbourg, Frankreich

Langenbecks Arch. Chir. 337 (Kongreßbericht 1974)

91. Endoskopische Diagnostik
bei Blutungen aus dem Dünn-, Dick- und Mastdarm

P. Frühmorgen, J. Zeus und L. Demling

Medizinische Klinik mit Poliklinik der Universität Erlangen-Nürnberg

Endoscopic Diagnosis in Bleeding from the Small Intestine,
Large Intestine, and Rectum

Summary. Two hundred twenty-five patients presenting with the symptoms of acute or chronic peranal bleeding were subjected to an endoscopic inspection of the upper and lower intestinal tract. In 91.5% of all the patients, either the source of bleeding was definitely established or, in cases where bleeding had stopped at the time of the examination, the probable source has established. Since the source of bleeding was located in the colon in almost 50% of the patients examined, the new technique of coloscopic inspection of the entire colon and the adjoining small bowel represents a useful extension of the diagnostic possibilities.

Key words: Peranal Bleeding — Colo-Ileoscopy — Endoscopy.

Zusammenfassung. 225 Patienten mit dem Symptom der akuten oder chronischen peranalen Blutung wurden einer endoskopischen Diagnostik des oberen und unteren Verdauungstraktes unterzogen. Dabei konnte in 91,5% aller Patienten die Blutungsquelle gesichert oder, da zum Zeitpunkt der Untersuchung nicht blutend, wahrscheinlich gemacht werden. Da sich die Blutungsquelle bei nahezu 50% der untersuchten Patienten im Colon befand, stellt die nunmehr mögliche coloskopische Inspektion des Dick- sowie des angrenzenden Dünndarmes eine wertvolle Bereicherung der diagnostischen Möglichkeiten dar.

Schlüsselwörter: Peranale Blutung — Colo-Ileoskopie — Endoskopie.

Die gastrointestinale Blutung unklarer Genese stellt den Internisten und mehr noch den Chirurgen vor die schwierige Frage der therapeutischen Konsequenz, da durch klinische und röntgenologische Untersuchungsverfahren die Blutungsquelle nur zu einem Teil exakt lokalisiert werden kann.

In größeren Untersuchungsserien konnte gezeigt werden, daß, durch den Einsatz der genannten Methoden, in 14—25% aller Blutungen aus dem Magen-Darm-Trakt deren Ursache bislang nicht geklärt werden konnte [5].

Die endoskopische Untersuchung des Magen-Darm-Traktes bei akuten und chronischen Blutungen, auch ohne wesentliche Vorbereitung als Notfallendoskopie durchführbar [6,7], bietet sich als neues und die bisherigen Methoden ergänzendes Untersuchungsverfahren an.

Methodik

Das Ziel der endoskopischen Diagnostik bei Blutungen aus dem Dünn-, Dick- und Mastdarm, aber auch einer möglichen endoskopischen Therapie stellt zunächst die Lokalisation der Blutungsquelle dar. Ist zuvor eine Blutung im Oesophagus, Magen und Bulbus duodeni endoskopisch ausgeschlossen, so kann deren Nachweis im Rektosigmoid durch starre Rektoskopie und nunmehr auch distal des Bulbus duodeni im gesamten Gastrointestinaltrakt (Enteroskopie, Coloskopie) mit Hilfe vollflexibler Fiberglasendoskope erfolgen. Das Erkennen der Ursache und die Lokalisation der Blutungsquelle akuter oder chronischer peranaler Blutungen erleichtert oder ermöglicht vielfach erst die Entscheidung über das weitere adäquate therapeutische Vorgehen (konservativ, chirurgisch, endoskopisch).

Im Mittelpunkt des Interesses steht die Vorbereitung des Patienten und die Technik der endoskopischen Untersuchung. Ist die Blutung nicht so stark, daß augenblicklich oder innerhalb von 24 Std die Entscheidung zu einer chirurgischen Therapie zu treffen ist, sollte namentlich im Colon vor der fiberoptischen Untersuchung eine exakte Darmreinigung durchgeführt werden.

Unter notfallmäßigen Bedingungen besteht die Darmreinigung nach Stabilisierung des Kreislaufs lediglich in 2—3 Reinigungseinläufen. Ist die Zeit zu einer optimalen 24stündigen Vorbereitung gegeben, so hat sich uns folgendes Vorgehen bewährt:

1. Diät (süßer Tee, Fleischbrühe);

2. am Vortag der Untersuchung morgens und nachmittags je 125 ml einer 25%igen Magnesiumsulfatlösung sowie je ein hoher Reinigungseinlauf mit lauwarmem Wasser. Eine Prämedikation ist bei der Coloskopie nicht nötig.

Auf die Technik der fiberoptischen Darmuntersuchung kann in diesem Rahmen nicht eingegangen werden [1,2].

Ergebnisse

Im Jahre 1973 wurden insgesamt 225 Patienten mit akuten und chronischen peranalen Blutungen endoskopisch untersucht. In diese Studie wurden lediglich jene Fälle aufgenommen, bei denen neben einer röntgenologischen Untersuchung eine endoskopische Diagnostik des oberen und unteren Verdauungstraktes durchgeführt worden ist.

Bei 206 ($91,5\%$) der 225 Patienten mit peranaler Blutung konnte in $33,3\%$ eine sichere, d.h. zum Zeitpunkt der Untersuchung akut blutende oder in $58,2\%$ eine wahrscheinliche, d.h. zum Zeitpunkt der Untersuchung nicht blutende aber mögliche Blutungsquelle nachgewiesen werden. Im oberen Gastrointestinaltrakt finden sich dabei insgesamt $43,1\%$, im unteren Verdauungstrakt $48,4\%$ der Blutungsquellen aller Patienten mit dem Symptom der peranalen Blutung (Tab. 1). Damit waren insgesamt 109 (53%) aller nachgewiesenen Blutungsquellen im Colon lokalisiert (Tab. 2).

Tabelle 1. Peranale Blutung ($n = 225$)

Lokalisation der Blutungsquelle	sicher	wahrscheinlich	sicher oder wahrscheinlich
Oesophago-Gastro-Bulboskopie	45 (20%)	52 ($23,1\%$)	97 ($43,1\%$)
Coloskopie (+ Rectoskopie $n = 12$)	30 ($13,3\%$)	79 ($35,1\%$)	109 ($48,4\%$)
	75 ($33,3\%$)	131 ($58,2\%$)	206 ($91,5\%$)

Tabelle 2. Lokalisation der Blutungsquellen

Blutungsquelle	sicher	wahrscheinlich	$n = 206$ (100%)
Oesophagus	12	9	21 (10,2%)
Magen	22	26	48 (23,2%)
Duodenum	10	16	26 (12,6%)
Jejunum	1	1	2 (1,0%)
Ileum	0	0	0 (0,0%)
Colon	30	79	109 (53,0%)

Tabelle 3. Sichere oder wahrscheinliche Blutungsquelle im Oesophagus (21/206 = 10,2%)

Befund	sicher	wahrscheinlich
Oesophagusvaricen	9	4
Oesophagitis	2	4
Oesophagitis/Ulcus ad pyl.	1	0
Ulcus	0	1

Tabelle 4. Sichere oder wahrscheinliche Blutungsquelle im Magen (48/206 = 23,2%)

Befund	sicher	wahrscheinlich
Ulcus/Ulcera	15	20
Fundusvaricen	3	3
Erosionen	1	3
Erosionen/Oesophagusvaricen	1	0
Mallory-Weiß-Syndrom	2	0

Tabelle 5. Sichere oder wahrscheinliche Blutungsquelle im Dünndarm (28/206 = 13,6%)

Duodenum (26/206 = 12,6%)		*Zweitbefund*	
Ulcus duodeni	20	Oesophagusvaricen	1
Erosive Bulbitis	2		
Duodenal-Ca	2		
Hämobilie	1		
Zust. n. Papillotomie	1		
Jejunum (2/206 = 1,0%)			
Ulcus pepticum jejuni	2		
Ileum (0/206)			

Die Verteilung und die Art der sicheren und wahrscheinlichen Blutungsquellen im gesamten Gastrointestinaltrakt sind in Tab. 3—6 zusammengestellt. Da bei einigen Patienten auch Zweitbefunde, die ebenfalls als Blutungsquelle in Frage kommen können, erhoben worden sind, werden diese mit aufgeführt. Bei 17 (7,6%) der 225 untersuchten Patienten mit peranaler Blutung, aber unauffälligem Röntgenbefund (Doppelkontrastmethode), konnte die Lokalisation und die Art der Blutungsquelle allein endoskopisch gesichert werden.

Tabelle 6.
Sichere oder wahrscheinliche Blutungsquelle im Dick- und Mastdarm (109/206 = 53%)

Befunde	%	Zweitbefunde	
Polyp/Polypen	41 (37,7)	Hämorrhoiden	10
		Colitis simplex	2
Colitis ulcerosa	18 (16,5)	Hämorrhoiden	1
		Polyp	1
		Analfistel	1
Divertikel/-itis	13 (11,9)	Hämorrhoiden	4
Carcinome	11 (10,1)	Hämorrhoiden	3
Hämorrhoiden	10 (9,2)		
M. Crohn	9 (8,3)	Hämorrhoiden	2
		Analfissur	1
Hämangiome	2 (1,8)		
Strahlencolitis	2 (1,8)		
Analfissur	2 (1,8)		
Varicosis coli	1 (0,9)		

Diskussion

Die Notfallendoskopie des Oesophagus, des Magens und des Bulbus duodeni gehört zu den praktikablen und praktizierten Methoden der endoskopischen Diagnostik von akuten Blutungen aus dem oberen Gastrointestinaltrakt. Werden auch die tieferen Darmabschnitte (Dünn- und Dickdarm) mit in die endoskopische Diagnostik aufgenommen, so konnten wir in 91,5% aller peranalen Blutungen die Art und die Lokalisation der Blutungsquelle sichern oder wahrscheinlich machen. Der diagnostische Gewinn gegenüber früheren Statistiken [5] ist durch die endoskopische Untersuchung des gesamten Gastrointestinaltraktes gegeben.

Die Tatsache, daß bei etwa 50% aller im Rahmen dieser Studie untersuchten Patienten die Blutungsquelle im Colon lokalisiert war, zwingt zu der Forderung, daß auch der Dickdarm bei peranalen Blutungen endoskopisch untersucht werden muß. Dies um so mehr, als nunmehr das gesamte Colon der routinemäßigen endoskopischen Inspektion zugängig ist.

Wegen der leichteren und schnelleren Durchführung sollte jedoch mit Ausnahme der akuten hellroten peranalen Blutungen zunächst stets die endoskopische Untersuchung des oberen Gastrointestinaltraktes durchgeführt werden. Diese Reihenfolge wird weiterhin dadurch gerechtfertigt, daß die Zahl der akuten und chirurgisch zu behandelnden Blutungen im oberen Gastrointestinaltrakt weitaus dominiert. Blutungsquellen im Colon, die ein sofortiges operatives Vorgehen erforderlich gemacht hätten, fanden wir lediglich bei 2 (0,9%) der untersuchten Patienten (Colitis ulcerosa, Hämangiom). In jenen Fällen, bei denen eine präoperative endoskopische Diagnostik nicht möglich ist, bietet sich die intraoperative Coloskopie an.

Blutungen aus dem Jejunum und Ileum sind so selten, daß die enteroskopische Untersuchung dieser Darmabschnitte [3] nur im Einzelfall erforderlich wird.

Im Unterschied zum oberen Verdauungstrakt stellt die echte Notfallendoskopie des Colons bei der peranalen Blutung, zumindest im internistischen Krankengut, die Ausnahme dar. Somit erscheint es in der Regel gerechtfertigt, die endoskopische Diagnostik von Blutungen aus dem Dickdarm erst nach einer suffizienten Darmreinigung durchzuführen. Dies um so mehr, als es nicht allein darauf ankommt, die Blutungsquelle zu lokalisieren, sondern auch zu identifizieren. Nur so können bei dem Patienten unnötig belastende Coloskopien, Laparotomien und Colotomien vermieden oder gezielt durchgeführt werden.

Die coloskopische Polypektomie [1,2,4], über $^1/_3$ (37,7 %) aller Blutungsquellen im Colon sind Polypen, stellt insbesondere bei älteren Patienten mit erhöhtem Operationsrisiko eine sinnvolle diagnostische und therapeutische Alternative zum chirurgischen Vorgehen dar. Darüberhinaus können im Einzelfall lokale Blutungen auf coloskopischem Wege koaguliert werden [1,2,4]. Dieses Vorgehen stellt jedoch wegen des hohen Perforationsrisikos im Gegensatz zur Polypektomie noch keine Routinemethode dar.

Literatur

1. Demling, L., Classen, M., Frühmorgen, P.: Atlas der Enteroskopie. Berlin-Heidelberg-New York: Springer 1974
2. Frühmorgen, P., Classen, M.: Endoskopie und Biopsie in der Gastroenterologie. Technik und Indikation. Berlin-Heidelberg-New York: Springer 1974
3. Frühmorgen, P., Classen, M.: Endoskopie des Dünndarms. Radiologe (im Druck)
4. Frühmorgen, P., Demling, L.: Koloskopische Polypektomie. Dtsch. med. Wschr. **98**, 1455 (1973)
5. Jones, F. A., Read, A. E., Stubbe, J. L.: Alimentary bleeding of obscure origin. Brit. med. J. **1959 II**, 1138
6. Koch, H.: Notfallendoskopie. In: Endoskopie und Biopsie in der Gastroenterologie (Hrsg.: Frühmorgen u. Classen). Berlin-Heidelberg-New York: Springer 1974
7. Ruppin, H.: Notfallendoskopie bei akuten gastrointestinalen Blutungen. Fortschr. Med. **19**, 811 (1973)

Dr. P. Frühmorgen
Med. Univ.-Klinik
D-8520 Erlangen
Krankenhausstr. 12
Bundesrepublik Deutschland

Langenbecks Arch. Chir. 337 (Kongreßbericht 1974)

92. Röntgendiagnostik einschl. Arteriographie bei Blutungen aus Dünn-, Dick- und Mastdarm

W. Wenz

Institut für Röntgendiagnostik der Universität Freiburg i. Br.

General Radiologic and Angiographic Diagnosis in Hemorrhage of Small and Large Bowel

Summary. Radiologic procedures to be adopted in massive gastrointestinal bleeding are: Flat plate of the abdomen, angiography, upper g.i. series, and barium meal enema. Angiography is the last procedure in chronic hemorrhage. A flat plate of the abdomen differentiates ileus, perforation, toxic megacolon, and foreign body. Barium and/or gastrografin studies may reveal inflammation, ulcer, tumor and diverticula. Direct visualization of the bleeding site is possible with intraluminal extravasation of contrast medium in angiography of the superior and inferior mesenteric artery (minimal blood loss: 1.3 ml/min). Angiographic hemostasis can be achieved by means of drugs or blood clotting.

Key words: Radiologic Visualization of Bleeding Site — Angiographic Demonstration of Hemorrhage — Angiographic Hemostasis.

Zusammenfassung. Röntgenuntersuchung bei der massiven Darmblutung: Abdomenübersicht, Angiographie, Kontrastmahlzeit/-einlauf. Bei der chronischen Blutung ist die Angiographie letzte Maßnahme. Abdomenübersicht klärt die Differentialdiagnose Ileus, Perforation, toxisches Megacolon, Fremdkörper. Barium- bzw. Gastrografindarstellungen lassen Entzündung, Ulcus, Tumor, Divertikel erkennen. Direkter Nachweis einer Blutungsquelle durch Kontrastaustritt ins Darmlumen bei Angiographie der A. mesenterica sup./inf. (Mindestblutungsstärke 1,3 ml/min). Angiographische Möglichkeit der Blutungsstillung mittels Pharmaka oder Blutgerinnseln.

Schlüsselwörter: Röntgenologische Blutungslokalisation — Angiographischer Blutungsnachweis — Angiographische Blutstillung

Akute Blutung

Im Anschluß an die Operation eines blutenden Ulcus duodeni kommt es zur massiven Gastrointestinalblutung. Zweifel an der tatsächlichen Blutungsquelle werden durch die Notfallangiographie bestärkt: Nachweis eines kleinen, hochsitzenden Dünndarmtumors, der sich histologisch als blutendes Neurinom entpuppt.

Das technische Vorgehen bei der akuten Darmblutung besteht in der Anfertigung einer Abdomenübersichtsaufnahme mit sofort nachfolgender Angiographie. Erst bei fehlendem Blutungshinweis erfolgen Kontrastmahlzeit bzw. -einlauf. Wir haben experimentell erarbeitet, daß bei einer Blutungsstärke von 1,3 ml pro Minute im selektiven Arteriogramm der Mesenterialgefäße der Nachweis eines Kontrastmittelaustrittes in das Darmlumen möglich ist. Neben dieser direkten Lokalisation einer Blutungsquelle besteht die Möglichkeit der Anfärbung eines blutenden Tumors oder Ulcusgrundes.

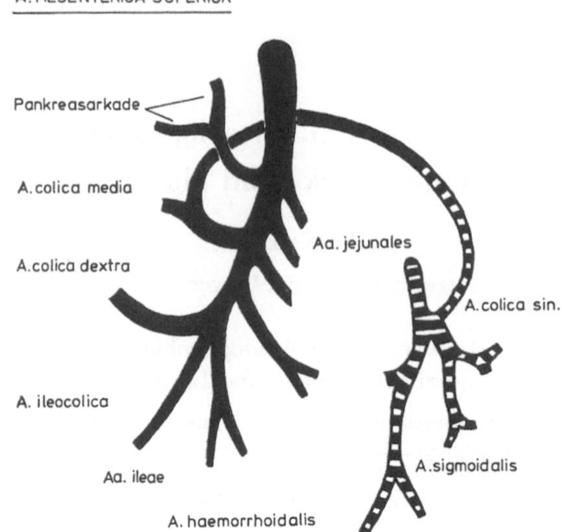

Abb. 1. Arterielle Versorgung des Dünn- und Dickdarms

Chronische Blutung

Bei der chronischen Blutung beginnt die Röntgenuntersuchung wiederum mit der Abdomenübersichtsaufnahme. Es folgen Kontrastmahlzeit bzw. -einlauf, während die Angiographie als letzte Maßnahme vorgenommen wird.

Die *Übersichtsaufnahme* klärt in erster Linie die Differentialdiagnose: Ileus oder freie Perforation, toxisches Megacolon, schattengebende Fremdkörper.

Die Darmdarstellung mittels Kontrastmahlzeit hat zwar manche Modifikation erfahren; im Prinzip besteht heute Einigkeit über folgendes Vorgehen:

Kontrastmahlzeit mit regelmäßigen Dünndarmkontrollen, verkürzte Kontrastmahlzeit nach Gabe von Passagebeschleunigung, selektive Dünndarmdarstellung.

Durch die letztgenannte Methode (Sellink, 1972) sind die diagnostischen Ergebnisse bei entzündlichen und neoplastischen Veränderungen deutlich verbessert worden: Die Dünndarmkontrastuntersuchung fällt jetzt nicht mehr in die Mittagspause des Radiologen!

Der Kontrasteinlauf mit Prallfüllung, Reliefbild, Doppelkontrastmethode erlaubt eine sehr sorgfältige Darstellung des Innenreliefs, so daß blutende Polypen bis zu einem Durchmesser von wenigen Millimetern dargestellt werden können.

Über die Darstellung des Innenreliefs hinaus erlaubt die *Angiographie* eine Kontrastierung des gesamten Gefäßnetzes und damit der Darmwand.

Dünn- und Dickdarm werden von den Aa. mesenterica sup. et inf. versorgt. Beide Arterien sind in Höhe des 1. bzw. 3. LWK als ventrale Aortenäste selektiv zu sondieren und können mit 30 bzw. 20 ml eines hoch konzentrierten jodhaltigen Kontrastmittels dargestellt werden.

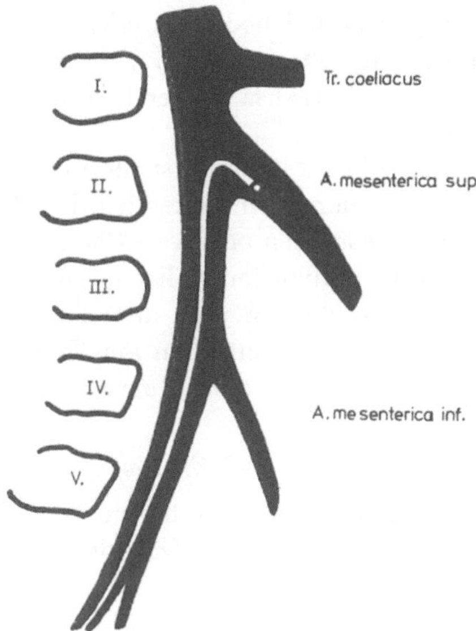

Abb. 2. Katheterlage zur selektiven Angiographie der A. mesenterica superior

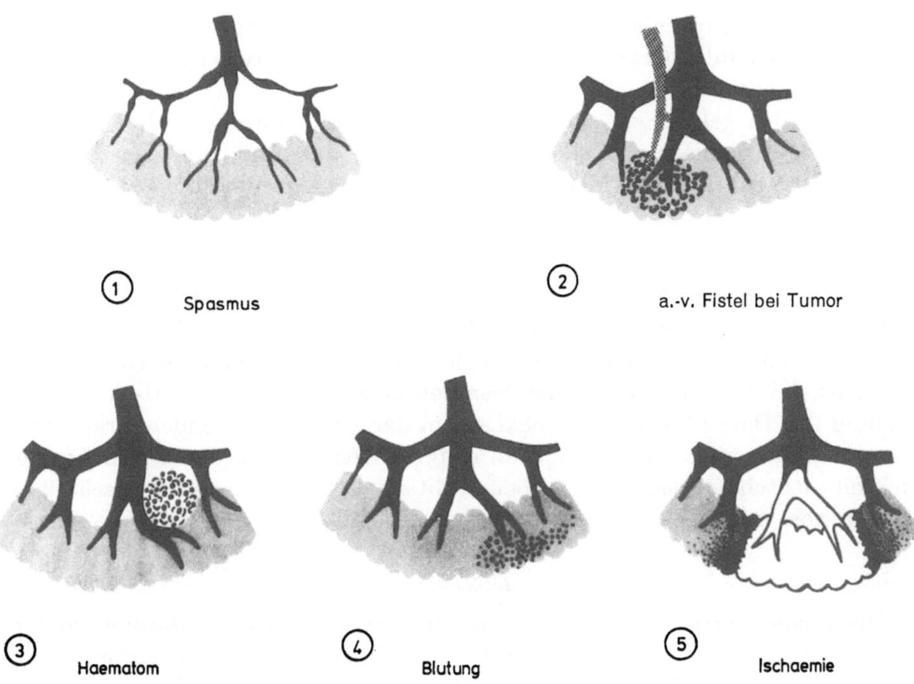

Abb. 3. Angiographische Pathomorphologie (Blutung: 4)

Die Übersichtsaortographie ist selten erforderlich. Indikationen sind der Einbruch eines Aortenaneurysmas in Duodenum oder Dünndarm, Abgangsstenosen an den Mesenterialarterien oder Stenosen und Verschlüsse an der Aorta selbst. In diesen Fällen muß entweder ein transaxillärer Katheter benutzt werden oder die hohe lumbale Aortographie.

Vorteil der selektiven Gefäßdarstellung ist die überlagerungsfreie Kontrastierung interessierender Gefäßregionen einschließlich der Möglichkeit einer gezielten Applikation gefäßaktiver Substanzen oder von Chemotherapeutika.

Die angiographischen Komplikationen liegen unter 1% (Hämatom, lokale Thrombose, Embolie). Die Indikation muß dennoch streng und gezielt gestellt werden. Die Angiographie ist im allgemeinen am Ende der diagnostischen Maßnahmen zu finden. Ausnahme ist die akute, massive Darmblutung.

Indikationen und Erfolgsaussichten

Jede unklare Darmblutung ist praktisch eine Indikation zur Röntgenuntersuchung. Sie hat bei den verschiedenen Grunderkrankungen eine wechselnde Erfolgsquote.

Fremdkörper und Trauma

Fremdkörper als Ursache von Blutungen aus Dünn- und Dickdarm sind außerordentlich selten. Schattengebend werden sie auf der Übersichtsaufnahme entdeckt; schwieriger ist der Nachweis nichtschattengebender Fremdkörper bei der Bariumbreiuntersuchung.

Problematisch sind die Folgen der stumpfen Bauchverletzung. Hier gilt es in erster Linie die Ruptur mit dem Zeichen der freien Perforation durch die Übersichtsaufnahme aufzudecken. Damit erübrigen sich weitere zeitraubende diagnostische Maßnahmen.

Gelegentlich gelingt es, ein Hämatom in der Darmwand mittels Kontrastmahlzeit bzw. -einlauf aufzudecken. Blutungen aus Gefäßeinrissen oder Hämatome in Darmwand und Mesenterium werden angiographisch nachgewiesen.

Entzündung

Die entzündlichen Prozesse des Dünn- und Dickdarms sind Domäne der Bariumuntersuchung, ob es sich um generalisierte, enterokolitische Veränderungen — auch spezifischer Art — handelt oder um lokalisierte Läsionen wie bei der Enteritis regionalis, der Tbc oder granulomatösen Colitis. Zwar gelingt praktisch immer im Stadium der Darmblutung die Lokalisation der zugrundeliegenden Erkrankung, ohne daß die genaue Blutungsquelle exakt angegeben werden kann. Dies gilt auch für die ischämische Enteritis oder Colitis bei visceralem Gefäßverschluß und der sog. non-occlusive-disease.

Divertikel

Die Colondivertikulose als Ursache einer rezidivierenden Blutung ist röntgenologisch durch den Kontrasteinlauf einschließlich der möglichen Komplikationen sicher zu erfassen. Nur mit Hilfe der Angiographie läßt sich allerdings die Blutung aus einem umschriebenen Divertikel lokalisieren.

Auch das Meckelsche Divertikel kann mit rezidivierenden Blutungen einhergehen. Seine Darstellung im Rahmen der Kontrastmahlzeit ist schwierig, gelingt jedoch gelegentlich durch Füllung eines Blindsacks. Neuerdings sind wenige Fälle beschrieben worden, bei denen die Angiographie der A. mesenterica superior eine Kontrastdarstellung heterotopen, blutenden Gewebes in solchen Divertikeln ermöglicht hat.

Polypen-Polyposis

Mit Hilfe der Doppelkontrastmethode lassen sich Polypen einzeln aber auch als Rasen im Rahmen der Polyposis coli übersichtlich zur Darstellung bringen. Der gezielte Blutungsnachweis kann gelegentlich gefordert werden, wenn trotz Generalisation des Leidens aus vitaler Indikation eine Resektion erforderlich wird. Im Falle einer Peutz-Jegherschen Erkrankung haben wir dies im eigenen Krankengut einmal erlebt.

Tumoren

Blutungen aus Malignomen des Dünn- und Dickdarms sind mit Hilfe der üblichen Kontrastuntersuchung aufzudecken: Füllungsdefekt, Konturunregelmäßigkeit, Faltenabbruch und Wandstarre sind die bekannten Leitsymptome. Die im Dünndarm häufigeren benignen Neubildungen (vorwiegend Neurinome und Myome) können zu erheblichen Darmblutungen Anlaß geben und verraten sich durch glatt begrenzte, rundliche Füllungsdefekte im Dünndarm. Sie werden nicht selten durch sich überlagernde Dünndarmschlingen verdeckt.

Tumorkontrastierung und Austritt des Kontrastmittels ins Darmlumen sind verläßliche, angiographische Kriterien solcher blutenden Dünndarmgeschwülste. Demgegenüber ist das Darm-Carcinom wegen seiner Gefäßarmut keine Indikation zur Angiographie, obwohl sich gerade im Rectosigma Carcinome durch relativen Gefäßreichtum infolge der Begleitentzündung nicht selten in ihrer Ausdehnung abgrenzen lassen.

Gefäßtumoren und -dysplasien

Vom Gefäßsystem selbst ausgehende Tumoren verraten ihr morphologisches Substrat im Arteriogramm durch besonderen Kontrastreichtum. Wenn auch eigentliche Gefäßtumoren als Blutungsursachen selten sind, so muß doch auf Veränderungen aufmerksam gemacht werden, die in den letzten Jahren immer häufiger beschrieben werden und zur Domäne der Angiographie zählen: Angiodysplasien; sie nehmen eine Zwitterstellung zwischen Tumor und Anomalie ein. In der Literatur finden sich alle Übergänge zwischen kongenitalen arterio-venösen Fisteln bis zu angiomartigen Strukturen mit einer gewissen Prädilektion im Ascendens und Rectosigma. Sie verraten sich durch eine wundernetzähnliche Struktur, bleiben jahrelang symptomlos, um dann plötzlich lebensbedrohliche Blutungen hervorzurufen. Gelegentlich werden sie selbst während der Laparotomie nicht entdeckt und erst die histologische Untersuchung nach exakter angiographischer Lokalisation vermag die Diagnose zu klären.

Erfolgsquote

Bei generalisierten petechialen Blutungen versagt die Röntgendiagnostik vollständig. Auch haben wir bei der Blutung aus einer umschriebenen, tuberkulösen Läsion weder bei der Kontrastmahlzeit noch bei der Angiographie röntgenologisch einen pathologischen Befund erheben können. Irrtümer stellen sich auch ein, wenn angiographisch nach einer Blutungsquelle im oberen Magendarmtrakt gefahndet wird, die Ursache aber im li. Colon liegt und auf eine Darstellung der unteren Mesenterialarterie verzichtet wurde.

Bei allen übrigen Indikationen darf mit einer röntgenologischen Treffsicherheit um 80% gerechnet werden. Im Falle des angiographischen Blutungsnachweises haben wir bei insgesamt 47 Patienten 73 Angiographien vorgenommen; die Mehrzahl (44) betraf Magen und Duodenum. In 29 Fällen wurde die Mesenterikographie vorgenommen. Insgesamt 30 Blutungslokalisationen, die operativ gesichert worden sind, standen 4 falsche Lokalisationen gegenüber. 6 Blutungsquellen waren nicht nachweisbar. Bei weiteren 8 Fällen wurde keine Operation durchgeführt, weil die Blutung stand.

Die Möglichkeiten der Röntgendiagnostik werden erweitert durch die gezielte angiographische Blutstillung mit Pharmaka oder durch die Injektion von Gerinnseln, mit denen wir noch keine eigenen Erfahrungen haben. Der nächste Schritt in die Zukunft ist in ersten Berichten bereits getan: Endoskopische Lokalisation einer profusen Blutung im Sigma, angiographische Blutstillung und Operation im dadurch möglichen Blutungsintervall. Besser läßt sich klinische Zusammenarbeit in einer prekären Situation kaum realisieren.

Prof. Dr. med. Werner Wenz
D-7800 Freiburg i. Br.
Riedbergstr. 6
Bundesrepublik Deutschland

Langenbecks Arch. Chir. 337 (Kongreßbericht 1974)

93. Blutungen aus dem Dünndarm

H. Brünner

Chirurgische Universitätsklinik Mainz

Bleeding from Lesions in the Small Bowel

Summary. Lesions of the small bowel are rare causes of gastointestional bleeding. If severe bleeding occurs, peptic ulcer and esophageal varices of lesions in the colon or rectum must be excluded first.

Purposeful attempts at diagnosis should be made after replacement of blood loss, e.g. X-ray examination of the whole gastrointesinal tract after a barium meal or enema, panendoscopy, selective arteriography and scintiscanning of abdominal organs. After these examinations elective surgery will be possible in most cases. Repeated episodes of occult bleeding result in hypochromic anemia as a main symptom. In bleeding from small bowel lesions, problems arise more in the failure to establish an early diagnosis than in the surgical treatment.

Key words: Diagnostic Localization — Hypochromic Anemia — Bleeding, Severe — Indication of Cause.

Zusammenfassung. Blutungsursachen im Dünndarm sind selten. Bei akuten Massenblutungen müssen zunächst Gastro-Duodenalulcera, Oesophagusvaricen, Blutungen aus Colon und Rectum ausgeschlossen werden.

Nach Beseitigung des hämorrhagischen Schockzustandes sollten alle diagnostischen Möglichkeiten: Oesophago-Gastro-Enterographien, Endoskopien, selektive Angiographien, abdominale Szintigraphien — folgerichtig eingesetzt werden, so daß ein elektives, operationstaktisches Vorgehen möglich wird. Chronische Sickerblutungen aus benignen wie malignen Tumoren führen zur hypochromen Anämie, die Leitsymptom sein kann. Die Problematik liegt bei Blutungsursachen im Dünndarm nicht auf operativ-technischem Gebiet, sondern in der rechtzeitigen und richtigen Lokalisationsdiagnostik.

Schlüsselwörter: Lokalisationsdiagnostik — Hypochrome Anämie — Akute Blutung — Indicatio causalis.

In Kenntnis der bedrückenden Tatsache, daß ca. $12-15^0/_0$ der Ursachen akuter intestinaler Blutungen ungeklärt bleiben, müssen die seltenen Blutungsübel im Dünndarm stets in den Kreis differentialdiagnostischer Möglichkeiten einbezogen werden. Die Ursachen sind mannigfaltig (Tab. 1). Sie reichen von kongenitalen Fehlbildungen, Entzündungen, Tumoren bis zu extrem seltenen Prozessen.

Bei Massenblutungen wird in der Notfallsituation die Verdachtsdiagnose zunächst nur per exclusionem zu stellen sein, indem aufgrund von Anamnese, klinischem Befund und Verlauf die ungleich häufigeren Blutungsursachen, wie Gastro-Duodenalulcera, Oesophagusvaricen, Blutungen aus Colon und Rectum, rasch und mit weitgehender Sicherheit ausgeschlossen werden. Vom besonderen Einzelfall abgesehen, der zum unmittelbaren Eingreifen zwingt, sollte durch eine optimale Substitutionstherapie der hämorrhagische Schockzustand beseitigt werden, um so für eine unverzügliche und gezielte Lokalisationsdiagnostik der Blutungsquelle eine, wenn auch nur kurze Zeitspanne zu gewinnen. In diesem freien Intervall werden dann alle zur Verfügung stehenden diagnostischen Möglichkeiten:

Tabelle 1. Blutungsursachen im Dünndarm

Kongenitale Fehlbildungen	Meckel'sches Divertikel cystische und tubuläre Doppelbildungen inkomplette Membranstenosen
Entzündungen	Morbus Crohn unspezifische Ulcera infektiöse und spezifische Darmerkrankungen aktinische Enteritiden
Divertikelkrankheit	solitäre und multiple Divertikel
Tumoren	benigne Tumoren (Polypen, Lipome, neurogene Tumoren, Hämangiome, Endometriosen u.a.) maligne Tumoren (Sarkome, Carcinome) Einbruchstumoren (mesenteriale Sarkome u.a.) Sekundärtumoren (Solitärmetastasen u.a.)
Vasculärbedingte Erkrankungen	Mesenterialthrombose und -infarkt Panarteriitis nodosa Teleangiektasien Dünndarmvaricen rupturierte Aneurysmen
Andere Ursachen	Invaginations- und Strangulationsileus postoperative Nachblutungen

Oesophago-Gastro-Enterographien, fallweise mit Kontrolldurchleuchtungen, Endoskopien, selektive Angiographien und abdominale Szintigraphien folgerichtig eingesetzt, um kryptogene Ursachen zu objektivieren oder weitgehend auszuschließen.

Wir alle wissen, wie schwierig und fast unlösbar die Situation im Einzelfall sein kann, bei eröffnetem Abdomen trotz intensiver Exploration die Blutungsquelle dennoch zu finden. Gerade bei diesen Problempatienten möchten wir vor einer blinden Magenresektion, die unter der Verdachtsdiagnose einer hämorrhagischen erosiven Gastritis allzu rasch vorgenommen wird, warnen. Das Beispiel eines 31jährigen Patienten unterstreicht diese Forderung: Wegen ungeklärter intestinaler Blutungen erfolgt die Magenresektion, dennoch persistieren die Blutungen. Allergische Reaktionen ergeben nach dermatologischen Untersuchungen die Verdachtsdiagnose einer intestinalen Allergose. Die empfohlene Gastrektomie wird vom Patienten abgelehnt. Eine subtile Röntgenuntersuchung führt zum Ziel: Die Eliminierung eines neurogenen Jejunaltumors (Abb. 1a und b) brachte Heilung.

Beispiele:

Nach kurzfristiger Coupierung des Schocks konnte bei einer 42jährigen Patientin durch selektive Angiographie die Blutungsquelle in Form eines Neurinoms im Jejunum gesichert werden (Abb. 2a und b). Ein nur 10 cm aboralwärts des Treitzschen Bandes gelegenes Schwannom wurde durch subtile Enterographie geortet und durch Enterotomie entfernt (Abb. 3a und b).

Nach 8jähriger Blutungsanamnese konnte allerdings erst aufgrund einer komplizierenden, ileo-coeco-colischen Invagination, ein exulceriertes Ileumlipom als Blutungsquelle eliminiert werden. Eine seit Kindheit ungeklärte hypochrome Anämie, stets mit Bluttransfusionen und Eisenmedikation therapiert, wurde nach rezidivierenden massiven Teerstühlen erst im Alter von 28 Jahren als scharf abgegrenzter Prozeß im distalen Ileum röntgenologisch gesichert (Abb. 4a und b). Die Resektion einer kongenitalen inkompletten Membranstenose mit zahlreichen blutenden Erosionen brachte endgültige Heilung.

Obgleich bei benignen, wie malignen Dünndarmtumoren die Blutung als Leitsymptom mit Recht zu gelten hat, sind aus der Intensität der Blut- und Teerstühle keine sicheren Schlüsse auf Art und Lokalisation des Blutungsherdes zu ziehen. Größere Mengen Blut können bei intensiver Blutung und kurzer Verweildauer ihren verborgenen Ursprung aus höheren Darmabschnitten haben. Desgleichen schließt eine Hämatemesis eine Blutungsquelle im Dünndarm keineswegs aus. Im eigenen Krankengut beobachteten wir allein bei zwei Jejunal- und vier Ileumtumoren eine teils profuse Hämatemesis.

Es ist keine Seltenheit, daß bei Dünndarmtumoren monate-, ja jahrelange konservative Behandlungsversuche vorausgehen. Bei diesen Patienten bleibt der wertvolle Zeitraum des blutungsfreien Intervalls meist ungenützt, um durch die heute möglichen, differenzierten Untersuchungsmethoden zur richtigen Art- und Lokalisationsdiagnose der intestinalen Blutung zu kommen. Durch eine weitgehend präoperativ gesicherte Diagnostik gewinnt aber der Operateur bei gutartigen Tumoren einerseits wertvolle Hinweise bezüglich seines jetzt elektiven, operationstaktischen Vorgehens, andererseits werden bei bösartigen Tumoren durch eine rechtzeitige Diagnosestellung die Erfolgsaussichten verbessert. Okkulte Dauerblutung und hypochrome Anämie können bei Malignomen noch Frühsymptome sein, kommt aber eine Ileussymptomatik hinzu, so kündet sie in der Regel das Spätstadium an, in dem durch lokale Drüsen- oder Fernmetastasen nur Palliativmaßnahmen möglich werden. Nicht so selten wie gemeinhin angenommen, ist die Darmblutung durch Sekundärtumoren erste Manifestation eines bösartigen Leidens, wie im Falle einer Chorionephitheliommetastase im Jejunum oder einer Melanommetastase im Ileum einer 38jährigen Patientin.

Führen subtile Enterographien, selektive Angiographien oder endoskopische Untersuchungen nicht zum Ziel und besteht dennoch der Verdacht eines intestinalen Blutverlustes, so bewährte sich bei einem 18jährigen Patienten, der jahrelang wegen teils profusen intermittierenden Darmhämorrhagien konservativ behandelt wurde, die Markierung der Erythrocyten mit radioaktivem Chrom. Normalerweise wird Radiochrom nur im Urin ausgeschieden. Beim Gesunden findet sich im Stuhl nicht einmal die Spur einer Radioaktivität. Die Erythrocytenpassage in den Darm war aber bei diesem Patienten so erheblich, daß er in 14 Tagen 40% seines Blutvolumens durch den Darm verlor (Abb. 5). Bei der Laparotomie fand sich als Blutungsquelle ein unspezifisches Ulcus in einer Seit-zu-Seit-Anastomose, die 24 Std nach der Geburt wegen einer kongenitalen Ileumstenose angelegt worden war. Blutende unspezifische Ulcera des Dünndarm ohne mechanisch bedingte Ursachen, sind wahrscheinlich auf circumscripte vasculäre Insulte zurückzuführen, bei denen eine lokale Alteration der Gefäßwandung eine Rolle spielt.

Auch kleinere Tumoren können bei der ersten Revision des Darmes der Palpation entgehen, so daß eine wiederholte Exploration mit Diaphanie anzuraten ist. Eine Erweiterung der Operationswunde ist notwendig, um den gesamten Magen-Darmtrakt komplett zu kontrollieren. Gerade segmentäre Teleangiektasien (Phlebektasien), solitäre und multiple kavernöse wie capilläre Hämangiome, werden leicht

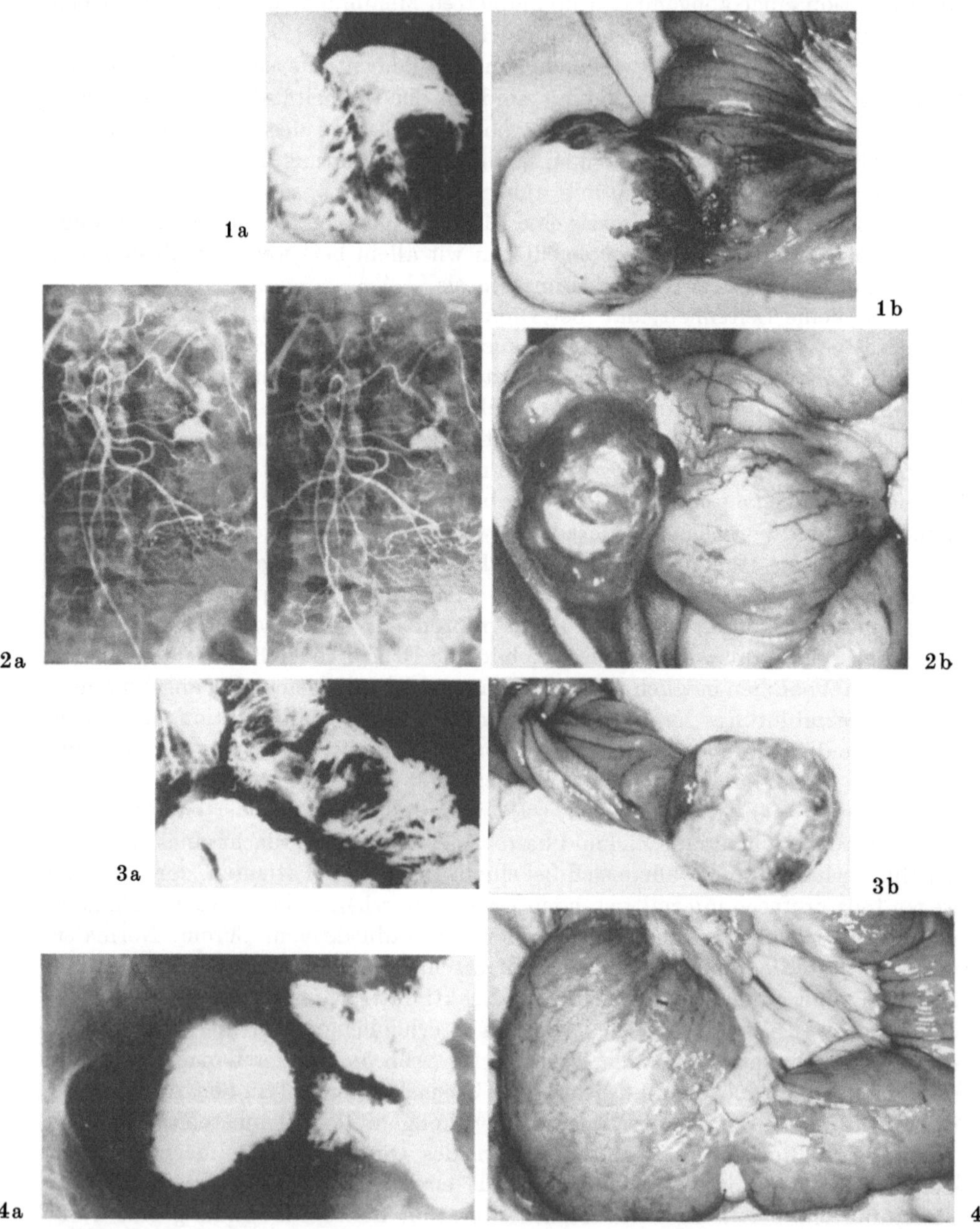

Abb. 1—4

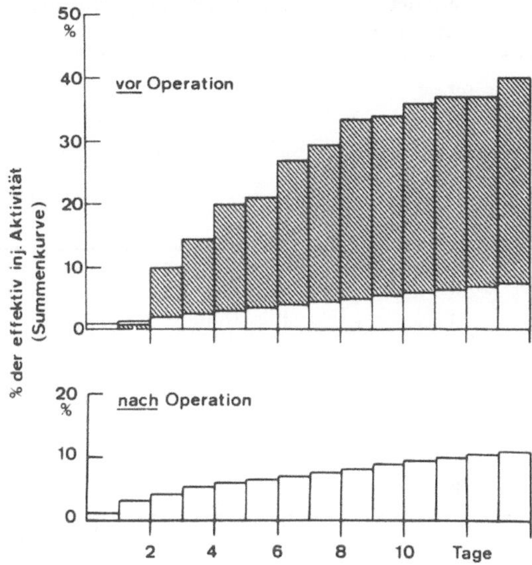

Abb. 5. Mit Hilfe von radiochrommarkierten Erythrocyten gelang der Nachweis einer intestinalen Blutung (Prof. Dr. J. Fischer, I. Med. Univ.-Klinik Mainz). Bei der Laparotomie fand sich ein unspezifisches Ulcus in einer postnatal angelegten Seit-zu-Seit-Anastomose. Weiteres s. Text

intraoperativ übersehen. Das gleiche gilt für kongenitale Doppelbildungen, die parallel zum Darm verlaufen und versteckt im Mesenterialansatz liegen und eine verborgene Blutungsursache darstellen können. Im Gegensatz zum Colon sind Arrosionsblutungen aus Dünndarmdivertikel selten, die operative Eliminierung des tatsächlich blutenden Divertikels aber äußerst problematisch. Da sich in über 85% der Fälle (Deucher) die Affektion auf das Jejunum beschränkt, werden

Abb. 1. a Ovaläre Aussparung bei der fraktionierten MDP im proximalen Jejunum. b Operationssitus: Neurofibrom, Segmentresektion und End-zu-End-Anastomosierung

Abb. 2. a Darstellung der intestinalen Blutungsquelle durch selektive Angiographie. b Operationssitus: Gutartiges, knolliges Neurinom im Jejunum mit profuser Intestinalblutung. Segmentresektion und End-zu-End-Anastomosierung

Abb. 3. a 8jährige Blutungsanamnese mit chronischer Anämie. Mehrfache Enterographien waren zunächst erfolglos. Darstellung eines gestielten Tumors direkt hinter dem Treitzschen Band. b Operationssitus: Enterotomie und lokale Excision des gestielten Tumors. Histologische Untersuchung: Benignes Schwannom

Abb. 4. a Seit Kindheit ungeklärte Anämie. Im Alter von 28 Jahren Melaena. Röntgenologische Darstellung eines abgegrenzten Prozesses im distalen Ileum. b Operationssitus: Kongenitale, inkomplette Membranstenose mit blutenden Erosionen. Resektion und End-zu-End-Anastomosierung

Tabelle 2. Häufige und seltene Blutungsursachen aus dem Dünndarm.
Chirurg. Univ.-Klinik Mainz 1964—1973

Häufige Ursachen	Zahl der Patienten	Chron. Okkult	Akut manifest	Insgesamt
Meckelsches Divertikel	82	8	14	22
Maligne Tumoren	20	9	6	15
Benigne Tumoren	12	3	8	11
Seltene Ursachen				
Kong. Doppelbildungen	9	3	—	—
Divertikulose	3	1	1	2
Unspezifische Ulcera	4	1	2	3
Karzinoide	3	1	1	2
Aktinische Enteritiden	14	2	2	4
Morbus Crohn	107	3	1	4
Postop. Nachblutungen	2	—	2	2

segmentäre Darmresektionen möglich und spätere intestinale Resorptionsstörungen vermieden. Bei einem großen, blutenden Solitärdivertikel ist die Abtragung an der Basis das Verfahren der Wahl. Vor Einstülpungen und Übernähung ist wegen anhaltender Komplikationsgefahren zu warnen. Das gleiche Prinzip gilt für das Meckelsche Divertikel, welches in einem weit höheren Prozentsatz die Intestinalblutung bei Kindern als bei Erwachsenen auslöst. Benigne Tumoren werden durch Excision oder Resektion entfernt. Bei Malignomen ist die Radikaloperation in Form der en-bloc-Resektion des tumortragenden Dünndarmsegmentes unter Mitnahme des Lymphabflußgebietes weit im gesunden Gewebe anzustreben. Die Kontinuität des Darmes erfolgt stets durch End-zu-End-Anastomosierung.

Anhand des Krankheitsverlaufs eines 45jährigen Patienten darf ich Sie auf Mehrfachursachen aufmerksam machen. Eine hypochrome Anämie bei stets positiver Benzinprobe ließ einen röntgenologisch und gastroskopisch gesicherten Antrumpolypen als Blutungsursache erscheinen. Bei der Laparotomie wurde der Magenpolyp entfernt. Bei der Exploration fand sich 20 cm aboral des Treitzschen Bandes ein submuköses Lipom, welches als zweite Blutungsursache ebenso eliminiert wurde. Die eigentliche Blutungsquelle lag aber in einem Ulcus und blutenden Erosionen einer Seit-zu-Seit-Anastomose, die nach Bauchschußverletzung im Jahre 1945 angelegt worden war.

Abschließend noch ein Wort zur postoperativen Nachblutung. Bei exakter Nahttechnik mit grundsätzlicher Allschichtnaht werden Nachblutungen ins Darmlumen selten beobachtet und kommen in der Regel durch die üblichen konservativen Maßnahmen zum Stehen. Im eigenen Krankengut mußte in den letzten Jahren zweimal relaparotomiert und die Dünndarmnaht revidiert werden.

Zweckmäßigerweise lassen sich die Blutungen aus dem Dünndarm in häufige und seltene Ursachen einteilen. Die Tab. 2 gibt die Ergebnisse des eigenen Krankengutes der letzten 10 Jahre (1964—1973) wieder. Bei einem Großteil dieser Patienten gingen monate-, ja jahrelange konservative Behandlungsmaßnahmen voraus, ohne daß die intermittierenden Darmhämorrhagien abgeklärt wurden. Die wichtigste Indikation in einer derartigen konservativen Behandlungsphase bildet aber stets die Verhütung von Rezidiven durch Maßregeln, die gegen die Grundkrankheit selbst gerichtet sind. Die Erfüllung der Indicatio causalis gehört bei diesen Patienten zu den vornehmlichen Aufgaben ärztlichen Handelns, die nur in enger Kooperation zwischen Allgemeinarzt, Internisten, Radiologen und letztlich dem Chirurgen möglich werden.

Literatur beim Verfasser.

Prof. Dr. med. H. Brünner
Chir. Univ.-Klinik
D-6500 Mainz
Langenbeckstr. 1
Bundesrepublik Deutschland

Langenbecks Arch. Chir. 337 (Kongreßbericht 1974)

94. Blutungen aus dem Dickdarm

R. Pichlmayr und H. Ziegler

Klinik für Abdominal- und Transplantationschirurgie des Department Chirurgie
der Medizinischen Hochschule Hannover

Bleeding from the Large Intestine

Summary. The large intestine is a less frequent source of hemorrhage than is the upper gastrointestinal tract. In a brief survey the surgical problems of colonic hemorrhage are analyzed: severe hemorrhage is usually due to diverticulosis, and much more rarely to colonic cancer. Mild or moderate bleeding is caused, in descending order of frequency, by colonic cracinoma, polyps, ulcerative colitis, Crohn's disease, and diverticulosis. Mild hemorrhage requires accurate diagnosis. With severe bleeding, conservative therapy should be tried first; if surgical intervention becomes necessary exact localisation of the bleeding source may be very difficult.

Key words: Bleeding from the Large Bowel — Diseases of the Large Bowel.

Zusammenfassung. Blutungen aus dem Dickdarm sind insgesamt seltener als Blutungen aus dem oberen Gastrointestinaltrakt, häufiger aber Zeichen eines malignen Geschehens. Starke Dickdarmblutungen werden hervorgerufen durch Divertikulose, wesentlich seltener durch M. Crohn, Colitis ulcerosa und nur selten durch ein Carcinom. Die Ursachen für leichte Blutungen sind etwa der Häufigkeit nach Carcinom, Polypen, Colitis ulcerosa, M. Crohn, Divertikulose. Schwache Blutungen erfordern eine einwandfreie Diagnose, starke sind zunächst meist konservativ, in seltenen Fällen operativ zu behandeln, wobei die Lokalisationsdiagnostik der Blutung schwierig sein kann.

Schlüsselwörter: Gastrointestinalblutung — Dickdarmerkrankungen.

I. Das Symptom Blutung

Blutungen aus dem Dickdarm sind stets ein gravierendes Krankheitszeichen. Zwar sind sie seltener als Blutungen aus dem oberen Gastrointestinaltrakt und auch seltener unmittelbar lebensbedrohlich; sie sind jedoch noch häufiger Zeichen eines malignen Geschehens und erfordern somit eine einwandfreie Klärung. Sind sie in seltenen Fällen in ihrer Stärke akut lebensbedrohlich, so stellen sie wegen der Schwierigkeiten der Lokalisation und der Größe des notwendigen Eingriffes oft ein erhebliches therapeutisches Problem dar.

2. Diagnose. Bei der Diagnostik, die der Beobachtung „Blut beim Stuhl" folgen muß, stellt sich zunächst die Frage der groben Lokalisation im oberen (Magen, Duodenum) und unteren (Dünn-Dickdarm) Gastrointestinalbereich, eine Entscheidung, die gerade bei starker Blutung schwer ist. Blutig durchmischter oder blutig dunkler Stuhl spricht hauptsächlich für eine stärkere Blutungsquelle im Dünn- und proximalen Dickdarm, kann aber auch sehr wohl bei starker Blutung von weiter proximal kommen. Je weiter distal die Blutung, desto leichter ihre Lokalisation. Hier genügen Spuren von Blut zur Manifestierung, während im Colon ascendens mindestens 10—20 ml Blut hierzu notwendig sind. — Weisen Anamnese und Symptome auf den Dickdarm als Blutungsquelle hin, so wird die Diagnostik in folgendem Ablauf durchgeführt: Rectale Inspektion und Digitaluntersuchung, Rectoskopie, Röntgenuntersuchung (Abdomenleer, Kontrasteinlauf, Doppelkontrasteinlauf) und Colonoskopie.

Bei der Rectoskopie ist neben der Befunderhebung im Rectum selbst, vor allem auch auf Blutspuren von weiter proximal kommend, sowie auf die Vulnerabilität der Schleimhaut zu achten. Bereits durch die ersten 2—3 Verfahren kann der weit überwiegende Teil der Blutungsursachen ausreichend sicher diagnostiziert und lokalisiert werden. Doch sei auch von chirurgischer Seite auf den großen Fortschritt der Colonoskopie hingewiesen als Methode zur Klärung sonst unbekannter Blutungsquellen, zur Diagnose des Colon ascendens-Carcinoms, zur Entdeckung von Polypen in bisher nicht bekannter Häufigkeit und zur Klärung von Erkrankungskombinationen. Bei starken Blutungen steht gegenüber der Erkrankungsdiagnostik die Lokalisationsdiagnostik im Vordergrund, in erster Linie durch eine Angiographie.

2. *Lokalisation und Ursache.* Entsprechend der Verteilung der Dickdarmerkrankungen sind auch Blutungsursachen mit 60—80% wesentlich häufiger im linken Hemicolon — hier besonders im Rectum und Sigma — als im rechten Hemicolon lokalisiert.

Die einzelnen Dickdarmerkrankungen, in Tab. 1 geordnet nach ihrer Häufigkeit, weisen dabei eine sehr unterschiedliche Frequenz der Komplikation Blutung auf. Es bluten oligat die Colitis ulcerosa, fast immer das Carcinom, häufig Polypen, selten Divertikulose und Morbus Crohn. Starke Blutungen sind vor allem bei Divertikulose, Morbus Crohn und toxischem Megacolon bekannt.

Aus absoluter Erkrankungs- und relativer Blutungshäufigkeit ergibt sich etwa folgende Häufigkeitsverteilung der Ursachen einer Dickdarmblutung (Tab. 2):

Tabelle 1

DICKDARMERKRANKUNGEN ALS BLUTUNGSURSACHE

(ohne Rektum)

Erkrankungen	Blutungshäufigkeit dieser Erkrankung	Tendenz zu starker Blutung
Divertikulose	selten < etwa unter 1% der Div. Träger / 1-13 % der Div. Kranken	++
Polypen	häufig 20 -80 %	selten
Karzinom	fast obligat	sehr selten
Colitis ulcerosa	obligat	+
Mb. Crohn	selten 5 %	+
seltene Erkrankungen		
toxisches Megacolon		+
ischämische Colitis		
Strahlencolitis		
Magencolonfistel		
Ca-Einbruch		
Endometriose u. a.		

Tabelle 2

VERTEILUNG DER BLUTUNGSURSACHEN IM DICKDARM

90 % leichte bis mittlere Blutung (a)				10 % starke Blutung (a)	
	eigenes Krankengut		(a) Noer 1962		
	mit Rektum	ohne Rektum	mit Rektum		
Karzinom	56, 6 %	36, 2 %	39 %	Divertikulose	70 % (a)
Polyp	32 %	36, 2 %	10 %	Mb. Crohn	
Mb. Crohn	3, 6 %	8, 5 %		Colitis ulc.	
Colitis ulc.	2, 6 %	6, 4 %	18 %	Polyp	30 % (a)
Divertikul.	2, 6 %	6, 4 %	28 %	Karzinom	
sonst.	2, 6 %	6, 4 %	5 %	sonst.	
	100 %				

Tabelle 3

EIGENES KRANKENGUT DICKDARMCHIRURGIE   1972 und 1973 MHH

3o4 Gesamteingriffe, davon 282 mit Laparotomie, 22 endoskop. Op.

Operationen	n	Erkrankungen	n	Blutung in	bezogen auf Symptom Darmblutung
Hemicolektomie und Segmentresektion	98	Rectumca.	64	78 %	41, 7 %
Rektumamputation	42	Dickdarmca.	47	39 %	15, 0 %
anter. Rektumresekt.	25	Mb. Crohn	12	33 %	3, 5 %
(Procto-)Colektomie	7	fam. Polypose	3	100 %	2, 6 %
Anus praeter	90	Divertikul.	15	21 %	2, 6 %
Anastom., sonst.	20	Colitis ulc.	3	100 %	2, 6 %
endoskop. Operat.	22	Polypen abd.	19	74 %	12, 4 %
		" transanal	22	86 %	17, 0 %
		sonstiges	45	7 %	2, 6 %
gesamt	304	n Patienten	230	49 %	100 %

Leichte und *mittlere* Blutungen sind unter Einschluß des Rectums vor allem durch Carcinom, gefolgt von Polypen — unter Ausschluß des Rectums von Carcinom und Polypen in gleicher Häufigkeit — jeweils gefolgt von Morbus Crohn, Colitis ulcerosa und Divertikulose, *starke* Blutungen in erster Linie durch Divertikulose wesentlich seltener durch Morbus Crohn, Colitis ulcerosa, toxisches Megacolon und Polypen und nur ausnahmsweise durch Carcinom bedingt. Diese für ein allgemeines Krankengut etwa gültige Reihenfolge variiert je nach Ausrichtung der Krankenanstalt.

Dem eigenen Krankengut liegt eine Auswertung der letzten 2 Jahre zugrunde (Tab. 3). Dabei ergab sich bei 304 Dickdarmeingriffen die in Tab. 3 gezeigte Verteilung von Operationen (Spalte 1) und Erkrankungen (Spalte 2). Die Blutung war

Tabelle 4

ERKRANKUNGSKOMBINATIONEN MIT BLUTUNG IM REKTUM-DICKDARMBEREICH

1. Verschiedene Erkrankungen in unterschiedlicher Lokalisation

Rektum-Analbereich		Dickdarm	Koinzidenz
Karzinom	und	Polyp	30 % bezogen auf Ca (a)
Polyp	und	Karzinom	
1. Karzinom	und	2. Karzinom	3 % (a), 1,7-7,2 % (b) 4,4 % (c)
Haemorrhoiden	und	Karzinom, Polyp u. a.	

2. Verschiedene Erkrankungen an gleicher Lokalisation

Divertikulose (-itis)	und	Karzinom	3 - 8 % (d)
Divertikulose (-itis)	und	Polyp	
Colitis ulcerosa	und	Karzinom	mit Schwere und Länge der Erkrankung steigend (3-5 %) (a)
familiäre Polypose	und	Karzinom	

3. Gleiche Erkrankung in unterschiedlicher Lokalisation
   (in Kontinuität oder segmental bzw. multipel)

Colitis ulcerosa

multiple Polypen

familiäre Polypose

Mb. Crohn

Lit:
(a) Goligher 1970
(b) Bartelheimer u. Maurer 1962
(c) Pihl 1972
(d) Heberer 1972

ein führendes Zeichen bei etwa 50 % der Patienten, darunter bei 78 % der Rectumcarcinome, 39 % der übrigen Carcinome, in allen Fällen einer familären Polypose und Colitis sowie bei den meisten Polypen (Spalte 3). Bezogen auf die Gesamtzahl der Dickdarmblutungen (Spalte 4) stand an erster Stelle das Rectumcarcinom, gefolgt von Polypen, dann von übrigen Dickdarmcarcinomen und anderen Erkrankungen. Hieraus ergibt sich die Häufigkeitsverteilung der Blutungsursachen in Tab. 2.

3. Erkrankungskombinationen. Wichtig bei der Klärung der Blutungsursache sind Erkrankungskombinationen (Tab. 4), die heute durch verfeinerte Diagnostik häufiger gefunden werden. Der Nachweis einer Blutungsquelle im Rectum schließt somit höher gelegene zusätzliche oder dominierende Erkrankungen nicht aus. So ist die mit etwa 30 % hohe Koinzidenz von Polypen bei Carcinom [6] dann gefährlich, wenn ein Polyp distal im Rectum als ausreichende Erklärung einer Blutung fehlgedeutet wird. Multiple Carcinome sind mit etwa 1—7 % [1] selten, dagegen ist tragischerweise immer noch die häufigste Fehldiagnose die der Hämorrhoiden statt Hämorrhoiden und Carcinom. Unter den Erkrankungskombinationen an gleicher Lokalisation ist besonders die von Divertikulose und

Tabelle 5

Blutung beim Dickdarmcarzinom
Manifestierung in Abhängigkeit von der Lokalisation

Lokalisation	Blutungshäufigkeit		
	allgemein	eig. Krankengut %	Literatur (a) % (b)
1. Colon ascend. und transv.	meist nur als Anämie	10,5 %	8,2 14,7
2. Colon descend.	gelegentl. Blutbeimengung	33,0 %	9,4 3,2
3. Colon sigmoid.	gelegentl. Blutbeimengung z. T. fehlend	58,0 %	28,9 20,9
4. Rektum	meist Blutbeimengung bzw. alleinige Blutentleerung	78,0 %	66,0 84,0
5. gesamter Dickdarm		61,5 %	

Lit: (a) Bartelheimer u. Maurer 1962
(b) Bokelmann et al 1972

Carcinom mit $3-8\%$ [8] und die bei Colitis ulcerosa mit der Erkrankungslänge steigende Carcinomfrequenz zu beachten. Weiter kann die gleiche Erkrankung kontinuierlich oder diskontinuierlich mehrere Dickdarmregionen betreffen, besonders häufig eine multiple, auch nicht familiäre Polypenbildung.

II. Dickdarmerkrankungen mit Blutung

Für die einzelnen Erkrankungen hat die Komplikation Blutung häufig spezielle prognostische und therapeutische Bedeutung.

1. Beim Dickdarmcarcinom (Tab. 5) ist die meist schwache Blutung häufigstes und führendes diagnostisches Zeichen. Ausgenommen sind Carcinome im Colon ascendens und transversum, deren ebenfalls vorhandene und endoskopisch nachweisbare Blutungen selten und erst sehr spät den Stuhl sichtbar verändern, dafür um so häufiger zur Anämie mit langen Phasen von Fehldiagnosen führen. Ohne nennenswerte Blutung verlaufen dagegen manche vorwiegend intramural stenosierend wachsende Carcinome gerade im Sigmabereich.

2. Blutung bei Dickdarmpolypen (Tab. 6) hat neben diagnostischem auch prognostischen Wert. Juvenile Polypen bluten selten und nur bei Stieldrehung. Bei adenomatösen besteht eine Abhängigkeit der Blutungshäufigkeit von Histologie und Größe der Polypen. Ein blutender Polyp muß somit stets abgetragen werden. Villöse Polypen zeigen als erstes Symptom meist Schleimabgänge, Blutbeimengung ist eher ein Spätzeichen mit Hinweis auf Malignitätsgefahr. Ähnlich sind bei familiären Polypose Blutbeimengungen gleichzeitig mit verstärkten Durchfällen ein Zeichen größerer, häufig schon entarteter Polypen.

3. Nur bei der Colitis ulcerosa können Blutbeimengungen beim Stuhl, die mit den Schleimabgängen und Durchfällen zu den charakteristischen Erkrankungszeichen gehören, gegebenenfalls über längere Zeit ohne chirurgische Konsequenzen bleiben, sofern ein Carcinom ausgeschlossen und die Blutung nicht bedrohlich ist.

Tabelle 6

Blutung bei Dickdarmpolypen

Form	Häufigkeit	Stärke	Bedeutung
juvenile	selten	schwach-mittel	Ausdruck der Stieldrehung
adenomatöse	häufig	schwach, selten stark	führendes diagnost. Zeichen Hinweis auf Malignität
villöse	häufig 60 % (a)	schwach	2. Symptom nach Schleimabgang, Hinweis auf Malignitätsgefahr
fam. Polypose	häufig in spätem Stadium	schwach-mittel	Hinweis auf größere Polypen und Malignitätsgefahr

Histologie	- Blutung	Größe	- Blutung
gut diff.	44		
teils entdiff.	63	1	65
völlig entdiff.	67 %	1-1,5 cm	70 %
Ca. oberfl.	82	1,5	90
Ca. infiltr.	90		(a)

(a) Potet und Soulard 1971

Die bei Colitis ulcerosa obligate Blutung ist endoskopisch nur bei schweren Formen zusammen mit Ulcera spontan sichtbar, im übrigen ist die Vulnerabilität der Schleimhaut, d.h. die Kontaktblutung charakteristisch. Ausdehnung, Schwere und Rezidivneigung der Erkrankung stehen in enger Korrelation; je stärker die Anämie und je häufiger die Blutungsrezidive, desto gefährlicher ist somit die Erkrankung auch im Hinblick auf die Carcinomentwicklung, desto dringender also die Operationsindikation. Bei der mit etwa 1 % (6—20 %) [4] beobachteten schweren oder lebensbedrohlichen Blutung, evtl. in Kombination mit toxischem Megacolon, ist die totale Proktocolektomie notfallmäßig indiziert, die jedoch in diesem Stadium mit einer Letalität von 20—30 % gegenüber einer von 3—5 % bei elektivem Vorgehen belastet ist [4,6].

4. Beim M. Crohn werden leichte Blutungen zu Erkrankungsbeginn in etwa 5 % [7,11], bei Fortschreiten, Befall des Rectosigmoids oder alleinigem Dickdarmbefall in 50—80 % [5,18] beobachtet. Häufiger als bei Colitis ulcerosa werden beim M. Crohn in letzter Zeit schwere Blutungen beschrieben [4,5,19,20]. Auch bei dieser Krankheit kann sich ein toxisches Megacolon entwickeln. In einer eignen Beobachtung konnte bei ausgedehntem M. Crohn des terminalen Dünn- und des gesamten Dickdarms (ohne Rectumbefall) mit toxischem Megacolon, massiver Blutung und Perforation eine Colektomie mit Ileorectostomie erfolgreich durchgeführt werden.

5. Die ischämische Colitis kann über eine akute Gangrän und bei intermittierender Ischämie zu Blutbeimengungen beim Stuhl führen, was meist als Operationsindikation gewertet wird.

6. Divertikel des Dickdarms können entgegen früheren Anschauungen Ursache meist starker Blutung sein. Die Häufigkeitsangaben dieser Komplikation variieren stark. Sie ist — bezogen auf die weite Verbreitung dieser Erkrankung — selten,

wird jedoch im chirurgischen Patientengut der Divertikelträger in etwa 7—20%, durchschnittlich in 13% [14] beobachtet. Stark oder lebensbedrohlich ist die Blutung bei 1—3% der Patienten [3,9] oder nach anderen Statistiken in 43,4% [15] bis 78% [10] der Blutungen. Klinisch manifeste Entzündungserscheinungen im Sinne einer Divertikulitis brauchen nicht vorgelegen zu haben, im Gegenteil ist eine Blutung ohne vorhergehende Krankheitssymptome charakteristisch, bei älteren Patienten weitgehend pathognomonisch. Die Mehrzahl dieser Blutungen sistiert unter Bluttransfusionen spontan, eine Notfalloperation ist nur bei lebensbedrohlicher Blutung oder bei einem Bedarf von mehr als 2000—3000 ml Blut zu empfehlen [9]. Gelingt in dieser Situation die Lokalisation der Blutung weder durch präoperatives Angiogramm noch durch intraoperatives segmentales Abklemmen des Darmes, so ist bei ausgedehntem Divertikelbefall eine großzügige Resektion notwendig, da — anders als bei entzündlichen Komplikationen — auch proximal gelegene Divertikel Blutungsquelle sein können. Die Frage der Intervalloperation nach konservativer Behandlung einer ersten Blutung orientiert sich am Zustand des Patienten und an sonstigen Symptomen; mit einer Rezidivblutung ist in etwa 20—30% [9,16] zu rechnen. Schwache Blutungen bei Divertikulose sind in erster Linie suspekt auf die in 3—8% [8] beobachtete Kombination mit Carcinom oder auf eine mit Polypen. Hier ist genaue endoskopische Abklärung erforderlich.

7. Einzelfälle seltener Ursachen einer Dickdarmblutung, wie Carcinomeinbruch von außen, Endometriose, Magencolonfistel und andere können hier nicht aufgeführt werden. Es sei jedoch erwähnt, daß eine postoperative Blutung nach einer Dickdarmoperation fast stets ein Zeichen einer Nahtinsuffizienz ist oder eine solche bewirkt, so daß die Reoperation dringend ist. Blutungen nach endoskopischer Polypabtragung sind — entsprechende Technik vorausgesetzt — selten, können in Einzelfällen stark und gefährlich werden.

Zusammenfassend hat somit das Symptom Blutung bei den Dickdarmerkrankungen folgende Hauptbedeutungen:

Es ist ein führendes diagnostisches Zeichen bei Polypen, distalem Carcinom und Colitis ulcerosa; ein chronischer Blutverlust droht vor allem bei unerkanntem proximalen Carcinom und bei Colitis ulcerosa, ein akuter, auch lebensbedrohlicher bei Divertikulose, Morbus Crohn, seltener bei Colitis ulcerosa. Fast jede Dickdarmblutung stellt letztlich eine Operationsindikation dar, nur Colitis ulcerosa und Divertikulose können eine Ausnahme bilden. Unabdingbar erfordert eine Dickdarmblutung jedenfalls eine präzise, gegebenenfalls wiederholte Diagnostik, die sich nicht bei einmalig oder oberflächlich negativem Ergebnis mit fragwürdigen Diagnosen, wie Colitis simplex oder mucomembranöse Colitis zufriedengeben darf.

Literatur

1. Bartelheimer, H., Maurer, H. J.: Diagnostik der Geschwulstkrankheiten. Stuttgart: Thieme 1963
2. Bokelmann, D., Drüner, H. U., Schulz, U.: Klinik und Prognose der Colon- und Rektumkarzinome. Dtsch. med. Wschr. 97, 1590—1594 (1972)
3. Broders, C. W.: Bleeding from Diverticula of the Colon. Surg. Clin. N. Amer. 52, 315—318 (1972)
4. Deucher, F., Widmer, A., Dippen, R.: Die chirurgische Behandlung der Proctocolitis ulcerosa und der Crohn'schen Erkrankung des Dickdarms. Schweiz. med. Wschr. 101, 707—716 (1971)

5. Fromm, H., Wilson, F. A., Rodgers, J. B., Balint, J. A.: Granulomatous Bowel (Crohn's) Disease. Arch. intern. Med. 128, 739—745 (1971)

6. Goligher, J. C.: Surgery of the anus, rectum and colon. London: Ballière, Tindall and Cassell 1967

7. Goligher, J. C., De Dombal, F. T., Burton, J.: Crohn's disease with special reference to surgical management. Progr. Surg. 10, 1—23 (1972)

8. Heberer, G., v. Brehm, H., Hirschfeld, J.: Die Divertikelerkrankungen des Dickdarms. Chirurg 41, 252—259 (1970)

9. Mc Guire, H. H., Haynes, B. W.: Massive hemorrhage from diverticulosis of the colon. Ann. Surg. 175, 847—853 (1972)

10. Noer, R. J., Hamilton, J. E., Williams, D. J., Broughton, D. S.: Rectal hemorrhage: Moderate and severe. Ann. Surg. 155, 794—805 (1962)

11. Paulson, M.: Gastroenterologic medicine. Philadelphia: Lea and Febiger 1969

12. Pihl, B., Ekelund, G., Wenckert, A.: Multiple synchronous cancers of the colon-rectum. Scand. J. Gastroent., Suppl. 17 (1972)

13. Potet, F., Soullard, J.: Polyps of the rectum and colon. Gut 12, 468—482 (1971)

14. Reifferscheid, M.: Darmchirurgie. Stuttgart: Thieme 1962

15. Reifferscheid, M.: Pathogenese der Sigmadivertikulitis und die Indikation zur Resektionsbehandlung. Langenbecks Arch. klin. Chir. 318, 134—160 (1967)

16. Rigg, B. M., Ewing, M. R.: Current attitudes on diverticulitis with particular reference to colonic bleeding. Arch. Surg. 92, 321—332 (1969)

17. Sauter, K.: Massive gastrointestinal hemorrhage due to regional enteritis. Amer. J. Surg. 112, 91—93 (1966)

18. Sleisinger, M. H., Fordtran, J. S.: Gastrointestinal disease. Philadelphia-London-Toronto: W. B. Saunders 1973

19. Spiro, H. M.: Clinical gastroenterology. London: Collier-Macmillan 1970

20. Thayer, W. R.: Crohn's disease (Regional enteritis). A look at the last four years. Scand. J. Gastroent., 5, Suppl. 6, 165—185 (1970)

Prof. Dr. R. Pichlmayr
Abt. für Abdominal- und Transplantations-
Chirurgie
Med. Hochschule
D-3000 Hannover
Karl Wiechert-Allee 9
Bundesrepublik Deutschland

Langenbecks Arch. Chir. 337 (Kongreßbericht 1974)

95. Blutungen aus dem Mastdarm

F. Deucher

Chirurgische Klinik des Kantonsspitals Aarau/Schweiz

Haemorrhage from the Rectum

Summary. Abundant fresh haemorrhage from the anorectal region occurs very rarely. If it is accompanied by hypotension and shock the source must be looked for in the upper gastrointestinal tract. Conversely, fresh blood has usually originated in the large intestine if the haemorrhage is not accompanied by hypotension. The evacuation of black stools is not evidence of an upper gastrointestinal haemorrhage; retrograde haemorrhage from the anorectum into the colon can produce melaena, if blood is retained in the colon for a period of time.

Key words: Hematochezia.

Zusammenfassung. Die abundante frische Blutung aus dem anorectalen Bereich ist sehr selten. Wenn sie mit Hypotension und Schock einhergeht, muß die Blutungsquelle im oberen Gastrointestinaltrakt gesucht werden! Umgekehrt stammt frisches Blut meist aus dem Dickdarm, wenn die Blutung nicht von Hypotension begleitet ist. Die Entleerung von schwarzem Pechstuhl ist nicht beweisend für eine obere Gastrointestinalblutung. Die retrograde Blutung aus dem Anorectum in den Dickdarm kann eine Melaena erzeugen, wenn das Blut im Colon lange liegen bleibt.

Schlüsselwörter: Hämatochezie.

Auf die Frage was ein Mensch sei, hat Anatole France geantwortet: "L'homme est un tube percé aux deux bouts". Da der Anus als terminales Orificium, aus dem alles Blut in diesem Tubus austritt, traditionsgemäß immer an den Schluß aller Diskussionen gesetzt wird, darf ich als letzter Vortragender in der Erwachsenen-Pathologie auf die Zusammenstellungen und Tabellen meiner Vorredner verweisen und mich noch einmal der *Klinik* zuwenden, die wir über allen Statistiken und technischen Finessen nicht vernachlässigen dürfen.

Kürzlich haben wir eine massivste frische Blutung aus dem Anus gesehen. Am 7. Tag nach Rectopexie wegen Rectumprolaps entleerte die Patientin hellrotes flüssiges Blut und schier endlose Blutwürste aus roten Koagula. Durch die sofort eingelegte Magensonde kam bloß etwas wäßriger Schleim. Wegen der akuten Lebensbedrohung haben wir die Relaparotomie zur Revision des Mastdarmes im Operationssaal angemeldet, die Patientin aber vorher aus reiner Routine noch gastro-duodenoskopieren lassen. Zu unserer Überraschung fand man 3 große postbulbäre Duodenalulcera mit einer spritzenden arteriellen Blutung. Resektion und Heilung. Wenn wir die exakte Anamnese besser beachtet hätten, wäre die Überraschung weniger groß gewesen: Die Patientin hatte geläutet, weil sie sich elend fühlte; die Schwester und der Stationsarzt stellten den zunehmenden Kollaps fest 20 min vor dem Beginn der abundanten Hämatochezie.

Das ist sehr wichtig! Wohl ist das peptische Geschwür die häufigste Ursache der profusen Rectalblutung; die hohe Gastrointestinalblutung ist aber fast immer von Hypotension und häufig von einem Schock begleitet. Man darf das sogar umdrehen und sagen, daß die *Hämatochezie,* die Defäkation von rotem Blut und Koagula, die nicht von bedeutendem Blutdruckabfall begleitet ist, äußerst verdächtig ist auf eine Läsion im Dickdarm oder evtl. im Ileum. Bei den meisten Patienten mit massiver distaler Darmblutung sistiert die Blutung spontan wenigstens vorübergehend, ein Schock stellt sich nur in den seltenen Fällen ein, wo die Blutung kontinuierlich bleibt. Das kommt noch am ehesten vor bei der Blutung aus einer einzelnen Arterie z. B. am Hals eines Divertikels und dann vielleicht auch einmal aus der arrodierten Stammarterie im Stiel eines Polypen, sozusagen nie jedoch bei der Abbruchblutung aus einem Coloncarcinom, das nicht durch eine einzelne Arterie, sondern durch feine und weit verzweigte Gefäße versorgt wird.

Andererseits darf man nicht glauben, daß die *Melaena,* der Austritt von schwarzem, klebrig zähem Pechstuhl ihren Ausgangspunkt niemals im Anorectalbereich haben könne. Der Sohn eines Kollegen, der auswärts hämorrhoidektomiert worden war, erlitt am 5. und dann wieder am 9. postoperativen Tag eine abundante Melaena, aber alle raffiniertesten Abklärungen mit Proctoskopie, Recto-Sigmoidoskopie, Colonoskopie, Gastro-Duodenoskopie und Röntgenuntersuchung von Magen und Dickdarm inkl. gezielte Angiographie ließen keine Blutungsquelle erkennen. Anläßlich der Revision bei der zweiten Melaena wurden die 3 bluttrockenen Ligaturstümpfe von der 3-Zipfeloperation zur Sicherheit nochmals durchstochen und ligiert. Da der Patient früher und jetzt seit einem Jahr — seit der Revision der Hämorrhoidenoperation — nie mehr geblutet hat, müssen wir annehmen, daß das Blut aus der Operationswunde im Analkanal in den Mastdarm sickerte und retrograd den Dickdarm allmählich auffüllte, in welchem es sich durch Stagnation und Sauerstoffabbau zersetzte und schwarz verfärbte. Die träge Peristaltikwurde nach Erreichen des Füllungsreizes so urplötzlich von imperativem Stuhldrang abgelöst, daß der Patient während der raschen Entleerung von 3 Schüsseln schwarzem Pechstuhl vorübergehend kollabierte. Man versteht, daß die Ärzte an eine Magenblutung dachten. Retrospektiv interessant waren die präzisen Angaben des Patienten und des Pflegepersonals, daß der Stuhldrang unvermutet bei völligem Wohlbefinden auftrat, daß der Kranke erst während der Defäkation ein Ohnmachtsgefühl verspürt habe und in kalten Schweiß ausgebrochen sei, daß er sich nachher rasch und spontan erholt habe.

Die Blutung aus dem Anorectalbereich, die mir als Thema gegeben wurde, ist aber fast nie so abundant, daß sie das Leben akut bedrohen würde. Lebensgefährliche Blutungen aus dem Mastdarm haben wir nur nach Verletzungen und Operationen, z. B. bei sexuellen Perversionen, bei Anastomosenblutung und einmal bei einem Aneurysma der Arteria iliaca gesehen. Es konnte rectal mit dem Finger getastet werden und wurde reseziert.

Viel häufiger ist die milde bis mäßige Blutung, die spontan sistiert und rezidiviert, und am häufigsten natürlich hört man die Klage über Blutspuren auf dem Stuhl, in der Schüssel oder auf dem Papier. Man staunt dann, wie oft es gelingt, die richtige Diagnose aus der *Anamnese* zu machen und freut sich, wenn diese Vermutung durch gezielte weitere Untersuchungen bestätigt wird. So kann man dem Kranken helfen, sich selber die Sprechstunde abwechslungsreich und interessant zu gestalten und überdies den Abklärungsaufwand einschränken, die Kostenexplosion eindämmen.

Die unerklärliche Indifferenz des Patienten gegenüber seinen Symptomen ist oft die Folge von Inaktivität und Interesselosigleit des erstkonsultierten Arztes, dessen Rat doch im ersten Schrecken wegen einer oder wiederholter Blutungen gesucht worden war. Bei etwa $50^0/_0$ unserer ambulanten Patienten in der proktologischen Sprechstunde ist die Blutung das Leitsymptom. Viele von ihnen haben vorher einen oder mehrere Ärzte konsultiert. Eine retrospektive Statistik kann nicht erstellt werden, weil die Akten von ambulanten Patienten nicht nach Diagnosen oder gar Symptomen klassiert werden. Exakte Angaben über die Häufigkeit der analen Blutung bei den verschiedenen anorectalen Affektionen können sogar für hospitalisierte Patienten nur gegeben werden, wenn die Statistik prospektiv geplant wird, denn fast überall werden die Krankengeschichten nach Diagnose und nicht nach Symptomen abgelegt.

Während der ausführlichen Befragung denkt man daran, daß Spuren von frischem hellrotem Blut aus einer tiefliegenden Quelle kommen müssen, aus einem Carcinom oder Polypen, aus der so häufig verkannten Proctitis haemorrhagica und überhaupt durch jede Form von Colitis hervorgerufen werden können. Weitaus am häufigsten stammt hellrotes Blut natürlich aus Hämorrhoiden und — wenn Schmerzen bei der Defäkation auftreten — aus der Fissur. Diese beiden Affektionen sind aber nicht ganz selten mit einer andern Läsion kombiniert: die Hämorrhoiden mit dem Rectumcarcinom, die Fissur mit der Crohnschen Krankheit.

Wenn der Patient angibt, daß das Blut dunkel, braun oder fast schwarz gewesen sei, muß die Quelle nicht im Anorectalbereich, sondern höher oben gesucht werden. Immer sollte man nach Koagula fragen, denn sie sind nicht vereinbar mit der Diagnose von Hämorrhoiden, selbst wenn solche zusätzlich nachweisbar sind.

Die *Rectosigmoidoskopie* wird bei der mäßigen Blutung am zweckmäßigsten ohne jede Vorbereitung im Anschluß an eine spontane Entleerung ausgeführt, damit das Blut und auch Eiter und Schleim, die aus dem Sigma herunterfließen, gesehen werden können. Nur bei starken Blutungen und wenn die Ampulla recti noch viel Kot enthält, muß man zuerst einen Einlauf machen. Blut, Sekrete und auch flüssiger Stuhl können auch durch das Rectoskop herausgespült und abgesaugt werden, wir benützen für diese sog. Irrigoskopie ein besonderes, einfaches Instrumentarium mit kombinierter Spülung und Saugung. Bei schwierigen Fällen hat sich die Rectoskopie in Narkose bewährt.

Für die *Röntgenuntersuchung* mit der Doppelkontrastmethode muß man verlangen, daß jeder Dickdarmabschnitt ohne Überlagerungen mindestens auf 2 Bildern zur Darstellung gebracht wird. Die Erfahrung hat uns gelehrt, daß anspruchsvolle Chirurgen die Radiologen zu besseren Leistungen anspornen. Im Zweifelsfall muß die Untersuchung nach 6 Wochen wiederholt werden. Die Röntgenuntersuchung ist auch heute noch der Schlußpunkt jeder gründlichen Abklärung des mehr als 1 m langen Dickdarmes, der ja von multiplen Läsionen befallen sein kann.

Dagegen möchten wir die *Colonoskopie* vorläufig noch als wertvolle und ergänzende Untersuchungsmethode für Spezialfälle bezeichnen, die nicht zum normalen Abklärungsprogramm des Dickdarmes gehört. Wohl hat es sich gezeigt, daß der Endoskopiker kleine Polypen und ganz besonders solitäre Ulcera, Crohn und Colitis, die dem Radiologen entgehen, einwandfrei diagnastizieren kann. Der Aufwand ist aber relativ groß, und die Untersuchung gelingt auch dem geübten Spezialisten nicht immer. Zudem kann der Chirurg nicht auf die Röntgenbilder verzichten, an denen er sich über Anatomie und Variationen des Dickdarmes orientiert und mit denen ihm besser gedient ist als mit einer Maßangabe in Zentimetern ab ano am gestreckten und auf das Fibroskop aufgefädelten Colon. Ausgezeichnet bewährt hat sich die assistierende peroperative Coloskopie zur Ausleuchtung des Dickdarmes für die Lokalisation von kleinen weichen oder flachen Polypen durch den Anus aber nach Eröffnung der Bauchhöhle.

Bis vor kurzem hieß es, daß in etwa $10^0/_0$ der Fälle die Blutungsquelle nicht gefunden werden könne. Absence of proof is no proof of absence. Wir dürfen annehmen, daß durch die Fortschritte über die heute berichtet wurde, die Rate der unerklärten Darmblutungen erheblich reduziert werden kann.

Prof. F. Deucher
Chir. Klinik
Kantonsspital
CH-5000 Aarau
Schweiz

Langenbecks Arch. Chir. 337 (Kongreßbericht 1974)

95a. Seltene und ungewöhnliche Colon-Enddarmblutungen nach Pankreatitis, Colostomie und Thermometerverletzungen

M. Nagel

Abteilung für Allgemeinchirurgie, Krankenanstalten Ludwigsburg

Rare and Unusual Recto-Colic Bleedings after Pancreatitis, Colostomy, and Lesions by Thermometer

Summary. The predominant recto-colic spreading of all extrapancreatic cases of pancreatitis is likely to develop into abscess and fistulas and, secondarily, into colon bleeding due to proteolytic arrosion.

Several forms of colostomy bleeding are caused sometimes by local complications of olostomy; however, they are more often due to secondary complications of the primary illness treated by colostomy.

Possible postoperative stress bleeding must be considered in relation to the operative procedure used in treating the primary colon disease.

Bleeding lesions of the ano-rectal region caused by injury with thermometers are observed in women and small children.

Therapeutic problems arise when the cause (or the relation) is not recognized and any emaining splinter of glass causes secondary ulcerative bleeding.

Key words: Colonic Bleeding Complications.

Zusammenfassung. Die bevorzugte retroperitoneal-retrocolische Ausbreitung aller exsudativen, extrapankreatischen Pankreatitisprozesse disponiert zur Absceß- und Fistelbildung, bevorzugt im Bereich der linken Colonflexur, sowie durch proteolytische Arrosion auch zu Colonblutungen. Colostomieblutungen sind in ihrer bedrohlichen Form weniger durch lokale Colostomiekomplikationen als durch Folgeerscheinungen der mit der Colostomie behandelten Grundkrankheit einerseits wie auch durch eine übersehene Zweitkrankheit (Doppeltumor) bedingt. Auch an die Möglichkeit einer postoperativen Stressblutung aus einem Gastroduodenal ulcus muß gedacht werden. Thermometerverletzungen mit Analblutungen werden besonders bei Frauen und Kleinkindern beobachtet und bereiten dann Probleme, wenn Ursache und Zusammenhang verkannt werden oder sich die verbliebenen Fremdkörper sekundär zu ulcerativen Rezidivblutungen auswirken.

Schlüsselwörter: Colonblutungskomplikationen.

Darmblutungen nach Pankreatitis sind gar nicht so selten, wenn man größere Kasuistiken von Pankreatitisverläufen in der Fülle der Publikationen über die Pankreatitis und ihre Komplikationen überschaut, wie bereits gestern Herr Mangold von der Mainzer Chirurgischen Klinik beim Leitthema Fistelkomplikationen im Darmbereich berichtete und dabei insbesondere auch auf die Colonfisteln nach Pankreatitis hingewiesen hat. Bemerkenswert ist hierbei vor allem, daß gerade bei der Pankreatitis die anatomisch-retroperitoneale und retrocolische Lage des Organs mit den anatomisch vorgegebenen Hohlräumen besonders zu Exsudat- und Absceßansammlungen und sekundär damit zu Fistelbildungen und auch zur proteolytischen Arrosion des Darmes mit Colonblutung disponieren. Diese Colonblutung bleibt allerdings häufig unerkannt, weil die Schwere des akuten

Krankheitsbildes diese Komplikationen sowohl klinisch wie lokal nicht zur Entdeckung kommen läßt. Man sollte ebenfalls darauf hinweisen, daß gerade auch die nichtbiliäre Pankreatitis zu dieser Komplikation disponiert. (Demonstration von drei Operationspräparaten mit retrocolischer Pseudocysten- und Tumorbildung mit Colonstenose und nachfolgender Blutung).

Ein gewisser Hinweis und ein klinisches Leitsymptom können, wie bei jeder para- bzw. extrapankreatischen Pankreatitiskomplikation, Pleuraergüsse und Ascitesbildung mit entsprechenden Fermententgleisungen im Exsudat bei fehlenden Fermenterhöhungen im Blut sein. Nicht selten entwickeln sich zunächst auch nur subphrenische Abscesse.

Die Hauptschwierigkeit bei der Behandlung dieser pankreatitisbedingten Colonblutung besteht darin, sie rechtzeitig zu erkennen, ebenso wie den fast immer im akuten Anfangsstadium auch mitbestehenden paralytischen Begleitileus.

Im postakuten Stadium sind Abklärungsversuche durch vorsichtige retrograde oder orale Kontrastmitteldarstellungen mit Erfassen der Colonverdrängung oder der Colonstenose angezeigt. Auch das Ausscheidungsurogramm gibt wichtige Symptome inform von Ureteratonie — Nieren- oder Harnleiterverdrängung. Therapeutisch ist bei manifester oder diagnostizierter Colonfistel mit Darmblutung in jedem Fall die Laparotomie mit dem Versuch der Absceßdrainage und, wenn möglich, mit Resektion des befallenen Darmsegmentes erforderlich. Als Kompromiß und Notfall-Lösung kommt auch die Ausschaltungscolostomie in Frage. Allerdings kann es dann im weiteren Verlauf zu einer Colostomieblutung durch retrograden Blutungsrückstau kommen. Damit sind wir bei einem anderen Sonderfall von Darmblutung, nämlich der Colostomieblutung.

Eine *Colostomieblutung* zählt zu den Sonderfällen im Rahmen der komplexen Möglichkeiten für eine Darmblutung. Im Hinblick auf die erweiterten Operationsindikationen im Sinne des prophylaktischen Eingriffes oder der zweizeitigen Eingriffe bei riskanten Darmoperationen rückt jedoch auch die Colostomie ganz abgesehen von der subtilen Operationstechnik zunehmend in das Interesse auch bei Darmblutungen. Die rein lokalen Ursachen einer Colostomieblutung sind insofern unproblematisch, weil sie sofort evident sind wie: lokales Rezidiv, Nekrose, Striktur, Invagination, Prolaps, Ulceration und Schleimhaut-Irritation. Die entsprechenden operationstherapeutischen Konsequenzen sind dann in erster Linie auf die Lokalkomplikation ausgerichtet.

Problematischer sind die echten Blutungen aus dem Stoma, unabhängig von diesen lokalen Komplikationen, therapeutisch zu beeinflussen. Sie sind in den meisten Fällen Folgekomplikationen der mit der Colostomie anbehandelten Grundkrankheit und dann anzutreffen, wenn die Colostomie Erst- oder Folgeeingriff bei distalen Darmprozessen ist. Insofern muß zwischen Früh- und Spätblutungen bei Colostomie differenziert werden.

Hauptursachen für eine Colostomieblutung sind:

1. Übersehener Zweitbefund bei der Anlage der Colostomie, z.B. diffuse Polypose, Zweittumor.

2. Blutungen nach erfolgter Ausschaltungs-Colostomie: proximale Divertikelblutung bei Sigmoiditis, andere ausgeschaltete distale Colonstenosen.

3. Sekundäre Ulcus- oder Stressblutung im Gastroduodenalbereich nach vorbehandelter Grundkrankheit mit Colostomie, z. B. Transversum-Colostomie bei Divertikulitisperforation mit Peritonitis, aktinische Stenose.

Bei den übersehenen Zweittumoren ist auch an die Blutung aus einem Frührezidiv mit der Möglichkeit einer Tumorverschleppung beim Ersteingriff zu denken.

Eine Zwischenstellung nimmt die Anastomosenblutung bei noch nicht aufgehobenem oralwärts gelegenem, blockierendem Anus praeter ein. Es kann hierbei aus einem Blindsack bei Seit- zu Seit-Anastomose auf dem Boden eines Ulcus bluten, zumal bei gestörter Anastomosenfunktion oder stenosierender Anastomose.

Daher muß immer die Indikation, die zur Colostomie geführt hat, berücksichtigt werden. Hiermit ist auch der wichtige Hinweis gegeben, ob ein Stressulcus vorliegen kann als mögliche Sekundärkomplikation des anbehandelten Grundleidens. Entscheidend ist bei jeder Colostomieblutung, daran zu denken, daß sich die distal von der Colostomie gelegene Grundkrankheit sowohl nach proximal wie nach distal in dieser Komplikationsform auch noch manifestieren kann.

Zunächst ist bei jeder Colostomieblutung im Falle einer nichtmassiven Blutung abwartendes Verhalten angezeigt. Auch bietet die Colostomieblutung insofern Vorteile, als durch das Stoma eine Coloskopie leichter und ausgedehnter möglich ist und eine lokale Spülbehandlung mit Koagelausschwemmung und Antibioticainstillation zur Verhinderung einer gesteigerten Ammoniakresorption leichter und effektiver durchführbar ist.

Thermometerverletzungen sind, wie bereits von Herrn Deucher erwähnt, in der Zukunft möglicherweise häufiger zu beobachten, auch im Zusammenhang mit dem abnehmenden Niveau des Pflegepersonals.

Die Thermometerspießungsverletzung ist ein Pendant zu anderen Gelegenheitsverletzungen im Anorektalbereich, z. B. nach Einläufen, Einführen von Darmrohren oder nach Rectoskopien. Begünstigende Faktoren und Täuschungsmöglichkeiten können dabei sein: Anatomisch die Abknickung bzw. Abwinkelung zwischen Ampulle und Rectum, Proktitis sowie Indolenz und Sensibilitätsstörungen z. B. bei bewußtlosen, paretischen oder senilen Patienten. Eine allgemeine Disposition stellt eine Marcumarbehandlung dar, wodurch es dann selbst bei Mikroverletzungen zu massiven Darmblutungen kommen kann.

Bei dem diagnostisch-praktischen Vorgehen zur Klärung sollte die Rectoskopie notfalls mit Spülung erfolgen, um restliche Glassplitter und Quecksilberanlagerungen leichter entdecken und das Leitsymptom damit aufdecken zu können.

Entscheidend ist aber auch, im Hinblick auf gravierende Komplikationen, die vorsorgliche Abgrenzung und Lokalisation, wie bei jeder Anorektalverletzung, zwischen intra- oder extraperitonealer Verletzung. Auch sollte immer vorsichtshalber die Röntgenabdomenleeraufnahme erfolgen, um eine mögliche Perforation mit frischer Luft oder nach Kontrasteinlauf auch den Bariumaustritt zu erkennen. Wenn die spontane Spießungsverletzung ausheilt, kann es auch später noch zu Blutungen kommen auf dem Boden von Ulcerationen, am ehesten bei nichterkannten, submukös liegenden Restsplittern, die im Falle einer Thermometerverletzung und durch restliche Glassplitter durch die Quecksilberbeimengung nicht oder verzögert zur Ausheilung gelangen. Eine Quecksilberintoxikation ist bisher nicht beobachtet und auch in der Weltliteratur nicht beschrieben worden.

Literatur

1. Burns, Fr. J.: Complications of colostomy. Dis. Col. Rect. **13**, 448—450 (1970)
2. Evers, G.: Allgemeine und örtliche Spätkomplikationen des Kunstafters. Zbl. Chir. **1969**, 83—88
3. Green, L. W.: Colostomies and these complications. Surg. Gynec. Obstet. **122**, 1230—1232 (1966)
4. Heiss, W. H.: Chirurgische Baucherkrankungen des Kindes im allgemeinen Krankenhaus — Probleme beim Säugling. Langenbecks Arch. Chir. **334**, 739—747 (1973)
5. Kuntzen, H., Pitzler, K.: Der Anus praeternaturalis und seine Komplikationen. Zbl. Chir. **1962**, 67—76
6. Maffioli, C., Butel, J., Audegon, G., El Haddad, A., Coudoux, P., Geoffroy, H.: Considérations sur les ulcérations thermométriques. Bulletin de l'Association Nord-Lotharingienne de Gastro-Entérologie **IV**, 49—50 (1974)
7. Wenzel, K. P.: Zur Nachsorge des Anus-praeter-Trägers. Zbl. Chir. **1965**, 1826—1830

Prof. Dr. M. Nagel
Abt. f. Allgemeinchirurgie
Krankenanstalten
D-7140 Ludwigsburg
Postfach 669
Bundesrepublik Deutschland

Langenbecks Arch. Chir. 337 (Kongreßbericht 1974)
© by Springer-Verlag 1974

96. Blutungen in den Dünn-, Dick- und Mastdarm im Säuglings- und Kindesalter

W. Haße

Chirurgische Abteilung der Kinderklinik des Städtischen Rudolf-Virchow-Krankenhauses, Berlin

Hemorrhage into the Small and Large Intestine and the Rectum in Infancy and Childhood

Summary. Hemorrhage into the small intestine, colon and rectum is due to internal and surgical diseases. This point is very important. Not every massive intestinal hemorrhage can be treated by surgical intervention.

Key words: Surgical reasons.

Zusammenfassung. Blutungen in den kindlichen Dünn- und Dickdarm sind ausgelöst durch pädiatrische Erkrankungen z.B. Melaena neonatorum und chirurgische Leiden. Diese Differenzierung ist von Bedeutung, da nicht jede massive Darmblutung einer chirurgischen Intervention zugeführt werden darf. Besprechung der Purpura abdominalis, des Volvulus, der Invagination und weiterer chirurgischer Erkrankungen, die zu Dünn- und Dickdarmblutungen führen können.

Schlüsselwörter: Melaena neonatorum — Purpura abdominalis — Chirurgische Blutungsquellen.

Blutungen in den kindlichen Dünn- oder Dickdarm können

1. durch pädiatrische Erkrankungen, also konservativ zu behandelnde und
2. durch chirurgisch anzugehende Leiden hervorgerufen sein.

Zu den pädiatrischen Erkrankungen, die zu einer lebensbedrohlichen Darmblutung führen können, gehören z.B. die Melaena neonatorum vera, der Vitamin C-Mangel, die Hämophilie und die Purpura abdominalis.

Die Melaena neonatorum vera wird zwischen dem 2.—5. Lebenstag beobachtet. Sie bedarf einer konservativen Behandlung mit Vitamin K, sowie bei sehr starken Blutungen adäquater Bluttransfusionen.

Die Purpura abdominalis, die im Kleinkindes- und Kindesalter auftritt, kann uns ebenfalls erhebliche Probleme bereiten. Diese abdominale Form der Schoenlein-Henochschen Erkrankung führt zu einem Peritonismus mit kolikartigen Bauchbeschwerden und massiven Teerstühlen oder auch Stühlen mit starken, hellroten Blutbeimengungen, wenn tiefere Darmabschnitte von der Erkrankung befallen sind.

Nach Wässer und Mitautoren wurden unter 147 Kindern mit der Schoenlein-Henochschen Purpura 35 Kinder mit Dünn- oder Dickdarmblutungen beobachtet.

Unsere Erfahrungen stützen sich nur auf 2 Beobachtungen aus den vergangenen 12 Jahren. Beide Kinder hatten massive Teerstühle. Die Therapie dieses Leidens ist ebenfalls absolut konservativ und bedarf der Mitarbeit des Pädiaters.

Tabelle 1. Blutungsursachen

1. Dünn- u. Dickdarm	Invagination
	Volvulus
	Meckelsches Divertikel
	Duplikaturen
	Polypen und Tumoren
	Enteritis, Ruhr, Typhus
	M. Crohn
	Colitis ulcerosa
	Purpura abdominalis
	Hämophilie
	Vitamin K- und C-Mangel
	Sepsis
	Fremdkörper
2. Rectum	Polypen und Tumoren
	Hämorrhoiden
	Analfissuren
	Perforation (Katheter, Thermometer)
	Fremdkörper

Diese beiden kurz skizzierten Erkrankungen sollen deutlich machen, daß nicht jede Blutung aus dem Dünn- oder Dickdarm einer chirurgischen Intervention bedarf.

Tab. 1 zeigt die chirurgisch zu behandelnden Erkrankungen.

Blutig-schleimige Stühle beobachteten wir am häufigsten, sicher auch bedingt durch die große Anzahl der Patienten, bei den Invaginationen. Von 82 Kindern hatten 61, trotz nur zum Teil kurzfristiger Anamnese, bei der digitalen Untersuchung blutigen Schleim in der Ampulla recti oder blutig-schleimige Stühle. Sie sehen hier eine ileo-ileale Invagination und Meckelschem Divertikel[1].

Bei 13 Kindern bestand die Invagination länger als 36 Std, so daß Darmresektionen durchgeführt werden mußten. Alle Kinder haben überlebt.

Entmutigend waren unsere Behandlungsergebnisse bei der Enterocolitis nekroticans des Neugeborenen. Unsere Erfahrungen stützen sich nur auf 5 Kinder, die alle verstorben sind. Neben den Zeichen der Peritonitis hatten diese Kinder dunkelblutige, übelriechende Darmentleerungen, bedingt durch diffus verteilte Ulcera des Dünn- und Dickdarmes.

Bei 3 Neugeborenen kamen bei der Operation bereits zum Teil multiple Darmperforationen zur Beobachtung, und bei einem Kind wäre die notwendige Darmresektion mit dem Weiterleben nicht vereinbar gewesen, so daß wir den Eingriff als Probelaparotomie beenden mußten.

---

[1] Hier nicht wiedergegeben.

Helbig berichtete 1970 auf dem Deutschen Kinderchirurgenkongreß, daß er von 25 erkrankten Kindern nur 4 mal erfolgreich intervenierte.

Des weiteren wies Helbig darauf hin, daß er bei Neugeborenen diabetischer Mütter wiederholt eine primäre Thrombose der Mesenterialgefäße mit nachfolgender Nekrose des gesamten Darmes beobachtet habe.

Wir operierten ohne Erfolg bisher nur 1 Neugeborenes mit einer vollständigen Dünndarmnekrose sowie multiplen Darmperforationen bei Fetopathia diabetica.

32 Kinder wurden von uns wegen eines Volvulus behandelt. 19 dieser Kinder hatten dunkelblutige Stühle neben den Zeichen eines Ileus.

Bei 3 Kindern mit einem verschleppten Volvulus war der gesamte Dünndarm blutig infarziert.

Nach der Detorsion sowie längerem Zuwarten bis zu 30 min, ließ der Dünndarm bei diesen Kindern keine ausreichende Normalisierung der Durchblutung erkennen, so daß wir uns, entsprechend der Empfehlung von v. d. Oelsnitz zum zweizeitigen Vorgehen entschlossen.

Bei 2 dieser Kinder konnten wir im Anschluß an die primäre isolierte Detorsion anläßlich der Relaparotomie nach 48 Std feststellen, daß sich doch noch eine mit dem Leben vereinbarende Dünndarmlänge von der Durchblutungsstörung erholt hatte. Sie sehen hier ein Operationsbild von einem dieser Kinder, und man erkennt deutlich den jetzt gut durchbluteten Dünndarmabschnitt. Beide Kinder zeigten in der jetzt 4 jährigen Beobachtungszeit keine Zeichen einer Malabsorption. Das 3. Kind, ein 8 Monate alter Säugling, verstarb 6 Std nach der Primäroperation an einer Sepsis mit Anurie.

Daß ein Meckelsches Divertikel ebenfalls zu einer intestinalen Blutung führen kann, ist allgemein bekannt. Sie sehen hier ein Operationsfoto von einem perforierten, blutenden Meckelschen Divertikel. Die Blutentleerungen sind hellrot und nicht selten von großer Menge, so daß sie leicht erkannt werden können.

Auch Duplikaturen des Dünn- und Dickdarmes können zu Blutungen führen.

Nach Grob befinden sich ca. 70% aller Darmdoppelungen im terminalen Ileum und in der Ileocoecalregion. Sie sehen hier eine tubuläre Duplikatur des terminalen Ileums. Die Blutung in eine Duplikatur ist nicht selten durch ektope Magenschleimhaut mit peptischer Andauung der Mucosa herbeigeführt.

Nach Luboldt sollen bei ca. 20—30% der betroffenen Kinder rezidivierende Blutungen in die Darmduplikatur hinein beobachtet worden sein.

Bei unseren 3 eigenen Beobachtungen waren keine Blutungen nachzuweisen.

Schwerste Blutungen können auch durch Hämangiome des Dickdarmes herbeigeführt werden. Kreysel hat 1962 16 Sigma und 26 Rectumhämangiome aus der Weltliteratur zusammengestellt. Sauer berichtete 1967 über ein 12 Tage altes Neugeborenes mit massiven rectalen Darmblutungen bedingt durch ein Rectum- und Analhämangiom. Nach temporärer Anlage eines Sigmaanus wurde im Alter von 15 Monaten der vom Hämangiom betroffene Bereich des Rectosigmoids entfernt.

Auch Helbig empfahl bei den Rectumhämangiomen neben lokalen Maßnahmen die Anlage eines Anus praeter, um das Hämangiom vor mechanischen Läsionen zu schützen und möglichst eine Spontanabheilung abwarten zu können.

Lassen Sie mich jetzt auf die Colitis ulcerosa zu sprechen kommen. Die Erkrankung beginnt mit bluthaltigen, schleimigen Durchfällen, die eine schwere

Anämie zur Folge haben können. 10 Kinder, die wir wegen einer Colitis ulcerosa zu versorgen hatten oder heute noch haben, kamen alle wegen blutiger Stühle und einer Anämie in unsere Behandlung.

Auch bei dieser Erkrankung ist zunächst eine konservative Therapie einzuschlagen. Sie besteht in der Behandlung mit Azulfidine und Prednison-Einläufen sowie einer evtl. Infusionsbehandlung bei starker Exsiccose und Hypoproteinämie. Erst wenn diese langfristig durchzuführende Behandlung nicht zu einem dauerhaften Erfolg führt, ist eine chirurgische Intervention erforderlich.

Maligne Dünndarm- oder Dickdarmtumoren führen im Kindesalter offenbar nur sehr selten zu Blutungen, da sie vorwiegend submucös gelegen sind. Sie sehen hier ein Bild von einem Lymphosarkom des terminalen Ileums bei einem 4jährigen Jungen und einem Leiomyosarkom des Colon transversum bei einem 9 Monate alten Säugling. Beide Tumoren hatten zu keiner Darmblutung geführt.

Bei 59 Kindern mit malignen Dickdarmtumoren, die wir aus der Weltliteratur zusammengestellt haben, wurde nur von 7 Kindern berichtet, daß Darmblutungen zur Beobachtung kamen.

Ebenso wie beim Erwachsenen führen auch Dünn- und Dickdarmpolypen zu bluthaltigen Darmentleerungen.

Die Blutungen, die durch Analfissuren oder Hämorrhoidalknoten beim Kind ausgelöst sind, unterscheiden sich in der Symptomatik und Therapie nicht von der des Erwachsenen.

Abschließend sei noch hervorgehoben, daß nicht selten durch Fieberthermometer, Katheter oder sonstige Fremdkörper Schleimhautläsionen mit nachfolgender rectaler Blutung herbeigeführt werden können. In Abhängigkeit von dem Ausmaß der Verletzung, insbesondere davon, ob gleichzeitig eine Darmperforation vorliegt, ist zu entscheiden, ob man sich auf lokale, blutungsstillende Maßnahmen beschränken kann oder ob zusätzlich ein Anus praeter anzulegen ist.

Prof. Dr. med. W. Haße
Chir. Abt. der Kinderklinik
des Städt. Rudolf-Virchow-Krankenhauses
D-1000 Berlin 65
Reinickendorfer Str. 61

Langenbecks Arch. Chir. 337 (Kongreßbericht 1974)

97. Rundgespräch zum Thema
Blutungen aus dem Dünn-, Dick- und Mastdarm

Teilnehmer: H. Brünner, Mainz — F. Deucher, Aarau/Schweiz — P. Frühmorgen, Erlangen — W. Haße, Berlin — M. Nagel, Ludwigsburg — R. Pichlmayr, Hannover — W. Wenz, Freiburg

Leiter: L. F. Hollender, Straßburg/Frankreich

Die wesentlichen Diskussionspunkte des Rundgespräches betreffen Ätiologie, Diagnostik und Therapie bei Darmblutungen.

Die Coloskopie und die selektive abdominale Angiographie nehmen heute einen hervorragenden Platz innerhalb der Diagnostik der tiefen Darmblutungen ein. Bei einer massiven Darmblutung sollte, wenn möglich, die selektive Arteriographie die erste diagnostische Maßnahme sein. In zwei Drittel aller Fälle läßt sich damit eine Lokalisation der Blutungsquelle erreichen. Die chronischen Blutungen bleiben dagegen der klassischen Röntgenuntersuchung vorbehalten. Die in jüngster Zeit beachtlichen Fortschritte der Coloskopie erlauben es, die Indikationen selbst bis auf das Kleinkind auszudehnen, wofür entsprechend kleinere Coloskope in allernächster Zeit zur Verfügung stehen werden. Beide Untersuchungsmethoden sollten in noch größerem Umfange zur Anwendung gelangen und die zahlreicher werdenden klinischen Arbeitsgruppen sollten sich mit ihrer Handhabung vertraut machen. Wir haben gesehen, daß die Coloskopie nicht improvisatorisch eingesetzt werden kann, sondern eine gründliche Ausbildung verlangt. Was die selektive Arteriographie anbetrifft, sollte diese auch nicht allein auf Universitätskliniken beschränkt bleiben. Dabei ist es wünschenswert, wenn ein Dauerdienst von erfahrenen Radiologen zur Verfügung steht.

Sehr häufig kommt es vor, daß ein Patient mit einer Darmblutung in die Klinik eingeliefert wird und die Blutung in der Zwischenzeit spontan zum Stillstand gekommen ist. Damit ist die Diagnostik der zugrundeliegenden Ursache nicht erleichtert. Durch Verabfolgung von Antikoagulantien kann jedoch eine erneute Blutung provoziert und damit die Blutungsquelle lokalisiert werden. Dieses diagnostischen Kunstgriffes sollte man sich bedienen.

Unter den verschiedenen Ätiologen, die wir zu behandeln haben, muß vor allen Dingen auch die Blutung aus einem tiefgelegenen Duodenalulcus ausgeschlossen werden. Das heißt, daß im Zweifelsfall systematisch die Gastroduodenoskopie eingesetzt werden muß. Außer den klassischen Ätiologen wurden auch seltene Ursachen hervorgehoben wie das Auftreten einer Darmblutung im Verlaufe einer akuten Pankreatitis durch tryptische Ulcerationen der Darmgefäße, Stressulcera im Rectum und Ulcerationen durch Thermometerverletzungen im Rectum, die sowohl beim Kind wie beim Erwachsenen vorkommen können.

Wenn auch auf die medikamentös verursachte Darmblutung hingewiesen wurde, dann besonders deswegen, weil es sich bei den durch Antikoagulantien-Behandlung behandelten Patienten nicht nur um diffuse Schleimhautblutungen handelt, sondern in den meisten Fällen sogar um eine zugrundeliegende organische Veränderung, nach der gefahndet werden muß.

Bei Blutungen nach Darmanastomosen vertreten alle Rundtischteilnehmer den Standpunkt, daß die Reintervention mit Revision der Blutungsquelle zu erfolgen hat. Auch wurde betont, daß man sich bei Bestehen einer schweren Enddarmblutung nicht irreführen lassen sollte in der Annahme, es handele sich um eine gleichzeitig bestehende Sigmadivertikulose bzw. Divertikulitis. Diese ist selten die Ursache schwerer Blutungen. In den meisten Fällen ist die Ursache der Blutung in einem isolierten Colonprozeß oberhalb der Divertikel zu suchen.

Was die Therapie anbetrifft, wird die Injektion von Vasopressin gelegentlich einer selektiven Angiographie noch nicht allgemein angewendet. Auch mahnen vereinzelte Literaturberichte zur Vorsicht hinsichtlich des Risikos einer Darmgangrän. Der Chirurg, der gezwungen ist, ohne eine genaue Diagnostik bei einer Darmblutung einzugreifen, kann noch intraoperativ von der Coloskopie Gebrauch machen — auch mittels eines Rectoskops — nach vorausgegangener Spülung des Darmes. Wenn es nicht möglich ist, die Blutungsursache genau zu lokalisieren, vertritt die Mehrzahl der Rundtischteilnehmer die Auffassung, eine subtotale Colektomie vorzunehmen mit einer Ileosigmoidostomie oder Ileorektostomie. Auch ist die Anlage eines Anus praeter im Colontransversum in Erwägung zu ziehen. Dieses erlaubt, daß aborale oder orale Darmsegmente inspiziert werden können und die Resektion in einem zweiten Eingriff vorgenommen wird.

Prof. Dr. L. F. Hollender
Centre Hospitalier-Universitaire
Service de Chirurgie Générale 3
F-67005 Strasbourg
Frankreich

J. Biomedizinische Technik und ihre Stellung in der modernen Chirurgie

Langenbecks Arch. Chir. 337 (Kongreßbericht 1974)

98. Biomedizinische Technik und ihre Stellung in der modernen Chirurgie.
Einleitung

G. Maurer

Chirurgische Klinik und Poliklinik des Klinikums rechts der Isar
der Technischen Universität München

Biomedical Technology and Its Position in Modern Surgery. Introduction

The irruption of technology into medicine, and particularly into modern surgery, has had such far-reaching effects on medical thinking and activity that it seems justifiable to discuss the subject of biomedical technology first at a Surgeon's congress. The matter is admittedly so complex that we can only pick out a few salient aspects of the many points of contact between technology and surgery.

But no discussion of this topical subject should ignore the temptations to which this large-scale advancement of technology into medicine exposes the doctor. The danger that technical routine could emerge as an end in itself rises from the mass of new instruments and pieces of apparatus. The doctor must accept his responsibilities and his ethical obligations, and from this acceptance derive the strength to resist the demoniacal temptations inherent in all technical progress.

Let not the surgeon's enthusiasm for the paths opened to him by technology cause him to lose sight of the patient as a person.

Der stürmische Einbruch der Technik in die Heilkunde und insbesondere in die neuzeitliche Chirurgie hat unser ärztliches Denken und Handeln so sehr beeinflußt, daß es gerechtfertigt erscheint, das Thema der „Biomedizinischen Technik" erstmals geschlossen auf einem Chirurgen-Kongreß abzuhandeln. Freilich, dieser Fragenkomplex ist so vielseitig, daß man aus der Fülle der Verbindungen zwischen Technik und Chirurgie nur einige Schwerpunkte herausgreifen kann.

Wollen wir aber bei Abhandlung dieses aktuellen Themas nicht die Versuchungen übersehen, die dem Arzt durch die vielseitige Technisierung begegnen. Inmitten dieses neuen Instrumentalismus und Apparatismus taucht die Gefahr der

technischen Routine als Selbstzweck auf. Der Arzt muß — im Höchstmaß ärztlicher
Verantwortung und ethischer Bindung — der dämonischen Versuchung wider-
stehen, die allem technischen Einsatz innewohnt.

Der Chirurg vergesse vor lauter Begeisterung über die technischen Möglichkeiten nicht den Menschen im Patienten!

Prof. Dr. G. Maurer
Chir. Klinik und Poliklinik
des Klinikums r. d. Isar
Techn. Universität
D-8000 München 80
Imaninger Str. 22
Bundesrepublik Deutschland

Langenbecks Arch. Chir. 337 (Kongreßbericht 1974)

Schwerpunkte der biomedizinischen Technik in der Chirurgie. Implantierbare Materialien in der Chirurgie

99. Anwendung von Metallen und Kunststoffen in der Chirurgie und ihre Problematik

Josef Schuster

Chirurgische Klinik und Poliklinik rechts der Isar der Technischen Universität München

Implantation of Metallic and Plastic Materials

Summary. Metallosis and plastosis are alterations caused by implantation of metals and plastics into the human body. The main problems with metals are corrosion, fracture of implants and mechanical and electro-energetic effects on the tissues. Histochemical, radiochemical and electron-microscopic measurements in submicroscopic areas allow exact analysis. Problems with the implantation of plastic material are due to alterations brought about by polymerization and depolymerization in the body. These reactions can produce toxic monomeres as well as additives that have local and general effects in the human body.

Key words: Metallosis — Plastosis.

Zusammenfassung. Metallose und Plastose sind Störungen durch Metall- bzw. Kunststoffimplantationen. Das Hauptproblem bei Metallen liegt auf dem Gebiet der Korrosion, des Metallbruches sowie der mechanischen und elektroenergetischen Gewebsbeeinflussung. Histochemische, radiochemische und elektronenoptische Feinbereichsmessungen gestatten eine genaue Analyse. Bei der Kunststoffimplantation liegen die Schwierigkeiten im Vorgang der Polymerisation bzw. der Depolymerisation im Körper mit Abgabe von toxischen Monomeren und schädlichen Beimengungen, die zu örtlichen und allgemeinen Gewebsstörungen führen können.

Schlüsselwörter: Metallose — Plastose.

Die Implantation von Fremdmaterial gewinnt in der Chirurgie immer mehr an Bedeutung. Oft stellt sie die einzige Möglichkeit dar, zertrümmertes Gewebe wieder aufzurichten, völlig zerstörte Körperabschnitte zu ersetzen oder gestörte Funktionsabläufe wieder zu regulieren.

Der Erfolg hängt von vielen Faktoren ab. Ganz am Anfang aber steht das Material, seine Formgebung nach anatomischen, physiologischen oder ingenieurwissenschaftlichen Gesichtspunkten und die Antwort des Gewebes auf den implantierten Werkstoff.

Metalle und Kunststoffe sind die wichtigsten Biomaterialien für den alloplastischen Ersatz. Sie sind die Grundlage für künstliche Gelenke, Gefäßprothesen und Herzklappenventile, für bioelektronische und viele andere implantierbare Systeme. Ihr Einsatz ist aber nicht ohne Probleme geblieben. Dabei beschäftigt uns weniger die Frage: „was kostet der moderne Mensch?", sondern vielmehr der Weg nach weiteren Verbesserungen und Ergänzungen.

Neben allgemeinen Fremdkörperreaktionen beobachtet man manchmal materialspezifische Erscheinungen. Wir bezeichnen alle direkten und indirekten Gewebsschädigungen durch *Metalle* als *Metallosen* und analog dazu alle Störungen durch *Kunststoffe* als *Plastosen*. Ihr Entstehungsmodus ist grundverschieden, weshalb eine gesonderte Betrachtung beider Biomaterialien erforderlich ist.

Die *Metalle* zeichnen sich durch hervorragende mechanische Eigenschaften und durch ihre elektrische Leitfähigkeit aus. Ihr Hauptanwendungsgebiet ist deshalb die Unfallchirurgie, wo es gilt, starken statischen und dynamischen Belastungen auf die Dauer gerecht zu werden. Daneben werden sie zur Herstellung von elektronischen Geräten und elektrischen Leitsystemen verwendet.

Für Allenthesen- und Endoprothesenzwecke eignen sich aus der großen Fülle der Metalle nur eine kleine Gruppe von eisen-, kobalt- und titanbasislegierten Werkstoffen. Ihre chemische Zusammensetzung, ihr Gefügeaufbau und ihre atomare Feinstruktur prägen nicht nur ihre Eigenschaften, sondern auf derselben Ebene auch ihren Einfluß auf das histiocytäre Geschehen.

Für uns Chirurgen sind 3 Metallprobleme von besonderem Interesse: die Korrosionsfrage, die Bruchsicherheit und die Gewebstoleranz. Die heute verwendeten metallischen Implantate sind durchwegs korrosionsresistent. Bei ihrer Verankerung lassen sich aber Beschädigungen der sehr dünnen, schützenden Passivschicht nicht immer vermeiden, die zum Ausgangspunkt von Lochfraß (Abb.1), Kontakt- und Reibekorrosion und kleinen Metallabsplitterungen werden können.

Von wesentlich größerer Bedeutung ist allerdings die Schwingungsrißkorrosion (Abb.2), da sie in biomechanisch ungünstigen Situationen einen Metallbruch bewirken kann. Bei operationstechnisch einwandfrei durchgeführten Osteosynthesen und Gelenkersatz sind Metallbrüche äußerst selten. Verlagert sich aber der Drehpunkt beim Knochensubstanzverlust nun in das Implantat, so ist ein Dauerschwingbruch die unausbleibliche Folge.

Brüche von Allenthesen aus V4A-Stahl sind zur Genüge bekannt. Aber auch Vitallium-Werkstücke können brechen, wenn die Gesetze der Biomechanik ungenügend erfüllt sind. Die nächste Abbildung zeigt den Bruch eines Endoprothesenschaftes, dem die proximale, mediale Abstützung fehlte. Bei der metallographischen Untersuchung (Abb.3) fiel allerdings im größten Biegungsfeld eine sog. Reparaturschweißperle auf, deren Einfluß auf das Bruchgeschehen ungeklärt ist.

Die sehr seltenen Kabelbrüche bei Herzschrittmachern oder Bügelbrüche bei künstlichen Herzklappenventilen müssen ebenfalls der heimtückischen Schwingungsrißkorrosion zur Last gelegt werden, vorausgesetzt, daß Materialfehler ausgeschlossen wurden.

Das Ausmaß der Gewebsreizung durch Metalle richtet sich einerseits nach dem Grad der biomechanischen Fehlbelastung, andererseits nach dem Grad der elektrochemischen Vorgänge in und um das Implantat.

Korrosionsanfälliges Metall wirkt im Körper als *Elektrode* und Gewebsflüssigkeit als Elektrolyt. In den Galvanischen Stromkreis mit spurenweisem Metallabbau an der Anode wird auch das Gewebe mit einbezogen und entsprechend entzündlich gereizt. Nur so sind ohne jegliche Infektion Entzündungen über Korrosionsbezirken erklärbar, die durch Druck und Hypersekretion sogar Fisteln verursachen können. Sekundärer Keimbefall kann das Korrosionsgeschehen noch verstärken.

Die äußerst seltene chemisch-toxische Metalloseform findet ihre letzte Erklärung im Zusammenbruch der Gitterstruktur, wobei dann die unterschiedlich toxischen Metallionen direkt an das Nachbargewebe abgegeben werden.

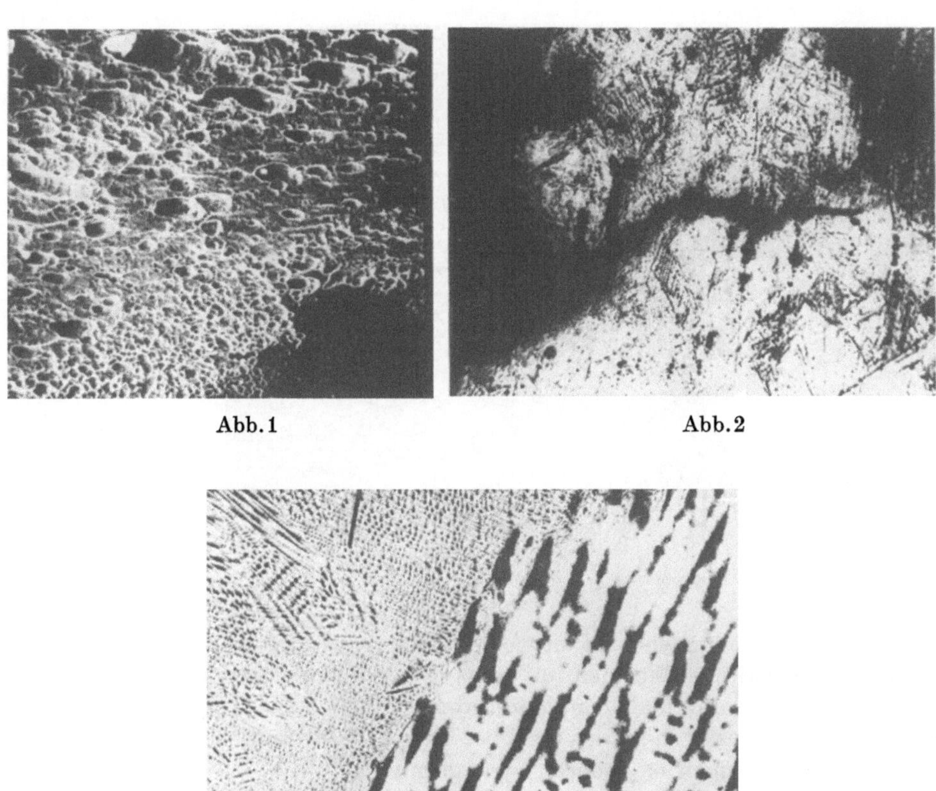

Abb.1

Abb.2

Abb.3

Die klinisch faßbaren Metallosen liegen unter $5\,^0/_0$ bei den Osteosynthesen. Als wertvolles diagnostisches Hilfsmittel ist die Thermographie geeignet (Abb.4), lokale Wärmezonen über den Korrosionsbereichen objektiv zu veranschaulichen.

Mikroskopische und submikroskopische Gewebsveränderungen in Metallnähe findet man dagegen sehr oft. Zur Erfassung der intra- und extracellulären Metallablagerungen geben histochemische und elektronenmikroskopische Untersuchungen, vor allem aber Elektronenbeugungen, spektrometrische und aktivierungsanalytische Messungen eine genaue Bilanz.

Ganz anderen Problemen dagegen begegnen wir bei der Implantation von *Kunststoffen*. Sie besitzen einen wesentlich anderen Aufbau und bestehen aus langen Ketten oder weitverzweigten Netzen von Molekülen, die durch Polymerisation, Polykondensation oder Polyaddition miteinander zustande kommen. In ihrem Mittelpunkt steht der Kohlenstoff, dem sich die Elemente H, O, N, Cl, F oder Si in Form von Atomen oder Radikalen angliedern. Wegen ihrer vielseitigen Verwendbarkeit und Eigenschaften, die sich durch Zusätze von löslichen Additiven, Stabilisatoren, Weichmachern, Farbstoffen und Faserbeimengungen noch verbessern lassen, ist ihr Siegeszug auch in der Chirurgie nicht mehr aufzuhalten. Aber auch sie weisen ihre besondere Problematik auf.

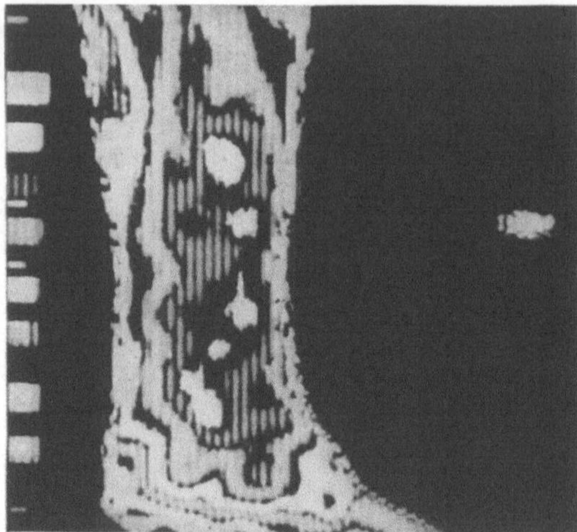

Abb. 4

Das materialgebundene Hauptproblem bei Kunststoff-Implantationen liegt bei den autoplastischen Formen im Vorgang der Polymerisation im Körper, bei den übrigen Implantaten aber im Materialabbau, also der Depolymerisation, und der Abgabe von Zusätzen an das Gewebe. Physikalische und chemische Faktoren stehen hierbei in einem besonderen Synergismus.

Als wichtigste autoplastische Kunststoffe in der Chirurgie sind die Knochenzemente hervorzuheben, denen wir enorme Fortschritte beim Gelenkersatz zu verdanken haben. Trotz alledem dürfen einige Schwierigkeiten nicht übersehen werden, deren Lösung ebenfalls zu den vielen Aufgaben der biomedizinischen Technik gehört. Höhere Wärmegrade bei der Polymerisation und toxische Schädigungen durch den Einfluß der Monomere üben eine lokale Wirkung auf das zur Prothesenaufnahme bereits stark mechanisch geschädigte Knochenlager aus. Aber auch Allgemeinreaktionen wie Blutdruckabfall sowie Fettembolien in vereinzelten Fällen werden beschrieben, deren Entstehung dem Einfluß freiwerdender Restmonomere und dem hohen intramedullären Druck beim Einpressen der autoplastischen Masse und dem Auspressen von Knochenmarksubstanz in die offene Spongiosa zugeschrieben werden.

Nach Dauerbelastung werden oft feinste mechanische Kunststoffschädigungen wie kleine Oberflächeneinrisse (Abb.5), die zur Prothesenlockerung mit beitragen können, Materialabrieb mit Ablagerung in der Gelenkkapsel und folgender Schrumpfungsneigung sowie Verschleißerscheinungen beobachtet.

Im Tierversuch überprüften wir einige Faserwerkstoffe, die besonders günstige mechanische Eigenschaften besitzen sollen, auf ihre Bruchfestigkeit. Platten aus glasfaser- und kohlefaserverstärkten Polyamiden wurden mit gleichstarken Metallplatten verglichen. Die Laminatbrüche als Folge von Spannungsrißkorrosion waren jedoch viel häufiger, so daß diese Kunststoffe gleichstarke Metallplatten nicht ersetzen können.

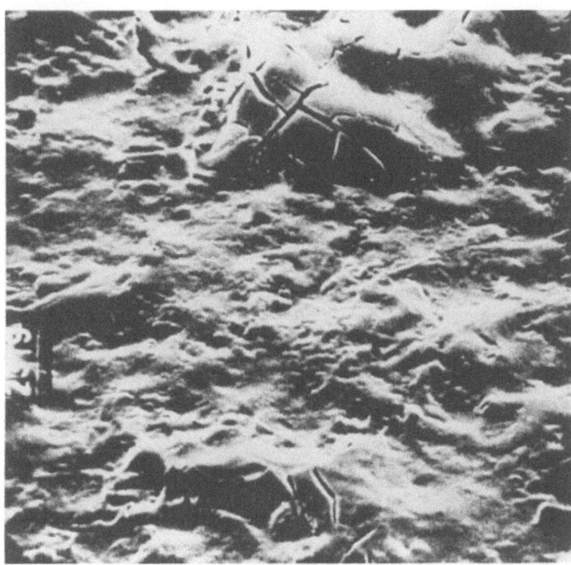

Abb. 5

Im Laufe der Zeit ist eine gewisse Depolymerisation durch Hydrolyse, oxidative und solvolytische Spaltung erkennbar, wobei mechanische Überbeanspruchungen sich auch hier ungünstig auswirken. Das Gewebe reagiert auf all diese Vorgänge mit einer entzündlichen Reaktion und späteren Abkapselung des Fremdmateriales.

Die fibrocytären Reaktionen sind weitgehend auch vom Formfaktor abhängig und sind bei Duroplasten verschiedener Modelle, Elasten, Fluidoplasten, Schäumen und Schwämmen unterschiedlich.

Zahlreiche spezielle Probleme ergeben sich bei der Verwendung von Kunststoffen auf den einzelnen Teilgebieten der Chirurgie, auf die in diesem Rahmen nicht näher eingegangen werden kann. Man denke nur an die thrombogene Wirkung mancher Kunststoffoberflächen beim Herzklappenersatz und Gefäßprothesen, an den künstlichen Organersatz und viele andere Schwierigkeiten.

Schlechte Ergebnisse sind aber stets dann zu erwarten, wenn Fremdmaterial in nicht völlig aseptische Bereiche wie z. B. Oesophagus, Trachea u. a. implantiert werden. Die Infektion ist als der größte Feind aller Implantationen zu bezeichnen.

So nehmen heute Metalle und Kunststoffe bereits einen festen Platz in vielen Teilgebieten der Chirurgie ein. Große Aufgaben liegen noch vor uns, die nur durch intensive Zusammenarbeit von Chirurgie, Naturwissenschaften und Technik zu bewältigen sind.

Priv.-Doz. Dr. J. Schuster
Chir. Klinik und Poliklinik r. d. Isar
Techn. Universität
D-8000 München 80
Ismaninger Str. 22
Bundesrepublik Deutschland

Langenbecks Arch. Chir. 337 (Kongreßbericht 1974)

100. Naturwissenschaftlich-technische Aspekte des Organ-, Gliedmaßen- und Funktionsersatzes

M. Schaldach

Department für Biomedizinische Technik der Universität Erlangen-Nürnberg

Physical and Technological Aspects of the Replacement of Organs, Limbs and Functions

Summary. An analysis of typical failure modes of implants is represented with particular emphasis on orthopedic implants and on implants in the cardiovascular system. Most sources of failure are clearly identified as based on phenomena well known in the physical sciences and technology. A survey of physicochemical and optical methods currently being used to study the properties of surfaces of implantable materials is given. On the basis of the results of such studies, a new method has been developed to improve the antithrombogenic behavior of implants in the cardiovascular system. The method is based on the grafting of iron-phthalocyanine onto polymeric carriers.

Key words: Biomaterials — Implants — Antithrombogenicity.

Zusammenfassung. Ein zentrales Problem des Organ-, Gliedmaßen- und Funktionsersatzes stellen die mit dem biologischen Medium in Kontakt kommenden Materialien dar. Hierin liegt die eigentliche Problemstellung in der Forschung sowie in der Entwicklung von Biomaterialien. Eine wesentliche Voraussetzung für zukünftige Fortschritte sind die Anwendung der in anderen Zweigen der Naturwissenschaften geläufigen und bewährten Meß- und Untersuchungsmethoden. Hierzu gehören die elektrochemischen, optischen und modulationsspektroskopischen Verfahren, die problemorientiert eingesetzt, Kriterien für die Beurteilung neuer Biomaterialien liefern können. Das Studium der Wechselwirkung zwischen künstlichen Oberflächen und dem Blut hat zu einem Modell geführt, das am Beispiel eines oberflächenbehandelten Polyurethans erläutert wird.

Schlüsselwörter: Biomaterialien — Implantate — Antithrombogenität.

Die stetig zunehmenden Kenntnisse in der Medizin und neue ingenieur- und naturwissenschaftliche Erfahrungen haben zu einer Verlängerung der Lebenserwartung geführt, die für die ärztliche Betreuung der Patienten neue Probleme mit sich bringt. So treten heute z.B. Abnutzungs- und Degenerationserscheinungen immer häufiger auf, die in vielen Fällen mit gravierenden Konsequenzen für den Betroffenen verbunden sind. Deshalb fordert der Zwang zum Handeln in der Medizin die Entwicklung neuer Methoden, um den Verschleißerkrankungen wirkungsvoll entgegentreten zu können.

Die ersten Implantationen nichtbiologischen Materials erfolgten in größerem Umfang in der Orthopädie, wenngleich zu berücksichtigen ist, daß die Beurteilung der Operationserfolge bis zur Einführung der aseptischen Technik durch Lister in den Jahren 1860—1870 objektiv kaum möglich war. Infektionen waren und sind jedoch auch heute noch Komplikationen, die den Erfolg der Behandlung häufig in Frage stellen.

M. Schaldach

BEREICH	IMPLANTAT	ERFAHRUNGEN
Orthopädie	Platten	Routine, ohne Komplikation
	Knochenersatz	selten, ohne künstliches Gelenk
	Hüftgelenk	Routine, primäre Erfolge ohne sichere Langzeitprognose
	Kniegelenk	zunehmende Bedeutung klinische Erprobung
	Fingergelenk	Routine, ohne sichere Langzeitprognose
	Wirbelsäulenextraktor	beschränkte Indikation
	Bandplastik	wechselnder Erfolg

Stand künstlicher Implantate

Abb. 1

BEREICH	IMPLANTAT	ERFAHRUNGEN
Kardiovaskuläres System	Herzklappen	verbreitet, primäre Erfolge ohne sichere Langzeitprognose
	Gefäßprothese	Routine, erfolgreich
	Herzschrittmacher	Routine, erfolgreich
	künstliches Herz	experimentelles Stadium
Kieferchirurgie	Kieferersatz	verbreitet, nicht problemlos
Augenchirurgie	Hornhautimplantat	vertretbarer Erfolg
HNO-Chirurgie	Rekonstruktion des Gehörs	vertretbarer Erfolg
Neurochirurgie	Schädelplastik	vertretbarer Erfolg
Sonstiges	Ureter- und Blasenrekonstruktion	wenig Erfahrung, begrenzter Erfolg
	Behebung der Inkontinenz	experimentelles Stadium
	Mammaplastik	Routine, weit verbreitet, unsichere Langzeitprognose

Stand künstlicher Implantate

Abb. 2

Seit 1950 nehmen die Implantationen zur Verbesserung vitaler Körperfunktionen in Verbindung mit subtilen Verbesserungen der Implantationstechniken ständig zu, so daß primäre Erfolge fast selbstverständlich eintreten. Die Abb. 1 und 2 stellen eine Übersicht über die im Augenblick routinemäßig benutzten bzw. in klinischer Erprobung befindlichen Implantate und deren Entwicklungsstand dar. Nicht in allen Fällen können die Ergebnisse schon befriedigen, so daß Verbesserungen konstruktiver Art, in bezug auf das verwendete Material erfolgen müssen. Während die vorwiegend in der Orthopädie und Kieferchirurgie benutzten Metalle weitgehend standardisiert sind, befinden sich die im vasculären System verwendeten Polymere weitgehend noch im experimentellen Stadium. Dies gilt insbesondere für die neuesten Entwicklungen der Hydrogele und Polyelektrolyte.

An 3 Beispielen routinemäßig eingesetzter Implantate für den Funktionsersatz von Hüfte, Fingergelenk und Herzklappe sollen die technischen Probleme aufgezeigt werden, an deren Beseitigung in vielen Forschungsinstituten intensiv gearbeitet wird.

Auf dem bisher am längsten und intensivsten bearbeiteten Gebiet alloarthoplastischer Hüftimplantate lassen sich die Schwierigkeiten und Komplikationen beim Langzeiteinsatz auf Grund der bereits vorhandenen großen Patientenkollektive besonders deutlich machen. Neben Erfolgsberichten werden in der Literatur [1,3,11] und vor allem auch im nichtveröffentlichten Erfahrungsaustausch zunehmend Mißerfolge sichtbar, die bei Anhalten dieser Tendenz in der Zukunft noch erhebliche Probleme aufwerfen dürften.

Für die Funktionsdauer eines Implantates sind neben der mechanischen Festigkeit insbesondere auch die elektrochemischen Eigenschaften des Metalls im biologischen Milieu mit wechselnden Chlorionen- und Sauerstoffkonzentrationen wichtig. Chlorionen verursachen die häufig zu beobachtende Lochfraßkorrosion. Die Zulegierung von Molybdän hat zu beträchtlichen Verbesserungen geführt. Die gleichzeitige Erniedrigung des Kohlenstoffgehaltes zur Verhinderung der Chrom/ Eisen-Mischkarbidbildung an den Gefügekorngrenzen bietet heute auch im Langzeiteinsatz die Gewähr für niedrige Korrosionsraten. Unterschiedliche Sauerstoffkonzentrationen, die zu einem Gradienten entlang des Implantats führen, können auf Grund unterschiedlicher Reduktionsstromdichten ebenfalls Anlaß zur Korrosion sein. Die entstehenden partiellen Lokalelemente lassen sich vermeiden, wenn durch Verhinderung kapillarer Spalte eine möglichst gleichmäßige Belüftung des Implantats erreicht wird.

Bei den als Implantatwerkstoffen verwendeten Legierungen ist die Metalloberfläche durch Oxide porenfrei gegen die als Elektrolyt wirkende Körperflüssigkeit abgedeckt. Dennoch lassen sich an explantierten Implantaten, insbesondere an Herzklappen, deren metallische Komponente häufig aus Titan gefertigt ist, exzessive Oberflächenzerstörungen beobachten. Infolge des mechanischen Ventilkörperspiels oder der Gleitreibung in künstlichen Gelenken treten gerade beim Titan mit seinem nichtleitenden Oxid Verletzungen der Passivschichten auf, die zu kleinflächigen Anoden führen, an denen sich das Metall in erheblichem Umfang auflösen kann. Neben dem Einfluß auf die mechanische Belastbarkeit des Implantats kann die intravitale Korrosion zu einer reaktiven Entzündung der Implantatumgebung führen [4]. Auslösend hierfür sind primär der elektrochemische Reiz oder die in Lösung gehenden cytotoxischen Korrosionsprodukte. Um die Reibkorrosion [10] an den Gelenkimplantaten zu verhindern, werden Metall-Metall-Kontaktflächen nach Möglichkeit vermieden und durch Kunststoffgleitlager ersetzt. Aus der Fülle der von der chemischen Industrie zur Verfügung stehenden Polymere haben sich bisher nur Polyäthylen und mit gewissen Einschränkungen Polyoxymethylene bewährt.

Als klinische Komplikationen treten daneben harmlose und rückbildungs-
fähige Ursachen wie Tendomyosen durch Fehlbeanspruchungen der noch atrophischen Muskulatur auf, sowie schleichende Infekte, die zu Lockerungen und
verbunden damit zu Brüchen der Prothese führen. Ein in neuester Zeit immer
häufiger zu beobachtendes Problem ist die Prothesenlockerung auf Grund unge-
eigneter Festigkeit der Knochen-Zementgrenze. Um hier eine Alternative zu
finden, wird untersucht, ob die Fixierung des Implantates durch direktes Ein-
wachsen des Knochengewebes in einen porösen Werkstoff möglich ist. Erste Tier-
versuche mit Titan-, Aluminium und Zinkoniumoxiden oder deren Gemische, die
reaktionslos vom Knochen und Gewebe vertragen werden, zeigen, daß die Callusbildung in den Poren prinzipiell möglich ist [6]. Jedoch sind die hierfür notwendigen Zeiträume zu lang, um im Fall der Implantation eines Gelenkes, eine
schnelle Mobilisierung des Patienten zu erreichen. Die Entwicklung keramischer
Implantatmaterialien, die durch ein Forschungsvorhaben des Bundesministers
für Forschung und Technologie gefördert wird, läßt sich heute noch nicht endgültig beurteilen.

Geringeren Belastungen als die Gelenke der unteren Extremitäten sind Finger-
gelenkprothesen ausgesetzt, die bei rheumatischen Arthrosen und bei Unfallfolgen zur Wiederherstellung der Funktion implantiert werden. Hier limitiert die
extrem geringe Weichteildeckung und Wechselbelastbarkeit des Implantats den
erreichbaren Erfolg.

Bei der künstlichen Herzklappe, als dem Beispiel eines Implantats im vasculären System mit direktem Blutkontakt, sind die Probleme vielschichtiger und
nicht allein von der mechanischen Funktion, sondern im wesentlichen von der
direkten Wechselwirkung des Blutes mit der künstlichen Oberfläche bestimmt.
Materialbedingte Klappendefekte wie Ballvarianzen, Bügelkorrosionen und
Defekte am Kunststoffüberzug stehen Komplikationen durch Thromboembolien,
antikoagulatienbedingte Nachblutungen, Hämolysen und Infektionen gegenüber [5]. Die am häufigsten beobachteten mechanischen Unvollkommenheiten
künstlicher Herzklappen sind die Stenose und die Leckrate.

Die bis heute unbefriedigende Blutverträglichkeit führt vor allem zu 2 Komplikationen. Hierbei steht die als Folge einer Thrombose resultierende Stenose der
Kunstklappe an erster Stelle, gefolgt von partiell auftretenden Embolien verbunden mit cerebraler Minderdurchblutung. Obwohl diese Schwierigkeiten durch eine
Antikoagulatientherapie in Grenzen gehalten werden kann, bedeutet die medikamentöse Behandlung für zahlreiche Patienten eine beträchtliche Belastung.

Diese Beobachtungen führten zu einer breiten spezifischen Materialentwick-
lung mit dem Ziel, einen Werkstoff mit hoher Antithrombogenität zu schaffen,
der sich im Blut reaktionslos verhält. Ausgedehnte Arbeiten zur Lösung dieses
Problems haben gezeigt, daß der Verbesserung antithrombogener Eigenschaften
eine Korrelation zwischen den einzelnen materialspezifischen Parametern und der
mit diesem Material erzielten Blutverträglichkeit vorausgehen muß. Ausgangspunkt dieser Untersuchungen muß der im Blut ablaufende Koagulationsmechanismus sein, bei dem durch Wechselwirkung mehrerer Faktoren Thromboplastin (III) entsteht, das in der zweiten Stufe unter Mitwirkung von Ca^{2+}-Ionen
Prothrombin (II) in Thrombin (IIa) umwandelt. Die letzte Stufe wird durch die

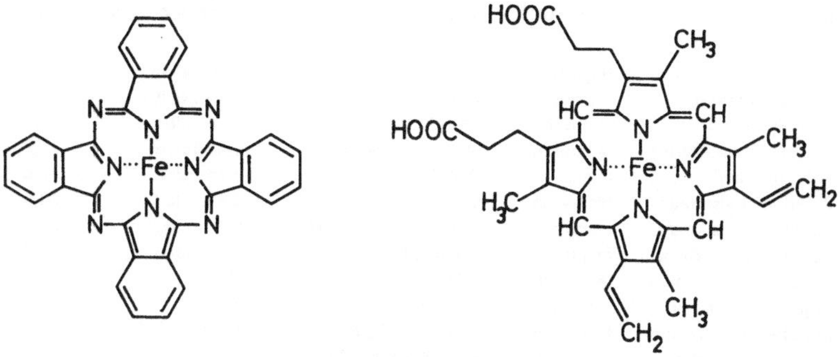

**Strukturvergleich zwischen Eisen-Phthalocyanin
und dem Haem des Haemoglobins**

Abb. 3

proteolytische Wirkung des Thrombins auf das Plasmaprotein Fibrinogen eingeleitet, wobei die Fragmente Fibrinpeptid A und B freigesetzt werden. Das resultierende Fibrin polymerisiert dann spontan zu dem Thrombus. Da die Entstehung des Fibrins elektronenmikroskopisch und adsorptionsspektroskopisch gut verfolgt werden kann, eignet sich insbesondere diese letzte Stufe für die Untersuchung neuer Materialien [8,9].

Zur Herstellung dauerhaft antithrombogener Oberflächen synthetischer Polymere ist eine Methode zu entwickeln, mit deren Hilfe die benötigten Eigenschaften, ähnlich wie im Organismus, stets neu hergestellt bzw. regeneriert werden [7]. In diesem Zusammenhang hat die Verwendung von Redoxkatalysatoren, die die Reaktion eines im Blut befindlichen Redoxsystems beschleunigen, den Vorteil des praktisch unbegrenzten Einsatzes bei Ausnutzung von Komponenten, die im Blut vorhanden sind. In den Metabolismus der Blutbestandteile muß daher nicht eingegriffen werden.

Erste Erfolge, die diese Hypothese stützen, konnten im Labor mit der Präparation von Polyurethanen mit Eisenphthalocyanin, das dem Häm des Hämoglobins nahe verwandt ist (vgl. Abb. 3), erreicht werden. Die beobachteten Spontangerinnungszeiten, dargestellt in Abb. 4, lagen an den behandelten Oberflächen erheblich höher als an vergleichbaren häufig benutzten Kunststoffen. Deuten läßt sich dieses Verhalten durch den Ablauf der Redoxreaktion des Blutsauerstoffs an der mit Phthalocyanin behandelten Polymeroberfläche. Abb. 5 zeigt zur Veranschaulichung die Modellvorstellung. Durch die Art der benutzten Bindung des Katalysators an das Polyurethan wird eine negative Raumladung in Verbindung mit einer hohen Beweglichkeit der Ladungsträger erreicht, die den Sauerstoffaustausch zwischen dem Blut und dem präparierten Kunststoff fördert [2]. Bis zu einem klinisch verwendbaren Werkstoff sind jedoch noch zahlreiche Schwierigkeiten zu beseitigen, die von der richtigen Auswahl der geeigneten Polymermatrix bis zur Lösung technologischer Probleme reicht. Vorerst bleibt die mit pyrolytisch abgeschiedenem Kohlenstoff beschichtete Oberfläche das im praktischen Einsatz bewährteste blutverträgliche Material.

MATERIAL	REINHEIT	TYP	MODIFIKATION	SGZ w.E.
Glas	technisch	DURAN 50	unbehandelt	5,9
Polyvinylchlorid	technisch	HOSTALIT	unbehandelt	17,2
Polyäthylen	technisch	HOSTALEN	unbehandelt	21,7
Polytetrafluoräthylen	technisch	HOSTAFLON TF	unbehandelt	22,9
Polypropylen	m.g.s.	AMEFA	unbehandelt	31,6
Polydimethylsiloxan	technisch	WACKER SK1	unbehandelt	20,4
Polydimethylsiloxan	technisch	WACKER R 660 VF	unbehandelt	22,3
Polydimethylsiloxan	m.g.u.	SILASTIC	unbehandelt	22,8
Copolyesterurethan	technisch	ESTANE 5707 FI	DMF	20,8
Copolyesterurethan	technisch	ESTANE 5707 FI	THF	22,5
Copolyesterurethan	technisch	ESTANE 5707 FI	DMF + 1,5% FePPc	31,8
Copolyesterurethan	technisch	ESTANE 5707 FI	THF + 1,7% FePPc	32,1

**Vergleich der Spontangerinnungszeiten
verschiedener Materialien**

Abb. 4

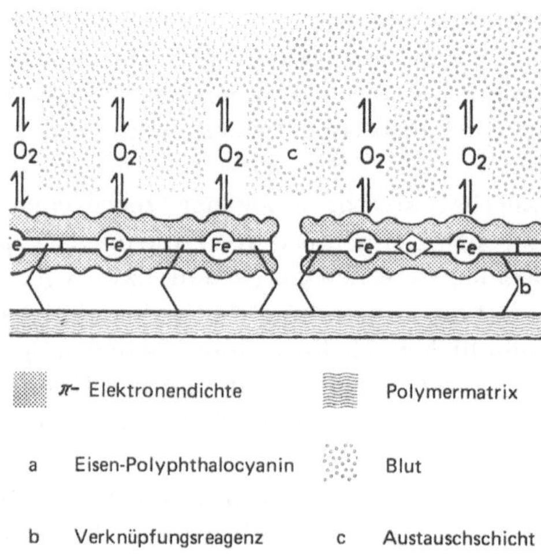

**Eisen-Polyphthalocyanin:
kovalent gebunden**

Abb. 5

    Neben dem Problem der Antithrombogenität sind für alle im vasculären System benutzten Implantate noch zahlreiche konstruktive Verbesserungen notwendig. So ist auch das optimale Klappensubstitut trotz der zahlreichen Vorschläge noch nicht gefunden. Dabei scheint es zumindest für die Aortenklappe nicht einmal notwendig, eine ganz neue Konzeption zu entwickeln, als vielmehr durch die Zusammenarbeit von Medizinern, Ingenieuren und Naturwissenschaftlern die kontinuierliche Verbesserung und Modifikation der bisherigen Modelle nach ein-

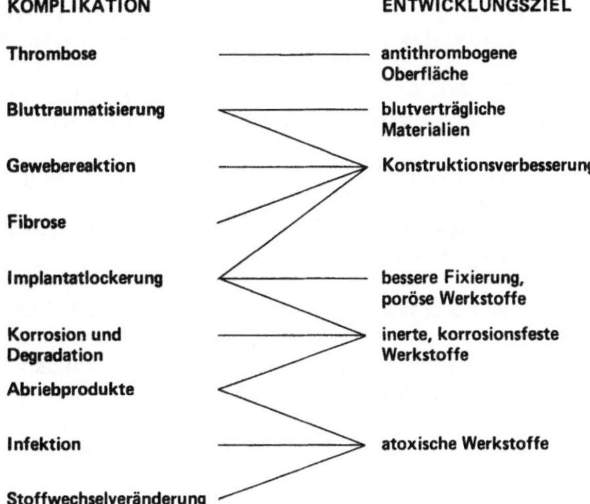

Wechselwirkungsphänomene an implantierbaren Materialien

Abb. 6

deutigen Kriterien voranzutreiben. Allerdings lassen sich beim gegenwärtigen Stand der Technik die klinischen Forderungen nach einer Prothese, deren Konstruktion sich an der natürlichen Herzklappe orientiert und bei gleichzeitiger Verringerung des Bauvolumens eine erhöhte Langzeitfestigkeit bei optimaler Blutverträglichkeit aufweist, mit den bisher bekannten Materialien noch nicht verwirklichen.

Die Entwicklung neuer Werkstoffe sollte zur Beschleunigung des Prozesses von der Grundlagenforschung ausgehen. Hier bieten sich neben den naturwissenschaftlichen Problemen der Wechselwirkung zwischen Implantat und biologischem Medium die noch offenen Fragen über Gewebeeinwachsungen in poröses Material und die Degradation von Polymeren. Abb. 6 versucht zusammenfassend an Hand der klinisch beobachteten Komplikationen, die Forderungen aufzuzeigen, die in zukünftigen Arbeiten gelöst werden müssen. Hierbei steht in der überwiegenden Zahl der Fälle der biologisch verträgliche implantierbare Werkstoff im Mittelpunkt des Interesses.

Literatur

1. Baacke, M., Seidel, K.: Probleme bei der Verwendung der heute gebräuchlichen Implantate aus klinischer Sicht. Fachberichte Jahrestagung Dtsch. Ges. Biomed. Technik, Erlangen 1973
2. Baurschmidt, P., Brauner, H., Mindt, W., Thull, R., Schaldach, M.: Modell einer antithrombogenen Festkörperoberfläche. Wissenschaftliche Vorträge der Jahrestagung der Dtsch. Ges. f. Biomed. Technik, Hannover 1974
3. Buchholz, H. W.: Tiefe Infektionen nach alloplastischem Hüftgelenkersatz. Langenbecks Arch. Chir. **334**, 547 (1973)
4. Contzen, H.: Abakterielle Osteomyelitis durch Metallose. Langenbecks Arch. Chir. **334**, 555 (1973)

5. von der Emde, J., Hacker, R., Hegemann, G.: Komplikationen nach prothetischem Herzklappenersatz. Fachberichte Jahrestagung Dtsch. Ges. Biomed. Technik, Erlangen 1973
6. Griss, P., Krempien, B., von Andrian-Werburg, H., Heimke, G., Fleiner, R.: Experimentelle Untersuchung zur Gewebeverträglichkeit oxidkeramischer (Al_2O_3) Abriebteilchen. Arch. orthop. Unfall-Chir. **76**, 270 (1973)
7. Schaldach, M.: Materials in biomedical engineering. Modern techniques in physiological Sciences. London: Academic Press 1973
8. Schaldach, M., Thull, R., Baurschmidt, P., Blaser, R.: Elektro-optische Untersuchungen zum Koagulationsmechanismus des Systems Fibrinogen-Fibrin. Ber. dtsch. Bunsenges. **77**, 794 (1973)
9. Srinivasan, S.: Electrochemical behaviour of blood coagulation. J. Electrochem. Soc. **120**, 354 (1973)
10. Thull, R., Schaldach, M.: Elektrochemische Simulation der Reibkorrosion an Gelenkimplantaten. Wissenschaftliche Vorträge der Jahrestagung der Dtsch. Ges. für Biomed. Technik, Hannover 1974
11. Willert, H.-G., Puls, P.: Die Reaktion des Knochens auf Knochenzement bei der Allo-Arthroplastik der Hüfte. Arch. orthop. Unfall-Chir. **72**, 33 (1972)

Prof. Dr. M. Schaldach
Department für Biomedizinische Technik
der Universität Erlangen-Nürnberg
D-8520 Erlangen
Turnstraße 5
Bundesrepublik Deutschland

Langenbecks Arch. Chir. 337 (Kongreßbericht 1974)

101. Aktivierungsanalytische Gewebeuntersuchungen

Franz Lux*, Rolf Zeisler* und Josef Schuster**

*Institut für Radiochemie der Technischen Universität München
**Chirurgische Klinik rechts der Isar der Technischen Universität München

Investigation of Biological Tissue by Activation Analysis

Summary. The paper first describes the advantages of the method for the determination of trace elements in tissue. The second part deals with the investigation of metallosis. The process of corrosion of V4A steel implants is explained. Significant differences have been observed in the migration rates of the various components of implant materials, and probable explanations for these differences are presented. Shortly after operation, the essential trace element zinc is found to be rather elevated in the tissue adjacent to the implant, but later the concentration becomes lower than that in normal tissue, falling as the concentration of corrosion products rises. The zinc depletion may cause a change in the enzymatic system, which could contribute to the development of metallosis.

Key words: Activation Analysis — Trace Elements — Metallosis — Metabolism of Metals.

Zusammenfassung. Die Vorteile der Methode für die Spurenelementbestimmung im Gewebe werden beschrieben und entsprechende Beispiele zitiert. Von eigenen Untersuchungen der Metallose wird folgendes berichtet: Der Ablauf der Korrosion von V4A-Stahlimplantaten im Gewebe wurde geklärt. Die Abtransportgeschwindigkeiten der einzelnen abkorrodierten Implantatbestandteile im Gewebe differieren stark. Erklärungsmöglichkeiten werden diskutiert. Die Gehalte des essentiellen Spurenelements Zink sind im implantatnahen Gewebe unmittelbar nach der Operation erhöht, nach Abbau dieser Anreicherung jedoch erniedrigt, und zwar sind sie um so geringer, je höher die Gehalte an Korrosionsprodukten sind. Dadurch bedingte enzymatische Veränderungen können vielleicht zur Metallosebildung beitragen.

Schlüsselwörter: Aktivierungsanalyse — Spurenelemente — Metallose — Metallstoffwechsel.

In der Aktivierungsanalyse wird die zu analysierende Probe z.B. in einem Kernreaktor bestrahlt, wobei die zu bestimmenden Elemente Neutronen einfangen, dadurch künstlich radioaktiv werden und daher nach der Bestrahlung auch noch in sehr geringen Mengen präzis bestimmt werden können (Abb. 1).

In der medizinischen Forschung eignet sich die Methode sehr gut zur Spurenelementanalyse im Gewebe [2]. Die Untersuchung der biologischen Wirkung von Spurenelementen erlebt ja bekanntlich zur Zeit eine Renaissance, da die Leistungsfähigkeit aller dafür einsetzbaren Analysenverfahren gestiegen ist. Das sieht man z.B. daran, daß in den letzten 4 Jahren 4 weitere biologische Spurenelemente als essentiell erkannt wurden (Abb. 1).

Für solche Spurenelementbestimmungen hat im Vergleich zu anderen Verfahren die Aktivierungsanalyse die besonderen Vorteile, daß man ohne chemische Prozesse, also rein instrumentell, in einer einzigen Probe mit nur einer Messung

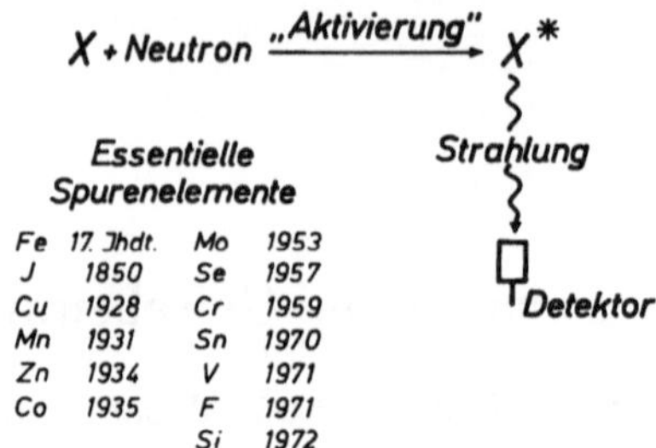

Abb.1. Prinzip der Aktivierungsanalyse, essentielle biologische Spurenelemente

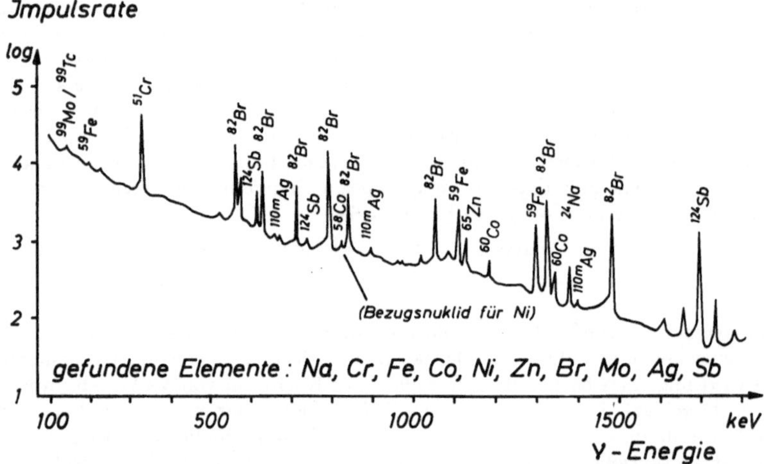

Abb.2. γ-Spektrum von neutronenbestrahltem Metallosegewebe. Bestrahlung 100 Std mit $10^{13}\,n \cdot cm^{-2} \cdot s^{-1}$, Meßbeginn 120 Std nach Bestrahlungsende, Meßzeit 15 Std, 38 cm³ Ge(Li)-Detektor

sehr viele Elemente bestimmen kann (Abb.2), und daß es praktisch keine Blindwertfehler gibt, da die Gewebeprobe vor der Bestrahlung nur gefriergetrocknet und somit keinerlei chemischen Operationen unterworfen wird.

Einige Beispiele für die medizinische Anwendung der Aktivierungsanalyse sind im folgenden zusammengestellt (zur detaillierten Orientierung vgl. [2,5]):

Stoffwechseluntersuchung durch Applikation stabiler Isotope und anschließender aktivierungsanalytischer Bestimmung dieser Isotope (z.B. enterale Calcium-Resorption) im Falle der Nichtanwendbarkeit von radioaktiven Indicatoren (z.B. bei Schwangeren);

Kohlenhydratstoffwechseluntersuchungen: Zusammenhang zwischen Glucosegehalt, Insulingehalt und Spurenelementverteilung im Serum;

Veränderung der Spurenelementverteilung in Tumorgewebe;

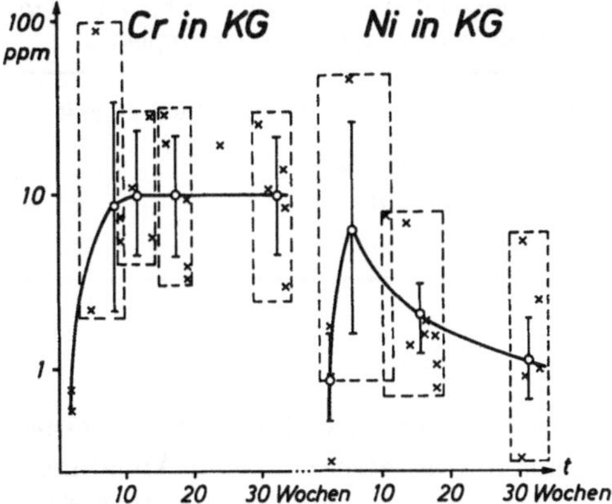

Abb.3. Zeitlicher Verlauf der Gehalte von abkorrodierten V4A-Stahlbestandteilen im Kapselgewebe KG (Bindegewebskapsel um das Implantat). Tierexperimente. *t* Implantatverweilzeit

Vergleich von Arteriosklerosehäufigkeit und Spurenelementverteilungen in
Herz, Aorta und Plasma (WHO-Programm);

Invivo-Bestimmungen von N, Na, P, Cl, Ca, Cd;

Zn- und Mg-Bestimmung zur Stoffwechselkontrolle bei extrakorporaler
Hämodyalyse.

Wir haben an der Technischen Universität München mit der Methode ein
chirurgisches Problem, nämlich die Metallose untersucht. Als Metallose bezeichnet
man Gewebeveränderungen in der Nachbarschaft von Metallimplantaten. Es
wurden klinische Fälle [3,6] untersucht und Tierexperimente [4] durchgeführt.

Das *praktische* Ergebnis war, daß V4A-Stahlimplantate im Gewebe nicht
ausreichend korrosionsfest sind. Die Entwicklung von besser korrosionsbeständi-
gen Osteosynthesematerialien wäre demnach wünschenswert.

Zum Fragenkomplex der prinzipiellen Klärung der Metallosebildung ergab
sich zusammengefaßt folgendes:

Aus Ergebnissen, wie sie in Abb.3 für Chrom und Nickel dargestellt sind, und
aus den Analysen von Gewebeproben klinischer Fälle [3,6] kann man eine erste
mechanistische Deutung des Korrosionsablaufes und der Stoffwechselvorgänge im
implantatnahen Gewebe ableiten. In den ersten Wochen nach der Implantation
korrodiert das Implantat relativ stark. Das abgespaltene Material wird in Form
von Mikrokristalliten intracellulär gespeichert [3,6], so daß alle Metallgehalte
stark und etwa gleich ansteigen. Nach etwa 6—10 Wochen hören die Gehaltsanstiege auf, da sich direkt am Implantat eine faser- und grundsubstanzreiche
Schicht gebildet hat, durch die kaum noch korrodierende Gewebsflüssigkeit zum
Implantat vordringt. Die in der übrigen Bindegewebskapsel gespeicherten Mikrokristallite werden abgebaut, wobei die einzelnen Metalle mit sehr unterschiedlichen Geschwindigkeiten abtransportiert werden. Zum Beispiel verringerten sich
nach Abb.3 in dem auf die Gehaltsanstiege folgenden Versuchszeitraum in der
Bindegewebskapsel (KG = Kapselgewebe) die Chromgehalte kaum, die Nickel-

Tabelle 1. Abtransportgeschwindigkeiten von abkorrodierten Implantatbestandteilen in der Bindegewebskapsel um das Implantat

Metall	Abtransportgeschwindigkeit
Fe	gering
Cr, Mo	mittel
Ni, Ag, Ta	groß

gehalte jedoch stark. In den klinischen Untersuchungen ergaben sich unterschiedliche Abtransportraten aus der unterschiedlichen Abnahme der Metallgehalte im KG mit zunehmendem Abstand vom Implantat [3,6]. Auf Grund aller Ergebnisse über Abtransportgeschwindigkeiten kann man die durch Korrosion ins Gewebe gelangten Metalle hinsichtlich ihrer Transportraten in die in Tab. 1 angegebenen Gruppen einteilen.

Eine plausible Deutung der differierenden Abtransportraten ist in folgender Weise möglich: Nach Abbau der Mikrokristallite werden zunächst alle Korrosionsprodukte in den Zellen oder an die Faser- und Grundsubstanz chemisch gebunden. Zum Beispiel kann im Falle des Eisens eine Zwischenspeicherung in einer Form erfolgen, die den gut bekannten Eisenspeicherverbindungen Ferritin und Hämosiderin ähnelt [1]. Diese Zwischenspeicherung wird in jedem Fall allmählich wieder abgebaut. Außerdem kann man von Metallen mit geringer Fähigkeit zur biochemischen Verbindungsbildung annehmen, daß sich ihre lockeren Bindungen immer wieder lösen und sie dadurch oft neu beweglich werden. Toxische Metalle können in Abhängigkeit von ihrer Toxicität mehr oder weniger häufig Nekrosen auslösen, in deren Verlauf die geschädigten Zellen abgebaut bzw. die Bindungen an die Faser- und Grundsubstanz gelöst und damit die entsprechenden Elemente ebenfalls unterschiedlich oft immer wieder beweglich werden. Die Summe dieser verschiedenen Vorgänge resultiert in den beobachteten unterschiedlichen Abtransportraten.

Die hohe Toxicität oder anders ausgedrückt Gewebeunverträglichkeit mancher Legierungsbestandteile kann auch einer der Auslösefaktoren der Metallosebildung sein.

Die verschiedenen Abtransportraten kann man als Indicatoren für ein artspezifisches Stoffwechselverhalten der einzelnen Elemente betrachten. Es gibt jedoch nicht nur diese Unterschiede *zwischen* den Elementen, sondern darüber hinaus kann noch ein und dasselbe Element im Gewebe verschiedene Verhaltensweisen zeigen. So werden z.B. Eisenanreicherungen, die sich aus dem Bluteisen von Hämatomen bilden, innerhalb von etwa 3 Monaten abgebaut, während das Korrosionseisen nach mehr als einem Jahr noch in hohen Konzentrationen im Bindegewebe vorhanden ist.

Sehr interessant verhält sich das essentielle biologische Spurenelement Zink. 20—30 min nach einer Operation ist in dem betroffenen Gewebe der Zinkspiegel stark erhöht (Abb. 4). Diese auch von anderen Autoren beschriebene Zinkmobilisation zu Wunden scheint für den Heilungsprozeß wichtig zu sein. Der Zink-

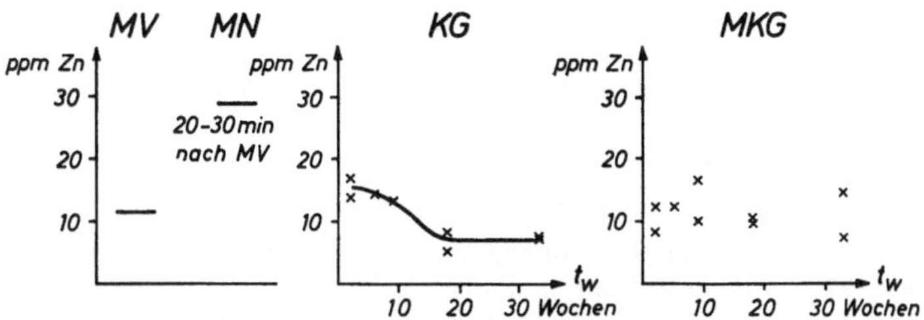

Abb.4. Zinkgehalte in verschiedenen an V4A-Stahlimplantate angrenzenden Geweben. Tierexperimente. *MV* Muskelgewebe vor Implantation, Mittel aus 20 Analysen; *MN* Muskelgewebe nach Implantation, Mittel aus 8 Analysen; *KG* Kapselgewebe (Bindegewebskapsel um das Implantat); *MKG* Muskelkontaktgewebe (an das *KG* anschließendes Muskelgewebe); t_w Wartezeit zwischen Implantation und Explantation (keine Zwischenoperationen)

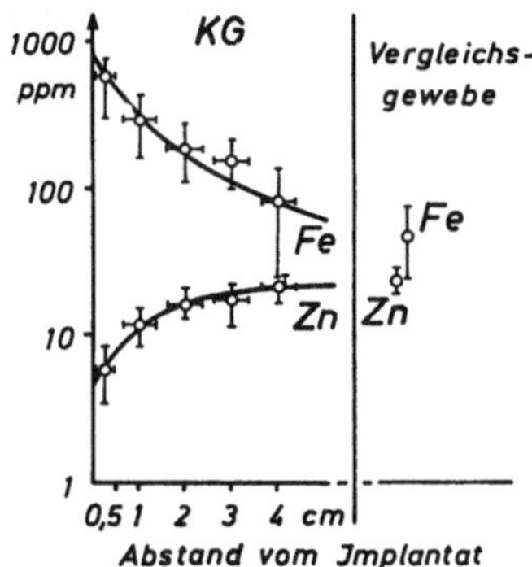

Abb.5. Eisen- und Zinkgehalte im Kapselgewebe KG (Bindegewebskapseln) von V4A-Stahlimplantaten klinischer Fälle

überschuß wird ebenso wie das Hämatomeisen innerhalb von etwa 3—4 Monaten abgebaut (Abb.4). Nach diesem Abbau des Zinküberschusses entsteht im Metallosegewebe ein Zinkmangel, und zwar ist der Zinkgehalt um so geringer, je höher die Konzentration der abkorrodierten Implantatbestandteile ist (Abb.5). Man kann annehmen, daß dieses Zinkdefizit auf einer Verdrängung des enzymgebundenen Zinks durch die ins Gewebe gelangten Metalle beruht. Das kann zu einer Änderung in den enzymatischen Vorgängen führen, und diese Änderungen können vielleicht zur Entwicklung der Metallose beitragen.

Aus diesen skizzierten Resultaten ist zu erkennen, daß mit Hilfe der Aktivierungsanalyse noch weitgehend unbekannte Fragen des Stoffwechselverhaltens der Metalle sowie damit zusammenhängende enzymatische Probleme gelöst werden können. Durch solche Untersuchungen sind in nächster Zeit zwar kaum unmittelbar für Diagnostik oder Therapie auswertbare Resultate zu erwarten. Aber eine weitere prinzipielle Klärung der biologisch wichtigen Funktionen von Stoffen im Mikrobereich, die bisher aus methodischen Gründen nicht möglich war, wird schließlich auch relevant für die medizinische Praxis werden.

Literatur

1. Crichton, R. R.: Structure and bonding, Vol. 17, p. 67. Berlin-Heidelberg-New York: Springer 1973
2. Lux, F.: Z. analyt. Chem. **243**, 107 (1968)
3. Lux, F., Zeisler, R.: Z. anal. Chem. **261**, 314 (1972)
4. Lux, F., Zeisler, R., Schuster, J.: Vortrag auf der Chemiedozenten-Tagung Stuttgart, 1. bis 4. April 1974. Veröffentlichung in Vorbereitung
5. Nuclear Activation Techniques in the Life Sciences 1972. STI/PUB/310. International Atomic Energy Agency, Wien 1972
6. Schuster, J., Lux, F., Zeisler, R.: Mschr. Unfallheilk. **76**, 537 (1973)

Prof. Dr. F. Lux
Institut für Radiochemie
d. Techn. Univ. München
D-8046 Garching
Bundesrepublik Deutschland

Langenbecks Arch. Chir. 337 (Kongreßbericht 1974)

Bioelektronik und bioelektrische Anwendung in der Chirurgie

102. Die intensive Krankenüberwachung mit bioelektronischen Geräten

E. Kolb

Anaesthesieabteilung des Klinikums rechts der Isar der Technischen Universität München

Special Monitoring by means of Bioelectronic Equipment

Summary. Critically ill patients need special monitoring. Bioelectronic equipment can improve its quality. The need for skilled personnel for the maintenance and application of such apparatus and the high price restrict its use to special cases.

Key words: Monitoring of Patients.

Zusammenfassung. Schwerkranke benötigen eine intensive Überwachung. Bioelektronische Geräte können die Qualität der Überwachung verbessern. Sie sind teuer, müssen bedient und gewartet werden. Ihre Anwendung im Einzelfall muß daher indiziert sein.

Schlüsselwörter: Patientenüberwachung.

Elektronische Gerätschaften zur intensiven Krankenüberwachung sind heute weit verbreitet. Der Grund liegt auf der Hand. Der lebende Organismus setzt ständig Signale verschiedener physikalischer oder stofflicher Qualität frei, die sich mit seinem Funktionszustand ändern. Sie können somit zur Überwachung entsprechender Funktionen herangezogen werden. Einen Teil von ihnen kann der Mensch unmittelbar wahrnehmen, wenn sie in Qualität und Stärke der Leistungsfähigkeit seiner Sinnesorgane entsprechen. Ist dies nicht der Fall, wird ein Werkzeug notwendig, das folgende Aufgaben erfüllen muß:

1. Signalaufnahme;
2. Umwandlung in eine physikalische Qualität, die sich verstärken läßt;
3. Verstärkung dieser durch das Signal modulierten Qualität;
4. Umwandlung des verstärkten Signals in wahrnehmbare, meist optische oder akustische Form;
5. Speicherung und Sicherung der Zugriffsmöglichkeit für die gemessenen Daten.

Im Organismus gibt es aber auch Funktionsabläufe, die nicht mit der Aussendung von Signalen einhergehen. Sie können zum Teil dadurch erfaßt werden, daß man unschädliche Einwirkungen ausübt und deren Verarbeitung durch die zu beobachtende Funktion als Signal aufnimmt, verstärkt und verarbeitet (z.B. Farbstoffverdünnungsmethode und Thermodilutionsmethode zur Überwachung des Herzzeitvolumens).

Die Werkzeuge, die die genannten Aufgaben erfüllen, werden heute als bioelektronische Geräte bezeichnet. In ihrem technischen Aufbau durchlaufen sie eine geradezu stürmische Entwicklung, und der Arzt wird ständig mit Neuerungen und Verbesserungen der Überwachungstechnik konfrontiert, die meist mit nicht unerheblichen investiven Kosten einhergehen und entsprechende Nachfolgekosten mit sich bringen. Es ist daher als dringliche Aufgabe anzusehen, daß man sich mehr Klarheit über die Anwendungsbedingungen der bioelektronischen Patientenüberwachung verschafft, als dies derzeit der Fall zu sein scheint. Hierzu einige grundsätzliche Bemerkungen:

1. Eine kontinuierliche intensive Überwachung ist dann indiziert, wenn vitale Funktionen, insbesondere Atmung, Kreislauf und Stoffwechsel, beeinträchtigt bzw. gefährdet sind oder wenn diese Funktionen durch entsprechende Maßnahmen gestützt oder künstlich aufrechterhalten werden müssen.

2. Die Überwachung mit bioelektronischen Geräten ist stets nur ein ergänzender Faktor der intensiven Überwachung und Therapie an sich.

3. Geräte der genannten Art müssen bedient, kontrolliert und gewartet werden. Ihre Anwendung ist nicht bei jedem Patienten unproblematisch, sie kann unter Umständen Maßnahmen erforderlich machen, die an sich nicht zum Therapieplan gehören.

4. Der Gewinn von Daten ist, abgesehen von wissenschaftlichen Fragestellungen, nur dann sinnvoll, wenn ständig eine qualifizierte Auswertung und Bearbeitung erfolgt und daraus unverzüglich diagnostische und therapeutische Konsequenzen gezogen werden.

Aus den hier genannten, an sich selbstverständlichen Gesichtspunkten lassen sich unschwer Schlüsse ziehen, die sich von rein technischen Problemen bis auf rein medizinische Erfordernisse erstrecken. Wenn wir hier einmal die rein technische Seite ausklammern und uns die Angelegenheit aus dem Gesichtspunkt des Klinikers ansehen, ist eine Reihe von Anforderungen zu stellen, deren Erfüllung wir nicht vom Techniker allein verlangen können, sondern auch weitgehend uns selbst auferlegen müssen.

Bei der kontinuierlichen Überwachung von Vitalfunktionen genügt es eben nicht, eine technisch perfekte und zuverlässige Apparatur laufen zu lassen. Kein Glied der Kette zwischen Signalentstehung und Verarbeitung der gewonnenen Werte darf brüchig sein. Gibt es hierbei heute noch Schwierigkeiten, die wir zu beachten hätten? Von ihnen müßte hier die Rede sein, da uns von der Medizintechnik ja positive Informationen in großer Zahl geliefert sind. Ich möchte nur beispielhaft einige Schwierigkeiten nennen:

Wie verträgt sich die lückenlose, kontinuierliche Aufzeichnung eines EKG mit automatischen Alarmierungsvorrichtungen mit der Erfordernis, bei einem Intensivpatienten eine ständige krankengymnastische Pneumonie-Prophylaxe zu betreiben, ihn zu füttern, zu pflegen und zu betten? Die gleiche Frage stellt sich für die kontinuierliche Messung des zentralvenösen Drucks, bei dem ja die Bestimmung des Bezugpunktes, die Nullinie, von der Lagerung des Patienten absolut abhängig ist. Wenn man sich die Ergebnisse der kontinuierlichen, unblutigen Messung des arteriellen Drucks nach der automatisierten Riva-Rocci-Methode bei einem unruhigen Schockpatienten ansieht, glaubt man doch meist auf der Punktdruckkurve eher eine Momentaufnahme der Braunschen Molekularbewegung als eine Blutdruckkurve zu erkennen.

Sollen uns nun diese Probleme entmutigen, deren Lösung sicher sehr schwer ist, da beim Patienten selbst Fehlsignale unvermeidbar ausgelöst werden? Sicherlich nicht — aber sie können uns helfen, den Wunsch oder, besser gesagt, den Alptraum zu überwinden, der von der Vorstellung ausgeht, daß ein Arzt oder eine Pflegeperson in einer Meßzentrale sitzt und über eine Vielzahl von Monitoren und Anzeigeinstrumenten vitale Funktionen bei einer Reihe von allein gelassenen Patienten überwacht.

Nach dem bisher Gesagten, das der zuweilen geradezu euphorischen Einstellung zur sog. bioelektronischen Überwachung gewisse Schranken setzen soll, wird es nun aber notwendig, die positiven Seiten dieser in der Intensivpflege und Intensivtherapie sehr wertvolle Meßverfahren zu betonen. Die Bioelektronik kann uns sehr exakte und sonst nicht erfaßbare Parameter liefern, die unsere sonstigen klinischen Beobachtungen und Feststellungen zwar niemals ersetzen, aber in starkem Maße ergänzen und erweitern und uns damit in die Lage versetzen, eine genauere Beurteilung der Situation des Patienten vorzunehmen. Dies trifft in besonderem Maße für den noch relativ Unerfahrenen zu. Voraussetzung ist jedoch die Vermeidung von Fehlmessungen, die, wenn sie sich auf vitale Funktionen beziehen und nicht als solche erkannt werden, üble Folgen haben können. Dies erfordert bedienungsleichte, zuverlässige und übersehbare Apparaturen. Ihre Handhabung muß für den Arzt und das Pflegepersonal erlernbar sein. Sie wird natürlich, auch im günstigsten Fall, immer zusätzliche Bemühungen und Aufmerksamkeit erfordern. Dies bedeutet aber, daß wir nicht im Sinne eines „Schrotschusses ins Dunkle" nun bei jedem Intensivpatienten alle meßbaren Parameter bestimmen. Wir sind schon aufgrund der Vermeidung einer weiteren personellen und kostenmäßigen Ausuferung auf unseren Intensivstationen gezwungen, hier in jedem Einzelfall eine Indikation zu stellen, bei welchem Patienten welcher Parameter wie lange kontinuierlich bestimmt werden muß. In diese Indikationsstellung müssen aber auch noch die Überlegungen der jeweiligen möglichen Nachteile für den Patienten eingehen, wie Ruhestörung, Verträglichkeit der Signalaufnehmer, Möglichkeit der Störung oder Beeinträchtigung anderer notwendiger therapeutischer Maßnahmen. Auch hier gilt der alte medizinische Grundsatz: Die bioelektronische Überwachung vitaler Parameter ist dann angezeigt, wenn die aus ihr gewonnene Information für die Wiederherstellung des Patienten schwerer wiegt als die möglicherweise damit einhergehenden Nachteile. Messungen, die im bestimmten Fall zu keinen diagnostischen oder therapeutischen Konsequenzen führen können, sollten unterbleiben.

Lassen Sie uns abschließend noch den Blick des Mediziners auf den derzeitigen technischen Entwicklungsstand werfen und die Frage stellen, ob sich hieraus eine weitere Verbesserung der Situation am Bett des Intensivpatienten erwarten läßt.

Auf dem Gebiet der sog. nicht-invasiven, also unblutigen Meßverfahren können sehr wahrscheinlich aus der Impedanzkardiographie zur kontinuierlichen Bestimmung des Herzzeitvolumens und des Flüssigkeitsgehaltes im Thoraxraum brauchbare, routinemäßige Überwachungsmethoden abgeleitet werden. Auch eine Verbesserung der klinischen Anwendbarkeit einiger Meßverfahren mit Hilfe der Telemetrie, also der drahtlosen Signalübermittlung, ist durchaus denkbar. Wahrscheinlich ist es auch, daß kontinuierlich arbeitende Analysatoren zur Bestimmung von Substanzen in den verschiedenen Kompartimenten des Organismus oder seinen Ausscheidungen (z.B. Massenspektrometrie) uns neue brauchbare Wege in der intensiven Überwachung unserer Patienten eröffnen. Bei der Erfassung, Verwertung und Speicherung von Meßdaten sind die heute gegebenen Techniken der elektronischen Datenverarbeitung medizinisch noch lange nicht voll genutzt.

Es ist meines Erachtens sehr befriedigend, daß wir uns berechtigt fühlen können, mit kritischem Optimismus aus der Fülle der technischen Neuerungen Verbesserungen unserer medizinischen Erkenntnisse sowie der Intensivtherapie und -überwachung zu erwerben, wenn wir selbst auf unserem jeweiligen Fachgebiet an der Entwicklung mitarbeiten.

Prof. Dr. E. Kolb
Anaesthesieabteilung im Klinikum r. d. Isar
D-8000 München 80
Ismaninger Str. 22
Bundesrepublik Deutschland

Langenbecks Arch. Chir. 337 (Kongreßbericht 1974)

103. Zur Biophysik der Knochenbruch- und Wundbehandlung durch funktionelle elektrische und magnetische Potentiale

W. Kraus

Institut für technisch-physikalische Entwicklung
Institut für medizinische Physik, München

The Biophysics of Bone Fracture Treatment and Wound Treatment by means of Functional Electric and Magnetic Potentials

Summary. The mathematical description of the piezoelectric effect, as proved on bones by E. Fukada, indicates the possibility of compliance with Wolff's Law by the application of electric forces instead of natural, mechanical forces.

In animal experiments, electrically and magnetically stimulated structures of bony tissue and dermal tissue have been traced which are superior to tissue of natural reparation in the grade of their order. We maintain that the electric and magnetic field intensities (100 mV/cm or 100 Gauß) we used in compliance with the method reach the energy level of van der Waals's mutual effects of protein molecules (approx. 1.8 kcal/Mol).

Key words: Biophysics of Electro- and Magnetic-Dynamic Function Potentials.

Zusammenfassung. Die mathematische Beschreibung des piezoelektrischen Effektes, wie er von E. Fukada am Knochen nachgewiesen wurde, läßt die Möglichkeit einer Erfüllung des Wolffschen Gesetzes durch die Applikation elektrischer Kräfte anstelle der natürlichen, mechanischen erkennen.

Im Tierexperiment werden elektrisch und magnetisch stimulierte Strukturen von Knochen- und Hautgewebe nachgewiesen, die im Grade ihrer Ordnung dem Gewebe der natürlichen Reparation überlegen sind.

Wir erklären, daß unsere verfahrensgemäßen elektrischen und magnetischen Feldstärken von 100 mV/cm bzw. 100 Gauß das Energieniveau van der Waalsscher-Wechselwirkungen von Proteinmolekülen (ca. 1,8 kcal/Mol) erreichen.

Schlüsselwörter: Biophysik der elektro- und magneto-dynamischen Funktionspotentiale.

„Lebendiges behauptet sich". Diese unsere Erfahrung erklären wir mit dem Bestreben der Formanpassung biologischer Strukturen an den Anspruch ihrer Umwelt.

Stützstrukturen nach dem Beispiel des Kollagen leisten diese Formanpassung durch ihre elastische Dehnbarkeit, eine Eigenschaft, die sie ihrer Faserarchitektur, der achsialen Symmetrie ihrer Elemente oder Anisotropie verdanken. Die bindenden Kräfte zwischen den Strukturelementen sind jene des elektrischen Feldes. Sie bewahren die Ordnung gegenüber einer ungeordneten thermischen Bewegung der Moleküle. Jede elastische Dehnung einer Struktur durch mechanische Kräfte ist mit einer Störung des Gleichgewichtes der intermolekularen elektrischen Felder verbunden, deren Resultante an der Oberfläche eines deformierten Körpers in Form einer elektrischen Ladung — der sog. piezo- oder druckelektrischen Polarisation — beobachtet werden kann.

Piezoelektrizität und Wolff'sches Gesetz

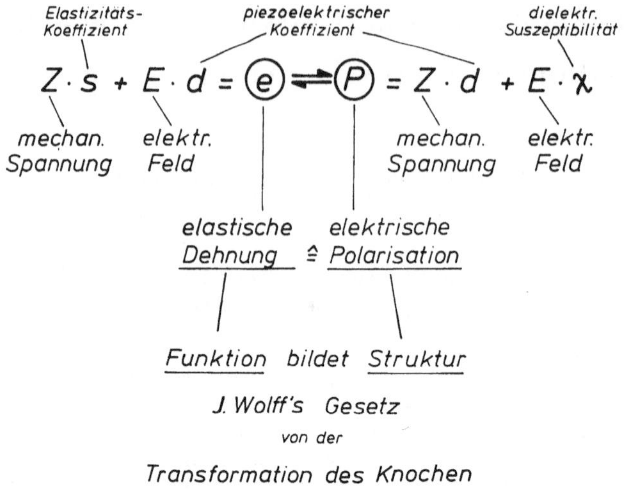

Abb. 1

Einen Beweis für die elektrische Natur der Bindekräfte bietet uns die Umkehrbarkeit dieses Zusammenhanges: Ein anisotrop strukturierter Körper deformiert sich unter der Einwirkung eines äußeren elektrischen Feldes.

Die mathematische Darstellung (Abb. 1) erklärt diese gegenseitige Abhängigkeit von elastischer Dehnung und elektrischer Polarisation eines piezoelektrischen Mediums in 2 linearen Gleichungen, in denen die elastische Dehnung (e) eines Körpers und die elektrische Polarisation (P) seiner Oberfläche, als Wirkungen jeweils gleicher Ursachen, nämlich einer mechanischen Spannung (Z) und eines applizierten elektrischen Feldes (E) erscheinen.

Nach den bis heute vielfach bestätigten Vorstellungen von Wolff aus dem Jahre 1892 hängen Strukturform und -stärke des Knochens von der Art und der Intensität der funktionellen Belastung, also der angreifenden mechanischen Spannung und der damit verbundenen elastischen Dehnung ab. Wird nun, wie es aus der links stehenden Gleichung hervorgeht, dieselbe elastische Dehnung auch von einem applizierten elektrischen Feld erreicht, so kann das Gesetz Wolffs in gleicher Weise durch die Wirkung funktionell modulierter elektrischer Kräfte anstelle der natürlichen, mechanischen erfüllt werden.

Der Beweis für die Richtigkeit dieser Hypothese gleang uns im Tierexperiment durch elektrische Stimulation des Knochenwachstum (Abb. 2). In diesem Versuch konnten Menge und Richtung des neugebildeten Knochen in direkter Abhängigkeit von der Stärke und der räumlichen Verteilung der applizierten elektrischen Energie beobachtet werden.

Die molekularen Bestandteile einer Struktur und ihrer Lösung besitzen neben elektrischen auch magnetische Eigenschaften, über die eine der elektrischen ähnliche Beeinflussung ihrer räumlichen Ordnung durch äußere magnetische Kraftfelder erreicht werden kann.

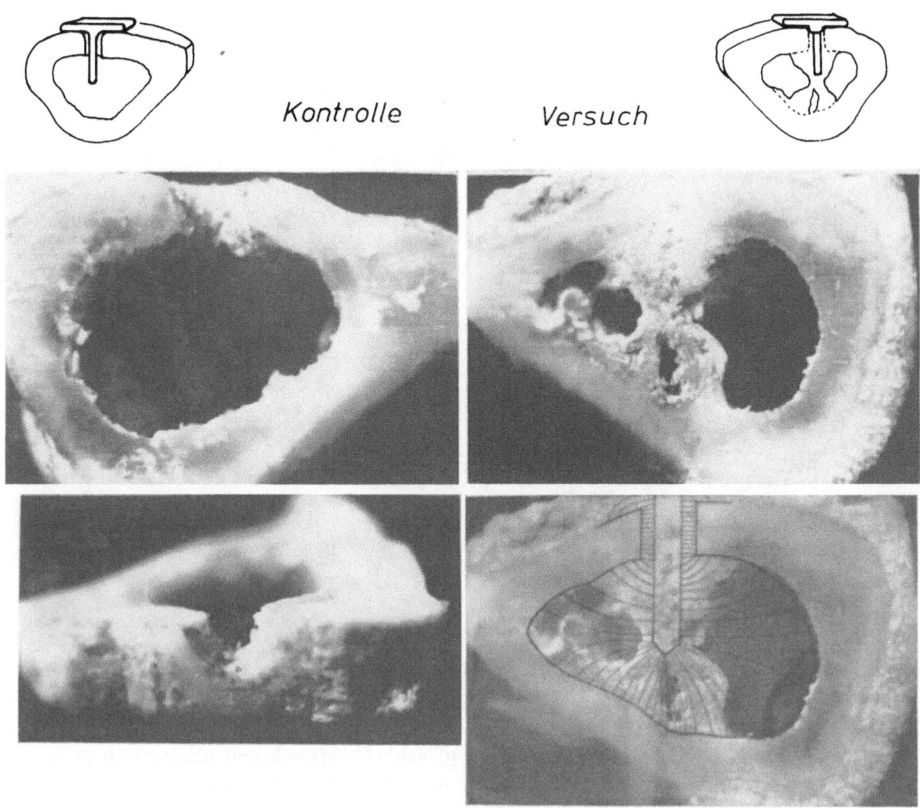

Abb. 2. Elektrisch stimuliertes Knochenwachstum in der Markhöhle einer Kaninchen-Tibia.
Vergleich Kontrolle—Versuch nach 21 Tagen

Die Absicht, die wir mit unserem Verfahren der Applikation funktioneller
elektrischer und magnetischer Potentiale in lebendes Gewebe verbinden, ist, eine
aus dem Zusammenhang zwischen elastischer Dehnung und Polarisation offenbar
werdende Identität zwischen strukturbildender Funktion und den Kräften des
elektrischen und magnetischen Feldes regenerativ zu nutzen.

Besteht Identität, so müssen sich mit der Anwendung funktioneller raum-
zeitlicher Verteilungen elektrischer und magnetischer Felder Strukturen nachweisen lassen, die sich von dem relativ unfunktionellen Gewebe der Frühstadien
einer Regeneration im Grade ihrer Ordnung unterscheiden.

Der Vergleich zwischen elektrisch und magnetisch stimuliertem Knochen-
gewebe in der Umgebung einer implantierten Wechselpotentialelektrode (V), mit
dem Gewebe, das sich um ein potentialfreies Implantat (K) gebildet hat, macht den
strukturellen Unterschied deutlich.

Das folgende Bild (Abb. 4) eines nur magnetisch stimulierten Knochens zeigt in
Zahl und Form der neugebildeten Osteonen eine der Kontrolle überlegene struk-
turelle Aktivität.

Ein Beispiel aus der Wundbehandlung mit elektro-magnetischen Feldern. Bei
der Heilung verätzter, nekrotisierender Hautwunden übertrifft der Versuch die

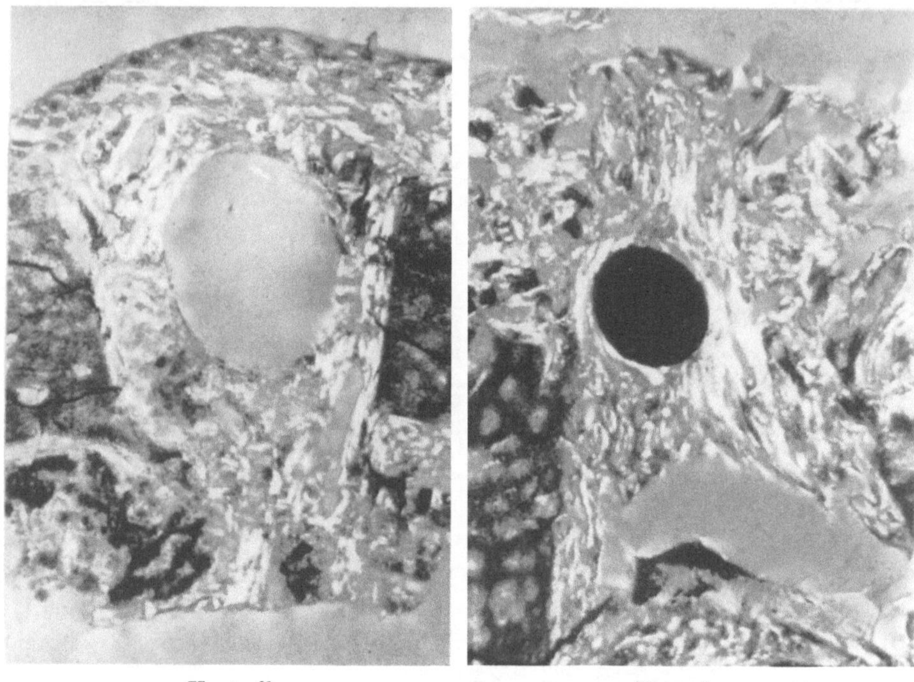

Abb. 3. Knochenschliffe im polarisierten Licht (40fach). Elektrisch und magnetisch stimuliertes Knochenwachstum in der Umgebung einer senkrecht zur Knochenlängsachse implantierten Elektrode. Vergleich nach 21 Tagen

Kontrolle im Grade der nach 10 Tagen erreichten Orientierung der kollagenen Fasern.

Noch ein Wort zur Frage nach der Wirksamkeit und dem Wirkmechanismus der in unserem Therapieverfahren zur Anwendung kommenden elektrischen und magnetischen Energien. Die Bedingung für die Wirksamkeit unserer artifiziellen elektromagnetischen Kräfte ist, daß sie mit ähnlichem Erfolg wie die natürlichen gegen die Unordnung thermischer Bewegung molekularer Grundsubstanzen aus der Lösung die Ordnung einer Struktur aufzubauen vermögen. Die mathematische Kontrolle der Wechselwirkungen zwischen den elektrischen, dia- und paramagnetischen Dipolen einer kolloiden Lösung in Gegenwart applizierter elektrischer und magnetischer Feldkräfte ergibt klar die Möglichkeit einer Konkurrenz mit den Bindekräften und Energien der ersten assoziativen Ordnungen — der Gele — die am Anfang jeder Strukturbildung stehen.

Die Stärken unserer elektrischen Wechselfelder der Größenordnung $100\ \mathrm{mV/cm}$ und der magnetischen Wechselfelder von $10-100$ Gauß erreichen mit 10^{-13} erg/ pro Dipol entsprechend $1,8\ \mathrm{kcal/Mol}$ die Größenordnung der Wechselwirkungsenergien van der Waalsscher-Bindungen und Wasserstoffbrücken beispielsweise zwischen den Polypeptidketten der Proteinmoleküle.

Auch die Koordination der Sauerstoffmoleküle an das Eisenjon im Zentrum des Hämoglobin unterliegt dem Einfluß besonders des magnetischen Feldes.

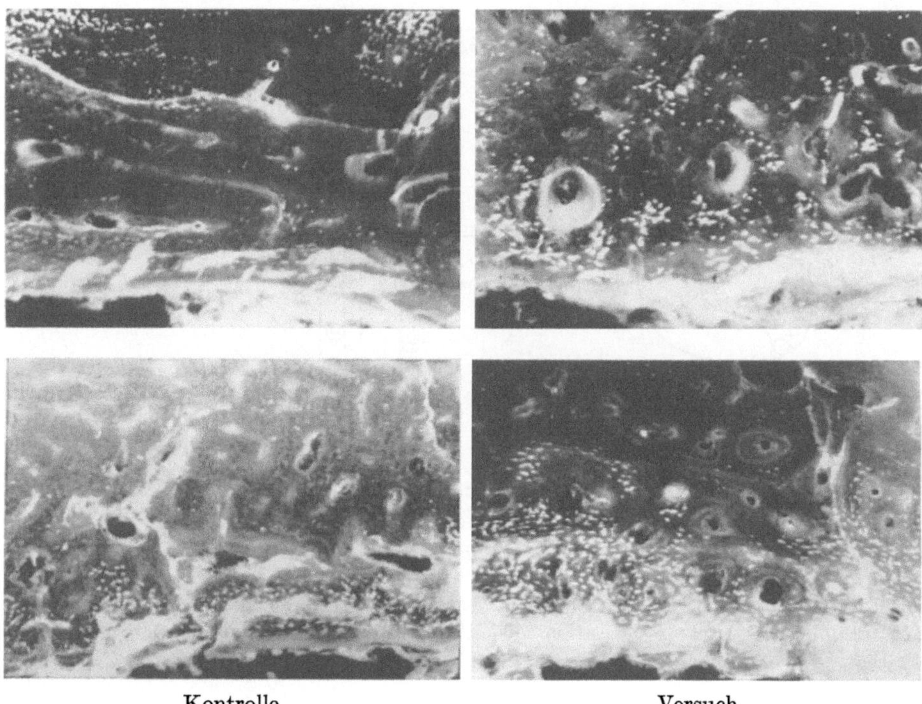

Kontrolle   Versuch

Abb. 4. Magnetisch stimulierte Osteogenese mit Tetrazyklin-Markierung an einer Kaninchen-Tibia

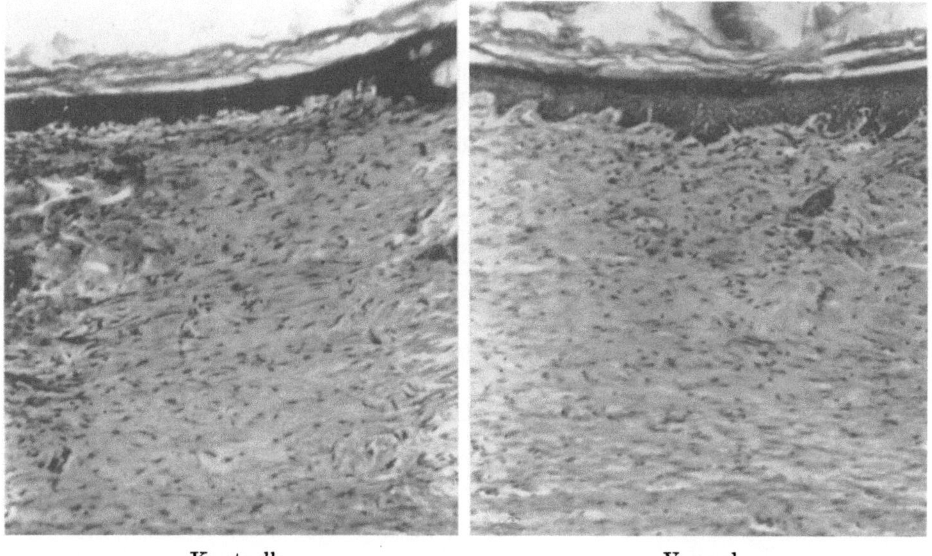

Kontrolle   Versuch

Abb. 5. Magnetisch stimulierte Laparotomiewunden. Vergleich nach 10 Tagen

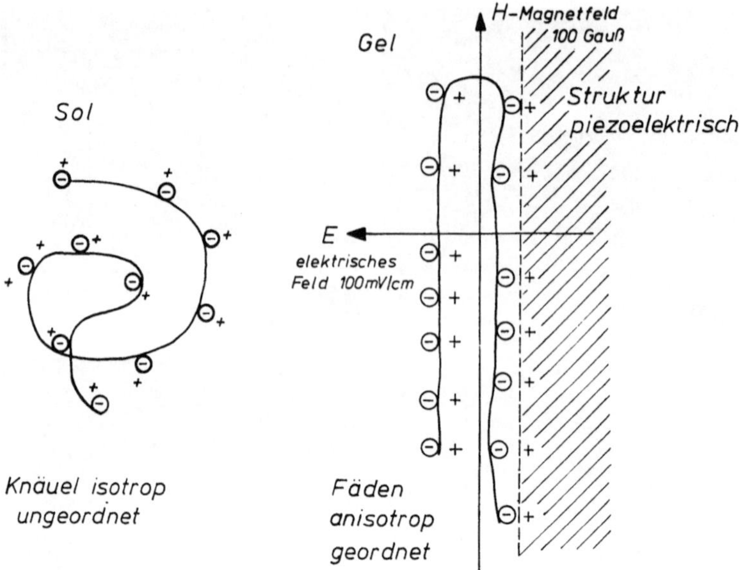

Abb. 6. Schema einer Strukturbildung aus der kolloiden Lösung. Molekulare Orientierung durch die piezoelektrische Polarisation sowie durch applizierte elektrische und magnetische Potentiale

Wir dürfen also mit einiger Berechtigung unseren Vorstellungen folgen und erwarten, daß wir jene, im gesunden Organismus die Strukturbildung regulierenden Kräfte der natürlichen Piezoelektrizität, im kranken Gewebe durch die Applikation physiologischer Proportionen elektrischer und magnetischer Potentiale wirksam zu unterstützen vermögen.

Dipl.-Ing. W. Kraus
Institut für Techn.-Phys. Entwicklung
D-8000 München 2
Augustenstr. 41
Bundesrepublik Deutschland

Langenbecks Arch. Chir. 337 (Kongreßbericht 1974)

104. Beeinflussung der Knochenbildung durch elektromagnetische Potentiale

F. Lechner

Chirurgische Abteilung des Kreiskrankenhauses Garmisch-Partenkirchen

Influence of Electromagnetic Potential on Bone Formation

Summary. An explanation of the mode of application of the electrodynamic procedure is followed by a description of a number of simple and complicated disorders of healing of fractures, and their healing with the aid of electromagnetic potential is illustrated with reference to current radiological control investigations. The importance of electro-nailing combined with spongiosaplasty in infected pseudarthroses is emphasized. In these case preparatory treatment with the magnetic field for 3—4 weeks is also logical. No side effects were observed. No additional demands were made on the technique of osteosynthesis.

Key words: Electrodynamic Procedure in Pseudarthrosis.

Zusammenfassung. Nach einer Erklärung der Anwendungsformen des elektrodynamischen Verfahrens werden eine Reihe von einfachen und schweren Frakturheilungsstörungen beschrieben und ihre Heilung durch elektromagnetische Potentiale anhand von laufenden Röntgenkontrolluntersuchungen dargestellt. Auf die Bedeutung der mit der Elektronagelung kombinierten Spongiosaplastik bei infizierten Pseudarthrosen wird hingewiesen, Bei diesen Fällen ist auch eine vorbereitende, 3—4 wöchige Magnetfeldtherapie sinnvoll. Nebenwirkungen wurde nicht beobachtet. Zusätzliche Anforderungen an die Technik der Osteosynthese werden nicht gestellt.

Schlüsselwörter: Elektrodynamisches Verfahren bei Pseudarthrose.

Nach den günstigen Ergebnissen einer größeren Reihe von Tierversuchen an Kaninchen und Schafen wurden die im Experiment bewährten Applikationsformen in die Klinik übernommen und ein für die Klinik anwendbares Verfahren entwickelt.

Die klinische Anordnung besteht aus Primär- und Sekundärinduktivität. Die *Primärinduktivität* ist eine der Körperform anpaßbare Stromspule, in die die zu behandelnde Körperregion gebracht wird. Die *Sekundärinduktivität* wird im Frakturbereich implantiert. Es stehen 3 Implantationsformen zur Verfügung:

1. der einfache Überträger mit normalen AO-Schrauben,

2. der Überträger mit der AO-Platte, wobei die Elektroschrauben gegen die Platte isoliert sind und

3. der Elektronagel.

Ein Wechselstromfunktionsgenerator erzeugt in der Primärinduktivität ein pulsierendes Magnetfeld von ca. 30 Oe, das an den Elektroden der Sekundärinduktivität das gewünschte Wechselpotential von 0,3—0,5 V und einen Strom von 1—2 mA/mm² entstehen läßt.

Bei einfachen Frakturheilungsstörungen kann auf eine zusätzliche Stabilisierung mit Nagel und Platte verzichtet und lediglich ein teflonüberzogener Übertrager mit 2—4 Elektrodenschrauben in den Frakturbereich eingebracht werden. Verwendet werden hier, da keine Isolierung der Schraubenköpfe erforderlich ist, normale AO-Corticalisschrauben. Die Übertragung erfolgt über kleine Druckknöpfe, die gegenüber den Weichteilen mit Teflon isoliert sind. Wie aus den Röntgenkontrollen ersichtlich, werden die Elektroden etwa 1—2 cm ober- und unterhalb des Bruchspalts eingebracht. Der größtmögliche Abstand zwischen den beiden Elektroden beträgt 5 cm.

Fall 1

Zustand nach offener Unterschenkelfraktur links. Konservative Behandlung. Nach 6 Monaten wurde der Patient wegen einer Knochenbruchheilungsstörung im Bereich der Tibia aufgenommen. Der Frakturspalt war nicht überbrückt. In der Umgebung bestand bereits eine deutliche Atrophie.

Von einem kleinen lateralen Hautschnitt aus wurde die Tibia freigelegt und ein Übertrager mit drei Elektrodenschrauben eingebracht. Nach 3 Tagen erfolgt die elektromagnetische Feldbehandlung.

Die Röntgenaufnahmen zeigen bereits nach 6 Wochen die Durchbauung der Fraktur. Die letzten Röntgenkontrollen nach Entfernung der Implantate zeigen eine einwandfreie Konsolidierung.

Bei mit AO-Platten stabilisierten Frakturen, bei denen Heilungsstörungen auftraten, wurden die Platten belassen, die in unmittelbarer Nähe der Fraktur liegenden Schrauben entfernt und durch Elektroschrauben ersetzt. Dazu war lediglich eine Freilegung der in Frage kommenden Schrauben und die Implantation eines Übertragers notwendig.

Fall 2

Bei einem dieser Fälle handelt es sich um eine supracondyläre Oberschenkelschrägfraktur im distalen Drittel. Die Fraktur zeigte nach der Osteosynthese mit einer Condylenplatte keine Heilungstendenz. Der Frakturspalt war offen geblieben. Nach 3 Monaten erfolgte die elektromagnetische Behandlung. Bei der Operation wurden 3 Schrauben durch Elektroschrauben ersetzt und ebenfalls ein Überträger implantiert. Die übrigen Schrauben wurden belassen. Die im Anschluß an die Operation laufend durchgeführten Röntgenkontrollen zeigen die Knochenreaktion und die zunehmende Konsolidierung. Es erfolgte zunächst an den Schraubenenden eine deutliche periostale Reaktion, die schließlich zur Konsolidierung des gesamten Bruchspaltes führte.

Fall 3

Beim nächsten Fall handelt es sich um eine angeborene Pseudarthrose der Tibia mit Hypoplasie des linken Beins. Seit 1970 mehrmalige operative Versuche: 1970 Verplattung. Januar 1971 Entfernung der AO-Platte, Implantation einer Wadenbeinhälfte vom rechten Bein in den Defekt nach Korrektur und Spongiosaplastik aus dem Beckenkamm. Gips für 24 Wochen. Am 11. 10. 1971 Periostresektion im Bereich der Tibiapseudarthrose mit Spongiosaplastik aus dem Beckenkamm. Oberschenkelliegegips. Am 15. 3. 1972 komplette Resorption der Spongiosa und erneute Tibiapseudarthrose links. Erneute Ruhigstellung.

Am 7. 9. 1973 Osteosynthese mittels einer 7 Loch-Halbrohrplatte sowie Einbringen eines elektromagnetischen Übertragers in Höhe der Pseudarthrose,

Einbringen von Spongiosa aus dem linken Beckenkamm. Anlegen eines Oberschenkelliegegipses. Prä- und postoperativ elektromagnetische Feldbehandlung. Nach 8 Wochen zeigen die Röntgenkontrollen eine zunehmende knöcherne Durchbauung der Pseudarthrose. Der Gips wird entfernt, das Bein zur Belastung freigegeben.

Die letzten Aufnahmen zeigen den Zustand nach Entfernung der Platte, 6 Monate nach der Operation.

Ergebnisse der Frakturbehandlung mit dem Elektronagel

Bei den folgenden Patienten wurde die Methode der elektrodynamischen Knochenregeneration in Verbindung mit Osteosynthesen durch den Original-Küntscher-Nagel, wie auch dem modifizierten AO-Nagel angewandt.

Nach eingehenden Studien im Tierexperiment gelang es, die elektrodynamischen Bestandteile der Methode so in die Form des Stahlnagels zu integrieren, daß seine Handhabung uneingeschränkt erhalten blieb. Der Elektronagel besitzt mit Form und Lage seiner Elektroden im Bereich des Endosts besonders günstige Eigenschaften für die Knochenneubildung. Die breitflächigen Elektroden eignen sich auch zur Behandlung der meistens bei diesen Fällen bestehenden Knochenatrophien. Elektroden aus Platin-Iridium werden in eine Isolierschicht in die Oberfläche des Nagels eingebettet und durch den Stahlmantel hindurch mit dem Übertrager verbunden, der im Inneren des Nagels fixiert werden konnte.

Es wurde eine Reihe besonders ungünstiger Fälle, zum Teil nach mißlungenen Osteosynthesen, mit dem inzwischen für die klinische Anwendung entwickelten Elektronagel behandelt. Die bei Anwendung des Verfahrens durchgeführten Messungen zeigen, daß bei größeren Defekten und alten, abgedeckelten Pseudarthrosen die Stromstärke ganz beträchtlich absinkt, bei Einbringen von Spongiosa steigt sie jedoch wieder auf die gewünschten Werte an.

Fall 4

Bei diesem Fall handelt es sich um mehrere erfolglose Osteosynthesen. Zunächst wurde nach mißlungener Nagelung eine unzureichende Verschraubung der Fraktur vorgenommen. Seitdem brachten 4 operative Eingriffe, zuletzt eine einwandfrei durchgeführte Plattenosteosynthese mit Spongiosaplastik, keine Heilung. Im Anschluß an die letzte Operation trat eine Coli-Infektion auf, die durch Materialentfernung und Spüldrainagen behandelt wurde und weitgehend zum Stillstand kam. Röntgenologisch bestand eine chronische Osteomyelitis. Der Patient kam, nachdem ihm als letzter Ausweg die Amputation vorgeschlagen wurde, mit einem Apparat zu uns. Der Frakturspalt war frei beweglich.

Bei der Operation der infizierten Defektpseudarthrose fanden sich neben hochgradig sklerotischen devitalisierten Knochen eine bindegewebige Brücke, die entfernt wurde. Nach Einbringen des Elektronagels wurde zur Überbrückung des Knochendefektes an der medialen Seite durch eine Spongiosaplastik der Defekt ausgefüllt. Die Weichteilfistel wurde verschlossen. 3 Tage nach der Operation setzte die elektromagnetische Behandlung von täglich 6—8stündiger Dauer ein. Die Wundheilung verlief nicht völlig ungestört. Nach stärkerer Rötung und Schwellung bildete sich eine kleine Fistel aus, trotzdem machte die Konsolidierung des Knochenbruchs gute Fortschritte.

Die letzten Röntgenaufnahmen zeigen den Zustand nach Entfernung des Nagels.

Fall 5

Der nächste Fall zeigt eine Unterschenkelfraktur, die mit einer AO-Platte versorgt worden war. Nach Infektion und Plattenbruch wurde eine erneute Osteosynthese mit einer Platte vorgenommen. Auch jetzt trat keine Heilung auf. Schließlich erfolgte die Nagelung mit einem Elektronagel. Die Röntgenaufnahmen zeigen bereits nach 6 Wochen eine fortschreitende Konsolidierung.

Fall 6

Auch der nächste Fall zeigt eine Pseudarthrose, die mit einem Elektronagel behandelt wurde. Da bei dieser Fraktur keine operative Behandlung durchgeführt worden war, waren die Durchblutungsverhältnisse normal. Bereits nach 4 Wochen zeigte sich die Ausheilung der Pseudathrose im Röntgenbild.

Fall 7

Hier bestand eine Unterschenkelpseudarthrose nach Tibia- und Fibulafraktur. Vorausgegangen waren eine Osteosynthese mit einer AO-Platte, ein Plattenwechsel mit Spongiosatransplantation und schließlich eine Infektion des Operationsgebietes. Nach Plattenentfernung wurde ein Gipsverband mit Spülung angelegt. Der Patient kam mit einem Gehapparat zu uns. Wir haben eine Elektronagelung mit Spongiosaplastik durchgeführt. Nach 10 Wochen zeigen die Röntgenkontrollen die zunehmende Konsolidierung.

Fall 8

Im nächsten Fall handelt es sich um den Zustand nach offener Unterschenkelfraktur, die mit AO-Platte, Küntscher-Nagel und Spongiosaplastik behandelt worden war. Auch hier wurde ein Elektronagel eingebracht. Die laufenden Röntgenkontrollen zeigen die fortschreitende Heilung.

Fall 9

Als letzten Fall darf ich Ihnen noch die Spontanfraktur eines Knochentumors demonstrieren, die nach Ausräumung des Tumors und Spongiosatransplantation aufgetreten war. Die histologische Untersuchung (Prof. Dr. Gößner, München; Dr. Peceny, Garmisch) zeigte ein plasmocytäres Myelom. Die Fraktur wurde mit einer AO-Platte stabilisiert. Zusätzlich wurden ventral und dorsal Kontaktplatten eingebracht. Unmittelbar nach der Operation wurde die Elektropotentialbehandlung eingeleitet. Im Laufe der nächsten Monate ließ sich eine zunehmende Durchbauung und Konsolidierung der Fraktur erkennen. Die Röntgenaufnahmen, 2 Jahre nach der Operation, zeigen die vollständige Konsolidierung. Die bei der Plattenentfernung entnommenen Probeexcisionen zeigen kein Tumorgewebe mehr. Die letzten Röntgenaufnahmen jetzt, 4 Jahre nach der Operation, zeigen eine vollständige Konsolidierung ohne Rezidiv.

Wir haben bisher 121 Patienten mit Frakturheilungsstörungen, Pseudarthrosen, Spontanfrakturen und Knochencysten mit der elektrodynamischen Methode behandelt.

Bei 16 Patienten entsprachen die Ergebnisse nicht unseren Erwartungen. Ursache dieser Mißerfolge waren zum Teil falsch gewählte Implantate, abgebrochene Zuleitungen, nicht korrekt ausgeführte Osteosynthesen und unterlassene Spongiosatransplantationen.

Die Behandlung wurde täglich 3×2 Std, meistens 6—8 Wochen lang durchgeführt.

Bei ausgedehnt devitalisiertem und infiziertem Gewebe empfehlen wir eine vorbereitende 3—4 wöchige Magnetfeldtherapie. Die Behandlung sollte postoperativ nicht vor dem 3. Tag begonnen werden, da bei früherem Beginn wiederholt ausgedehntere Hämatome beobachtet wurden.

Als Nebenwirkungen haben wir ziehende Schmerzen in den ersten Tagen, besonders bei nicht völlig stabilen Osteosynthesen, festgestellt. Bei manchen Patienten tritt ein gesteigertes Schlafbedürfnis auf.

Laufende Kontrollen von EKG, Elektrophorese und weiteren Blutuntersuchungen zeigten bei 96 Patienten keine Abweichung von der Norm, so daß man annehmen kann, daß das Verfahren weitgehend ungefährlich ist.

Zusätzliche Anforderungen an die Technik der Osteosynthese werden nicht gestellt. Die fachgerechte Anwendung der Methode und die Beachtung der Gesetze der Knochenbruchbehandlung sind jedoch für den Erfolg der Therapie von entscheidender Bedeutung.

Dr. med. F. Lechner
Chir. Abt., Kreiskrankenhaus
D-8100 Garmisch-Partenkirchen
Auenstr. 6
Bundesrepublik Deutschland

Langenbecks Arch. Chir. 337 (Kongreßbericht 1974)

105. Der Einfluß magnetischer Felder auf die Wundheilung

W. Mühlbauer

Abteilung für Plastische und Wiederherstellungschirurgie der Chirurgischen Klinik und Poliklinik rechts der Isar der Technischen Universität München

The Influence of Magnetic Fields in Wound Healing

Summary. Observations on the influence of static and alternating elctromagnetic fields in wound healing in experimental animals and clinical cases (over 100) are reported. Connective tissue is organized parallel to the magnetic field lines, reparative reactions are accelerated and keloid formation is suppressed.

The spontaneous healing tendency of large burn wounds is enhanced.

A new method of nonsuture magnetic wound closure and magnetic nerve anastomosis is demonstrated.

Key words: Magnetic Fields — Wound Healing.

Zusammenfassung. Es wird über den Einfluß von statistischen Dauermagnetfeldern und elektromagnetischen Wechselfeldern auf die Wundheilung auf Grund tierexperimenteller und klinischer Untersuchung berichtet.

Einflüsse auf das Bindegewebe im Sinne der Ausrichtung, früheren Ausreifung und Unterdrückung der Keloidbildung werden beobachtet, ebenso eine günstigere Spontanepithelisierung bei großflächigen Verbrennungen und trophischen Ulcera. Ein neuartiger magnetischer Wundverschluß und eine magnetische Nervenanastomose werden vorgestellt.

Schlüsselwörter: Wundheilung — Magnetfeld.

A. Magnetische Felder

Der Einfluß magnetischer Felder auf lebendes Gewebe wurde in den letzten Jahren Ziel kritischer wissenschaftlicher Forschung, die besonders in der UdSSR, in Japan, in USA und Israel betrieben wird. Sie hat nichts mehr gemein mit Franz Messmers tierischem Magnetismus des 18. Jahrhunderts.

In Zusammenarbeit mit Herrn Kraus u. Frau Lechner; Blümel, Becker u. Hennig bin ich selbst seit einiger Zeit der Frage nachgegangen, welchen Einfluß einerseits *statische Dauermagnetfelder* mit Feldstärken bis zu 4000 Oe und großen Feldgradienten und andererseits schwache elektromagnetische Wechselfelder von 20 mA/sec auf die Vorgänge bei der Wundheilung haben könnten.

B. Material und Methode

Ich kann Ihnen hier nur einen Überblick über die Beobachtungen und Ergebnisse bringen, die wir an ausgedehnten Tierexperimenten mit Kaninchen und Zwergschweinen sowie klinischen Untersuchungen an über 100 Patienten machten.

Im einzelnen wurden magnetischen Feldern ausgesetzt:

1. Incisionswunden, die nahtlos mit hochenergetischen Dauermagneten verschlossen wurden,

2. hypertrophe Narben und Keloide,

3. großflächige Brand- und Verätzungswunden,

4. schlechtheilende Weichteilwunden nach Quetschtrauma mit ausgeprägtem Wundödem,

5. langstehende trophische Ulcera und

ß. nahtlose Nervenanastomosen mit magnetischen Ringen.

Zur größtmöglichen Objektivierung der Beobachtungen und Ergebnisse wurde stets der Paarvergleich am selben Probanden herangezogen mit Serien-Foto-Dokumentation, Reißfestigkeitsprüfungen, histologischen Untersuchungen, Elektromyographie und anderem.

a) Zunächst zu den Wirkungen starker *Dauermagnetfelder* auf *Incisionswunden*:

I. Im *Tierversuch* an Kaninchen und Zwergschweinen wurde zunächst ein nahtloser Wundverschluß mit äußerlich aufgeklebten hochwertigen Permanentmagneten entwickelt und am selben Tier unter identischen Bedingungen mit dem herkömmlichen Nahtverschluß verglichen.

Alle Wunden heilten störungsfrei. Die magnetisch verschlossenen Incisionen ergaben durchweg sehr zarte, strichförmige, völlig niveaugleiche Narbenlinien ohne überschießende Reaktionen oder Stichkanäle.

Bei rund 200 Incisionen war die Reißfestigkeit der 10 Tage alten Wunde statistisch vergleichbar der des üblichen Nahtverschlusses.

Die Untersuchung und Auswertung der Befunde verdanke ich W. Becker aus dem pathol. Institut unseres Klinikums.

II. Im *histologischen* Bild — hier ein Querschnitt der ehemaligen Schnittwunde (Goldner Färbung) — fällt die geordnete Ausrichtung der kollagenen Faserbündel quer zum Wundspalt, d. h. parallel zu den magnetischen Feldlinien auf. Sie sind weitgehend ausgereift. Im Vergleich hierzu das ungeordnete lückenhafte Durcheinander in der Kontrollwunde ohne Magnetfeld. Hier überwiegen auch noch die unreifen Fibroblasten, übliche Zellinfiltrate und Epithelverdickung. Unter der Magnetfeldeinwirkung augenscheinlich frühzeitiges Ausreifen der Fibroblasten zu Fibrocyten mit nahtlosem Übergang der neugebildeten Belgw. Fasern zum vorbestehenden Corium. Diese Beobachtungen konnten an zahlreichen Beispielen in der Klinik erhärtet werden.

III. Hier sehen Sie z. B. eine *Bauchdeckenexcision* und Straffung nach Schwangerschaft, wo wir es ja mit einem Wundverschluß unter großer Spannung zu tun haben. Die rechte Hälfte wurde konventionell vernäht; die linke Seite nahtlos mit einer Art *magnetischem Reißverschluß* unter Verwendung kleiner Strontium-Ferrit-Permanent-Magneten verschlossen (Abb. 1).

10 Tage nach der Operation läßt sich schon rein makroskopisch ein deutlicher Unterschied in der Qualität dieser beiden Narben — rechts ohne Magnetfeld, links mit Magnetfeld — erkennen.

IV. Die Beobachtung, daß das Magnetfeld beim Wundheilungsvorgang regulierend am Bindegewebe einzugreifen und die überschießende Reparationstendenz zu bremsen scheint, führte uns zu Versuchen, *Keloide* und *hypertrophe Narben* bzw. ihre *Rezidive* mit starken statischen Magnetfeldern zu vermeiden. Wir haben zu diesem Zweck Verbrennungskeloide mit einem hohen Rezidivrisiko excidiert und die Wundränder zum Teil in üblicher Weise mit einem intra-

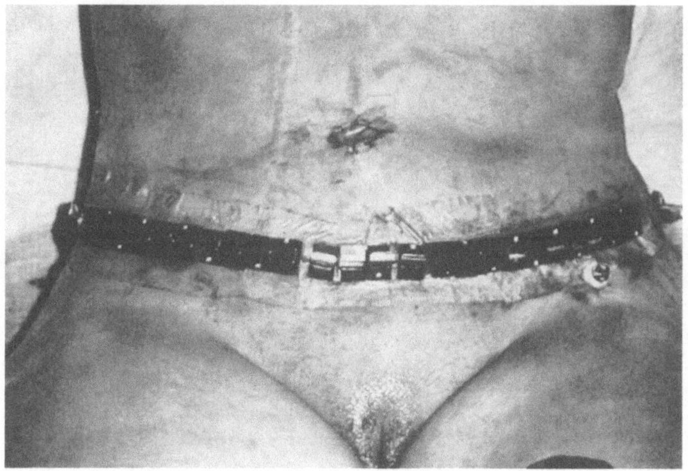

Abb. 1. Nahtloser Wundverschluß mit Dauermagneten (Magnetischer Reißverschluß) nach Bauchdeckenexcision und Straffung

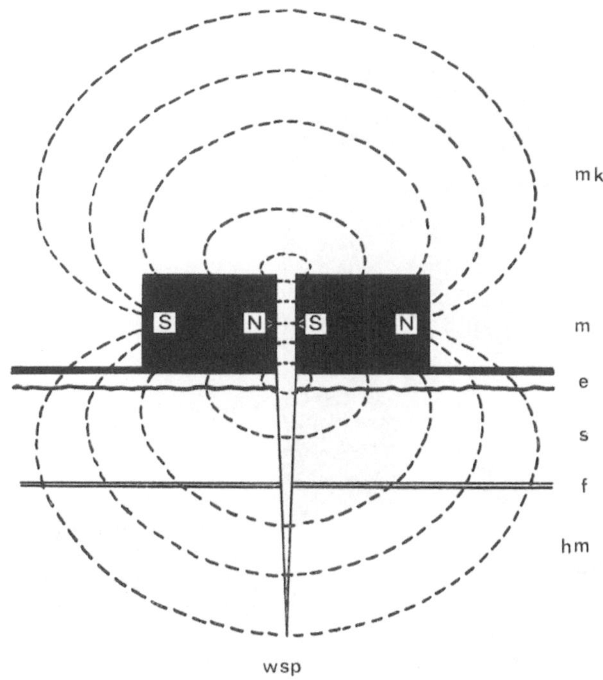

Abb. 2. Schematische Darstellung des magnetischen Wundverschlusses mit Verlauf der Feldlinien. *mk* Magnetisches Kraftfeld; *m* Magneten; *e* Epidermis; *s* Subcutis; *f* Muskelfascie; *hm* Hautmuskel; *wsp* Wundspalt

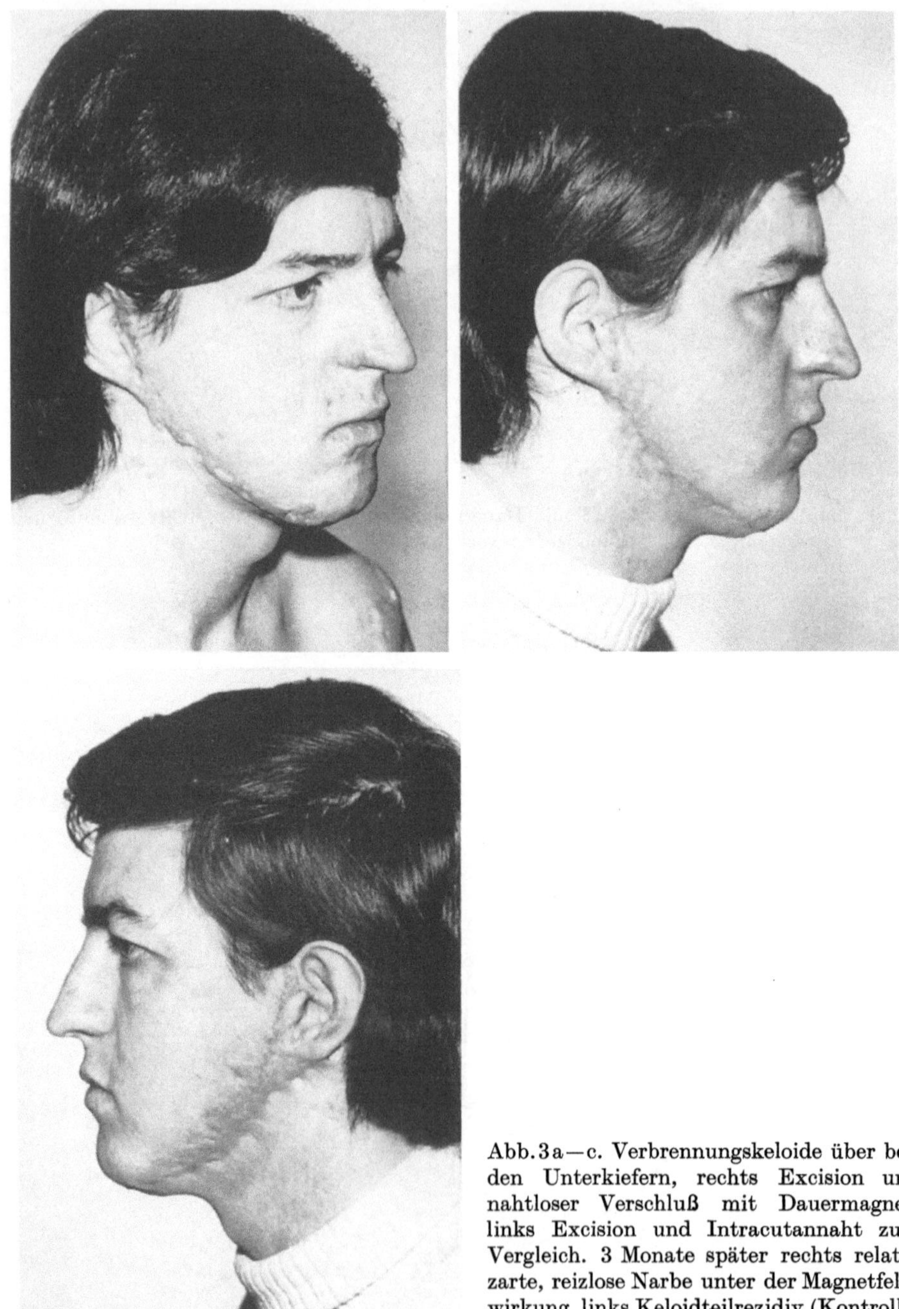

Abb. 3a—c. Verbrennungskeloide über beiden Unterkiefern, rechts Excision und
nahtloser Verschluß mit Dauermagnet,
links Excision und Intracutannaht zum
Vergleich. 3 Monate später rechts relativ
zarte, reizlose Narbe unter der Magnetfeld-
wirkung, links Keloidteilrezidiv (Kontrolle)

cutanen Ausziehfaden verschlossen oder auch den nahtlosen Wundverschluß
mit der Magnetgliederkette gewählt. Die eine Hälfte der Wunde wurde dabei für
3—6 Wochen kontinuierlich, d.h. Tag und Nacht dem starken statischen Magnet-

feld ausgesetzt. In keinem Falle kam es zu einem Keloidrezidiv. Die Magnetfeld-behandelten Wunden heilten in aller Regel mit einer reizlosen, im umgebenden Hautniveau liegenden Narbenlinie ab, während die nicht behandelten Wundanteile desselben Keloids erneut Hypertrophiezeichen aufwiesen (Abb. 3a—c). Wer sich, wie wir, mit der Problematik der Keloidbehandlung herumzuschlagen hat, wird diesen vielversprechenden neuen Therapieansatz begrüßen.

b) Und nun zu einer anderen Applikationsart magnetischer Felder.

In Zusammenarbeit mit Herrn Kraus und Frau Lang haben wir dabei den Einfluß niedrig-frequenter, schwacher *elektromagnetischer Wechselfelder* auf die Heilungsvorgänge großflächiger Brand- und Verätzungswunden untersucht.

I. Hierzu wurden identische Wundflächen — meist *tief zweitgradige Verbren-nungen* mit schlechter Tendenz zur Spontanheilung dem spulen-induzierten Magnet-feld von 20—100 Oe täglich 6 Std ausgesetzt und die behandelte Wundfläche mit der nicht behandelten Kontrollwunde verglichen.

Obwohl es bei klinischen Versuchsanordnungen etwas problematisch ist, von völlig identischen Befunden auszugehen, sahen wir doch in fast allen Fällen unter dem Einfluß des Magnetfeldes nach 3—4 Wochen Behandlungsdauer eine beschleu-nigte spontane Epithelisierung mit anschließend qualitativ besserer Narbenbildung die einen höheren Vascularisierungsgrad, mehr Elastizität und mehr mechanische Widerstandsfähigkeit aufwies.

II. Auch sehr *schlecht heilende Wunden* und *trophische Ulcera*, dis bis dahin allen Therapieversuchen getrotzt hatten, heilten unter der Magnetfeldspule nach 4—8 Wochen ab, mit einer stabilen belastbaren Restnarbe. Um den Krankenhaus-aufenthalt nicht unnötig zu verlängern, gaben wir dabei dem Patienten die Spule mit nach Hause.

c) Bei der Heilung einer *Nervenwunde*, d.h. beim Zusammenwachsen zweier Nervenstümpfe, kommt der Bindegewebsreaktion ebenfalls eine entscheidende Bedeutung zu. Auch heute noch im Zeitalter der mikrochirurgischen Nerven-anastomosen wird der Erfolg so mancher Nervennaht oder -transplantation durch das neuromartig wuchernde Bindegewebe der Nervenscheiden oder die Einspros-sung des umliegenden Bindegewebes zwischen die Nervenstümpfe mit narbiger Blockade der aussprossenden Axone in Frage gestellt.

Ich entwickelte eine Methode, durchtrennte Nervenenden nahtlos mittels *dauermagnetischer Halbringe* wieder zu vereinigen. Wir nutzen dabei nicht nur die magnetische Anziehungskraft der axial gepolten Ringe zur exakten, atraumatischen und rotationsstabilen Stumpfadaptation und den Manscheteneffekt, sondern versuchen mit dem starken längsgerichteten Dauermagnetfeld, die aussprossenden Axone wie auf einer magnetischen Schiene über die Anastomosenstelle ohne Abweichung und Fehlsprossung in den distalen Stumpf zu leiten. Wie man an den histologischen Schnitten, die der Länge nach durch eine derartige magnetische Nervenanastomose gelegt sind, erkennen kann, erscheinen die durchgewachsenen Axone völlig parallel ausgerichtet ohne störende Wucherung der bindegewebigen Scheiden, so daß die eigentliche Anastomosenstelle nach 3 Monaten kaum noch zu erkennen ist.

Mit dieser Technik erreichten wir im Experiment bei allen Tieren eine klinisch und elektro-myographisch einwandfreie Reinnervation, während die Ergebnisse bei den Kontrolltieren sehr unterschiedlich ausfielen.

Die klinischen Versuche mit der magnetischen Nervenanastomose haben gerade eben erst begonnen.

C. Wirkungsweise von Magnetfeldern

Die hier beschriebenen Wirkungen von magnetischen Feldern sehe ich auf Grund der strengen Versuchsanordnungen für existent und nachvollziehbar an. Die Deutung der Wirkungsweise magnetischer Felder auf lebendes Gewebe allerdings ist noch schwierig und läßt viel Spielraum für Spekulationen. Ich darf hier andeutungsweise einige Hypothesen anführen, die die Wirkung des Magnetfeldes erklären könnten:

Einmal wäre eine direkte Beeinflussung der Bindegewebszellen, d.h. des Ausreifungs- und Vermehrungsgrades, der Zellernährung und Zellwanderung über Beeinflussung der Ionenwanderung, elektrophoretischer Vorgänge und pH-Wertänderungen denkbar. Die strukturbildende Ausrichtung der kollagenen Fasern im Magnetfeld wäre erklärbar auf Grund des elektromagnetischen Dipol-Charakters der Makromoleküle des Prokollagens mit Änderung des Aggregationsmusters. Hinzu kommt wahrscheinlich eine Anregung der Revascularisierung der Weichteile und möglicherweise die im Experiment nachgewiesene Unterdrückung der Bakterienvermehrung. Wir hatten auch den Eindruck, als würde die schlecht heilende Wunde durch Zufuhr elektromagnetischer Energie in physiologischer Größenordnung auf das Niveau der normal heilenden Wunde angehoben. Ich möchte es bei diesen Hinweisen bewenden lassen und möglichst viele Kollegen anregen, dieses interessante Gebiet mit weiteren kontrollierten Untersuchungen zu erforschen.

Dr. med. W. D. Mühlbauer
Dozent für Plastische
und Wiederherstellungschirurgie
D-8000 München 82
Günderodestraße 47
Bundesrepublik Deutschland

Langenbecks Arch. Chir. 337 (Kongreßbericht 1974)

106. Elektronische Grundlagen von integrierten Schaltungen z. B. in Herzschrittmachern

J. Eichmeier

Institut für Technische Elektronik der Technischen Universität München

Electronic Fundamentals of Integrated Circuits in Cardiac Pacemakers

Summary. Integrated circuit technology started with printed circuits (packaging density: 1 component part/cm³) followed by micromodules (10 per cm³) and thin-film as well as thick-film circuits (100 per cm³). The most recent stage of development consists of integrated semi-conductor units with a packaging density of 10^4 through 10^5 component parts/cm³. In pacemakers the integrated circuit technology meets all requirements as regards magnitude and stability of electrical data as well as low power consumption and small volume.

Key words: Integrated Circuits — Pacemaker.

Zusammenfassung. Die Entwicklung der integrierten Schaltungstechnik begann mit gedruckten Schaltungen (Packungsdichte: 1 Bauelement/cm³), wurde mit den Mikromodul- (10 Bauelemente/cm³) und Dünnfilm- bzw. Dickfilmschaltungen (100 Bauelemente/cm³) fortgesetzt und führte schließlich zu den integrierten Halbleiterschaltungen (Packungsdichte: 10^4 bis 10^5 Bauelemente/cm³). Bei Anwendung im Herzschrittmacher erfüllt die integrierte Schaltkreistechnik alle Anforderungen hinsichtlich Größe und Konstanz der elektrischen Daten sowie geringem Leistungs- und Raumbedarf.

Schlüsselwörter: Integrierte Schaltungen — Herzschrittmacher.

Die medizinische Elektronik, deren modernstem technologischem Produkt, nämlich der integrierten Schaltkreistechnik, dieser Beitrag gewidmet ist, kann man als die Lehre von der Projektierung, Herstellung und Anwendung elektronischer Reiz-, Meß-, Anzeige-, Regel-, Bearbeitungs- und Assist-Systeme in der Medizin definieren. Die Entwicklung dieses interdisziplinären Arbeitsgebiets verlief naturgemäß mit derjenigen der Elektrotechnik parallel. Marksteine dieser Entwicklung waren der Bau der ersten Röntgenröhre durch Müller im Jahre 1896, also ein Jahr nach der Entdeckung der Röntgenstrahlen, die Konstruktion der ersten Elektronenröhre mit Steuergitter (der Triode) im Jahre 1906 durch Lee de Forest u. Lieben sowie die Erfindung des Elektronenmikroskops durch Knoll u. Ruska 1931 und des Transistors durch Bardeen, Brettain u. Shockley im Jahr 1948 (vgl. Abb. 1).

Der jüngste Fortschritt der elektronischen Technologie ist durch die Einführung der integrierten Festkörper-Schaltkreistechnik ("Integrated Circuits", abgekürzt "ICs") gekennzeichnet. Das erste derartige Bauelement wurde 1958 von Kilby bei der Fa. Texas Instruments (in den USA) hergestellt (vgl. Abb. 2). Die derzeitige Entwicklung läßt erwarten, daß die integrierten Schaltkreise, für die der Begriff „Mikroelektronik" charakteristisch ist, in den nächsten Jahren in der Elek-

1896	Röntgenröhre	C.H.F. Müller
1906	Triode	Lee de Forest, Lieben
1931	Elektronenmikroskop	Knoll, Ruska
1948	Transistor	Bardeen, Brettain, Shockley
1958	Integrierter Schaltkreis	Kilby

Abb. 1. Einige Daten zur Entwicklung der medizinischen Elektronik

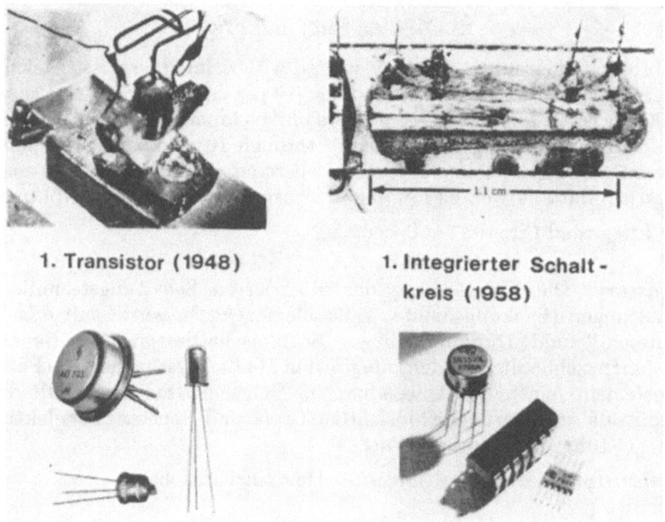

Abb. 2. Versuchsaufbau des ersten Transistors und des ersten integrierten Schaltkreises (oben);
moderne Formen derartiger Bauelemente (unten)

trotechnik und damit auch in der medizinischen Elektronik als Bauelemente für
elektronische Geräte die dominierende Rolle übernehmen werden.

Die Integration der elektronischen Schaltungen zu immer kleineren und kompakteren Einheiten vollzog sich in 4 Stufen (vgl. Abb. 3a—d): Die erste Stufe bildeten die gedruckten (oder geätzten) Schaltungen (a), bei denen die Verbindungen zwischen den einzelnen diskreten Bauelementen als schmale Kupferbahnen auf eine Isolierstoffplatte aufgedruckt oder in diese eingeätzt sind. Die erreichbare Packungsdichte (d.h. die Anzahl der Bauelemente je Volumeneinheit) beträgt dabei etwa 1 Bauelement je Kubikzentimeter. Der nächste Integrationsschritt führte zur Mikromodul-Schaltung (b), bei der mehrere genormte, mit Leiterbahnen bedruckte und mit Bauelementen bestückte Isolierstoffplättchen übereinandergeschichtet und mit Epoxydharz vergossen sind; die Packungsdichte beträgt hier etwa 10 Bauelemente je Kubikzentimeter. Die dritte Stufe waren die hybriden Dünnfilm- und Dickfilm-Schaltungen (c), bei denen die Widerstände, Kondensa-

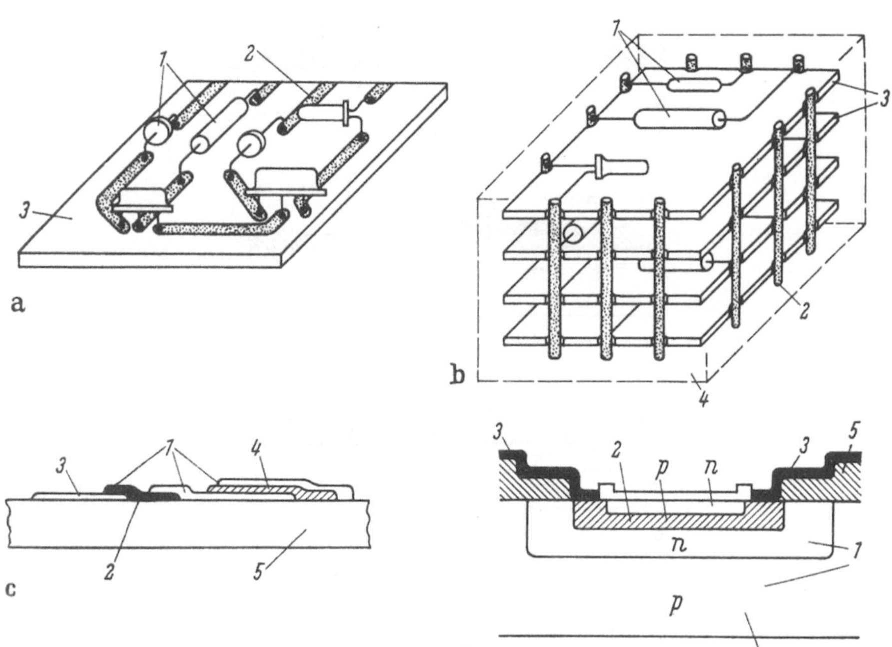

Abb. 3a—d. Entwicklungsstufen integrierter Schaltungen. a Gedruckte Schaltung (*1* Bauelemente; *2* Zuleitungen; *3* Trägerplatte); b Mikromodul-Schaltung (*1* Bauelemente; *2* Zuleitungen; *3* Trägerplatten; *4* Kunstharzblock); c Teil einer Dünnfilm-Schaltung (*1* aufgedampfte Schichten; *2* Zuleitung; *3* Metallschicht als Widerstand; *4* zwei Metallschichten mit dazwischen liegendem Dielektrikum als Kondensator; *5* Trägerplatte aus Glas oder Keramik); d Teil einer integrierten Halbleiter-Schaltung (*1* Halbleiterzonen verschiedener Leitfähigkeit; *2* Halbleiterzone, die einen ohmschen Widerstand darstellt; *3* Metallanschlüsse für den ohmschen Widerstand; *4* Halbleiterkristall aus Silicium; *5* SiO_2-Schutzschicht)

toren und Verbindungsleitungen durch Aufdrucken, Aufdampfen oder Aufstäuben von dünnen Metall- bzw. Isolatorschichten auf Isolierstoffplättchen aus Glas oder Keramik hergestellt werden. Im Falle der Dünnfilm-Schaltungen beträgt die Dicke der einzelnen Metall- und Isolatorschichten 0,01—1 μm, bei den Dickfilm-Schaltungen haben die Schichten eine durchschnittliche Dicke von einigen Mikrometern. Die Dioden und Transistoren werden in solchen Schaltungen meist als diskrete Bauelemente ohne Gehäuse nachträglich auf das bedampfte Plättchen aufgelötet. Diese Verknüpfung von diskreten und integrierten Schaltungselementen nennt man Hybridtechnik. Die Packungsdichte beträgt etwa 100 Bauelemente je Kubikzentimeter.

Die letzte Integrationsstufe bilden schließlich die integrierten Halbleiter-Schaltungen (d), wo alle Bauelemente mit Ausnahme von Spulen in mehreren aufeinander folgenden Diffusions-, Oxidations- und Bedampfungsprozessen mit Hilfe von Lochmasken in die Oberflächenschicht eines winzigen künstlich hergestellten Halbleiterkristalls, nämlich eines Silicium-Einkristalls, eingebettet und elektrisch leitend miteinander verbunden werden. Die Bezeichnung winzig ist nicht über-

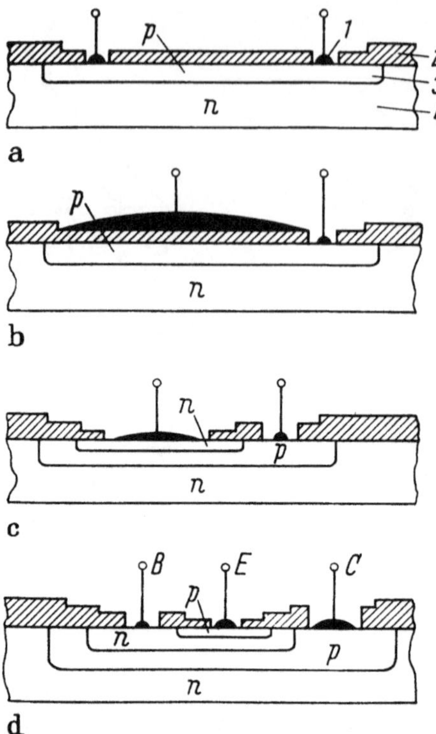

Abb. 4a—d. Aufbau einzelner Elemente einer integrierten Halbleiter-Schaltung. a Widerstand; b Kondensator; c Diode; d Transistor. *1* aufgedampfter Kontakt; *2* SiO$_2$-Schutzschicht; *3* streifenförmige Halbleiterschicht als ohmscher Widerstand; *4* Halbleiterkristall; *p, n* Zonen mit Überschuß an positiven (*p*) bzw. negativen (*n*) beweglichen Ladungsträgern

trieben. Denn ein typisches integriertes Siliciumkristall-Schaltungsplättchen hat eine Fläche von etwa 1×1 mm^2, ist 0,25 mm dick und kann z.B. etwa 50 elektronische Bauelemente enthalten. Die Abmessungen der Bauelemente in einer solchen integrierten Schaltung sind z.B. $0,15 \times 0,1$ mm^2 für Transistoren, $0,1 \times 0,08$ mm^2 für Dioden und $0,05 \times 0,3$ mm^2 für Widerstände. Die so erreichbare Packungsdichte der Bauelemente beträgt 10^4 bis 10^5 je Kubikzentimeter und liegt damit nur um etwa 2 Zehnerpotenzen unter der corticalen Neuronendichte. Das nächste Bild (Abb. 4) zeigt von oben nach unten die aus *p*- und *n*-leitenden Halbleiterschichten bestehenden Strukturen eines ohmschen Widerstandes (a), eines Kondensators (b), einer Diode (c) und eines Transistors (d). In den mit *p* bezeichneten Schichten wird der elektrische Strom überwiegend von positiven Ladungsträgern und in den mit *n* bezeichneten Schichten von negativen Ladungsträgern (nämlich Elektronen) gebildet.

In Abb. 5a sind einige moderne Bauformen von integrierten Schaltkreisen zu sehen, wobei zu beachten ist, daß der die Schaltung enthaltende Siliciumkristall weniger als 10^0/$_0$ des Volumens des ganzen Bausteins ausmacht. Aus Abb. 5b wird ersichtlich, wie sehr sich mit fortschreitender Bauelemente-Integration das

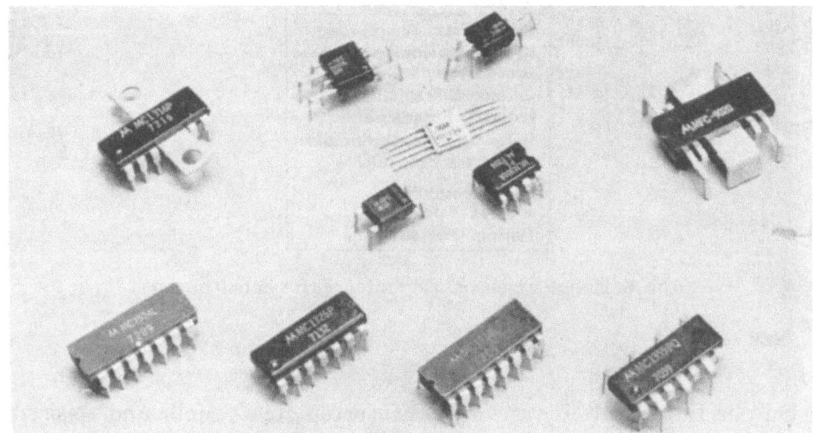

a

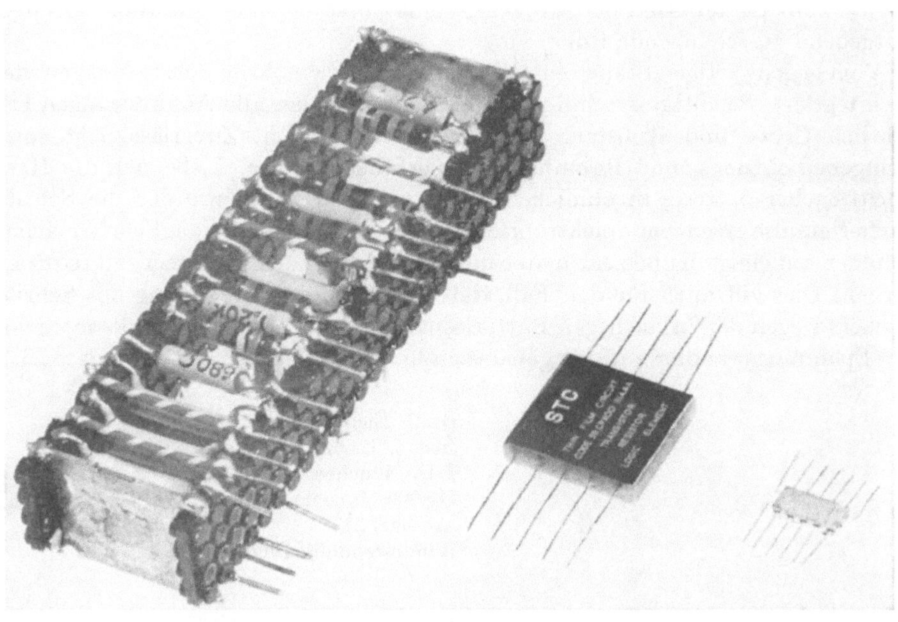

b

Abb. 5. a Einige Bauformen von integrierten Schaltungen. b Verringerung des Volumens ein
und derselben Schaltung durch fortschreitende Bauelemente-Integration (links: Schaltung
aus diskreten Bauelementen, Mitte: Dünnfilm-Schaltung, rechts: Integrierte Halbleiter-
Schaltung).

Volumen ein und derselben Schaltung verringert. Das Bild zeigt von links nach
rechts eine Schaltung aus diskreten Bauelementen, eine Dünnfilmschaltung sowie
eine integrierte Halbleiterschaltung mit Gehäuse.

Die Vorteile der Schaltungsintegration bestehen nicht nur in der starken
Reduzierung des erforderlichen Volumens und Gewichts, sondern in einer Reihe
weiterer positiver — in Abb. 6 angegebener — Gesichtspunkte. Alle diese Faktoren

Vorteile der Integration:
Geringer Leistungsbedarf
Kleine Betriebsspannung
Große Zuverlässigkeit
Geringe Störanfälligkeit
Lange Lebensdauer
Hohe Schaltgeschwindigkeit
Große Packungsdichte
Kleines Gewicht
Kleines Volumen
Geringe Kosten

Abb. 6. Einige Eigenschaften integrierter Schaltungen

spielen bei der Implantation von miniaturisierten Reiz-, Meß- und Assist-Systemen in der modernen Chirurgie, insbesondere bei dem für zuverlässigen Langzeitbetrieb konzipierten Herzschrittmacher, eine entscheidende, Alternativlösungen weitgehend ausschließende Rolle.

Vom gegenwärtigen Stand der elektronischen Technologie läßt sich sagen, daß die integrierte Schaltkreistechnik für Herzschrittmacher alle Anforderungen hinsichtlich Größe und Konstanz der elektrischen Daten, Zuverlässigkeit sowie geringem Leistungs- und Raumbedarf zu erfüllen vermag. Ließe sich die Herzschrittmacher-Batterie in ähnlicher Weise miniaturisieren wie der die Schrittmacherimpulse erzeugende elektronische Schaltkreis, so könnte das Schrittmacher-Volumen auf einige Kubikzentimeter und das Gewicht dementsprechend reduziert werden. Dies gilt auch für den Fall, daß die Versorgungsspannung des Schrittmachers wegen der zu niedrigen Batteriespannung mit einem (ebenfalls integrierten) Spannungswandler auf den gewünschten Wert transformiert werden muß.

Dr. J. Eichmeier
Inst. f. Techn. Elektronik
T.U. München
D-8000 München 2
Arcisstr. 21
Bundesrepublik Deutschland

Moderne physikalische Methoden in der Chirurgie

107. Thermographie

W. Vaillant

Institut für Vorsorgemedizin an der Technischen Universität München

Thermography

Summary. Thermography is the visual presentation of temperature distribution on the surface of human body. Heat radiation based on the body temperature of 37°C is picked up by contactless infrared sensors, amplified, scanned by mechanical or electronic means and displayed on an oscilloscope screen. Any increased metabolism, such as that associated with the proliferative activity of tumors, will result in clearly defined areas of excessive heat generation that admit of diagnostic interpretation. Numerous examples of colored thermograms are shown.

Key words: Thermography — Biomedical Engineering.

Zusammenfassung. Thermographie bedeutet bildhafte Darstellung der Temperaturverteilung an der Oberfläche des menschlichen Körpers. Die Eigenstrahlung, ausgehend von einer Kerntemperatur von 37°C, wird berührungslos von Infrarotdetektoren aufgenommen, verstärkt und mechanisch oder elektronisch abgetastet einem Oscilloskop zugeführt. Gesteigerter Metabolismus, besonders bei proliferativer Aktivität von Tumoren, führt zu umschriebenen Überwärmungsbereichen, die eine diagnostische Deutung gestatten. Es wurden zahlreiche Beispiele farbiger Thermogramme vorgeführt.

Schlüsselwörter: Apparative Diagnostik — Thermographie — Biomedizinische Technik.

Thermographie als modernes physikalisches Verfahren in der Chirurgie bedeutet in diesem Beitrag elektronische Thermographie. Plattenthermographie mit Flüssigkristallen oder Thermometrie mit Bolometern wird nicht behandelt. Die bildhafte Darstellung der Temperaturverteilung an der Oberfläche des menschlichen Körpers erfolgt berührungslos, ohne Strahleneinwirkung und schmerzlos durch Umwandlung von Wärmestrahlung in elektrische Signale. Bei 37,5°C Kerntemperatur und etwa 34°C Oberflächentemperatur gibt der Körper infrarote Strahlung ab. Das Maximum der Strahlung liegt bei etwa 10 µ; in medizinisch-technischen Geräten wird die Strahlung bis etwa 5,8 µ ausgenutzt. Es handelt sich um elektromagnetische Wellenstrahlung, dem sichtbaren Licht spektral unmittelbar benachbart und keinem medizinischen Fachgebiet spezifisch zugeordnet. Wegen ihrer Unschädlichkeit kann die Thermographie beliebig oft wiederholt werden, es können Verlaufskontrollen durchgeführt werden und das Lesen der gewonnenen Dokumentation ist ohne spezielle Ausbildung erlernbar. Thermogramme sollten von trockner Haut nach etwa 10′ Anpassung an die Raumtemperatur hergestellt werden. Hautfeuchtigkeit setzt das Strahlungsvermögen herab. Senkrechter Einfallswinkel der Betrachtung ist nötig, um Fehler nach dem cos-Gesetz zu vermeiden.

2 Gerätetypen sind zu unterscheiden:

Thermische Detektoren, die durch Infrarotstrahlung erwärmt, ein elektrisches oder optisch sichtbares Signal liefern.

Vorteil: große spektrale Bandbreite, hohe Bildgüte, große Bildpunktzahl.
Nachteil: Lange Abtastzeit von Minutendauer durch Eigenerwärmung.
Technische Ausführung: Barnes (USA)
                                  Spectrotherm General Electric

Infrarotquantendetektoren, die auftreffende Strahlungsquanten direkt in ein elektrisches Signal umwandeln.
Technische Ausführung: AGA-Thermovision - Schweden

AGA-Thermovision ist ein Quantendetektor mit einem Indiumantimonidkristall als Infrarotdetektor, spektralempfindlich von $1,8 - 5,8 \mu$. Der Detektor wird mit handelsüblichem, flüssigen Stickstoff von $-196°C = 77°K$ gekühlt, da sonst die Infrarotquanten geringer Energie im allgemeinen Wärmerauschen untergingen. Die geometrische Auflösung des Geräts ist etwa 10000 Bildpunkte je Thermogramm, die Temperaturauflösung $0,1°C$, die zeitliche Auflösung 16 Bilder je Sekunde entsprechend einer Zeitkonstante von 10^{-5} sec. Die Bildzerlegung erfolgt mechanisch durch ein synchron bewegtes Hohlspiegel- und Drehprismensystem. An sich wäre auch eine elektronische Abtastung möglich. Auf dem Leuchtschirm eines Oscilloskops am Ende der Signalverstärkerkette entsteht nun ein Bild verschiedener Helligkeiten des abgetasteten Körpers, wobei Hell = warm und Dunkel = kalt bedeutet. Elektrisch kann dieser Effekt umgedreht werden, und es können Flächen gleicher Temperatur als sog. Isotherme einzeln dargestellt werden. Werden diese Isothermen durch Farbfilter photographiert, so entstehen farbige Thermogramme. Für thermographische Reihenuntersuchungen ist eine Dokumentation des Thermogramms über einen Farbmonitor besonders einfach.

Vorgänge im menschlichen Körper, seien es Krankheits- oder auch Heilungsprozesse, die Auswirkung einer Therapie, besonders aber maligne Prozesse bei zunehmender proliferativer Aktivität aind fast immer mit gesteigertem Metabolismus vergesellschaftet. Dabei finden sich dann unterschiedlich ausgebildete, umschriebene Überwärmungsbezirke, die in Thermogrammen sichtbar gemacht werden können. Es folgt die Vorführung von Thermogrammen, die sämtlich mit einer AGA-Thermovision vom Typ Medical 680 hergestellt sind. Es wird keinerlei Anspruch auf Vollständigkeit erhoben; lediglich ein Eindruck der vielfältigen Möglichkeiten soll gewonnen werden.

Mamma-Carcinom rechts; Mamma-Carcinom mit LK Metastasen; Nebenbefunde beim Mamma-Thermogramm: Struma — Sinusitis — Zahngranulom; Placentalokalisation — Ausschluß einer Placenta praevia; Raucherhand vor und nach dem Lungenzug; Periphere Durchblutungsstörung — Verschluß der Arteria femoralis; Thrombophlebitis; Lokalisation eines Hypernephroms; Lymphknotenhyperthermie bei Enddarmentzündung; Posttraumatische Arthrose; Osteomyelitis; Varicocele; Maldeszensus testis; Wundheilungskontrolle bei Hautläsionen; Recidiv eines Osteosarkoms; Sudeck-Syndrom; Metallose am Unterschenkel.

Prof. Dr.-Ing. Dr. med. W. Vaillant
Institut für Vorsorgemedizin
Techn. Universität
D-8000 München 80
Ismaninger Str. 15
Bundesrepublik Deutschland

Langenbecks Arch. Chir. 337 (Kongreßbericht 1974)

108. Ultraschalldiagnostik

W. Schiefer

Neurochirurgische Klinik der Universität Erlangen-Nürnberg

Ultrasound Diagnosis

Summary. Diagnostic ultrasound has found more and more acceptance over the years and is indispensible in several surgical specialties. Its function as a screening method is of decisive importance in the early diagnosis of various diseases. The advantage of the ultrasound method lies in the fact that it is painless and harmless for the patient. Furthermore, it costs very little time and money and is reproducible at will. Aside from some exceptional cases, ultrasound diagnosis cannot replace the traditional radiological methods but it makes a valuable contribution which we cannot do without.

Key words: Diagnostic Ultrasound — Echo-Encephalography — Ultrasound Diagnosis of Abdominal Organs.

Zusammenfassung. Die diagnostischen Ultraschallmethoden haben von Jahr zu Jahr weitere Verbreitung erfahren und sind heute in manchen Teilgebieten der Chirurgie unerläßlich. Vor allem als Screening-Methoden sind sie für die Frühdiagnose der verschiedensten Prozesse von entscheidender Bedeutung. Der Vorteil der Ultraschalluntersuchung liegt in ihrer Schmerz- und Gefahrlosigkeit für den Patienten, in dem relativ geringen Kosten- und Zeitaufwand und vor allem in der beliebigen Wiederholbarkeit. Von Ausnahmen abgesehen kann die Ultraschalluntersuchung zwar die herkömmlichen radiologischen Verfahren nicht völlig ersetzen, sie stellt aber eine wertvolle Bereicherung dar, auf die heute nicht mehr verzichtet werden kann.

Schlüsselwörter: Diagnostische Ultraschallmethoden — Echo-Encephalographie — Ultraschalldiagnostik der Bauchorgane.

Die diagnostische Anwendung des Ultraschalls hat im Verlaufe der letzten 20 Jahre in verschiedenen Teilgebieten der Chirurgie zunehmend an Bedeutung gewonnen. Sie dient im wesentlichen der Differenzierung weicher Gewebsstrukturen, die mit den üblichen Röntgentechniken bzw. ohne Kontrastmittelanwendung nicht aufgelöst werden können.

Die diagnostisch bedeutsamste Eigenschaft des Ultraschalls ist die Fähigkeit der Echobildung bzw. Reflexion an Grenzflächen von Medien verschiedener akustischer Wellenwiderstände. Bei Anwendung des Echo-Impulsverfahrens ist der gebündelte Ultraschallstrahl mit einer Sonde zu vergleichen, welche diese Grenzflächen abtastet und auf ihre Form bzw. Lage hin untersucht. Im Gegensatz zu den röntgenologischen Verfahren werden die untersuchten Strukturen nicht senkrecht zur Strahlenrichtung, sondern in Strahlenrichtung abgebildet.

Es gibt verschiedene Abbildungstechniken. So unterscheidet man *amplitudenmodulierte Verfahren*, auch A-Bild-Technik genannt — wie etwa die eindimensionale Echo-Encephalographie — und *helligkeitsmodulierte Verfahren*, die B-Bild-Technik, auch als Ultraschalltomographie bezeichnet. Bei der A-Bild-Technik

Tabelle 1. Anwendungsmöglichkeiten der Ultraschalldiagnostik in der Chirurgie
(modifiziert nach Kazner und Kresse, 1973)

Fachgebiet	Diagnostische Möglichkeiten	Technik
Neurochirurgie *Unfallchirurgie*	Seitenlokalisation raumf. intrakran. Prozesse, Bestimmung der Hirnkammerweite, Nachweis traumatischer Hämatome	A-Bild (Simultan A-B-Bild)
Bauchchirurgie	Diagnose und Größenbestimmung von Tumoren der Oberbauchorgane besonders Lebertumoren und -Zysten, Pankreasprozesse (Tumoren, Pseudozysten), Gallensteindiagnostik, Differentialdiagnose des Ikterus, Abszesse, Aortenaneurysmen	B-Bild
Urologie	Differentialdiagnose der Nierentumoren (Zyste - solider Tumor), Diagnostik akuter Stauungen und der Hydronephrose, Lokalisation von Steinen, Prostataerkrankungen	B-Bild
Thoraxchirurgie	Nachweis von Perikardergüssen, Pleuraergüssen und pleuranahen Lungeninfarkten	B-Bild
Kardiologie	Diagnose der Mitral- und Trikuspidalstenose, Präoperative Echo- Kardiographie	Time- motion A- und B-Bild
Angiologie	Erkennung von artiellen Stenosen und Verschlüssen, Diagnose art.-ven. Fisteln, Messung der Pulswellengeschwindigk., Bestimmung der Strömungsrichtung	Doppler

mißt man die Laufzeit eines Ultraschallimpulses zwischen dem im Prüfkopf enthaltenen piezoelektrischen Kristall und den reflektierenden Grenzflächen an Hand von senkrechten Auslenkungen des Kathodenstrahls auf einem Oscilloskop (s. Abb. 2). Die Amplitude der einzelen Echozacken entspricht der zum Prüfkopf zurückkehrenden Schallenergie. Bei annähernd gleichbleibender Schallgeschwindigkeit der untersuchten Medien läßt sich die Laufzeit des Schallimpulses in Zentimeter oder Millimeter Gewebe umrechnen.

Bei der B-Bild-Technik erscheint an Stelle der Zackenkurve eine Lichtpunktzeile. Größe bzw. Helligkeit der einzelen Lichtpunkte entsprechen der reflektierten Ultraschallenergiemenge. Ein Ultraschalltomogramm setzt sich aus zahlreichen derartigen Lichtpunktzeilen zusammen, die durch Bewegung des Prüfkopfes in einer bestimmten Abtastebene entstehen (s. Abb. 3—5).

Beiden Verfahren sind von den physikalischen Voraussetzungen her gewisse Grenzen gesetzt. So können beispielsweise nur weitgehend senkrecht zum einfallenden Ultraschallstrahlenbündel stehende Strukturen abgebildet werden. Schon bei einem Abweichen des Einfallswinkels um 6° von der Senkrechten sinkt die noch zum Prüfkopf reflektierte Ultraschallmenge auf 1 % des Ausgangswertes ab (Howry, 1955; Kazner, Kunze u. Schiefer, 1965). Daraus ergibt sich verständlicherweise ein erheblicher Informationsverlust. Besonders groß sind die Schwierigkeiten bei der diagnostischen Ultraschallanwendung am Schädel: Die Absorption der Ultraschallenergie durch den Knochen, Abbildungsverzerrungen und -verzeichnungen infolge der Dickenschwankungen des Schädelknochens und auch die Schichtdickenverzerrung infolge unterschiedlicher Schallgeschwindigkeit in Liquor und Hirngewebe bereiten scheinbar unüberwindliche Schwierigkeiten. Trotz alledem ist erwiesenermaßen die Methode bei kritischer Anwendung auch hier klinisch brauchbar.

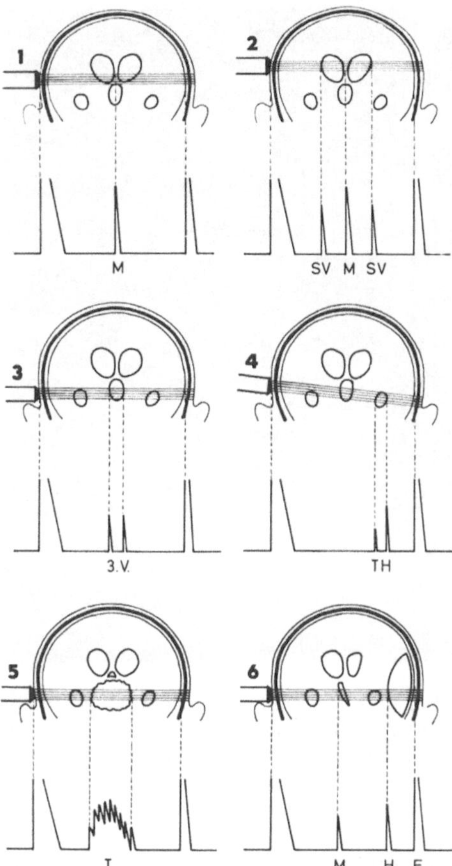

Abb. 1. Diagnostische Möglichkeiten der Echo-Encephalographie (A-Scan). Pos. 1: Mittelechobestimmung, Pos. 2: Messung des Seitenventrikels (Cella media), Pos. 3: Bestimmung des Querdurchmessers der 3. Hirnkammer (Doppelecho), Pos. 4: Registrierung des Temporalhornechos, Pos. 5: Tumorreflexionen, Pos. 6: Registrierung eines „Hämatomechos"

In zahlreichen Teilgebieten der Chirurgie gehört heute die Ultraschalluntersuchung zur täglichen Routine (s. Tab. 1). Dabei kommen z.T. unterschiedliche Techniken zur Anwendung. Bei einzelnen Erkrankungen kann die Beschleunigung der Diagnosestellung mittels Ultraschalluntersuchung von lebensentscheidender Bedeutung für den Kranken sein, für andere Krankheitsgruppen bietet sich die Ultraschalluntersuchung als ideale Screening-Methode an oder stellt die Weichen für die weiteren diagnostischen Maßnahmen.

Mit die größte Bedeutung hat das Ultraschall-Echoverfahren heute in der *Neurochirurgie* und *Unfallchirurgie*, d.h. für die Erkennung von Komplikationen nach Schädel-Hirn-Traumen und für den Nachweis sonstiger intrakranieller Veränderungen (s. Abb. 1).

Raumfordernde Prozesse einer Großhirnhemisphäre führen zu einer Verlagerung der Mittelstrukturen und sind dann auch an einer Verschiebung des sog.

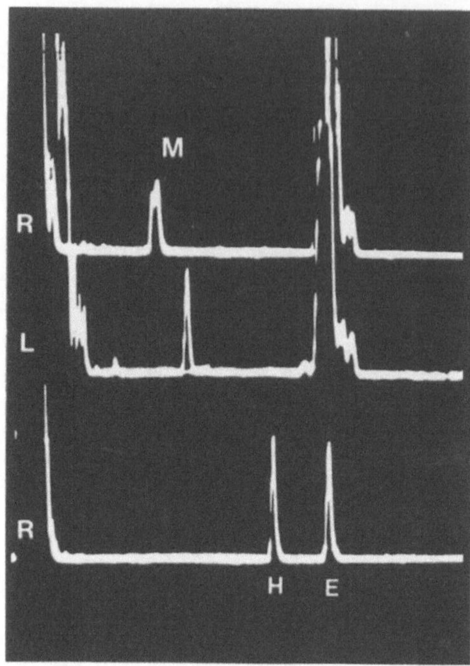

Abb. 2. Echogramm eines linksseitigen Epiduralhämatoms. Oberes Kurvenpaar: Verlagerung des M-Echos nach rechts. Untere Kurve: Bei Beschallung von rechts ist vor dem gegenseitigen Endecho (E) das typische Hämatomecho (H) zu erkennen

Mittelechos im Ultraschallbild zu erkennen (1). Erweiterungen der Hirnkammern können je nach Ansatzpunkt und Richtung des Prüfkopfes durch Messung der Cella media der Seitenventrikel (2), Bestimmung des Querdurchmessers der 3. Hirnkammer (3) oder auch an einer Auswärtsverlagerung des sog. Temporalhornaußenwandechos (4) nachgewiesen werden. Vor allem Geschwülste der Mittellinie sind an Tumorreflexionen zu erkennen (5). Außer der Verlagerung des Mittelechos findet sich beim posttraumatischen intrakraniellen Hämatom an der Grenzfläche zwischen Gehirn, Dura und Blutung häufig noch eine besondere Reflexion, die wir als „Hämatomecho" bezeichnen (s. Abb. 2). Es gelingt damit oft innerhalb weniger Minuten ohne Gefährdung oder Belästigung des Patienten Seite und Lokalisation eines intrakraniellen Hämatoms zu klären. Etwa 75 $^0/_0$ unserer epiduralen Hämatome waren an einem solchen „Hämatomecho" zu erkennen.

Eine weitere Verbesserung der Untersuchungsergebnisse wurde in den letzten Jahren vor allem von Kazner (1970, 1972) bei Kindern und Jugendlichen durch die *simultane A-Bild- und B-Bild-Darstellung* erreicht. Die physikalischen und biologischen Voraussetzungen bei der Anwendung der Ultraschall-Tomographie am geschlossenen Schädel lassen es jedoch als zweifelhaft erscheinen, ob die Methode als Routineverfahren beim Erwachsenen Anwendung finden kann. Insgesamt bedeuten aber mehr Objektivität und größerer Informationsgehalt der kombinierten A/B-Bild-Technik eine Verbesserung der Echo-Encephalographie.

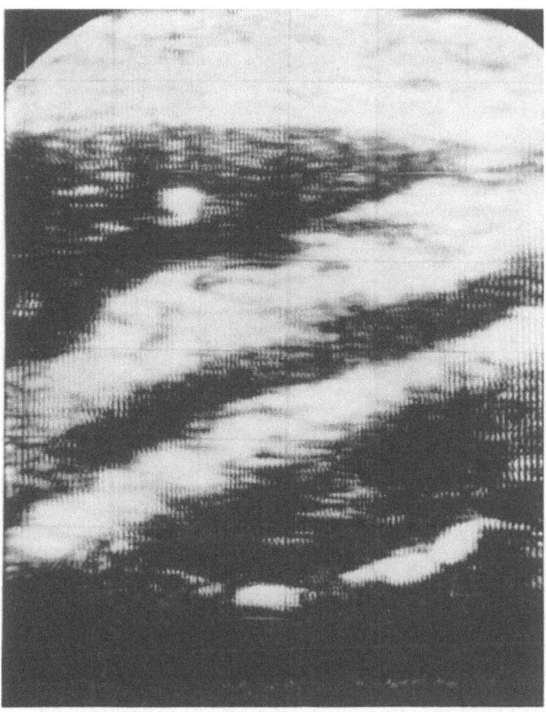

Abb. 3. Sonographischer Längsschnitt des Oberbauches: Normalbefund. (Medizinische Univ.-
Klinik Erlangen)

Als besonders erfolgversprechend hat sich die *Ultraschalltomographie des Oberbauches* erwiesen. Sie findet u. a. Anwendung bei Erkrankungen der Leber, der
Gallenblase, des Pankreas, der Niere und der großen Bauchgefäße. Das Sonar-
Bild stellt nicht wie das Röntgenbild ein Summationsbild dar, sondern ist ein
echtes Schnittbild, in dem sich Entfernungen zwischen verschiedenen, auch parallel zur Oberfläche verlaufenden Gewebegrenzflächen unmittelbar ausmessen
lassen. Durch Verwendung rotierender Ultraschall-Richtstrahlensender und einer
Ultraschall-Spiegeloptik gelingt es heute, Schnittbilder in so kurzen Zeit-
intervallen und in so schneller Aufeinanderfolge auf dem Bildschirm sichtbar zu
machen, daß damit auch Bewegungsvorgänge im Körperinneren beobachtet
werden können. Die richtige Interpretation der gewonnenen Schnittbilder setzt
jedoch eine genaue Kenntnis des normalen Sonogramms voraus, zumal akustische
Grenzflächen nicht unbedingt mit anatomischen Grenzen identisch sein müssen.

Bei parenchymatösen Organen, wie z. B. der *Leber* entstehen Echos nicht nur
an der Oberfläche, sondern mit Hilfe von Geräten, die eine größere Grauwertskala
aufweisen, auch an Strukturen im Inneren. Abb. 3 zeigt das Sonarbild einer normalen Leber bei sagittaler Beschallung: Man erkennt oben die Bauchdecken, links
die Leber, schräg verlaufend die Aorta und unten die Wirbelsäule. Diffuse Paren-
chymerkrankungen, Fettleber oder Cirrhose führen zu einer gleichmäßigen Verstärkung und Verdichtung des Strukturmusters der Leber. Lebermetastasen

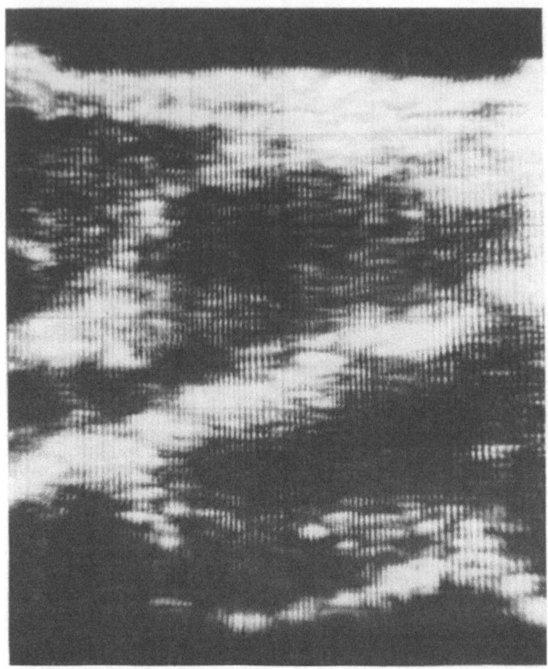

Abb. 4. Sonogramm eines Pankreas-Carcinoms. Weitere Angaben im Text. (Medizinische Univ.-Klinik Erlangen)

zeigen als solide Tumoren auch im Inneren noch kleinere Reflexionen, während Cysten, die eine strukturfreie Flüssigkeit enthalten, am Fehlen derartiger innerer Echos zu erkennen sind. Ein Beispiel dafür ist der Hydrops der Gallenblase. Sehr wichtig ist, daß auch radioluzente *Steine* dargestellt werden können. Ein wichtiges Merkmal der Konkremente und Hilfsmittel zu ihrer Erkennung ist die Schallschattenzone hinter dem Stein. Sie ist manchmal auffallender als der Stein selbst und dient dann als Pfadfinder zu diesem.

Die Darstellung des *Pankreas* erfordert besondere Erfahrungen. Es sei hier vor allem auf die grundlegenden Arbeiten von Rettenmaier u. Lutz hingewiesen, denen ich diese Sonogramme verdanke. Raumfordernde Prozesse im Pankreaskopf und im Korpusbereich sind ab einer Größe von etwa 2—3 cm zu erfassen. Abb. 4 zeigt hier das Sonogramm eines Carcinoms, das bis an die Wand der großen Gefäße reicht. Eine Pankreascyste ist als echofreie Zone deutlich zu erkennen (s. Abb. 5).

Auch der Ascites erweist sich sonographisch als eine strukturfreie Zone. Die in ihm flottierenden Darmschlingen sind oft als helle Bänder zu erkennen.

Bei der *Niere* ist die mittels Ultraschall gut mögliche Unterscheidung zwischen Cysten und soliden Tumoren von ganz besonders großer Konsequenz. In vielen Fällen erübrigen sich damit weitere diagnostische Maßnahmen wie z. B. eine Angiographie. Weiterhin läßt die Methode die Diagnose von Schrumpfnieren, Hydronephrosen, akuten Stauungen und Steinen zu.

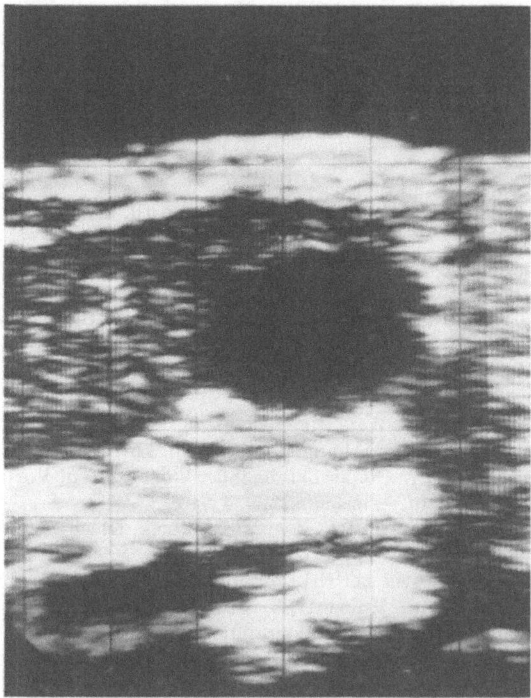

Abb. 5. Sonogramm einer Pankreascyste. (Medizinische Univ.-Klinik Erlangen)

Im Bereich der ableitenden Harnwege sind die Tumoren der Blase und die *Prostata* der Sonographie zugänglich. Wahrscheinlich ist durch Einführung einer Schallsonde ins Rectum eine weitere Verbesserung der Ergebnisse bei der Diagnose von Erkrankungen der Prostata möglich, wie die Untersuchungen von Watanabe (1973) zeigen.

Mit Hilfe der Sonographie ist häufig die Diagnose eines *Aneurysmas* der Bauchaorta innerhalb weniger Minuten möglich. In der überwiegenden Zahl der Patienten kann die Aorta auf wenigstens $80^0/_0$ ihres Verlaufes bis zur Bifurkation überblickt werden. Die einzige Voraussetzung ist, daß die Aorta nicht durch störende Intestinalluft verdeckt wird.

Bewegte Körperstrukturen können in ihrem Ablauf registriert werden, indem man die bewegten Distanzpunkte des Echolotes auf einem mit konstanter Geschwindigkeit ablaufenden Film registriert. Daraus ergibt sich eine charakteristische Bewegungskurve. Diese Variation des A-Scan wird als „Time-Motion-Verfahren" bezeichnet. Bei der Mitralstenose kann mit Hilfe eines solchen „*Ultraschall-Kardiogramms*" das Ausmaß der Verengerung des Ostiums festgestellt werden, was die Auswahl der zu operierenden Fälle erleichtert. Nach der Operation läßt sich auf unblutigem Wege der Erfolg des Eingriffes kontrollieren.

In der Ultraschalldiagnostik benutzt man die *Doppler-Technik* vor allem zur Bestimmung der Blutströmungsgeschwindigkeit und -richtung. Diese ergibt sich aus dem Frequenzunterschied des intermittierenden und dem nach der Reflexion an den bewegten corpusculären Blutelementen empfangenen Schalles. Die Methode kann dem Kliniker helfen, solche Patienten auszusuchen, bei denen eine Angiographie durchgeführt werden soll. Auch die Beurteilung der postoperativen Änderung der Hämodynamik ist möglich.

Literatur

Engelhart, G. J., Blauenstein, U. W.: Ultraschall-Diagnostik am Oberbauch. Stuttgart-New York: Schattauer 1972

Howry, D. H.: Techniques used in ultrasonic visualization of soft tissue structures of the body. IRE, Convention Record 9, 75—88 (1955)

Kazner, E.: Echoencephalographie mit simultaner A- und B-Bilddarstellung. Acta radiol. (diagn). **13**, 715—727 (1972)

Kazner, E., Kresse, H.: Physik und Technik der Ultraschalldiagnostik. Dtsch. Ärztebl. **34**, 2137—2144 (1973)

Kazner, E., Kunze, St., Schiefer, W.: Die Bedeutung der Echoencephalographie für die Erkennung epiduraler Hämatome. Langenbecks Arch. klin. Chir. **310**, 267—291 (1965)

Lutz, H., Petzoldt, R., Sailer, D.: Ultraschalldiagnostik der Nieren. Vortrag 80. Kongreß der Dtsch. Ges. f. innere Medizin, Wiesbaden, 23. 4. 1974

Lutz, H., Rettenmaier, G.: Sonographische Nierendiagnostik. Dtsch. med. Wschr. **98**, 361—364 (1973)

Otto, P.: Die Ultraschalldiagnostik bei Erkrankungen des Abdominal- und Retroperitonealraumes. Bern-Stuttgart-Wien: Huber 1973

Pia, H. W., Geletneky, C. L.: Echoencephalographie. Stuttgart: Thieme 1968.

Rettenmaier, G.: Ultraschalluntersuchungen im Pankreasgebiet. Fortschr. Med. **89**, 1279—1284 (1971)

Rettenmaier, G.: Ultraschalldiagnostik bei Leberkrankheiten. Fortschr. Med. **90**, 281—284 (1972)

Rettenmaier, G.: Pankreasdiagnostik mit der Ultraschallschnittbildmethode. Dtsch. med. Wschr. **98**, 1975—1977 (1973)

Rettenmaier, G.: Pankreasdiagnostik mit der Ultraschall-Schnittbildmethode. Verh. dtsch. Ges. inn. Med. **79**, 865—868 (1973)

Rettenmaier, G.: Echographische Diagnose und Differentialdiagnose diffuser Leberkrankheiten. Ansätze zu quantitativer Auswertung und Ergebnisse. Verh. dtsch. Ges. inn. Med. **79**, 962—964 (1973)

Schiefer, W., Kazner, E.: Klinische Echo-Encephalographie. Berlin-Heidelberg-New York: Springer 1967

Schiefer, W., Kunze, St.: Die Echo-Encephalographie, Methodik, diagnostische Möglichkeiten, Grenzen. Nervenarzt **44**, 617—628 (1973)

Schmitt, W., Braun, H.: Ultraschallkardiographie. Stuttgart: Thieme 1970.

Weil, F.: Atlas clinique de radiographie ultrasonore. Paris: Masson et Cie. 1973

Prof. Dr. W. Schiefer
Neurochir. Univ.-Klinik
D-8520 Erlangen
Krankenhausstr. 12
Bundesrepublik Deutschland

Langenbecks Arch. Chir. 337 (Kongreßbericht 1974)

109. Nuklearmedizinische Untersuchungsmöglichkeiten

H. W. Pabst

Nuklearmedizinische Klinik und Poliklinik rechts der Isar der Technischen Universität München

Applications of Nuclear Medicine Procedures

Summary. This report considers new diagnostic procedures made available by nuclear medicine and being applied in surgery:

a) positive tumor scintigraphy with ^{67}Ga;

b) application of the scintillation camera for diagnosis of pulmonary embolism, myocardial infarction, rupture of liver and spleen, osseous tumors and bone metastases;

c) use of the scintillation camera in connection with data processing systems for simultaneous examination of morphology and function, e.g. investigation of the liver or vascular system (radionuclide angiography);

d) double radionuclide subtraction scintigraphy of the pancreas by means of a computer;

e) development of a coherent optical computer for scan processing.

Key words: Tumor Scintigraphy — Pancreas Subtraction Scintigraphy — Lung Perfusion Scintigraphy — Diagnosis of Pulmonary Embolism — Scintillation Camera and Data Processing — Coherent Optical Computer.

Zusammenfassung. Es wird berichtet über neue diagnostische Verfahren der Nuklearmedizin, die auf dem Gebiet der Chirurgie zur Anwendung kommen. Es sind dies: die positive Tumorszintigraphie mit ^{67}Ga; der Einsatz der Szintillationskamera zur Diagnostik von Lungenembolien, Herzinfarkten, Leber- und Milzrupturen, Knochentumoren und -metastasen; die Verwendung der Szintillationskamera in Verbindung mit Datenverarbeitungsanlagen zur gleichzeitigen Untersuchung von Morphologie und Funktion z.B. der Leber, der Gefäße (Radionuklidangiographie); die Doppelradionuklid-Subtraktionsszintigraphie des Pankreas mit Hilfe eines Computers; schließlich die Entwicklung eines kohärenten optischen Computers zur Szintigrammverarbeitung.

Schlüsselwörter: Tumorszintigraphie — Pankreas Subtraktionsszintigraphie — Lungenperfusionsszintigraphie — Emboliediagnostik — Szintillationskamera und Datenverarbeitung — Kohärenter optischer Computer.

Diagnostische Verfahren der Nuklearmedizin werden seit Jahren auf dem Gebiet der Chirurgie eingesetzt. Die Untersuchungsmöglichkeiten sind so vielfältig, daß im Rahmen dieser Abhandlung nur auf einige Verfahren eingegangen werden kann, die in neuerer Zeit entwickelt worden sind. Die Bereicherung der Diagnostik ist dabei einerseits durch die Einführung bisher nicht zur Verwendung gekommener Radionuklide bzw. neuer Radiopharmazeutica, andererseits durch die Weiterentwicklung der nuklearmedizinischen Technik bedingt.

Die Einführung von ^{67}Ga durch eine europäische Untersuchungsgruppe, der unser Arbeitskreis angehört, hat zur Möglichkeit der positiven Tumordarstellung im Körperinnern geführt.

So läßt sich z.B. auf einfache Weise ein Schilddrüsentumor, der sich im ^{131}J- oder ^{99m}Tc-Szintigramm lediglich als kalter Bezirk darstellt, durch eine positive Szintigraphie mit ^{67}Ga als maligne charakterisieren.

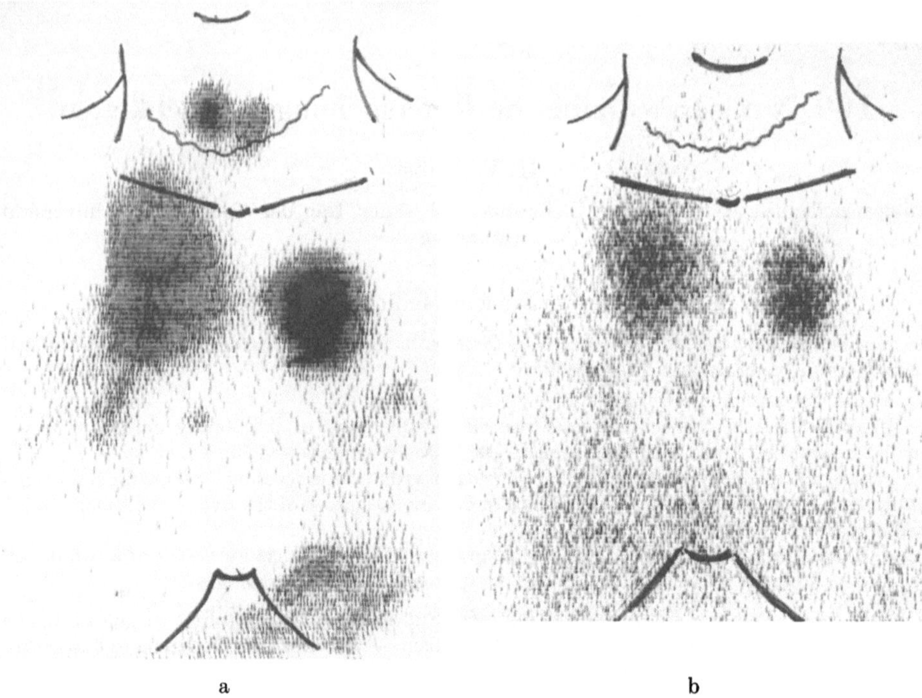

a   b

Abb. 1 a und b. Differenziertes Schilddrüsencarcinom mit beidseitigen Lungenmetastasen. a ^{99m}Tc-Szinitigramm; b ^{67}Ga-Szintigramm

Ektopisches, ^{131}J- bzw. ^{99m}Tc-speicherndes Schilddrüsengewebe wird durch ^{67}Ga-Anreicherung als Metastase eines differenzierten Schilddrüsencarcinoms erkannt (Abb. 1).

Der subtotale Aktivitätsausfall einer Lungenseite im Perfusionsszintigramm kann auf einen zentral sitzenden malignen Tumor hinweisen, das positive ^{67}Ga-Szintigramm läßt diese Diagnose bekräftigen. Zugleich können okkulte Absiedelungen z. B. in Mediastinum und Leber erfaßt werden.

Der Einsatz der Szintillationskamera in der klinischen Routinediagnostik hat die Untersuchungszeiten bei der Szintigraphie stark verkürzt. Während ein Lungenperfusionsszintigramm mit konventionellem bewegten Detektor 20—30 min dauert, erhält man durch die Kamera mit stationärem Detektor bereits in 3 bis 4 min ein Untersuchungsergebnis. Damit können in kurzer Zeit Szintigramme in mehreren Ebenen aufgenommen werden, und die Untersuchung ist auch schwerkranken Patienten zumutbar (Abb. 2a). Hervorragende Ergebnisse erzielt man deshalb z. B. bei der Diagnostik der Lungenembolie. Der Beweis, daß es sich um Lungenembolien handelt, kann durch Inhalation eines radioaktiven Edelgases erbracht werden: Die gleichmäßige Verteilung von Radioxenon über die Lungen und die gleichmäßige Exhalation zeigt, daß die Ventilation ungestört ist und es sich somit um einen reinen Gefäßprozeß handelt (Abb. 2b).

Als weitere Möglichkeiten wären die Szintigraphie des Herzinfarktes und der Nachweis von Leber- oder Milzrupturen zu nennen.

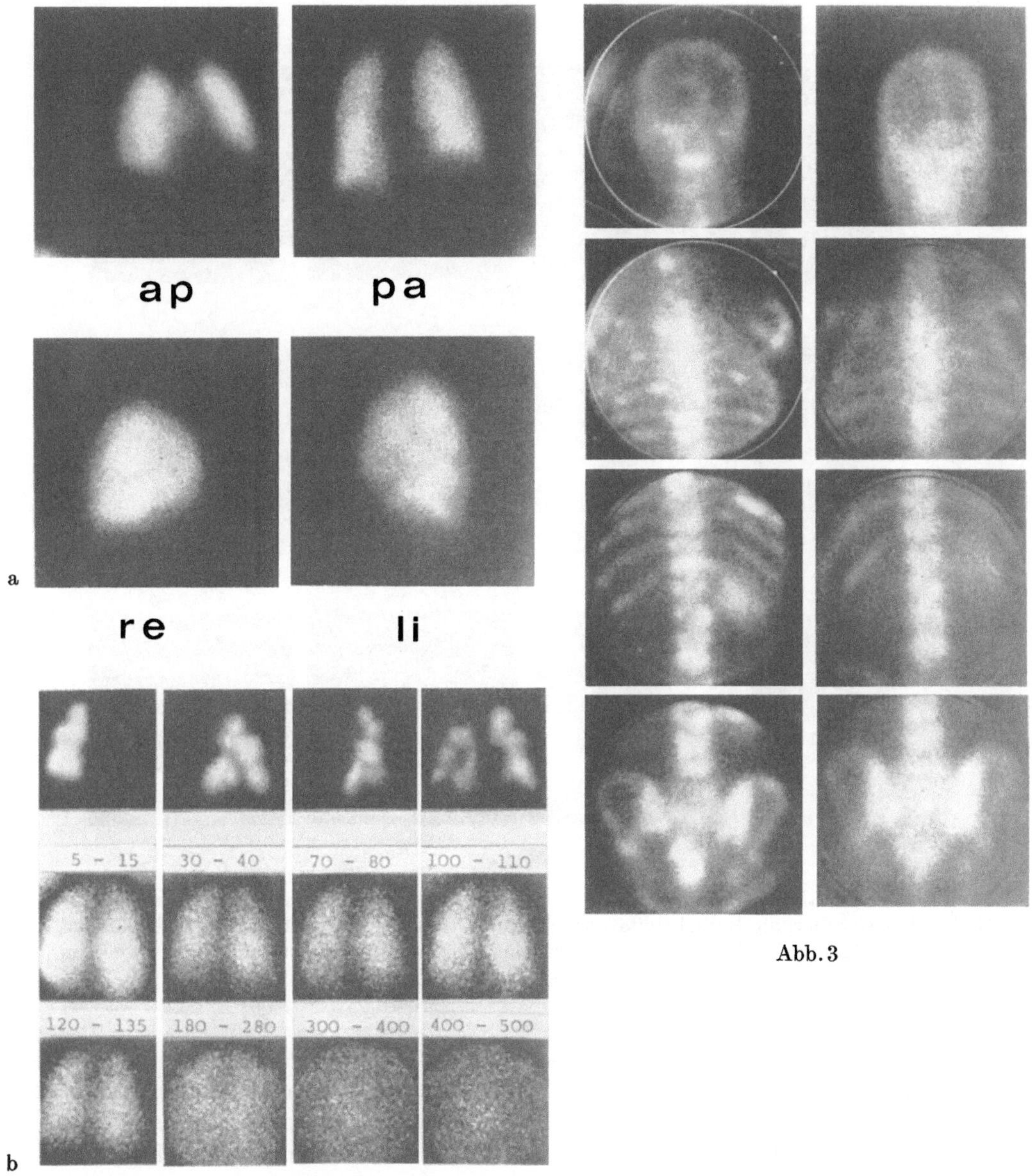

Abb. 2

Abb. 3

Abb. 2. a Normales Perfusionsszintigramm der Lunge in den vier zueinander orthogonalen Ebenen. b Obere Reihe: Perfusionsszintigramm der Lunge mit Darstellung multipler Embolien. Unten: Kameraszintigramme beim gleichen Patienten nach ^{133}Xenon-Inhalation und Exhalation. Die gleichmäßige Verteilung des Edelgases und die gleichmäßige Exhalation beweisen die ungestörte Ventilation

Abb. 3. Kameraszintigramm des Skelets mit ^{99m}Tc-Polyphosphat bei metastasierendem Prostatacarcinom, links vor und rechts einige Monate nach Hormonbehandlung

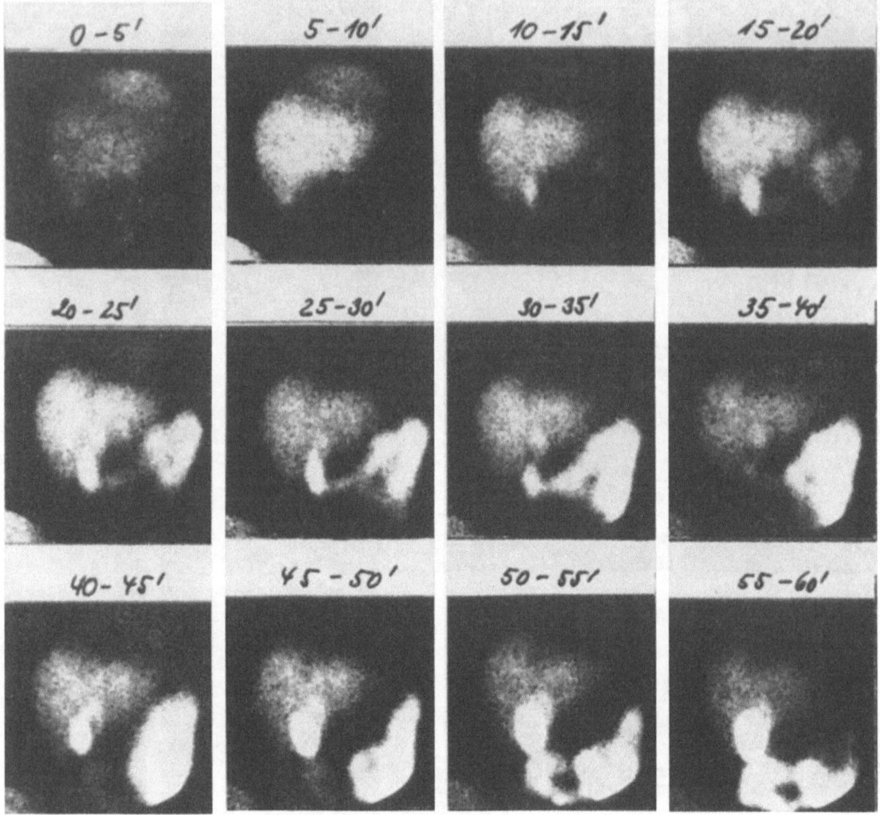

Abb. 4 a

Abb. 4. a Kamerafunktionsszintigraphie der Leber mit ^{123}J-Biligram. Nach 15 min ist die Gallenblase sichtbar, die Herzaktivität verschwindet, im Darm tritt Aktivität auf, die laufend zunimmt. b Summationsbild mit Wahl der regions of interest und Darstellung der Kurven von Herz, Leber, Gallenblase und Dünndarm

Der Einsatz der Szintillationskamera unter Verwendung des neuerdings eingeführten ^{99m}Tc-Polyphosphates ergibt die Möglichkeit, innerhalb weniger Minuten das gesamte Skelet nach Knochentumoren bzw. Metastasen abzusuchen. Da eine Anreicherung in Metastasen bereits 4—6 Wochen vor einem Herdnachweis im Röntgenbild möglich ist, handelt es sich hier um eine ausgesprochene Frühdiagnose (Abb. 3). Selbstverständlich kann auch der Verlauf von Frakturheilungen verfolgt werden.

Der Einsatz von Datenverarbeitungsanlagen bringt weitere Fortschritte. Die Speicherung der Information der Szintillationskamera in einem Kernspeicher gibt die Möglichkeit, durch die sog. Funktionsserienszintigraphie gleichzeitig Morphologie und Funktion eines Organs oder einzelner Teilbereiche zu untersuchen. Dies kann am Beispiel der Leber gezeigt werden. Die i.v. Verabreichung von ^{131}J- bzw. neuerdings ^{123}J-markiertem Biligram vermittelt ein Bild der Leber, der Lage, Füllung und Entspeicherung der Gallenblase sowie des Abflusses der

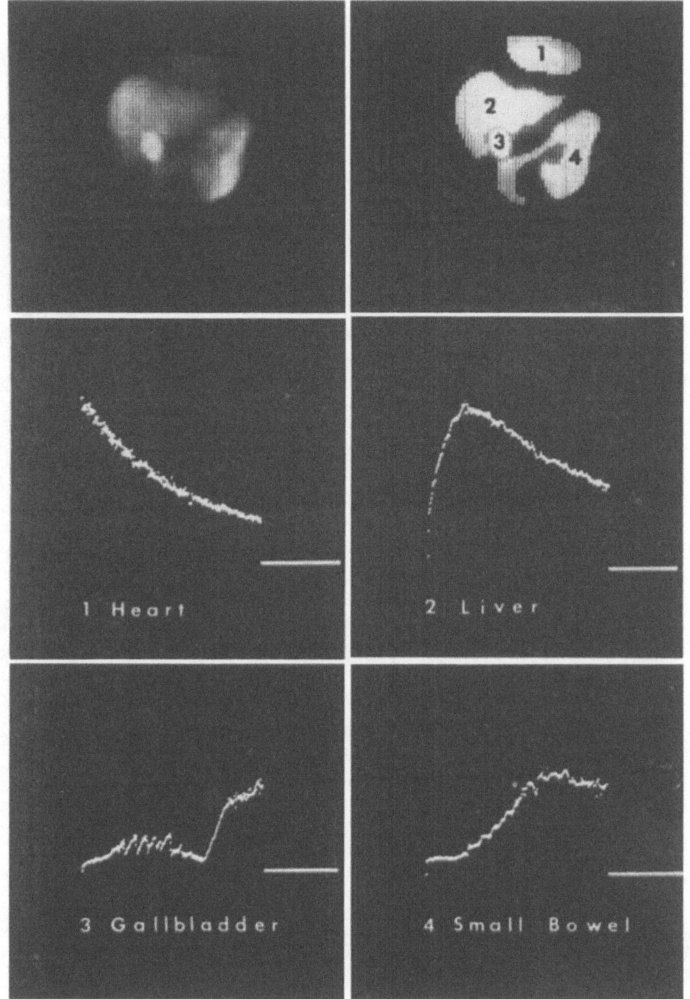

Abb. 4b

Substanz in den Darm, und die Ableitung von Funktionskurven mit Hilfe der
region-of-interest-Technik gibt Aufschlüsse über Funktion von Leber und Gallenblase sowie ungestörten oder behinderten Gallenabfluß (Abb. 4). Ein Verschlußikterus durch einen Choledochusstein führt durch die Schädigung der Leberzellen
zu einer verzögerten Aufnahme der Substanz aus dem Blut, zu einer starken Akti-
vitätsansammlung vor dem Hindernis mit Darstellung des erweiterten Ductus
und — sofern nicht ein totaler Verschluß vorliegt — zu einem stark verzögerten
Erscheinen geringer Mengen des Indicators im Darm.

Besteht ein totaler Verschluß, z. B. bei Papillencarcinom, dann erscheint keine
Aktivität im Darm.

Eine Hepatitis zeigt ebenfalls eine verzögerte Clearance und eine geringe Akti-
vitätsabgabe in den Darm, aber keine Darstellung der abführenden Gallenwege.

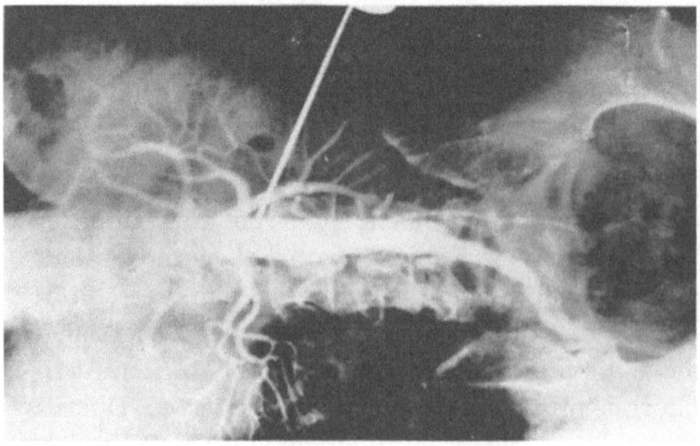

Abb. 5a und b. Verschluß der linken A. iliaca communis. a Aortogramm, b Radionuklidangiographie. Obere Reihe vor, untere Reihe nach Stripping mit wiederhergestellter Durchgängigkeit. Wahl von regions of interest und Ableitung der Perfusionskurven über Aorta (*Ao*), rechter A. femoralis (*R*) und linker A. femoralis (*L*)

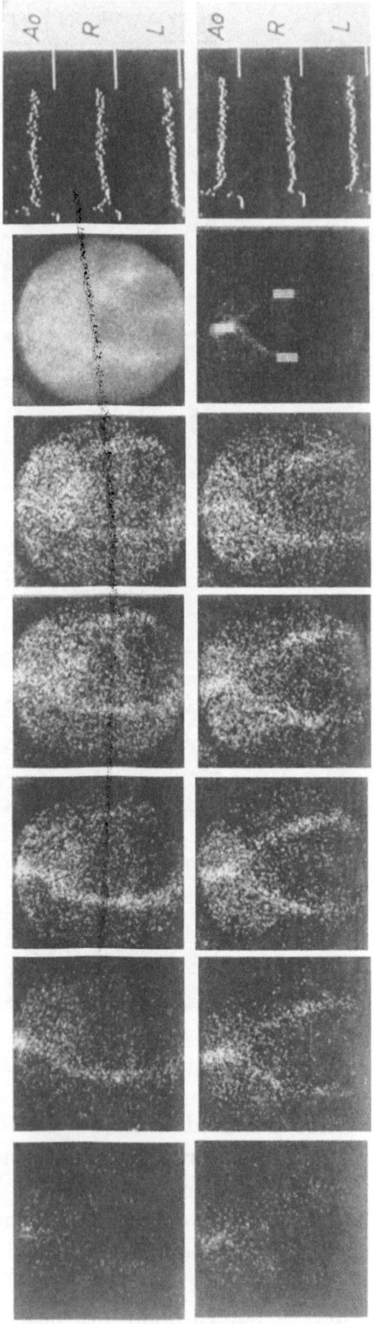

Bei der sog. Radionuklidangiographie kann nach i.v. Injektion von ^{99m}Tc bzw. ^{99m}Tc-Mikrosphären die Dynamik des Aktivitätseinstromes in die großen Gefäße im Bild dargestellt werden. Stenosen und Verschlüsse werden sichtbar gemacht

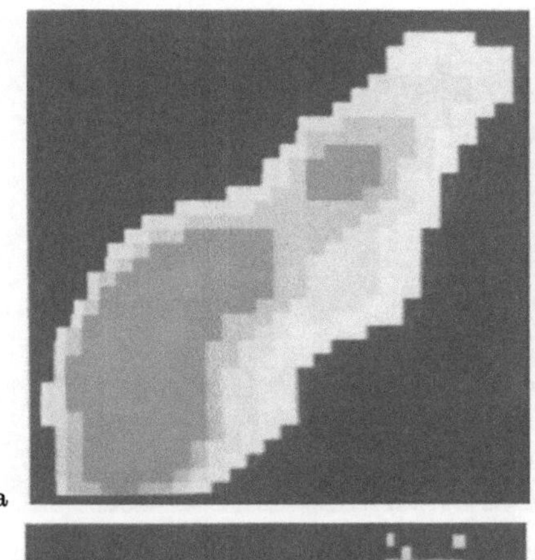
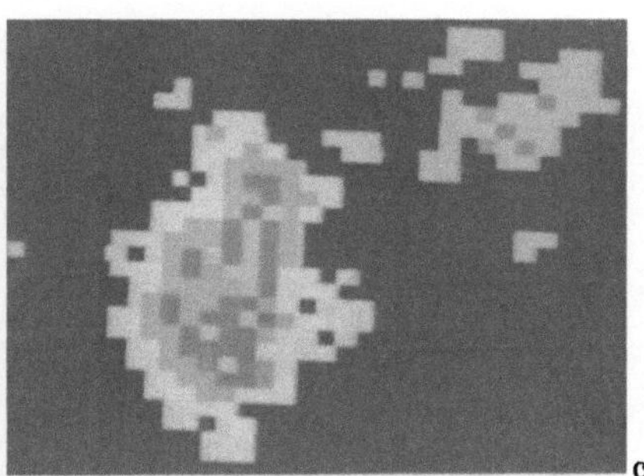
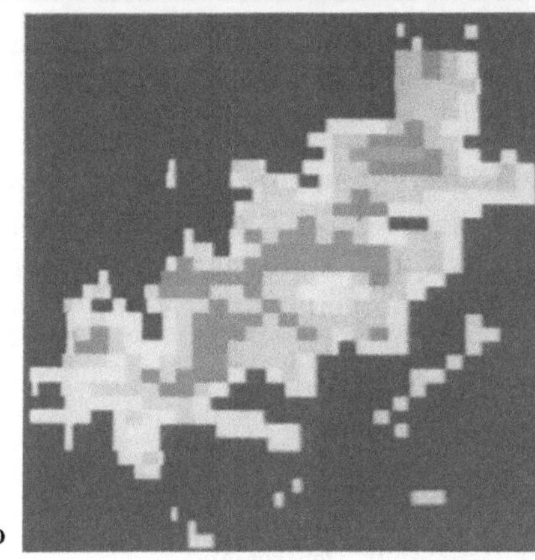

Abb. 6 a — c. Computer-Szintigraphie des Pankreas. Isolierte Darstellung des Organs nach Doppelradionuklid-Subtraktions-, Ausgleichs- und Normierungsverfahren. a Normales Pankreas; b chronische Pankreatitis; c Pankreascarcinom

und die Ableitung von Perfusionskurven ergibt typische Verläufe für normale und stenotische Gefäßbereiche (Abb. 5).

Die Radionuklidvenographie eignet sich zur Darstellung von thrombotischen Verschlüssen, insbesondere Beckenvenenthrombosen. Bei Verwendung von ^{99m}Tc-Mikrosphären, die im Capillargebiet der Lunge abgefangen werden, ist im Anschluß an die Perfusionsszintigraphie der Venen eine Lungenszintigraphie möglich, die sofort Aufschluß über das Vorliegen von Lungenembolien gibt.

Die Darstellung des Pankreas ist außerordentlich schwierig. Als Radiopharmazeuticum kommt derzeit nur ^{75}Selen-Methionin in Frage, das aber auch von der Leber intensiv gespeichert wird. Deshalb läßt das Selen-Methionin-Szintigramm die beiden Organe meist nicht voneinander trennen. Die Trennung gelingt aber durch das Doppelnuklid-Subtraktionsverfahren, wobei die Leber mit Radiogoldkolloid dargestellt und das Leberimpulsmuster vom Selen-Methionin-Szintigramm elektronisch subtrahiert wird. Eine weitere Verbesserung gelingt unter Einsatz von Ausgleichs- und Normierungsverfahren; man erhält schließlich eine einwandfreie isolierte Darstellung des Organs (Abb. 6).

Schließlich möchte ich noch die Entwicklung eines kohärenten optischen Computers für die Nuklearmedizin erwähnen, mit der sich meine Klinik befaßt. Die holographische Verarbeitung des Szintigramms läßt die tatsächliche Radioaktivi-

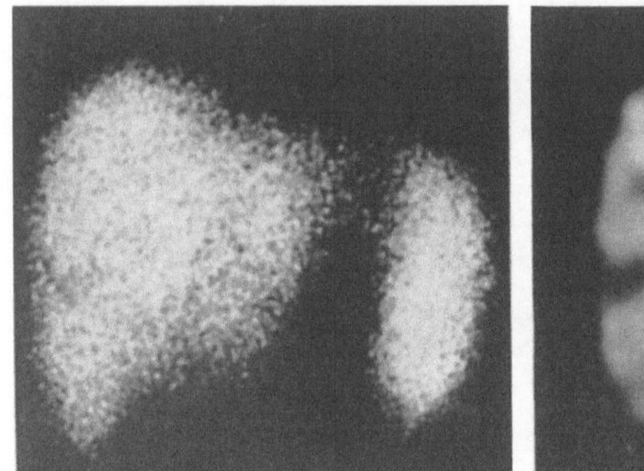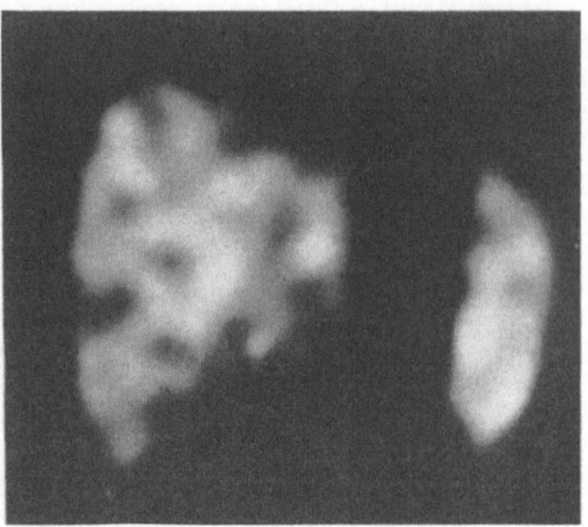

Abb. 7a und b. Metastasenleber. a Unverarbeitetes Szintigramm; b Sichtbarwerden der
multiplen Metastasen nach Verarbeitung mit einem kohärenten optischen Computer

tätsverteilung erfassen, indem sie das Szintigramm von Störeffekten (Unter-
grundaktivität und Rauschen) befreit. Dies bedeutet für die Klinik, daß die Aussagekraft des Szintigramms erheblich zunimmt, indem Strukturen erkennbar
werden, die in der unverarbeiteten Information verborgen bleiben (Abb. 7).

Prof. Dr. H. W. Pabst
Nuklearmed. Klinik r. d. Isar
T. U.
D-8000 München 80
Ismaninger Str. 22
Bundesrepublik Deutschland

Langenbecks Arch. Chir. 337 (Kongreßbericht 1974)

Biomedizinisch-technische Möglichkeiten in der experimentellen Chirurgie

110. Neue technische Errungenschaften und ihre Anwendung in der experimentellen Chirurgie

G. Blümel

Institut für Experimentelle Chirurgie der Technischen Universität München

New Technical Achievements and Their Applications in Experimental Surgery

Summary. The purpose of this brief outline is to give an insight into the nature of our Institute as a connecting link between different branches of medicine and to indicate the variety of new technical equipment used.

Key words: Real-Time Computing System — Data Bus — Monitor — Television.

Zusammenfassung. Diese kurzgefaßten Ausführungen sollen einen kleinen Einblick in den interdisziplinären Charakter unseres Institutes geben und auf die Vielfalt neuer technischer Errungenschaften hinweisen, die hier Anwendung finden.

Schlüsselwörter: Prozeßrechenanlage — Buchsenfelder — Monitor — Eidophoranlage.

Es gehört mit zu den Aufgaben der Experimentellen Chirurgie, klinikbezogene Forschung zu betreiben.

Das setzt eine interdisziplinäre Zusammenarbeit mit verschiedenen Fachgebieten voraus.

Am Aufbau des Institutes für Experimetelle Chirurgie der Technischen Universität München, soll stichwortartig an einigen Beispielen gezeigt werden, wie neue technische Errungenschaften nützlichen Eingang in diesen Forschungsbereich gefunden haben.

Monitoren mit Verstärkern, deren Meßsignale auf einem eingebauten Scope sichtbar gemacht werden, ermöglichen die unmittelbare Beobachtung erhobener Parameter.

An diesen Geräten können Parameter wie Druck — Fluß — peripherer Widerstand — EKG — Kerntemperatur der Versuchstiere — Atemfrequenz und andere Parameter wie dp/dt sichtbar gemacht werden.

Die Übertragung dieser Daten erfolgt entweder drahtgebunden oder drahtlos auf eine Registriereinheit, die räumlich getrennt vom Operationsbereich mobil installiert ist.

Verwendet wird ein 8-Kanal-Schreiber mit einem dazugehörigen Scope und einem Magnetbandgerät, welches die gleichzeitige Registrierung von 7 Parametern mit einer Kommentarspur ermöglicht.

Durch am Institut speziell dafür entwickelte Buchsenfelder ist es möglich, über ein 18paariges-Kabel Daten von jedem Meßplatz über 25 Anschlußstellen, aus dem Labor, dem Operations- und dem Veterinärbereich in eine Zentrale zu übertragen.

Das Zentrum der Datenerfassung und -auswertung besteht aus der institutseigenen Prozeßrechenanlage.

Diese umfaßt einen Rechner mit einem Kernspeicher von 32-K-Worten, einen Bildschirm-Terminal mit Schnelldrucker, eine Doppelplatte als Massenspeicher und einen schnellen Lochstreifenleser und -stanzer.

Über Analog-Digital-Umwandler und einem Digital-Ein-Ausgabe-Bus sind eine Reihe von Arbeitsbereichen wie Gaschromatographie, Aminosäurenanalyse, Photometer, Partikelvolumenanalysator, Biosignale aus dem Operationsbereich, pulmonologischer Meßplatz und andere Bereiche angeschlossen.

Das Multi-Programming-Betriebssystem ermöglicht die gleichzeitige Eingabe von Werten aller dieser Arbeitsbereiche im Echt-Zeit-Betrieb.

Die Aufgaben der institutseigenen Prozeßrechenanlage bestehen demnach in der Auswertung gewonnener Parameter, in der Speicherung aller Versuchsdaten und in der statistischen Berechnung der Ergebnisse.

Dadurch ist es möglich, mit der kleinsten Anzahl von Versuchen eine optimale Aussage zu erzielen.

In Ergänzung zur elektronischen Datenverarbeitung ist es möglich, durch optische Übertragung und Speicherung, Versuchsabläufe mit einer in die Operationsleuchte eingebauten Fernsehkamera in Farbe oder in Schwarz-Weiß zu registrieren.

Zusätzlich ist es möglich, durch eine zweite, fahrbare Kamera life andere Vorgänge aufzunehmen.

Über die Eidophor-Klinikzentrale können diese Farbaufnahmen in die Hörsäle überspielt werden oder unabhängig davon können wir Versuchsabläufe wiederholt zu Studienzwecken abspielen.

Durch die Entwicklung neuartiger Optiksysteme für ein Mikroskop ist es erstmals möglich, 17 zur Zeit bekannte lichtoptische mikromorphologische Untersuchungsvorgänge an einem einzigen Objektivsatz mit einem einzigen Systemkondensator durchzuführen.

Dabei verbleiben Objektiv und Objekt in unveränderter Arbeitsstellung, wodurch in rascher Folge ein Vergleich der verschiedenen Darstellungsarten möglich ist.

Eine optimale Dokumentation in 3 verschiedenen Kameraformaten wird durch die Belichtungsautomatik mit eingebautem Rechner ermöglicht.

Ein lichtstarker Projektionsaufsatz rundet den Arbeitskomfort ab.

Durch Anbringung einer Fernsehkamera am Intravitalmikroskop ist es möglich, auf einem Scope direkt oder auf einem Umweg über ein Kasetten-Band-Gerät optische Funktionsabläufe zu speichern und beliebig oft abzuspielen.

Am Beispiel der Bestimmung des extracapillären Wassergehaltes der Schocklunge soll *ein* funktioneller Aufbau des Isotopenlabors geschildert werden:

Durch gleichzeitige Gabe verschiedener Isotopen, welche infolge der Koppelung an Substanzen mit unterschiedlicher Molekulargröße die Capillarwand verschieden permeieren, ist es möglich, den extracapillären Wassergehalt in der Lunge zu bestimmen.

Nach gleichzeitiger Applikation dieser Substanzen werden kleinste Blutproben in einem Fraktionensammler nach Lungenpassage gesammelt.

Anschließend daran werden die Aktivitäten dieser Proben im Probenwechsler automatisch gemessen, die Ausgabe der Ergebnisse erfolgt über einen Lochstreifen, welcher in einen Computer eingespeist wird, der sämtliche Berechnungen wie Cardiac-output, intravasculäres Volumen, extravasculären Wassergehalt und andere Parameter durchführt und die Ergebnisse schriftlich auswirft.

Neben diesen hochtechnisierten Einrichtungen ist das Vorhandensein einer mechanischen Werkstatt und von Arbeitsplätzen für Manipulationen an elektronischen Geräten im Institutsbereich unerläßlich.

Als sehr erfolgreich hat sich der erstmalig von uns durchgeführte Versuch erwiesen, laufend 2 Diplomanden vom Lehrstuhl der Technischen Elektronik der Technischen Universität München, Möglichkeiten auch zur praktischen Durchführung ihrer Diplomarbeit zu geben.

Das Ergebnis der ersten Diplomarbeit war die Entwicklung eines Druckreceptors, der es ermöglicht, in Perfusionssystemen herrschende Druckverhältnisse zu messen, ohne daß dieser Druckreceptor direkt mit der Perfusionsflüssigkeit, z.B. mit Blut, in Kontakt kommt.

Die ausgezeichnete Arbeitsweise dieser Apparatur ist aus den Vergleichsdiagrammen mit blutig gemessenen Druckwerten zu ersehen.

Eine weitere, ebenfalls seit Bestehen des Institutes durchgeführte Diplomarbeit hatte die Entwicklung eines Körperschallmikrophones mit Verstärker zur Folge.

Dieses wird z.B. über dem Kniegelenk aufgesetzt, die jeweilige Gelenkstellung wird über einem Beugewinkelgeber elektronisch registriert.

Typische Kurvenbilder, als Arthro-Phono-Gramm bezeichnet, sind Ausdruck unterschiedlicher Gelenksgeräusche zwischen gesunden Probanden und Patienten mit Arthrosen.

Prof. Dr. G. Blümel
Institut für Experimentelle Chirurgie
d. Techn. Universität
D-8000 München 80
Ismaninger Str. 22
Bundesrepublik Deutschland

Langenbecks Arch. Chir. 337 (Kongreßbericht 1974)

111. Möglichkeit der Laserstrahltechnik in der Chirurgie

N. Kaiser

Max-Planck-Institut für Plasmaphysik Garching bei München

Possible Applications of Lasers in Surgery

Summary. For technical reasons it has hitherto not been possible to develop a laser scalpel suitable for routine surgery. In animal experiments good results have been obtained with the coagulation of incisions in parenchymatous organs and in the searing of ulcers. The possibilities of vapourizing melanomas, coagulating haemangiomas and varicose veins, and fusing bones are touched on. In addition, the three-dimensional projection of X-ray pictures and the application of laser absorption spectroscopy to the monitoring of metabolic processes in intensive care are reported.

Key words: Laser technique — Laser Scalpel — Intensive Care — Laser Absorption Spectroscopy.

Zusammenfassung. Ein für die Routine brauchbares Laserskalpell konnte bisher aus technischen Gründen noch nicht entwickelt werden. Die Koagulation von Schnittflächen parenchymatöser Organe und die Verschorfung blutender Ulcera zeigte im Tierexperiment gute Ergebnisse. Es wird die Möglichkeit der Vaporisation von Melanomen, Verödung von Hämangiomen und Varicen sowie der Verschweißung von Knochen angesprochen. Außerdem wird über die räumliche Darstellung von Röntgenbildern und die Überwachung von Stoffwechselvorgängen in der Intensivpflege durch die Laser-Absorptions-Spektroskopie berichtet.

Schlüsselwörter: Lasertechnik — Laserskalpell — Intensivpflege — Laserabsorptionsspektroskopie.

A. Physikalische Grundlagen

Es gibt Laser im Wellenlängenbereich der Röntgenstrahlen, des ultravioletten Lichtes, des sichtbaren Lichtes und des gesamten Infrarotbereiches bis hin zu den Mikrowellen.

Nur bei einigen wenigen Wellenlängen dieses weiten Bereiches gibt es bisher Laser, die neben anderen Voraussetzungen auch noch genügend Leistung besitzen, um für chirurgische Anwendung in Frage zu kommen.

Das Laserlicht ist kohärent und monochromatisch. Beide Eigenschaften wären für den Einsatz in der Chirurgie von Vorteil. Die Kohärenz ermöglicht die Abgabe relativ großer Leistungen und die monochromatische Eigenschaft hat zur Folge, daß das Laserlicht einmal in einen sehr kleinen Brennpunkt fokussiert werden kann und daß er speziell mit Molekülen in Wechselwirkung tritt, deren Schwingungsfrequenz mit der des Laserlichtes übereinstimmt. Dadurch wird das eingestrahlte Licht von diesen Molekülen besonders gut absorbiert. So befindet sich z.B. das Licht des Argon-Lasers mit dem Hämoglobinmolekül und das Licht des Neodym-YAG-Lasers mit dem Wassermolekül in Resonanz. Absorption bedeutet praktisch Erwärmung und starke Erwärmung biologischer Gewebe verursacht Denaturierung, Koagulierung oder Verbrennung.

Außerdem absorbieren dunkle Objekte, wie etwa Blutgefäße oder Pigmentflecken Licht ganz allgemein stärker als helle Gewebeteile, wodurch Blutgefäße gegenüber der Umgebung ebenfalls verstärkt aufgeheizt werden.

Für den praktischen Einsatz eines Gerätes ist außerdem von nicht unerheblicher Bedeutung, ob es leicht zu handhaben ist. Leider gibt es bisher biegsame Lichtleiter, die eine leichte Handhabung ermöglichen bei den für chirurgische Zwecke in Frage kommenden Lasern, nur für den Argon- und Neodym-Laser, jedoch nicht für den mit erheblich größerer Dauerleistung und zweckmäßigerer Wellenlänge versehenen CO_2-Laser.

B. Laserskalpell

Für die Verwendung des Laserstrahls als Skalpell sollte ein Laser benutzt werden, mit dem das Gewebe rasch durchtrennt und gleichzeitig die eröffneten Gefäße thrombosiert werden. Ein derartiges Laserskalpell ist theoretisch denkbar. Es hätte zudem noch den Vorteil, daß zwischen Skalpell und Gewebe kein direkter Kontakt hergestellt werden muß, da das Laserlicht in einen definierten Abstand vor den Ausgang des Lichtleiters fokussiert und dadurch mit Abstand geschnitten werden kann. Dadurch würde ein mechanisches Aufreißen verschorfter Stellen, wie es bei Elektromesser vorkommt, vermieden.

Es konnte aber bisher noch kein Gerät entwickelt werden, das alle diese Eigenschaften in ausreichendem Umfang besitzt. Es wird daher sicher noch einer großen Zahl systematischer Versuche unter Variation der einzelnen Parameter, wie Wellenlänge, Leistungsdichte und Zeit der Einwirkung bedürfen um zu klären, ob es überhaupt möglich ist ein derartiges Skalpell zu konstruieren.

Nur die Verschorfung und Blutstillung an Wundflächen von paranchymatösen Organen, wie Leber und Niere nach konventionellem Schnitt ist bisher mit einigem Erfolg von mehreren Autoren durchgeführt worden.

C. Kombination Lichtleiter — Endoskop

Durch die Entwicklung eines entsprechend dünnen und flexiblen Lichtleiters durch Nath u. Gorisch ist es erst seit einiger Zeit möglich die Lasertechnik in Kombination mit Endoskopen anzuwenden. Unter Sichtkontrollen konnten so mit einem Argonlaserstrahl im Tierversuch gastrointestinale Blutungen gestillt und Ulcera verschorft werden. Vor allem unter Berücksichtigung der noch immer sehr hohen Operationsletalität für derartige Notfallseingriffe nach der klassischen Methode sind die Ergebnisse dieser Versuche, die von Kiefhaber u. Mitarb. durchgeführt wurden, recht ermutigend.

D. Melanome, Hämangiome, Tumore allgemein

Die bevorzugte Absorption der Laserstrahlen von dunklen Gewebsteilen gegenüber der helleren Umgebung ermöglicht es z. B. Melanome, Altersnaevi, Hämangiome und oberflächliche Varicen zu koagulieren bzw. zu verbrennen. Bei malignen Tumoren ist dabei aber zu bedenken, daß die ableitenden Drüsen dadurch nicht ausgeräumt werden. Es werden zwar die den Tumor versorgenden Blutgefäße gleichzeitig thrombosiert, so daß eine intraoperative Aussaat auf dem Blutweg unwahrscheinlich sein dürfte, doch besteht die Gefahr, daß durch die unter hoher Energiedichte stattfindende Verbrennung Einsprengungen in das umgebende Gewebe stattfinden und daher auf diesem Wege eine Aussaat erfolgt.

Bei der Behandlung von Hämangiomen und Varicen ist es z.Z. nur möglich oberflächliche Gefäße kleinen Kalibers zu veröden. Bei größeren Gefäßen besteht die Gefahr der Zerstörung der Gefäßwand ohne ausreichende Thrombosierung des Gefäßinhalts, so daß massive Blutungen entstehen können. Das gleiche gilt z.B. für die Behandlung von Oesophagusvaricen.

E. Schweißen von Knochen

Eine weitere interessante Möglichkeit der Laserstrahlanwendung wäre das Verschweißen von Knochentrümmern nach schweren Brüchen zur Fixierung der Bruchstücke, Beschleunigung der Heilung und Vermeidung von Sequester und Pseudarthrosebildung. Schwierig ist bei dieser Methode die Verhinderung von Umgebungsschäden, da mit sehr großen Leistungen gearbeitet werden muß, die das Weichteilgewebe sofort verbrennen würden. Zur Zeit ist aber noch unklar, ob ein festes Verschweißen von Knochenstücken überhaupt möglich ist. Versuche in dieser Richtung werden von mehreren Arbeitsgruppen durchgeführt.

F. Über die Erfahrungen auf dem Gebiet der Wundbehandlungen z.B. bei der Behandlung von Ulcus cruris-Patientinnen wird auf diesem Kongreß von Mester u. Mitarb. berichtet. Dabei dürfte von großem Interesse sein, welcher Unterschied der Heilungstendenz zwischen einer Wärmeapplikation mit dem üblichen polichromatischen Licht und dem Laserlicht besteht.

G. Für den Chirurgen dürfte außerdem noch von Interesse sein, daß durch die Laserstrahltechnik die Möglichkeit näher gerückt ist, eine kontinuierliche und praktisch ohne Zeitverzögerung durchführbare Überwachung der verschiedenen Stoffwechselparameter von Patienten auf Intensivpflegestationen auf Absorptionsspektroskopischem Wege durchzuführen.

H. Vor kurzer Zeit wurde außerdem ein Gerät fertiggestellt, mit dem es unter Verwendung eines Lasers möglich ist Röntgenbilder räumlich darzustellen, so daß deren Auswertung vereinfacht wird.

Dr. N. Kaiser
Max-Planck-Institut für Plasmaphysik
D-8046 Garching
Bundesrepublik Deutschland

Langenbecks Arch. Chir. 337 (Kongreßbericht 1974)

112. Rundgespräch zum Thema
Biomedizinische Technik und ihre Stellung
in der modernen Chirurgie

Teilnehmer: G. Blümel, München — J. Eichmeier, München — N. Kaiser, München — E. Kolb, München — W. Kraus, München — H. J. Lange, München — F. Lechner, Garmisch-Partenkirchen — F. Lux, München — W. Mühlbauer, München — H. W. Pabst, München — M. Schaldach, Erlangen — W. Schiefer, Erlangen — J. Schuster, München — W. Vaillant, München

Leiter: G. Maurer, München

Die *Biomedizinische Technik* eröffnete viele neue Wege in der Diagnostik und Therapie. Ihre Bedeutung für die Chirurgie ist inzwischen so groß geworden, daß eine ausführliche Darlegung der vielschichtigen Problematik eine eigene Tagung voll ausfüllen könnte.

Aus dem umfangreichen Themenkreis hochaktueller Fragen konnten in diesem Rundgespräch deshalb nur einige besonders interessante Schwerpunkte herausgegriffen und diskutiert werden.

1. Der Computer als diagnostisches Hilfsmittel in der Chirurgie

Der Einsatz des Computers in der Diagnostik chirurgischer Krankheitsbilder zeichnet deutlich seine Möglichkeiten und Grenzen ab. Die technische Leistungsfähigkeit beruht auf einer enormen Speicherung von Informationen und großen Rechengeschwindigkeit. Die derzeitigen Grenzen ergeben sich aus dem Unvermögen des Rechners, visuelle Eindrücke schnell zu verarbeiten und unvorhergesehene Aufgaben zu lösen. Der diagnostische Erkennungsakt ist ein sehr komplexer Vorgang, der mit therapeutischen Entscheidungen eng verknüpft ist. Induktive und deduktive Schlüsse wechseln rasch miteinander ab. Aber auch die Dynamik des diagnostischen Geschehens muß beachtet werden. Jede Krankheit hat einen zeitlichen Ablauf. Die Symptomatik ändert sich in Abhängigkeit von der Zeit und somit auch der Informationsstand des Diagnostikers.

Wenn man weiterhin bedenkt, daß wir derzeit etwa 30 000 Krankheitseinheiten erkennen, dann ist es klar, daß die früheren Versuche der Schaffung eines umfassenden Systems in der Computerdiagnostik zum Scheitern verurteilt waren.

Heute versucht man durch interaktive Prozesse, durch Dialoge mit dem Rechner, der Dynamik des diagnostischen Erkennens gerecht zu werden. Man ist bestrebt, Strategien, eine Entscheidungshilfe in der Diagnostik, zu entwickeln und beschränkt sich in dem Netz von Entscheidungen auf bestimmte definierte Teilgebiete, auf sog. Knoten.

Im Institut für Medizinische Statistik, Dokumentation und Datenverarbeitung der Technischen Universität München wurde ein Modell entwickelt, in dem sowohl induktive als auch deduktive Schlüsse vom Computer nachvollzogen werden können.

43*

Man kann einerseits Symptome eingeben und dafür Diagnosewahrscheinlichkeiten erhalten, andererseits aber auch auf eine bestimmte Differentialdiagnose hinsteuern und dabei fragen, welche Symptome am schnellsten zu diesem Ziel führen.

Erste Erfahrungen liegen auf dem Gebiet der stumpfen Bauchtraumen mit einer Treffsicherheit von 85% vor. Weitere Verbesserungen sind auf einer breiteren empirischen Basis noch möglich.

Mit befriedigendem und ermutigendem Erfolg wurde ferner eine Computerhilfe in der Pankreasdiagnostik eingeleitet. Zur Auswertung der Duodenalsaftanalysen werden sog. Diskriminanzanalysen angewandt. Bei der Pankreasfunktionsanalyse werden durch Sekretin und Cholecystokinin Reize auf die Pankreassekretion ausgeübt und die dabei gewonnenen Werte Bicarbonat, Galle, Amylase, Lipase und Trypsin dem Computer eingegeben. Dadurch ist eine 90%ige Trefferrate in der Entscheidung zwischen normaler und pathologischer Pankreasfunktion und eine 65%ige Trefferquote in der Diagnostik zwischen chron. Pankreatitis, calcifizierender Pankreatitis und Pankreascarcinom gegeben.

2. Bedeutung der Thermographie zur Früherfassung des Mammacarcinoms

Ganz allgemein hat die Thermographie die Erwartung, die man sich in der Früherkennung von Mammacarcinomen erhofft hatte, nicht erfüllt. Die Thermographie ist mit vielen falschen Positivbefunden besonders auf dem Gebiet der Entzündungen belastet. Sie weist leider auch falsche Negativbefunde besonders bei dem nicht hypervascularisierten Scirrhus auf. Die Thermographie ist deshalb nur als ein frühes Warnsignal zu werten und nur in Verbindung mit einer apparativen Diagnostik eines breiten Spektrums vertretbar, zu der auch die Plattenthermographie, selbstverständlich die Mammographie und neuerdings auch die Xeroradiographie gehören.

Es muß allerdings betont werden, daß auch die Mammographie stumme, also röntgenologisch nicht erfaßbare Carcinome kennt. Durch die Thermographie konnte eine Reihe solcher Fälle entdeckt werden. Die untere Grenze thermographisch gerade noch erkennbarer Mammatumoren lag bei einem Durchmesser von einigen Millimetern.

Thermographische Untersuchungen kann man erleichtern, indem man eine Erwärmung eines bestimmten Bezirkes durch Eingriffe erzwingt. Manfred *von Ardenne* hat vorgeschlagen, durch Glucoseübersättigung bestimmte Tumoren zur thermischen Reaktion zu veranlassen. Zur Stimulation von thermischen Effekten gibt es außerdem noch andere Möglichkeiten.

Eine Klärung der Differentialdiagnose zwischen Narbe und Carcinom nach vorhergehender Mamma-PE durch die Thermographie ist unsicher. Gewöhnlich ist die Narbe im Thermobild kalt und das Carcinom hypervascularisiert und infolgedessen warm.

3. Die Aussagekraft der Szintigraphie
bei Thrombosen, Lungenembolien und beim Herzinfarkt

Als sehr positiv wird die Aussagekraft der Szintigraphie bei Thrombosen und Lungenembolien und zukunftsversprechend bei Herzinfarkten bewertet. Zur venösen Thrombosediagnostik stehen 2 einfach durchzuführende nuklearmedizinische Verfahren zur Verfügung. Beim ersten Verfahren, dem Radiofibrin-Abdecktest, wird markiertes Fibrinogen in Thromben eingebaut. Es eignet sich vor allem zum Nachweis von peripheren Thrombosen und stimmt zu 90 % mit der Röntgen-Venographie überein. Das zweite Verfahren, die Radionuklid-Venographie, bewährt sich besonders zur Darstellung von Thrombosen großer Venen. Auch dieser Test stimmt zu über 90 % mit der radiologischen Venographie überein. Der Vorteil gegenüber der Röntgendiagnostik liegt darin, daß im selben Arbeitsgang auch eine Lungenszintigraphie vorgenommen werden kann. Auf einfache Weise läßt sich innerhalb von einigen Minuten neben dem Thrombussitz auch das Vorhandensein von Lungenembolien feststellen. Die Diagnose der Lungenembolie mittels Perfusionsszintigraphie hat ebenfalls eine sehr hohe Treffsicherheit. Mit der Radionuklidangiographie kann durch einfache i.v. Injektion eines Radionuklids auch der embolische Verschluß großer Arterien, wie der Aorta, Nierenarterien und Unterschenkelarterien nachgewiesen werden. Der Lungeninfarkt als Folge der Lungenembolie zeigt im Szintigramm einen keilförmigen Ausfall.

Die Herzszintigraphie ist dagegen noch im Stadium der Entwicklung. Es wurden bereits Radionuklide entwickelt, mit denen man den Herzinfarkt ausgezeichnet darstellen kann.

4. Die Wirkung von elektromagnetischen Feldern auf schlecht heilende Frakturen und Wunden

Besonderes Interesse im Rundgespräch fand die Anwendung des Elektronagels bei verzögerter Knochenbruchheilung.

Die Frage, um welche Zeit sich die Knochenbruchheilung mit dem Elektronagel anstelle des üblichen Marknagels verkürzen läßt, kann nicht beantwortet werden, da Erfahrungen bei frischen Frakturen fehlen. Bei den bisher erfolgreich behandelten Fällen handelte es sich immer um schwerste Heilungsstörungen, bei denen es wichtig war, daß überhaupt eine knöcherne Konsolidierung zustande kam. Bei den Pseudoarthrosen, die mit dem Elektronagel versorgt wurden, war die Heilungszeit im Durchschnitt um die Hälfte gegenüber den üblichen Marknagelungen verkürzt.

Magnetische Einflüsse auf die Pseudarthroseheilung ohne gleichzeitige Osteosynthese sind unzureichend. Eine Magnetfeldbehandlung vor der Operation ist aber empfehlenswert, da sie im Pseudarthrosegebiet durchblutungsfördernd wirkt.

Ausreichende Erfahrungen über die Wirkung von Magnetfeldern bei Arthrosen liegen nicht vor. Einzelfälle sprachen gut auf diese Therapie an.

Von anderer Seite wird über 60 Arthrosefälle berichtet, bei denen durch eine 6 wöchige Magnetfeldbehandlung von täglich $1-1^{1}/_{2}$ Std positive Reaktionen beobachtet wurden.

Die Magnetfeldbehandlung hat sich ferner bei schlecht heilenden Weichteilwunden bewährt. Auch bei strahlengeschädigten Gewebsabschnitten ist die Zufuhr von elektromagnetischer Energie zu befürworten, da das Niveau dieser Wunden auf die Ebene von normal heilenden Wunden angehoben werden kann.

5. Materialprobleme beim künstlichen Organersatz

Die Problematik implantierbarer Materialien wurde bereits ausführlich dargestellt. Sie spielt beim künstlichen Organersatz eine ganz besondere Rolle.

Über den derzeitigen Stand der künstlichen Organe kann man feststellen, daß beim Nierenersatz das Problem der Technik der Membranen und der Physiologie und Physik in und an den Membranen abgeschlossen ist. Die noch bestehende Schwierigkeit ist ein sinnvoller Shunt. Auch hier ist wieder die limitierende Größe das Material. Bei der Lösung dieses Problems könnte man von der Heparinbehandlung absehen und den Wirkungsgrad der derzeitig benutzten Cellulosemembran wesentlich verbessern.

Ganz anders sieht es auf dem Gebiet des künstlichen Herzens aus. Hier haben wir ein frühes experimentelles Stadium erreicht. Als neueste Entwicklungsstufe wird aus den Vereinigten Staaten über ein implantierbares Gesamtsystem berichtet, das aus einem Radionuklid-Generator besteht, der die notwendige Wärme für die Wärmekraftmaschine erzeugt und bereits 7 Tage ohne Funktionsschwierigkeiten arbeitet. Dennoch sind bisher eine Reihe von Materialproblemen noch ungelöst.

6. Wert der vollautomatischen Blutdruckmessung

Vor den Versuchen einer vollautomatischen Blutdruckmessung wird gewarnt. Die zur Zeit zur Verfügung stehenden Geräte funktionieren von der Technik her gesehen gut. Nur wenn der Patient einen schlechten Druck hat und unruhig ist, kommt es zu Artefakten — und ausgerechnet da würde die Situation interessieren. Die Ursache des Versagens liegt darin, daß diese Geräte mit einem mechanischen Phänomen, nämlich dem Korotkoff-Geräusch, arbeiten. Zur Reproduktion von Schallphänomenen braucht man aber einen ruhe- und schalltoten Raum. Da dies in der Praxis nicht der Fall ist, sind die Möglichkeiten zu Fehlmessungen ganz erheblich. Die übliche Blutdruckmessung ist für den Patienten wesentlich angenehmer und für die Erkennung des Zustandes bedeutend sicherer.

N.B. Auf viele weitere biomedizinisch-technisch wichtige Frage für die Chirurgie mußte verzichtet werden, da die Zeit des Rundgespräches bereits überschritten war.

Prof. Dr. G. Maurer
Chir. Klinik im Klinikum r. d. Isar
Technische Universität
D-8000 München 80
Ismaninger Str. 22
Bundesrepublik Deutschland

K. Hospitalismus

Langenbecks Arch. Chir. 337 (Kongreßbericht 1974)
© by Springer-Verlag 1974

113. Hospitalismus und biomedizinische Technik aus der Sicht des Klinikers

R. Dohrmann

Chirurgische Abteilung des Städtischen Behring-Krankenhauses Berlin

Hospital Infections and Biomedical Techniques from the Viewpoint of the Clinician

Summary. The danger of transmitting hospital infections on biomedical instruments is shown with examples. Methods of sterilizing, disinfecting, and checking this equipment are recommended.

Key words: Hospital Infection — Biomedical Technique.

Zusammenfassung. Der Diagnostik, Beatmung, Überwachung und postoperativen Behandlung dienende Apparate oder während des Eingriffs benutzte Instrumente und Implantate können zu Keimträgern und Ausgangspunkten von sog. Kreuzinfektionen werden. Die möglichen Gefahren biomedizinischer Geräte bei der Übertragung sog. Hospitalismusinfektionen werden an Beispielen erläutert und Vorschläge zur Sterilisation, Desinfektion und für Kontrollmaßnahmen aufgezeigt.

Schlüsselwörter: Hospitalismus — Biomedizinische Technik.

In der Epidemiologie des bakteriellen Hospitalismus spielen die Infektionsquellen und die Übertragungswege eine besondere Rolle. Handelt es sich hierbei bekanntlich auch in erster Linie um Menschen und ihr Verhalten, so darf doch die Bedeutung der unbelebten Gegenstände, mit denen der Patient während seines Krankenhausaufenthaltes in direkte Berührung kommt, nicht unterschätzt werden. Neben allen Utensilien, die der Pflege dienen, gehört hierzu besonders die kaum noch überschaubare Zahl von medizinisch-technischen Geräten, Instrumenten, Apparaten und ihrem Zubehör.

Mit der Wahl des Themas — Hospitalismus und biomedizinische Technik — sollte zum Ausdruck gebracht werden, daß gerade hier Probleme entstanden sind, weil die Vielzahl der diagnostischen und therapeutischen Zwecken dienenden Geräte zusammen mit den daran beschäftigten Personen ein unsicheres hygienisches Milieu darstellen und bei vielen Dingen nicht immer sichergestellt ist, ob etwas steril bzw. sterilisierbar oder desinfiziert bzw. desinfizierbar ist. So sind auch durch die ständig anwachsende Zahl neuer Untersuchungsmethoden und Behandlungsverfahren, die mit der zunehmenden Spezialisierung parallel geht, Gefahrenpunkte und sogar Schwerpunkte des Hospitalismus entstanden.

Außer in den für den Chirurgen meist noch überschaubaren und wichtigsten Bereichen — Operationssaal und Wachstation — besteht ein besonderes Risiko bei der Diagnostik und Therapie respiratorischer Erkrankungen, bei urologischen Maßnahmen, bei Anaesthesieaufgaben und in gewissen Spezialabteilungen eines Klinikums, in denen mit immer größerem Aufwand immer aktiver werdende Eingriffe am Kranken vorgenommen werden.

Bakteriologische Untersuchungen an den hierbei benutzten technischen Hilfsmitteln und Geräten haben ergeben, daß es kaum einen Erregertyp gibt, der nicht auf ihnen nachgewiesen wurde.

Als Beispiel einige Untersuchungsergebnisse mit dem Kanzschen Abklatschverfahren:

Blutdruckmanschetten (Abb. 1), die während der Operation benutzt werden, zeigen fast immer ein reichliches Keimwachstum — hier speziell Staphylococcus aureus, teilweise auch Klebsiellen u. a. potentiell pathogene Keime, die auch auf der Hand und dem Arm des Patienten nachgewiesen wurden.

Narkosegeräte und Beatmungsgeräte (Abb. 2) stellen ein schwieriges Desinfektionsproblem dar. Wie zahlreiche Untersuchungen zeigen, sind es besonders die Verneblungsreservoire, Absaugungen und Wasserreste in den Schläuchen, in denen sich speziell gramnegative Keime nachweisen lassen. Eine besondere Gefahrenquelle sind die Teile für die Sekretabsaugung, weil sie meist seltener gewechselt werden, während die anderen Narkoseutensilien wie Maske, Oral- und Endotrachealtubus, Narkoseschläuche und auch ganze Narkosesysteme heute wohl allgemein üblich für jeden Patienten durch neue und sterilisierte ersetzt werden.

Gleiches gilt auch für die Absaugevorrichtungen an Respiratoren und Beatmungsutensilien auf Wach- und Intensivstationen. Die hier nachweisbaren sog. „Naß- und Pfützenkeime" wie Pseudomonas aeruginosa, Klebsiellen, Pyocyaneus usw. finden sich auch in den Sauerstoffsprudlern, dem Wasserschloß für Thoraxdrainagen und deren Schläuchen.

Wenn auch die bloße Anwesenheit derartiger Mikroorganismen noch nichts über eine spätere Infektion des Patienten aussagt, so ist doch die Bedrohung ständig vorhanden. Untersuchungen über den Kontagionsindex liegen nicht vor und werden wohl auch kaum möglich sein. Dies gilt besonders für Stationen, in denen über längere Zeit Beatmungsgeräte, Dauerkathether, künstliche Ernährung, künstliche Niere u. a. Intensivmaßnahmen eingesetzt werden müssen. Von hier ausgehende Kreuzinfektionen sind bereits als Krankheiten des medizinischen Fortschrittes bezeichnet worden.

Auch die Untersuchung der im OP und auf den Wachstationen verwendeten Monitore zur Herz- und Kreislaufüberwachung (Abb. 3) ergibt einen Keimbefall mit Erregern, die nicht nur von dem angeschlossenen Patienten stammen.

Ein Keimüberträger im OP-Bereich von Saal zu Saal — auf der Wachstation von Zimmer zu Zimmer und vielerorts auch über die einzelnen Stationen — können fahrbare Röntgengeräte sein. Auch sie weisen oft einen — wie die Untersuchungen

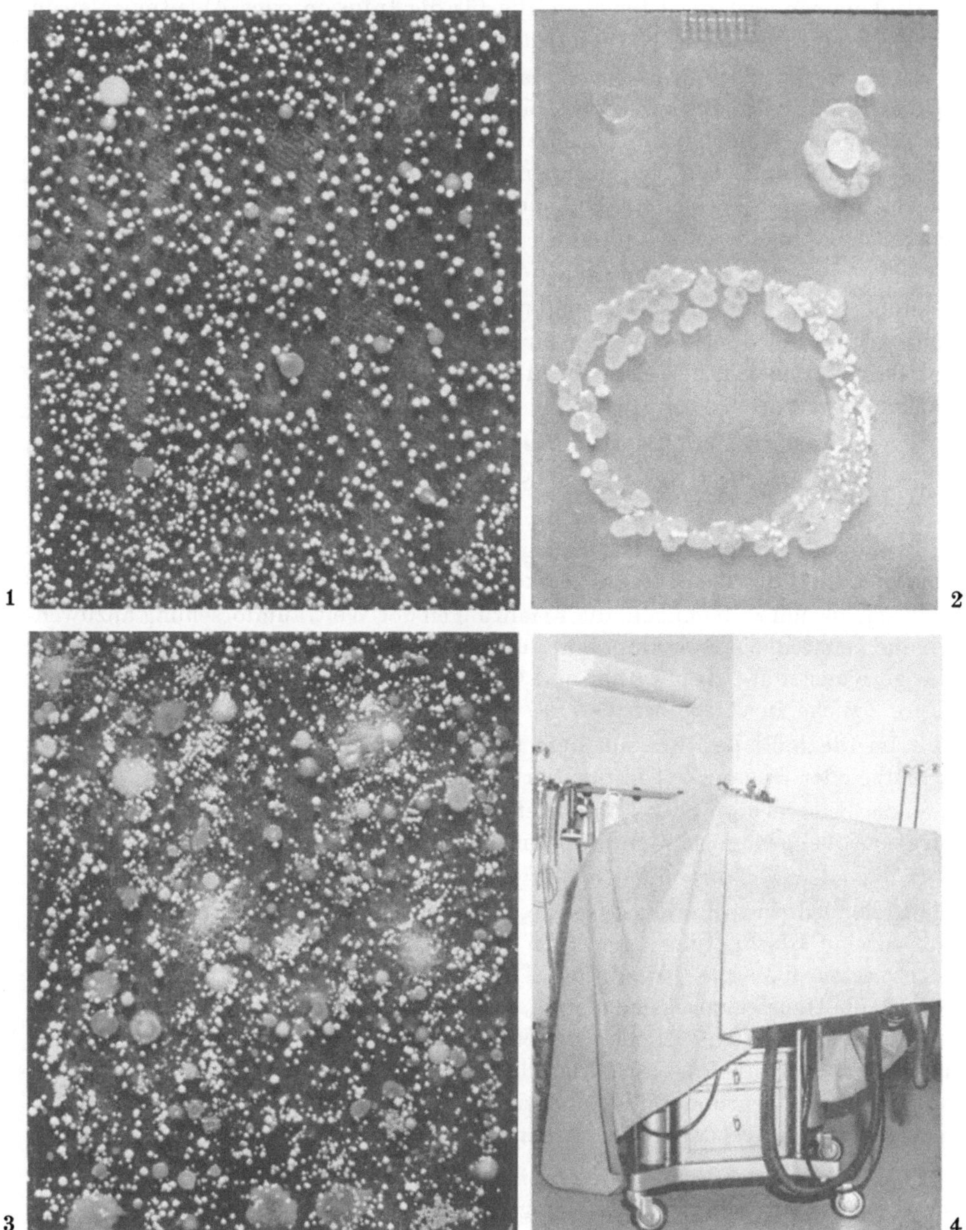

Abb. 1—4

von Kanz zeigen — relativ hohen Keimbefall auf und sind ein Reservoir auch pathogener Keime, die dann über die verschiedensten Stellen verteilt werden.

Diese Aufstellung potentieller Keimreservoire und Überträger ließe sich beliebig für EKG-Geräte, Inhalationsapparate — speziell die sog. Kaltvernebler — und zahlreiche weitere täglich in unseren Kliniken benutzte Geräte fortsetzen.

Hinzu kommen noch die Utensilien, die für die Infusion oder Ableitung von inkorporierten Schläuchen, Kathetern usw. benötigt werden.

Abgesehen von der Problematik der Krankenhaushygiene im allgemeinen sind es aber gerade — nicht nur bei komplizierten biomedizinischen Einrichtungen — das verwendete Material, z. B. ein spezieller nicht näher bezeichneter synthetischer Werkstoff, die optischen Einrichtungen an endoskopischen und Röntgengeräten, Narkoseapparaten oder eine nicht überschaubare Elektronik, die geeignete antiseptische Maßnahmen erschweren.

Sieht man sich alles, was täglich in einer großen Klinik am Patienten Anwendung findet, nach diesen Gesichtspunkten an, könnte man oft fälschlich den Eindruck gewinnen, als wenn manche zumindest der älteren Geräte sterilisations- und desinfektionsfeindlich und leichtfertig als Staubfallen und Mikrobennester konstruiert wurden.

Um die Last der Verantwortung bei evtl. Hospitalismusinfektionen zu reduzieren, sollte von allen Herstellern medizinisch-technischer Geräte u. a. gefordert werden:

1. in die Prospekte und Bedienungsanleitungen Angaben über geeignete Desinfektions- und Sterilisationsmöglichkeiten aufzunehmen;

2. sich darum zu bemühen, die Erfahrungen der Weltraumforschung anzuwenden und keimreduzierende Imprägnierungen, keimwidrige Metallegierungen, keimwidrige Kunststoff-, Kautschuk- und Gummiartikel soweit wie möglich auch für unsere Zwecke zu verwenden;

3. im Idealfall alles, was mit dem Kranken direkt in Berührung kommt oder für kurze oder längere Zeit implantiert wird, sterilisierbar herzustellen;

4. die bei größeren oder kompliziert aufgebauten Geräten als Kontakt- oder Infektionsquelle möglichen Teile abschraubbar bzw. auswechselbar zu fabrizieren;

5. besondere Gefahrenquellen weitgehend als Einwegartikel herzustellen.

6. Alle medizin-technischen Geräte, Instrumente, Implantate oder Teile davon müßten eine Beschriftung oder einen Aufdruck über ihre Sterilisier- oder Desinfizierbarkeit haben. — Was in der Textilindustrie hinsichtlich der Waschanleitung für die Hausfrau praktiziert wird, sollte auch in der Medizintechnik möglich sein! — Über eine einheitliche farbliche Kodierung oder andere Kennzeichnung durch einfache Symbole sollte es klare Richtlinien geben, die z. B. die vom Bundesgesundheitsamt gegründete Kommission „Hygiene und Gesundheitstechnik in Operations- und Spezialpflegebereichen" erarbeiten könnte.

Für die klinische Praxis wäre empfehlenswert, wenn alle medizin-technischen Geräte nach durchgeführter Reinigung, Desinfektion bzw. Sterilisation mit einer deutlich sichtbaren Beschriftung — evtl. auf einem Klebestreifen — versehen werden, die das durchgeführte Verfahren und das Datum enthält. Auf diese Art werden bereits in den meisten Kliniken steril verpackte Instrumente und Verbandsets und von Zentralsterilisationen verpackte Dinge gekennzeichnet.

Die Markierung der mit einem Tuch abgedeckten Geräte durch farbige, mit Datum beschriftete Aufkleber ist eine relativ leicht durchführbare Maßnahme (Abb. 4). Sie gibt Auskunft über stattgefundene Desinfektionsverfahren und erleichtert Kontrollen.

Scheinbar äußerliche Sauberkeit und der Glaube an moderne technische Perfektion können leicht ein falsches Sicherheitsgefühl hervorrufen. Diszipliniertes Verhalten, Überwachung der Risikobereiche, sinnvolle Fortbildung und Vermittlung des Wissens um die Probleme des Hospitalismus in sämtlichen Abteilungen eines Krankenhauses sind die beste Prophylaxe.

Man spricht heute gern von den unerhörten Möglichkeiten, die sich dem Chirurgen in Zusammenarbeit mit Ingenieuren und Technikern eröffnen, um das Leben des Menschen zu verlängern. Bei dieser Symbiose von Mensch und Maschine wird aber oft ein weiterer Partner unseres Lebens übersehen, mit dem schon seit unserer Entwicklung eine Symbiose besteht: das sind die ubiquitären Bakterien. Auch sie haben wie der Mensch die vorzügliche Fähigkeit, sich immer wieder neuen Umständen anzupassen und das Prinzip, daß nach Ausrottung eines Stammes ein anderer dessen Stelle einnimmt. Das heißt, daß der Kampf mit den pathogenen Keimen trotz rascher Fortentwicklung physikalisch- und chemisch-technischer Verfahren sowie diagnostischer und therapeutischer Möglichkeiten fortbestehen wird.

Auch hier kann es Übertreibungen geben und wir wollen uns hüten, eine Klinik zum Schauplatz einer chronisch-turbulenten Hospitalismusbekämpfungsstätte zu machen.

Literatur

Kanz, E.: Die Rolle von Röntgenabteilungen und fahrbaren Röntgengeräten im Rahmen des Hospitalismus. Gesundh.-Wes. u. Desinf. **2**, 17—31 (1970)

Prof. Dr. Rolf Dohrmann
Städt. Behring-Krankenhaus
D-1000 Berlin 37

Langenbecks Arch. Chir. 337 (Kongreßbericht 1974)
© by Springer-Verlag 1974

114. Krankenhausplanung und Hospitalismus

L. Grün

Abteilung für Krankenhaushygiene, Institut für Hygiene der Universität Düsseldorf

Construction of Hospitals and Hospital Infection

Summary. Requirements for air conditioning units are specified with reference to DIN 1946, p. 4. Laminar air flow has not so far contributed to the prevention of wound infections. In intensive care units, the separation of beds should be air-tight because of the infections following tracheotomy and during artifical respiration. Washbasins are always infected with Ps. pyocyanea or Aerobacter/Klebsiella, which are germs are transferred to the patients by way of the hands of the nursing staff. Disinfection of the tap water is urged.

Key words: Air Conditioning — Operating Theatre — Intensive Care Unit — Water.

Zusammenfassung. Es wird über die Anforderung an Klimaanlagen unter Berücksichtigung von DIN 1946 Bl. 4 berichtet. Laminar air flow hat bisher nicht zur Verhütung von Wundinfektionen beigetragen. In der Intensivpflege sind wegen der Infektionen bei tracheotomierten Patienten und bei künstlicher Beatmung die Betten luftdicht voneinander zu trennen. Waschbecken sind stets mit Ps. pyocyanea bzw. Aerobacter/Klebsiellen infiziert. Durch die Hände des Pflegepersonals werden diese Keime auf die Patienten übertragen. Es wird eine Desinfektion des Leitungswassers gefordert.

Schlüsselwörter: Klimaanlagen — Operationsräume — Intensivpflegestationen — Wasser.

Die Verhütung von Hospitalinfektionen beginnt bei der Planung des Krankenhauses und seiner technischen Einrichtungen. Ich möchte die Behauptung am Beispiel der Operationsabteilung belegen. Für die Durchführung großer chirurgischer Eingriffe, für die Einpflanzung von alloplastischem Material muß die Raumluft sehr keimarm sein. Dies ist nur durch eine künstliche Be- und Entlüftung, d.h. durch den Betrieb einer Klimaanlage, zu erreichen. Die technischen und hygienischen Forderungen, die an eine Klimaanlage im Krankenhaus gestellt werden müssen, sind in der Neufassung von DIN 1946 Bl. 4 zusammengestellt worden, auf die ich hier nur verweisen kann. Es gelten jedoch stets 2 Spezialforderungen:

1. Durch entsprechende Filterbarrieren muß die den Räumen zugeführte Zuluft frei von pathogenen Keimen sein,

2. die im Raum sekundär freigesetzten Bakterien müssen auf kürzestem Wege entfernt werden.

Die Zuluftansaugung soll an hygienisch einwandfreier Stelle erfolgen, wobei eine Mindestansaughöhe von 3 m zu fordern ist. Diese 3 m sind kein willkürliches Maß, sondern resultieren aus der Tatsache, daß die Staub- und Bakterienaufwirbelung unterhalb der 3 m-Zone am stärksten ist. Die Luft wird sofort, noch vor der Aufbereitung, durch Filter der Klasse B von grobem Staub befreit. Um die Raumluft z.B. für Operationsräume auf 50—60% relativer Feuchte halten zu können, wird die Luft durch Umlaufsprühbefeuchter, auch Wäscherkästen genannt, besonders in den Wintermonaten angefeuchtet. Leider ist das Wasser ein guter Nährboden für viele Bakterien, so daß schon nach 1—3 Tagen Keimzahlen von

10^7-10^8/ml erreicht werden. Auch ein 2—3 stündlicher Wasserwechsel ist nicht in der Lage, die Verkeimung des Wäscherwassers zu verhindern.

Wir konnten aus diesem Wasser folgende Keimarten isolieren:

1. Pseudomonas pyocyanea
2. Pseudomonas fluorescens
3. andere Pseudomonaden
4. Klebsiella/Aerobacter
5. Bacterium proteus
6. Achromobacter
7. Chromobakterien
8. Hafnia
9. aerobe und anaerobe Sporenbildner
10. Pilze
11. Hefen

Außer den ihnen bekannten pathogenen Keimen wie Ps. pyocyanea, Klebsiellen/Aerobacter und B. proteus treten sog. apothogene Keime auf, die hier z. B. unter den Begriffen „sonstige Pseudomonaden" bzw. „Chromobakterien" subsummiert wurden. Wir müssen hier unsere Aussagen revidieren, da zahlreiche z. T. tödlich verlaufende Sepsisfälle durch sog. apathogene Keime hervorgerufen werden. So sind mir 4 Todesfälle durch Serratia marcescens (B. prodigiosum) bekannt, die durch das Wasser der Klimaanlagen verursacht wurden.

In den letzten Jahren hat es nicht an Versuchen gefehlt, das Wasser der Wäscherkammern zu desinfizieren oder wenigstens zu konservieren. Mit gutem Erfolg sind Handelspräparate wie Netracid, Lizuron bzw. Tego-Diocto dem Wasser zugesetzt worden. Es bestehen jedoch toxikologische Bedenken gegen den Zusatz von Chemikalien, da diese in die Atemluft übergehen. Wir kennen die tolerablen MIK-Werte der chemischen Substanzen nicht. Trotzdem wird man in speziellen Fällen, so z. B. bei fehlenden oder unzureichenden Filtern nach dem Wäscherkasten, auf eine chemische Konservierung auf der Grundlage der Güterabwägung nicht verzichten können. Durch den Einbau von UV-Tauchstrahlern scheint sich eine physikalische Methode der Wasserkonservierung abzuzeichnen (Grün u. Pitz). Unser Optimismus, den wir der Trockendampfbefeuchtung entgegenbrachten, ist durch das Wissen gedämpft worden, daß die Zugabe von Korrosionsschutzmittel toxikologisch nicht vertretbar ist. Hydrazin ist cancerogen. Außerdem treten nach meinen Erfahrungen nicht selten Kondensate auf, die bakteriell stark infiziert sind.

Der Luftbefeuchtung durch Umlaufsprühbefeuchter nachgeordnet sind Feinststaubfilter der Klasse C und zwar sofort zu Beginn des Kanalsystems und Schwebstoffilter der Klasse S am Luftaustritt nahe am Operationsraum. Das Feinststaubfilter soll das Kanalsystem vor Verschmutzungen schützen, da die Praxis gezeigt hat, daß der eingebaute Kanal nicht mehr zu reinigen und zu desinfizieren ist.

Was nutzt aber eine extrem starke Luftfiltration, wenn die baulichen und betrieblichen Voraussetzungen im Operationsbereich nicht optimal sind.

Wegen der Kürze der mir zur Verfügung stehenden Zeit kann ich nur einige Sünden aufzählen. Es gibt keine luftdicht schließenden Fenster. Bei Windanprall dringt durch die Ritzen ungefilterte Außenluft in den Sterilbereich. Hierdurch wird nicht nur die Luftführung im Raum gestört, sondern es dringen auch Staubbacillen ein. Es ist nur eine Frage der bakteriologischen Technik, hier Gasbrandbacillen nachzuweisen. Liegen die Fenster auf der Leeseite, so kann es zum Abfließen des leichten Überdruckes, der im Operationsraum herrschen soll, kommen und ein Nachströmen infizierter Krankenhausluft ist möglich. Kontraindiziert sind aus dem gleichen Grunde auch Lüftungsklappen an Operationssaalfenstern, deren Einbau meist damit begründet wird, daß die Klimaanlage einmal ausfallen könne. Zur Erreichung optimaler aseptischer Bedingungen müssen wir heute den innenliegenden Operationsraum fordern. Raumklimatruhen gehören nicht in den aseptischen Bereich, weil eine ausreichende Luftfilterung — also B-C-S-Filter — und die gewünschte Geräuscharmut nicht gewährleistet werden kann.

Optimale Bedingungen sind nur dann zu erwarten, wenn der Operationsraum nur durch ein vorgelagertes Schleusensystem mit Schiebetüren, die gegenseitig so verriegelt sind, daß sich jeweils nur eine der beiden Türen automatisch öffnet, zu betreten ist. Bei den von mir häufig beobachteten offenen Türen im Operationsbereich ist eine sinnvolle Klimatisierung nicht zu gewährleisten. Kontraindiziert sind auch die häufig gewünschten Verbindungstüren von Operationsraum zu Operationsraum. Abflußsenken, die stets mit Ps. pyocyanea und Aerobacter/ Klebsiellen stark kontaminiert sind, gehören nicht in den Operationsraum. Die Luftbewegung im Operationsraum ist stets turbulent, wobei sie durch die anwesenden Personen sekundär bakteriell kontaminiert wird. Jede Person gibt pro Minute 1500—50 000 Bakterien an die Raumluft ab (Kethley u. Mitarb., Duguid u. Wallace). Der heute geforderte 20fache Luftwechsel soll nach dem Prinzip der Verdünnung diese Keime eleminieren. Infolge der Turbulenz der Raumluft kann eine UV-Indirektbestrahlung zur Verminderung der Keimzahl der Raumluft beitragen.

Zum Abschluß dieses Themenkomplexes möchte ich nur wenige Sätze zum Laminar air flow, jetzt schon bescheidener als turbulenzarme Lüftung bezeichnet, sagen, da diese Art der Luftbehandlung heute von der Industrie mit Hochdruckpropaganda und mit der Erzeugung einer Bakteriophobie empfohlen wird. Es besteht kein Zweifel, daß die Luft des LAF mit weniger als 1 Keim/m^3 behaftet ist. Bei konventionellen Klimaanlagen, konstruiert entsprechend der Neufassung DIN 1946 Bl. 4, beträgt bei sorgfältiger Wartung die Keimzahl 1—5/m^3. Ist dieser geringfügige Unterschied epidemiologisch von Bedeutung? Ein Fachausschuß des „American College of Surgeons" hat im Dezember 1971 unter der Leitung von Herrn Dr. Laufmann, Montefiori Hospital, Bronx N.Y., wie folgt zu dem Wert von LAF Stellung genommen: „Zu diesem Zeitpunkt besteht kein schlüssiger Beweis, daß LAF einen vorteilhaften Einfluß auf die Verhütung von postoperativen Wundinfektionen hat." Diese Stellungnahme wurde 1973 nochmals bestätigt. Das für diese Aussage verwertete Untersuchungsgut ist sehr breit gestreut und erfaßt u.a. auch 3622 Hüftgelenkplastiken, die ohne LAF mit einer Infektionsquote von nur 0,45 °/₀ durchgeführt wurden. Der häufig als Kronzeuge für LAF benannte englische Hüftgelenkchirurg Charnley führt in seinem Brief, veröffentlicht am 16. Mai 1970 im Lancet, aus: „I believe, from the practical experience during the past four years, that laminar flow is already out of date for operating theatres."

Die konventionelle Klimaanlage nach DIN 1946 Bl. 4 (Neufassung) erfüllt nach unseren heutigen epidemiologischen Kenntnissen die lufthygienischen Bedingungen zur Verhütung aerogener Infektionen. Voraussetzung ist jedoch, daß

Planung und Bau in den Händen erfahrener Firmen liegen und die erforderliche Wartung gesichert ist.

Ich möchte mich nun der Intensivpflegeabteilung zuwenden. Beatmungspatienten bzw. tracheotomierte Patienten schwängern die Raumluft mit Staphylokokken, Klebsiellen/Aerobacter, Ps. pyocyanea oder Soor in einem solchen Ausmaße, daß auch ein 10facher Luftwechsel nicht in der Lage ist, Keimübertragungen von Bett zu Bett zu verhindern. Es muß deshalb eine luftdichte Abschottung von Bett zu Bett gefordert werden. Eine solche Trennung ist auch für die Reinigung und Desinfektion von Vorteil. Auf die mehr symbolische Formalinvergasung kann zugunsten einer gründlichen Scheuerdesinfektion im Intensivpflegebereich verzichtet werden.

Bei der Konzeption von Intensivpflegeeinheiten sollte an Umkleideräume nicht nur für das Personal sondern auch für Besucher gedacht werden, um Keimverschleppungen durch diesen Personenkreis zu verhüten.

Zu den wichtigsten Erregern von Hospitalinfektionen zählen gramnegative Bakterien wie Ps. pyocyanea und Aerobacter/Klebsiellen. Ihr Reservoir ist das Trink- und Brauchwasser, auch das chlorierte. Unser Trinkwasser muß lediglich frei von Seuchenerregern im Sinne des BGS sein. Schiek u. Freiss fanden in 47% der untersuchten Ausgüsse und Waschbecken Ps. pyocyanea. Ich untersuchte 98 Waschbecken, von denen 92 Ps. pyocyanea-positiv waren. Die Infektionsquelle „Waschbecken" ist insofern von Bedeutung, weil das Personal sich hier die Hände infiziert und die Keime auf tracheotomierte Patienten (Lowbury u. Mitarb.) oder auch auf andere Intensivpflegepatienten (Teres u. Mitarb.) überträgt. Besonders gefährdet durch das keimhaltige Wasser ist der Verbrennungspatient. Die Bekämpfung dieser Hospitalkeime gelingt nur, wenn an einer zentralen Stelle des Krankenhauses das Wasser durch Chlor oder Ozon desinfizierend nachbehandelt wird.

Ich möchte mein Referat mit dem ersten Satz meiner Ausführungen schließen: Die Verhütung von Hospitalinfektionen beginnt bei der Planung des Krankenhauses und seiner technischen Einrichtungen.

Literatur

Duguid, J. P., Wallace, A. T.: Air infection with dust liberated from clothing. Lancet **1948 I**, 845

Grün, L., Pitz, N.: UV-Strahlen in Düsenkammern und Luftkanälen von Klimaanlagen in Krankenhäusern. Zbl. Bakt., I. Abt. Orig. B (im Druck) (1974)

Kethley, T. W., Cown, W. B., Fincher, E. L. (zit. bei D. G. Fox): A study of the application of laminar flow operating room. Hospitals (J. A. H. A.) Nr. 78, Washington 1969

Laufmann, H.: a) Confusion in application of clean air systems to operating rooms. In: J. F. Ph. Hers u. K. C. Winkler (Hrsg.): Airborne transmission and airborne infection. Utrecht: Oosthoek 1973; b) zit. bei D. Maddox, Mod. Hosp. **1973**, 91.

Lowbury, E. J. L., Thom, T. B., Lilly, H. A., Babb, J. R., Whittall, K.: Sources of infection with Pseudomonas aeruginosa in patients with tracheostomy. J. med. Microbiol. **3**, 39 (1970)

Schiek, W., Freiss, D.: Über das Vorkommen von Ps. aeruginosa im Krankenhaus und Desinfektionsmaßnahmen. Krankenhaus Heft 9, 59 (1967)

Teres, D., Schweers, P., Bushnell, L. S., Hedley-Whyte, J., Feingold, D. S.: Sources of Pseudomonas aeruginosa in respiratory/surgical intensive-therapy unit. Lancet **1973**, 415

Prof. Dr. L. Grün
Institut für Hygiene der Universität
D-4000 Düsseldorf, Gurlittstr. 53
Bundesrepublik Deutschland

Langenbecks Arch. Chir. 337 (Kongreßbericht 1974)

115. Sterilisation und Desinfektion in Risikobereichen

B. Schmidt

Institut für Hygiene und Medizinische Mikrobiologie der Freien Universität Berlin

Sterilization and Disinfection in Risk Zones

Summary. Sterilization: thermolabile instruments should be used as sterile disposable articles. Articles should be ventilated for the following periods after sterilization with ethylenoxide: PVC and unknown synthetic materials: 7 days, rubber articles: 5 days, polyethylene/polypropylene: 24 hrs. Apparatus with a protective layer can also be sterilized with Alhydex® after cleaning. Disinfection: see "IV. Liste der DGHM".

"Quats" are not effective against gram-negative bacteria growing on wet surroundings. Continuous biological monitoring of all measures is necessary. The employment of hospital hygienists to advise on all problems of hospital infection is recommended.

Key words: Sterilization — Disinfection — Risk Zones — Hospital Hygienists.

Zusammenfassung. Sterilisation. Hitzelabile Utensilien sind möglichst als sterilisierte Einweggeräte zu verwenden. Entlüftung nach Äthylenoxidsterilisation: PVC, unbekannte Kunststoffe: 7 Tage; Gummi: 5 Tage; Polyäthylen-, -propylen: 24 Std. — *Gereinigte Geräte* mit Schutzschicht (z.B. Herzschrittmacher) sind auch mit „Alhydex®" sterilisierbar. — *Desinfektion:* s. „IV. Liste" der DGHM-„Quats" sind unwirksam gegen gramnegative (,,Naß-")Keime. Laufende biologische Kontrolle aller Maßnahmen ist notwendig. Einsatz von Krankenhaushygienikern mit Arbeitsstab zur Beratung in allen Fragen der Hospitalismus-Bekämpfung wird empfohlen.

Schlüsselwörter: Sterilisation — Desinfektion — Risikobereich — Krankenhaushygieniker.

In Risikobereichen liegen die *Probleme* — und über *Probleme* soll allein berichtet werden — bei der *Sterilisation* vor allem in der Entkeimung kompliziert zusammengesetzter Utensilien aus *hitzelabilen* Materialien (Kunststoffe, ferner optische oder elektronische Geräte), z.B. mit *Äthylenoxid*, und vor allem bei der Entfernung von *ÄO-Gasresten* aus dem Sterilisiergut und seiner Verpackung.

Bei der *chemischen Desinfektion* bestehen die Schwierigkeiten nicht mehr nur in der Abtötung der Staphylokokken, sondern auch in der Unschädlichmachung der bereits von anderer Seite [4,9] genannten *gramnegativen Bakterien*, die sich besonders in den Naßbezirken und -geräten der Risikobereiche ansiedeln und vermehren können. Nicht jedes Desinfektionsmittel ist hierzu geeignet.

Fehler und Lücken im Desinfektionssystem summieren sich aber, so daß es zur „*Chirurgischen Infektionsgefahr*" kommt, auf die u.a. Linder [30] kürzlich hingewiesen hat.

Eine solche Gefahr — gewebsschonende Operationstechnik vorausgesetzt — kann allerdings, selbst unter baulich ungünstigen Klinikverhältnissen, weitgehend verhütet werden, nämlich durch *Beachtung der Regeln der Aseptik* bei allen Arbeitsabläufen, auch bei den „kleinen Vorgängen" [16], durch laufend auf Wirksamkeit kontrollierte Sterilisations- und Desinfektionsmaßnahmen und durch regelmäßige Schulung aller Mitarbeiter auf dem Gebiete der Klinikhygiene. Dies geht aus Veröffentlichungen mancher Kliniker hervor, z.B. aus einem statistisch belegten Erfolgsbericht von Simon-Weidner (Eßlingen/Neckar) [45]. Seine Klinik besaß — man ist versucht dies zu betonen — damals allerdings noch keine Klimaanlage.

Es wird daher mit Recht gefordert, durch *enge Zusammenarbeit* der einzelnen Disziplinen den *Stand der Krankenhaushygiene* zu erhalten und da, wo das sog. *„Hygienebewußtsein" etwas in den Hintergrund* getreten ist, dieses wieder zu wekken und den Mitarbeitern und auch Studenten zu vermitteln [9,45], wie dies Koslowski [29] und auch der Herr Präsident in seiner Eröffnungsansprache formuliert haben. Dies betrifft auch die persönliche Hygiene, die Körperpflege einschließlich Haar- und Barttracht.

Gestatten Sie mir nunmehr, einige *Methoden der Sterilisation und Desinfektion in Risikobereichen* zu besprechen, deren Auswahl und Erörterung wegen der Kürze der zur Verfügung stehenden Zeit nicht erschöpfend sein können.

Zunächst *zur Sterilisation* in Risikobereichen.

Hitze*stabile* Utensilien sollten nur im Autoclaven oder Heißluftgerät entkeimt werden. Dies ist problemlos, fachliche Überwachung vorausgesetzt.

Die Sterilisation hitze*labiler* Utensilien nach den einer Klinik zur Verfügung stehenden chemisch-physikalischen Verfahren ist aber mit zahlreichen Risikofaktoren belastet. Solche Materialien sollten daher, wenn irgend möglich, als *Einwegartikel*, industriell sterilisiert und keimfrei verpackt, bezogen werden. Wenn ihre Umhüllung nicht verletzt wird, sind sie praktisch unbegrenzt lange lagerfähig.

Die Sterilisation hitze*labiler* Materialien erfolgt in der Regel

1. mit *Strahlen* oder
2. mit *Äthylenoxid* (ÄO) in Spezialgeräten.

Im Krankenhaus verbietet sich die *Strahlensterilisation* in der Regel aus Kostengründen.

Zur *ÄO-Sterilisation* können reines ÄO im Unterdruckverfahren, ÄO mit Ameisensäuremethylester-Gemisch (Degesch [27]) oder ein CO_2 -oder anderes ÄO-Gemisch bei hohem Druck angewendet werden. Hierbei sind bestimmte Sicherheitsvorschriften zu beachten.

Die Geräte arbeiten bei genauer Einhaltung der Betriebsvorschriften erfolgreich. Hierzu ist u.a. das Vorhandensein einer relativen Feuchte von ca. 50 bis $60^0/_0$ am Objekt von besonderer Bedeutung; dies muß kontrolliert werden.

Nach der Sterilisation müssen *Gasreste* aus dem Sterilisationsgut und der Verpackung — wie erwähnt — restlos entfernt werden, weil diese sowie ihre Abbauprodukte (Äthylenglykol, insbesondere Äthylenchlorhydrin) zu schweren Gewebsschäden führen [13].

Nach bisheriger Auffassung durften γ-bestrahlte PVC-Kunststoffe wegen der Entstehung dieser Abbauprodukte nicht nachträglich mit ÄO behandelt werden. Nach einer neuesten Mitteilung von Roberts [38] soll man diese Forderung — weil anscheinend für die Praxis nicht so bedeutend — jetzt fallen gelassen haben. Eine Bestätigung von anderer Seite liegt noch nicht vor. Bei Risikopatienten ist deshalb zu empfehlen, zunächst bei der früheren Ansicht zu bleiben.

Geräte, die mit einer ÄO *nicht* resorbierenden Schutzschicht versehen sind, z.B. Herzschrittmacher und Zubehör, können mit ÄO nachsterilisiert werden.

Auch aktivierte Glutaraldehydlösung („Alhydex®") (30 min—1 Std) eignet sich hierzu [14,38]. Insbesondere nach vorheriger gründlicher Reinigung und mehrstündiger (ca. 10 Std) Einwirkungszeit lassen sich mit „Alhydex®" auch Bakteriensporen abtöten.

Zu der meist üblichen *Verpackung* des Sterilisiergutes müssen gas- und wasserdampfdurchlässige Folien verwendet werden [25,49]. Nach vergleichenden Untersuchungen von Jordy (Degesch [25]) hat sich insbesondere eine Kombinationsfolie aus Kunststoff und Papier (Mediplast®-Folie der ICI) bewährt. Diese läßt sich leichter entgasen als z.B. Polyäthylen- oder Polyamid-Folien.

Ungeeignet zur Verpackung sind jedoch PVC-Folien wegen starker Absorption von ÄO und zu langsamer Entgasung, ferner Nylon-Folien wegen zu geringer Gasdurchlässigkeit [25].

Die *Entgasung* (Desorption) kann in einem belüfteten Raum außerhalb des OP-Bereiches bei Zimmertemperatur, wie bei uns meist üblich, oder in Spezialgeräten mit zirkulierender, keimfrei filtrierter Luft bei 50—60°C erfolgen [38].

Die *Entgasungszeit* ist entscheidend von der — oft dem Klinikpersonal nicht bekannten — Zusammensetzung des Materials abhängig [7,25,26,31,35—37]. Hierüber sollten die Hersteller genaue Angaben machen [47], wie auch Herr Dohrmann in seinem Referat gefordert hat [10]. Auf Grund der bisherigen, noch nicht sehr umfangreichen Erfahrungen werden z.Z. bei Zimmertemperatur folgende Mindest-Entgasungszeiten gefordert [38]:

1. bei ÄO resorbierenden Materialien:

a) PVC-Material,	7 Tage
b) Gummiteile,	5 Tage
c) Utensilien aus Polyäthylen und Polypropylen,	24 Std
d) bei Zweifeln über die Zusammensetzung oder bei Geräten, in denen auch PVC verarbeitet wurde, z.B. bei manchen Infusionsgeräten	7 Tage

Durch Belüftung in den erwähnten Spezialgeräten bei 50—60°C kann die Entgasungszeit nach Roberts [38] auf 8—12 Std verkürzt werden.

2. Bei ÄO nicht resorbierenden unverpackten Materialien (z.B. hitzeempfindlichen Geräten aus Metall, Glas) *wird empfohlen* [39]:

a) Bei unverpackten Utensilien:

Nach Sterilisation Abspülen mit sterilisiertem Wasser unter aseptischen Bedingungen und anschließende sofortige Verwendung [38,39]. Wegen der Gefahr einer Sekundärkontamination ist daher das Einschweißen in Folien sicherer.

b) Bei in *Papier-Polypropylen-Folien* eingeschweißten Gegenständen:

Belüften in den genannten Spezialgeräten bei 40°C für die Dauer von 6 Std, dann sofortige Verwendung [39].

Die von den *Gerätefabrikanten vorgeschlagenen Belüftungszeiten* [34] beziehen sich in der Regel nicht nur auf die Art der Kunststoffe, sondern auch auf die Dauer des Kontaktes mit dem Gewebe des Patienten. Wissenschaftliche Unterlagen darüber, ob dies zulässig ist, insbesondere bei Risikopatienten, sind mir nicht bekannt.

Für die ÄO-Sterilisation im Klinikbereich liegt das Problem demnach vor allem im *Fehlen* einer Schnellmethode des *Gasrest-Nachweises.* Das bisher allein beweiskräftige gaschromatographische Verfahren ist im Krankenhaus in der Regel nicht durchführbar.

Ob sich ein kürzlich zur Aufnahme in die 2. Auflage des Arzneibuches der DDR vorgeschlagener Schnelltest [23], eine Farbreaktion, bewährt, muß wohl erst nachgeprüft werden.

Bei der *industriellen Sterilisation* mit ÄO können alle diese Schwierigkeiten beherrscht werden. Denn hierbei werden schon die Rohstoffe hinsichtlich ihrer Eignung zur Gassterilisation und Desorption, ferner die sterilisierten Produkte gaschromatographisch und biologisch auf Freisein von Gasresten und Abbauprodukten (Hämolysetest, histologische Untersuchungen an Ratten [7,31], mikrobiologischer Hemmtest nach DIN-Vornorm 13098 [8,49] sowie natürlich auf Sterilität geprüft. Die Erzeugnisse kommen ferner erst nach zusätzlich 8 tägiger Lagerzeit in den Handel [12,43].

In anderen Ländern, z.B. in der DDR [23] wird zur Sterilisation und Desinfektion von Kunststoffgeräten, auch der künstlichen Niere [17] und zu anderen Zwecken, auch allgemein, z.B. zur Flächendesinfektion, die Anwendung einer frisch zubereiteten *0,2%igen Peressigsäure* durch besonders geschultes Personal empfohlen [23,46]. Neuerdings wird 0,2%ige Peressigsäure, auch mit Eosin und Methylengrün angefärbt, insbesondere gelöst in 33% Äthyl- oder n-Propylalkohol, frisch bereitet, zur Desinfektion der Haut vorgeschlagen [33]. Nach der bei uns herrschenden Meinung ist jedoch die Frage evtl. chemischer Veränderungen des behandelten Materials noch nicht genügend geklärt, weshalb die Peressigsäure nur für bestimmte Zwecke (Desinfektion bei der Aufzucht „keimfreier" Tiere) zum Einsatz kommt [51]. Offiziell ist sie übrigens auch in der DDR bisher nur zur Desinfektion zugelassen [48].

Nun zur Desinfektion in Risikobereichen.

Die *chemische Desinfektion* kann mit Formalin-Wasserdampf mit nachfolgender Belüftung oder chemischer Bindung des Formaldehyds mittels Ammoniak durchgeführt werden, wie dies z.B. nach dem Bundesseuchengesetz amtsärztlich zur Schlußdesinfektion von Räumen angeordnet werden kann. Auch zur Desinfektion *geschlossener Ventilatorsysteme* findet das Verfahren vielfach Anwendung (Sykes, 1972, zit. n. [38]). Das Verfahren eignet sich z.B. auch zur Oberflächen-Desinfektion von Utensilien aus Gummi oder Plastics, von Atemmasken und dergleichen in Spezialgeräten. Das Aldehyd haftet aber längere Zeit in den Schichten mancher Materialien, z.B. in Gummi und Polyäthylen. Wegen seiner allergisierenden Wirkung müssen die Objekte deshalb je nach Art des Materials mehrere Stunden bis Tage entgast werden [5,15,41]. Formaldehydlösung (z.B. 4%) eignet sich *nicht* zur *Desinfektion blutführender Schlauchsysteme in Hämodialysegeräten.* Vorschläge: Chlorpräparate oder Heißreinigung bei 90°C [43].

Es gibt übrigens auch billige, sog. „apparatelose Verfahren", bei denen Formaldehyd-Wasserdampf mit Hilfe von $KMnO_4$ entwickelt wird.

Vielfach wird aber auch zur Desinfektion heute ÄO angewendet.

Zur Desinfektion stehen ferner zahlreiche *Flüssigkeiten* zur Verfügung, die der nach dem Stand vom 1. Januar 1974 in verschiedenen Fachzeitschriften soeben erschienenen „IV. Liste der nach den Richtlinien für die Prüfung chemischer

Desinfektionsmittel auf bactericide Eigenschaften geprüften und von der Deutschen Gesellschaft für Hygiene und Mikrobiologie als wirksam befundenen Desinfektionsmittel mit Kommentar" entnommen werden können [24]. Sie erscheint u.a. auch in der Zeitschrift „Der Chirurg".

Die Prüfmethoden sind nach den Richtlinien der DGHM genormt.

Um eine *Normung* auf *übernationaler Ebene* bemüht sich z.Z. das „Internationale Colloquium über die Wertbestimmung von Desinfektionsmitteln in Europa" [42].

Für die *Kurzzeitdesinfektion* kommen nach der „IV. Liste" im wesentlichen *Alkohole*, auch in *Kombination* mit Amphotensiden, Chlorhexidin oder quartären Ammoniumverbindungen, zur *Langzeit*desinfektion Aldehyde, Amphotenside, Phenole und andere Verbindungen in Betracht. Einfache, reine quartäre Ammoniumverbindungen sind wenig oder nicht wirksam gegen gramnegative Bakterien. Sie eignen sich daher z.B. nicht zur Desinfektion bei Pseudomonas-Hospitalismus, wozu sie kürzlich wieder fälschlicherweise eingesetzt wurden [4,32].

Die zur *Vorbereitung des Operationsfeldes* zu verwendenden Desinfektionsmittel müssen, wie auch Eyer [11] kürzlich gefordert hat, keimfrei sein, d.h. frei von vegetativen Formen der Bakterien *und* von Sporen. Dies gilt auch für die Hautbehandlung vor Injektionen [44].

Nicht alle Präparate sind bisher auf Wirksamkeit gegen *Klebsiella* geprüft. Bei *Klebsiella-Hospitalismus* sollte daher bei Anwendung von in dieser Beziehung *nicht getesteten Produkten* folgendermaßen verfahren werden:

Anstelle einer *Hygienischen Händedesinfektion* sollte eine *Chirurgische Händedesinfektion* durchgeführt werden.

Zur *Flächendesinfektion* sollte man dann das Verfahren, das bei Staphylokokken-Hospitalismus angegeben ist, anwenden (s. Kommentar zur „IV. Liste").

Hinsichtlich der Desinfektion *medizinischer Spezialgeräte* sei hingewiesen auf die Veröffentlichungen z.B. von Grün [21], hinsichtlich der *methodischen Anwendung des Desinfektionsverfahrens* im Krankenhaus, insbesondere bei der Raumdesinfektion, sei auf die Veröffentlichungen von Kanz, München, vor allem auf seine Monographie „Aseptik in der Chirurgie, — Desinfektion und Sterilisation" [28] verwiesen. Über Hygienische Probleme auf *Dialysestationen* und deren Bewältigung hat Bünger kürzlich eine sehr aufschlußreiche Arbeit veröffentlicht [3]. Auf solche Spezielfragen kann hier leider aus Zeitmangel nicht eingegangen werden.

Der *Erfolg aller Maßnahmen zur Keimabtötung* ist von einer exakten Durchführung der Verfahren durch geschulte *Fachkräfte* für *Reinigung* und *Desinfektion* [16] und deren Überwachung, auch durch laufende bakteriologische Kontrollen, abhängig.

Bei der Desinfektion kann der Erfolg z.B. mit den bekannten Abklatschkulturen nach Kanz [28] oder ähnlichen Methoden geprüft werden.

Bei der *Sterilisation* müssen die Eignung der Geräte hierzu und das in ihnen behandelte Material — auch biologisch — regelmäßig getestet werden.

Zur *Bekämpfung des mikrobiellen Hospitalismus* sind demnach heute umfangreiche *Fachkenntnisse* erforderlich, die den Einsatz eines auf diesem Spezialgebiet erfahrenen *Hygienikers* bzw. Mikrobiologen — und zwar in der Position eines Chefarztes mit einem entsprechenden Mitarbeiterstab („Hygiene-Kommission") — erforderlich machen. In großen Hospitälern der USA ist dies schon seit langem mit Erfolg eingeführt [18—20] und wurde auch von der Ministerkonferenz des Europarates im Jahre 1972 [6] dringend empfohlen. Ich selbst habe schon in meinem Referat auf der 80. Tagung Ihrer Gesellschaft im Jahre 1963 hierzu geraten [40].

Ein solcher Facharzt, der auch mit den klinischen Arbeitsabläufen und Geräten vertraut sein muß und sich an den Visiten beteiligen sollte, kann in enger Zusammenarbeit mit Klinikärzten, Schwestern, Pflegern, Medizinisch-technischen Assistentinnen und anderen im Krankenhaus Beschäftigten, die allerdings ebenfalls Kenntnisse in der *klinischen Hygiene* besitzen müssen [16] die gesamte Krankenhaushygiene überwachen, Infektketten feststellen, Fehler in der Asepsis aufdecken und eine gemeinsame Bekämpfung des Hospitalismus leiten wie dies z. B. Dohrmann [9, 10] sowie Gierhake [16] empfohlen haben. Auch Henneberg [22] hat hierauf kürzlich hingewiesen.

Auf Grund der Ergebnisse seiner mikrobiologischen Untersuchungen kann der Hygieniker auch bei der Auswahl chemotherapeutischer Mittel beratend wirken. Bei einer solchen Zusammenarbeit hat sich in den USA auch der Einsatz eines Computers bewährt [1]. Allerdings müssen die Ergebnisse auch gemeinsam *ausgewertet* und regelmäßig diskutiert werden. Hieraus muß sich u. a. eine *laufende Anpassung aller Maßnahmen* zur Bekämpfung des Hospitalismus an die epidemiologische Lage ergeben.

Allerdings fehlt es z. Z. an Krankenhaushygienikern. *Wenn dem Nachwuchs auf dem Gebiet der Hygiene* aber entsprechende Etatstellen, auch für Mitarbeiter, mit gleichzeitiger Eröffnung einer experimentellen Tätigkeit — die u. a. allein schon zur Typendifferenzierung von Hospitalkeimen notwendig ist — nach Möglichkeit in Anlehnung an ein Hygiene-Institut, geboten werden, dürften sich im Laufe der Zeit auch Bewerber hierfür finden lassen.

Für die Übergangszeit wäre es denkbar, zunächst mehrere, insbesondere kleinere Krankenhäuser einer Stadt oder eines Kreises *gemeinsam* durch einen Hygieniker betreuen zu lassen, wie dies z. B. auch manche Industrieunternehmen bezüglich der jetzt gesetzlich festgelegten werksärztlichen Versorgung durchführen.

Die Hygiene-Institute und Medizinal-Untersuchungsämter sind jedoch meist, u. a. aus Mangel an Mitarbeitern, *nicht* in der Lage, die Krankenhäuser im Sinne einer Prophylaxe hygienisch zu betreuen.

Ich habe versucht aufzuzeigen, welche Sterilisations- und Desinfektionsmaßnahmen speziell in Risikobereichen zur Bekämpfung des bakteriellen Hospitalismus geeignet sind. Sie müssen im Prinzip auch in allen anderen Bereichen des Krankenhauses durchgeführt werden. Ihr Erfolg hängt vom richtigen Einsatz wirksamer Methoden durch erfahrene Fachkräfte und deren laufender Schulung und Überwachung, nicht zuletzt aber auch vom „Hygiene-Bewußtsein" aller im Krankenhaus Tätigen, auch der Patienten, ab.

Literatur

1. Bolano, C. R.: New tool to help control infection: the computer. Mod. Hosp. **1973**, 89—91
2. Botzenhart, K.: Zur Ökologie fakultativ-pathogener Bakterien mit geringen Nährstoffansprüchen im Krankenhaus. Immunität u. Infektion 2, 110—113 (1974)
3. Bünger, P.: Hygienische Probleme auf Dialysestationen. „med. techn." **94**, 40—45 (1974)

4. Burdon, D. W., Whitby, J. L.: Contamination of Hospital disinfectants with pseudomonas species. Brit. med. J. **1967**, 153—155
5. Cambrosio, F.: Antimikrobielle Behandlung mit Gasen, unter besonderer Berücksichtigung von Äthylenoxid und Formaldehyd. A.P.V. Inform.-Dienst 18, 213—245 (1972)
6. Council of Europe, Committee of Ministers: "On hospital hygiene". Resolution (72) 31, adopted by the Committee of Ministers on 19 September 1972 of the 213th meeting of the Ministers' Deputies
7. Deindoerfer, F. H. (Am. Hospital Supply Corporation, Intern. Division): pers. Brief an Verf. v. 8. 3. 1974
8. DIN 13098 Blatt 1, Juni 1974: „Einmalspritzen aus Kunststoffen für medizinische Zwecke" (Abs. 7.4.1. „Prüfung auf Abgabe keimhemmender Stoffe")
9. Dohrmann, R.: Vorbeugung und Bekämpfung des Hospitalismus aus der Sicht des Klinikers. Therapiewoche **23**, 4835 (1973)
10. Dohrmann, R.: Hospitalismus und biomedizinische Technik aus der Sicht des Klinikers. Referat 91. Tagung d. Dtsch. Ges. f. Chirurgie 8.—11. 5. 1974
11. Eyer, H.: Möglichkeiten und Grenzen der lokalen Hautdesinfektion. Münch. med. Wschr. **116**, 863—864 (1974)
12. Farbwerke Hoechst AG, 6230 Frankfurt/M.-Hoechst: pers. Mitt. an Verf. v. 22. 3. 1974
13. Fine, S. D.: Ethylene oxide (Dep. of Health, Education, and Welfare, Food and Drug Administration; Safety and Efficacy Review; Request for Data and Information).—Federal register Vol. 38, No. 176, Sept. 12, 1973, p. 25213
14. Franke, O. (Biotronik Meß- und Therapiegeräte GmbH, 1 Berlin 44): pers. Schreiben an Verf. v. 11. 3. 1974
15. Gibson, G. L., Johnston, H. P., Turkington, V. E.: J. clin. Path. **21**, 771 (1968); zit. n. [32]
16. Gierhake, F. W.: Infektion und Aseptik. Immunität u. Infektion 2, 95—101 (1974)
17. Giertler, R., Wutzler, P., Sprössig, M., Mücke, H.: Klinische Erfahrungen mit der Peressigsäuredesinfektion von künstlichen Nieren. Conference on Disinfection and Disinsection Plzeň, 10.—13. 9. 1973, Abstracts S. 32
18. Gröschel, D.: Infektionskontrolle in einem amerikanischen Krankenhaus. Gesundh.-Wes. u. Desinfekt. **63**, 65—69 (1971)
19. Gröschel, D.: Allgemeine Anforderungen an Desinfektionsmittel und an die Desinfektion aus der Sicht des Komitees für Mikrobiologische Maßstäbe der Desinfektion in Krankenhäusern der American Society for Microbiology. Zbl. Bakt., I. Abt. Orig. B **157**, 104—106 (1973)
20. Gröschel, D.: Der Krankenhausarzt und die chemische Desinfektion. Immunität u. Infektion 2, 114—117 (1974)
21. Grün, L.: Desinfektion medizinischer Spezialgeräte. Zbl. Bakt., I. Abt. Orig. B **156**, 129—137 (1972)
22. Henneberg, G.: Zum Problem „Hospitalismus". Münch. med. Wschr. **116**, 857—862 (1974)
23. Horn, H., Machmerth, R.: Vorschlag zum Arzneibuch der Deutschen Demokratischen Republik, 2. Ausgabe „Bestimmungen über die Ausführung der Sterilisation". Zbl. Pharm. **112**, 919—927 (1973)
24. IV. Liste der nach den „Richtlinien für die Prüfung chemischer Desinfektionsmittel" auf bakterizide Eigenschaften geprüften und von der Deutschen Gesellschaft für Hygiene und Mikrobiologie als wirksam befundenen Desinfektionsmittel, Stand 1. Januar 1974, mit Kommentar von Bernh. Schmidt. Gesundh.-Wes. u. Desinfekt. **66**, 25—43 (1974)
25. Jordy, A.: Sorptionsvorgänge bei der Gassterilisation im Krankenhaus. Mitt. d. österr. San.-Verw. **74** (H. 7—8) (1973)
26. Jordy, A., Lübbe, U.: Bestimmung der Durchlässigkeit von verschiedenen Verpackungsfolien für äthylenoxidhaltige Gasgemische. Pharm. Industrie **35**, 830—835 (1973)
27. Jordy, A., Suhr, H.: Sorptionsvorgänge bei der Gassterilisation im medizinischen und pharmazeutischen Bereich. Pharm. Industrie **35**, 490—496 (1973)
28. Kanz, E.: Aseptik in der Chirurgie. Desinfektion und Sterilisation. München-Berlin-Wien: Urban & Schwarzenberg 1971
29. Koslowski, L.: Protokoll der Hospitalismus-Sitzung am 27. 2. 1974 in Frankfurt/M. (Nicht veröffentlicht)
30. Linder, F.: Wege zur Chirurgie von heute. Langenbecks Arch. Chir. **333**, 145—151 (1973)

31. Matsumoto, T., Hardaway, R. M., Pani, K. C., Sater, C. M., Bartak, D. E., Margetis, P. M.: Safe standard of aeration for ethylene oxide sterilized supplies. Arch. Surg. **96**, 464—470 (1968)
32. May, W., Burchardi, H., Killian, W.: Epidemiologische Studie zum Problem des Pseudomonas-Hospitalismus. Münch. med. Wschr. **116**, 97—104 (1974)
33. Mücke, H.: Über Möglichkeiten der Anfärbung von Peressigsäure für die Hautdesinfektion. Pharmazie **29**, 206—207 (1974)
34. Münchener Medizin Mechanik GmbH., 8 München 25: Betriebsanleitung für automatischen Kartuschen-Gas-Sterilisator KGD 2545 und KGS 2590, „Allgemeines" S. 705—705a (Druckschrift Nr. 3, 67/68)
35. Rendell-Baker, L., Roberts, R. B.: Hazards of Ethylene Oxide Sterilization. Anesthesiology **30**, 349—350 (1969)
36. Rendell-Baker, L., Roberts, R. B.: Safe of ethylene oxide sterilization in hospitals. Anesth. Analg. Curr. Res. **49**, 919—921 (1970)
37. Rendell-Baker, L., Roberts, R. B.: Recommendations for safe use of ethylene oxide sterilization of devices and equipment in hospitals. A Statement by the Z 79 Subcommittee on Ethylene Oxide Sterilization, of the Am. Nat. Standards Institute. Resp. Care **18**, 181 (1973)
38. Roberts, R. B.: Der Narkosearzt, Cross-Infections und Sterilisationstechniken (deutsche Übersetzung, von [9] zur Verfügung gestellt. (Nähere Lit.-Angaben unbekannt, 1973 oder 1974)
39. Robertson, J.: Elimination of ethylene oxide from gas sterilised packs. Western regional hospital board (The Victoria Infirmary, Glasgow, Scotland), Note I, Jan. 1972
40. Schmidt, B.: Antisepsis und Asepsis im Wandel der Zeiten. Langenbecks Arch. Chir. **304**, 47—60 (1963)
41. Schmidt, B.: Die Anwendung chemischer Desinfektions- und Konservierungsmittel bei der Herstellung von Arzneipräparaten. International Capsugel Symposium "Good Manufacturing Practice" Geneva, 17th—19th October, 1973 (Capsugel AG, Engelgasse 11, CH-4011 Basel). Symposium papers, pp. 81—78
42. Schmidt, B.: Das 2. Internationale Colloquium über die Wertbestimmung von Desinfektionsmitteln in Europa. Zbl. Bakt., I. Abt. Orig. B **157**, 411—420 (1973)
43. Schnell u. Schumacher i. Fa. B. Braun, Melsungen: pers. Mitteilung an Verf. v. 2. 4. 1974
44. Schutzimpfungen im internationalen Reiseverkehr. Ratschläge an Ärzte. Merkblatt Nr. 23, Ausgabe März 1973, Bundesgesundheitsamt (Hrsg.)
45. Simon-Weidner, R.: Hygiene und Desinfektion in einer chirurgischen Klinik. (Vortrag anläßlich der 11. Tagung der Österreichischen Gesellschaft für Hygiene und Mikrobiologie in Eisenstadt 28.—31. 5. 1968). „Goldschmidt" (Hauszeitschrift) 2/69 Nr. 7, 2—7
46. Sprössig, M.: Kaltsterilisation mit Peressigsäure. Mitt. d. österr. San.-Verw. **74** (H. 7—8) (1973)
47. Tock, R. W., Chen, Y. C.: Aeration of medical plastics. Presented at the 165 National Meeting A.C.S. Division of Industrial and Eng. Chemistry, April 12, 1973 (Manuskript)
48. VEB Chemiekombinat Bitterfeld: pers. Schr. an Verf. v. 21. 3. 1974
49. Wallhäusser, K. H.: Die für die ärztliche Praxis geeigneten Sterilisationsverfahren (unter besonderer Berücksichtigung der Kurzzeit-, Heißluft- und der Äthylenoxyd-Behandlung). Mitt. d. österr. San.-Verw. **72** (H. 4—5) (1972)
50. Wallhäusser, K. H.: Disk.-Bemerkung zu [25]
51. Wallhäusser, K. H.: Disk.-Bemerkung zu [46]

Prof. Dr. B. Schmidt
Institut für Hygiene
und Med. Mikrobiologie
Freie Universität
D-1000 Berlin 65
Föhrerstr. 14

Langenbecks Arch. Chir. 337 (Kongreßbericht 1974)

116. Praktische Erfahrungen in der Hospitalismusbekämpfung

L. Koslowski und G. Kieninger

Chirurgische Universitätsklinik Tübingen

Practical Experience in the Fight against Hospital Infections

Summary. Following presentation of the reasons for hospital infections in surgical clinics the problems of microbial hosäital infection are illustrated with reference to a series of 14 fatal cases of postoperative pneumonia caused by Klebsiella pneumoniae. All these infections occurred in severely ill patients following major operations. The possible reasons for the infections are discussed and the countermeasures adopted are reported. A rigorous restriction of prophylactic treatment with antibiotics is emphasized. The employment of full-time clinical hygiene officers seems to be very important.

Key words: Hospital Infection — Klebsiella-induced Pneumonia — Antibiotic Therapy — Hospital Hygiene.

Zusammenfassung. Nach Darstellung der heute für operative Kliniken wesentlichen Hospitalismusursachen wird die Problematik des mikrobiellen Hospitalismus am Beispiel einer 1972 an der Chirurgischen Universitätsklinik Tübingen aufgetretenen Serie von 14 tödlichen postoperativen Klebsiellenpneumonien dargestellt. Die möglichen Ursachen der Infektionsserie werden diskutiert und die ergriffenen Bekämpfungsmaßnahmen dargelegt. Mit Nachdruck wird eine rigorose Einschränkung der Antibioticagaben gefordert. Der Berufung hauptamtlicher Krankenhaushygieniker wird entscheidende Bedeutung beigemessen.

Schlüsselwörter: Hospitalismus — Klebsiellenpneumonien — Antibioticamißbrauch — Krankenhaushygiene.

Es wäre eine Illusion anzunehmen, daß die in jüngster Zeit aus einigen Kliniken bekannt gewordenen Hospitalinfektionen Rückschlüsse auf die tatsächliche Hospitalismus-Situation in Deutschland zulassen. Es ist bislang sicherlich nur die Spitze eines Eisberges zutage getreten. Der Hospitalismus wird nur dort offenkundig, wo danach gesucht wird, und gesucht wird in der Regel erst dann, wenn eine Massierung von tödlichen Infektionen dazu zwingt. Für eine wirksame Prophylaxe und Therapie der Krankenhausinfektionen auf breiter Front fehlt es bislang an Einsicht, an Geld und vor allem an Fachleuten, d.h. qualifizierten Full-time-Krankenhaushygienikern.

Der heute in operativen Kliniken anzutreffende Hospitalismus hat vorwiegend folgende Ursachen:

1. Unzureichende Hygienemaßnahmen;
2. Die antibakterielle Chemoprophylaxe und -therapie;
3. Den Resistenzwechsel der Erreger;
4. Den zunehmenden Schweregrad chirurgischer Eingriffe;
5. Die Zunahme der Eingriffe bei extremen Altersklassen und sog. Risikopatienten mit Schwächung der Abwehrkraft (Immunsuppressiva, Corticosteroide etc.);

6. Die steigende Zahl schwersttraumatisierter Patienten mit Ausfall vitaler Funktionen;

7. Die damit in unmittelbarem Zusammenhang stehende Zunahme der Intensivpflegepatienten.

Die Gefahr einer Hospitalismusentstehung ist um so größer, je mehr Risikopatienten zur Aufnahme kommen. Einer großen Klinik mit zahlreichen Spezialabteilungen stellt sich demnach das Problem viel zwingender als einem kleinen Krankenhaus. Aus dem Ursachenkatalog wird ferner klar, daß nur die ersten beiden Punkte die Möglichkeit eines kausalen Eingreifens in die Hospitalismusentwicklung bieten.

Wir möchten Ihnen nun am Beispiel der 1972 an der Tübinger Chirurgischen Klinik aufgetretenen Serie von letal verlaufenen postoperativen und posttraumatischen Infektionen die Problematik des mikrobiellen Hospitalismus und die daraus von uns gezogenen Konsequenzen darlegen. Wie Ihnen aus der Presse bekannt geworden ist, handelte es sich um foudroyant verlaufende Klebsiellenpneumonien. Charakteristisch für diese lobären Pneumonien war die rasche Entwicklung des Endotoxinschocks und der letale Verlauf in $60-70\%$ der Fälle. Die Antibioticatherapie kam trotz nachgewiesener Empfindlichkeit der Keime gegen einige Antibiotica fast immer zu spät.

In Tab. 1 sind die während eines halben Jahres aufgetretenen 14 tödlichen Klebsiellen-Infektionen zusammengefaßt. Danach erlosch die Klinikepidemie, wenngleich auch seither vereinzelte Infektionen beobachtet wurden.

Bei Ausbruch der Klebsiellen-Infektionen befand sich unsere Klinik seit 3 Jahren in ständigem Umbau, so daß zweifelsohne erschwerte Bedingungen für die Aufrechterhaltung einer wirkungsvollen Krankenhaushygiene gegeben waren.

Tabelle 1

<u>Klebsiellen - Todesfälle an der Chirurgischen Klinik Tübingen</u>
19.4. - 19.10. 1972

Patient	Alter	Grunderkrankung	Operationsart	OP-Datum	Todesdatum	Todesursache
B.K.	47 J.	Ulcus pepticum jejuni	Umwandlungsresektion	17.4.72	19.4.72	Klebsiellenpneumonie
B.S.	53 J.	Cardiacarcinom	Cardiaresektion	11.4.72	2.5.72	"
Z.E.	17 J.	Schädel-Hirntrauma, Rippenfrakturen, Lungenkontusion	Thoraxdrainage, Tracheotomie	15.5.72	26.5.72	"
C.L.	34 J.	Contusio cerebri, Rippenfr.	Thoraxdrainage	12.5.72	31.5.72	"
H.J.	64 J.	Peritonitis bei Dünndarm - perforation, akutes Nierenversagen	Laparotomie, Drainage	28.5.72	2.6.72	"
B.F.	69 J.	blutendes Ulcus duodeni	B I - Resektion	1.6.72	5.6.72	"
R.M.	56 J.	Mitralstenose	Klappensprengung	16.5.72	12.6.72	"
B.M.	61 J.	Ureterstein, Bridenileus	Steinextrakt., Laparotom.	3.6.72	13.6.72	"
L.A.	72 J.	Magencarcinom	Gastrektomie	13.6.72	23.6.72	"
V.F.	61 J.	Magencarcinom	Gastrektomie	19.7.72	27.7.72	"
K.J.	59 J.	Cardiacarcinom	Cardiaresektion	21.9.72	27.9.72	"
S.O.	42 J.	Splenomegalie b. familiärem hämolyt. Ikterus	Splenektomie	11.9.72	5.10.72	Klebsiellenperitonitis
H.K.	68 J.	blutendes Ulcus duodeni	B II - Resektion	29.9.72	9.10.72	Klebsiellenpneumonie
B.H.	28 J.	M. Crohn, Bridenileus, Magenblutung	Anlage eines Ileumanus	22.9.72	19.10.72	"

Sämtliche Patienten wurden obduziert; Erregernachweis durch Trachealabstriche, Blutkulturen und Abimpfen von der Lunge bei der Obduktion.

Tabelle 2

Analyse der Hygienesituation an der Chirurgischen Universitätsklinik Tübingen
im Rahmen des Klebsiellen-Hospitalismus 1972

1. Operationssaal
   Luftkeimgehalt, Klimaanlage, Narkosegeräte, Faltschläuche, Intubationsbesteck,
   Tuben, Absaugkatheter

2. Intensivpflegestation
   Luftkeimgehalt, Beatmungsgeräte, Kaltvernebler, Sauerstoffbefeuchter, Tuben,
   Absaugkatheter, Venenkatheter, Abstrich- und Abklatschuntersuchungen von
   allen Oberflächen, Kleidung und Hände des Personals, Rachenabstriche bei
   Patienten und Personal

3. Allgemeine Pflegestationen
   Kaltvernebler, Absauggeräte, sanitäre Einrichtungen, Oberflächenabstriche,
   präoperative Rachenabstriche bei Patienten

4. Funktionsräume
   Abstrichuntersuchungen aus Risikobereichen wie Röntgenabteilung, urologische Untersuchungsräume, endoskopische Untersuchungsräume etc.

5. Abflußrohrsystem
   Prüfung auf Rückstau, Untersuchungen von Wasserproben und Abstrichen
   aus den Naßzellen auf gramnegative Keime

6. Personaluntersuchungen
   Rachenabstrichuntersuchungen beim ärztlichen und Pflege-Personal

7. Desinfektionsmittel
   Überprüfung der Reinigungs- und Desinfektionsmittel und -verfahren
   auf ihre hygienische Zulässigkeit in der gesamten Klinik

(Die Untersuchungen wurden vom Hygiene-Institut der Universität Tübingen,
Direktor:Prof.Dr.R.-E. Bader und von Herrn Dr.Altrogge durchgeführt)

Retrospektiv und nach Vergleich mit zahlreichen anderen Kliniken kann jedoch
festgestellt werden, daß unser damaliger Hygienestandard sicherlich nicht schlechter war, als in anderen Chirurgischen Kliniken entsprechender Struktur. Überdies
hatten wir bereits ein halbes Jahr vor Beginn der Hospitalinfektionen ohne
akuten Anlaß die Hygienesituation der Klinik durch einen Krankenhaushygieniker
überprüfen lassen und dessen Verbesserungsvorschläge weitgehend realisiert, so
daß gravierende Mängel beseitigt schienen.

Wie der Zusammenstellung zu entnehmen ist, lagen durchwegs schwere
Grunderkrankungen bei überwiegend älteren Patienten vor. 2 junge Unfall-
verletzte mußten wegen respiratorischer Insuffizienz beatmet werden. Im Antibiogramm fand sich überwiegend gute Empfindlichkeit der Klebsiellen gegen
Gentamycin und Cephalotin.

Unmittelbar nach Auftreten der ersten Todesfälle wurde die gesamte Klinik
erneut einer gründlichen hygienisch-bakteriologischen Analyse durch das Hygiene-
Institut der Universität Tübingen und einen auswärtigen Krankenhaushygieniker
unterzogen. Schwerpunkt der Untersuchungen war logischerweise der Operations-
und Intensivpflegebereich, da hier der Ursprung der Infektionen zu vermuten war.
Tab.2 vermittelt einen Eindruck vom Umfang der vorgenommenen Kontrollen.
Trotz dieser großangelegten bakteriologischen Bestandsaufnahme gelang es nicht,

die Herkunft der pulmonalen Infektionen eindeutig zu klären. Bei keinem der Todesfälle ließ sich eine sichere Kausalkette aufzeigen. Es ergaben sich jedoch folgende Verdachtsmomente:

Die Narkosegeräte waren zwar frei von pathogenen Keimen, es fanden sich jedoch in den Faltschläuchen Desinfektionsmittelrückstände, die möglicherweise eine chemische Schädigung der Atemwege verursacht haben und damit Wegbereiter für das Angehen einer Infektion mit körpereigenen Klebsiellen gewesen sein könnten. Auf der Intensivstation wurden in mehreren Oberflächenabstrichen Klebsiellen nachgewiesen. In den Sauerstoffbefeuchtern, Kaltverneblern und Beatmungsgeräten wurden zwar keine Klebsiellen, jedoch Pseudomonaden gefunden. Damit war hier eine potentielle Infektionsquelle erster Ordnung lokalisiert. Die Venenkatheter kamen für die Keimeinschleppung ebenfalls in Frage. So waren von 256 bereits vor der Infektionsserie untersuchten Katheterspritzen 52 mit pathogenen Keimen besetzt, davon 8 mit Klebsiellen. Bei Rachen- und Trachealabstrichen an Intensivpflegepatienten fand sich in $12-15\,^0/_0$ eine Klebsiellenbesiedelung, gegenüber $8\,^0/_0$ bei 75 Patienten einer Normalstation und $4,5\,^0/_0$ bei 442 Angehörigen des ärztlichen und Pflegepersonals.

Wegen der bekannten Vermehrungstendenz der gramnegativen Keime vorwiegend im feuchten Milieu, mußten die Naßzellen der Klinik als weitere Gefahrenquelle erster Ordnung angesehen werden, um so mehr als Ablagerungen im Abflußrohrsystem einen Abwasserrückstau in Waschbecken und Badewannen verursachten.

Eine weitere wesentliche Rolle für die Entstehung der Klebsiellenpneumonien scheint nach unseren Erfahrungen die Antibioticaprophylaxe zu spielen. Von den 14 an Klebsiellenpneumonien verstorbenen Patienten waren immerhin 11 vor Ausbruch der Pneumonie mit einem Antibioticum behandelt worden — meist mit einem gegen Klebsiellen unwirksamen. Unseres Erachtens begünstigt die Antibioticagabe zumindest das Angehen einer Autoinfektion durch Unterdrückung der normalen Rachenflora und durch Selektion resistenter Klebsiellenstämme.

Von den praktischen Konsequenzen, die aus diesen Infektionsfällen und aus der hygienischen Durchleuchtung der Klinik gezogen wurden, lassen sich nur die wichtigsten aufzählen:

An Sofortmaßnahmen: Die mehrmalige Schließung und Desinfektion der Intensivpflegestation und anderer betroffener Stationen; die temporäre Verwendung von Einmal-Narkoseschläuchen und -tuben bis zur Klärung des Problems der Desinfektionsmittel-Rückstände.

Sodann: Die Einrichtung von Umkleideschleußen vor den Operationsabteilungen und vor der Intensivstation (obligatorisch sind: Kopfbedeckung, Mundschutz, Kittel, Schuhwechsel und Händedesinfektion). Der vollständige Umbau der Intensivpflegestation, die zuvor im Zuge des Klinikumbaus provisorisch in einem 14 Betten-Saal untergebracht war, mit Verdoppelung der Nutzfläche und Unterteilung in kleine Pflegeeinheiten, mit der Möglichkeit der Trennung von Beatmungs- und Überwachungspatienten.

Weiterhin: Die rigorose Einschränkung der Besuche von Ärzten und Pflegepersonal auf der Intensivstation; Zutritt nur für Ärzte, die unmittelbar mit der Behandlung der dort liegenden Patienten betraut sind; Abschaffung der großen

Tabelle 3

Vortragsreihe über Krankenhaushygiene, Universitätskliniken Tübingen 1973

Thema	Referent
1. Bakteriologische Grundlagen	Bakteriologe
2. Maßnahmen zur Verhütung von Infektionen in operativen Kliniken	Chirurg
3. Grundsätze der Krankenhaushygiene	Krankenhaushygieniker
4. Methoden der Krankenhausreinigung und -desinfektion	Desinfektionsfachmann
5. Antibiotika und Resistenzentwicklung	Internist
6. Desinfektionsmittel und Allergien	Dermatologe

gemeinsamen Visite unter Beteiligung zahlreicher Assistenten; Besuchsverbot für Angehörige und Studenten.

Das Auslegen von Desinfektionsmatten vor sämtlichen Stationen und Funktionsräumen mit regelmäßiger Desinfektionsmittel-Besprühung. Die Sanierung und regelmäßige Wartung des Abflußrohrsystems durch eine Spezialfirma. Die Vergabe der gesamten Klinikreinigung und -desinfektion an eine weitere Spezialfirma mit exaktem Leistungskatalog. Die Standardisierung des Desinfektionsmittelgebrauchs durch Installation von Dosiergeräten in der gesamten Klinik. Das Anbringen von Seifenlösungs- und Desinfektionsmittelspendern, sowie von Einmalhandtuchspendern neben jedem Waschbecken der Klinik, insgesamt 250 mal. Die Schulung des Personals durch Fortbildungsvorträge (s. Tab.3) und durch ständige Unterweisung in hygienisch richtigem Verhalten. Die Verbesserung der persönlichen Hygiene, strikte Einhaltung der Grundsätze der Asepsis und Antisepsis, Verbandswechsel nur mit Einmalhandschuhen, Händewaschen nach Betreten und vor Verlassen des Krankenzimmers nach Verrichtungen am Patienten. Die regelmäßige Desinfektion der Räume in Bereichen mit erhöhtem Risiko einer Kreuzinfektion, wie der Intensivstation, der Urologie und der Röntgenabteilung, sowie auf den Allgemeinstationen nach festem Desinfektionsplan. Regelmäßige Kontrolle der Hygiene- und Desinfektionsmaßnahmen durch laufende bakteriologische Überwachung und Klinikbegehung durch den Krankenhaushygieniker. Verbot von Kaltverneblern, die nicht einwandfrei desinfiziert werden können.

Schließlich die Schaffung eines Hygiene-Exekutivkomitees für jede Klinik, bestehend aus einem Oberarzt, Oberschwester, Oberpfleger und Klinikverwalter. Gründung einer örtlichen Hospitalismuskommission für die Koordinierung der Maßnahmen am gesamten Universitätsklinikum. Gründung einer Kommission auf Landesebene, die bereits Empfehlungen erarbeitet hat, die nicht nur für die Universitätskliniken, sondern für alle Krankenhäuser des Landes Baden-Württemberg Gültigkeit erlangen sollen.

Der hauptamtliche Krankenhaushygieniker, der an größeren Krankenanstalten oder Universitätskliniken die Verantwortung für die Durchführung der Hygienemaßnahmen übernehmen soll, ist eine Forderung, die bislang noch nicht

Tabelle 4

Antibiotikagaben bei Patienten einer allgemeinchirurgischen Frauenstation (F 4b)
der Chirurgischen Universitätsklinik Tübingen, 1.10.1973 - 31.3.1974

Indikationen	Anzahl der Patienten
Osteomyelitis	5
akute Cholezystitis	4
Peritonitis	3
subphrenischer Abszeß	3
Pneumonie	2
Cholangitis	1
Sepsis	1
paranephritischer Abszess	1
Pyelonephritis	1
Mediastinitis	1
Rektum - Blasenfistel	1
Darmtuberkulose	1

Bei insgesamt 512 behandelten Patienten entsprechen die 24 Antibiotikagaben einer Häufigkeit von 4,6%.

Krankheitsgruppen-Verteilung der behandelten Patienten:

Krankheitsgruppen	Anzahl der Patienten
Appendix	94
Galle	77
Mamma	73
Struma	50
Magen	45
Dickdarm	32
Traumen	29
Hernien	24
Dünndarm	9
Ileus	9
Osteomyelitis	6
Ösophagus	5
Leberechinokokkus	3
Subphrenischer Abszeß	3
Pankreas, Milz	4
Varia	49
Todesfälle	3 = 0,6 % Letalität

erfüllt ist. Hinsichtlich seines Raum-, Personal- und Sachmittelbedarfs hat die Landes-Hospitalismuskommission bereits Empfehlungen ausgesprochen.

Eine wichtige Konsequenz unserer Erfahrungen mit dem mikrobiellen Hospitalismus war schließlich der Antibioticaeinsatz in unserer Klinik: Eine Antibioticaprophylaxe wurde generell untersagt; unumgängliche Ausnahmen müssen vom Abteilungsleiter oder zuständigen Oberarzt angeordnet werden. Wünschenswertes Ziel ist ein einheitlich strenges Antibiotica-Regime am gesamten Klinikum.

Zur Illustration der an unserer Klinik jetzt praktizierten Beschränkung der Antibioticagaben auf das unumgänglich Nötige abschließend die Zusammenstellung des Antibioticaeinsatzes auf einer allgemein-chirurgischen Frauenstation im Zeitraum von 6 Monaten (Tab. 4). Es handelt sich dabei um eine noch laufende prospektive Studie. Eine prophylaktische Medikation wurde in keinem Fall vorgenommen, die therapeutische Gabe konsequent auf absolute Indikationen beschränkt, woraus sich die extrem niedrige Rate von Antibioticagaben bei weniger als 5%/₀ aller behandelten Patienten erklärt. Unsere bisherigen guten Erfahrungen mit dieser Restriktion und die Schwierigkeiten, denen wir uns in der Vergangenheit gegenübersahen, haben uns darin bestärkt, diesen Weg konsequent weiterzugehen.

Durch das dargelegte Bündel von Maßnahmen ist es uns bislan ggelungen, den Pegel gefährlicher Keime unter einem kritischen Niveau zu halten und damit das Auftreten von Infektionen auf ein unvermeidbares Maß zu beschränken. Wir sind uns jedoch dessen bewußt, daß Optimismus keinesfalls angezeigt ist, und daß der Hospitalismus letztlich den Preis darstellt, den wir für unsere moderne Intensivmedizin bezahlen müssen. Es bedarf auch keiner Betonung, daß Maßnahmen des geschilderten Umfangs an die Grenzen des für eine Klinik finanziell Tragbaren gehen. Für uns war der Hospitalismusausbruch eine heilsame Lehre, die zu einem gesteigerten Hygienebewußtsein in allen Personalgruppen der Klinik geführt hat. Wir hoffen, Ihnen mit der Offenlegung unserer Erfahrungen Anregungen zur Lösung Ihrer eigenen Hospitalismusprobleme geboten zu haben.

Prof. Dr. L. Koslowski
Chir. Univ.-Klinik
D-7400 Tübingen
Calwer Str. 7
Bundesrepublik Deutschland

Langenbecks Arch. Chir. 337 (Kongreßbericht 1974)

117. Erfordernisse zeitgerechter Aseptik

F. W. Gierhake

Chirurgische Universitätsklinik Gießen

Requirements for up-to-date Asepsis

Summary. Advances in surgery over the last 2—3 decades have led to a situation whereby patients now usually need more thorough asepsis than in earlier times. The search for deficiencies in asepsis should, however, not be limited to air conditioners or even start with them. Many deficiencies in asepsis in day-to-day clinical routine have been pointed out. To overcome them intensive training of the staff and to an extent the development of effective disinfectants and procedures that are harmless to the staff even after constant use are necessary.

Key words: Deficiencies in Asepsis — Methods of Overcoming Them.

Zusammenfassung. Fortschritte der Chirurgie führten dazu, daß die Patienten heute im Durchschnitt einer schärferen Aseptik als vor 2—3 Jahrzehnten bedürfen. Die Suche nach Lücken in der Aseptik sollte sich nicht auf die Klimaanlagen beschränken und auch nicht bei ihnen beginnen. Zahlreiche Lücken in der Aseptik finden sich im täglichen Arbeitsablauf. Sie zu beseitigen bedarf es einer intensiven Schulung des Personals und zum Teil der Entwicklung praktikabler und auch bei Daueranwendung für das Personal unbedenklicher Desinfektionsmittel bzw. Arbeitsverfahren.

Schlüsselwörter: Lücken in der Aseptik — Wege zu ihrer Beseitigung.

Wir sehen heute, soweit überhaupt Vergleiche möglich sind wie z.B. in der Abdominalchirurgie, global mehr postoperative Infektionen als vor dem letzten Kriege [2]. Ursache dieser Entwicklung ist nicht, wie oft behauptet wurde, das Auftreten antibioticaresistenter Hospitalkeime oder eine Vernachlässigung der Aseptik im Vertrauen auf die Antibiotica; verantwortlich sind vielmehr gravierende Veränderungen in den Patientenkollektiven: So nahm die Zahl älterer Patienten, die allein auf Grund ihres höheren Alters 3—4mal stärker infektionsgefährdet sind [3], bis um das 10fache zu. Eine ähnliche Zunahme erfuhren zahlreiche Operationsverfahren, die nach Art, Größe oder Dauer des Eingriffes in besonderem Maße durch Lücken in der Aseptik gefährdet sind. Darum also die Forderung nach einer verbesserten, zeitgerechten Aseptik. Auch sie kann nur das Maximum dessen beinhalten, was technisch möglich und, wichtiger noch, klinisch praktikabel und ökonomisch tragbar ist. Für die nichtmedizinische Öffentlichkeit sei ausdrücklich betont, daß auch bei optimaler Aseptik postoperative Infektionen nicht völlig zu vermeiden sind, u.a., weil Patient wie Personal als Keimquellen und potentielle Keimverbreiter nicht eliminiert werden können.

Man kann sich des Eindruckes nicht erwehren, daß die Diskussion um eine verbesserte Aseptik zur Zeit wiederum wie vor 1—2 Jahrzehnten im Begriff ist, sich in einer Nebenstraße festzufahren. Damals war es die vorherrschende Meinung, daß Keimträger unter dem Personal in erster Linie Quelle der Infektionen mit antibioticaresistenten Hospitalstaphylokokken seien [8—10,13,14] und sogar als „die primäre, nie versiegende Infektionsquelle ihrer Umgebung" bezeichnet wurden [7].

Ausgedehnte, mehrjährige Untersuchungen zeigten dann, daß Keimträger unter dem Personal nur relativ selten der Ausgangspunkt für Infektionen von Patienten waren, sondern Personal wie Patienten Opfer einer in der modernen Medizin nicht mehr ausreichenden Hospitalhygiene [1].

Heute besteht die Gefahr, die Hospitalinfektionen in erster Linie auf eine hygienisch unbefriedigende Abwasserbeseitigung und insuffiziente Klimaanlagen zurückzuführen. Es soll keineswegs bezweifelt werden, daß sicherlich die Mehrzahl unserer Klimaanlagen verbesserungsbedürftig ist. Trotzdem kann als sicher gelten, daß überzogene Anforderungen an Klimaanlagen ($100\,^0/_0$ Außenluft für alle Behandlungs- und Pflegebereiche), wie sie in der angekündigten neuen DIN-Vorschrift vorgesehen sind [11], zur Hospitalismusbekämpfung nur wenig beitragen, wohl aber die Kosten für Anlagen und Betrieb unerträglich steigern werden.

Unverständlich ist gleichzeitig der Widerstand aus Kreisen des zuständigen DIN-Ausschusses gegen Laminar flow-Systeme [4], deren Berechtigung für bestimmte Behandlungs- und Pflegebereiche nicht in Zweifel gezogen werden kann; das Argument, mit Klimaanlagen nach der geplanten DIN-Vorschrift (20 maliger Luftwechsel pro Stunde) eine Keimzahl von 1—5 Keimen pro Kubikmeter Luft garantieren zu können [4], stimmt weder mit der Literatur [15] noch mit eigenen Meßergebnissen überein und kann sich nur auf Ruhezustände im Operationssaal beziehen, während bei Beginn des Operationsbetriebes ein sprunghaftes Ansteigen der Keimzahlen zu verzeichnen ist.

Verbesserungen an Klimaanlagen, so notwendig und erstrebenswert sie grundsätzlich sind, können im übrigen nur bei Neubauten oder längerfristig durch kostspielige Umbauten erreicht werden.

Soll dagegen schnell und wirkungsvoll der Hospitalismus bekämpft werden, so empfiehlt es sich, bei den kleinen Dingen des klinischen Arbeitsablaufes nach Lücken in der Aseptik zu suchen, denn hier liegen zur Zeit noch die Hauptursachen der Hospitalinfektionen.

Wie sieht es z. B. mit der Reinigung und Desinfektion von Fußböden, Abstellflächen, Betten, Apparaten, Geräten und ganzen Räumen aus?

Vorherrschend bei der Fußbodenreinigung ist noch der Putzeimer und Putzlappen. Vom hygienischen Standpunkt handelt es sich mehr oder weniger um eine gleichmäßige Bakterienverteilung, denn das Wasser in diesem Eimer wird mit Fortgang der Arbeit immer schmutziger, der Putzlappen trotzdem immer wieder darin ausgespült und angefeuchtet. Hinzu kommt noch folgendes: Zahlreiche Stichproben zeigten uns, daß vielfach nur Reinigungs-, aber keine Desinfektionsmittel dem Putzwasser zugesetzt waren; wurden Desinfektionsmittel beigefügt, so lediglich von den Putzfrauen nach Gutdünken dosiert. Nachgemessen ergab sich, daß in der Regel nur $^1/_{20}$ bis $^1/_{100}$ und manchmal noch weniger der notwendigen Menge des Desinfektionsmittels dem Wasser zugesetzt wurde, eine Desinfektionswirkung also absolut nicht zu erwarten war.

Die gleiche Diskrepanz zwischen notwendiger und tatsächlicher Konzentration des Desinfektionsmittels ergab sich auf den Stationen, wenn Kleingeräte der verschiedensten Art durch Einlegen in eine Desinfektionsmittellösung desinfiziert werden sollten, um sie z. T. danach direkt wieder zu benutzen. Nur bei einer Stichprobe war hier die erforderliche Menge des Desinfektionsmittels richtig berechnet worden.

Auch wenn statt des üblichen Putzeimers das moderne 2-Eimer-System eingeführt ist, garantiert dies noch keine befriedigende Desinfektion: bei einem Reinigungsunternehmen, das sich für besonders vorbildlich in der Schulung seines Personals hält, zeigte sich, daß sämtliche Putzfrauen über den Sinn des 2. Eimers, in den der mit Schmutzwasser vollgesaugte Fransenmop jeweils ausgedrückt werden soll, um anschließend in dem Eimer mit sauberer Desinfektionslösung wieder angefeuchtet zu werden, nicht eingeweiht waren; alle Personen benutzten den 2. Eimer lediglich als Transportgerät für Plastikfläschchen verschiedener Provenienz, in denen sie das aus Kanistern abgefüllte Reinigungs- und Desinfektionskonzentrat mit sich führten, um es ebenfalls nur nach Gutdünken dem Wasser zuzusetzen; auch hier konnte von einer vorschriftsmäßigen Konzentration keine Rede sein.

Dementsprechend konnte es nicht verwundern, daß Stichproben aus Putzeimern und Spülbecken pro $^1/_{10}$ ml entnommener Flüssigkeit 10^3 bis 10^5 Keime in der Kultur ergaben.

Häufig fluktuierende Hilfsarbeiter mögen für die Reinigung in Bürogebäuden und Warenhäusern ausreichen. Bei der zentralen Stellung von Reinigung und Desinfektion in der Klinik sind sie nicht tragbar. Der Einsatz von Reinigungsunternehmen in Kliniken stellt nach unseren bisherigen Erfahrungen keinen Fortschritt dar; grundsätzlich müßten solche Unternehmen einer Kontrolle durch fachkundiges klinikseigenes Personal unterworfen werden, um sie bei Verstößen gegen die vertraglich auszumachenden Bedingungen einer hygienisch befriedigenden Reinigung und Desinfektion mit Konventionalstrafen zu belegen. Einfacher und sicherer scheint es unter diesen Gegebenheiten zu sein, den klinikszugehörigen Facharbeiter für Reinigung und Desinfektion anzustreben, der, gut geschult und mit Reinigungsmaschinen ausgerüstet, durchaus keine Utopie zu bleiben brauchte. Reinigungsmaschinen, die in einem Arbeitsgang reinigen, desinfizieren und trocknen, sind bereits auf dem Markt: wenn sie auch in der Handhabung noch gewisse Wünsche offenlassen, so waren doch die Ergebnisse der von uns getesteten Geräte vom bakteriologischen Standpunkt aus optimal; gleiches konnte man von den rein manuellen Methoden, auch bei richtiger Konzentration des Desinfektionsmittels und selbst bei Einsatz von Soogern und 2-Eimer-System keineswegs, und bei der Feucht-Wisch-Mop-Methode noch weniger behaupten.

Für die Desinfektion von Geräten, Betten, aber auch ganzer Räume wird seit Jahren die Sprühdesinfektion in ihren verschiedenen Varianten propagiert. In Gebrauch ist entweder die Spraydose oder aufwendigere Geräte, die mit Druckluft arbeiten; für die Sprühdesinfektion von Betten wird auch eine automatisch arbeitende Kammer angeboten.

Die Sprühdesinfektion in allen ihren Varianten kann einerseits arbeitstechnisch nicht befriedigen und ist andererseits mit ernst zu nehmenden gesundheitlichen Gefahren für das Personal belastet.

Zunächst zur arbeitstechnischen Insuffizienz. Zur Sprühdesinfektion sagt zwar der Desinfektionsmittelausschuß der Deutschen Gesellschaft für Hygiene und Mikrobiologie: „Konzentriert wirksam bei voller Benetzung der Fläche". Dem ist zweierlei entgegenzuhalten: 1. Auf diesen einschränkenden Zusatz weist nach unseren Erfahrungen keine Firma spontan hin. Was dann in der Klinik in Unkenntnis besagter Vorschrift und angesichts der Überlastung des Personals heraus-

kommt, ist eine symbolische Handlung mit der Spraydose und keine Desinfektion.
2. Die Spraydesinfektion muß als Gefährdung des Personals angesehen werden:
Die Präparate rufen schon bei bloßem Kontakt mit der Haut recht häufig hart-
näckige Ekzeme hervor; werden sie versprüht, so besteht zusätzlich die Gefahr,
daß das Desinfektionsmittel auf die Schleimhäute und in den Organismus gelangt,
gegebenfalls einschließlich des Treibgases in den Spraydosen, über dessen toxische
Wirkungen sich neuerdings Berichte häufen. Selbst die Spraydesinfektion bei
Benutzung von Atemschutzgeräten und Schutzkleidung, bzw. in automatisch
arbeitenden Kammern, ist nicht unbedenklich: das Präparat läßt auf Geräten und
Flächen einen Film zurück, der anschließend ebenfalls Anlaß zu Kontaktaller-
gien beim Personal geben kann. Die Sprühdesinfektion, zumindest in ihrer jetzigen
Form, sollte deshalb möglichst bald aus der Klinik verschwinden und durch
praktikable und unschädliche Methoden ersetzt werden; solange solche nicht existieren, kann man für Bereiche mit höchsten Anforderungen an die Aseptik auf
Laminar flow-Belüftung guten Gewissens nicht verzichten.

Weitere Hindernisse auf dem Wege zu einer zeitgerechten Aseptik sind zur
Zeit noch:

1. Ungenügende Ausbildung und Weiterbildung in klinischer Aseptik bei Ärzten, Schwestern und übrigem Personal.

Solange hier keine Änderung erfolgt, ist es ziemlich nutzlos, die Einsetzung
von Hygienebeauftragten oder Hygienekommissionen zu fordern.

2. Ungenügende Bereitstellung von Personal für die Durchführung und Kontrolle der Reinigung und Desinfektion.

3. Unzweckmäßige Konstruktion von Räumen und Geräten vom Gesichtspunkt rationeller Reinigungs- und Desinfektionsmöglichkeiten.

4. In gewissen Abständen auftauchende, für den Kliniker unverständliche
Empfehlungen, wie z.B. jüngst die der Verlegung von Teppichböden in Kranken-
zimmern [5], die auch unter Hygienikern nicht ohne Widerspruch blieb [12].

5. Das Fehlen von sinnvollen und praktikablen Vorschriften für das Betreten
des Operationsbereiches. Hier nur Schleusen zu fordern ist sinnlos, wenn man nicht
sagt, wie diese sinnvoll zu gestalten sind. Als praxisfremd erscheint es sogar,
wenn man als wichtigste Voraussetzung für das Passieren einer solchen Schleuse
eine hygienische Händedesinfektion bezeichnet, den Kleidungswechsel dagegen
ausdrücklich als zweitwichtigste Maßnahme deklariert [6]. Zweifellos geht die
Hauptgefahr bei Betreten des Operationsbereiches von bakterienbeladenem
Kleidungsstaub aus, der bei Bewegung freigesetzt wird und nicht von den Händen
des Operationspersonals; hieran ändert unseres Erachtens auch nichts das überall wieder reproduzierte „furchterregende" Bild der Abklatschuntersuchung einer
„Handinnenfläche vom Personal" [6] mit einer, wie es in der Legende heißt,
massiven Staphylokokkeninfektion. Wir stellten bei langjährigen fortlaufenden
Untersuchungen fest, daß nur bei $0,9\%$ der untersuchten Hände von Chirurgen,
bzw. Operationspersonal überhaupt plasmakoagulase-positive Staphylokokken
nachzuweisen waren; auch bei den $0,9\%$ weder in Reinkultur noch überwiegend,
sondern in jedem Fall in der Minderheit im Vergleich mit dem vorherrschenden
Staphylococcus albus [1].

Mit Verwunderung kann man demnach nur feststellen, daß inzwischen Schleusensysteme angeboten werden, deren Türen sich nach einer hygienischen Händewaschung öffnen sollen, tatsächlich aber auch öffnen, wenn lediglich der Hebel des Desinfektionsmittelspenders betätigt wird.

Dringend erforderlich erscheint es darum, daß die Deutsche Gesellschaft für Chirurgie zusammen mit Hygienikern und Mikrobiologen, sowie gegebenenfalls weiterer Fachgesellschaften einen Aseptikausschuß bildet. Seine Aufgaben sollten unter anderem sein:

1. Standardforderungen zeitgerechter Aseptik zu formulieren, unterteilt in kurz-, mittel-, bzw. langfristige Ziele und differenziert je nach Aufgabenstellung von Haus zu Haus, bzw. innerhalb eines Hauses.

2. Kurze, präzise und leicht verständliche Arbeitsanweisungen für Reinigung und Desinfektion der verschiedenen Bereiche bzw. Gegenstände herauszugeben.

3. Auf dem Markt befindliche Präparate bzw. Verfahren vom Standpunkt der klinischen Brauchbarkeit und hygienischen Wirksamkeit zu empfehlen oder zu verwerfen.

4. Eine verbesserte Schulung und laufende Fortbildung des gesamten Personals in klinischer Aseptik zu veranlassen.

Liegt ein differenzierter Katalog von Standardforderungen an die Aseptik vor, so kann jeder Chefarzt den Krankenhausträger auf örtliche Mängel aufmerksam machen und deren Abhilfe fordern. Werden diese nicht erfüllt, so liegt, falls Infektionen auftreten, die Beweislast und gegebenenfalls Regreßpflicht nicht beim ärztlichen Leiter, sondern beim Krankenhausträger.

Literatur

1. Gierhake, F. W., Brandis, H.: Klin. Wschr. **46**, 864—870 (1968)

2. Gierhake, F. W.: Postoperative Wundheilungsstörungen. Berlin-Heidelberg-New York: Springer 1970

3. Gierhake, F. W., Schwick, H. G.: Ref. auf der 24. Tagung der Société Internationale de Chirurgie, Moskau 1971, publiziert im Kongreßband der Gesellschaft

4. Grün, L.: Krankenhausplanung und Hospitalismus, Vortrag auf dem 91. Kongreß der Deutschen Gesellschaft für Chirurgie, München 1974

5. Grün, L.: Zur Hygiene der Teppichauslegware — I. Gesundh.-Wes. u. Desinfekt. **62**, 97—101 (1970)

6. Kanz, E.: Maßnahmen zur Infektionsverhütung im Operationssaal. Chirurg **40**, 391—398 (1969)

7. Kikuth, W.: Hospitalismus. Langenbecks Arch. klin. Chir. **287**, 65 (1957)

8. Lautermann, R., Grün, L.: Zur Epidemiologie der post-operativen Wundinfektionen in der Gesichtschirurgie. Dtsch. med. Wschr. **83**, 922—924 (1958)

9. McDonald, S., Timbury, M. C.: Unusual outbreak of staphylococcal post-operative wound infection. Lancet **1957 II**, 863—864

10. Penikett, E. J. K., Knox, R., Lidell, J.: An outbreak of postoperative sepsis. Brit. med. J. **1958 I**, 812—814

11. Roedler, F.: Bundesgesundheitsblatt **17**, 1—8 (1974)

12. Schubert, R.: Umweltmedizin **1**, 231—233 (1973)

13. Shooter, R. A., Griffiths, J. D., Cock, J., Williams, R. E. O.: Outbreak of staphylococcal infection in a surgical ward. Brit med. J. **1957 I**, 433—436

14. Sompolinski, D., Herrmann, Z., Oeding, P., Rippon, J. E.: A series of post-operative infections. J. infect. Dis. **100**, 1—11 (1957)

15. Wanner, H. U.: Der Keimgehalt in der Luft von Operationssälen in Abhängigkeit des Belüftungsverfahrens. Immunität u. Infektion **2**, 118—122 (1974)

Prof. Dr. F. W. Gierhake
Chir. Univ.-Klinik
D-6300 Gießen
Klinikstr. 37
Bundesrepublik Deutschland

Langenbecks Arch. Chir. 337 (Kongreßbericht 1974)
© by Springer-Verlag 1974

118. Hospitalismus und Antibioticamißbrauch

S. Wysocki

Krankenhaus Salem, Heidelberg

B. Oellers

Chirurgische Universitätsklinik Heidelberg

The Changing Pattern of Infecting Organisms in Surgery

Summary. In order to control the trend of acquired bacterial resistance and the changing pattern of infecting organisms in surgery, the most important bacteria isolated from patients in the Department of Surgery in Heidelberg were recorded from 1959 to 1970. There has been an increasing incidence of gram-negative rods, particularly Pseudomonas aeruginosa and Aerobacter/Klebsiella, and a marked decrease in the incidence of Staphylococci.

A sharp reduction in the prophylactic and therapeutic use of antibiotics is necessary to slow down the development of resistent gram-negative rods.

Key words: Hospital Infections — Antibiotics — Chemoprophylaxis.

Zusammenfassung. Eine Übersicht der wichtigsten Infektionserreger (1960—1974) aus dem Untersuchungsmaterial der Chirurgischen Universitätsklinik Heidelberg zeigt eine stetige Zunahme gramnegativer Erreger, besonders Pseudomonas aeruginosa und Aerobacter Klebsiella. Besonders deutlich war diese Entwicklung bei schweren Infektionen nach Herzoperationen und bei Lungeninfektionen, die bei tracheotomierten und beatmeten Patienten auftraten. Die kurative und prophylaktische Anwendung von Antibiotica wird diskutiert und eine strenge und kritische Indikationsstellung gefordert.

Schlüsselwörter: Hospitalismus — Antibiotica — Chemoprophylaxe.

Die Resistenzentwicklung primär sensibler Erreger und der Erregerwechsel von sensiblen zu resistenteren Erregerarten sind unvermeidbare Folgen der Antibioticagabe. Das Ausmaß und die Schnelligkeit dieser Entwicklung ist aber durch eine kritische Einstellung zur Antibioticaanwendung zu beeinflussen.

Voraussetzung für den gezielten und rationellen Einsatz der Antibiotica ist die Kenntnis des jeweiligen Erregerspektrums eines Krankenhauses und der Stand der Antibioticaempfindlichkeit aller isolierten Erreger (Abb. 1).

Eine Übersicht über die 5 wichtigsten Infektionserreger, die in den letzten 15 Jahren aus dem Untersuchungsmaterial der Chirurgischen Universitätsklinik Heidelberg isoliert wurden, zeigt eine stetige Zunahme gramnegativer Erregerarten.

Hämolysierende Streptokokken und Pneumokokken wurden schon 1960 kaum mehr gefunden, der Anteil von Staphylococcus aureus fiel von 50% im Jahre 1960 auf 25—30% in den letzten 5 Jahren. Bei Escherichia coli und Proteus waren keine wesentlichen Veränderungen feststellbar. Dagegen fällt die deutliche Zunahme von Pseudomonas aeruginosa und Aerobacter/Klebsiella auf, die wegen ihrer Antibioticaresistenz besonders schwer zu therapieren sind. Diese beiden Erreger hatten in den letzten 5 Jahren unter den 5 wichtigsten Infektionserregern

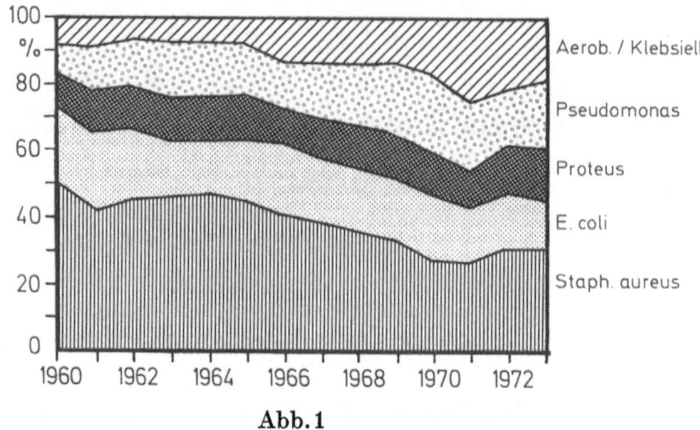

Abb. 1

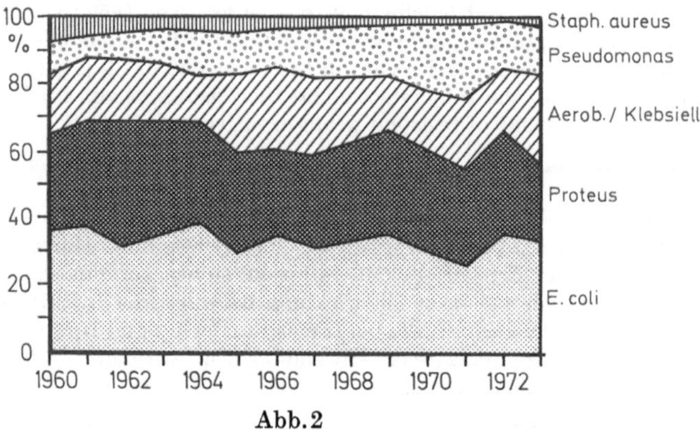

Abb. 2

einen Anteil von über 40%, während ihr Anteil Anfang der 60er Jahre noch unter 20% lag (Abb. 2).

Eine ähnliche Entwicklung findet sich bei Erregern, die aus Urinkulturen angezüchtet wurden. Staphylokokken sind hier fast vollständig verschwunden, während Pseudomonas aeruginosa und Aerobacter/Klebsiella immer mehr an Bedeutung gewonnen haben (Abb. 3).

Sehr eindrucksvoll ist auch die Zunahme dieser beiden Problemkeime bei tracheotomierten und beatmeten Patienten, die besonders intensiv mit Antibiotica behandelt wurden. Anfang der 60er Jahre dominierten noch Staphylokokken, 1966 waren Pseudomonas und Aerobacter/Klebsiella jeweils bei 50% aller Trachealabstriche nachweisbar. Bis 1974 hat sich dieser Trend noch weiter verstärkt, Staphylokokken spielen kaum mehr eine Rolle (Abb. 4).

Die gleiche Entwicklung findet sich bei schweren septischen Infektionen nach offenen Herzoperationen, wenn die Anzahl der aufgetretenen Infektionen auch gering ist.

Mitte der 60er Jahre sah man fast ausschließlich Staphylokokken-Infektionen. Seit 1969 dominieren Infektionen mit den erwähnten Problemkeimen. Durch eine gezielte Prophylaxe war es zwar gelungen, schwere Staphylokokkeninfek-

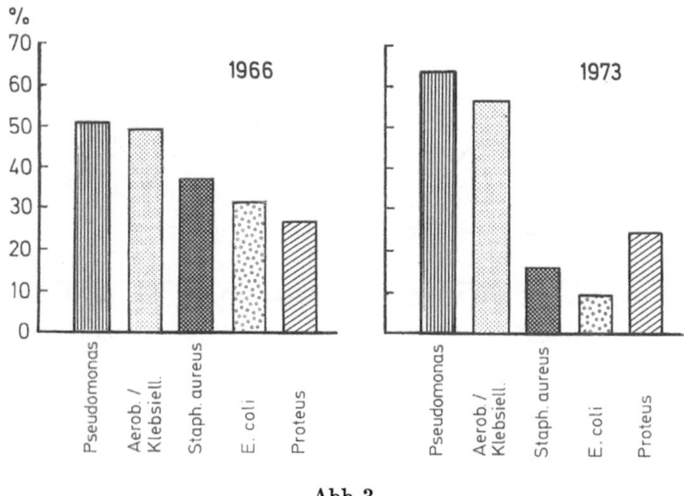

Abb. 3

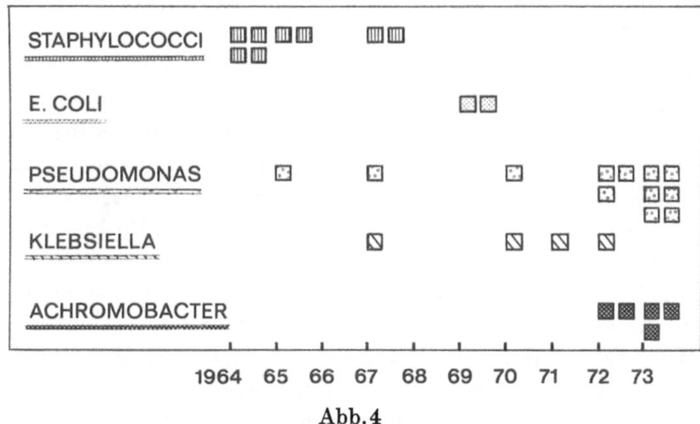

Abb. 4

tionen zu verhindern; diese wurden aber sehr rasch abgelöst durch Infektionen mit sehr viel schwieriger zu therapierenden Erregern (Abb. 5 und 6).

Während der Trend des Erregerwechsels zu den therapieresistenten Problemkeimen eindeutig und anhaltend ist, zeigt die Resistenzentwickung der verschiedenen Keimarten gegen die verschiedenen Antibiotica ein wechselndes Bild. Als Beispiel sei hier die Empfindlichkeit von Staphylococcus aureus gegen vier verschiedene Antibiotica angeführt. Von 1959—1964 war ein langsames Absinken der Empfindlichkeit gegen alle vier Antibiotica feststellbar. Dann verbesserte sich das Bild für alle vier Substanzen. Das in den letzten Jahren nur noch für die Tuberkulosebehandlung reservierte Streptomycin und die seltener angewendeten Antibiotica, wie Chloramphenicol und Tetracyclin, hatten iu nnserem Untersuchungsmaterial in den letzten Jahren wieder eine erstaunliche Staphylokokkenwirksamkeit erlangt. Die Empfindlichkeit der Staphylokokken für Penicillin G ist allerdings seit 1969 langsam wieder zurückgegangen.

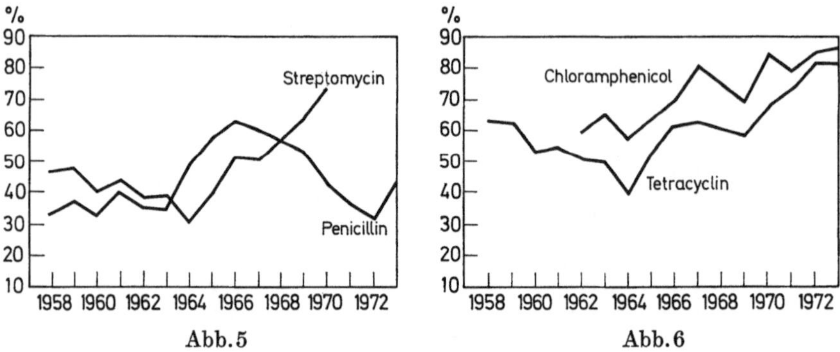

Abb. 5   Abb. 6

Die durch Resistenz und Erregerwechsel entstandenen chemotherapeutischen Lücken konnten zunächst durch die Entwicklung neuer Antibiotica immer wieder geschlossen werden. Nach den Erfahrungen der letzten Jahre scheint dieser Wettlauf aber immer deutlicher zugunsten der resistenten Erreger zu verlaufen. Wir können es uns nicht leisten, im Vertrauen auf in der Zukunft eventuell zu erwartende neue Antibiotica die uns zur Verfügung stehenden Substanzen durch eine unkritische Anwendung zu verschleißen.

Die Indikation zur kurativen Antibioticagabe bei bestehenden Infektionen ist unter Berücksichtigung der erforderlichen chirurgischen Maßnahmen relativ klar. Viel zu häufig wird aber dann — verführt durch Fortschrittsglaube und Werbung — zu den neuesten, gerade erst auf den Markt gekommenen Antibiotica gegriffen, wo eines der altbewährten Antibiotica ebenso wirksam gewesen wäre. Es ist viel sinnvoller, die neuentwickelten Substanzen zunächst für Probleminfektionen in Reserve zu halten.

So relativ klar die Indikation zur kurativen Antibioticagabe ist, so problematisch ist nach wie vor die Frage nach dem Wert oder Unwert einer Antibioticaprophylaxe. Insgesamt haben die Erfahrungen der letzten Jahre die Indikationen zur Antibioticaprophylaxe immer weiter eingeschränkt.

Die Verhütung von postoperativen Pneumonien und Harnwegsinfektionen bei liegendem Dauerkatheter sind keine chemotherapeutischen, sondern pflegerische Probleme. Die generelle Infektprophylaxe bei Abwehrschwäche oder immunosuppressiver Behandlung schadet mehr als sie nützt. In all diesen Fällen führt die Antibioticaprophylaxe nicht zu einer Senkung der Infektrate, sondern zur Superinfektion mit resistenteren Erregern und damit zu einer schwieriger zu therapierenden Infektion.

Zu erwägen ist die antibakterielle Chemoprophylaxe zur Verhütung von postoperativen Infektionen im Wundgebiet. Eine solche Prophylaxe kann die Infektrate vermindern, wenn folgende Voraussetzungen gegeben sind:

1. Der Erreger muß für das zur Prophylaxe verwendete Antibioticum empfindlich sein.

2. Ein ausreichend hoher Antibioticaspiegel muß bereits zum Zeitpunkt der Kontamination (spätestens 6 Std danach) im Gewebe erreicht sein.

Daß eine solche Prophylaxe erfolgreich sein kann, bedeutet aber nicht, daß sie auch immer indiziert ist. Nur wenn eine eventuelle Infektion für den Patienten so gefährlich wäre, daß im Vergleich dazu alle Nebenwirkungen des Antibioticaeinsatzes vernachlässigt werden können, nur dann ist die Prophylaxe erlaubt.

Eine Prophylaxe zur Verhütung postoperativer Infektionen im Operationsgebiet sollte aber auf 24—48 Std beschränkt bleiben. Ob die während der Operation in die Wunde gelangten Keime eine Infektion verursachen oder nicht, ist nach dieser Zeit im wesentlichen entschieden. Andererseits wird durch einen nur kurzzeitigen Einsatz der Antibiotica die Möglichkeit von Nebenwirkungen, wie Allergie, Toxicität, Resistenzentwicklung und Erregerwechsel, möglichst kleingehalten.

Die Indikation für eine prophylaktische Antibioticagabe zur Verhütung posttraumatischer Infektionen ist relativ weit zu stellen. Wobei zu berücksichtigen ist, daß es hier fließende Übergänge zwischen Prophylaxe und frühzeitiger Therapie gibt. In jeder Verletzungswunde, die älter ist als 4—6 Std, ist bereits eine beginnende Infektion in Gang und eine echte Prophylaxe nicht mehr möglich. Bei allen Infektionen, bei denen die lokalen Wundverhältnisse nicht durch primäre Wundexcision bereinigt werden können, wie z.B. große Trümmerverletzungen, Schuß oder Bißwunden, ist eine lokalisierte Infektion auch durch Antibiotica nicht zu verhindern; die Antibiotica können aber das angrenzende normal durchblutete Gewebe vor einem Übergreifen der Infektion schützen.

Eine weitere Indikation zur Prophylaxe ist gegeben, wenn Patienten operiert werden müssen, bei denen ein Infektionsherd vorhanden ist, insbesondere wenn in einem infizierten Gebiet operiert werden muß. Unter dem Stress der Operation und bei der Manipulation im erregerbesiedelten Gewebe werden leicht Erreger in die Blutbahn eingeschwemmt, die sofort vernichtet werden, wenn ein ausreichend hoher Antibioticaspiegel im Blut vorhanden ist. Meist gelingt es in diesen Fällen den Erreger vorher aus dem in Frage kommenden Streuherd zu isolieren, auch hier ist eine Prophylaxe für 24 Std ausreichend.

Es ist unmöglich, im Rahmen dieses Vortrages die kurative und prophylaktische Indikation für die Gabe eines Antibioticums auszudiskutieren. Es muß aber abschließend nochmals klar herausgestellt werden, daß der Einsatz der Antibiotica ein *ganz wesentlicher* Faktor für die Entstehung des mikrobiellen Hospitalismus war und ist; und daß diese schädliche Nebenwirkung der Antibioticaanwendung nur kleingehalten werden kann, wenn die Indikation zunehmend kritischer gestellt wird.

Priv.-Doz. Dr. S. Wysocki
Chir. Abt. d. Krankenhauses Salem
D-6900 Heidelberg 1
Zeppelinstr. 11—33
Bundesrepublik Deutschland

Langenbecks Arch. Chir. 337 (Kongreßbericht 1974)

119. Rundgespräch zum Thema
Hospitalismus

Teilnehmer: R. Dohrmann, Berlin — F. W. Gierhake, Gießen — L. Grün, Düsseldorf —
G. Kieninger, Tübingen — G. Linzenmeier, Essen — B. Schmidt, Berlin —
S. Wysocki, Heidelberg
Leiter: L. Koslowski, Tübingen

Zu Beginn des Rundgespräches gibt Herr Linzenmeier (Essen), zur Teilnahme
aufgefordert, einen kurzen Kommentar zu den vorangegangenen Vorträgen:
Aufgabe der Gesundheitsbehörden wird es sein, Richtlinien darüber zu erarbeiten,
was mit welchen Mitteln desinfizierbar ist und welcher Kunststoff was verträgt.
Man kann unterscheiden zwischen den Aufgaben des Bakteriologen und denen des
Hygienikers.

Wenn ein bekannter Chirurg einmal gesagt hat, es interessiere ihn nicht, wie die
Bakterien heißen, so muß festgestellt werden, daß die Identifizierung und Diffe-
renzierung der Keime gerade auch für die Prophylaxe frühzeitige Hinweise gibt.
Die als potentiell pathogen bezeichneten Keime werden, einem Ausdruck von
Rudolf Virchow folgend, auch als opportunistisch pathogen bezeichnet. Sie nützen
die technisierte Medizin in übelster Weise aus.

Zur Händedesinfektion: Hände, die mit Hexachlorophen gepflegt werden,
werden von Pilzen, gramnegativen Keimen oder Tuberkelbacillen besetzt, die
gegen Hexachlorophen resistent sind.

Was die Chemotherapie mit Antibiotica anbetrifft, so macht sie aus dem
damit behandelten Patienten ein Selektivmedium für resistente Keime. Die Einschränkung der Antibioticatherapie — nicht nur in der Prophylaxe — auf dringend notwendige Indikationen ist ein wichtiges Instrument zur Verminderung des
Hospitalismus. Ein kleiner Prozentsatz von Hospitalismusinfektionen wird auch
in Zukunft unvermeidlich sein.

Im weiteren Verlauf des Rundgespräches wurden folgende Fragen diskutiert:

Wäschekammern der Klimaanlagen. Die gründliche Desinfektion dieser Wäschekammern ist technisch fast unmöglich. Man kommt von 10^7 auf 10^2 bis 10^3 Keime
pro Milliliter herunter. Der alte Zustand ist nach 2—3 Tagen wieder erreicht, weil
die Keime eine Teilungsgeschwindigkeit von 15 min haben. Eine kontinuierliche
Zugabe von Konservierungsmitteln in die Wäschekammern der Klimaanlagen ist
die zur Zeit beste Möglichkeit, um die Keimzahlen niedrig zu halten (Grün).

Wie hoch soll der Hygienegrad auf einer Intensivstation sein? Eine Intensivstation ist keine Infektionsklinik. Man sollte versuchen, die gleichen Anforderungen wie bei einer Operationsabteilung zu stellen (Grün).

*Welche Anforderungen sind an die Desinfektion biomedizinischer Geräte zu
stellen?* Demineralisiertes Wasser ist stets mit Keimen in einer Größenordnung von
10^5 bis 10^6 kontaminiert. Für die Verwendung in Geräten muß es zumindest

pasteurisiert werden. Die häufig verwendeten 10- oder 20 l-Kanister sollten in der Praxis nicht benutzt werden, da sie kaum gereinigt und desinfiziert werden. Zu der Feststellung der Gerätehersteller von Verneblern, daß nichts passiere, wenn man Aqua dest. hineinfülle, wird darauf hingewiesen, daß Bakterienstämme in Aqua bidest. sich hervorragend vermehren können. Es muß Aqua destillata sterilisata nach DAB 7 verwendet werden (Linzenmeier).

Kann die Entgasungszeit nach Äthylenoxydsterilisation durch Anwendung von Unterdruck abgekürzt werden? Dies ist bisher nicht gelungen. Die Absorption von Äthylenoxyd an die verschiedenen Kunststoffe ist unterschiedlich. Auch eine Verkürzung der Entgasungszeit durch Erhöhung der Umgebungstemperatur auf 40—60°C erscheint unsicher (Schmidt).

Welche Methoden zur Bettendesinfektion können empfohlen werden? Das Bundesgesundheitsamt hat auf Anfrage mitgeteilt, daß es bislang keine Vorschriften über die Bettendesinfektion in Krankenanstalten gibt. Zu empfehlen sind entweder eine Zentralbettendesinfektion, die schon vom Transport und vom Personal her sehr aufwendig ist, oder eine dezentralisierte Bettendesinfektion in einem kleinen Raum von etwa 12 m². Hierdurch kann eine Keimreduktion um 95—98% erreicht werden (Grün). Im Bundesgesundheitsblatt sind Geräte zur thermischen Desinfektion von Betten angeführt. Matratzen, Kissen und Decken können damit desinfiziert werden. Hitzeempfindliche Geräte können bei niedrigen Temperaturen mit Formalindampf desinfiziert werden. Bei der Sprühdesinfektion ist eine 100%-ige Benetzung der Oberflächen nicht zu garantieren. Auch die Nebenwirkungen, insbesondere die Allergien, die beim Personal ausgelöst werden, sind nicht zu unterschätzen (Gierhake). An der Heidelberger Klinik wird eine automatische Bettendesinfektionsanlage auf chemischer Basis seit $2^1/_2$ Jahren benutzt. Damit wurden bisher etwa 10000 Betten und Operationslafetten desinfiziert. Zwei Mann sind mit dieser Anlage beschäftigt. Allergische Reaktionen beim Personal wurden bislang nicht beobachtet. Die Anlage wird für die Intensivstation und für frischoperierte Patienten verwendet. Während der Operation geht das Bett durch die Desinfektionsanlage. Der Flächenbedarf beträgt etwa 3×3 m bei einer Höhe von 2,5 m (Just). Decken werden von Hand abgesprüht. Der Vorgang dauert etwa 10 min. In einer Stunde können also etwa 6 Betten desinfiziert werden. Die Kosten für Desinfektionsmittel betragen 1,70 DM (Just).

Welchen Wert haben Reinigungsunternehmen für die Desinfektion eines Krankenhauses? Es kommt darauf an, eine wirklich zuverlässige Firma zu gewinnen, einen Leistungskatalog aufzustellen und in den Vertrag eine Regreßklausel aufzunehmen, wonach bei Nichteinhaltung des Leistungskataloges Konventionalstrafen gezahlt werden müssen. Wichtig ist das Vorhandensein von Kontrollpersonen. Sie brauchen nicht von der Klinik gestellt zu werden, sondern sollten von der Reinigungsfirma ganztägig im Hause beschäftigt werden. Zur Kontrolle gehört auch die ständige Überprüfung von Desinfektionsmittelspendern, bei denen die Dosierung des abgegebenen Desinfektionsmittels in Abhängigkeit vom Wasserdruck schwankt (Kieninger).

Bekämpfung der Pilzinfektion. Die 4. Liste der Desinfektionsmittel der Deutschen Gesellschaft für Hygiene und Mikrobiologie enthält eine größere Anzahl von Präparaten, insbesondere auf Formalin- und Aldehydbasis. Das ein-

fachste und billigste Verfahren ist die Einwirkung von 30%iger Formaldehydlösung über Nacht in einem Beutel aus Kunststoff, der verschlossen bleibt. In
2 Tagen können auf diese Weise Pilze restlos abgetötet werden (Schmidt).

Antibioticaprophylaxe. Es ist davon auszugehen, daß bei primär aseptischen
Operationen Keime nur während der Operationszeit in die Wunde gelangen können. Eine Prophylaxe ist dann zu befürworten, wenn eine eventuelle Infektion das
Operationsergebnis zunichte machen oder sogar zum Tode des Patienten führen
könnte. Dies ist beispielsweise der Fall bei der medianen Sternotomie zur Freilegung des Herzens, bei der sich im Gefolge einer Infektion eine tödliche Mediastinitis entwickeln kann. In solchen Fällen ist eine kurzfristige Prophylaxe zu empfehlen. Sinnlos dagegen ist sie bei Leistenhernienoperationen mit einer Infektionsquote von 4%. Antibioticaanwendung würde hier 90—98% der ohnehin nicht
gefährdeten Patienten der Nebenwirkungen der Antibiotica aussetzen. Nach Auffassung einer Kommission der Amerikanischen Chirurgenvereinigung ist eine
Prophylaxe von 24—48 Std ausreichend. Eine Prophylaxe, die schon am Tag vor
der Operation beginnt, erscheint dagegen nicht sinnvoll. Sie steigert nur das
Risiko an Superinfektionen der Lunge. Man sollte daher bei Beginn der Operation
eine i.v. Antibioticagabe (Penicillin) applizieren, und sich möglichst auf eine
24-stündige Anwendung beschränken (Wysocki).

Abschließend wird noch einmal darauf hingewiesen, daß die Hauptlast der
Hygienemaßnahmen vom Pflegepersonal getragen werden muß. Auf seiner Zuverlässigkeit basiert der Erfolg. In den Nächten ist infolge des Einsatzes un-
geprüfter Hilfskräfte in den Krankenhäusern die Hygiene vielfach noch unzureichend. Hier sind Kontrollen unbedingt erforderlich.

Prof. Dr. L. Koslowski
Chir. Univ.-Klinik
D-7400 Tübingen
Calwer Str. 7
Bundesrepublik Deutschland

L. Geschwulstbehandlung: Operation oder Bestrahlung

Langenbecks Arch. Chir. 337 (Kongreßbericht 1974)
© by Springer-Verlag 1974

120. Struma maligna

K. Keminger

I. Chirurgische Universitätsklinik Wien

Struma maligna

Summary. Life expectancy in cancer depends more than has hitherto been acknowledged on the morphology and stage of the tumor and the age and sex of the patient. Surgical intervention is the main tool tool in both diagnosis and treatment. Percutaneous radiation improves survival rates *only* in stages II—IV in undifferentiated carcinomas and sarcomas. In the case of differentiated carcinomas in stages III—IV postoperative radioactive iodine (^{131}I) is indicated. Good results are reported with metastases storing radioiodine.

The treatment regime must be decided upon by surgeons, internists, and radiotherapists working together as a team.

Key words: Struma maligna — Life Expectancy — Therapy.

Zusammenfassung. Tumormorphologie, Tumorstadium, Alter und Geschlecht bestimmen *mehr als bisher berücksichtigt wurde* die Lebenserwartung. Die Operation steht sowohl als diagnostische, als auch therapeutische Maßnahme an erster Stelle. Die *percutane Strahlentherapie* verbessert bei *undifferenzierten Carcinomen und Sarkomen nur* im Tumorstadium II—IV die Überlebenszeiten. Bei *differenzierten Carcinomen* ist im Stadium III—IV postoperativ ^{131}J angezeigt. Gute Ergebnisse werden von radiojodspeichernden Metastasen berichtet.

Der *Therapieplan* sollte in Zusammenarbeit zwischen Chirurgen, Internisten und Strahlentherapeuten erarbeitet werden.

Schlüsselwörter: Struma maligna — Lebenserwartung — Therapie.

Die bösartigen Schilddrüsenerkrankungen setzen sich aus biologisch sehr unterschiedlichen Neoplasmen zusammen. Die Frage: *Operation oder Bestrahlung* stellt sich in dieser Form nicht. Nicht das *Entweder Oder*, sondern das *Wann und Wie* ist hier die Frage, der sich die Schilddrüsenhormontherapie noch hinzugesellt.

Grundlage meines Referates ist die statistische Auswertung des eigenen Krankengutes von 653 Fällen, sowie Erfahrungen aus größeren Behandlungsserien der Literatur. Bevor ich auf die eingangs gestellte Frage eingehe, müssen jedoch jene Korrelationen zwischen Schilddrüsenneoplasma und Lebenserwartung aufgezeigt werden, die entscheidend die Behandlungsergebnisse beeinflussen: *Tumormorpho-*

Autoren	Staat	Gesamt	Karzinome Papillär n	%	Follikulär n	%	Undiff. n	%	Sarkome n	%
Mc DERMOTT et al.	USA	190	89	73	45	71	45	17	–	–
FUJIMORI	Japan	1.648	946	80	217	71	44	0	–	–
LACOUR et al.	F	494	84	85	–	–	53	4	–	–
RICCABONA	A	201	——— 69 % ———					14		0
BENUA et al.	USA	705	393	68	80	61	85	24	45	0
RUSSEL et al.	USA	570	116	82	84	73	–	–	–	–
z. WINKEL et al	BRD	290	29	76	39	36	——— 37 / 24 % ———			
WOOLNER et al.	USA	633	393	92	109	85	131	1	–	–
Eig. Krankengut	A	653	117	80	51	78	111	28	143	11

Abb. 1. Literaturübersicht der 5-Jahres-Heilung in Abhängigkeit von der Tumor-Morphologie

logie, *Tumorstadium* zu Behandlungsbeginn, *Alter und Geschlecht*, Faktoren, die mehr als bisher berücksichtigt werden sollten.

In erster Linie wird die Lebenserwartung von der *Tumormorphologie* beeinflußt (Abb. 1).

Ihre Klassifizierung ist allerdings bis heute nicht befriedigend gelöst. Kenner der Materie, wie Hedinger und Albertini stellten fest, daß die Abgrenzung einzelner Formen häufig zu unscharf und der Willkür des jeweiligen Untersuchers überlassen ist. Durch Zusammenschluß von mehreren, vielfach mit verwirrenden Eigennamen belegten Typen, sollte Abhilfe geschaffen werden. So begrüßenswert wenige Hauptgruppen sind, überfordern sie, besonders in Endemiegebieten den Pathologen.

Ein Nachteil ist auch, daß den einzelnen histologischen Hauptgruppen Carcinome mit sehr unterschiedlicher Lebenserwartung zugeordnet sind. So ist z. B. in der Gruppe der *diff. Carcinome* die 10-Jahres-Heilung der Struma Langhans mit 54 $^0/_0$ deutlich unter der der papillären und follikulären Carcinome mit 76 und 72 $^0/_0$.

Ebenso spielt das *Tumorstadium* für die Lebenserwartung eine Rolle. Um die zahlreichen Kombinationen einzuengen, damit die vergleichbaren Zahlen einer Klinik nicht zu klein werden, wurde auch hier ein Zusammenschluß zu Stadien (I—IV) angeregt.

Unabhängig von der Therapie und Morphologie sinkt die Lebenserwartung mit Zunahme der TNM-Klassifizierung. Aufgeschlüsselt nach der Tumorausdehnung verschlechtert sich, wie zu erwarten war, die Lebenserwartung je höher das *T-Stadium* ist (Abb. 2).

Im *N-Stadium* ist ebenfalls erwartungsgemäß ein signifikanter Unterschied zwischen Neoplasmen *mit* und solchen *ohne* Lymphknotenmetastasen. Während kein Unterschied zwischen der Lymphknotenmetastasierung in beide Halsregionen und in die übergeordneten Lymphgebiete besteht (Abb. 3) ist ein Unterschied zwischen der Metastasierung in *nur eine oder beide* Halsseiten deutlich.

Im *M-Stadium* haben Knochen-Metastasen eine bessere Lebenserwartung als Lungen-Metastasen.

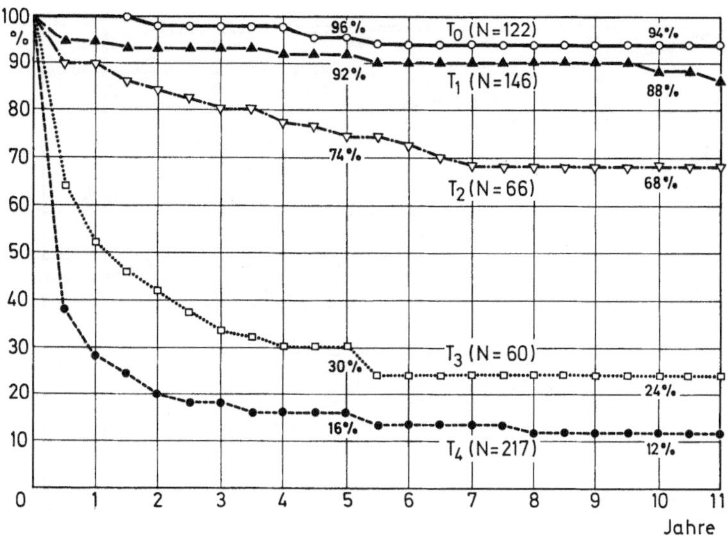

Abb. 2. Abhängigkeit der Lebenserwartung vom Tumorstadium zu Behandlungsbeginn. Langzeitbeobachtung des eigenen Krankengutes

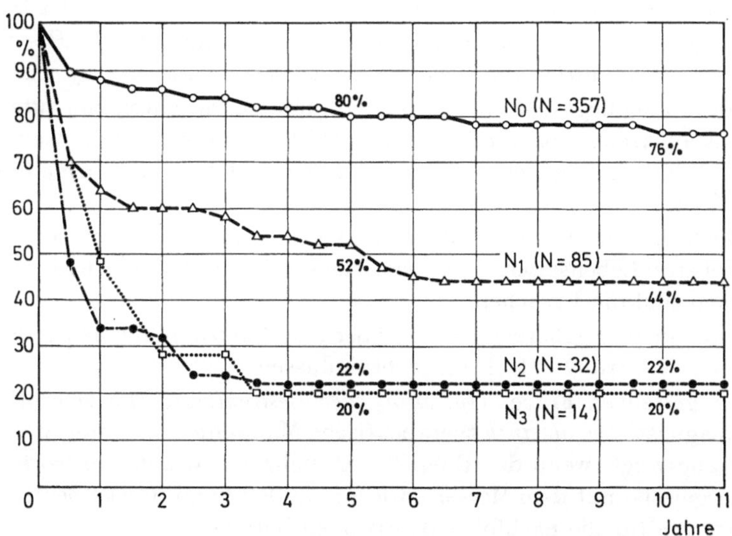

Abb. 3. Abhängigkeit der Lebenserwartung vom Metastasierungsgrad. Langzeitbeobachtung des eigenen Krankengutes

Vergleicht man die TNM-Klassifizierung mit der Histologie, so zeigt sich, daß die Lebenserwartung im TNM-System *auch* von der Tumorhistologie mitbestimmt wird.

So hat z. B. das Stadium IV eines *diff. Carcinoms* eine wesentlich bessere Lebenserwartung als das Stadium IV eines *undiff. Carcinoms* oder *Sarkoms*.

46*

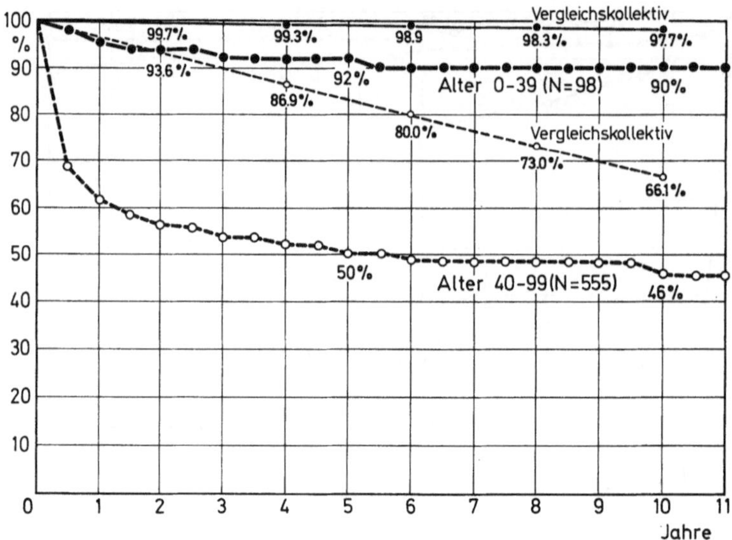

Abb. 4. Einfluß des Alters auf die Lebenserwartung

Bisweilen noch wenig beachtet ist *Alter und Geschlecht* des Patienten. Je jünger der Patient, um so besser seine Lebenserwartung (Abb. 4). Hierin unterscheidet sich das Schilddrüsenneoplasma wesentlich von anderen Organcarcinomen.

Die Begründung liegt nicht nur darin, daß jüngere Patienten von gutartigeren, ältere von Neoplasmen höherer Malignität befallen werden, sondern auch in der Eigenart, daß innerhalb gleicher Tumortypen der Verlauf in der Jugend günstiger als im Alter ist.

Schließlich haben *Männer* eine signifikant *schlechtere Lebenserwartung* als Frauen. Höheres Lebensalter, fortgeschrittenere Tumorstadien und bösartigere Tumorformen sind die Ursachen.

So viel nur in aller gebotenen Kürze über jene Faktoren, die neben der Therapie die Lebenserwartung entscheidend beeinflussen.

Nun zur gestellten Frage: *Operation oder Bestrahlung?* Die Operation steht *sowohl* als diagnostische *als auch* therapeutische Maßnahme an erster Stelle. Sie ist auch dann angezeigt, wenn der Eingriff nur mehr als *palliativ* zu werten ist. Je mehr Tumorgewebe mit dem Messer entfernt werden kann, um so besser sind die Voraussetzungen für die nachfolgende Strahlentherapie.

Auch bei Palliativoperationen sollte das Bestreben sein, möglichst viel vom Tumor zu entfernen. Ganz schlecht ist das sog. „*Anoperieren*“.

Für die routinemäßige Thyreoidektomie mit homolateraler Halslymphknotenausräumung, auch Radical Neck Dissection genannt, sprechen:

Multizentrisches Tumorwachstum, bzw. frühe intrathyreoidale Metastasierung. Russel u. Mitarb. geben in einem Krankengut von 560 malignen Strumen 87,5% Carcinominfiltrationen von Isthmus, kontralateraler Schilddrüsenseite oder Lymphknoten an. Ebenso fand Clark u. Mitarb. in 35% eine Tumorinfiltration der

Gegenseite und erzielte eine Verbesserung der 5 Jahres-Heilung durch die Thyreoidektomie von 66 auf 89%.

Gegen eine routinemäßige Thyreoidektomie spricht die doch hohe Recurrensfrequenz von 20% und bleibende Hypocalciämie von 10%. Auch haben Untersuchungen von Block u. Mitarb., sowie Tollefsen u. De Cosse nur in 8 bzw. $3,7\%$ eine Carcinomentwicklung im belassenen Schilddrüsenlappen nach 5—15 Jahren erbracht.

Wir sind seit Jahren *für* die erweiterte Radikaloperation im Sinne der RND eingetreten und haben auch die prophylaktische Lymphknotenausräumung ausgeführt. Die 5- und 10 Jahres-Überlebenszeit der einzelnen Operationsarten, ohne Berücksichtigung von Tumorhistologie und Stadium gab, in Übereinstimmung mit Buckwalter, Fujimori u.a.m. unserer Einstellung recht.

Auf die einzelnen Tumorstadien aufgeschlüsselt zeigt sich aber nun, daß im Tumorstadium I *keine* Verbesserung der 5- und 10 Jahres-Überlebenszeit durch die Radical Neck Dissection erfolgte, wohl aber im Tumorstadium II—IV.

Nach *Histologie und Operationsart* untersucht ist festzustellen:

In der Gruppe der *diff. Carcinome im Stadium I* ist die Lobektomie der erkrankten und die subtotale Resektion der kontralateralen Seite ausreichend. Eine postoperative Strahlentherapie, auf die ich noch zu sprechen komme, bringt keine Verbesserung. Im *Tumorstadium II—IV* empfiehlt sich die Lobektomie und homolaterale Lymphknotenausräumung mit weitgehendster subtotaler Resektion kontralateral. Eine Radiojodtherapie ist anzuschließen. In der Gruppe der *undiff. Carcinome* sollte routinemäßig eine RND mit anschließender percutaner Strahlentherapie erfolgen. In der *Gruppe der Sarkome*, die in Endemiegebieten häufig, in weiten Gebieten der USA so gut wie unbekannt sind, ist *keine* Verbesserung der Lebenserwartung durch *ultraradikale* Operationsmethoden zu erwarten. Hier entscheidet sich das Schicksal des Patienten mit dem Tumorstadium zu Behandlungsbeginn.

Die 5 Jahres-Überlebenszeit *mit* und *ohne percutanen Strahlentherapie* zeigt eine Literaturübersicht (Abb.5).

Die Zahlen sind, da meist keine Angaben über Tumorhistologie und Tumorstadium vorliegen wenig aufschlußreich. Es ist auch zu bedenken, daß in einem chirurgischen Krankengut weit weniger Spätfälle als in einem strahlentherapeutischen enthalten sind. Trotz dieser Einschränkung sind die Ergebnisse von Operation *und* Strahlentherapie besser als Operation *oder* Strahlentherapie.

Bei Bergfelt u. Mitarb., die eine Aufgliederung des Materials angeben, fällt allerdings auf, daß beim *diff. Carcinom* die Operation *allein* ein besseres Ergebnis hat, als Operation *und* Strahlentherapie.

Als gesichert kann heute angesehen werden, daß die Ergebnisse der Hochvolttherapie besser sind, als die der konventionellen Röntgentherapie. In der Literatur liegen die 5 Jahres-Überlebenszeiten für die *Hochvolttherapie* etwa 20% über den Ergebnissen der Röntgentherapie.

Schlüsselt man unsere Ergebnisse nach dem Tumorstadium auf so zeigt sich, daß die percutane Bestrahlung im Tumorstadium I keine Verbesserung der Lebenswerwartung bringt. Im Stadium III—IV jedoch ist die kombinierte Thera-

Autoren	OP + RÖ		nur OP		nur RÖ	
	n	%	n	%	n	%
BERARD et al.	-	26	-	-	-	15
BERGFELT et al.[*]	38	84	29	90	-	-
BERGFELT et al.[**]	34	38	15	20	-	-
BLOMFIELD	-	52	-	-	-	18
KILPATRICK et al.	-	52	-	-	-	18.2
MABILLE	-	79	-	83	-	-
Mc WHIRTER	61	89	46	65	63	32
PEMBERTON et al.	-	72.8	-	62.8	-	-
PORTMANN	-	65	-	71	-	-
WILSON et al.[*]	-	-	88	96	8	75
ZAUNBAUER	36	39	-	-	39	13
eigenes Material	191	62	221	71	-	-

[*] diff. Karzinom
[**] undiff. Karzinom

Abb. 5. Literaturübersicht der 5 Jahres-Ergebnisse nach Operation *und* percutaner Strahlentherapie, bzw. Operation *oder* Strahlentherapie

Stadium	Operation			OP + RÖ		
	n	5a %	10a %	n	5a %	10a %
I (T_{0-2}, N_0, M_0)	158	94	90	81	94	94
II (T_{0-2}, N_{1-2}, M_0)	15	90	73	12	83	83
III (T_{3-4}, N_{3-4}, M_0)	36	28	17	47	40	38
IV (T_{0-4}, N_{0-4}, M_1)	12	17	0	44	39	36

Abb. 6. Einfluß der postoperativen percutanen Strahlentherapie auf die einzelnen Tumorstadien I—IV. Vergleichskollektiv: nur operierte Patienten

pie überlegen, während sie im Tumorstadium II erst nach längerer Beobachtungszeit eine Verbesserung bringt (Abb. 6).

Nach histologischen Kriterien aufgegliedert bringt die percutane Strahlentherapie beim *diff. Carcinom* keine Verbesserung der Überlebenszeit. Sie wird von McKenzie, Wilson und anderen als wenig wirksam abgelehnt. Hingegen sind die Ergebnisse von Operation und percutaner Strahlentherapie bei den *undiff. Carcinomen* und *Sarkomen* eindeutig besser als Operation oder Strahlentherapie *allein*.

Erfolge oder Leistungen der *Radiojodtherapie* mit statistisch gesicherten Zahlen aus dem Schrifttum zu belegen, war mir nicht möglich. Von *beachtlichen* Einzelerfolgen abgesehen, darf bei der Beurteilung von Regression oder Stillstand von Metastasen nicht übersehen werden, daß das Schilddrüsencarcinom selbst mit ausgedehnten Metastasen auch ohne jeder Therapie 10 Jahre und länger unverändert bestehen bleiben kann (Hare *et al.*, Horn *et al.*, Raventos *et al.*, eigene Beobachtung).

Bei großer Schwankungsbreite in der Literatur leben im Mittel 50% noch *3 Jahre* nach Behandlungsbeginn. Hingegen liegen die 5-Jahres-Überlebenszeiten nur bei 10%, so daß eine zunehmende Entdifferenzierung im Laufe der Behandlung anzunehmen ist.

Gute Erfolge werden bei radiojodspeichernden Metastasen berichtet. So gibt Haynie u. Mitarb. eine 5-Jahres-Heilung von 67% an.

Im eigenen Krankengut ist bei nachuntersuchten 71 Fällen im Stadium III bis IV die 5-Jahres-Überlebenszeit der Kombination Operation $+$ J^{131}-Therapie mit 40% der alleinigen Operation mit 28% deutlich überlegen. Im Stadium I und II ist hingegen kein Unterschied zu beobachten.

Abschließend darf festgestellt werden: Die Behandlung der malignen Struma sollte immer eine interdisziplinäre zwischen Chirurgen, Internisten, Strahlentherapeuten und Nuclearmedizinern sein. Der Behandlungsplan kann im Einzelfall von der Norm stark abweichen.

Ich bin mir bewußt, daß noch viele Fragen offen sind. In der Kürze der Zeit konnten nur einige wesentliche Punkte, wie Einfluß von Histologie, Tumorstadium, Alter und Geschlecht auf die Lebenserwartung aufgezeigt und auf Grund eigener Ergebnisse wie Berichte aus der Literatur Richtlinien für die Therapie bekanntgegeben werden. In der anschließenden Diskussion wird noch Gelegenheit sein, weitere Fragen zu beantworten.

Literatur

Albertini, A. V.: Histologische Geschwulstdiagnostik. Stuttgart: 1955
Benua, R. S., Civale, N. R., Sonnenberg, M., Rawson, R. W.: Amer. J. Roentgenol. 87, 171 (1962)
Bergfelt, G. H., Engström, H., Hedberg, K., Kock, N. G., Rosengren, B.: Acta chir. scand. 135, 127 (1969)
Block, M. A., Brush, B. E., Horn, R. C.: Arch. Surg. 80, 715 (1960)
Blomfield, G. W.: Proc. roy. Soc. Med. 51, 522 (1958)
Buckwalter, J. A.: Arch. Surg. 98, 579 (1969)
Buckwalter, J. A., Thomas, C. G., Jr.: Ann. Surg. 176, 565 (1972)
Clark, R. L., Ibanez, M. L.: Arch. Surg. 92, 23 (1966)
Clark, R. L., Hill, C. S., Jr., White, E. C.: In: Thyroid cancer. Berlin-Heidelberg-New York: Springer 1969
Fujimori, M., Jussawalla, D. J., Pilheu, F. R., Rakow, A.: In: Thyroid cancer. Berlin- Heidelberg-NewYork: Springer 1969
Hare, H. F., Salzman, F. A.: Amer. J. Roentgenol. 63, 881 (1950)
Haynie, Th. P., Nofal, M. M., Beierwaltes, W. H.: J. Amer. med. Ass. 183, 303 (1963)
Hedinger, Ch.: In: Thyroid cancer. Berlin-Heidelberg-New York: Springer 1969
Horn, R. C., Jr., Radvin, I. S.: J. clin. Endocr. 11, 1166 (1951)
Horn, R. C., Jr., Radvin, I. S.: Ann. Surg. 126, 140 (1947)
Kilpatrick, R., Bloomfield, G. W., Neal, F. E., Wilson, G. M.: Quart. J. Med. 26, 209 (1957)
Lacour, J., Tubiana, M., Roujean, J., Marchant, R. G., Weiler, J.: In: Thyroid cancer. Berlin-Heidelberg-NewYork: Springer 1969
Mabille, J. P.: Ann. radiol. 4, 477 (1961)
McDermott, W. V., Morgan, W. S., Hamlin, E., Cope, O.: Endocrinology 14, 1336 (1954)
McKenzie, A. D.: Arch. Surg. 102, 274 (1971)
Wilson, St. M., Bock, G. E.: Arch. Surg. 102, 285 (1971)
Pemberton, J., Black, B. M.: Surg. Gynec. Obstet. 69, 417 (1939)
Portmann: Amer. J. Roentgenol. 46, 454 (1944)
Raventos, A., Winship, T. O.: Radiology 83, 501 (1964)
Riccabona, G.: Die endemische Struma. München-Wien: Urban & Schwarzenberg 1972

Russel, W. O., Ibanez, M. L., Clark, R. L., White, E. C.: Cancer **16**, 1425 (1963)
Tollefsen, H. R., DeCosse, J. J.: Amer. J. Surg. **108**, 547 (1964)
McWhirter, R.: In: Thyroid cancer. Berlin-Heidelberg-New York: Springer 1969
zum Winkel, K.: Verh. dtsch. Ges. inn. Med. **70**, 879 (1964)
Wieland, C. P., Gelinsky, A., Hymmen, U., Kuttig, H., Weitzel, G., zum Winkel, K.:
    Strahlentherapie **132**, 538 (1967)
Woolner, L. B., Beahrs, O. H., Black, B. M., McConahey, W. M., Keating, F. R., Jr.: Amer.
    J. Surg. **102**, 354 (1961)
Zaunbauer, W.: Wien. med. Wschr. **102**, 993 (1952)

Prof. Dr. K. Keminger
I. Chir. Univ.-Klinik
A-1090 Wien
Alserstr. 4
Österreich

Langenbecks Arch. Chir. 337 (Kongreßbericht 1974)

121. Die Therapie des Mammacarcinoms

Sven J. Kister

Mammaklinik des Columbia Presbyterian Medical Center New York, New York

The Treatment of Breast Cancer

Summary. At the Breast Clinic of Columbia Presbyterian Medical Center all patients with Columbia Clinical Stage A and B carcinomas undergo a Haagensen-type radical mastectomy. Ten-year survival rates are 70% and 43%, respectively. Almost all women will receive postoperative internal mammary radiation, and those with more than eight positive lymph nodes receive total radiation. Comparative studies show the Haagensen radical mastectomy to be superior to all other surgical forms of treatment.

Key words: Breast Cancer — Radical Mastectomy.

Zusammenfassung. In der Mammaklinik in Columbia erreichen wir mit der radikalen Mastektomie nach Haagensen für alle Mammacarcinome im Stadium A und B eine 10-Jahres-Überlebensrate von 70% und 43%. Fast alle Patientinnen erhalten prophylaktische Bestrahlung der inneren Mammaregion, diejenigen Patientinnen mit 8 oder mehr befallenen Lymphknoten erhalten Vollbestrahlung. Patientinnen der Stadien C und D werden nur bestrahlt. Bei Vergleich der verschiedenen Behandlungsmethoden ergibt die radikale Mastektomie nach Haagensen die besten Resultate in operablen Fällen.

Schlüsselwörter: Mammacarcinom — Radikale Mastektomie.

Vor mehr als 80 Jahren (1891) veröffentlichte Halsted (Halsted, 1890—1891) seine neue radikale Technik für die Behandlung des Mammacarcinoms, die er bei 13 Patientinnen erstmals angewendet hatte. Obwohl Halsted in New York Medizin studiert hatte, verbrachte er mehrere Jahre in Deutschland, wo er die chirurgischen Prinzipien Volkmanns (Volkmann, 1875), und die hervorragenden anatomischen-pathologischen Studien des Lymphkreislaufes bei Krebsmetastasierung kennengelernt hatte.

Die Studien in Deutschland beeinflußten Halsted zweifellos in der Entwicklung seiner chirurgischen Einstellung zur Behandlung des Mammacarcinoms. Nach anatomisch-pathologischen Prinzipien ist radikale Blockresektion der Brust die optimale operative Krebstherapie.

Im November 1894 berichtete Halsted (Halsted, 1894—1895) über die Behandlungsergebnisse der radikalen Entfernung des Mammacarcinoms bei 50 Patientinnen. Während der 5-Jahres-Nachbeobachtungszeit ergaben sich nur 3 Lokalrezidive und dies zu jener Zeit als Lokalrezidive fast bei allen Patientinnen vorkamen, die mit verschiedenen eingeschränkten Operationsverfahren behandelt wurden, und als die meisten Chirurgen an die Unheilbarkeit des Mammacarcinoms glaubten (Paget, Jr., 1863).

Im selben Jahre, d.h. 1894, zweifellos unabhängig von Halsted, berichtete Meyer (Meyer, 1894) ebenfalls aus New York, über seine Technik der radikalen Operation für den Brustkrebs. Sie war im Prinzip der Blockresektion ähnlich, hatte aber wesentliche technische Unterschiede.

Haagensen, der sich stets als Schüler Halsteds bezeichnete, ist der Meinung, daß die radikale Mastektomie nach Halsted im anatomischen Sinne die beste chirurgische Methode der Behandlung des Mammacarcinoms darstellt.

1946 entwickelte Haagensen (Haagensen, 1946) seine eigene Technik der radikalen Mastektomie, allerdings auf der Grundlage der Halsted-Operation. Sie ist wesentlich genauer und vollständiger als die Halstedsche und trägt mit Recht die Bezeichnung „radikale Mastektomie" nach Haagensen.

Als ein Schüler Haagensens und „Erbe" seines Krankengutes sowie der Mammaklinik am Columbia Presbyterian Medical Center bin ich meinerseits überzeugt, daß die besten Behandlungsergebnisse bezüglich 10-Jahres-Überlebenszeit, ohne Lokalrezidive, durch die radikale Mastektomie nach Haagensen erreicht werden.

Klinisches Material

Am Columbia Presbyterian Medical Center verfügen wir seit 40 Jahren über eine spezielle Klinik für die Behandlung der Brustkrankheiten. An dieser Klinik arbeiten Chirurgen, Strahlentherapeuten und Spezialisten für chirurgische Pathologie zusammen, und aus ihren Studien geht auch unsere Betrachtungsweise über die Behandlung des Mammacarcinoms hervor.

Die Vielgestaltigkeit biologischen Geschehens, z. B. der histologische Typus des Carcinoms, die Hormonabhängigkeit, die immunologischen Betrachtungen des Wirtsgewebes und des Carcinoms — obwohl von großer theoretischer Wichtigkeit — können heute noch nicht genau ermessen werden und haben deshalb keine praktische klinische Verwendbarkeit erlangt.

Die präzisen klinischen Befunde in der Brust und die Palpation der Axilla, besonders die Unterscheidung zwischen klinisch befallenen und klinisch nicht befallenen Lymphknoten, liefern die Basis für unsere klinische Klassifikation des Mammacarcinoms: die sog. „Columbia Clinical Classification" (Tab. 1).

Diese klinische Klassifikation ist gänzlich verschieden und getrennt von der pathologischen Einteilung des Brustcarcinoms, die auf den mikroskopischen Studien der bei der Operation entfernten Axillardrüsen beruht. Die klinische Klassifikation muß *vor der Behandlung* durchgeführt werden. Wenn sie einmal festgelegt ist, wird sie *niemals* geändert, ungeachtet dessen, was auch die Befunde der Pathologie nach der Behandlung ergeben mögen.

Die Beurteilung der Wirksamkeit der Behandlung muß je nach deren Erfolg in den verschiedenen klinischen Stadien des fortgeschrittenen Brustkrebses vorgenommen werden. In gleicher Weise hat der Vergleich der verschiedenen Behandlungsformen zu geschehen, nämlich in der Gegenüberstellung der Ergebnisse, bezogen auf das jeweilige klinische Stadium. Wir finden, daß unsere Klassifikation sowohl praktisch als auch überraschend zuverlässig ist.

In der Mammaklinik am Columbia Presbyterian Medical Center hat sich diese klinische Einteilung schon lange bewährt und gilt als die genaueste Methode für die Beurteilung des Entwicklungsstadiums des Brustcarcinoms. Der Befund der pathologischen Untersuchung der befallenen Lymphknoten aus den Präparaten nach radikaler Mastektomie hat diesen klaren Zusammenhang zwischen der Häufigkeit histologisch nachgewiesener Axillarmetastasen und dem klinischen Stadium der Axilla bewiesen (Tab. 2).

Tabelle 1

KLINISCHE EINTEILUNG DES MAMMAKARZINOMS NACH COLUMBIA

"DIE COLUMBIA CLINICAL CLASSIFICATION"

Klinisches
Stadium A. Kein Oedem oder, Ulceration der Haut. Keine Verwachsung des Tumors mit der Brustwand. Axillare Lymphknoten nicht klinisch befallen.

Klinisches
Stadium B. Kein Oedem, oder Ulceration der Haut. Keine Verwachsung des Tumors mit der Brustwand. Die Lymphknoten in der Axilla sind Klinisch befallen; sind aber kleiner als 2.5 cm. im horizontalen Durchmesser und sind weder mit der überligenden Haut noch mit dem tieferen Inhalt der Achselhohle verwachsen.

Klinisches
Stadium C. Eines der 5 wichtigen Zeichen des fortgeschrittenen Mammakarzinoms muss vorhanden sein:

1. Hautoedem von begrenzter Ausdehnung; weniger als ein drittel der bedeckenden Haut.
2. Ulceration der Haut.
3. Feste Verwachsung des Tumors mit der Brustwand.
4. Ausgedehnte Beteiligung der axillaren Lymphknoten: Ein einzelner Knoten oder eine Gruppe von confluierenden Lymphknoten von mindestens 2.5 cm. im horizontalen Durchmesser.
5. Verwachsung der axillaren Lymphknoten mit der ausseren Haut oder den tieferen Geweben der Axilla.

Klinisches
Stadium D. Alle anderen Patienten mit weiter fortgeschrittenem Mammakarzinom, einschliesslich:

1. Eine Kombination von zwei oder mehr der fünf obengenannten wichtigen Zeichen (Stadium C).
2. Ausgedehntes Oedem der Haut (bei dem mehr als ein drittel der Mammaoberfläche in Mitleidenschaft gezogen ist).
3. Satelliten Hautmetastasen.
4. Die sogenannte "entzündliche Form" des Karzinoms.
5. Supraclaviculare Lymphknoten sind klinisch befallen.
6. Ein parasternaler Tumor, als Zeichen von Metastasen der Mammaria interna.
7. Oedem des Armes.
8. Fernmetastasen.

Ebenfalls existiert ein präziser Zusammenhang zwischen der Zahl der befallenen Axillarlymphknoten, der 10-Jahres-Überlebensrate und dem Lokalrezidiv. Diese Zusammenhänge sind, obwohl nicht absolut, von großer Hilfe für den Chirurgen in seiner Wahl der Therapie (Tab. 3 und 4).

Unsere Behandlungsmethode und Behandlungsresultate

Die Endresultate der radikalen Mastektomie in einer Serie von 882 Patientinnen in den Jahren 1935—1963 werden in der Tab. 3 dargelegt. Die 608 Haagensen-Patientinnen in Stadium A haben eine 10-Jahres-Überlebensrate von $70^0/_0$. 186 Patientinnen des Stadiums B haben eine 10-Jahres-Überlebensrate von $43^0/_0$.

Tabelle 2

RADIKALE MASTEKTOMIE IN DER BEHANDLUNG DES MAMMAKARZINOMS

KLINISCHE UNTERSUCHUNG (PALPATION) DER AXILLA IM
ZUSAMMENHANG MIT DEN HISTOLOGISCH
NACHGEWIESENEN AXILLARMETASTASEN

HAAGENSEN 1935-1973, KISTER 1967-1973

KLINISCHES STADIUM DER AXILLA	ANZAHL PATIENTEN		HISTOLOGISCH NACHGEWIESENE AXILLARMETASTASEN ANZAHL UND %			
	HAAGENSEN	KISTER	HAAGENSEN		KISTER	
			ANZAHL	%	ANZAHL	%
LYMPHKNOTEN NICHT BEFALLEN	779	232	234	30	75	32
LYMPHKNOTEN BEFALLEN ABER KLEINER ALS 2.5 CM IM DURCHMESSER	240	76	179	75	56	74
LYMPHKNOTEN BEFALLEN GRÖSSER ALS 2.5 CM IM DURCHMESSER	44	5	41	93	5	100
	1063	313	454	43	136	43

Diese Überlebensraten sind absolute, d.h. alle Patientinnen, die während der 10-Jahres-Nachbeobachtungszeit starben, oder die wir nicht nachbeobachten konnten, sind eingeschlossen.

Wir sind in unserer Mammaklinik in Columbia seit langem zu dem Entschluß gekommen, daß die radikale Mastektomie nur bei solchen Patientinnen, die eine Heilungschance haben, vorgenommen wird. Gemäß unserer Erfahrung ist dies der Fall bei Kranken im Stadium A oder B nach unserer Clinical Columbia Classification. 328 Patientinnen im klinischen Stadium A und B hatten befallene axillare Lymphknoten. 268 von diesen Patientinnen erhielten keine Strahlentherapie, davon hatten 2 Lokalrezidive. 60 Patientinnen erhielten Strahlentherapie, keine Lokalrezidive erschienen; 12 Axillardrüsen waren im Durchschnitt befallen.

Die Ergebnisse der 1007 Triplebiopsien zwischen 1951—1966 erwiesen häufige Metastasen in Lymphknoten an der Mammaria Interna. Seit 1969 (Haagensen et al., 1969) erhalten fast alle Patientinnen prophylaktische Bestrahlung der inneren Mammaregion. Patientinnen mit 8 oder mehr befallenen Lymphknoten erhalten Vollbestrahlung.

70 Patientinnen mit dem fortgeschrittenen Stadium C oder D, die nichtdestoweniger eine radikale Mastektomie hatten, sind in diesen Serien einbegriffen. Sie stammen größtenteils aus früheren Jahren, als wir noch zu wenig Kenntnis darüber hatten, daß diese Patientinnen in fortgeschrittenem Stadium nicht operiert werden sollten.

Patientinnen des klinischen Stadiums C und D ohne Fernmetastasen werden nur mit Strahlentherapie behandelt (Carcinom histologisch bewiesen). Patientin-

Tabelle 3

RADIKALE MASTEKTOMIE NACH HAAGENSEN IN DER
BEHANDLUNG DES MAMMAKARZINOMS

AUSMASS AXILLARER METASTASEN IM
ZUSAMMENHANG MIT 10-JAHRES-ÜBERLEBENSRATE

(HAAGENSEN 1935-1963)

COLUMBIA CLINICAL CLASSIFICATION	ZAHL DER BEFALLENEN AXILLÄREN LYMPHKNOTEN	ANZAHL PATIENTEN	10-JAHRES-ÜBERLEBENSRATE	
			ZAHL	%
STADIUM A	0	418	320	77
	1 - 3	131	89	68
	4 - 7	30	10	33
	8 - +	29	6	20
	Total	608	425	70
STADIUM B	0	48	34	70
	1 - 3	61	27	44
	4 - 7	37	14	38
	8 - +	40	5	12
	Total	186	80	43
STADIUM C	0	17	8	47
	1 - 3	21	6	29
	4 - 7	9	4	44
	8 - +	29	3	10
	Total	76	21	30
STADIUM D	0	1	0	
	1 - 3	2	1	
	4 - 7	1	0	
	8 - +	8	1	
	Total	12	2	17
TOTAL		882		

Tabelle 4

RADIKALE MASTEKTOMIE IN DER BEHANDLUNG DES MAMMAKARZINOMS

LOKALREZIDIVE IN 10-JAHR-NACHBEOBACHTUNGSZEIT IM ZUSAMMENHANG MIT DEM
KLINISCHEN STADIUM UND DEN HISTOLOGISCH NACHGEWIESENEN AXILLARMETASTASEN

COLUMBIA CLINICAL CLASSIFICATION	STATUS DER AXILLAREN LYMPHKNOTEN	ANZAHL PATIENTEN	HÄUFIGKEIT DER LOKALREZIDIVE			
			MAMMARIA INTERNA	BRUSTWAND	AXILLÄRE	TOTAL %
A	NICHT BEFALLEN	418	8	7	0	6.5
	BEFALLEN	190	8	16	0	
B	NICHT BEFALLEN	48	1	0	0	18
	BEFALLEN	138	5	26	2	
C	NICHT BEFALLEN	17	0	0	0	29
	BEFALLEN	59	5	12	5	
D	NICHT BEFALLEN	1	0	1	0	75
	BEFALLEN	11	0	7	1	
	TOTAL	822				

Tabelle 5

RADIKALE MASTEKTOMIE IN DER BEHANDLUNG DES MAMMAKARZINOMS

10-JAHR-NACHBEOBACHTUNGSZEIT ENDRESULTATE
(HAAGENSEN 1935–1963)

COLUMBIA CLINICAL CLASSIFICATION	ANZAHL PATIENTEN	LOKALREZIDIVE	FERNMETASTASEN	ÜBERLEBENSRATE
STADIUM A	608	6.5%	20%	70%
STADIUM B	186	18 %	34%	43%
STADIUM C	76	29 %	61%	30%
STADIUM D	12	75 %	100%	17%

nen mit Fernmetastasen werden bestrahlt und entweder mit Cytostatica oder Hormonen behandelt.

Die Zusammenfassung unserer Endresultate in 10-Jahre-Beobachtungszeit sind in Tab. 5 dargestellt.

Eine graphische Darstellung unserer 10-Jahres-Überlebenswahrscheinlichkeit ist dargestellt in Abb. 1 und 2 für klinische Klassifikation Stadium A und B. Hier sind nur diese Patientinnen eingeschlossen, die während der 10-Jahres-Nachbeobachtungszeit infolge des Mammacarcinoms gestorben sind.

Vergleich der verschiedenen Behandlungsmethoden

Beim Studium der Behandlungserfolge bei unseren Patientinnen und dem Vergleich mit Patientinnen anderer Kliniken kamen wir zu dem Schluß, daß mit klinischen Selektionsmethoden vergleichbare, exakte und statistisch signifikante Ergebnisse erreichbar sind, wenn die untenstehenden Regeln befolgt werden:

1. Es ist eine genaue klinische Klassifikation des Krankheitsstadiums bei allen Patientinnen zu fordern.

2. Jede Fallserie sollte aus Patientinnen jeden Alters bestehen, mit Mammacarcinom jeder Größe und in allen Sektoren der Brust gelegen, behandelt durch die Methode, die jeweils überprüft wird.

3. Die Technik der Behandlung, die getestet wird, muß in vollem Umfang beschrieben und bei jeder Patientin der Serie strikt eingehalten werden.

4. Nur Patientinnen mit allgemein anerkannten pathologischen Carcinomtypen sollten in die Versuchsserie aufgenommen werden. Patientinnen mit lobularem Carcinoma *in situ*, das wir in unserer Klinik nicht als wirkliches Carcinom ansehen und als lobulare Neoplasie bezeichnen, sollten ausgeschlossen werden.

5. Die Resultate sollten durch die Überlebensrate und das Lokalrezidiv in 10-Jahres-Nachbeobachtungszeit ausgedrückt werden. Patientinnen, die als Folge der Behandlung oder wegen einer interkurrenten Krankheit während der Nachbeobachtungszeit starben, und ebenso jene, die nicht nachkontrolliert werden konnten, sollen in die Statistik eingeschlossen werden.

KLINISCHES STADIUM **A**
DIE COLUMBIA CLINICAL CLASSIFICATION

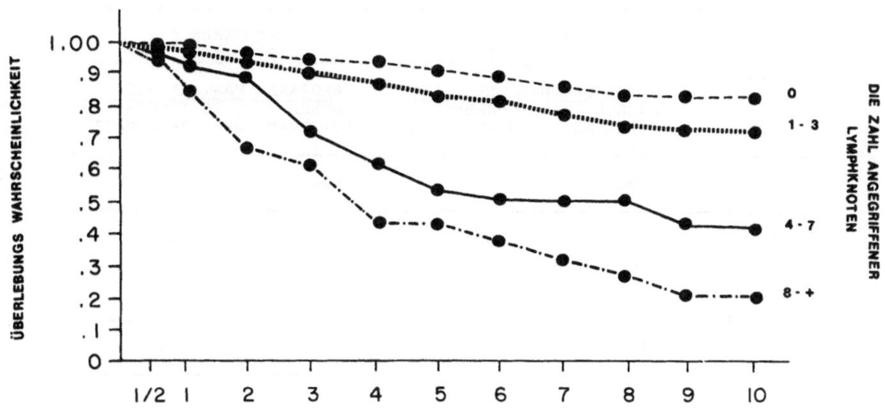

ÜBERLEBENSZEIT IN JAHREN NACH RADIKALER MASTEKTOMIE

Abb. 1

KLINISCHES STADIUM **B**
DIE COLUMBIA CLINICAL CLASSIFICATION

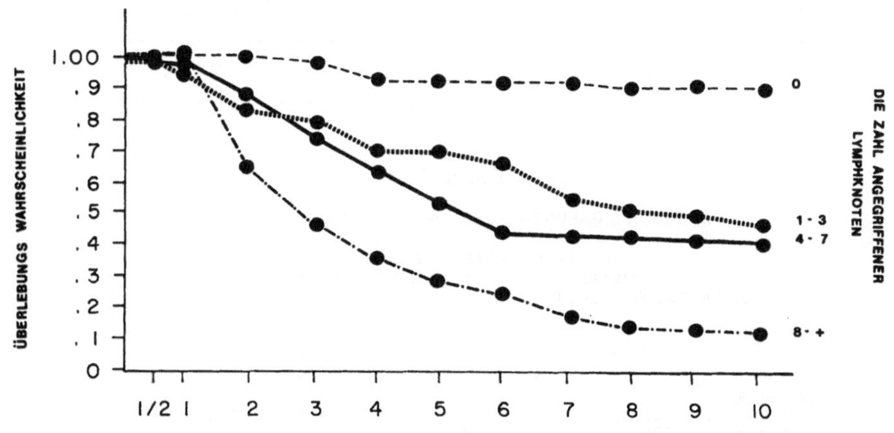

ÜBERLEBENSZEIT IN JAHREN NACH RADIKALER MASTEKTOMIE

Abb. 2

Tabelle 6

BEHANDLUNGSERGEBNISSE DES MAMMAKARZINOMS

10-JAHRES-ÜBERLEBENSRATE
COLUMBIA CLINICAL CLASSIFICATION
STRAHLENBEHANDLUNG UND RADIKALE MASTEKTOMIE

| COLUMBIA CLINICAL CLASSIFI- CATION | BACLESSE 1935 - 1951 | | HAAGENSEN 1935-1963 | |
| | STRAHLENBEHANDLUNG | | RADIKALE MASTEKTOMIE | |
	ANZAHL PATIENTEN	10-JAHRES- ÜBERLEBENSRATE	ANZAHL PATIENTEN	10-JAHRES- ÜBERLEBENSRATE
A	33	30%	608	70%
B	64	36%	186	43%
C	75	15%	76	30%
D	137	4%	12	17%

Tabelle 7

BEHANDLUNGSERGEBNISSE DES MAMMAKARZINOMS

10-JAHRES-ÜBERLEBENSRATE
INTERNATIONALE TNM KLINISCHE KLASSIFIKATION STADIUM I
LOKALE EXZISION ("LUMPECTOMY") MIT STRAHLENBEHANDLUNG UND
RADIKALE MASTEKTOMIE

| PETERS 1935 - 1962 | | HAAGENSEN 1935-1963 | |
| LOKALE EXZISION MIT STRAHLENBEHANDLUNG | | RADIKALE MASTEKTOMIE | |
ANZAHL PATIENTEN	10-JAHRES- ÜBERLEBENSRATE	ANZAHL PATIENTEN	10-JAHRES- ÜBERLEBENSRATE
129	44.5%	450	74.5%

Tabelle 8

BEHANDLUNGSERGEBNISSE DES MAMMAKARZINOMS

10-JAHRES-ÜBERLEBENSRATE
COLUMBIA CLINICAL CLASSIFICATION
EINFACHE MASTEKTOMIE (SIMPLEX) UND RADIKALE MASTEKTOMIE

| COLUMBIA CLINICAL CLASSIFI- CATION | MILLER 1927 - 1956 | | HAAGENSEN 1935-1963 | |
| | EINFACHE MASTEKTOMIE | | RADIKALE MASTEKTOMIE | |
	ANZAHL PATIENTEN	10-JAHRES- ÜBERLEBENSRATE	ANZAHL PATIENTEN	10-JAHRES- ÜBERLEBENSRATE
A	115	40%	608	70%
B	34	26%	186	43%

Tabelle 9

BEHANDLUNGSERGEBNISSE DES MAMMAKARZINOMS

10-JAHRES-ÜBERLEBENSRATE
PATIENTINNEN ÄLTER ALS 65 AUSGESCHLOSSEN
INTERNATIONALE TNM KLINISCHE KLASSIFIKATION
EINFACHE MASTEKTOMIE MIT STRAHLENBEHANDLUNG UND RADIKALE MASTEKTOMIE

| | McWHIRTER 1941-1956 | | HAAGENSEN 1935-1963 | |
| TNM KLINISCHE KLASSIFI-KATION | EINFACHE MASTEKTOMIE MIT STRAHLENBEHANDLUNG | | RADIKALE MASTEKTOMIE | |
	ANZAHL PATIENTINNEN	10-JAHRES-ÜBERLEBENSRATE	ANZAHL PATIENTINNEN	10-JAHRES-ÜBERLEBENSRATE
I	600	54%	360	78%
II	491	43%	137	55%
III	690	24%	185	45%

Tabelle 10

BEHANDLUNGSERGEBNISSE DES MAMMAKARZINOMS

10-JAHRES-ÜBERLEBENSRATE
COLUMBIA CLINICAL CLASSIFICATION
"KONSERVATIVE" RADIKALE MASTEKTOMIE (MODIFIZIERT) UND RADIKALE MASTEKTOMIE

| | HANDLEY 1946-1962 | | HAAGENSEN 1935-1963 | |
| COLUMBIA CLINICAL CLASSIFICATION | KONSERVATIVE RADIKALE MASTEKTOMIE | | RADIKALE MASTEKTOMIE | |
	ANZAHL PATIENTEN	10-JAHRES-ÜBERLEBENSRATE	ANZAHL PATIENTEN	10-JAHRES-ÜBERLEBENSRATE
A	160	63%	608	70%
B	91	37.5%	186	43%

Solch ein Untersuchungsprojekt wurde 1959 von Haagensen u. Dahl-Iversen (Haagensen, 1969) unternommen.

In letzter Zeit ist ein starker Trend zum Verlassen der radikalen Mastektomie zugunsten anderer, meist unerprobter Methoden zu verzeichnen.

In Befolgung unserer Regeln ist es gelungen, Vergleiche von 5 „populären", begrenzten Operationen mit der radikalen Mastektomie nach Haagensen zu ziehen. Tab. 6: Vergleich der Strahlenbehandlung nach Baclesse mit radikaler Mastektomie nach Haagensen; Tab. 7: Lokale Excision und Strahlenbehandlung nach Peters mit radikaler Mastektomie nach Haagensen; Tab. 8: Einfache Mastektomie nach Miller verglichen mit radikaler Mastektomie nach Haagensen; Tab. 9: Einfache Mastektomie nach Strahlenbehandlung nach McWhirter verglichen mit radikaler Mastektomie nach Haagensen, Tab. 10: „Konservative" Radikale Mastektomie nach Handley verglichen mit radikaler Mastektomie nach Haagensen.

Die Daten von den Vergleichsstudien über diese verschiedenen Behandlungsmethoden des „frühen" Mammacarcinoms (Klinisches Stadium A und B, oder
I und II) beweisen, daß in unserer Brustklinik in Columbia die besten Resultate,
sowohl bezüglich Lokalrezidive als auch bezüglich 10-Jahres-Überlebenszeit,
mit der radikalen Mastektomie nach Haagensen erreicht werden. Die Operation
ist eine Anlehnung an die radikale Mastektomie von Halsted. Es ist dies eine
wesentlich genauere und vollständigere Operation als die gewöhnliche sog.
radikale Mastektomie. Die obenstehenden Ergebnisse sind für jeden verständlich,
der diese technischen Unterschiede beherrscht.

Literatur

Baclesse: as cited in Haagensen, C. D.: Diseases of the breast, second edition, second printing.
Philadelphia: W. B. Saunders Comp. 1974
Haagensen, C. D.: A technique for radical mastectomy. Surgery **19**, 100 (1946)
Haagensen, C. D., Cooley, E.: Treatment of early mammary carcinoma: a cooperative inter-
national study. Ann. Surg. **170**, 875 (1969)
Halsted, W. S.: The treatment of wounds with especial reference to the value of the blood clot
in the management of dead spaces. Johns Hopk. Hosp. Rep. **2**, 255 (1890/91)
Halsted, W. S.: The results of operations for the cure of cancer of the breast performed at the
Johns Hopkins Hospital from June 1889 to January 1894. Johns Hopk. Hosp. Rep. **4**, 297
(1894/95)
Meyer, W.: An improved method of the radical operation for carcinoma of the breast. Med.
Rec. **46**, 746 (1894)
Paget, Sir J.: Lectures on surgical pathology, p. 630. London: Longman, Green, Longman,
Roberts and Green 1863
Peters, as cited in Haagensen, C. D.: Diseases of the breast, second edition, second printing.
Philadelphia: W. B. Saunders Comp. 1974
von Volkmann, R.: Beiträge zur Chirurgie, S. 329. Leipzig: Breitkopf u. Härtel 1875

S.J. Kister, M.D.
Columbia Presbyterian Medical Center
161 Fort Washington Ave.
New York, N. Y. 10032, U.S.A.

Langenbecks Arch. Chir. 337 (Kongreßbericht 1974)
© by Springer-Verlag 1974

122. Carcinoma of the Oesophagus—Operation or Radiation

James G. Pearson

Radiotherapy, Division of Therapeutic Radiology, University of Alberta, Canada

Summary. Extent of tumour is the decisive factor in prognosis.

Of 804 patients seen, 513 ($64^0/_0$) had no evidence of wide-spread tumour and were in sufficiently good general condition for cure to be attempted by irradiation or surgery. Within the group of 513 less unfavorable patients, as judged by three-year survival rates, those irradiated did better than those treated by surgery ($P < 0.05$) whatever the sex, age, or site. Females did better than males ($P < 0.01$) whatever the treatment, age or site. Young patients did better than the elderly ($P > 0.05$) whatever the treatment, and in the case of females. The site of the tumour in the oesophagus had little prognostic significance in this particular series.

Key words: Carcinoma — Oesophagus — Radiotherapy — Operation — Prognosis

Zusammenfassung. Die Prognose hängt hauptsächlich von der Ausdehnung des Tumores ab.

Aus 804 beobachteten Patienten zeigten 513 ($64^0/_0$) keinen Beweis eines ausgedehnten Tumores, und deren allgemeiner Zustand erlaubte den Versuch, Genesung durch Bestrahlung oder Operation zu erzielen. Innerhalb der günstigeren Gruppe von 513 (nach 3 jähriger Überlebung bewertet) waren die Ergebnisse nach Bestrahlung besser als die nach Operation, sowohl für beide Geschlechter als auch in allen Altersgruppen und für alle Lokalisationen ($P < 0.05$). In jeder Behandlungsgruppe reagierten Patientinnen besser als Patienten ($P < 0.01$) in allen Altersgruppen und für allen Lokalisationen. Jede Behandlung war unter jüngeren Patienten erfolgreicher als unter älteren ($P < 0.05$), besonders unter den Patientinnen. Die Lokalisation des Tumores innerhalb des Oesophagus machte in dieser Serie prognostisch wenig aus.

Schlüsselwörter: Carcinom — Oesophagus — Strahlentherapie — Operation — Prognose.

Eight hundred and four patients with squamous oesophageal cancer are the subject of this study. They represent nearly the whole experience of the disease during the years 1956 to 1967 in the population of $1^1/_3$ million persons in Southeast Scotland. Their prognosis in respect of three years survival is studied in relation to tumour extent, treatment, sex, age and site.

Tumour Extent

The extent of tumour was the dominant factor influencing prognosis. Two hundred and twenty six patients had evidence of blood borne distant metastases, fistula to the trachea or bronchi, other evidence of direct spread beyond the oesophagus, lymph node metastases at a distance from the primary tumour, primary more than 9 cm in extent, or various combinations of these factors. Because of the extent of tumour detected, none of these 226 patients was offered radical treatment by either radiotherapy or surgery. Only 18 ($8^0/_0$) survived more than one year, 2 more than three years and none more than five years.

In these 226 patients radical treatment was contra-indicated mainly because of:

Distant metastases	35 patients
Fistula	21 patients
Other spread beyond oesophagus	37 patients
Remote node metastases	84 patients
Primary tumour > 9 cm	49 patients
Total	226 patients

Five hundred and seventy eight patients had no such evidence of very extensive tumour. Sixty-five of these were not offered radical radiation or surgical treatment because of serious cardio-pulmonary or cerebro-vascular disease, or advanced age (39 of the 65 were aged over 75 years). Only 1 of these 65 lived just over one year. The remaining 513 patients were treated with curative intent by radiation or surgery. Within this group the only differences in tumour extent known before treatment were in respect of the length of tumour demonstrable by radiography and endoscopy. Whilst nearly half of the small number of patients with tumours no more than 3 cm in length survived three or more years and only one of the patients with a 9 cm tumour survived three years, within the range from 4 to 8 cm (which includes the bulk of the radically treated patients) no relationship between tumour size and survival could be demonstrated. However, the search for a relationship between tumour size and survival in this range is marred by the marked tendency to offer radical treatment to older patients only if they have small tumours, which probably boosts the survival rate of the group with larger tumours and reduces the survival rate of those with smaller tumours.

Of the 513 patients selected for radical treatment because of the limited extent of their tumours, 83 ($16^0/_0$) survived three or more years.

Treatment

In the 226 patients with extensive tumour and the 65 patients with other serious diseases, three year survival occurred only in exceptional circumstances and accordingly further study of the relationship between treatment and three year survival in these groups was not pursued.

Of the 513 patients with less extensive disease, 265 were treated by radical irradiation and 248 by surgery. Fifty six per cent of the irradiated patients, compared with $46^0/_0$ of those treated by surgery, were over 65 years old. However, $61^0/_0$ of those irradiated compared with $47^0/_0$ of those surgically treated were female. The age advantage to the surgical group may be balanced by the sex advantage to the irradiated group (Table 1).

Thirty seven per cent of the irradiated patients compared with $69^0/_0$ of those surgically treated had lower oesophageal tumours—that is more than 30 cm from the alveolar margin. The excess of lower half tumours is an advantage within the surgical series although the dearth of such tumours is not known to be a disadvantage within the irradiated series.

In respect of tumour extent the very precise radiographic estimate of tumour size made for each patient treated by radical irradiation is not available for

Table 1. 513 Patients treated radically

	Radiation 265 patients %	Surgery 248 patients %
Age > 65 yr.	56	46
Female	61	47
Site > 30 cm	37	69
Extent	Similar	

Table 2. 513 Patients treated radically

	Treatment	3 yr. survival % Radiation	3 yr. survival % Surgery
513 patients treated radically		20	12
Sex	280 Female	25	19
	233 Male	14	5
Age	251 < 65 yr.	26	16
	262 > 65 yr.	16	7
Site	246 Tumour < 30 cm from alveolar margin	22	12
	267 Tumour > 30 cm from alveolar margin	18	12

patients treated by surgery. Accordingly, exact comparison between the two groups in respect of tumour extent is not feasible. However, in a more general way, there was no evidence of any important difference in the average tumour extent between the radiation and surgical groups. Thus, although patients were not randomly allocated to the two series, on balance, in respect of sex, age, site and tumour extent, there does not appear to be any overall advantage for the irradiated patients as compared with those surgically treated. Nevertheless, whether female or male, young or old, in the upper oesophagus or the lower, the irradiated patients have a better three year survival rate than those surgically treated (Table 2). The survival differences are significant ($P < 0.05$) for the overall group, for males, for patients over 65, and for those with upper oesophageal tumours.

Of the 265 patients treated by radical irradiation, 54 (20%) survived three or more years whereas of the 248 patients treated by surgery, only 29 (12%) survived three or more yeras. The difference is significant. Accordingly, it appears highly probable that for the treatment of squamous oesophageal cancer radical irradiation of the type used in this series (Pearson, 1969) is to be preferred to surgical treatment of the type offered these patients (LeRoux, 1961).

Sex

Study of the 513 patients treated radically reveals the patient's sex to be an important prognostic factor. Of 280 females treated radically, 62 (22%) survived

Table 3. 513 Patients treated radically

| | | 3 yr. survival % | |
	Sex	Female	Male
513 Patients treated radically		22	9
Treatment — 265 Irradiated		25	14
Treatment — 248 Surgically treated		19	5
Age — 251 Age < 65 yr.		30	8
Age — 262 Age > 65 yr.		14	10
Site — 246 Tumor < 30 cm from alveolar margin		22	9
Site — 267 Tumor > 30 cm from alveolar Margin		22	9

three years. Of 233 males, only 21 (9%) survived three years (Table 3). The difference is significant ($P < 0.01$).

The better prognosis of females is observed whether they be treated by radiation ($P < 0.05$) or surgery ($P < 0.01$), whether they are young ($P\ 0.01$), or whether their tumours are in the upper half of the oesophagus or the lower half ($p < 0.01$).

Age

It is no surprise to observe that patients under age 65 have a better chance of surviving three years than those over 65. Of 251 patients under 65 treated radically, 51 (20%) survived three years. Of 262 aged over 65, only 32 (12%) survived three years (Table 4). Also, whether treated by irradiation or surgery, and for females, patients aged under 65 have a better prognosis than those over 65. These differences are significant ($P < 0.05$). The differences in survival shown in Table 4 by age in males, and according to site, are not statistically significant.

Site

In this series of 513 patients treated by radical radiation or surgery, study of the relationship of the site (level) of the tumour in the oesophagus to three years survival is marred by internal bias. There is a sub-group of younger females with tumours near the upper end of the oesophagus. The radiation series includes more upper oesophageal tumours and the surgical series more lower oesophageal tumours. The lower oesophageal tumours irradiated are considerably older patients than those operated (to a greater degree than occurs in patients with upper oesophageal tumours). Accordingly, interpretation of the data presented in Table 5 is difficult. It is of interest that in this series, if sex is allowed for, the prognosis for upper and lower oesophageal tumours is similar. None of the differences in survival shown in Table 5 is statistically significant. The apparent slight overall better prognosis for upper as contrasted with lower tumours might be explained by such factors as the greater proportion of younger females and the greater use of irradiation in the upper half out-weighing the higher operation mortality at this level.

Table 4. 513 Patients treated radically

		3 yr. survival %	
	Age	<65	>65
513 patients treated radically		20	12
Treatment	265 Irradiated	26	16
	248 Surgically treated	16	7
Sex	280 Female	30	14
	233 Male	8	10
Site	246 Tumour < 30 cm from alveolar margin	22	15
	267 Tumour > 30 cm from alveolar margin	18	10

Table 5. 513 Patients treated radically

		3 yr. survival %	
	Site	<30 cm	>30 cm
513 Patients treated radically		19	14
Treatment	265 Irradiated	22	18
	248 Surgically treated	12	12
Sex	280 Female	22	22
	233 Male	9	9
Age	251 < 65 yr.	22	18
	262 > 65 yr.	15	10

References

Pearson, J. G.: The value of radiotherapy in the management of oesophageal cancer. Amer. J. Roentgenol. **105**, 500—513 (1969)

Le Roux, B. T.: An analysis of seven hundred cases of carcinoma of the hypopharynx, the oesophagus and the proximal stomach. Thorax **16**, 226—255 (1961)

Dr. J. G. Pearson
Director of Radiotherapy
Dr. W. W. Cross Cancer Institute
11560 University Avenue
Edmonton, Alberta
Canada

Langenbecks Arch. Chir. 337 (Kongreßbericht 1974)

123./124. Behandlung des Osteosarkoms der Extremitäten

J. R. von Ronnen

Academisch Ziekenhuis Leiden

E. A. van Slooten

Antonie van Leeuwenhoek Ziekenhuis Amsterdam

123. Treatment of Osteosarcoma Localized in the Bones of the Extremities

Summary. Several developments (i.e. modern prosthetic techniques, psychological care before and after amputation, investigation of somatic and emotional complaints during and after the period of irradiation, favourable results of metastatectomy, prophylactic irradiation of both lungs) led the Dutch Committee on Bone Tumours to decide on a reappraisal of their view on the treatment of osteosarcoma in the bones of the extremities.

As a result, we now advocate primary ablation (amputation, etc.) and a more active standpoint with regard to surgical treatment of lung metastases in all cases where this is not contra-indicated.

Key words: Osteosarcoma — Irradiation — Surgical Therapy — Treatment Policy.

Zusammenfassung. Verschiedene Entwicklungen (moderne Prothese-Techniken, psychologische Betreuung des Patienten vor und nach der Amputation, Ergebnisse über somatische und psychische Beschwerden während und nach der Bestrahlung bei der Methode Cade, günstige Resultate der operativen Entfernung von Lungenmetastasen, Mitteilungen über prophylaktische Lungenbestrahlung) haben die Niederländische Kommission für Knochentumoren veranlaßt ihren Gesichtspunkt zur Therapie des peripheren Osteosarkoms zu revidieren.

Wir raten jetzt primäre Amputation usw. und ein aktiveres Verhalten gegenüber Lungenmetastasen an in allen Fällen wo dies nicht kontra-indiziert ist.

Schlüsselwörter: Osteosarkom — Strahlentherapie — Chirurgische Therapie — Wahl der Behandlung.

124. Metastasizing Osteosarcoma

Summary. The great majority of osteosarcomas occur in the limbs. Local recurrence is unusual. The course of the disease is decided by haematogenous metastasization. This may be influenced by elective procedures directed at the main site, i.e. the lungs. Radiotherapy and regional chemotherapy are currently being tested. Results are only preliminary, but are not unfavourable. The only therapeutic approach to clinically evident pulmonary metastases is surgical. Results in carefully selected cases are remarkably good. Criteria for extension of the indications should be defined.

Key words: Osteosarcoma, Metastasizing — Pulmonary Metastases, Treatment of.

Zusammenfassung. Die große Mehrzahl der Osteosarkoma entsteht in den Gliedmaßen. Lokalrezidive sind selten. Der Verlauf der Krankheit wird von der hämatogenen Metastasierung bestimmt. Diese kann durch elektive Maßnahmen beeinflußt werden die auf den Hauptsitz nämlich die Lungen gerichtet sind. Radiotherapie und regionäre Chemotherapie werden geprüft. Sehr vorläufige Ergebnisse sind ermutigend. Die Therapie klinisch evidenter Lungenmetastasen ist chirurgisch. Die Ergebnisse in hoch selektierten Fällen sind auffallend gut. Kriterien zur Ausweitung der Indikation sollen bestimmt werden.

Schlüsselwörter: Lungenmetastasen, Behandlung.

Die Niederländische Kommission für Knochentumore wurde im Jahre 1953 gegründet, sie hat im Laufe von mehr als 20 Jahren ein großes Archiv zusammengestellt, das jetzt etwa 3000 klinisch, histologisch und röntgenologisch gut dokumentierte Fälle umfaßt. 409 von diesen sind Osteosarkome, lokalisiert im peripheren und zentralen Skelet. Schon bald nach der Gründung wurden Anfragen um Rat hinsichtlich der Behandlung von Patienten an die Kommission gerichtet. Im Laufe der Jahre hat sich diese konsultative Aufgabe im Hinblick auf die Therapie so erweitert, daß sie jetzt zu unserer wichtigsten Tätigkeit geworden ist.

Für die Behandlung des Osteosarkoms [8] gibt es im wesentlichen drei Möglichkeiten:

1. Die radikale chirurgische Therapie;

2. die primäre Strahlentherapie, an die nach einer Überwachungsperiode, in der keine Metastasen nachweisbar sind, eine chirurgische Therapie angeschlossen wird;

3. die ausschließliche Strahlentherapie.

Die Behandlungsresultate, in 5 jähriger Überlebensdauer ausgedrückt, unter scheiden sich bei gleichartigen Patientengruppen für 1 und 2 nicht (22%).

Alleinige Strahlentherapie ergibt nach Mitteilungen der meisten Autoren schlechtere Resultate als 1 und 2, nach einigen sind die Resultate vergleichbar oder besser [6].

Die Erfahrungen bei Bestrahlungen mit 6000—7000 rad Tumordosis haben erwiesen, daß diese Dosis den Tumor in einem hohen Prozentsatz (sicher 50%) nicht vernichtet [1, 10, 11]. Bekannt ist auch, daß Dosierungen, die höher liegen, in vielen Fällen zu ernsthaften trophischen Beschädigungen der bestrahlten Gliedmaßen führen.

Von Anfang an hat die Kommission daher auf dem Standpunkt gestanden, daß die radikale chirurgische Therapie im Prinzip den Vorzug verdient, daß diese aber nur bei einer ausgewählten Gruppe empfohlen werden kann, weil bei der zu erwartenden geringen Überlebensdauer die mit der Operation unvermeidbar verbundenen Mutilationen sinnlos sind [8]. Bei dieser Auswahl wird die Methode von Cade (1947) angewandt. Das bedeutet, daß operable Patienten zunächst in 6 bis 7 Wochen mit einer Tumordosis von 6000—7000 rad bestrahlt werden. Hierauf folgt eine Beobachtungszeit von 6 Monaten nach der, wenn keine Metastasen nachweisbar sind, die radikale chirurgische Therapie angewendet wird. Im Laufe der Jahre haben wir versucht, Fälle, bei denen eine längere Überlebensdauer erwartet werden konnte, auch durch andere Methoden zu selektieren. So zeigte sich z.B., daß Osteosarkome des fibrosarkomatösen Typs und des Typs mit niedrigem Mitoseindex (weniger als 8 Kernteilungen pro 1000 Tumorkerne) eine signifikant bessere Prognose haben als die übrigen histologischen Typen [4]. Das gilt auch für bestimmte röntgenologische Typen, nämlich den „cystösen" und den subperiostalen Typ [7, 9]. Bei Patienten mit einem Osteosarkom eines dieser Typen wurde primäre radikale chirurgische Therapie empfohlen.

Die wichtigsten Erwägungen für die Anwendung einer Selektion waren:

1. bei 40% der Patienten, das sind diejenigen, bei denen in den ersten 6 Monaten nach Anfang der Therapie Metastasen auftreten, bedeutet die Operation nur

einen psychisch belastenden verstümmelnden Eingriff, ohne daß eine verlängerte Überlebensdauer erreicht wird,

2. Da etwa 50% der Patienten mit Osteosarkom innerhalb von 2 Jahren sterben, ist die Überlebensdauer bei vielen Patienten so kurz, daß für eine gute Anpassung an die Prothese die Zeit fehlt.

Diese Auffassung vertrat einer von uns (von Ronnen) im Oktober 1972 in München in einem Vortrag über die Behandlung des peripheren Osteosarkoms.

Die damalige Zusammenfassung lautete:

1. Um unnötige Verstümmelungen zu vermeiden, sollte man radikale chirurgische Therapie auf Fälle von Osteosarkom mit einer besseren Prognose beschränken,

2. Die Selektion ist auf drei Arten möglich:

a) durch die Zeit (Cade, 1947),

b) durch histologische Einordnung (Van der Heul, 1962),

c) durch röntgenologische Klassifikation (von Ronnen, 1968).

Mit Hilfe dieser Selektionsverfahren wurde versucht, die restierende Lebenszeit, vor allem von Patienten, die innerhalb von 2 Jahren sterben, so akzeptabel wie möglich verlaufen zu lassen.

Verschiedene Gründe haben dazu geführt, daß die Niederländische Kommission für Knochentumore seit Anfang dieses Jahres (1974) die eben skizzierten Richtlinien einer Neubewertung unterworfen hat. Diese Gründe sind:

1. Erfahrungen mit modernen Prothesetechniken,

2. die moderne psychologische Betreuung des Patienten,

3. Resultate einer Untersuchung über den Verlauf bei 176 Patienten, die nach der Methode Cade behandelt und in unser Archiv aufgenommen wurden [2],

4. Berichte über prophylaktische Lungenbestrahlung, um zu vermeiden, daß Mikrometastasen manifest werden [5],

5. Berichte über Erfolge, die mit aktiver Therapie von Lungenmetastasen erzielt wurden [12].

Zu 1. Die modernen Amputations- und Prothesetechniken haben zu einer sehr starken Verkürzung der früher langen Anpassungszeit geführt, so daß in vielen Fällen in 2—3 Wochen nach einer Amputation der Patient wieder beweglich ist.

Zu 2. Die Einschaltung eines Psychologen bei der Vorbereitung eines Patienten auf einen multilierenden Eingriff und bei der Betreuung danach kann vieles von der Schwere des psychischen Traumas wegnehmen.

Zu 3. Bei der Bearbeitung unseres Krankengutes hat sich herausgestellt, daß die Bestrahlungsperiode bei der Selektion nach Cade in vielen Fällen nicht ohne ernsthafte Beschwerden verläuft.

So wurde bei 50% der bestrahlten Patienten am Ende der Bestrahlungsperiode klinisch Tumoraktivität festgestellt. Als Folge hiervon blieben die Beschwerden des Patienten bestehen. Außerdem traten als Folge der Bestrahlung in den meisten Fällen Schmerzen und Funktionsstörungen auf. Dazu kommt noch, daß die Bestrahlungsperiode, und, wenn der Patient weiß, daß eventuell 6 Monate später eine Amputation folgen kann, auch die Periode nach der Bestrahlungsserie, für viele Patienten einen erheblichen Stress bedeutet.

Man muß sich also die Frage stellen, womit einem Patienten der z.B. noch 1 Jahr zu leben hat, mehr gedient ist: mit einer direkten Amputation unter psychologischer Betreuung, wobei er in 2—3 Wochen wieder mobil ist, oder: mit dem Erhaltenbleiben seiner Extremität nach einer Strahlentherapie von 6—7 Wochen, jedoch mit großer Aussicht auf Schmerzen, wobei sich oft noch herausstellt, daß die Extremität funktionell nur von dubiösem Wert ist.

Zu 4. Über die prophylaktische Lungenbestrahlung bei Osteosarkom-Patienten ist folgendes festzustellen:

Die Absicht ist, durch die Bestrahlung das Manifestwerden evtl. Mikrometastasen zu verhindern. Den Hintergrund dieser Methode bilden zwei durch Experimente gestützte Erwägungen:

1. Noch nicht sichtbare Metastasen enthalten so wenig Zellen, daß sie mit einer relativ kleinen Dosis vernichtet werden können.

2. Sehr kleine Metastasen können radiosensibler sein als größere.

Newton teilte auf dem Colston Research Symposium in Bristol 1972 seine Erfahrungen mit prophylaktischer Lungenbestrahlung bei 13 Patienten mit. Er glaubt feststellen zu können, daß diese Bestrahlungen in einer Anzahl von Fällen den Zeitpunkt des Erscheinens von Metastasen deutlich hinausgeschoben haben, und vielleicht, aber dafür ist die Beobachtungszeit noch zu kurz, das Auswachsen zu sichtbaren Metastasen verhindert haben. Seit $3^1/_2$ Jahren wird von der O.E.R.T.C., (Organisation Européenne de recherche sur le traitement du cancer), eine Untersuchung über den Wert dieser Methode durchgeführt. In einer Anzahl europäischer Zentren wurden zwei vergleichbare Gruppen von Patienten in diesen Versuch aufgenommen. Die eine Gruppe erhält eine prophylaktische Lungenbestrahlung, die andere bleibt unbestrahlt. Die gesamte midplane-Dosis beträgt 2000 rad. Von dieser Dosis ist bekannt, daß sie keine bleibende Schädigung des Lungenparenchyms verursacht [5].

Die Technik dieser Bestrahlung ist folgende: 10 Bestrahlungen von 200 Rad (midplane dosis) werden in 2 Wochen auf beide Lungen gegeben; mit der Bestrahlung muß innerhalb von 8 Tagen nach der Amputation usw. begonnen werden, während bei primärer Strahlentherapie des Tumors die Lungenbestrahlung anschließend an die Tumorbestrahlung verabreicht werden muß.

Über die Resultate ist offiziell noch nichts bekannt. Doch aus zuverlässiger Quelle wissen wir, daß in der bestrahlten Gruppe die Zahl der Fälle, bei denen Lungenmetastasen entstanden sind, deutlich zurückgegangen ist. Die definitiven Resultate des genannten Versuchs sind innerhalb kurzer Zeit zu erwarten.

Zu 5. Da in der großen Mehrzahl der Fälle (bei ca. 90$^0/_0$ unserer Fälle ist der Tumor in den Gliedmaßen lokalisiert) der primäre Tumor an einer Stelle entsteht, die eine radikale chirurgische Behandlung ermöglicht, wird der Verlauf durch das Auftreten oder Nichtauftreten von Metastasen beherrscht. Die erste Manufestation einer Metastasierung wird in der Regel in den Lungen beobachtet. Viel weniger findet man eine Aussaat in anderen Organen, z.B. in anderen Teilen des Skelets, in der Leber oder der Niere. Regionale Lymphdrüsenmetastasen kommen selten vor.

Bei der Obduktion zeigt sich jedoch, daß Metastasen außerhalb der Lungen öfter auftreten, als man nach den klinischen Untersuchungen vermuten würde. Es ist nicht klar. ob diese an anderer Stelle lokalisierten hämatogenen Metastasen unabhängig von den Lungenmetastasen entstehen oder ob sie nach dem konsekutiven Metastasierungsschema im Anschluß an die Lungenlokalisation sekundär auftreten. Bei Patienten, bei denen die Wachstumsschnelligkeit von Lungenmetastasen bestimmt werden konnte und bei denen auch an anderen Stellen hämatogene Metastasen entstanden waren, hat sich durch Messung und Vergleiche ergeben, daß diese in den meisten Fällen etwa gleichzeitig mit den Lungenmetastasen entstanden sein müssen.

Regionäre Lymphdrüsenmetastasen werden, da die Lymphabflußgebiete in der Regel nach der Amputation oder während der Warteperiode nach der Bestrahlung gut kontrolliert werden, selten ein klinisches Problem bilden.

Wenn nötig, kann eine Blockexcision durchgeführt werden. Falls durch verschiedene, auf Lungenmetastasen gerichtete Behandlungen, wie z.B. prophylaktische Lungenbestrahlung bei noch nicht manifesten Metastasen oder chirurgische Behandlung der Lungenmetastasen, die Zahl der an Lungenmetastasen sterbenden Patienten vermindert werden kann, würden sicher bei einer Anzahl von denjenigen, die sonst an Lungenkomplikationen gestorben wären, Metastasen in anderen Organen manifest werden. Damit geht dann natürlich ein Teil des günstigen Effektes der Metastatektomie verloren, aber bisher scheint von den verschiedenen Modalitäten im einzelnen eine Verbesserung der Prognose zu erwarten zu sein.

Von den Mitteilungen in der Literatur über günstige Erfahrungen mit Metastatektomie verdienen namentlich die von Sweetnam [11] und von Sweetnam u. Ross [12] erwähnt zu werden. Hinsichtlich unserer eigenen Erfahrungen (van Slooten) läßt sich folgendes sagen:

Bei einer selektierten Gruppe von 11 Patienten wurden Lungenmetastasen chirurgisch behandelt.

Von diesen leben

8 länger als 3 Jahre nach der Metastatektomie ohne nachweisbare Metastasen,
2 starben an neuen Metastasen, auch in anderen Organen,
während einer lebt mit neuen, nicht kurativ zu behandelnden, aber langsam wachsenden Metastasen.

Bei einer Gruppe von 10 Kindern, die wegen Osteosarkom der Extremitäten behandelt wurden, entstanden bei 7 Lungenmetastasen. In dieser Gruppe wurde chirurgische Behandlung angewendet, als noch eine Heilungschance zu bestehen schien.
Dies war bei 6 Kindern der Fall.
2 hatten sehr viel kleine, bei der Röntgenuntersuchung nicht wahrnehmbare Metastasen neben ein paar größeren. Es wurden daher keine Versuche zur Excision unternommen. Beide sind gestorben.
Ein Kind ist — nach Entfernung von 6 Metastasen aus beiden Lungen — ohne Lungenmetastasen an Wirbelmetastasen gestorben.
Ein anderes Kind hat zu viele neue Metastasen bekommen, um noch einen Versuch zur Excision zu rechtfertigen.
2 sind nach Thorakotomie R und L ohne Metastasen nach 14 und 42 Monaten noch am Leben.

Eine Nachuntersuchung aller Fälle von der Kommission für Knochentumore hat gezeigt, daß bei 15 % eine echte Chance (ca. 70 %) zur Verbesserung der Prognose durch zeitig ausgeführte Metastatektomie bestanden hätte.

Für die Indikation zur Metastatektomie gelten folgende Regeln:

a) Der primäre Tumor muß in toto weggenommen werden,

b) die Anzahl der Metastasen in der Lunge muß beschränkt sein,

c) während einer Beobachtungsperiode von 3 Monaten sollen sie nur sehr wenig wachsen, und es dürfen keine neuen hinzukommen.

d) an anderer Stelle dürfen keine Metastasen nachweisbar sein.

Inwieweit die prophylaktische Lungenbestrahlung anschließend an die Ablation des Tumors das Lungenmetastasierungsmuster verändern und die Indikation für eine Exstirpation der Metastasen beeinflussen wird, kann noch nicht vorausgesagt werden.

Die Behandlung mit Cytostatica als unterstützende Therapie oder zur Bekämpfung von Metastasen befindet sich noch im Anfangsstadium. Leider gehört das Osteosarkom nicht zu den Tumoren, die sehr empfindlich sind für Cystostatica (Zubrod, 1972). 1972 berichtete Jaffé über günstige Resultate bei der Behandlung von Patienten mit Lungenmetastasen mit hochdosiertem Methotrexat und anschließend verabreichtem Citrovorumfactor.

Seit November 1971 behandelt die „South West Cancer Chemotherapy Study Group" eine Anzahl von Patienten, bei denen nach einer primären Amputation noch keine Metastasierung festgestellt werden konnte, mit einer Kombination von Cyclofosfamide, Vincristin, Melphalan und Adriamycin. Diese Mittel werden in einem Zeitraum von ca. 12 Monaten gegeben [13].

Gottlieb (Houston) und Cortes (Buffalo) prüften das in Tierversuchen synergistisch wirkende Adriamycin und D.I.C. (Dimethyl Triazeno Imidazole Carboxamide) ebenfalls nach primärer Amputation [11].

Cortes u. Mitarb. berichteten auf dem Colston Research Symposium (Bristol 1972) über die Behandlung von 17 Patienten mit Lungenmetastasen mit Adriamycin [3]. In allen Fällen war der Primärtumor ein peripheres Osteosarkom.

Regression von Lungenmetastasen wurde beobachtet bei 7 Patienten, Progression bei 8, während bei 2 Patienten keine Änderung auftrat. Es muß jedoch erwähnt werden, daß Adriamycin eine deutlich toxische Wirkung hat (Alopecia, Pancytopenia, Stomatitis, Nausea, pathologische Leberfunktionswerte, Gefahr für lebensbedrohende Cardiomyopathie)!

Obwohl Versuchsergebnisse bei einer großen Anzahl von Patienten noch fehlen, wächst die Überzeugung, daß die Anwendung bestimmter Cystotatica (Methotrexat, Adriamycin, Citrovorumfactor etc.) bei der Behandlung von klinischen und subklinischen Metastasen nützlich sein kann.

Über die enventuelle Bedeutung immunologischer Behandlungsweisen kann momentan noch nichts Sicheres gesagt werden.

Die im vorstehenden dargestellten Überlegungen und Ergebnisse haben dazu geführt, daß die Kommission für Knochentumore ihren Rat in bezug auf die Behandlung von peripheren Osteosarkomen wie folgt geändert hat:

1. Primäre Strahlentherapie (Methode Cade) wird nur dann angeraten, wenn aus dem einen oder anderen Grund (z. B. bei Vorhandensein von Metastasen, Weigerung des Patienten oder der Eltern zur Amputation, psychische Faktoren etc.) primäre Amputation (oder ein umfassender Eingriff) kontraindiziert ist. Dies bedeutet also eine starke Ausweitung der Indication zu primärer chirurgischer Therapie.

2. Prophylaktische Bestrahlung der Lungenfelder anschließend an eine primäre Ablation bei Fehlen von manifesten Metastasen scheint belangreich zu werden. Die Resultate der Untersuchung der O.E.R.T.C. sollen aber, bevor man eine allgemeine Einführung anraten kann, abgewartet werden.

3. Metastatektomie von einer oder mehreren Lungenmetastasen muß ernsthaft überlegt werden, wenn

a) der primäre Tumor entfernt ist,

b) an anderer Stelle keine Metastasen nachweisbar sind,

c) während einer Beobachtungsperiode von 3 Monaten die Metastase(n) sich wenig vergrößern und

d) in dieser Periode keine neuen dazu gekommen sind.

4. Hinsichtlich unterstützender Chemotherapie beim Osteosarkom ist die Kommission der Meinung, daß diese noch nicht genügend konsolidiert ist, um in unsere Richtlinien aufgenommen zu werden.

Im Anschluß an diese neuen Richtlinien zur Therapie des peripheren Osteosarkoms möchten wir betonen, daß unsere Kommission die Anwendung einer *Bestrahlungsserie mit kurativer Dosis oder eine Amputation ohne histologische Sicherung der Diagnose absolut ablehnt.*

Das bedeutet, daß wir eine Biopsie für unumgänglich halten. Um einer evtl. Provozierung von Metastasen während der Biopsie vorzubeugen, raten wir zu einer präbioptischen Bestrahlung von 2mal 400 rad Tumordosis innerhalb von 24 Std.

Literatur

1. Cohen, P.: Radiotherapy bij de behandeling van het osteosarcoom. Jaarboek Kankeronderzoek en Kankerbestrijding) **1971—1972, 123—126**

2. Cohen, P.: wird 1974 als Dissertation in Amsterdam erscheinen

3. Cortes, E. P., Holland, J. F., Wang, J. J., Sinks, L. F.: Chemotherapy of advanced osteosarcoma. Colston Papers **XXIV**, 265—280 (1972)

4. van der Heul, R. O.,: Het periostale ossificerende fibro sarcoom en de gradering van osteosarcomen. Dissertation, Leiden 1962

5. Newton, K. A.: Prophylactic irradiation of the lung in bone sarcoma. Colston Papers **XXIV**, 307—312 (1972)

6. Papillon, J., Dutou, L.: Traitement par Cobalt 60 des sarcomes ostéogémiques. Symposium Ossium, London 1970

7. von Ronnen, J. R.,: Histological and radiographical classification of osteosarcoma in relation to therapy. A review of 245 cases in the extremities. J. Belge Radiol. 51, 215—221 (1968)

8. von Ronnen, J. R.,: The Committee on Bone Tumours in the Netherlands. Rad. clin. et biol. **38**, 30—42 (1969)

9. von Ronnen, J. R., van der Heul, R. O.: On the roentgenological diagnosis and differential diagnosis of bone sarcomas. Colston Papers **XXIV**, 97—112 (1972)

10. Stanly, Lee E., Mackenzie, D. H.: Osteosarcoma. A Study of the value of preoperative megavoltage radiotherapy. Brit. J. Surg. **51**, 252—274 (1974)
11. Sweetnam, J.: Osteosarcoma. Ann. roy. Coll. Surg. Engl. **44**, 38—58 (1969)
12. Sweetnam, R., Ross, J. K.: Surgical treatment of pulmonary metastases from primary tumours of bone. J. Bone Jt Surg. B **39**, 74—79 (1967)
13. de Vries, J. A.: Mitteilung auf dem Symposium „Beentumoren" 1973

Prof. Dr. E. A. van Slooten   Prof. Dr. J. R. von Ronnen
Antonie van Leeuwenhoek Ziekenhuis   Academisch Ziekenhuis Leiden
Amsterdam, Niederlande   Afdeling Radiologie
                                               Leiden, Niederlande

Langenbecks Arch. Chir. 337 (Kongreßbericht 1974)

125. Rundgespräch zum Thema
Geschwulstbehandlung: Operation oder Bestrahlung

Teilnehmer: P. Hermanek, Erlangen — K. H. Kärcher, Wien/Österreich — K. Keminger, Wien/Österreich — S. J. Kister, New York/U.S.A. — J. G. Pearson, Edmonton/ Canada — J. R. von Ronnen, Leiden/Niederlande — E. A. van Slooten, Amsterdam/Niederlande

Leiter: G. Hegemann, Erlangen

1. Schilddrüsencarcinom

Bei jedem Schilddrüsencarcinom ist primär eine chirurgische Therapie indiziert. Auch beim nicht radikal operablen und beim bereits metastasierten Carcinom soll die Tumormasse operativ reduziert werden, um die Chancen der externen Strahlentherapie zu erhöhen.

Bei der Prognose des undifferenzierten Schilddrüsencarcinoms besteht ein wesentlicher Unterschied zwischen kleinzelligen Carcinomen und den anderen Formen (Riesenzell- und Spindelzellcarcinomen, bzw. Sarkomen) (10-Jahre-Überlebensraten über 20% gegenüber 0%) (Hegemann).

Die externe Nachbestrahlung ist unbeschadet des histologischen Typs angezeigt,

a) bei unradikaler Operation, b) wenn der Tumor die Schilddrüsenkapsel überschritten hat, c) bei allen undifferenzierten Carcinomen (und Sarkomen) mit Lymphknotenmetastasen. Undifferenzierte Tumoren sind strahlensensibler. An manchen Zentren wird prinzipiell die totale Thyreoidektomie bevorzugt, an anderen die Lobektomie der befallenen Seite mit subtotaler Resektion des kontralateralen Lappens.

Die Komplikationsrate der totalen Thyreoidektomie kann durch Präparation des N. recurrens verringert werden (Keminger). Nicht selten (im Krankengut von Keminger in 18%) wird die Diagnose Carcinom erst nach der Resektion vermeintlich benigner Strumen von Pathologen gestellt. Wenn es sich um papilläre oder folliculäre Carcinome handelt und die sorgfältige histologische Untersuchung Tumorfreiheit der Resektionslinien ergibt, kann auf eine sofortige Nachoperation verzichtet werden; dauernde Kontrolle und konsequente suppressive Schilddrüsenhormontherapie sind hierbei Voraussetzung.

Kärcher weist auf Spätüberlebende — 10 Jahre nach Radiojodtherapie hin — und widerspricht nachdrücklich der von Crile jr., vertretenen Meinung, daß man durch alleinige Schilddrüsenhormonbehandlung das gleiche erreichen könne, wie durch Radiojodtherapie.

2. Mammacarcinom

Alle Teilnehmer stimmen darin überein, daß die Ergebnisse der Haagensenschen Klinik den Standard darstellen, an dem die Leistungen verschiedener Therapieverfahren beurteilt werden sollen. Trotz aller Diskussionen in den letzten Jahren ist bei operablen Stadien (insbesondere Columbia-Stadium A und B bzw. UICC-Stadium I und II) die komplette Mastektomie und die zwar schonende, aber sorgfältige Dissektion der Axilla nach wie vor das Verfahren der Wahl.

Kister sieht hierfür die Haagensche Technik als die geeignetste Methode an. Hermanek gibt zu denken, daß die Vollständigkeit der Axilladissektion in erster Linie von der sorgfältigen Ausführung der Operation und weniger davon abhängig ist, ob man sich methodisch der klassischen radikalen Mastektomie oder der modifizierten radikalen Mastektomie (Patey) unter Belassen der M. pectoralis bedient. Jedenfalls findet der Pathologe bei sorgfältiger Dissektion nach beiden Methoden die gleiche Zahl von Lymphknoten.

Kister und Hermanek warnen vor der heute vielfach zu beobachtenden Überschätzung randomisierter Studien, an der viele Kliniken teilnehmen. Kister betont die Gefahren, die sich durch eine unvollständige klinische Definition des Krankengutes hierbei ergeben. Hermanek weist auf eine Studie des National Surgical Adjuvant Breast Project hin, bei der die radikale Mastektomie mit und ohne Nachbestrahlung verglichen werden sollte.

Dabei schwankte die Zahl der vom Pathologen aufgefundenen Lymphknoten außerordentlich — in einem Teil der Fälle konnte kein einziger Lymphknoten nachgewiesen werden. Dies zeigt, daß de facto nicht die radikale Mastektomie studiert wurde, sondern eine Vielzahl sehr verschieden gründlicher Operationen. Unterschiedliche Therapieverfahren bei operablen Mammacarcinomen können unterschiedliche Resultate nur bei etwa 25 $^0/_0$ der Patienten bringen, nicht aber bei den etwa 35 $^0/_0$ der Patienten, die bereits okkulte Fernmetastasen haben und bei den etwa 40 $^0/_0$ der Patienten ohne lymphogene Metastasierung. Daher sind Aussagen nur an Hand sehr großer Serien zu erwarten. Die Nachbestrahlung nach radikaler Mastektomie soll nicht generell erfolgen, sondern selektiv. Die Parasternalgegend soll bei jenen Patienten nachbestrahlt werden, bei denen mit einer Metastasierung in die Mammaria interna — Lymphknoten zu rechnen ist, in erster Linie also bei Patienten mit centro-medialer Tumorlokalisation, bei Tumorgröße über 3 cm und/oder bei massiver axillärer Metastasierung. Komplette Nachbestrahlung (auch des mammären Operationsgebietes, der Axilla und der Supraclaviculargegend) wird von Kister dann empfohlen, wenn mehr als 8 axilläre Lymphknoten histologisch tumorbefallen sind. Auch Kärcher tritt nur für eine selektive Nachbestrahlung der Patienten ein, bei denen mit einer radikalen lokalen Tumorentfernung nicht gerechnet werden kann. Bei solchen Kranken ist der Wert der Strahlentherapie gesichert.

3. Plattenepithelcarcinom des Oesophagus

Hegemann betont die aus chirurgischer Sicht entscheidende Bedeutung der Lokalisation für den Vergleich der Resultate chirurgischer und radiotherapeutischer Ergebnisse. Für die oberhalb des Aortenbogens gelegenen Tumoren kann die Radiotherapie (zumindest heute) als Verfahren der Wahl gelten. Bei den unter dem Aortenbogen gelegenen Carcinomen werden die Resultate der chirurgischen Behandlung mit zunehmend tieferer Lage günstiger, was auch aus der Statistik von Pearson ersichtlich ist.

Bei alleiniger Strahlentherapie ist in 2 Jahren bei wenigstens 50 $^0/_0$ der Patienten mit Lokalrezidiven zu rechnen, die eine sekundäre chirurgische Therapie notwendig machen. Diese bietet aber schlechtere Aussichten als die frühe chirurgische Behandlung.

Entscheidend ist die Senkung der Operationsmortalität. In Erlangen konnte durch Einführung der Technik nach Lortat-Jacob seit April 1973 die Mortalität der Resektion von früher $54^0/_0$ (21/39) auf $18^0/_0$ (4/22) gesenkt werden.

Das Erlanger Behandlungsschema wird demonstriert. Pearson hofft, daß Chirurgie und Radiotherapie weitere Fortschritte machen werden. Man wird dann die gegenwärtige Situation neu überdenken müssen.

Hegemann weist darauf hin, daß man bei der Behandlung des Oesophaguscarcinoms nicht nur auf die 5-Jahres-Überlebensraten sehen kann, sondern sich immer auch fragen muß, wie man den Patienten vor der qualvollen kompletten Oesophagusobstruktion besser bewahren kann.

3. Osteosarkom

Das vor allem in England, aber auch in anderen Ländern propagierte Therapieschema von Cade (primäre Strahlentherapie, Amputation erst nach Wartezeit von etwa 6 Monaten, falls bis dahin keine Lungenmetastasen aufgetreten sind) hat in den letzten Jahren zu einer beträchtlichen Unsicherheit unter den Chirurgen geführt. Nach der klaren Stellungnahme durch von Ronnen und van Slooten sollte man nunmehr dieses Zwischenkapitel als abgeschlossen betrachten. Die sofortige chirurgische Therapie ist bei allen Formen des Osteosarkoms das Verfahren der Wahl.

Der Wert der prophylaktischen Lungenbestrahlung unmittelbar nach der Operation des Osteosarkoms kann heute noch nicht definitiv beurteilt werden. Nach vorläufigen Beobachtungen der diesbezüglichen Studiengruppe scheinen sich hier neue Perspektiven zu eröffnen. Mit der Publikation erster detaillierter Zahlen ist in Kürze zu rechnen.

Die Intensivierung der Metastasenchirurgie beim Osteosarkom sollte nach Meinung aller Teilnehmer weitere Beachtung finden. Van Slooten hält für die Indikation die Beurteilung der Tumorverdopplungszeit für wesentlich. Bei Verdopplungszeiten unter 50—60 Tagen sollte man nicht operieren, ebenso nicht bei mehr als 7 Metastasen. Bilateralität ist keine Kontraindikation gegen die Metastasenresektion. Bei der Metastasektomie wird der jeweils kleinste Eingriff, also die lokale Excision oder Segmentsektion bevorzugt.

Vor der Biopsie empfiehlt von Ronnen eine Kurzzeitvorbestrahlung mit 2×400 rad in 24 Std; Kärcher hält Gesamtdosen von 2000 rad innerhalb von 3 Tagen vor der Probeexcision für notwendig. Für die Vorbestrahlung vor Biopsien sprechen tierexperimentelle und strahlenbiologische Untersuchungen, doch ist der klinische Wert bis heute nicht bewiesen.

Prof. Dr. G. Hegemann
Chir. Univ.-Klinik Erlangen-Nürnberg
D-8520 Erlangen
Maximiliansplatz
Bundesrepublik Deutschland

M. Präkanzerosen des Verdauungstraktes — Chirurgie und Endoskopie

Langenbecks Arch. Chir. 337 (Kongreßbericht 1974)

126. Dignität der Krebsvorstufen des Verdauungstrakts

M. Eder

Pathologisches Institut der Universität München

Precancerous Lesions in the Gastrointestinal Tract

Summary. Precancerous lesions of the gastrointestinal tract are: 1. Diseases with a time-correlated risk of cancerization, 2. defined histological changes with well-known risk of malignant degeneration, 3. changes indicating an increased risk of carcinoma development in the same organ. For many conditions the risk of malignant degeneration is proved only on selected material, so that the calculated risk currently accepted seems to be too high.

Key words: Gastrointestinal Tract — Precancerous lesions.

Zusammenfassung. Krebsvorstufen am Verdauungstrakt sind: 1. Krankheiten mit zeit-korreliertem ansteigenden Entartungsrisiko, 2. definierte histologische Gewebsveränderungen mit bekannter hoher Entartungsrate, 3. Indicatorveränderungen, die auf eine erhöhte Entartungsfrequenz im gleichen Organ hinweisen. — Das Entartungsrisiko wird nur z.T. auf die erwartete Entartungshäufigkeit in der Gesamtbevölkerung bezogen, meist auf die Zahl der Erkrankten; durch Selektion des Krankengutes wird hierbei das Entartungsrisiko vielfach zu hoch eingestuft.

Schlüsselwörter: Verdauungstrakt — Krebsvorstufen — Entartungsrisiko.

Krebsvorstufen sind krankhafte Zustände, die ein gegenüber der Norm erhöhtes Entartungsrisiko aufweisen. Wenn dieses Risiko bekannt ist, so können ihm das Operationsrisiko oder Folgezustände nach Operation gegenüber gestellt werden, der Vergleich kann zur Leitlinie therapeutischen Handelns werden. Die entscheidenden Probleme betreffen hierbei eine exakte Ermittlung des Entartungsrisikos. 2 Gründe sind hierfür maßgeblich: 1. Vielfach sind Grundkrankheiten, deren Entartungsrisiko bestimmt werden soll, ungenügend präzisiert, so daß ätiologisch unterschiedliche Veränderungen mit gleichem klinischem oder pathologisch-anatomischem Endzustand zusammengefaßt bewertet werden; 2. die Ermittlung eines erhöhten Entartungsrisikos einer krankhaften Veränderung wird z.T. mit der erwarteten Entartungshäufigkeit eines Organs in der Gesamtbevölkerung verglichen, z.T. wird die prozentuale Häufigkeit von Entartungen lediglich auf die Gesamtzahl der an einer bestimmten Grundkrankheit Erkrankten bezogen.

Diese letztere Angabe über Entartungshäufigkeiten bezogen auf Erkrankte hat vielfach Anwendung gefunden, da für sie die Stellung einer Operationsindikation besonders gut brauchbar erscheint, nachdrücklich muß aber betont werden, daß hierbei durch Selektion des Krankengutes eine erhebliche Fehleinschätzung des Entartungsrisikos vorliegen kann. Die z.T. sehr unterschiedlichen Ergebnisse über das Entartungsrisiko sind größtenteils hierauf zurückzuführen.

Krebsvorstufen am Magen-Darm-Trakt können sein:

1. Krankheiten, wie z.B. die Colitis ulcerosa, die bei langem Bestehen ein mit der Zeitdauer korreliertes ansteigendes Entartungsrisiko aufweisen;

2. definierte histologische Gewebsveränderungen, die in Biopsien (gleichgültig aus welchem Grund entnommen) angetroffen werden und von denen bekannt ist, daß sie Vorveränderungen einer malignen Entartung sind;

3. Gewebsveränderungen, die an sich keine Krebsvorstufen sind, von denen aber statistisch ermittelt ist, daß im gleichen Organ, oft aber nicht aus derartigen Gewebsveränderungen selbst, gehäuft maligne Tumoren auftreten. Sie sind somit Indicatorveränderungen.

Am Oesophagus betrifft die Diskussion krankhafter Veränderungen als Krebsvorstufen überwiegend Krankheitszustände der Gruppe 1, also Grundkrankheiten mit einem in der Zeit ansteigenden Entartungsrisiko. Seit langem ist bekannt, daß auf dem Boden von Strikturen, vor allem nach Verätzungen im Kindesalter, nach einer mittleren Manifestationszeit von 20—30 Jahren Oesophaguscarcinome auftreten können, die Frequenz wird in der Literatur zwischen 3 und $5^0/_0$ veranschlagt. Die Entartungsfrequenz nach lang dauernder Achalasie mit Carcinomentwicklung im erweiterten Abschnitt wird sehr unterschiedlich angegeben, die Frequenz schwankt zwischen $0—20^0/_0$, im Mittel wird sie heute mit rund $3^0/_0$ eingeschätzt. Seltenere Erkrankungen wie das Plummer-Vinson-Syndrom sollen eine Entartungsrate bis $16^0/_0$ aufweisen. Beim Endobrachyoesophagus wird über eine Entartungsrate von im Mittel $6—7^0/_0$ berichtet, die Kombination von nachgewiesener Magenschleimhaut im distalen Oesophagus, Reflux und Carcinomentstehung wird als Dawson-Syndrom bezeichnet. Alle diese Zahlenangaben, auch die über eine gehäufte Entartung in Oesophagusdivertikeln, beruhen aber auf einem selektierten Untersuchungsgut, sie sind in der Regel auf operierte Fälle der Grundkrankheit bezogen, woraus sich erklärt, warum z.T. das Entartungsrisiko bei diesen Erkrankungen so unterschiedlich eingeschätzt wird und zu erwarten ist, daß nicht unbeträchtliche Korrekturen an den heute angenommenen Entartungsfrequenzen in Zukunft erfolgen werden.

Definierte histologische Veränderungen, die als Krebsvorstufe anzusprechen sind und somit der 2. Gruppe von Krebsvorstufen entsprechen, sind bekannt. Die Leukoplakien im klinischen und endoskopischen Sinn können nicht als Krebsvorstufen aufgefaßt werden, sie finden sich ab dem 6. Lebensjahr bei $60—70^0/_0$ aller Menschen. Wohl dagegen sind als histologisch erfaßbare Krebsvorstufen Gewebsveränderungen anzusprechen, die makroskopisch ebenfalls leukoplakisch aussehen, histologisch durch Epithelhyperplasie, Basalzellhyperplasie und Epithelatypie verschiedener Schweregrade gekennzeichnet sind und somit in ihren Merkmalen vollkommen den Dysplasien anderer Organe mit Plattenepithel, wie dem Kehlkopf oder der Portio entsprechen. Wichtig ist aber der Hinweis, daß die bioptische Entdeckung solcher Gewebsveränderungen nicht selten bereits mit einem an anderer Stelle schon infiltrierend wachsenden Plattenepithelcarcinom kombiniert ist.

Am Magen ist die Frage nach eventuellen Krebsvorstufen, obwohl diese Probleme seit Jahrzehnten bearbeitet werden, auch heute noch problematisch.

1. Magenpolypen. Bei jeder polypösen Neubildung der Magenschleimhaut kann es sich entweder um Polypen oder um polypös wachsende Carcinome handeln, eine diagnostische Abklärung ist somit notwendig. Unter den von der Schleimhaut ausgehenden Polypen bilden, abgesehen von den zahlreichen entzündlichen Pseudopolypen, die als hyperplastisch-adenomatös oder auch als hyperplasiogen bezeichneten Polypen mit $80-90\%$ die größte Gruppe. Sie sind histologisch relativ charakteristisch, bei der Entdeckung meist kleiner als 2 cm im Durchmesser; Epitheldysplasien oder Carcinomentwicklungen in diesen Polypen sind sehr selten. Obwohl somit diese häufigste Polypenart keine Krebsvorstufe darstellt, handelt es sich bei ihnen um Indicatorveränderungen dann, wenn derartige Polypen in der Vielzahl auftreten, vor allem auch wenn sie einen etwas größeren Durchmesser hierbei aufweisen. Mehrere Statistiken haben nämlich gezeigt, daß unter diesen Bedingungen statistisch eine gehäufte Korrelation zum Auftreten von Magencarcinomen besteht, wobei aber die Carcinome meist gar nicht aus diesen Polypen, sondern sonst in der übrigen Magenschleimhaut entstehen. Die Korrelationsziffern, ausgehend von bereits nachgewiesenen Carcinomen, liegen zwischen 12 und 20%.

Sehr viel seltener ($2-5\%$) sind die meist papillär gebauten echten adenomatösen Polypen des Magens, sie zeigen bei der Entdeckung meist eine Größe über 2 cm. In $20-40\%$ solcher Polypen sind zum Zeitpunkt der Untersuchung bereits erhebliche Atypien des Epithels nachweisbar oder aber bereits entwickelte Carcinome; unabhängig hiervon sind aber auch bei dieser Polypenart neben den Polypen gehäuft Carcinome der übrigen Magenschleimhaut (bis zu 30%) beobachtet worden. Diese allerdings seltene Polypenart ist somit sowohl Krebsvorstufe als auch Indicatorveränderung.

2. Gastritis. Das vieldiskutierte Problem der Bedeutung der chronisch-atrophischen Gastritis mit intestinaler Metaplasie als Krebsvorstufe läßt sich heute dahingehend beantworten, daß zwar neben Frühcarcinomen des Magens in etwa einem Drittel aller Fälle eine intestinale Metaplasie beobachtet wird, daß aber bei endoskopischen Reihenuntersuchungen diese intestinale Metaplasie, ebenso wie bereits frühere anatomische Untersuchungen gezeigt haben, so häufig ist, daß die einfache intestinale Metaplasie nicht als Krebsvorstufe angesprochen werden kann. Dies besagt nicht, daß nicht aus einer intestinalen Metaplasie Carcinome entstehen können, für den im hohen Lebensalter gehäuft auftretenden sog. intestinalen Typ der Magencarcinome ist dies sogar hoch wahrscheinlich; für die Wertung bioptischer Untersuchungen ist aber entscheidend, daß nur die intestinale Metaplasie im Zustand erhöhter Proliferationstendenz mit Auftreten einzelner Atypien einen Risikozustand darstellt.

3. Magenulcus. Das Problem eines Ulcuscarcinoms als Krebsvorstufe ist in seiner Einschätzung heute völlig offen, da neben der Entstehungsmöglichkeit aus einem benignen chronischen Ulcus im Sinne eines echten Ulcuscarcinoms gesichert ist, daß Frühcarcinome über viele Jahre bestehen können, ulcerieren,

aber auch wieder reepithelisieren können und bei entstehender Ulceration im Ulcusbereich das typische Bild eines chronischen Magenulcus entwickelt werden
kann. So entstehen aus ulcerierten Frühcarcinomen Zustandsbilder, die auch bei
Anwendung strengster Kriterien nicht von dem Ulcuscarcinom im strengen
Sinne zu unterscheiden sind. Die Entartungsquote chronischer benigner Magenulcera wird deshalb heute zwischen 1—2 und 5% eingeschätzt, erst prospektive
endoskopische und bioptische Untersuchungsreihen werden die wahre Entartungsfrequenz chronischer Magenulcera aufzeigen und von ulcerierten Frühcarcinomen
abgrenzen lassen. Bei dieser Sachlage könnte die Frage nach der eigentlichen Entartungsfrequenz chronischer Ulcera im Sinne eines Ulcuscarcinoms als akademisch
bezeichnet werden, wenn sie nicht durch die lokale Ulcusexcision bei Vagotomie
aktualisiert worden wäre. Für Frühcarcinome ist nämlich gezeigt worden, daß bei
Ulceration das Bild eines sog. Ulcuscarcinoms entstehen kann, darüber hinaus
können hierbei aber in einem Teil der Fälle Carcinomfelder nicht nur neben der
Ulceration, sondern im weiteren Umkreis in der übrigen Magenschleimhaut auftreten. Für die Praxis bedeutet dies, daß bei der Abgrenzung zwischen Ulcuscarcinom und ulceriertem Frühcarcinom die Forderung nach einer präoperativen
endoskopisch-bioptischen Abklärung an multiplen Biopsien sowohl des Ulcusrandes, als auch der Umgebung notwendig erscheint.

Die Wertung histologischer Gewebsveränderungen mit der Abschätzung
eines möglichen Entartungsrisikos hat seit breiter Anwendung der Endoskopie
beträchtliche Fortschritte erfahren. Zellabweichungen von der Norm lassen sich
heute in 3 Gruppen gliedern; a) Zellveränderungen, die zwar von der Norm abweichen, aber eindeutig als reaktiv, also entzündlich oder regeneratorisch bedingt
einzuordnen sind, b) Epithelatypien, die so beträchtlich und ausgeprägt sind, daß
eindeutig die Gefahr einer malignen Entartung vorausgesagt werden kann, und
c) eine nicht unbeträchtliche Gruppe von auffälligen Epithelatypien, die weder
den unter a) genannten Bedingungen noch den unter b) notwendigen Schlußfolgerungen zuzuordnen sind. Für diese unklare Gruppe von Epithelatypien gilt
heute, daß sie eine Nachkontrolle so lange notwendig machen, bis eindeutig ihre
Bedeutung abgeklärt ist.

Am Darm ist die Rolle der familiären Polyposis intestini als Krebsvorstufe mit
hohem Entartungsrisiko eindeutig.

Die Colitis ulcerosa ist als klassisches Beispiel einer Erkrankung mit einem
zeitkorrelierten ansteigenden Entartungsrisiko charakterisiert. Die Gesamtentartungsrate beträgt nach einer Zusammenfassung von über 30 Statistiken an
fast 14000 Colitis-ulcerosa-Fällen 3,1%. Dabei steigt die Entartungsfrequenz
nach etwa 10jährigem kontinuierlichen Krankheitsverlauf an, sie liegt eindeutig
höher bei Beginn im jugendlichen Alter und diffusem Befall des gesamten Dickdarms. Besonders überzeugend sind Untersuchungen aus der Mayo-Klinik an
326 Fällen von Colitis ulcerosa, die im Kindesalter begann und über Jahrzehnte
verfolgt wurde. Nach 10jährigem Verlauf konnte hier pro Dekade eine maligne
Entartung von rund 20% beobachtet werden. Eine am gleichen Untersuchungsgut
und exakt hiervon abgegrenzte Untersuchungsreihe an 449 Patienten mit Morbus
Crohn, der ebenfalls im Kindesalter begann, ergab, daß bei 356 Patienten mit Morbus Crohn im Dickdarm nach jahrzehntelanger Verlaufsbeobachtung 8 Dickdarmcarcinome auftraten, daraus folgt, daß eine Entartungsrate von etwa 2% zu ver-

anschlagen ist. Besonders auffällig ist hierbei aber das jugendliche Alter, in dem die Carcinomentwicklung stattfand. Bei ausschließlichem Befall des Dünndarms sind nur wenige Dünndarmcarcinome (z.B. unter 1000 Fällen 2) beobachtet worden. Für eine statistische Ermittlung sind diese Zahlen zu gering, hinzu kommt, daß die Ermittlung einer möglichen Entartungsfrequenz durch eine vor der Entartung notwendige Operation, etwa wegen Stenoseerscheinungen, beeinflußt wird. Eine unter diesen Bedingungen durchgeführte Schätzung führt zu Zahlen, die unter 1 °/₀ liegen, bezogen auf die Seltenheit der Dünndarmcarcinome in der Gesamtbevölkerung wäre aber doch eine Erhöhung beim Morbus Crohn in Form der Ileitis terminalis anzunehmen.

Solitäre, von der Schleimhaut ausgehende Polypen im Dickdarm: Der einfache hyperplastische Polyp weist kein erhöhtes Entartungsrisiko auf. Die Entartungsfrequenz des typischen adenomatösen Polypen wird entscheidend von der Polypengröße beeinflußt. Adenomatöse Polypen unter 1 cm ∅ zeigen eine statistische Entartungsfrequenz bis etwa 1 °/₀. Bei größerem Polypendurchmesser steigt die Entartungsfrequenz aber erheblich an, bei 2 cm ∅ wird sie zwischen 20 und 40 °/₀ veranschlagt. Dabei ist wesentlich festzuhalten, daß Polypen über 1 cm ∅ an der Polypenoberfläche villöse Strukturen entwickeln, so daß als Ausdruck einer erhöhten Wachstumstendenz adenovillöse Mischtypen entstehen. Sie sind offenbar mit der erhöhten Entartungsfrequenz korreliert.

Der villöse Polyp, das Zottenadenom, zeigt vor allem in seiner breitflächigen Ausbreitungsform eine Entartungsfrequenz zwischen 20 und 40 °/₀, auch wenn diese letztliche Entartung vielfach erst nach mehrfachen Rezidiven entwickelt ist. Die Einordnung als Krebsvorstufe ist für diese Polypenart somit eindeutig.

Zusammenfassend ergibt somit die Übersicht über die Problematik der Dignität verschiedenartiger Gewebsveränderungen am Magen-Darm-Trakt als Krebsvorstufe, daß nicht nur zwischen ganz verschiedenen Typen von Krebsvorstufen unterschieden werden muß, sondern daß vor allem für die Mehrzahl der Veränderungen die heute vorliegende Beurteilung sich auf Untersuchungen an selektiertem Krankengut bezieht. Es läßt sich voraussagen, daß manche Schätzungen über die Entartungsfrequenz korrigiert werden müssen, vor allem dann, wenn die Kooperation verschiedener Fachdisziplinen in vollem Maße sich auswirken wird.

Prof. Dr. M. Eder
Pathol. Institut d. Universität
D-8000 München 2
Thalkirchner Str. 36
Bundesrepublik Deutschland

Langenbecks Arch. Chir. 337 (Kongreßbericht 1974)

127. Der Aussagewert der Röntgenuntersuchung zur Beurteilung der Krebsvorstufen des Verdauungstraktes

Wolfgang Frik

Abteilung Radiologie der Medizinischen Fakultät an der Rheinisch-Westfälischen Technischen Hochschule Aachen

Position of X-Ray Examination in the Evaluation of Cancer Precursors in the Gastrointestinal Tract

Summary. The problems of X-ray diagnostics of cancer precursors in the gastrointestinal tract are discussed. The demonstration of malignant degeneration is not possible until the malignant foci are distinguishable from the benign background by their macroscopic structure. The radiologic detection and evaluation of chronic inflammatory processes in esophagus, stomach and colon receive as much attention as the problem of polyps of the stomach and colon. The relations between stomach ulcer and cancer are discussed in detail.

Key words: Cancer Precursors — X-Ray Examination — Gastrointestinal Tract.

Zusammenfassung. Die radiologische Darstellung von Krebsvorstufen am Verdauungstrakt wird diskutiert. Der Nachweis einer malignen Degeneration gelingt erst dann, wenn die malignen Prozesse sich makroskopisch von den zugrunde liegenden gutartigen Veränderungen unterscheiden. Die Röntgendiagnostik von Krebsvorstufen wird am Beispiel der chronisch-entzündlichen Veränderungen an Speiseröhre, Magen und Dickdarm und am Beispiel der Magen- und Colonpolypen dargestellt. Ausführlich wird auf die Beziehungen zwischen Magen-ulcus und -carcinom als Grundlage für deren radiologische Beurteilung eingegangen.

Schlüsselwörter: Krebsvorstufen — Röntgenuntersuchung — Verdauungstrakt.

Der Radiologe befindet sich beim Nachweis von Krebsvorstufen des Verdauungstraktes in einer ambivalenten Situation. Wenn er seine Aufgabe nur darin sieht, solche makroskopisch erkennbaren Wandveränderungen des Magendarmtraktes darzustellen, die auf Grund des derzeitigen Wissensstandes als mögliche Krebsvorstufen diskutiert werden, so ist sie bei genügendem fachlichen Können verhältnismäßig leicht. Ungleich schwieriger ist dagegen die Beantwortung der Frage, ob im Bereich primär-benigner Prozesse bereits maligne Veränderungen vorliegen. Eine positive Antwort ist nur dann möglich, wenn die malignen Prozesse sich von dem ursprünglich gutartigen Substrat durch ihr makroskopisches Erscheinungsbild unterscheiden. Dies ist aber in frühen Stadien häufig nicht der Fall, so daß die Röntgendiagnostik beim Vorhandensein makroskopisch erkennbarer Krebsvorstufen in der Frühdiagnostik einer malignen Degeneration oft überfordert ist. Sie kann in diesen Fällen zwar zur Erhebung oder Verstärkung eines Carcinomverdachtes beitragen, darf aber in der Regel nicht als alleinige Untersuchungsmethode zum hinreichend sicheren Ausschluß einer malignen Degeneration eingesetzt werden.

Es ist weiterhin nicht sinnvoll, die radiologisch beobachtete Häufigkeit von Carcinomen auf dem Boden sog. Krebsvorstufen des Magen-Darmtraktes als Maß für die Entartungswahrscheinlichkeit derartiger Prozesse anzusehen, da das radiologische Krankengut durch die vom Radiologen nicht zu beeinflussende Auswahl der zur Röntgenuntersuchung überwiesenen Patienten noch stärker als das des Allgemeinarztes oder Chirurgen selektiert ist. Im folgenden soll deshalb auf statistische Fragestellungen auch nicht eingegangen, sondern nur eine Darstellung der radiologischen Erkenntnismöglichkeiten gegeben werden.

Am Oesophagus hat im Rahmen möglicher Krebsvorstufen die Refluxoesophagitis in den letzten Jahren an Interesse gewonnen. Lange Zeit hindurch beschränkte sich die Röntgendiagnostik der Oesophagitis fast ausschließlich auf den Nachweis peptischer Stenosen und auf deren Differentialdiagnostik, die bei typischem Sitz kurzer peptischer Stenosen in der Regel keine Schwierigkeiten macht. Höhersitzende röhrenförmige Stenosen, wie sie bei sehr hochliegender Schleimhautgrenze vorkommen, sind dagegen röntgenmorphologisch so wenig charakteristisch, daß in jedem Fall eine bioptische Sicherung des röntgenologisch entdeckten Befundes nötig wird. Erst seit wenigen Jahren ist die Möglichkeit des radiologischen Nachweises nicht stenosierender Oesophagitiden bekannter geworden. Die Darstellung konstanter Konturunregelmäßigkeiten oberhalb des Vestibulum, vor allem in Form eines netzförmigen, unregelmäßig nodulären Reliefs, als Hinweis auf eine Oesophagitis stellt heutzutage kein Problem mehr dar. Es sind aber keine radiologischen Verlaufsbeobachtungen bekannt, bei denen eine Carcinomentstehung auf dem Boden einer solchen Oesophagitis festgestellt wurde. Wir kennen zwar relativ frühe Carcinome in diesem Bereich, die sich nicht nur durch flache Füllungsdefekte, sondern auch durch eine Wandstarre nachweisen ließen. Es muß aber offen bleiben, ob diese auf dem Boden einer Oesophagitis entstanden sind. Selbstverständlich achtet der Radiologe auch in Hiatushernien auf Röntgenzeichen eines Carcinoms, kann aber zur Beantwortung der ohnehin noch offenen Frage, ob solche Magencarcinome nur zufällig in einer Hernie gelegen oder auf Grund der Existenz einer Hernie entstanden sind, nichts Entscheidendes beitragen.

Bei der Achalasie steht radiologisch die Frage der Differentialdiagnose gegenüber einem Carcinom im Vestibulumbereich im Vordergrund. Gelegentlich erlaubt es allerdings der Röntgenbefund, mit hoher Wahrscheinlichkeit die Annahme auszusprechen, daß ein Carcinom im Vestibulum sekundär bei einer Achalasie entstanden ist.

Am Magen werden die chronisch-atrophische Gastritis, das chronische Ulcus und die Polypen im Zusammenhang mit Krebsvorstufen genannt. Bestimmte Formen eines unregelmäßig vergröberten Reliefs der Areae gastricae, insbesondere im Bereich der Antrumschleimhaut, gestatten nahezu mit Sicherheit den röntgenologischen Nachweis einer ausgeprägten atrophischen Gastritis. Allerdings gelingt die Darstellung des Magenfeinreliefs untersuchungstechnisch nur in einem Teil der Fälle. Versuche, aus dem Feinreliefbefund Aussagen über Vorhandensein und Grad einer intestinalen Metaplasie zu machen, haben selbst dann, wenn man sich auf Wahrscheinlichkeitsangaben beschränkt, nur einen recht bescheidenen Wert. Die radiologische Entdeckung von Carcinomen unter 10 mm Durchmesser im Bereich ausgeprägter atrophischer Gastritiden gelingt nicht mit befriedigender Sicherheit. Carcinome zwischen 10 und 20 mm Durchmesser zeigen dagegen meist schon eine der typischen makroskopischen Formen eines Frühcarcinoms, so daß hier eine recht erfreuliche diagnostische Treffsicherheit vorliegt.

Die Problematik der Zusammenhänge zwischen Ulcus und Carcinom läßt sich aus radiologischer Sicht dann am besten überschauen, wenn man 3 verschiedene Möglichkeiten unterscheidet:

1. Die mögliche maligne Entartung eines chronischen, oft penetrierenden, Ulcus. Hier besteht die radiologische Aufgabe in der Feststellung der starrwandigen Höhlenbildung und dem Hinweis auf die Operationsindikation. Der direkte Nachweis umschriebener maligner Degeneration in solchen Ulcera gelingt dagegen oft nicht.

2. Das zusätzliche, oft auch wieder abheilende, benigne Ulcus innerhalb oder am Rande eines Bezirks oberflächlicher zusammenhängender oder multifokaler carcinomatöser Veränderungen der Magenschleimhaut. Es handelt sich dabei um Ulcera mit allen typischen histologischen und radiologischen Zeichen der Benignität, so daß man sie trotz ihres Auftretens im Bereich einer carcinomatösen Schleimhaut besser nicht als maligne Ulcera bezeichnen sollte. Man muß nur daran denken, daß der Nachweis eines benignen Ulcus die Existenz eines Carcinoms in der Umgebung nicht ausschließt. Hieraus ergibt sich, daß bei jedem Magenulcus die Beurteilung der Umgebung im Hinblick auf carcinomatöse Veränderungen unerläßlich ist.

3. Das eingesenkte und ulcerierte Frühcarcinon vom Typ II. und III. Hier sind die differentialdiagnostischen Schwierigkeiten durch unsere fortgeschrittenen Kenntnisse der makroskopischen Formen von Frühcarcinomen weitgehend ausgeräumt. Zu der Frage, ob das betreffende Frühcarcinom auf dem Boden eines Ulcus entstanden ist, kann der Radiologe beim Nachweis der typischen Form eines ulcerierten Frühcarcinoms allerdings keine Stellung nehmen.

Bei Polypen im Magen gibt es ohne Zweifel auf Grund von Form und Oberflächenstruktur unterschiedliche Wahrscheinlichkeitsgrade einer Malignität, ohne daß — abgesehen von villösen Polypen — radiologisch sonst Aussagen über die histologische Zusammensetzung der Polypen möglich wären. Größe und etwaige Multiplizität von Polypen sind aber nach wie vor die wichtigsten radiologischen Kriterien für die Annahme maligner Prozesse in Polypen oder — im Fall multipler größerer Polypen — in übrigen Abschnitten der Magenschleimhaut.

Am Colon ist die Entdeckung von Polypen bei adäquater Vorbereitung des Patienten und entsprechender Untersuchungstechnik kein Problem mehr. Qualitative Unterschiede in der Polypendarstellung sind allerdings auch heute noch aus Gründen des Zustandes des Patienten und der Qualität der Vorbereitung unvermeidlich. Wichtigster radiologischer Malignitätshinweis ist auch bei Colonadenomen deren Größe, während die Oberflächenstruktur — abgesehen von typischen villösen Rectumpolypen — nur eine untergeordnete Rolle spielt. Ein zusätzlicher Malignitätshinweis hohen Wahrscheinlichkeitsgrades ist die Einziehung der Colonwand an der Polypenbasis. Die Wachstumstendenz von Colonadenomen läßt sich durch radiologische Verlaufsbeobachtungen erfassen, jedoch müssen auch hier die Grenzen der Aussagemöglichkeiten im Hinblick auf die Meßgenauigkeit beachtet werden. Immerhin führt die Verdoppelung des Volumens eines annähernd kugelförmigen Polypen von 5 mm Durchmesser nur zu einer Vergrößerung des Durchmessers um ca. 1 mm. Direkte Hinweise auf frühe Stadien einer etwaigen malignen Degeneration primär-benigner Colonadenome gibt es im Röntgenbild nicht. Auch hier gilt, wie an anderen Abschnitten des Magen-Darmtraktes, daß erst makroskopisch erkennbare Veränderungen eine Verdachtsdiagnose rechtfertigen.

Auch für Carcinome im Gefolge entzündlicher Dickdarmerkrankungen ist die Situation nicht anders. Hier wird sich der Radiologe bei umschriebenen Änderungen eines ihm bekannten Befundes unter Umständen zu einer Verdachtsdiagnose entschließen können und den Versuch einer bioptisch-histologischen Sicherung empfehlen.

Der Aussagewert der Röntgenuntersuchung zur Beurteilung von Krebsvorstufen des Magen-Darmtraktes muß also dann als beschränkt betrachtet werden, wenn man dem Radiologen die auf Grund makroskopischer Kriterien oft nicht zu beantwortende Frage stellt, ob im Bereich sog. Krebsvorstufen eine maligne Degeneration aufgetreten ist. Man sollte die Aufgabenverteilung vielmehr so sehen, daß der Radiologe in erster Linie das Vorhandensein möglicher Krebsvorstufen nachzuweisen hat, und daß die Feststellung einer etwaigen malignen Degeneration dann Aufgabe der Zusammenarbeit verschiedener Methoden ist. Hieraus ergibt sich, daß die Röntgenuntersuchung des Magen-Darmtraktes bei richtiger Beurteilung der Grenzen ihrer Möglichkeiten als Methode, die in der Hand des Erfahrenen wesentliche diagnostische Informationen liefert und den Patienten in der Regel kaum belästigt, trotz der anerkannten Notwendigkeit einer histologischen Sicherung des Befundes in der Diagnostik des Verdauungstraktes unentbehrlich bleibt.

Prof. Dr. W. Frik
Abteilung Radiologie
der Medizinischen Fakultät der T.H.
D-5100 Aachen
Goethestr. 27/29
Bundesrepublik Deutschland

Langenbecks Arch. Chir. 337 (Kongreßbericht 1974)

128. Die Rolle der Endoskopie in Diagnostik und Therapie der Krebsvorstufen des MDK

R. Ottenjann

I. Medizinische Abteilung des Städtischen Krankenhauses München-Neuperlach

Role of Endoscopy in Diagnosis and Therapy of Gastrointestinal Cancer Precursors

Summary. Carcinoma and gastrointestinal tract lesions showing a convincing association with carcinoma originate in the GI mucosa. GI endoscopy now reaches almost all areas of the GI tract, and is therefore the optimal method for the diagnosis of GI carcinoma and its precursors. The electric snare biopsy has increased the efficiency of endoscopic instruments; broad-based and stalked polyps up to 30 mm in diameter can now be removed from the upper and lower GI tract with minimal risk.

Key words: Carcinoma, Gastrointestinal — Endoscopy, Gastrointestinal — Polyps of the GI Tract — Polypectomy.

Zusammenfassung. Das Carcinom und die Prozesse im MDK, die eine überzufällige Assoziation mit dem Carcinom aufweisen, gehen von der Mucosa des MDK aus. Die gastrointestinale Endoskopie erreicht heute nahezu alle Abschnitte des MDK, sie ist daher die optimale Methode in der Diagnostik des Carcinoms und der „Krebsvorstufen" im MDK. Die Elektroschlinge hat den Aktionsbereich endoskopischer Instrumente erweitert; breitbasige und gestielte Polypen mit einem Durchmesser bis zu 30 mm werden heute mit einem minimalen Risiko im oberen und unteren Verdauungstrakt abgetragen.

Schlüsselwörter: Magen-Darm-Carcinom — Gastrointestinale Endoskopie — Polypen des MDK — Polypektomie.

Das Carcinom des MDK ist ein epithelialer Prozeß, der sich in der „Tapete" des Verdauungstraktes, nämlich in der Schleimhaut entwickelt. Dasselbe gilt für die Prozesse, die als echte Präkanzerosen bezeichnet werden oder eine überzufällige Assoziation mit einem MDK-Carcinom erkennen lassen. Die Methode, die Auge und Zange oder Schlinge an den Prozeß „führt" und somit eine direkte makro- und mikroskopische Analyse zuläßt, muß als optimal bezeichnet werden. Das ist im Verdauungstrakt die Endoskopie. Mit den modernen Fiberendoskopen werden heute alle, für die Carcinomdiagnostik relevanten Bereiche des Magen-Darmtraktes erreicht. Substrat zur histologischen oder cytologischen Analyse kann aus allen einsehbaren Arealen mit der Zange oder der Schlinge gewonnen werden. Die diagnostische Aussage der gastrointestinalen Endoskopie wurde in den letzten Jahren optimiert, ihr Risiko auf ein Minimum reduziert.

Die Entwicklung der operativen Endoskopie hat die Situation in diagnostischer und therapeutischer Hinsicht bei den am meisten diskutierten Präkanzerosen, den gastrointestinalen Polypen, grundlegend geändert. Der Polyp ist makroskopisch definiert, das histologische Substrat ist sehr unterschiedlich und nicht an der äußeren Form des Polypen ablesbar. Das Substrat eines Polypen ist auch keineswegs immer uniform, vor allem nicht bei den Colonpolypen [3]. Vergleichende Untersuchungen haben gezeigt, daß kleine Partikel, die mit Biopsiezangen aus Polypen gewonnen werden, für die Beurteilung des Polypen nicht ausreichen; die Dignität kann nur am ganzen Polypen durch totale Biopsie nach Polypektomie erfolgen [7]. Verläßliche makroskopische Charakteristica für maligne Polypen oder maligne Strukturen in Polypen gibt es nicht, ganz allgemein gilt nur, daß die Frequenz maligner Strukturen mit dem Polypendurchmesser zunimmt. Aber auch kleinste Polypen mit einem Durchmesser unter 10 mm können maligne sein [3]. Die Konsequenz aus diesen Fakten: Anzustreben ist die Ektomie eines jeden entdeckten Polypen, nur das verleiht diagnostische Sicherheit. Wie soll die Polypektomie erfolgen? Darauf gibt es nur eine Antwort: Risikoarm und vollständig! Die endoskopische Polypektomie hat — wie die Ergebnisse der letzten Jahre gezeigt haben — nur ein minimales Risiko; es ist wesentlich geringer als das der operativen Polypektomie. Bei 1362 Polypektomien während der Endoskopie in verschiedenen Zentren ereigneten sich 9 Nachblutungen und 3 Perforationen, ein Todesfall trat nicht auf [8]. Wir haben bei fast 300 endoskopischen Polypektomien aus dem oberen Trakt und dem Colon 3mal eine Blutung und keine Perforation erlebt. Wir tragen, wie andere Autoren, gestielte und breitbasige Polypen mit einem Durchmesser bis zu 30 mm und mehr ab; die meisten Polypen waren bis zu 20 mm breit [4]. Das überraschendste Ergebnis der totalen Polypenbiopsie ist, daß echte Adenome im Magen ausgesprochen selten sind und hyperplastische wie auch hyperplasiogene, also ausgesprochen gutartige Polypen überwiegen [7]. Ein weiteres Argument für die endoskopische Polypektomie: Etwa 5°/₀ der abgetragenen Polypen aus dem Verdauungstrakt waren klinisch maligne [4]. Eine Nachresektion im Anschluß an die endoskopische Polypektomie halten wir nur dann für erforderlich, wenn die histologische Untersuchung eindeutig maligne Strukturen eines invasiven Wachstums ergibt, die bei Colonpolypen die Muscularis mucosae überschreiten.

Bei der diffusen oder regional begrenzten Polypose fällt der Endoskopie die Aufgabe zu, echte adenomatöse Polyposen im Magen oder im Colon durch totale Biopsie mehrerer Polypen von anderen nichtadenomatösen Polypen zu trennen [6]. Bei einer Reihe von Polyposen — wie z. B. bei der juvenilen Polypose, dem Cronkhite-Canada-Syndrom und der Peutz-Jeghers-Polypose — sind im allgemeinen nur palliative Eingriffe gerechtfertigt. Problematisch scheint die Beschränkung des operativen Eingriffes bei familiärer Colonpolypose auf eine Colonresektion mit Ileorektostomie zu sein. Selbst die Entfernung aller, bei regelmäßigen Kontrollen in 3—6 monatigen Intervallen entdeckten Polypen im Rectum gewährt keine absolute Sicherheit.

Beim Magenulcus liegt unseres Erachtens das Problem darin, maligne von benignen Ulcera zu unterscheiden. Die von Ihre u. Mitarb., Doll, Swynnerton u. Tanner [1] durchgeführten Nachuntersuchungen der letzten Jahre haben keine Indizien für die Entartungsneigung benigner Ulcera ergeben; vor allem die Ergebnisse von Ihre [1] aus Schweden, der 473 konservativ behandelte Magenpatienten 10—25 Jahre später kontrollierte und nur bei 9 Fällen ein Magencarcinom fand, zeigen, daß die Entartungsquote, wenn es eine solche gibt, äußerst gering ist. Die Tendenz zur malignen Degeneration eines Ulcus ventriculi kann daher auch kein Argument für die operative Behandlung sein. Wie sicher ist die Röntgenuntersuchung in der Beurteilung der Dignität eines Magenulcus? Die Häufigkeit maligner Strukturen im Operationspräparat bei röntgenologisch als gutartig beurteilten Ulcera ventriculi wird mit 6 bis fast 20% angegeben. Die Fehlerquote des Endoskopikers bei Berücksichtigung des makroskopischen Befundes ist nicht ganz so hoch, sie liegt bei 4—5%. Aber auch diese Quote ist zu hoch, der makroskopische Befund muß daher durch den bioptischen ergänzt werden. Für eine suffiziente Aussage sind mindestens 6 Partikel aus Ulcusgrund- und -rand erforderlich. Auch dann ist der negative Befund nicht absolut verbindlich. Weitere endoskopisch-bioptische Kontrolluntersuchungen in Abständen von 4—6 Wochen sind anzustreben. Selbst die völlige Rückbildung eines Ulcus bei endoskopischer Kontrolle läßt ein Carcinom nicht sicher ausschließen. Polyp und Magenulcus sind also diagnostisch ähnlich problematisch, nur der Polyp läßt sich entfernen, das Ulcus mit dem Endoskop noch nicht. Japanische Autoren haben auch eine lokale endoskopische Therapie des Magenulcus mit Glucocorticoiden, Cytostatica, sklerosierenden Substanzen u. a. versucht; die Erfolgsquote soll bis zu 90% und mehr betragen haben [2]. Bisher fehlen aber kontrollierte Versuche, die Ergebnisse müssen daher mit Skepsis betrachtet werden.

Strikturen nach Laugenverätzung und die Achalasie der Speiseröhre weisen nach einem Intervall von 10—20 Jahren eine überzufällige Assoziation mit einem Oesophaguscarcinom auf. Die adäquate Alternative zur prophylaktischen Operation ist die regelmäßige endoskopische Kontrolle mit dem Ziel, den Eingriff bei Bedarf rechtzeitig ausführen zu können.

Zwischen chronischer Gastritis und Magencarcinom bestehen zweifellos Beziehungen [9], diese reichen aber nicht aus, die chronische Gastritis als eine Präkanzerose zu bezeichnen und rechtfertigen keineswegs irgendwelche Kontrolluntersuchungen mit dem Ziel, das Magencarcinom häufiger in einem frühen Stadium zu erfassen. Eine Ausnahme macht möglicherweise die auf die Corpusschleimhaut beschränkte chronische Gastritis, die bei Perniziosa-Kranken typisch ist, mit einer Hypergastrinämie einhergeht und eine überzufällige Assoziation mit einem Magencarcinom erkennen läßt. Ob es sich lohnt, Patienten mit einer chronischen Corpusgastritis regelmäßig endoskopisch zu kontrollieren, müßte noch ermittelt werden.

Bei Colitis ulcerosa und wahrscheinlich auch bei Colitis granulomatosa [5,10] entwickelt sich — in Abhängigkeit vom Manifestationsalter und der Krankheitsdauer — häufiger ein Coloncarcinom als bei vergleichbaren Altersgruppen. Eine prophylaktische Operation ist problematisch. Chancen für eine rechtzeitige Diagnose bietet wohl nur die regelmäßige koloskopische Kontrolle.

Wer nach Präkanzerosen sucht, hofft auf bessere Therapieresultate für das MDK-Carcinom. Der Endoskopiker hat eine pragmatische Lösung dieses Problems anzubieten: Substratsuche und -analyse mit Zange, Schlinge und Endoskop so früh und so häufig wie eben möglich.

Literatur

Ihre, B. J. E., Barr, H., Havermark, G.: Ulcer-cancer of the stomach. Gastroenterologia (Basel) **102**, 78 (1964)

Kawai, K.: Local injection method in treatment of peptic ulcer. International workshop on surgical endoscopy, Hannover, 16. 3. 1974 (im Druck)

Ottenjann, R.: Dickdarmpolypen und koloskopische Polypektomie. Dtsch. med. Wschr. **98**, 677 (1973)

Ottenjann, R., Bartelheimer, W., Lux, G.: Gastrointestinale Polypen. Münch. med. Wschr. **116**, (im Druck) (1974)
Perrett, A. D., Truelove, S. C., Massarella, G. R.: Crohn's disease and carcinoma of colon: Brit. med. J. 1968 II, 466
Rösch, W.: Differentialdiagnose der gastrointestinalen Polypose. In: Endoskopische Polypektomie im Gastrointestinaltrakt. L. Demling, R. Ottenjann u. W. Rösch, Hrsg. Stuttgart: Thieme 1973
Seifert, E., Elster, K.: Wert der endoskopischen Polypektomie an Ösophagus und Magen. Leber, Magen, Darm **3**, 155 (1973)
Seifert, E.: Endoskopische Polypektomie im Verdauungstrakt. In: Fortschritte der Endoskopie, R. Ottenjann, Hrsg., Bd. 5. Stuttgart: Schattauer 1974 (im Druck)
Varis, K., Jhamäki, T., Kekki, M., Isokoski, M., Siurala, M.: Cancer-gastritis relationship. Acta hepatogastroenterologica **20**, 506 (1973)
Weedon, D. D., Shorter, R. G., Ilstrup, M. D., Hutzenga, K. A., Taylor, W. F.: Crohn's disease and cancer. New Engl. J. Med. **289**, 1099 (1973)

Prof. Dr. R. Ottenjann
I. Med. Abt. d. Städt. Krankenhauses
München Neuperlach
D-8000 München 83
Oskar Maria Graf-Ring 51
Bundesrepublik Deutschland

Langenbecks Arch. Chir. 337 (Kongreßbericht 1974)

129. Die familiäre Polypose als obligate Krebsvorstufe

J. Schier

Chirurgische Universitätsklinik Mainz

Familial Polyposis as an Obligatory Cancer Precursor

Summary. Familial polyposis, as an obligatory cancer precursor, can be regarded as a model for the handling of solitary adenomatous polyps. Because of selection, all statistical material on cancer development in polyps is inaccurate, but there is no doubt that a polyp is a precancerous lesion. Only removal of the polyp and complete microscopic examination makes it possible to decide whether a focal cancer is already present in the polyp. In familial polyposis total colectomy with ileorectostomy may not constitute sufficient prophylaxis.

Key words: Polyposis — Polyps — Precancer — Prophylaxis.

Zusammenfassung. Die familiäre Polypose als obligate Krebsvorstufe hat Modellcharakter auch für die Beurteilung der solitären adenomatösen Polypen. Da in den meisten Fällen eine Selektion der Patienten vorgenommen wurde, sind die bisher berichteten Entartungsraten zu hoch angesetzt. Es besteht jedoch kein Zweifel, daß auch der solitäre adenomatöse Polyp zu den wahren Präkanzerosen gehört. Welcher Polyp bereits ein fokales Carcinom enthält, läßt sich nur durch seine Entfernung und genaue histologische Untersuchung feststellen. Bei der familiären Polypose ist selbst die totale Colektomie mit Ileorectostomie nicht immer eine ausreichende Krebsprophylaxe.

Schlüsselwörter: Polypose — Polypen — Präkanzerosen — Krebsprophylaxe.

Einleitung

Im Rahmen der Krebsprophylaxe nehmen die adenomatösen Polypen des Dickdarms eine Sonderstellung ein. Obwohl die Polyp-Carcinom-Kontroverse immer noch nicht vollständig geklärt ist, bestehen an der grundsätzlichen Notwendigkeit, die Polypen präventiv anzugehen, keine Zweifel. Dies gilt um so mehr, je größer der Polyp ist.

Ein adenomatöser Polyp bildet sich im Dickdarm bei Einwirkung verschiedener wachstumsfördernder Reize. Erst durch Änderung der genetischen Information entsteht in dem Polyp ein Carcinom. Genau so kann ein Carcinom a priori aus der nicht-polypösen Mucosa entstehen. Carcinome und Polypen lassen sich leicht tierexperimentell mit den gleichen Carcinogenen erzeugen.

Wie oft es in einem primär gutartigen Polypen zur malignen Entartung kommt, hängt vom Reizzustand und von der Wachstumsintensität ab. In einer Sammelstatistik von 5000 Patienten mit gutartigen Polypen die aus verschiedenen Gründen über 3—5 Jahre lediglich beobachtet wurden, nahmen allerdings nur 8 % der Polypen an Größe zu.

Das statistische Material über Entartungsraten beim adenomatösen Polypen ist so inakkurat und verwirrend, daß die Beurteilung leichter wird, wenn man das gleiche Problem bei der familiären Polypose des Dickdarms und Rectum betrachtet. Bei dieser Erkrankung handelt es sich nämlich um das *multiple* Vorkommen adenomatöser Polypen.

Klinik und Therapie der familiären Polypose

Die familiäre Polypose ist ein seltenes Leiden, das autosomal dominant vererbt wird und beide Geschlechter mit gleicher Häufigkeit befällt. Ist ein Elternteil befallen, so ist bei der Hälfte der Kinder mit der Erkrankung zu rechnen. Diese Kinder sind bei der Geburt normal und erst nach einer Latenzzeit von 1—2 Dekaden treten die Polypen in Erscheinung. Bis zur Carcinomentwicklung vergehen weitere 10—15 Jahre. Wird die Krankheit bei einem Patienten entdeckt, so ist es notwendig, auch die übrigen Familienmitglieder auf eine Polypose zu untersuchen. Bei $40^0/_0$ der Polyposispatienten ist jedoch keinerlei Familienanamnese zu erheben. Trotzdem ist der klinische Verlauf völlig gleichartig.

Von diesen zwei Spielarten ist die Polypose des Dickdarms, die mit Weichteiltumoren kombiniert ist, das sog. Gardner-Syndrom zu differenzieren, ferner das Cronkhite-Canada-Syndrom, eine Kombination von Polypen, Hauptpigmentationen, Alopecie und Onychotrophie. Auch die Peutz-Jeghers-Polypose kann im Colon lokalisiert sein und zur Carcinombildung führen. Die Polypose kann diffus oder segmentär auftreten. Bei den Polypen vom familiären Typ handelt es sich histologisch um typische Adenome, die allerdings oft eine leichte entzündliche Reaktion aufweisen. Die adenomatösen Polypen sind gestielt oder breitbasig (Abb. 1), groß und klein, diffus wie ein Polypenrasen (Abb. 2) aber auch verstreut in normal erscheinender Mucosa. Die Polypen können außerdem ein-, zwei- oder mehrköpfig sein.

Die Symptomatologie ist uncharacteristisch, beginnend mit Durchfällen und Krämpfen, mit Blutabgang und Elektrolytverlust. Bei fehlendem Verdacht wird die Colonkontrastuntersuchung häufig als Verschmutzung fehlgedeutet. Die Diagnose wird mit Sicherheit durch die rektoskopische Untersuchung gestellt.

Bei der Polypose bedingt die Vielzahl der Polypen, daß es immer zur Carcinomentwicklung kommt und daß alle Patienten mit dieser Erkrankung an einem Colon- oder Rectumcarcinom in frühen Jahren sterben, wenn nicht die Polypen-tragenden Darmteile vorher prophylaktisch reseziert werden.

Von 343 Familien, bei denen eine familiäre Polypose entdeckt wurde, hatten $70^0/_0$ der Mitglieder ein Carcinom des Colon oder Rectum.

Dukes, der bei 61 Patienten eine totale Colektomie wegen familiärer Polypose durchführte, beobachtete bei der Erstoperation in $40^0/_0$ der Fälle 1 Carcinom, bei $20^0/_0$ mehr als 1 Carcinom. 1 Patient hatte 6 verschieden lokalisierte Carcinome. Von unseren 11 Patienten hatten 3 Patienten bei der Colektomie 1 Carcinom, 1 Patient hatte bereits 2 Carcinome (Abb. 3). Ungeklärt bleibt jedoch weiterhin die Frage, warum bei der Vielzahl der Polypen nicht an noch mehr Stellen Carcinome entstehen.

Es bestehen jedoch heute keine Zweifel, daß wegen der sicheren Carcinomentwicklung bei der familiären Polypose mit der Diagnose auch die Indikation zur sofortigen totalen Colektomie gegeben ist. Es besteht weiterhin kein Zweifel, daß die sicherste Form der Krebsprophylaxe die totale Coloproktektomie mit terminaler Ileostomie ist. Zur Coloproktektomie gibt es keine Alternative, wenn im Rectum bereits carcinomatöse Umwandlung nachweisbar ist. Sind die Polypen im Rectum noch nicht carcinomatös entartet, kann die Krebsprophylaxe durch eine totale Colektomie mit Ileorectalanastomose erreicht werden. Arzt und Patient

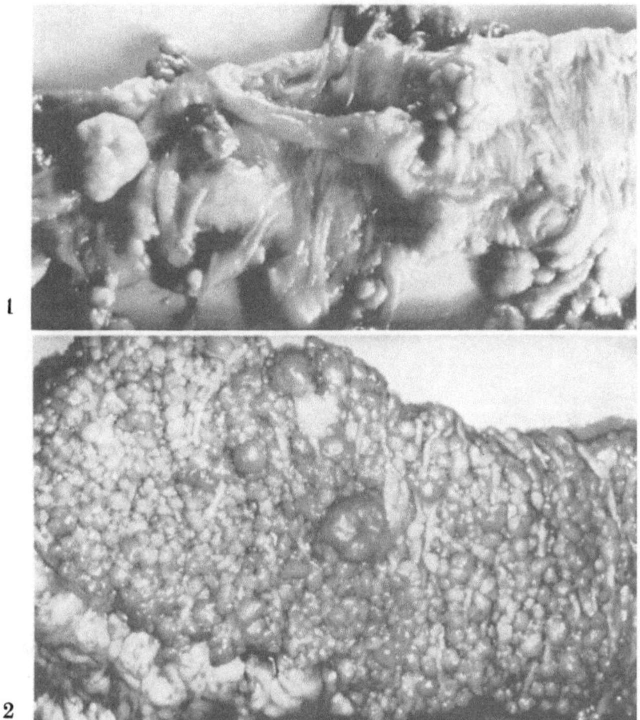

Abb. 1. Familiäre Polypose: Gestielte oder breitbasig aufsitzende adenomatöse Polypen von verschiedener Größe

Abb. 2. Adenomatöse Polypen diffus wie ein Polypenrasen über das ganze Colorectum verteilt

müssen dann aber verantwortungsbewußt genug sein, alle 3—6 Monate rectoskopische Kontrolluntersuchungen und evtl. notwendige Polypektomien vorzunehmen. Hier gibt es verständlicherweise oft Schwierigkeiten.

1957 berichtete Hubbard über die spontane Regression der rectalen Polypen nach totaler Colektomie und Ileorectostomie. Auch wir konnten in 2 Fällen diese Regression im Rectum beobachten. Es besteht jedoch kein Verlaß darauf, daß sich die Polypen nach dieser Operation immer zurückbilden. Bei einem unserer Patienten, bei dem wir in 3 monatlichem Abstand etwa 50 Polypen unterhalb der ileorectalen Anastomose entfernt hatten, entwickelte sich 3 Jahre nach der Erstoperation ein rectales Carcinom. Bei einem weiteren Patienten, bei dem schließlich keine Polypen im Rectum mehr nachweisbar waren, kam es nach 2 Jahren im rectalen Stumpf zu einem Carcinom mit massiven Lebermetastasen.

Hier wird deutlich, daß die totale Colektomie mit Ileorectostomie in einigen Fällen keine ausreichend sichere Krebsprophylaxe ist. Hier kommt aber auch am deutlichsten die Sonderstellung der adenomatösen Polypen zum Ausdruck.

Um den meist jugendlichen Patienten die Ileostomie auf Lebenszeit zu ersparen, bietet die von Reifferscheid entwickelte totale Colektomie mit Proctomucosektomie und Durchzugverfahren eine Alternative. Bei diesem Verfahren wird die Polypen-tragende Rectummucosa mit einer blutstillenden Lösung unter-

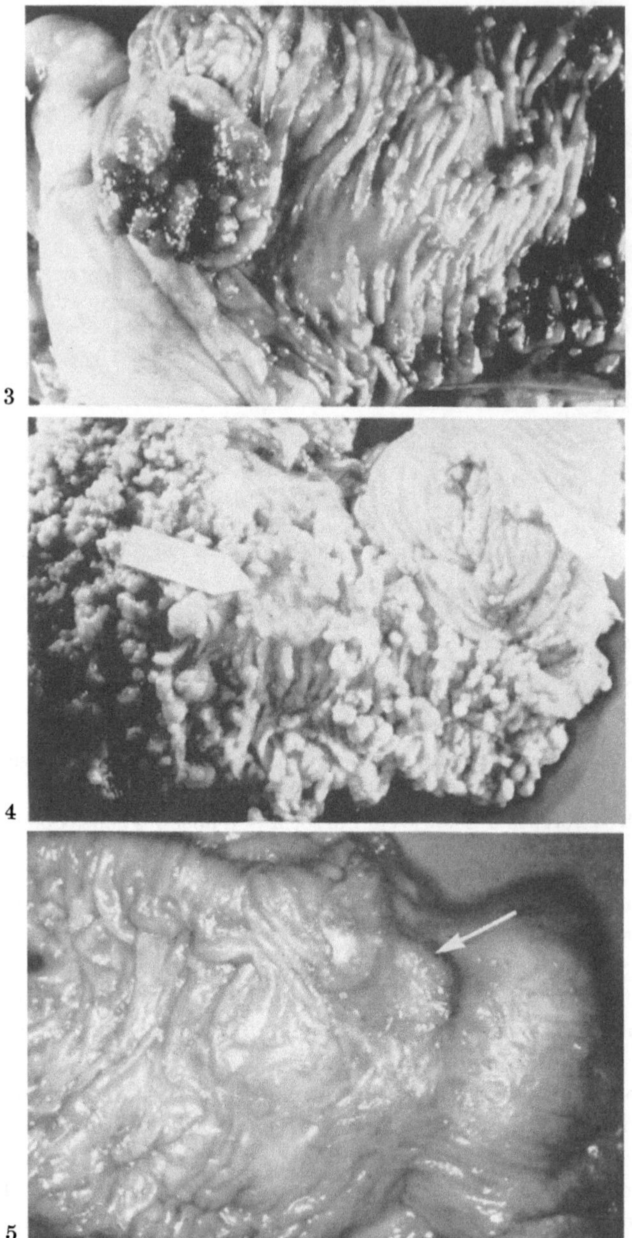

Abb. 3. Adenocarcinom im re. Colon bei diffuser Polypose im Colon

Abb. 4. Familiäre Polypose mit zwei Adenocarcinomen des Colon

Abb. 5. Carcinomentstehung im rectalen Stumpf 2 Jahre nach totaler Colektomie und ileo-
rectaler Anastomose

spritzt und aus dem Rectum ausgeschält. In den Muskelmantel des Rectum wird das Ileum eingezogen, durch den Anus herausgeleitet und cranial und caudal verankert. Auf diese Weise kann die Kontinenz erhalten bleiben, ohne daß Kompromisse im Hinblick auf die Radikalität eingegangen werden müssen.

Diskussion

Die diffuse Polypose des Colon und Rectum ist eine obligate Krebsvorstufe. Nur durch die sofortige Prophylaxe durch radikale Resektion aller Polypentragenden Darmanteile läßt sich der sonst sichere Carcinomtod abwenden. Selbst die totale Colektomie mit Ileorectostomie ist nicht immer ausreichend für eine sichere Prophylaxe. Grundsätzlich hat die Polypose Modellcharakter auch für die Beurteilung der solitären adenomatösen Polypen. Auch diese sind eindeutig zu den Präkanzerosen zu rechnen. Allerdings ist das bisher veröffentlichte Zahlenmaterial wegen der vorgenommenen Selektion ungenau. Nach Spratt liegt die relative Häufigkeit der malignen Umwandlung vom Polypen zum Carcinom bei 1:260 in der 3. Dekade und 1:40 in der 7. Dekade. Nach Reifferscheid haben $6^0/_0$ aller routine-untersuchten Patienten symptomlose adenomatöse Polypen. Die Entartungsrate liegt hier bei $0,7^0/_0$. Bei klinisch manifesten Adenomen jedoch liegt diese bei $3—5^0/_0$. Noch häufiger kommt es beim breitbasigen Adenom und beim papillären Zottenpolypen zur Carcinomumwandlung. Aber selbst wenn die Entartungsrate beim solitären adenomatösen Polypen nicht höher als $1^0/_0$ beträgt, nur durch Entfernung des Polypen kann erkannt werden, ob er bereits ein fokales Carcinom enthält. Bei Polypen im Bereich des Sigmoidoskops ist daher die Polypektomie in jedem Falle angezeigt. Bei Polypen im freien Colon muß von Fall zu Fall entschieden werden, damit das operative Risiko nicht größer ist als das der evtl. Krebsentstehung.

Prof. Dr. J. Schier
Chir. Univ.-Klinik
D-6500 Mainz 1
Langenbeckstr. 1
Bundesrepublik Deutschland

Langenbecks Arch. Chir. 337 (Kongreßbericht 1974)

130. Die bisherige chirurgische Erfahrung mit der Indikation und Therapie der Krebsvorstufen im Verdauungstrakt

M. Reifferscheid

Abteilung Chirurgie der Medizinischen Fakultät, Technische Hochschule Aachen

Current Surgical Experience with the Selection and Application of Therapy for Precursors of Malignancy in the Digestive Tract

Summary. Preventive treatment of gastrointestinal carcinomas consists primarily in the constant observation of precancerous conditions such as esophageal scars and strictures, chronic inflammation of the esophagus, stomach and colon, and benign gastric, colonic or rectal tumors (adenomas). Hitherto, the selection of cases for surgical treatment has been based only upon clinical experience. The *a-priori* elimination of potentially precancerous conditions is not justified.

Key words: Gastrointestinal Precancerous Conditions — Gastrointestinal Carcinoma.

Zusammenfassung. Die Präventiv-Therapie der Carcinome im Verdauungstrakt besteht in der Beachtung folgender, in erster Linie als Krebsdisposition bekannter Erkrankungen: Verätzungsnarben im Oesophagus, chronische Entzündungen in Speiseröhre, Magen und Colon und die gutartigen Tumore (Adenome) in Magen, Dickdarm und Rectum. Bislang basiert die Indikation lediglich auf der klinischen Erfahrung. Eine *grundsätzliche* Entfernung aller potentiellen Vorstufen ist nicht gerechtfertigt.

Schlüsselwörter: Krebse des Verdauungstraktes — Krebsvorstufen.

Unsere Kenntnisse vom Entartungspotential einzelner Krebsvorstufen haben sich, ebenso wie das Risiko der Präventiventfernung, im Laufe der letzten Jahre gewandelt. Unverändert und unbestritten blieb bis heute das klassische Indikationspostulat, nämlich, daß das Risiko der Entfernung und deren soziale und berufliche Rückwirkungen zum Risiko der Nichtentfernung in einem vertretbaren Verhältnis stehen muß.

Beginnen wir mit dem Oesophagus! Die *Verätzungsnarbe* kontrollieren wir. Sofern nicht schon die Striktur ihre Resektion erfordert, endoskopieren, biopsieren und untersuchen wir unsere Kranken zu diesem Zweck einmal im Jahr röntgenologisch. Damit erfassen wir die Carcinomentstehung ($3,5^0/_0$ Bigger u. Vinson, $5,5^0/_0$ Benedikt, $7^0/_0$ Petrov) so rechtzeitig, daß sie noch heilbar ist; wir werden so der Erfahrung gerecht, daß nur etwa $3—7^0/_0$ aller Narben entarten, wir aber andererseits mit einer präventiven Oesophagusresektion bis zu $28^0/_0$ der Kranken verlieren würden (Häring, Hegemann, Kremer, Petrowski u.a.).

Die *chronische Oesophagitis* erfordert eine Differenzierung in ihre einzelnen Stadien und Schweregrade. Da jede klinisch manifeste, endoskopisch bioptisch und röntgenologisch gesicherte, tiefgreifende Entzündung ohnehin Anlaß zur Ausschaltung dieses ursächlichen Reflux oder Stauungsmechanismus ist, erübrigt sich die Erörterung einer speziellen carcinomprophylaktischen Indikation. Die Erfahrung, daß etwa $0,3—20^0/_0$ der Refluxoesophagitiden carcinomatös entarten, läßt die von Hafter u. a. gegenüber der Operation der axialen Hiatushernie mit Reflux ablehnende Haltung doch in einem kritischeren Licht erscheinen.

Nun zum Magen! Die *atrophische Gastritis* erlaubt, ebenso wie der Perniciosamagen und der resezierte Magen nur die röntgenologische, endoskopisch-bioptische Routineüberwachung. Ein präventives chirurgisches Vorgehen erscheint andererseits wegen der bislang noch unklaren Kausalzusammenhänge und eines zu hohen Risikos der präventiven Gastrektomie unserer Ansicht nach nicht berechtigt. Der Ausweg bietet sich in der Selektion an. In der Dauerbeobachtung, vor allem des operierten Magens, sehen wir so einen aussichtsreichen Weg, die desolaten Resultate des Stumpfcarcinoms unter Umständen zu verbessern.

Das *Ulcuscarcinom* und das *Carcinomulcus* im Magen sind ein Januskopf. Unter Anlegung strengster, von Hauser, Bormann, Hamperl u. a. geforderter Anerkennungsmaßstäbe überschreitet — wie wir schon 1960 mit Schreiber mitteilten — die Entartungsfrequenz des Magengeschwürs 4,5% nicht, was wir auch im eigenen Material bestätigen können. Indem wir das Ulcus ventriculi ungeachtet des Alters des Kranken endoskopisch biopsieren und im Zweifelsfalle ebenso wie das callöse Geschwür präventiv resezieren, leisten wir eine nahezu risikolose Carcinomprophylaxe.

Auf die in jedem 6. Falle entarteten *Magenpolypen* werden wir beim Rundgespräch noch eingehen. Grundsätzlich sollten sie jedoch entfernt werden. Obgleich wir auch die kleinen Adenome beim operationsgefährdeten Kranken endoskopisch abtragen, geben wir auf der anderen Seite der Laparotomie und Gastrotomie generell den Vorzug. Eine wertvolle Aufgabe der endoskopischen Biopsie der Magenpolypen ist es, durch Probeexcision die nicht carcinomatös gefährdeten hyperplasiogenen Polypen herauszufinden, da wir sie — da sie kein Risiko darstellen — belassen können. Daß die diffuse Polypenbesiedlung immer die sofortige Gastrektomie erfordert, dürfte außer Zweifel stehen. Die bekannte Entartung der *myogenen* und *neurogenen Tumoren* läßt die präventive Resektion dieser Geschwülste gerechtfertigt erscheinen.

Im Dickdarm verlangen als krebsdisponierende Entzündung die *generalisierte chronische Colitis ulcerosa* ebenso wie der *Morbus Crohn* unsere Aufmerksamkeit. Als statistisch gesichert darf gelten, daß die Colitis-Kranken 300mal häufiger von der Krebsentstehung bedroht sind, als der Colon-Gesunde. Welche integrierende Rolle dabei der Faktor Krankheitsdauer spielt, geht aus der von De Dombal angegebenen Zusammenstellung hervor (Abb. 1).

Ähnliches scheint sich in den letzten Jahren für den Dickdarm-Crohn zu bestätigen. Da beide Entzündungen bei langzeitigem Bestehen ohnehin die Colektomie erfordern, halten wir eine gesonderte carcinomprophylaktische Indikation für überflüssig.

Bei den *polypösen Adenomen* des Dickdarms liegt die Schwierigkeit einer einheitlichen klinischen Entscheidung in der breiten Palette ihrer Erscheinungsformen, der aber damit nicht immer übereinstimmenden Entartungsneigung.

Die in etwa 30% entarteten *Zottenadenome* entfernen wir in jedem Falle, und zwar immer mit ihrem basalen Schleimhautsegment und einer Manschette im Gesunden und unter Umständen — bei flächenhaftem Sitz im Rectum — mit der Proktomucosektomie. Ihre Rezidivneigung erfordert immer die endoskopische Überwachung des Kranken. Das eigentliche Indikationsproblem liegt also bei den

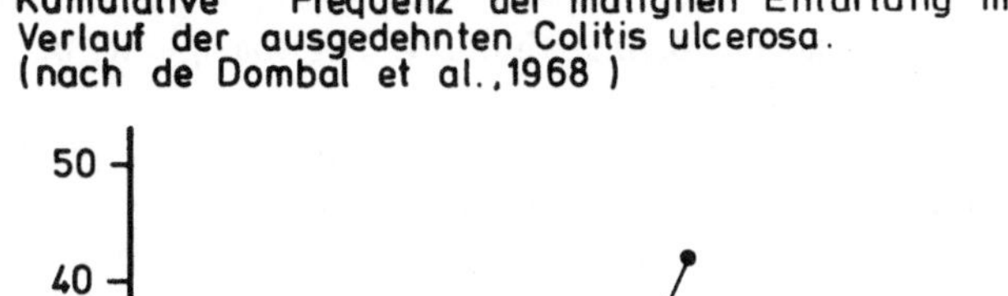

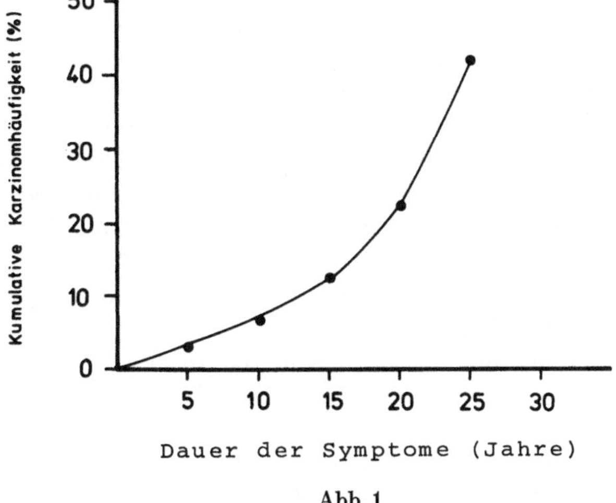

Abb. 1

sog. *nicht erblichen Adenomen*, die uns sowohl breitbasig als auch gestielt, multipel und auch solitär begegnen. Pragmatischerweise unterscheiden wir aufgrund unserer chirurgischen Erfahrungen die beiden Indikationsgruppen, nämlich die verdächtigen klärungsbedürftigen und die nicht verdächtigen, nicht klärungsbedürftigen Befunde. Zu den verdächtigen klärungsbedürftigen Befunden gehört der große Polyp, der meist oberflächlich verändert ist, und was oft damit übereinstimmt, auch Symptome und Beschwerden macht. Zur zweiten Gruppe — die wir hier aus unserer Betrachtung ausklammern und dem Rundgespräch überlassen können — zählt die Vielzahl der asymptomatischen unverdächtigen, meist weniger als 1 cm großen Zufallsbefunde.

Nun zu den klärungsbedürftigen Polypen. Daß die Gewebsentnahme aus dem großen krebsverdächtigen Adenom heute nicht mehr vertretbar ist, haben uns die Turnbullschen Untersuchungen mit dem No-touch-Vorgehen gelehrt. Bei dieser Gruppe der verdächtigen großen Polypen dient uns deshalb die endoskopische und Röntgenuntersuchung nur der Erkennung und der Lokalisation zur Planung des weiteren Vorgehens, um ihn dann unter Blockade seiner Blut- und Lymphabstrombahnen von vornherein mit seiner Basis oder seinem gesamten Wandsegment herauszuschneiden. Ob wir den klärungsbedürftigen kleinen Polypen zur Biopsie endoskopisch oder operativ entfernen, ist für uns eine Frage seiner Basisbreite, seiner Anzahl, seiner Besiedlungsdichte, des Zustandes seiner Oberfläche und seines Sitzes im Colon. Den verdächtigen breitbasigen Polypen — zumal wenn er im dünnwandigen Rechtscolon sitzt — tragen wir, auch wenn er klinisch stumm ist, von vornherein per colotomiam, den kleinen gestielten dagegen auch hier koloskopisch ab. Aus all diesen Indikationsabwägungen klammern wir natürlich alle die Polypen aus, die im extraperitonealen Rectum sitzen, wo wir in herkömmlicher Weise von der endoskopischen Abtragung uneingeschränkten Gebrauch machen.

Die Kriterien für den Verzicht auf coloskopische Abtragung sind: 1. Polypenrasen, 2. großer Polyp, 3. rasche Größenzunahme, 4. Breitbasigkeit, 5. unregelmäßige Oberfläche, 6. Ulceration, 7. Rezidiv.

Zu dieser Grenzziehung zwischen operativer und endoskopischer Abtragung sind wir aufgrund unserer vergleichenden Erfahrungen von Colotomie und Coloskopie gekommen. In der bei der Coloskopie in vielen Fällen nicht vermeidbaren Manipulationsdauer und dem nicht immer erreichbaren Zugang müssen wir eine Belastung für unsere Kranken sehen, die der der Colotomie in keiner Weise nachsteht. Außerdem bietet uns die Laparotomie und Colotomie die bessere Beurteilung der Polypenbasis und der Umgebung, vor allem auch der regionären Lymphgebiete. Gerade unter diesem Aspekt ist auch das Risiko der Endoskopie nicht gänzlich zu vernachlässigen. Pro Jahr bedürfen etwa 5000 röntgenologisch nicht klärbare Dickdarmcarcinome der endoskopischen Untersuchung.

Eine kurze Umfrage bei den chirurgischen Abteilungen der Bundesrepublik, für deren Beantwortung ich mich bei allen Kollegen an dieser Stelle herzlich bedanken möchte, ergab nun folgendes Bild: In einem Jahr wurden bei der Endoskopie des Colons und Rectums etwa 97 Perforationen und 116 Blutungen gesehen, die eine operative Revision erforderlich machten. Bei einer heute noch immer anzunehmenden durchschnittlichen Letalität von etwa $30\,\%$ würden allein die Perforationen im Jahr in der gesamten Bundesrepublik einem jährlichen Verlust von etwa 30 Kranken entsprechen.

Prof. Dr. M. Reifferscheid
Abt. Chirurgie d. Med. Fakultät
Rhein.-Westf. T.H.
D-5100 Aachen
Goethestr. 27—29
Bundesrepublik Deutschland

Langenbecks Arch. Chir. 337 (Kongreßbericht 1974)

131. Rundgespräch zum Thema
Präkanzerosen des Verdauungstraktes —
Chirurgie und Endoskopie

Teilnehmer: M. Eder, München — W. Frik, Aachen — R. Ottenjann, München — J. Schier, Mainz

Leiter: M. Reifferscheid, Aachen

Präneoplasien

Unsere Kenntnisse vom Entartungspotential einzelner Erkrankungen im Magen-Darmkanal haben sich im Laufe der letzten Jahre gewandelt. Pathologie und Röntgenologie waren hierfür die wesentlichsten Schrittmacher. Ebenso hat sich das Entfernungsrisiko für viele dieser Erkrankungen senken lassen. Dies ist das Verdienst gezielter chirurgischer Maßnahmen, aber auch der Endoskopie.

Unverändert und unbestritten blieb bis heute die klassische Indikationsregel, daß das Risiko der Entfernung und deren soziale und berufliche Rückwirkungen zu denen der Belastung der Erkrankung in einem vertretbaren Verhältnis stehen muß. Für den Einzelbefund die richtige Anzeigestellung zu finden, ist die Aufgabe des Rundtischgespräches.

Zunächst wird die *Oesophagitis* in ihrer Bedeutung als potentielle Krebsvorstufe erörtert.

Der Pathologe (Prof. Eder) grenzt von vorneherein die Oesophagitis auf den Brachyoesophagus, das sog. Dawson-Syndrom und das Plummer-Vinson-Syndrom ein. Beim ersteren sieht er eine Gefährdungsquote von $10\,^0/_0$, beim Plummer-Vinson nur in Einzelfällen. Eder räumt jedoch ebenso wie Ottenjann und Frik ein, daß die chronische Oesophagitis, die sich morphologisch nachweisen läßt, insbesondere dann, wenn es sich um eine schwerwiegende Form handelt, als potentielle Präneoplasie in Frage kommen kann. Die Kliniker (Schier und Reifferscheid) bestätigen aufgrund ihrer klinischen Beobachtungen, daß in der chronischen Oesophagitis, wie sie uns vor allem bei der axialen Hiatushernie mit Sphincterinsuffizienz begegnet, eine erhöhte Krebsentstehung vorkommt. Die Frequenzwerte liegen zwischen 0,3 und $5\,^0/_0$ aller Refluxhernien.

So ist die axiale Hiatushernie, die mit hochgradigem Reflux einhergeht, nach übereinstimmender Ansicht aller Rundtischteilnehmer eine Anzeige zur frühzeitigen operativen Revision vor allem mit dem Ziel, den gestörten Schlußmechanismus des Oesophagussphincters wiederherzustellen.

Bei der *Verätzungsnarbe im Oesophagus* liegen die Quoten der Degeneration um etwa $5\,^0/_0$. Einhellig wird von den Gesprächsteilnehmern die prophylaktische Resektion abgelehnt und die röntgenologische Verlaufsbeobachtung empfohlen (Frik). Beim Magen grenzt Eder den Begriff der Gastritis ein auf die zwei relevanten Formen, nämlich die im Rahmen einer Perniciosa beobachtete Atrophie und die chronisch-atrophische hyperplastische Gastritis.

Ottenjann weist auf die isolierte perniciosa-ähnliche Korpus-Gastritis hin. Er hat sie mehrfach endoskopisch gesehen. Über die Frage der carcinomatösen Entartung kann er keine Angaben machen.

Aufgrund der pathologisch-anatomischen, der endoskopischen und röntgenologischen und nicht zuletzt der chirurgischen Erfahrungen, kommen die Rundtischteilnehmer zu der übereinstimmenden Ansicht, daß die atrophische Gastritis allein keine Indikation zu einer prophylaktischen Maßnahme darstellt. Die Perniciosa, Korpus-Gastritis sowie die schwere atrophische Gastritis erfordern dagegen eine kontinuierliche Dauerüberwachung durch Röntgenologen und Endoskopeur.

Über die Maßnahmen, die beim *resezierten Magen* zur rechtzeitigen Erkennung eines Stumpfcarcinoms führen, herrschen bei den Gesprächsteilnehmern unterschiedliche Ansichten. Eder sieht in dem wegen eines Ulcus duodeni resezierten Magen keine Carcinomdisposition, ebenso Ottenjann, wohl aber in dem wegen eines Ulcus ventriculi resezierten Magen, wobei dem histologischen Erstbefund naturgemäß eine kardinale Bedeutung beigemessen werden muß.

Die von Grießer u.a. errechneten Entartungszahlen in dem wegen Ulcus duodeni resezierten Magen sind nach Ansicht von Ottenjann kein hinreichender Anlaß zur endoskopischen und röntgenologischen Dauerüberwachung der Kranken. Für diese Überlegung führt Ottenjann ökonomische Gründe als maßgeblich an. Dagegen äußert Frik, daß der Röntgenologe doch eine Routineüberwachung — zumindest vom 15. postoperativen Jahr ab — für durchaus wünschenswert und vor allem auch realisierbar hält. Die gleiche Ansicht wird von den chirurgischen Fachvertretern der Gesprächsrunde (Schier u. Reifferscheid) nachdrücklich vertreten und die endoskopische Kontrolle der röntgenologischen zur Seite gestellt. Dabei gehört sowohl der wegen eines Ulcus duodeni, als auch der wegen eines Magenulcus resezierte Kranke zu diesem Kollektiv.

Das *Magengeschwür* ist aus klinischer und pathologischer Sicht grundsätzlich suspekt. Es ist sowohl als Symptom eines frühen Krebses als auch in seiner chronischen Form Ausgangspunkt einer sekundären Entartung von größter Bedeutung. Wenngleich bei bestimmten Formen auch eine röntgenologische Abgrenzung möglich ist (Frik), so bleibt der Schwerpunkt der Sicherstellung ob gutartiges oder bösartiges Geschwür der endoskopischen Biopsie vorbehalten (Frik, Ottenjann, Eder).

Die im Röntgenbild nachgewiesene Abheilung eines Geschwüres schließt ein Carcinom nicht aus. Nach Ottenjann ist grundsätzlich kein als gutartig erwiesenes Magengeschwür — auch nicht das chronisch callöse — zu operieren. Demgegenüber stimmen Pathologe, Röntgenologe und Chirurg darin überein, jeden nicht sicher histologisch klärbaren Geschwürsbefund ebenso wie jedes chronisch callöse Ulcus zu resezieren.

Die *Magenpolypen* sind sowohl aus der Sicht des Pathologen als auch der des Klinikers selten. Zu unterscheiden ist der hyperplasiogene vom adenomatösen Polypen. Während ersterer kaum eine Entartung zeigt, kann dies beim adenomatösen in $40^0/_0$ angenommen werden (Eder). Sowohl seitens der Endoskopie (Ottenjann) als auch seitens der Chirurgie (Schier, Reifferscheid) wird die Entfernung jedes Polypen zur histologischen Abklärung — oft ist dies auch gleichzeitig Therapie — für erforderlich gehalten. Während der Endoskopeur (Ottenjann) bis zu 2—3 cm große Polypen aus dem Magen — auch wenn sie breitbasig sind — entfernen kann, halten die Chirurgen (Schier und Reifferscheid) die Wandexcision dieser großen Polypen von vorneherein für sinnvoll, zumal uns dies gleichzeitig ein Bild über das Ausmaß evtl. Infiltrationen vermittelt und eine erhöhte Radikalität darstellt.

Bei kleinen, vor allem gestielten Polypen (bis zu 1,5 cm $\varnothing$) ist die endoskopischpräliminare Abtragung dagegen immer durchaus sinnvoll, da gerade bei diesen unklaren Fällen damit die Frage, ob Hyperplasie oder Adenom oder Frühcarcinom von vorneherein zu beantworten ist. So sollte bei diesen Befunden die Endoskopie grundsätzlich der Laparotomie vorausgehen.

Im Dickdarm sind *Colitis ulcerosa, Morbus Crohn und Lymphogranuloma venereum* auch seitens der pathologischen Anatomie (Eder) aufgrund der hier gemachten Beobachtungen als eine potentielle Krebsvorstufe des Dickdarms anzusehen. Der Pathologe hält diese Krebse für charakterisiert durch das synchron multilokuläre Auftreten und dadurch, daß die Carcinome sich unter einer scheinbar normalen Schleimhaut submukös ausbreiten. Sicher manifestieren sich nicht alle Colitis- und Crohn-Carcinome durch die Striktur. Zwar ist jede Enge primär carcinomverdächtig (Frik), röntgenologisch ist die Differentialdiagnose aber außerordentlich schwierig. Ottenjann glaubt, jedes Colitis- und Crohn-Carcinom auch im Frühstadium allein mit der Endoskopie erkennen zu können und lehnt deshalb jede Präventivindikation der schweren chronischen Colitis ab.

Er hält auch die chronische Colitis, die sich im Gleichgewicht halten läßt und nur kurzzeitige Rezidive aufweist, für eine konservative Dauerbehandlung und Beobachtung geeignet. Die Chirurgen (Schier und Reifferscheid) dagegen halten nach fünfjähriger rezidivierender Entzündung die Colektomie für erforderlich und glauben damit gleichzeitig einen Beitrag zur Krebsprophylaxe zu leisten.

Den Schwerpunkt in der Klinik bilden die *Colon- und Rectumpolypen.* Eder definiert drei Entwicklungsgrade:

1. Den sog. absolut harmlosen Polypen, bei dem keinerlei periphere Zellveränderungen der Schleimhaut vorliegt.

2. Den sog. malignen Polypen, der in der Mucosa entartete Zellen erkennen läßt (sog. Carcinoma in situ).

3. Den sog. infiltrierenden oder carcinomatösen Polypen, bei dem die Muscularis mucosae von Mucosazellen durchbrochen wurde.

Zur Frage, ob das sog. Carcinoma in situ oder die von Herrn Eder als maligner Polyp bezeichnete Form nur einen Entwicklungsgrad darstellt oder einen Status beschreibt, der einerseits infiltrieren, andererseits auch stationär bleiben kann, ist eine Übereinstimmung mit den Chirurgen nicht zu erzielen.

Makroskopisch ist der Grad der malignen Degeneration an einem Polypen nicht erkennbar (Eder), wohl aber gibt es eine empirisch belegte Korrelation zwischen der Größe des Polypen und der Entartungsfrequenz (Eder, Ottenjann), die den Chirurgen bereits seit den zwanziger Jahren bekannt ist.

Für die Adenome unter 1 cm Durchmesser geben Ottenjann und Eder übereinstimmend eine Entartung von 0,3—0,7 °/₀ an. Zwischen klinischer Manifestation (Blutung und Schleimabgang) und der Entartung sieht Ottenjann ganz im Gegensatz zu den Erfahrungen der Chirurgen keine Korrelation. Frik weist auf die erwiesene Tatsache hin, daß die Größenzunahme für den Kliniker entscheidende prognostische Bedeutung besitzt und der Röntgenologe damit in der Lage ist, die maligne Entartung rechtzeitig zu erfassen. Mit der Doppelkontrastuntersuchung sind hierfür sehr exakte Größenangaben zu machen.

Auch Eder bestätigt, daß schnelles Wachstum ein wichtiges Verdachtskriterium ist. Frik weist darauf hin, daß im Röntgenbild heute Adenome von 0,3 bis 0,5 cm lokalisiert werden können.

Um die Frage, ob endoskopische oder chirurgische Abtragung, geht die abschließende lebhafte Diskussion. Der Endoskopeur ist der Ansicht, daß er jeden Polypen — auch den sog. breitbasigen im Colon und Rectum — bis zu einer Größe von 3—4 cm endoskopisch abtragen kann. Die Chirurgen, die sowohl die coloskopische als auch die operative Methode beherrschen, ziehen demgegenüber bei jedem nicht gestielten Polypen und bei jedem Polypen über 1—2 cm die Laparotomie mit Colotomie vor, die nach den neuesten Zusammenstellungen ohne jedes Risiko ist. Ottenjann vertritt die Ansicht, daß jedes kleinste Adenom, selbst der Zufallsbefund abgetragen werden muß. Er weist darauf hin, daß in seinem Krankengut eins von hundert der 1 cm großen Adenome carcinomatös entartet war. Seine Definition der Entartung lehnt sich an die oben dargelegte Edersche Interpretation an, der auch die periphere Mucosaatypie — früher als Carcinoma in situ bezeichnet — als malignen Polypen bezeichnet, also nicht erst die die Muscularis durchdringende Zellatypie, wie dies heute von der Mehrzahl der Autoren als einzig sicheres Kriterium der Malignität gefordert wird. Aus Risikogründen lehnen die mit der Endoskopie vertrauten Chirurgen aufgrund ihrer Vergleichsmöglichkeit die zu weit gesteckte Indikation zur endoskopischen Polypentfernung ab.

Prof. Dr. M. Reifferscheid
Abt. Chirurgie d. Med. Fakultät
Rhein.-Westf. T.H.
D-5100 Aachen
Goethestr. 27—29
Bundesrepublik Deutschland

Samstag, 11. Mai 1974

Bayernhalle 10.30—13.00 Uhr

Rahmenthema

Interdisziplinäre Zusammenarbeit

gemeinsam mit dem Berufsverband der Deutschen Chirurgen e.V.

Langenbecks Arch. Chir. 337 (Kongreßbericht 1974)

132. Interdisziplinäre Zusammenarbeit — aus der Sicht des Soziologen

Erwin K. Scheuch

Institut für angewandte Sozialforschung der Universität Köln

Interdisciplinary Cooperation—from the Sociologist's Point of View

Summary. The conditions impeding interdisciplinary cooperation are examined, as are the limits of cooperation between sociology and medicine. Empirical social research has yielded findings that could improve medical practice but under specified conditions are considered an infringement of medical responsibility. More basic, but also more fruitful, problems arise when the (often latent) explanatory schemes of the two disciplines are in conflict in the explanation of the same phenomena, as in the case of social factors in illness. Any hope of transcending the specificity of disciplinary explanations is a mirage.

Key words: Interdisciplinary Cooperation — Medicine as a Profession — Sociology and Medicine — Illness as a Social Phenomenon.

Zusammenfassung. Die Bedingungen, die eine Verwirklichung des Wunsches nach interdisziplinärer Zusammenarbeit erschweren, werden ebenso untersucht, wie die Grenzen einer solchen Kooperation im Falle der Soziologie und der Medizin. Die Sozialforschung verfügt über Ergebnisse, welche die ärztliche Berufsausübung verbessern könnten, die aber auch als Eingriff in die Kompetenz des Arztes bewertet werden. Grundsätzlichere Probleme ergeben sich dann, wenn die Deutungsschemata verschiedener Fächer in Konkurrenz miteinander geraten — wie im Falle der Erklärung von Krankheit. Während dies für Wissenschaften befruchtend wirkt, ist die Hoffnung auf eine Überwindung der Aspekthaftigkeit fachlicher Erklärungen eine Schimäre.

Schlüsselwörter: Interdisziplinär — Medizin als Beruf — Soziologie und Medizin — Krankheit als soziales Phänomen.

Die Wünschbarkeit interdisziplinärer Zusammenarbeit steht nicht in Frage, wohl aber ihre Machbarkeit. Darin gleicht sie der Tugend. Und wie bei dieser hat es dann wenig Sinn, die Unvollkommenheiten allgemein zu beklagen. Praktisch weiterführend ist nur der Versuch, aus dem Vergleich verschiedener Erfahrungen mehr zu lernen über die Bedingungen, die eine Verwirklichung interdisziplinärer Zusammenarbeit erschweren — und auch deren Grenzen zu bestimmen.

Hier wird zunächst der Charakter zunehmender Spezialisierung, die erst zur Forderung nach interdisziplinärer Zusammenarbeit führt, als ein Nebeneinander von Spezialisierung und Entspezialisierung gekennzeichnet werden. Es soll dann umschrieben werden, unter welchen Bedingungen bereits etablierte Fächer und Berufe die Aussagen und Techniken neu hinzukommender Disziplinen als Bereicherung bewerten — und wann dies als Kompetenzanmaßung zurückgewiesen wird. An verschiedenen Erklärungsobjekten der Soziologie als Sozialforschung wird aufzuzeigen sein, daß die interdisziplinäre Zusammenarbeit dann besonders schwierig, aber potentiell auch besonders fruchtbar ist, wenn die Erklärungsbereiche und Deutungsschemata von Fächern gegenseitig in Frage gestellt werden. Es ist unter Sozialwissenschaftlern üblich, dabei jeweils die bisher von ihnen nicht tangierten Fächer als uneinsichtig zu qualifizieren. Am Falle der Berührung zwischen Soziologie und Medizin erweist sich aber auch die Soziologie als voreingenommen. Schließlich ist noch einzugehen auf die Einfügung der Soziologie in die Studiengänge der Medizin. Die Befürworter dieser Erweiterung hofften, durch administrative Verordnung zur Zusammenarbeit mit der Soziologie die Aspekthaftigkeit der Medizin zu überwinden. Dies wird sich als eine denkbar ungünstige Ausgangsposition für eine wirkliche interdisziplinäre Zusammenarbeit erweisen.

I.

Wahrscheinlich hat ein jeder, der Erfahrungen mit interdisziplinärer Zusammenarbeit hat, eigene Schreckensgeschichten beizusteuern. Ich selbst bin gegenwärtig an einem Versuch beteiligt, in Zusammenarbeit zwischen Hygienikern, Ökonomen, Psychologen, Soziologen, Architekten und Umfrageforschern zu klären, warum sich Menschen in Städten, die auf der „grünen Wiese" in wenigen Jahren erbaut wurden, überwiegend nicht heimisch fühlen. Bisher war in dieser Arbeitsgruppe wenig mehr zu erreichen als eine Addition von Spezialitäten. Der Grund: Die meisten Beteiligten vermochten nicht recht zu sehen, was sie von einer anderen Disziplin für ihre eigene Spezialität — den eigenen Aspekt, unter dem sie ein komplexes Phänomen behandeln — selbst lernen könnten; eher bestand die Überzeugung, der andere könne vom eigenen Tun lernen und deshalb sollte man mit der Interdisziplinarität fortfahren. Erst ein Verständnis der Ursache für diese Haltung würde uns in der Gruppe weiterbringen.

Offensichtlich funktioniert Interdisziplinarität wahrscheinlich besonders häufig in der Technik und darüber hinaus generell bei der Lösung praktischer Aufgaben. Das eindrucksvollste Beispiel dürfte die Raumfahrt mit ihrem Zusammenwirken vieler Disziplinen und Arten von Fertigkeiten sein. Aber auch hier ist ein Erfolg keine Selbstverständlichkeit, und den positiven Erfahrungen insbesondere in den USA stehen spektakuläre und teure Mißerfolge in Europa gegenüber.

Die Aufsplitterung von Wissen und Fertigkeiten in immer mehr Spezialitäten ist der übliche und bewährteste Weg, die rasche Zunahme von Wissen, Gerätschaften und Kunstfertigkeiten zu bewältigen. Das Programm dieses Kongresses mit der weitgehenden Aufspaltung der Chirurgie in die Chirurgien einzelner Körperteile, von spezielleren Kenntnissen bestimmter Hilfsmittel und von Behandlungsverfahren ist hierfür ein anschauliches Beispiel. So ergibt sich die Notwendigkeit, in besonderen chirurgischen Kliniken dieses Wissen wieder zu integrieren.

Offensichtlich bleibt diese Integration unbefriedigend, wenn vom Kranken her und nicht der akuten Krankheit gedacht wird.

II.

Die Betrachtung nur der immer weitergehenden Spezialisierung ist einseitig gegenüber den realen Vorgängen — nicht falsch, wohl aber einseitig. Gleichzeitig zu dem Prozeß der Spezialisierung erfolgt auch eine Entspezialisierung. Ungeachtet der Spezialisierungen innerhalb der Medizin lernen jetzt die Hochschullehrer der Medizin, mit modernen, computergestützten Informationssystemen umzugehen. Ein elementares Wissen über die Bedienung von Geräten ist notwendig, um mit nichtmedizinischem Personal wirksam zusammenarbeiten zu können. Die Tage, in denen ein Chef die Stimmungen, Eigenheiten und besonderen Probleme seiner Mitarbeiter ignorieren konnte, sind vorbei. Tugenden des Hilfspersonals, wie Selbstkontrolle gegenüber abweichendem Verhalten anderer, werden jetzt zu notwendigen Fähigkeiten der Vorgesetzten. Selbst Spitzenverdiener in akademischen Berufen haben heute keinen Stab von Hauspersonal einschließlich Kammerdienern mehr; die Funktion dieser Personen wird von Dienstleistungsbranchen, Gerätschaften und nicht zuletzt von diesem Akademiker selbst wahrgenommen. Es gibt inzwischen in den Sozialwissenschaften einen allgemeinen Namen für Fertigkeiten und Kenntnisse, die Voraussetzungen zum erfolgreichen Anwenden technisch spezieller Kenntnisse sind: Die Sozialtechniken — und allgemeine „Sozialfertigkeiten".

Nach der Unterdrückung des Aufstandes in Ungarn 1956 floh eine große Zahl ungarischer Ärzte in die USA. Ein gleichfalls geflohener ungarischer Sozialforscher untersuchte eine Anzahl Jahre darauf den Erfolg oder Mißerfolg dieser Emigranten, deren medizinisches Können er aufgrund der früheren Beurteilung in Ungarn einstufte. Es erwies sich, daß ärztliche Qualifikationen zwar eine notwendige, aber keine ausreichende Bedingung für den späteren Erfolg in den USA war. Der Wert dieser Studie liegt jedoch nicht in dem Nachweis dieses Sachverhalts, der sich ja durchaus mit verbreiteter Lebenserfahrung deckt, sondern in der Entwicklung einer Begrifflichkeit. Weinstock nannte die Fähigkeiten, die den Anspruch eines Berufs als kompetenter Verwalter eine Spezialität ausmachen, „zentrale" Elemente einer Berufsrolle. Diejenigen Fähigkeiten und das Wissen, die notwendig sind, um berufliche Fähigkeiten erst anwenden zu können, wurden „periphere" Elemente einer Berufsrolle genannt. Beide, zentrale und periphere Elemente von Berufsrolle, stehen bei näherer Untersuchung heute in einem für alltägliches Denken paradoxen Verhältnis zueinander.

Je bescheidener die Qualifikation eines Berufs ist — in der Fachsprache: je weniger umfangreich und anspruchsvoll dessen zentrale Rollenelemente sind — um so belangloser sind die peripheren Rollenelemente für eine erfolgreiche Anwendung beruflicher Fertigkeiten. Andererseits pflegen die Erwartungen an die Art, wie berufliche Fertigkeiten ausgeübt werden, hoch standardisiert zu sein; für Innovationen bleibt da meist wenig Raum. Umgekehrt für akademische Berufe: Für die zentralen Rollenelemente wird Innovation wenn schon nicht erwartet, so dann doch belohnt. Um so höher sind dann aber auch die Erwartungen hinsichtlich der Fähigkeiten bei den peripheren Rollenelementen. Dies kann bei Berufen wie dem eines praktizierenden Arztes soweit gehen, daß sie für einen mittleren Erfolg wichtiger als die Fähigkeit in bezug auf zentrale Rollenelemente werden. Ichheiser nannte dies einmal in einem Essay Ende der 20iger Jahre Erfolgstüchtigkeit im Gegensatz zur Berufstüchtigkeit, und der Beruf des Arztes diente ihm als wichtigstes Beispiel. Bei dieser Begrifflichkeit von Ichheiser schwingt allerdings zuviel Tadel über „unverdienten" Erfolg mit.

Die Fähigkeiten hinsichtlich der peripheren Rollenelemente sind mit entscheidend dafür, ob Teamwork gelingt, ob Mitarbeiter der verschiedensten Qualifikationsstufen motiviert sind mehr zu tun, als nur den Regeln entsprechend zu arbeiten. Und doch wird nur ein Teil dieser allgemeinen Fähigkeiten im Bildungs- und Ausbildungswesen trainiert. Mit diesem Verweis wird nicht eine Wiederbelebung des unverbindlichen Studium Generale empfohlen. Dies war zu sehr als eine Nachbesserung von Unvollkommenheiten der Gymnasialbildung gemeint. Empfohlen wird: 1. Zunächst die peripheren Eigenschaften und insbesondere die Sozialfertigkeiten für hochqualifizierte Berufe genauer zu bestimmen, als wir es bisher getan haben und 2. diese zum Gegenstand von Bildungs- und Ausbildungsprogrammen zu machen. Nur am Rande seien hier Zweifel angemeldet, ob eine solche Funktion vornehmlich im staatlichen Bildungs- und Ausbildungswesen wahrgenommen werden kann.

III

Mit einer besseren Vorbereitung auf die Probleme in der Zusammenarbeit mit Menschen von unterschiedlicher Motivation und mit unterschiedlichen beruflichen Einseitigkeiten — Probleme, die zu vordergründig als „allgemein menschliche" Schwierigkeiten verstanden werden — ist jedoch nur der intellektuell weniger problematische Teil an Hindernissen angesprochen, die einer Zusammenarbeit unterschiedlicher Spezialitäten entgegenstehen. Diese anderen und hauptsächlichen Schwierigkeiten werden zwar öfters beschrieben, sind aber kaum Gegenstand systematischer Untersuchungen gewesen. So beruhen die anschließenden Folgerungen notwendig auf einer eher anekdotischen Sammlung von Erfahrungen.

Wieder einmal ist zunächst in Erinnerung zu rufen, daß in vielen Lebensbereichen das Zusammenwirken von Spezialisierungen befriedigend funktioniert; das ist sogar meist der Fall. Träfe dies nicht zu, wären die hochdifferenzierten Gesellschaften nicht so erfolgreich, wie sie es trotz aller Lästigkeiten im Alltag sind. In der Produktion ist das Zusammenwirken von Spezialitäten der Normalfall. Auch hier dürfte zutreffen, daß die Koordination von Spezialitäten Reibungsverluste verursacht. Vom Standpunkt der einzelnen Berufe aus betrachtet, funktioniert ein jeder deshalb unterhalb seines Optimums. Das ist jedoch kein Maßstab für die Bewertung des Gesamtprozesses.

Ein Verweis auf Erfahrungen an Baustellen in der Bundesrepublik und in den USA mag diese Unterschiedlichkeit der Betrachtung und der damit verbundenen Erfahrung verdeutlichen. Amerikanische Betrachter verwundern sich über das Ausmaß an Leerlauf an Baustellen in Europa, Europäern erscheint die Arbeit der einzelnen beruflichen Spezialitäten in den USA als nachlässig. Beide Urteile können begründet werden, sind aber nur Ausdrucksformen unterschiedlicher Maßstäbe: Der für eine handwerkliche Auffassung kennzeichnenden Orientierung an Kriterien für Vollkommenheit in einer beruflichen Spezialisierung als eigenem Wert und der Orientierung an dem Beitrag der einzelnen Spezialitäten zum Gesamt-produkt.

Für wissenschaftliche Tätigkeit ist allgemein die Orientierung an dem, was soeben handwerkliche Maßstäbe genannt wurde — d. h. an der Vollkommenheit innerhalb der beruflichen Spezialisierung als eigenem Wert — kennzeichnend. Je eher wissenschaftliche Kenntnisse für eine ingenieurtechnische Anwendung be-nutzt werden, um so eher weicht diese Orientierung einer anderen, die Aufgaben-orientierung genannt sein soll. Und insofern die jeweilige andere Spezialität Vor-aussetzung für die Lösung eines Problems ist, setzt sich eine interdisziplinäre Orientierung durch.

Nun scheint daraus zu folgen, daß interdisziplinäre Zusammenarbeit um so eher begrüßt wird und sich praktisch bewährt, je weniger es sich um Wissenschaft im Sinne der Forschung handelt. Die Zusammenarbeit sollte dann um so reibungs-loser sein, je mehr es sich um praktische Anwendung handelt. Insofern der Arzt-beruf durch eine Kombination handwerklicher und wissenschaftlicher Fähig-keiten und Ausrichtungen gekennzeichnet ist, müßte verwundern, warum hier interdisziplinäre Zusammenarbeit ein Gegenstand der Sorge ist.

Mit der eben angeführten Unterscheidung zwischen handwerklicher und Aufgaben-Orientierung wird die Problematik der Zusammenarbeit zwar beschrie-ben, nicht jedoch zureichend gekennzeichnet. Dies wird deutlicher, wenn einige Erfahrungen aus der Hochschule bedacht werden. Auch hier ist interdisziplinäre Zusammenarbeit ein allgemein akzeptierter Wert, jedoch zweifellos nicht die Pra-xis. Wirtschaftswissenschaften, politische Wissenschaft, Soziologie und Psycholo-gie betrachten menschliches Verhalten jeweils nur unter verschiedenen Aspekten. Was läge näher, als diese verschiedenen Aspekte zu einer Zusammenschau zu ver-einen? So wurde denn auch verschiedentlich versucht, bei den Neugliederungen der Hochschulen eine solche Vereinigung zu organisieren. Es wurden Institute oder Fakultäten nach neuen Prinzipien gegliedert — etwa nach einem Tätigkeits-bereich Verwaltungswissenschaft oder nach einem Tätigkeitsfeld Arbeitswissen-schaft. Jeder dieser Bereiche hatte dann seinen eigenen Soziologen oder seinen eigenen Wirtschaftswissenschaftler. So neu wie dies dargestellt wurde, war es übrigens auch nicht. Die WISO-Fakultäten, die in Deutschland zwischen den 20iger und 50iger Jahren dieses Jahrhunderts entstanden, waren ähnlich konzi-piert, indem in ihnen neben den Ökonomen, Pädagogen, Historiker, Geographen und Statistiker jeweils auf das Erklärungsobjekt Wirtschaft hin zusammenarbei-ten sollten. Dies blieb jedoch überwiegend Addition von Wissen, und es wurde eben nicht die angestrebte Integration. Noch viel weniger wurde und wird diese erreicht bei den Neugliederungen Ende der 60iger Jahre.

Inzwischen liegen einige Erfahrungswerte für diese Neugliederungen vor. Etwas vergröbert läßt sich folgern: Eilt der Zwang einer administrativen Ver-klammerung der Bereitschaft zu interdisziplinärer Zusammenarbeit voraus, so tritt der gegenteilige Effekt auf. Die Disziplinen kapseln sich gegeneinander ab, wenn die in ihnen Tätigen zu einer Zusammenarbeit gezwungen werden, die sie nicht als notwendige Ergänzung empfinden. Der Zwang zur Zusammenarbeit wird dann als Einmischung oder Mitsprache eines nach eigenen Maßstäben nur unvollkommen qualifizierten Kollegen bewertet. Ohne ein Selbstverständnis eigener Insuffizienz einer Spezifität bewirkt ein administrativer Zwang das Gegenteil der beabsichtigten Integration fachlicher Spezialisierung.

Es ist nun keineswegs so, als ob allgemein interdisziplinäre Zusammenarbeit an Hochschulen nicht funktionieren würde; sie funktioniert lediglich ungenügend. Ein Vergleich der unterschiedlichen Bedingungen ist ein Ansatzpunkt, die Art der Hemmnisse besser zu verstehen. In zugegebenermaßen vergröbernder Verallgemeinerung läßt sich dennoch begründen, daß eine Spezialisierung, die im Nachbarfach eher die Gefahr der Einmischung in den eigenen Kompetenzbereich sieht, bei der Lehre eher gegeben ist als in der Forschung. Lehre bedeutet eben die Organisation von Wissen um einen Aspekt, muß um der Systematisierung willen von der Komplexität eines Erklärungsgegenstandes abstrahieren. Ohne diese Systematisierung keine Abprüfbarkeit, ohne Abprüfbarkeit keine Bescheinigungen, die später in der Praxis zum Nennwert akzeptiert werden können.

Auch in der Forschung sind die Erfahrungen durchaus unterschiedlich. Am ehesten wird interdisziplinäre Zusammenarbeit akzeptiert bis hin zu ihrer Behandlung als Selbstverständlichkeit, wenn die jeweilige Disziplin die andere Disziplin als technische Hilfswissenschaft nutzen kann.

So werden etwa in der Sozialforschung als Meßinstrumente Skalen benutzt, die zur Grundlage Begriffe haben, welche der Psychologie eigentümlich sind. Sollen aber Soziologen und Psychologen als Berufe zur Erklärung eines Problems wie etwa des unterschiedlichen Schulerfolgs zusammenarbeiten, so kommt es über die gleichen Begrifflichkeiten zu Auseinandersetzungen, die als Grundlage von Meßinstrumenten nicht problematisiert wurden. Interdisziplinarität als Rückgreifen auf andere Disziplinen bereitet wenig grundsätzliche Schwierigkeiten, werden diese anderen Disziplinen als Hilfswissenschaften benötigt — und große Schwierigkeiten, wenn die Aspekthaftigkeit von Disziplinen durch ein Zusammenfügen von Spezialitäten überwunden werden soll.

IV.

Am Beispiel der Berührung zwischen Soziologie als Sozialforschung und der Medizin sei eine andere Art der Problematik interdisziplinärer Zusammenarbeit, aber auch die Bedingungen ihrer Nützlichkeit, aufgezeigt. Dies ist deshalb ein nützliches Anschauungsobjekt, weil die Art der Berührung so vielfältig ist und im Laufe der Zeit in den Akzenten wechselte.

Erster Schwerpunkt der Medizin-Soziologie, speziell in den USA, war die Untersuchung der Beziehungen zwischen Arzt und Patient als einer Zweierbeziehung (Diade) besonderer Art. Kennzeichnend für diese Beziehung ist ihr asymmetrischer Charakter, und gerade in solchen Beziehungen ist die Kommunikation häufig fehlerhaft. Tonbandaufnahmen von Anamnesen ergaben, daß es sich hierbei nicht nur und nicht einmal zentral um solche Sprachschwierigkeiten handelt, wie sie häufig zwischen Fachmann und Laien auftreten. Wichtig waren auch unterschiedliche Standards dafür, welche Informationen legitimerweise gegeben und empfangen werden sollten. Ebenso wie Ärzte Vorstellungen darüber haben, was sie Patienten vorenthalten müßten, haben Patienten Erwartungen, wie der Arzt ihre Informationen verwerten würde und richten ihre Antworten entsprechend ein. Besonders schwerwiegend war jedoch ein Störfaktor, der nach einem idealisierten Selbstverständnis der Ärzte eigentlich keiner sein sollte. Es erwies sich, daß Ärzte öfters in einem sehr frühen Stadium der Anamnese eine feste Vorstellung über den Zustand des Patienten gewinnen. Ihre weiteren Fragen dienen dann vornehmlich dem Zweck, Bestätigungen für diese Hypothese zu erhalten, wobei es — werden die Erfahrungen mit Forschungen zum Interview herangezogen — zu erheblichen Beeinflussungen der Antworten des Patienten kommt (vgl. die Dissertation von Jack Feldmann).

Diese Befunde wurden von amerikanischen Ärzten nicht durchweg als hilfreich empfunden. Die Anamnese ist ein Teil des Handwerkzeugs von Ärzten, und Mediziner verstanden sich hier durchaus nicht als hilfsbedürftig. Insofern jedoch nur Aspekte des anamnestischen Prozesses problematisiert wurden, berührt dies nicht den Kern des Selbstverständnisses — am ehesten noch die Aussage, daß voreingenommen gefragt und zu wenig Gegenproben zur Prüfung einer einmal formulierten Hypothese benutzt wurden.

Diese letztere Feststellung leitet über zu einer neueren Richtung der Berufssoziologie des Arztes: Der Untersuchung seiner Rollenkonstellation. Werden die Kriterien katalogisiert, aufgrund derer praktische Ärzte zu dem Urteil kommen, X sei die Ursache des Zustandes Y, oder zu der Überzeugung, der Fall des Patienten gehöre zur Klasse der Fälle von Z, so ergibt sich ein Bild, das von verbreiteten Selbstvorstellungen abweicht. Allgemein verhält sich der Kliniker eher wie ein auf wissenschaftliche Erkenntnisse zurückgreifender Handwerker (manchmal mit künstlerischem Flair), als wie ein praktizierender Naturwissenschaftler. Eine solche Aussage ist an sich kein Angriff auf die Kompetenz eines Berufes, muß aber dennoch bereits Reserven gegenüber einer anderen Disziplin wie der Soziologie auslösen. Immerhin wird hier mit verschiedenen Maßstäben und Bezugsgruppen beim praktischen Handeln der Ärzte ein vom Selbstbild abweichender Stellenwert zugeordnet.

Einer der fruchtbarsten Berührungspunkte zwischen Medizin und Soziologie waren und sind Analysen von Krankenhäusern. Für die Soziologie sind Krankenhäuser besonders interessante Institutionen, weil sie als ein Typ medizinischer Versorgung inzwischen weltweit verbreitet sind (sie sind übrigens keineswegs ein Produkt der sog. Industriegesellschaft!), und weil in Krankenhäusern als „totalen Institutionen" die Gegensätze zwischen Personen und Gruppen nicht durch ein Einander-aus-dem-Wege-Gehen neutralisiert werden können. Andererseits wissen Ärzte um die Bedeutung nicht-medizinischer Faktoren für das Funktionieren eines solchen Krankenhauses. Insoweit wirkt der Rat von Vertretern eines anderen Faches nicht als Einmischung in den eigenen Kompetenzbereich. Dennoch kommt es auch hier zu Widerständen, wenn die Menschenführung als Teil der Rolle des Chefarztes verstanden wird; eine Ausbildung in Techniken der Menschenführung wird dann durchaus auch als Einengung der eigenen Kompetenz gewertet.

Analoge Reflexe finden sich selbstverständlich auch bei Soziologen. Selbstverständlich sollten Soziologen wissen, daß sie menschliches Verhalten und Institutionen lediglich unter einem, für ihr Fach konstitutiven Aspekt betrachten. Selbstverständlich gibt es Unterschiede zwischen den Geschlechtern, die nicht sozial bedingt sind. Selbstverständlich gibt es genetisch bedingte Unterschiede der Intelligenz. Für die Soziologie als Fach interessiert dabei, wie diese biologischen Befindlichkeiten sozial überformt werden, denn erst mit dieser Überformung werden sie zu sozialen Sachverhalten. Wird dann von einem Genetiker wie kürzlich von Jenssen in Berkeley, oder von Psychologen wie Herrnstein und Eysenck, Material vorgelegt, daß Intelligenzunterschiede durch Einwirkung sozialer Faktoren nur in Grenzen zu beeinflussen sind, so reagieren viele Sozialwissenschaftler nicht sehr anders wie der spätmittelalterliche Klerus gegenüber der Lehre vom heliozentrischen System.

Wann es zu solchen Abwehrreaktionen kommt, wird an der Problematisierung des Begriffs der Krankheit anschaulich. Einmal werden immer mehr Belege dafür zusammengetragen, daß soziale Bedingungen krankheitsauslösend sein können. Darüber hinaus kann kein Zweifel bestehen, daß es teilweise sozial bedingt ist, ab wann die körperliche Funktionstüchtigkeit einer Person so beeinträchtigt ist, daß sie fachlicher Hilfe bedarf. Diese Schwelle liegt in Agrargesellschaften sehr viel höher als in modernen Industriegesellschaften. Innerhalb und zwischen Industriegesellschaften besteht ebenfalls eine erhebliche Variabilität in der Definition als Kranker, der medizinischer Hilfe bedarf. So ist in den USA die Selbstbehandlung erstaunlich weit verbreitet — was u. a. solch praktische Folgen wie eine erheblich kürzere Verweildauer in Krankenhäusern hat. Die Formulierung „Krankheit als soziales Phänomen" wird von Ärzten nicht gerade begrüßt, denn wiederum wird hier die Kompetenz des Arztes eingeengt. Darüber hinaus wird insbesondere mit dem Nachweis der sozialen Genese von Krankheiten das Paradigma der Medizin als Fach relativiert.

Die gleiche Reaktionsweise aus den gleichen Gründen ist jedoch bei Soziologen zu beobachten, wenn darauf verwiesen wird, wie begrenzt die Spannweite der Funktionsuntüchtigkeit ist, die als sozial bedingt erklärt werden kann; oder daß bei der sozialen Genese von Krankheiten physiologische Dispositionen eine entscheidende Rolle spielen. Meist unausgesprochen, neuerdings wieder häufiger ausdrücklich, haben Soziologen die tabula rasa-Vorstellung des Menschen verinnerlicht, wie sie von den englischen Sensualisten und Teilen der Aufklärung vertreten wurde. Der Aufweis von Grenzen einer Erklärung als soziale Sachverhalte wird dann zu Recht als eine Relativierung des Paradigmas der eigenen Disziplin verstanden.

Eine Anzahl weiterer Berührungspunkte zwischen Soziologie und Medizin könnten angeführt werden, um die Probleme interdisziplinärer Zusammenarbeit zu kennzeichnen. Die Untersuchung der Bedingungen, welche die Akzeptierung oder Zurückweisung von Medikamenten beeinflussen, oder die Erklärung des Phänomens der Modekrankheiten, sind solche Berührungspunkte, bei denen sich interdisziplinäre Kommunikation als konfliktreich erweist. Eine Erweiterung der Liste von Erklärungsobjekten ergibt jedoch keine zusätzlichen Arten von Problemen.

V.

Zunächst war auf einen Erklärungsbereich verwiesen worden, der zu intellektuell weniger belangvollen, aber praktisch höchst nützlichen Ergebnissen für eine interdisziplinäre Zusammenarbeit führte: Der Analyse der Berufsrolle des Arztes. Selbstverständlich gab und gibt es auch hier Widerstände gegenüber den Aussagen einer bisher als nicht relevant betrachteten Disziplin wie der Soziologie. Entscheidend für die Hemmnisse interdisziplinärer Berührungen ist der Grad, zu dem die Angehörigen einer Disziplin die Aussagen der anderen als eine technische

Hilfe bei der Praktizierung des eigenen Faches bewerten. Wird ein administrativer Zwang zur Zusammenarbeit ausgeübt, der einer solchen Bereitschaft vorauseilt, so verringert dies die Bereitschaft zur Zusammenarbeit.

Gravierender sind die Probleme, wenn die Aussagen der anderen Disziplin als Einengung oder Relativierung der eigenen Kompetenz als Beruf bewertet werden. Soweit es sich hier um einen weiteren Abschnitt in der Spezialisierung der Wissenschaften handelt, sind dies — wenngleich manchmal heftige — bloße Übergangskonflikte. Insofern Berufe aber nicht entlang den Grenzen der Arbeitsteilung zwischen wissenschaftlichen Disziplinen abgegrenzt werden, ist weniger eindeutig, welche Folgerungen aus der Erweiterung des Erklärungsbereichs einer Disziplin wie der Soziologie gezogen werden sollen. Gewiß: die Anamnese ist auch eine bloße Kommunikation und als solche Gegenstand der Soziologie. Folgt jedoch aus dem Nachweis der Fehlerhaftigkeit von Anamnesen, daß sie als Spezialität zu organisieren sind, bzw. als Teil einer Trennung von Diagnostik und Therapie des Typs Mayo-Klinik, oder daß hier ärztliche Ausbildung um das Training in einer weiteren Fähigkeit zu ergänzen ist? Gewiß: Krankenhäuser erweisen sich als komplexe und konfliktreiche Systeme, deren Management viel Geschick für zwischenmenschliche Beziehungen und Verständnis für Denken in institutionellen Bezügen erfordert. Soll deshalb die Vereinigung von Führungskompetenzen in der Rolle des Chefarztes aufgelöst und dessen Funktion auf Medizin als Gesundheitstechnik beschränkt werden? Oder widerspricht dies nicht gerade der Einsicht, daß Krankheiten und Behandlung nicht erfolgreich als bloße gesundheitstechnische Probleme verstanden werden können? Die Folgerungen vieler Soziologen aus einzelnen Befunden waren hier vorschnell und durch fachliche Verengung der eigenen Perspektive bestimmt.

Die schwierigsten Probleme einer interdisziplinären Zusammenarbeit ergeben sich jedoch, wenn die Paradigmata der Disziplinen miteinander in Konkurrenz geraten. Dies sind dann keine bloßen praktischen Fragen mehr und nicht einmal solche, die zu einem gegebenen Augenblick unter Rückgriff auf empirische Kriterien zu entscheiden sind. Von einigen Wissenschaftstheoretikern wird daraus geschlossen (z. B. Feyerabend), daß die Konkurrenz von Paradigmen kein im eigentlichen Sinne wissenschaftliches Problem mehr sei. Eine solche Ansicht kann ohne eine Selbstaufgabe der Wissenschaft, ohne ein Verständnis von Wissenschaft als letztlich literarischem Hobby, nicht begründet werden. Die Konkurrenz von Paradigmata ist vielmehr ein besonders fruchtbarer Abschnitt in der Entwicklung von Wissenschaften, weil hier die Implikationen und Fehlerhaftigkeiten des eigenen Deutungsschemas offensichtlicher werden, als in der kontinuierlichen Diskussion innerhalb eines Paradigmas. Die langfristige Bewährung ist dann entscheidend dafür, ob Deutungsschemata aufgegeben werden müssen, oder ihr Erklärungsbereich neu abzugrenzen ist. Diese Neuabgrenzung von Erklärungsbereichen und das Überprüfen des beibehaltenen Paradigmas sind wahrscheinlich der wichtigste Gewinn aus interdisziplinärer Zusammenarbeit, die nicht bei der Addition von Disziplinen verbleibt.

Häufig wird mit interdisziplinärer Zusammenarbeit etwas anderes intendiert: Die Aspekthaftigkeit wissenschaftlichen Verständnisses bei der Erklärung von Realität aufzuheben. Es gibt jedoch gute Gründe, warum dies innerhalb der Wissenschaft nicht möglich ist — höchstens als individuelle Leistung, die dann auch wieder um Perspektiven herum organisiert sein muß. Interdisziplinäre Zusammenarbeit in dem hier vorgetragenen Sinne würde etwas anderes zur Folge haben: die miteinander in Verbindung und Konkurrenz tretenden Disziplinen prüfen ihre Deutungsschemata, grenzen ihren Erklärungsbereich anders als bisher ab und vermögen dadurch besser als bisher zu spezifizieren, wie die Nachbardisziplinen als Ergänzung des eigenen Kompetenzbereichs genutzt werden können.

Mit der Einfügung der Soziologie in die Prüfungsordnungen der medizinischen Fakultäten war zunächst etwas anderes beabsichtigt. Soziologie war gemeint als eine „Wissenschaft der zweiten Potenz", als eine Nachfolge der Theologie, der Philosophie, der Geschichte — oder welcher anderer Disziplinen und Pseudo-Disziplinen immer, die sich in der Vergangenheit in dem Anspruch ablösten zu sagen, „was die Welt im Innersten zusammenhält". Ein solches Selbstverständnis eignet sich nicht zur interdisziplinären Kooperation, denn es ist — sei es im Anspruch, sei es per Implikation — imperialistisch. Das war natürlich kein guter Ansatz für eine Zusammenarbeit zwischen Medizin und Soziologie. Es ist verständlich, aber ebenso natürlich, daß jetzt in den Prüfungsordnungen Soziologie auf Sozialkunde eingeschränkt wird, aber dann ist sie auch für Mediziner nicht mehr als eine Ergänzung des Allgemeinwissens. Vielleicht sind dies Übergangsschwierigkeiten. Nach intellektuellen Kriterien sollten sie es jedenfalls sein.

Ein wesentlicher Teil der Schwierigkeiten ist auch auf das Selbstverständnis der Soziologie zurückzuführen. Selbst wenn einmal von den Bewußtseinsmoden wie der „emanzipatorischen Soziologie" abgesehen wird, ist der Soziologie sehr oft ein imperialer Anspruch eigen gewesen, der dann immer wieder zu dem Vorwurf des Soziologismus Anlaß gab. Wenn die Soziologie diesen Anspruch aufgibt, wird sie selbst und nicht nur die anderen Fächer Nutzen aus interdisziplinärer Zusammenarbeit haben. Es wäre nicht verwunderlich, wenn dabei auch das Deutungsschema der Soziologie, die (zumindest implizite) Vorstellung von der Vorrangigkeit des Sozialen als des nach Willen Gestaltbaren, zum Nutzen der Soziologie als Wissenschaft Schaden nähme.

Prof. Dr. E. K. Scheuch
Institut für angewandte Sozialforschung
der Universität
D-5000 Köln 41
Lindenburger Allee 15
Bundesrepublik Deutschland

Langenbecks Arch. Chir. 337 (Kongreßbericht 1974)

133. Interdisziplinäre Zusammenarbeit aus der Sicht einer Gesundheitsbehörde

E. Zylmann

Gesundheitsbehörde, Hamburg

Interdisciplinary Cooperation from the Point of View of Governmental Health Administration

Summary. The medical services available are increasing much more rapidly than the gross national product, so that the gap between what is medically possible and what can be paid for is becoming constantly wider. In 1985 fees for hospital treatment will amount to more than DM 500 per day. This requires that hospitals are organized on strictly economical lines, in order to obtain the highest efficiency possible with the financial resources available. Teamwork among the various fields may contribute to a considerable to this end; central hospital departments could be used for various disciplines, and equipment allocations should be enforced, and interspecialty rivalry should be avoided.

Key words: Development of Expense — Planning — Co-ordinated Team Work.

Zusammenfassung. Das medizinische Leistungsangebot entwickelt sich seit langem wesentlich schneller als das Bruttosozialprodukt und läßt die Schere zwsichen dem, was medizinisch möglich wäre und dem, was finanzierbar ist, immer weiter klaffen. Die Krankenpflegesätze werden 1985 mehr als 500 DM betragen. Das zwingt zu einem betriebswirtschaftlich ausgerichteten Krankenhauswesen, um mit vorgegebenen Mitteln ein Optimum an Leistung zu erzielen. Interdisziplinäre Zusammenarbeit kann hierzu einen wesentlichen Beitrag leisten: zentrale interdisziplinäre Betriebsstellen, verbindliche Richtwerte für Raum- und Ausstattungsprogramme, Zurückstellung von Fachegoismen u.a.m.

Schlüsselwörter: Kostenentwicklung — Planung — interdisziplinäre Zusammenarbeit.

Wenn ich Ihnen in dieser Veranstaltung einige Überlegungen hinsichtlich der interdisziplinären Zusammenarbeit aus der Sicht einer Obersten Landesgesundheitsbehörde, die zugleich größter Krankenhausträger der Bundesrepublik ist, vortrage, so möchte ich mich vor allem auf einige planerische, organisatorische und betriebswirtschaftliche Aspekte beschränken.

Entscheidend für unsere Überlegungen sind drei Fakten:

die Tatsache, daß das medizinische Wissen und damit das Angebot der Leistungen, die prinzipiell möglich wären, sich derzeit innerhalb von etwa 8 Jahren verdoppeln,

die Tatsache, daß die hierfür aufzubringenden Kosten noch schneller steigen und schließlich

die Feststellung, daß der Realwert unseres Bruttosozialprodukts hiermit seit geraumer Zeit nicht mehr Schritt hält.

Mit einem Satz, die Schere zwischen den medizinischen Möglichkeiten einerseits und andererseits den finanziellen Mitteln, die unsere Gesellschaft hierfür aufbringen kann, klafft immer weiter. Man braucht kein Prophet zu sein, um vor-

auszusagen, daß diese sich überdeutlich abzeichnende Entwicklung uns eines
Tages in die ernsteste Krise der Medizin überhaupt führen kann, wenn wir nicht
in der Lage sind, hieraus die nötigen Konsequenzen zu ziehen.

Ich brauche Ihnen die Entwicklung, die die Medizin allein in den letzten zwei
Jahrzehnten genommen hat, nicht in Erinnerung zu bringen. Allein schon Ihre
Disziplin gibt hierfür genügend Beispiele: Operationen am offenen Herzen,
Herzschrittmacher, Endoprothesen, Organtransplantationen, die personal-
aufwendige Anaesthesie und Intensivmedizin und in jüngerer Zeit auch die kosten-
aufwendigen Anforderungen, die wir hinsichtlich der Asepsis und Klimatisierung
an unsere operativen Einrichtungen stellen müssen. Diese Entwicklung spiegelt
sich in einem überproportionalem Kostenaufwand für das Krankenhauswesen
wider; seine Pflegesätze einschließlich der Subventionen durch die öffentliche
Hand stiegen beispielsweise in Hamburg zwischen 1951 und 1973 von 15 auf
153 DM, also um etwa 1000%, während beim Bruttosozialprodukt in dieser Zeit
nur ein Zuwachs von 450% zu verzeichnen war. Projiziert man diesen Trend auf
das Jahr 1985, so werden bei gleichbleibender Entwicklung die Kosten für einen
Krankenhauspflegetag nach vorsichtiger Schätzung mindestens 500, nach Schätzungen des Prognos-Instituts Basel sogar 620 DM betragen. Dabei ist zu berücksichtigen, daß es neben dem Krankenhauswesen zahlreiche unterprivilegierte
Bereiche unseres Gesundheitswesens gibt, bei denen wir noch weit entfernt von
einer Bedarfsdeckung sind. Denken Sie allein an die Psychiatrie, an die Versorgung
von Behinderten aller Art oder an die Rehabilitation. Und schließlich sind den
Prioritäten des Gesundheitswesens dort Grenzen gesetzt, wo sie andere für den
Bürger ebenso wichtige Belange, wie soziale Sicherheit, Bildungswesen oder
Umweltschutz wesentlich einschränken.

Die expansive Kostensteigerung der Medizin wird uns daher erheblich stärker
als bisher zu einem ökonomisch und betriebswirtschaftlich ausgerichteten Krankenhauswesen zwingen, wenn wir uns auch zukünftig die Medizin noch leisten
wollen, die möglich wäre. Neben dem Merkmal der Leistungsfähigkeit wird zukünftig gleichrangig das Kriterium der Wirtschaftlichkeit stehen. Stärker als
bisher werden wir zu prüfen haben, ob die Strukturen unseres Krankenhauses
tatsächlich noch eine optimale Verwendung der vorhandenen Mittel gewährleisten
oder durch welche Maßnahmen diese zu erzielen sind.

Die kommenden Jahrzehnte werden uns vor allem zu einer straffen Konzentration der beschränkten Mittel zwingen. Doppelte und dreifache Leistungen, und
damit doppelte und dreifache Kosten, werden wir zukünftig weder innerhalb noch
außerhalb des Krankenhauses verantworten können.

Das zwingt gerade im Gesundheitswesen zu gezielten Steuerungs- und Ko-
ordinierungsmaßnahmen bei Bund, Ländern, Gemeinden und anderen Trägern.
Ihre Effektivität hängt allerdings entscheidend davon ab, ob und wieweit die Notwendigkeit solcher Maßnahmen im Krankenhaus auf Einsicht stößt, ob sie inner-
lich angenommen und bei der späteren Zusammenarbeit der einzelnen Disziplinen
auch wirklich praktiziert wird. Planung ist weder eine Zauberformel, noch ein Weg
zum Dirigismus. Sie muß keine starren Lösungen vorschreiben, sondern entwickelt
aufgrund wissenschaftlicher Analysen ein System möglicher Leitlinien in die Zukunft. Diese müssen im Sinne einer Rückkopplung an die tatsächlich erreichten
Zwischenziele ständig fortgeschrieben werden. Derartige Planung bedeutet also

nicht starre Festlegung des Handelns und damit Einschränkung der ärztlichen Entscheidungsfreiheit, sondern verhütet gerade, daß uns durch eine falsche und wegen der Kosten nicht mehr korrigierbare Planung die Freiheit des Handelns genommen wird.

Effektive Planung darf sich allerdings nicht auf den Bereich eines Krankenhausträgers, einer Großregion oder eines Bundeslandes beschränken, sondern sollte nach Möglichkeit das ganze Gebiet der Bundesrepublik umfassen. Das gilt insbesondere für so kosten- und personalintensive Einrichtungen wie es beispielsweise Zentren für Querschnittsgelähmte, Verbrennungskranke und für Herzoperationen sind. Sie müssen auch den universitären Bereich, soweit er der Krankenversorgung dient, einbeziehen.

Abgesehen von einigen Ansätzen im Krankenhausfinanzierungsgesetz gibt es hierfür im Rahmen unseres Grundgesetzes keine Möglichkeiten. Innerhalb der Bundesländer und der verschiedenen Ministerien können wir nur Empfehlungen ausarbeiten, an die sich aber niemand zu halten braucht und sehr häufig auch nicht hält. Unter dem Zwang der geschilderten ökonomischen Verhältnisse werden wir uns aber diesen Zustand nicht mehr allzu lange leisten können.

Bis dahin bleiben aber den einzelnen Krankenhausträgern und Landesregierungen Möglichkeiten genug, um mit den vorgegebenen Mitteln optimale Leistungen zu erzielen. Rahmenvorstellungen, wie sie heute in den Krankenhausbedarfsplänen der Länder vorliegen, bieten eine breites Feld von Ansätzen für eine interdisziplinäre Zusammenarbeit zwischen der Verwaltung, den Trägern und speziell den im Krankenhaus Tätigen. Interdisziplinäre Zusammenarbeit im Krankenhaus heißt Kooperation und Koordination; vermeintliche Prioritäts- und Führungsansprüche einzelner Disziplinen und Subdisziplinen müssen sich dem gemeinsamen Ziel unterordnen, aus den begrenzten Mitteln ein Optimum an Leistungen herauszuholen.

Gerade die Chirurgie bietet hierfür genügend Ansätze. Operationsbereiche sind zukünftig noch stärker als bisher als zentrale interdisziplinäre Betriebsstellen für alle im Haus vorhandenen operativen Disziplinen zu planen und zu betreiben. Je kleiner die Fachabteilung als Folge der Subspezialisierung wird, desto schwieriger ist es, die entsprechenden Dienste rund um die Uhr zu besetzen. Wo es fachlich möglich ist, sollte das dort tätige Personal aller Disziplinen zu einem Pool zusammengefaßt und allen Disziplinen nach gemeinsam aufzustellenden Plänen für Operationen und Bereitschaftsdienste zur Verfügung stehen. Auch ein allgemeiner Bettenpool und damit dynamische Abteilungsgrößen wären denkbar. Aus ihm könnten die verschiedenen Disziplinen je nach Belastung ihre Betten anfordern.

Eine solche Kooperation kann auch wesentlich dazu beitragen, daß die fachlich unumgängliche Subspezialisierung nicht zu einem Zerfall der großen Disziplinen führt. Gleiche Grundsätze gelten für die Labors, Röntgeneinrichtungen, zentrale Sterilisationsanlagen und interdisziplinäre Intensivabteilungen, immer nur dort natürlich, wo es ohne Nachteile für den Patienten möglich ist.

Bisher trug man der zwangsläufigen Spezialisierung in unseren Krankenhäusern durch die Schaffung immer kleinerer Abteilungen mit entsprechender Zuteilung von Personal, Betten und kostenintensiven Apparaturen Rechnung. Dieser Weg ist nicht nur unökonomisch, sondern muß auch zu einer fachlich nicht erwünschten Zersplitterung führen. Kommen Fachegoismen und Streit um Zuständigkeiten hinzu, geht dieses letzten Endes zu Lasten der Patienten. Für sie ist die Frage müßig, ob eine größere Anzahl von Spezialisten oder Spezialabteilungen zusammenarbeiten *können*. Sie setzen voraus, daß sie zusammenarbeiten *müssen*, um die zwangsläufig begrenzten Mittel nicht durch unausgenutzte Betten-, Operations- und apparative Kapazitäten zu schmälern.

Wenn wir im Rahmen einer interdisziplinären Zusammenarbeit die von mir nur beispielhaft genannten Funktionsbereiche neu überdenken und brauchbare Lösungen entwickeln wollen, dann könnten z.B. allgemein anerkannte Richtwerte für Raum- und Ausstattunsprogramme in Verbindung mit Schemata für Funktions- und Wegebeziehungen geeignet sein, wertvolle Hilfs- und Orientierungsmittel für alle am Entscheidungsprozeß Beteiligten zu geben. Richtwerte sind Hinweise, die im Rahmen einer vorher festzulegenden Bandbreite einen ausreichend großen Spielraum lassen.

Auch wenn die Zusammenhänge im Krankenhaus außerordentlich komplex sind, weil alle seine Teilgebiete ineinandergreifen, könnten derartige Richtwerte doch dazu beitragen, die Notwendigkeit von Baumaßnahmen nach Art und Umfang mitzubegründen und die Entscheidung darüber zu objektivieren, zu versachlichen, transparenter und wirtschaftlicher in der Beurteilung werden zu lassen. Daß dies notwendiger denn je wird, ergibt sich aus einer Untersuchung des Deutschen Krankenhausinstituts Düsseldorf, nach der z.B. die Flächenanteile für die Funktionsgruppe „Untersuchung und Behandlung" in den während der letzten Jahre neu errichteten Krankenhäusern gleicher Größenordnung und gleicher Aufgabenstellung zwischen 6 und 11 m² je Bett liegen. Diese Schwankungsbreite macht deutlich, daß eine Baumaßnahme bei gleicher Aufgabenstellung mit geringeren oder nur unter erheblichen Mehrkosten erfüllt werden kann. Dieser Effekt wird noch einmal verstärkt durch die unterschiedlichen Anforderungen an die medizinische Ausstattung. Den Umfang dieser Ausstattung kann nur der an der Planung mitwirkende Arzt beurteilen. Er trägt somit eine große Verantwortung. Forderungen, die über die Aufgabenstellung seiner Abteilung hinausgehen, die Fachegoismus oder Prestigedenken entspringen, schmälern bei einem vorgegebenen Finanzvolumen für den Krankenhausbau zwangsläufig die Ausstattung anderer ärztlicher Bereiche. Sie waren auch in der Vergangenheit eher die Ausnahme als die Regel, sollten aber zukünftig ganz unterbleiben.

Wir stehen also aus Gründen, die uns einerseits durch das wachsende Leistungsangebot der Medizin, andererseits durch die hiermit nicht schritthaltende Entwicklung des Bruttosozialproduktes unabdingbar vorgegeben sind, vor dem Zwang, systematischer als bisher zu planen, zu kooperieren und zu koordinieren und die Kriterien der Wirtschaftlichkeit gleichrangig neben die Merkmale der Leistungsfähigkeit zu stellen. Interdisziplinäre Zusammenarbeit in allen Bereichen kann hierzu einen wesentlichen Beitrag leisten.

Systemverändernde Eingriffe in die Struktur unseres Gesundheitswesens und insbesondere der Krankenhäuser, können — soweit sie politischen Intentionen entspringen — auf ihre Zweckmäßigkeit geprüft und dann entweder realisiert oder auch verworfen werden. Das sind politische Entscheidungen. Die von mir geschilderte Entwicklung ergibt sich aber aus Sachzwängen, denen wir nicht ausweichen können, auf die wir also reagieren müssen. Tun wir es nicht rechtzeitig, begeben wir uns der Möglichkeit, die Zukunft unserer Krankenhäuser selbst zu beeinflussen.

Wir sind überzeugt, daß uns bei Beachtung dieser Grundsätze genügend Spielraum bleibt, um die Aufgaben der nächsten Jahrzehnte zu meistern. Auch zukünftig muß der Mensch das Maß aller Dinge sein. Eine Medizin, die eines Tages gezwungen sein würde, in Verwaltung des Mangels administrative Entscheidungen über Leben und Tod zu treffen, erfüllt ihre humanitären Aufgaben nicht mehr. An uns selbst wird es liegen, die Weichen so zu stellen, daß uns auch zukünftig die Freiheit des Handelns nicht genommen wird.

Präsident Dr. med. E. Zylmann
D-2000 Hamburg 13
Tesdorpfstr. 8
Bundesrepublik Deutschland

Langenbecks Arch. Chir. 337 (Kongreßbericht 1974)
© by Springer-Verlag 1974

134. Interdisziplinäre Zusammenarbeit aus der Sicht des Biomedizin-Technikers

O. K. Anna

Abteilung für Biomedizinische Technik und Krankenhaustechnik der Medizinischen Hochschule Hannover

Interdisciplinary Cooperation from the Viewpoint of the Biomedical Engineer

Summary. Interdisciplinary cooperation between physician and engineer is a necessary consequence of the *de-facto*, well-established, and still increasing use of technical devices in medicine. The physician, who is concerned primarily with the patient, is having to devote more and more attention to his mechanical equipment. The increasing frequency of innovation and the increasingly complicated nature of the techniques introduced are changing the status of the engineer from that of a biomedical research fellow to that of a multi-faceted assistant of the physician.

Key words: Biomedical Engineering — Medical and Technical Devices — Hospital Technology — Interdisciplinary Cooperation.

Zusammenfassung. Die interdisziplinäre Zusammenarbeit Arzt-Ingenieur ist die notwendige Folge einer de facto weit fortgeschrittenen und noch weiter zunehmenden Anwendung technischer Hilfsmittel in der Medizin. Der Arzt, der sich primär dem Kranken zuzuwenden hat, muß mehr und mehr seine Aufmerksamkeit, seine Fortbildungskapazität und seine ärztliche Tätigkeit selbst für den Einsatz von Maschinen aufwenden. Durch die sich erhöhende Innovationsfrequenz und die sich immer mehr verkomplizierende Technik wird der Ingenieur vom Teampartner bei der Entwicklung zum multiplen Helfer des Arztes.

Schlüsselwörter: Biomedizinische Technik — Medizin-technische Geräte — Krankenhaustechnik — Interdisziplinäre Zusammenarbeit.

Die interdisziplinäre Zusammenarbeit Arzt-Ingenieur ist die notwendige Folge einer de facto weit fortgeschrittenen und noch weiter zunehmenden Anwendung technischer Hilfsmittel in der Medizin.

Der Arzt, der sich primär dem Kranken zuzuwenden hat, muß mehr und mehr seine Aufmerksamkeit, seine Fortbildungskapazität und seine ärztliche Tätigkeit selbst für den Einsatz von Maschinen aufwenden.

Speziell der Chirurg, ganz vordergründig auf „Werkzeuge und Maschinen" angewiesen, äußert neben der Freude über neue Möglichkeiten, die ihm die Technik bietet, zunehmend Unbehagen über eine wachsende Abhängigkeit von der „seelenlosen Technik", der er im entscheidenden Moment doch allein gegenübersteht und deren Risiken er in die ärztliche Gesamtverantwortung für den Patienten einzuschließen hat.

In Zusammenarbeit einzelner, technisch ambitionierter Ärzte mit der Technik ist bei der Erarbeitung neuer medizin-technichser Hilfsmittel Hervorragendes geleistet worden. Die Bedingungen dieser Zusammenarbeit waren in der Entwicklungsphase besonders günstig.

Durch die sich erhöhende Innovationsfrequenz und die sich allgemein verkomplizierende Technik wird der Ingenieur vom Teampartner bei der Entwicklung zum multiplen Helfer in der Nutzung der neuen Geräte in der Klinik.

Der Biomedizin-Techniker wird zum Organisator der Technik:

Er bietet die Hilfe neuer Sinne: früher nur fünf Sinne (Hören, Sehen, Fühlen, Riechen, Schmecken); heute sind dem Arzt weitere „Sinne" gegeben: (EKG, EEG, Ultraschall, Röntgen, Nukleartechnik, Intensivüberwachung),

er bietet Werkzeuge: (Elektrischer Strom, Rechner, Prothesen, Materialien, Raumklima, Herz-Lungenmaschine, Endoskope, Laser, Defillibratoren),

er bietet Einblick in Zusammenhänge: (EDV, Mathematische Modelle, Elektronenmikroskopie, Regelungstechnische Methoden, Physikalische Technik),

er bietet Entlastung: (Krankenhaustechnik, Intensivüberwachung, Kommunikation, chirurgische Hilfen, Reparatur, Eichung und Betrieb komplizierter Geräte (Herz-Lungenmaschinen, Dialyseeinheiten).

Unklar ist die Einordnung der Techniker aller Grade in das System des Gesundheitsdienstes und die formellen Anforderungen, die die Medizin an ihre neuen Helfer stellt. Dies zeigt sich am besten an einigen Beispielen:

Die Diskrepanz zwischen dem offensichtlichen Bedarf an Biomedizin-Technikern in der Klinik und der Bereitstellung von Stellen durch die Träger,

die Kluft zwischen der De-facto-Verantwortung für die technischen Geräte und den administrativ-juristischen Gegebenheiten.

Hier zeigen sich die Schwierigkeiten in der täglichen Praxis der interdisziplinären Zusammenarbeit. Sie müssen beseitigt werden, sonst erschöpft sich der Beitrag der Technik in immer neuen und spezielleren Geräten auf dem jetzt schon auch für den Fachmann kaum noch überschaubaren Markt der Medizinischen Technik.

Die interdisziplinäre Zusammenarbeit muß in ihre zweite Phase treten! Der Ingenieur und Techniker muß zum qualifizierten und verantwortlichen Helfer des Arztes werden, damit dieser sich voll seiner vornehmsten Aufgabe, den kranken Menschen zu helfen, widmen kann.

Prof. Dr. O. Anna
Abt. für Biomed. Technik
und Krankenhaustechnik
Med. Hochschule
D-3000 Hannover-Kleefeld
Karl Wiechert-Allee 9
Bundesrepublik Deutschland

Langenbecks Arch. Chir. 337 (Kongreßbericht 1974)

135. Interdisziplinäre Zusammenarbeit aus der Sicht des Chirurgen

M. Allgöwer

Allgemeinchirurgische Kinik, Departement für Chirurgie der Universität Kantonsspital, Basel

Interdisciplinary Cooperation

Summary. Splintering of large, overhierarchical hospital services is not a necessary corollary of specialization and democratization. The emergency patient needs integrated care. A well-structured, integrated surgical department seems to best serve this purpose. It offers balanced training opportunities for surgeons destined for the smaller hospitals that supply a substantial part of the surgical services available to the public. A full training in traumatological and nontraumatological emergencies is advocated for general surgeons as well as for surgeons specializing in traumatology.

Key words: Departmental Structure — Surgery, Traumatological — Surgery, General.

Zusammenfassung. Spezialisierung ist nicht mit Isolierung einer chirurgischen Arbeitsrichtung gleichzusetzen. Der Patient verlangt Integration der Dienstzweige. Der Kompromiß ist das gutstrukturierte, den der gesamten gängigen Notfallchirurgie gewachsenen Chirurgen ausbildende chirurgische Department. Im großen Zentrum können die Amtsträger beliebig spezialisiert sein, im kleineren Haus verlangt die rationelle Betriebsführung die gegenseitige Vertretung des visceralen und des traumatologischen Chirurgen. Orthopädische Chirurgie ist Zentrumsaufgabe und soll dort Anteil an der Frakturbehandlung haben.

Schlüsselwörter: Departmentsstruktur — Traumatologische Chirurgie — Viscerale Chirurgie.

Interdisziplinäre Probleme bestehen kaum mehr zwischen, als vielmehr innerhalb der sog. „Großen Fächer" — insbesondere innerhalb der Inneren Medizin und der Chirurgie. Ich möchte mich im wesentlichen auf die Chirurgie beschränken.

Dabei muß ich Ihnen vorerst die unbequeme These unterbreiten, daß wir die sozio-ökonomischen Konsequenzen unserer heutigen Spezialisierung zu wenig bedacht haben und deshalb einen Irrweg gegangen sind. Wenn wir heute vor einer gewaltigen Kostenexplosion des Spitalwesens stehen, so nicht zuletzt darum, weil wir die im großen Zentrum sinnvolle Aufgabenteilung gedankenlos in mannigfachen Miniformen in die Peripherie getragen haben. Dies wiederum rührt nicht zuletzt daher, daß wir in unseren Zentren Chirurgen ausbilden, die den praktischen Aufgaben der breiten alltäglichen Notfallchirurgie nicht mehr gewachsen sind.

Unsere Stellungnahmen zur Wahrung einer gewissen Grundeinheit in der Chirurgie kam bisher zu sehr aus dem Affekt und aus der Verteidigung und ließ die Politiker vermuten, es würden hier Privilegien aufrecht erhalten, die im Interesse der Demokratisierung und der Humanisierung der Spitäler schleunigst abgeschafft gehören.

Ein einfaches Beispiel: Ans Spital *A* mit 120 Chirurgiebetten werden ein Visceralchirurge und ein Chirurge des Bewegungsapparates berufen. Um den Notfalldienst zu gewährleisten, müssen entweder beide als „Kettenhunde" jederzeit erreichbar sein oder vollwertige Vertreter halten, die ihrerseits wiederum eine gewisse Infrastruktur der Sekretariate und der Abteilungen etc., etc. bedingen.

Im Spital *B* pflegen die zwei Chirurgen zwar ebenfalls ihre hauptsächlichen Interessengebiete, ähnlich dem Spital *A*, waren aber bis zum Verlassen ihrer Ausbildungsstätte voll und kompetent in der Notfallchirurgie verantwortlich tätig. Sie können sich deshalb gegenseitig vertreten, was die Infrastruktur dieses Spitals ganz wesentlich vereinfacht und verbilligt. Ein solches Krankenhaus kann einen Großteil der anfallenden chirurgischen Alltagsarbeit kompetent erledigen und ist deshalb sozial-medizinisch zweckmäßig, vor allem, wenn es in einem engen Zusammenhang mit einem größeren Zentrum arbeitet und seine eigenen Grenzen respektiert.

Verzeihen Sie diesen sehr pragmatischen Anfang. Bekanntlich ist die Chirurgie groß geworden — so groß, daß man ihre Gestaltung füglich als Problem interdisziplinärer Zusammenarbeit bezeichnen darf. Mein Anliegen heute ist die Gestaltung der chirurgischen Arbeitsstätten. Wenn ich deshalb vor allem von „innenpolitischen Problemen" der Chirurgie spreche, so vergesse ich nicht, wie sehr wir ihre Entwicklung den Anregungen von außen verdanken.

Wenn ich die These vertrete, daß wir in der Peripherie nicht kleine Universitätszentren anstreben sollen, so möchte ich nicht mißverstanden werden. Jede chirurgische Arbeitsstätte, die diesen Namen verdient, hat eine dreifache Aufgabe. Behandlung der Patienten ist selbstverständlich, Ausbildung der Assistenten und Praktikanten will gepflegt sein, und schließlich sollen die Ergebnisse im eigenen Krankengut immer wieder kritisch mit den gegebenen Möglichkeiten verglichen werden. In diesem Sinne darf Lehre und Forschung nicht auf die großen Zentren beschränkt sein. Schließlich ist eine auch noch so kleine chirurgische Einheit, in der Wissen und Können nicht weitergegeben werden und wo Erfahrungen keine kritische Würdigung erfahren, verloren, sie ist gefährlich für den Patienten, dem Autismus stehen Tür und Tor offen.

Ich möchte mit meinen Ausführungen auch nicht einen Gegensatz konstruieren zwischen dem wissenschaftlich produktiven Zentrum und der „schweigenden Peripherie". Auch im nicht-akademischen Krankenhaus gilt, daß, wer sich die Mühe nimmt, ein bestimmtes klinisches Problem oder eine Operationsmethode klar darzustellen, dadurch nicht selten ein besserer Arzt wird, weil er sich bei der Formulierung eigener Inkonsequenzen bewußt wird und damit künftige therapeutische Handlungen klarer konzipiert.

Ich meine, wir müssen uns und unser Publikum von der Spezialisierungsneurose befreien, weil wir sonst in eine Medizin hineingeraten, die wir uns volkswirtschaftlich in keiner Weise mehr leisten können.

Hier, und nicht in der Verteidigung von Privilegien liegt unser Anliegen.

Die geistige und organisatorische Konzeption unserer größeren chirurgischen Ausbildungsstätten muß zwei Bedingungen erfüllen:

Sie muß sich sinnvoll in den chirurgischen Dienstleistungsbetrieb eines Landes einfügen. Das heißt, die Struktur der Ausbildungsstätten darf zwar differenzierter und personalintensiver sein als diejenige der Peripherie, sie soll ihr jedoch nicht diametral entgegenstehen.

Vor allem aber: Die Ausbildungsstätten müssen aufgrund ihrer Struktur und ihrer Ausbildungspläne ein „Ausbildungsprodukt" — einen Chirurgen — liefern, welcher der späteren relativ breiten Dienstleistung im mittleren und kleinen Spital gewachsen ist, insbesondere den Situationen der Notfallchirurgie.

Wie verträgt sich das mit der Notwendigkeit der Spezialisierung?

Sicher ist Spezialisierung das notwendige Korrelat unserer enormen Wissensvermehrung. Oft ist sie aber eher als Fatalität denn als Notwendigkeit akzeptiert und nicht entsprechend überprüft worden.

Von der Motivierung her sind wohl zwei Arten der Spezialisierung zu unterscheiden. Die ansprechende positive und zukunftsweisende Motivierung ist diejenige, welche aus der Erfülltheit für ein Spezialproblem entsteht. Als Beispiel diene etwa der Chirurge, der von der Pathophysiologie der Papillenfunktion dermaßen fasziniert ist, daß er immer weiter in die Zusammenhänge eindringen will. Um ihn herum mögen sich auch die entsprechenden klinischen Fälle sammeln. Diese Art der Spezialisierung, so glaube ich, ist leider die Ausnahme. Ich möchte auch gleichzeitig festhalten, daß sie nicht im Gegensatz zu einer breiteren praktischen chirurgischen Aktivität zu stehen braucht.

Ein großer Teil der Spezialisierung ist aber anders motiviert — sie entspringt der Bequemlichkeit! Man will ein Gebiet bearbeiten, das zeitlich und intellektuell überschaubar ist. Oft mag bei einer solchen Beschränkung auch Bescheidenheit mit im Spiele sein.

Autonomie und Integration der Spezialdisziplinen ist in vielen Zentren ein unvollständig gelöstes Problem. Die Hauptschwierigkeit bei der Verwirklichung entspannter, interdisziplinärer Zusammenarbeit dürfte — vor allem für uns Mitteleuropäer — darin bestehen, daß wir paradoxerweise gleichzeitig zwei Schritte in scheinbar entgegengesetzter Richtung unternehmen müssen, einen vorwärts, weg von der starren, fast neurotischen Spitalhierarchie mit dem Chefarzt als Alleinherrscher, und einen zurück in die integrierte chirurgische Abteilung. Den Schritt vorwärts haben wir, zumindest teilweise, bereits in den letzten 10—20 Jahren vollzogen. Er hat uns die unabhängigen, oft aber isolierten Spezialabteilungen und -kliniken gebracht. Dadurch wurde die Versorgung der Notfälle und vor allem der Mehrfachverletzungen mit komplexen Krankheitsbildern erschwert. Vom Patienten her ist deshalb die Forderung nach einer vernünftigen Form der integrierten chirurgischen Abteilung deutlich. Dieser Schritt zurück in die Integration ist nur scheinbar ein Rückschritt, in Tat und Wahrheit verwirklicht die Integration die beglückende Möglichkeit einer umfassenden Patientenbehandlung und bedeutet daher zweifellos einen Fortschritt.

Spezialisierung und Unterspezialisierung ist sicher eine der hauptsächlichen Quellen der Personalvermehrung unserer Spitäler. Sie wurde zu oft nur von den Bedürfnissen der einzelnen Abteilungen und weniger unter dem Aspekt der Gesamtplanung konzipiert. Wenn wir uns z.B. vor Augen halten, daß von den 188 Millionen des jährlichen Budgets am Basler Kantonsspital 135 Millionen Personalkosten darstellen, so illustriert diese Relation deutlich, wie sehr die personelle Infrastruktur des Spitals die Kostenexplosion bedingt. Vieles daran läßt sich nicht vermeiden, aber bestimmt würde beispielsweise die Analyse des Notfalldienstes verschiedener Spezialkliniken manche Doppelspurigkeit aufdecken. Es gibt wirklich zu denken, wenn der Vergleich zwischen zwei chirurgischen Universitätszentren zweier Länder mit ungefähr gleicher Patientenzahl am einen Ort die doppelte Ärztezahl feststellen läßt. Sicher ist das besser dotierte Zentrum gut beraten, wenn es die Arbeitsweise und die Organisation des schlechter dotierten von sich aus genau studiert, um nicht durch die Politiker von außen dazu gezwungen zu werden.

Behandlung und Betreuung eines Patienten sollten in der Hand eines Arztes liegen, der sich beraten läßt. Wo liegen die Grenzen, die uns gegen die beiden Extreme sichern, nämlich einerseits gegen den Arzt, der alles allein beurteilt, entscheidet und tut, und damit Wesentliches verpaßt und demjenigen, der für jedes Organsystem und jede kleine Komplikation einen Organspezialisten herbeizieht? Sicher führt der letztere Weg zu weiterer Kostenexplosion. Bei aller Respektierung der Spezialisierung am Zentrum müssen wir weiterhin verantwortungsfreudige Chirurgen erziehen, die sich nicht bei jedem Entscheid ängstlich rückversichern.

Neben den notwendigen und Ihnen allen bekannten chirurgischen Spezialfächern brauchen wir eine starke Allgemeine Chirurgie. Wir können von den Internisten lernen, was geschieht, wenn man ein ganzes Fach in Spezialfächer aufteilt, ohne ein Zentrum zu behalten. Heute stehen wir in der Inneren Medizin vor der Tatsache, daß die Allgemeine Medizin sich kein besonderes Arbeitsgebiet reserviert hielt. Deshalb finden sich an vielen Zentren die sog. Allgemeinmediziner und die Spezialisten in einer psychologisch recht schwierigen Kampfsituation, in der sich keine der beiden Parteien wirklich wohl fühlt.

Die Allgemeinchirurgie ist nicht das, was nach Abzug der Spezialgebiete übrigbleibt. Sie muß weiterhin Impulse an alle Spezialgebiete geben und bleibt durch den notwendigen „feed-back" aus diesen Spezialgebieten erst lebensfähig. Will man sie umschreiben, so repräsentiert sie das, was das mittlere Krankenhaus selbständig erledigen muß. Am Universitätszentrum wird man darüber hinaus die schwierigen Aspekte dieser Allgemeinchirurgie besonders pflegen, somit betreut sie als Forschungsgebiet und als Alltagsaufgabe die Allgemeinbehandlung der Patienten, die Weichteilchirurgie, die Abdominalchirurgie, einen Teil der Thoraxchirurgie und auch die Koordination der Traumatologie. Letztere soll aber nicht einen Zankapfel, sondern ein gemeinsames Interessengebiet von Allgemeinchirurgen und Orthopäden darstellen.

Wohl kein Gebiet unserer chirurgischen Tätigkeit bietet mehr Möglichkeiten, aber auch mehr Probleme der interdisziplinären Zusammenarbeit als die Intensivpflege, bzw. Intensivmedizin.

Wieso der Name Intensivmedizin? Ist er nicht ein kleiner Stich ins Chirurgenherz? Bei näherer Überlegung ist die Bezeichnung richtig, denn jeder andere Ausdruck beinhaltet nur Teilaspekte der Aufgabe. Es geht nicht nur um Pflege, es geht nicht nur um Therapie, sondern insbesondere auch um Prophylaxe und um notwendige Forschung. Medizin ist Überbegriff — schließlich sprechen wir auch von medizinischen Fakultäten, von medizinischen Gesellschaften, und niemand wird darin einen Übergriff der Inneren Medizin sehen.

Nun aber zum Grundsätzlichen: Intensivpflege bzw. Intensivmedizin mit ihrer komplizierten Technologie ist heute konkrete Aufgabe und Verpflichtung unserer Spitäler geworden. Wer soll, wer darf, wer muß diese Aufgabe übernehmen?

Bedeutet die Aufgabe vollamtliche Verpflichtung, welches auch immer der ausbildungsmäßige Hintergrund sein mag? Ist dem so, wie kann das Regionalspital die Aufgabe lösen?

Außerordentlich ernste Gewissensfragen stellen sich dem Chirurgen. Nicht nur finden sich in seinem Krankengut die meisten Intensivpflegcfälle, er betreut auch die Patienten mit den komplexesten Krankenbildern, sind doch sehr häufig mehrere Vitalfunktionen bzw. Organsysteme gleichzeitig gefährdet.

Dieser Situation gegenüber verspürt wohl mancher von uns Chirurgen eine gewisse Ambivalenz: Einerseits bedeuten uns diese Schwerkranken Verpflichtung; wir interessieren uns grundsätzlich für die durch Operation und Trauma ausgelösten pathophysiologischen Vorgänge. Es widerstrebt uns, den operativ-technischen Akt durchzuführen und den Patcinten hernach für die schwierige postoperative Phase irgendwo gleichsam abzugeben, um ihn dann nach überstandener Krise wieder in Empfang zu nehmen. Andererseits dürfen wir Inkompetenzen auf Teilgebieten der Intensivpflege nicht „verdrängen", unsere Patienten nicht durch Amateurismus gefährden. Zudem ist uns klar, daß der Schwerkranke eine 24stündige kontinuierliche ärztliche Überwachung und Pflege benötigt — eine Aufgabe, welche die Kräfte des individuellen Operateurs in concreto übersteigt.

Diese Ambivalenz ist für den Chirurgen ein echtes Problem, aber wir dürfen dieses Problem nicht zum Besten des Chirurgen, sondern nur zum Besten des Patienten lösen. Wie?

Müssen wir die Intensivpflege schweren Herzens oder wenigstens mit schlechtem Gewissen ob der eigenen Insuffizienz anderen Ärzten übergeben? z.B. Chirurgen, die im Interesse der neuen Aufgabe das Operieren aufgeben? Internisten? Anaesthesisten? Sollen wir die Patienten entsprechend den am häufigsten befallenen Vitalsystemen aufteilen, also eine Respirationsabteilung, eine kardiovasculäre Abteilung, eine Abteilung der Salz-Wasser-Probleme, eine solche der akuten Infektionen bilden und somit Spezialteams für jede cinzelne Vitalgefährdung schaffen? Die Antwort ist: nein — auch wenn einzelne solcher Pioniereinheiten Bedeutendes geleistet haben.

Nicht nur der Chirurge, sondern auch alle anderen Vertreter „klassischer Disziplinen" besitzen von Haus aus nicht die Voraussetzungen, um allen Aspekten der Intensivmedizin, vor allem denen chirurgischer Patienten, gerecht zu werden.

Es dürfte klar sein: Intensivpflege im allgemeinen und im besonderen chirurgische Intensivpflege darf nicht einer Disziplin unter Ausschluß der anderen „gehören": nicht der Chirurgie, nicht der Anaesthesie, nicht der Inneren Medizin und auch nicht — in Isolation — einer neuen Disziplin, genannt Intensivmedizin. In jedem Spital muß Intensivpflege im Grundsätzlichen eine gemeinsame Verantwortung und Verpflichtung der interessierten Disziplinen — besonders der Chirurgie, der Anaesthesie und der Inneren Medizin — darstellen.

Wie sollen wir uns strukturieren, um die Nachteile beider Extreme — Superspezialisierung einerseits und fortschrittfeindliches Patriarchat andererseits — zu vermeiden?

Der eine permanente Chirurge im Kreiskrankenhaus von 60—120 chirurgischen Betten dürfte hoffentlich bald der Vergangenheit angehören. Eine solche Organisation verlangt vom Chef fast ständige Präsenz und bietet den Oberärzten wenig Zukunft. In der Schweiz hoffen wir, in absehbarer Zeit an allen chirurgischen Arbeitsstätten mindestens zwei Chirurgen in Lebensstellung zu sehen. Beide Chirurgen sollen ihren entsprechenden Schwerpunkt haben, der eine mehr die viscerale Chirurgie, der andere die Chirurgie des Bewegungsapparates, resp. die Unfallchirurgie. Soll ein solches System aber wirklich funktionieren, müssen sich beide für die Notfälle gegenseitig vertreten können und benötigen deshalb eine entsprechend breite Ausbildung.

Es sei hier einmal mehr festgehalten, daß eine seriöse chirurgische Ausbildung und die stetige Weiterbildung dem Allgemeinchirurgen erlauben, gute Abdominal- und gute Frakturchirurgie zu betreiben. Dies soll aber keine Exklusivität verteidigen. Zusammenarbeit mit Spezialisten bedeutet bei allen schwierigen Problemen Bereicherung und Entlastung.

Die nächst höhere Stufe, das Schwerpunktskrankenhaus resp. das größere städtische Haus (über 120 chirurgische Betten) wird nun eine eigentliche Intensivmedizin, eine Orthopädie und wahrscheinlich eine Neurochirurgie besitzen müssen, und es ist klar, daß der Orthopäde nach Maßgabe seiner Interessen auch am Frakturdienst beteiligt sein wird.

Die Universitätszentren und akademischen Krankenhäuser können sich nahezu beliebig organisieren, solange ihr „Ausbildungsprodukt" für seine Aufgabe im mittleren und kleineren Hause tauglich wird. Das ist sicher möglich und sinnvoll. Dieses Ausbildungsziel bedingt, daß der junge Chirurge auch in den Oberarztjahren mit den Aufgaben des gesamten Notfalldienstes — zum mindest mit dem abdominellen Notfall und dem Frakturendienst — konfrontiert bleibt. Wer Chirurgie gelernt hat, kann neben einem engeren hauptsächlichen Interessengebiet einen breiten Dienstleistungssektor versehen.

Die dargelegten Organisationskonzepte bedingen ein kurzes Wort zur Unfallchirurgie einerseits und zur Orthopädie andererseits. 1972 versuchte ich es zu formulieren: „Unfallchirurgie liegt irgendwie quer über allen von uns im Laufe der letzten Jahrzehnte entwickelten, säuberlich konzipierten chirurgischen Spezialitäten. Somit kann an sich kein Mensch umfassender Unfallchirurge sein." Unfallchirurgie hat sich aber sowohl im medizinischen Wortschatz wie auch in der deutschen Spitalorganisation mannigfaltig eingeführt und sie ist vermutlich da, um zu bleiben. Es gilt deshalb, ihr die richtige Aufgabe und die notwendigen Partner zuzuweisen und sie nicht durch Superspezialisierung in die Isolierung zu treiben. Vom Patientengut her ist der verletzte Bewegungsapparat die zentrale Aufgabe der Unfallchirurgie und von dieser Aufgabe her ist sie Realität geworden. Die Unfallchirurgie wird aber gut daran tun, eine breite Ausbildung und auch eine breite Tätigkeit zu verlangen. Viele von früher her breit ausgebildete Unfallchirurgen sitzen blutenden Herzens hinter einem Zaun, der weder notwendig noch zweckmäßig ist. Nur solange die Unfallchirurgen voll und kompetent am Notfalldienst der Allgemeinchirurgie teilnehmen können, sind sie für die kostenbedrohten kleinen und mittleren Häuser erschwinglich, oder, etwas pathetisch gesagt, sozial-medizinisch tragbar und optimal wirksam. Ein Unfallchirurge wird sich aber nur fest im Sattel fühlen, wenn er ausgezeichnete Kenntnisse der Orthopädie besitzt.

Die Orthopädie ihrerseits stellt heute ein großes in Konzeption und Planung der Eingriffe anspruchsvolles *chirurgisches* Arbeitsgebiet dar. Es gilt dies insbesondere dort, wo sie sich noch mit der Handchirurgie, der Wirbelsäulenchirurgie, der

Chirurgie des Rheumatismus etc. befaßt. Auch ihr Interesse an der Frakturbehandlung ist legitim und hat wertvolle Impulse gegeben. Orthopädie bildet
aber meiner Meinung nach eine typische Zentrumsaufgabe. Es ist falsch, in Spi-
tälern mit lediglich zwei permanenten Chirurgenstellen einen visceralen Chirurgen
mit einem Orthopäden zusammen anzustellen. Orthopädie im mittleren und kleineren Hause ist ausgesprochene Konsiliaraufgabe. Hoffentlich wird in Zukunft
wesentlich mehr davon Gebrauch gemacht.

Wenn wir uns zum Schluß fragen, was nun überwiegen soll, Autonomie oder
Integration der einzelnen chiurgischen Fachrichtungen, so lassen sich für beide
Lösungen gewichtige Argumente führen. Es wird oft geltend gemacht, daß Spezialgebiete sich erst dann voll entfalten, wenn sie Autonomie erreichen. Es wird dabei
übersehen, daß solche Entwicklungen weniger der Organisationsform als den
beteiligten originellen und einsatzfreudigen Pionieren zuzuschreiben waren.
Schon ihre Nachfolger sind oft in der Isolierung nicht mehr so glücklich. Autonomie
oder Integration der einzelnen chirurgischen Fachrichtungen ist deshalb keine
echte Alternative, weil wir sie eigentlich nur vom Patienten her betrachten dürfen.
Der kranke Mensch verlangt im Endeffekt die Integration. Wir müssen uns
indessen fragen, welche Momente der Autonomie und welche der Integration
wesentlich sind. Integration tut dort not, wo die Probleme der allgemeinen Patientenbehandlung liegen.

Mir scheint die departementale Organisationsform *die* mögliche Lösung unserer
interdisziplinären Probleme darzustellen. In sie können — ohne Opferung ihrer
eigenen Dynamik — selbständig gewordene Disziplinen wieder zurückfinden. Alle
Beteiligten — nicht zuletzt der Patient — werden davon profitieren. Die Ausbildung der jungen Ärzte wird vermehrte Anregung erfahren und jedes Spezialgebiet zieht sicherlich seinen Nutzen aus dem steten Verfolgen der Fortschritte
anderer Disziplinen, da sich immer wieder Parallelen ergeben.

Ich mache mir keine Illusionen — das Überschneiden der Arbeitsgebiete in den
vorgeschlagenen Modellen stellt Probleme der Toleranz, die im Alltag nicht immer
leicht lösbar sind. Lösen wir sie, so können wir das heutige System in einer menschlich ansprechenden und kostenmäßig vernünftigen Weise ausbauen. Lösen wir sie
nicht, so wird es wohl in relativ kurzer Zeit durch ein zentralistisches, sehr teures
System von Spitalzentren der Spezialisten abgelöst.

Prof. Dr. M. Allgöwer
Allgemeinchirurgische Klinik
Departement für Chirurgie der Universität
Kantonsspital
CH-4004 Basel
Schweiz

Langenbecks Arch. Chir. 337 (Kongreßbericht 1974)

136. Interdisziplinäre Zusammenarbeit aus der Sicht des Berufsverbandes

W. Müller-Osten

Hamburg

Interdisciplinary Cooperation and Professional Organizations

Summary. Professional medical organizations should help to establish communication between surgical subspecialties as well as between fields bordering on each other to ensure continuity both in patient care and in postgraduate education. With more spontaneous cooperation, less regimentation will be needed and vice versa. Finally, interdisciplinary cooperation is essential to combat antiprofessional activities and to establish an alternative to state-sponsored medicine.

Key words: Medical Education — Work Load, Lightening of — Planning.

Zusammenfassung. Die vom Berufsverband geförderte interdisziplinäre Zusammenarbeit zu den chirurgischen Subspezialitäten und Nachbargebieten soll eine breit gefächerte Heranbildung des chirurgischen Nachwuchses, störungsfreie Kooperation am gleichen Patienten (z.B. bei der Anaesthesie) und Optimierung der Kette „Praxis-Klinik-Praxis" bewirken. So verstanden ist sie zugleich existenzsichernde Abwehr von Angriffen und konstruktive Antithese zur Staatsmedizin; sie weist damit, insbesondere der Jugend, einen Weg zu einem neuen ärztlichen Indentitätsbewußtsein.

Schlüsselwörter: Nachwuchsbildung — Arbeitserleichterung — Zukunftsplanung.

Je mehr der wissenschaftliche Fortschritt zu Differenzierungen führt und je aufgefächerter damit die Medizin wird, um so stärker müssen die Klammern werden, die Zusammengehöriges oder Aufeinander-Angewiesenes zusammenzuhalten vermögen. Der Tendenz zur Vereinzelung, zur Isolierung muß notwendigerweise die Bereitschaft zur Kooperation entsprechen. Die Doppelbewegung von Öffnung und Konzentration zwingt auf verschiedenen Ebenen zum ständigen Dialog, um einerseits den möglichen polarisierenden Konflikt abzubauen und andererseits die Kommunikation herzustellen.

Mutationsprozesse auf der einen Seite, konsolidierende Vorgänge auf der anderen sind organische Zeichen im wissenschaftlichen Leben. Absprossung, Lösung, Kontaktsuche und Neuformung erfolgen nicht ohne Spannungen, produzieren jedoch fruchtbare Antriebskräfte. Sie sind nicht immer richtig genutzt worden. Statt dessen liefen Entwicklungen auch unreflektiert ab, ihre berufsbezogenen Konsequenzen blieben unerkannt.

Untersuchen wir aus der Sicht des Berufsverbandes die interdisziplinäre Zusammenarbeit zunächst in zweierlei Richtung: einmal im Verhältnis zwischen der Chirurgie und ihren Subspezialitäten und zum anderen in den Beziehungen zwischen der Chirurgie und ihren Nachbarbereichen.

Sehen wir zunächst interdisziplinäre Zusammenarbeit auch als Kooperation mit den chirurgischen Subspezialitäten an, so wird diese Aufgabe entscheidend erleichtert, wenn es gelingt, die Einheit des „Fachgebiets Chirurgie" zu erhalten.

Es gehört in den rein menschlichen Bereich, daß sich allmählich abschnüren-de und gestaltgewinnende Sonderbereiche eines Ganzen nur schwer das Zugeständnis erkämpfen können, ein Eigenleben führen zu dürfen. Die Mutter betrachtet die zur Selbständigkeit heranreifenden Töchter länger als es denen lieb ist als Teil von sich. So verbleibt leicht in einem sich neu bildenden Teilbereich das Gefühl der Bevormundung und des Abhängigseins. Solche Emotionen belasten das gegenseitige Verhältnis.

Die Chirurgie kann deshalb engste Kooperation mit ihren Subspezialitäten nur dann herstellen, wenn sie ihnen größtmögliche Autonomie im Rahmen des gemeinsamen Fachgebiets gewährt.

Im innerchirurgischen Aussprossungsprozeß stand der Berufsverband daher vor zwei Aufgaben von besonderer Bedeutung, deren er sich seit seiner Gründung vorrangig angenommen hat:

1. Die sorgfältige Prüfung, welche Organisationsform ein neuer Arbeitsbereich im Verhältnis zur Gesamtchirurgie einnehmen soll und
2. seine präzise Definition sowie Aufgabenzuordnung und -abgrenzung.

Die erste Aufgabe hat sich darauf zu konzentrieren, wie sich der Organisationsakt der zu gewährenden Teilautonomie auf die interdisziplinäre Zusammenarbeit mit dem Ziel der Heranbildung gut vorbereiteter Chirurgen auswirken, wie die spätere Kommunikation am besten erleichtert würde.

Dies wiederum hängt davon ab, ob das sich konsolidierende Arbeitsgebiet ein Teil der Gesamtchirurgie bleiben und der organisatorische Zusammenhang deshalb aufrechterhalten werden muß, ohne die wissenschaftliche Entwicklung und Selbständigkeit zu behindern — wie das beispielhaft bei der Unfallchirurgie der Fall ist —, oder ob sich dieses Arbeitsgebiet überwiegend aus der Chirurgie herausbewegt, wie das etwa die Anaesthesiologie tut.

Das Interesse an der Sicherstellung engster organisatorisch nicht behinderter Zusammenarbeit — um beim Beispiel zu bleiben — zwischen der Allgemeinen Chirurgie und der Unfallchirurgie verlangte eine Organisationsform, wie sie sich in idealer Weise in der Errichtung eines chirurgischen „Teilgebiets Unfallchirurgie" anbot. Dadurch wurden Integrierung und Partnerschaft gleichrangig möglich.

Damit eng verbunden ist die zweite Aufgabe: Je enger der Kontakt im Rahmen der Gesamt-Chirurgie bleiben soll, um so präziser muß die Definition des Teilgebiets sowie seine Aufgabenzuordnung und -abgrenzung erfolgen. So erstrebenswert eine Liberalisierung im Wortsinn in manchen Lebensbereichen sein kann, so arbeitserschwerend kann mangelnde Klarheit, so kräfteverzehrend überflüssige Überschneidung sein. Der Weg für eine fruchtbare Kooperation kann dadurch behindert oder gar verlegt werden. Auch interdisziplinäre Zusammenarbeit wächst am besten auf dem Boden klarer Verhältnisse.

Genauso sehen wir im Hinblick auf die interdisziplinäre Zusammenarbeit mit den bereits bestehenden Fachgebieten, insbesondere denen, die der Chirurgie nahe verwandt sind, unsere Aufgabe zuerst in der Kompetenzregelung zur Bestimmung der Verantwortlichkeit und zur Verhütung von Kollisionen. Dort, wo das früher aus Gründen der verschiedensten Art versäumt wurde (oft gerade, um Schwierigkeiten aus dem Wege zu gehen), stößt die Kooperation nun auf weit ärgere Komplikationen. Es war und es ist in einzelnen Fällen nicht einfach, das nachzuholen.

Natürlich ist jedes Zusammenspiel abhängig vom Zusammenklang der agierenden Persönlichkeiten. Besteht hier eine Harmonie, so bedarf es keiner Kodifizierung. Da das leider die Ausnahme ist, sind generelle Regelungen unentbehrlich.

Bei den Kontakten zu den Fachgebieten, mit denen Chirurgen in ihrer Arbeit kooperieren, geht es mehr und mehr darum, wie man es dem jungen Chirurgen ermöglichen kann, die Kenntnisse und Erfahrungen aus den Nachbarbereichen zu erwerben, die er für seine eigene Arbeit braucht. Es war früher vielfach unberücksichtigt geblieben, daß in den weitaus meisten Fällen der Spezialist des Nachbarfachs nicht sofort zur Verfügung steht, sondern daß der Chirurg oft auf sich allein gestellt ist. Interdisziplinäre Zusammenarbeit bedeutet unter diesem Aspekt die Lösung organisatorischer Probleme über Kenntnisvermittlung, über gegenseitige Hilfe, über einen interdisziplinären Verbund, der manche der bisherigen tiefen Grenzen überwindet. Das ist ein weites, weitgehend unbestelltes Feld. Erste Gespräche sind geführt, viele weitere müssen folgen.

Unter Belastung besonderer Art stand der Versuch, im Verhältnis zu den Anaesthesisten eine konstruktive Lösung zu finden. Hier kam es nicht nur darauf an, einem neuen Fachgebiet innerhalb unseres unmittelbaren eigenen Arbeitsbereichs selbständige Wirkungsmöglichkeiten zuzusichern, sondern — ein weiteres Novum — die gleichzeitige Arbeit zweier verschiedener Fachvertreter am gleichen Patienten in echter Partnerschaft zu regeln.

Natürlich konnte das nicht gelingen, wenn man davon ausging, daß dem Chirurgen noch für alle Zeiten die Entscheidungsgewalt im Operationssaal gesichert werden müsse, wie das noch der Fall war, als wir selbst die Narkose vornahmen bzw. leiteten. Wir mußten uns darauf einstellen, daß die Entwicklung eines selbständigen Fachs in so hautnaher Beziehung zu uns manchen von uns nicht bequem und auch nicht angenehm sein würde. Aber es war einfach notwendig, einen Ausgleich zu finden, der der Sache gerecht wird. Die gefundenen sachlichen Lösungen bewähren sich mehr und mehr. Auf das menschliche Problem werde ich noch zu sprechen kommen.

Eine Aufgabe, die von den bisher behandelten deutlich abweicht, aber zu den Grundanforderungen an den Berufsverband gehört, ist die Schaffung undErhaltung engster Beziehungen zur Inneren Medizin. Die Gleichartigkeit der Probleme der beiden großen ärztlichen Mutterfächer, die Notwendigkeit, der Subspezialisierung Raum zu geben, sowie das Aufeinander-Zuwachsen von Teilen der Chirurgie und der Inneren Medizin schufen zwanglos eine Basis für regelmäßige Konsultationen, die seitdem zu einer festen Einrichtung geworden sind. Ebenso wie in wissenschaftlicher und in praktisch-ärztlicher Beziehung, so besteht auch in berufsbezogenen Fragen zwischen den beiden Berufsverbänden eine besonders enge Zusammenarbeit.

Die praktische Organisation der interdisziplinären Zusammenarbeit auf allen Stufen chirurgischer Tätigkeit stellt besonders große Anforderungen. Die Arbeit des niedergelassenen Chirurgen kann nur dann erfolgreich sein, wenn er in ständigem Kontakt zu den niedergelassenen Ärzten anderer Fachdisziplinen und zu den Krankenhausabteilungen steht, und die helfende und heilende Funktion der

Krankenhausärzte wird nur dann optimal sein, wenn auch zwischen ihnen selbst und ihren kooperierenden Abteilungen eine echte Partnerschaft besteht.

Hier erweist sich interdisziplinäre Zusammenarbeit deshalb als wichtig, weil ein großer Teil der Kranken eine dieser Kontaktstellen, also zwischen niedergelassenen Ärzten untereinander oder mit Krankenhausabteilungen sowie zwischen klinischen Abteilungen, berührt und weil häufig genug hier über Erfolg oder Mißerfolg ärztlicher Arbeit entschieden wird. Dabei hängen nicht zuletzt von dem guten Funktionieren dieser Kette erhebliche wirtschaftliche Konsequenzen für die Allgemeinheit ab. Vor allem aber: der Patient beurteilt zu einem großen Teil die ärztliche Leistung nach diesem Zusammenspiel. Er verlangt mit Recht eine solche Kooperation, die alles vermeidet, was ihn benachteiligt.

Hier drängt alles zu einer Verstärkung dieser Zusammenarbeit mit dem Ziel, jedem der Partner endgültig seine spezifische und nicht mehr wiederholungsbedürftige aufklärende oder heilende Funktion zuzuweisen und zuzubilligen. Interdisziplinäre Zusammenarbeit wird hier gleichzeitig Wertmesser und Regulativ. Je brüchiger die Kette an diesen Übergängen ist, um so mehr Vorwände werden geliefert, um an die Stelle freiwilliger Kooperation freier Einzelpersönlichkeiten und unabhängiger Ärztegruppen anonyme Kollektive zu setzen. Daß deren Arbeit dann aller Erfahrung nach keinesfalls besser sein wird, ist zwar vorauszusehen, bedeutet aber in ideologisch gefärbter Sicht keinen Hinderungsgrund, derartiges trotzdem zu verlangen und nach Möglichkeit auch durchzusetzen.

Diese Form von interdisziplinärer Zusammenarbeit ist schwer, weil fachliche und menschliche Faktoren hineinspielen. Hier wird Wissen und Können verlangt, aber auch die Bereitschaft, die Arbeit des anderen, die vielleicht nicht in ebenbürtigem Milieu, aber in ähnlicher Qualität geleistet wird, zu akzeptieren und nicht von vornherein abzuwerten. Dazu gehört sehr viel fachliche Reife und menschliche Größe. Jeder von uns weiß, wie sehr Leistungsunterschiede und Auffassungsdifferenzen auf der einen und menschliche Schwächen auf der anderen Seite jede fruchtbare Zusammenarbeit beeinträchtigen können. Der Berufsverband ist in solchen Fällen schon wiederholt auf Bitten zur Abhilfe tätig geworden.

Wieviel freier jeder atmen und wieviel erfolgreicher er arbeiten kann, wenn die Türen zwischen den Abteilungen im buchstäblichen und im übertragenen Sinne offenstehen, wenn gesichert ist, daß auch der Partner der anderen Disziplin zu Rat und Tat bereitsteht und geholt werden kann, weiß nur, wer derartiges erlebt hat.

Daß solches nicht etwa nur durch Verzicht auf rechtmäßige Positionen, fachlicher oder wirtschaftlicher Art, erreichbar ist, sei ausdrücklich hervorgehoben. Interdisziplinäre Zusammenarbeit hat auch nichts mit Verzicht auf spezifischchirurgische Aufgaben zu tun. Unsere Auffassung, etwa über die Unfallchirurgie als integriertem Bestandteil der Chirurgie oder über die Mamma-Chirurgie als chirurgische Aufgabe, wird sich dadurch nicht ändern.

Erlauben Sie mir zum Schluß, auf zwei Aspekte von besonderer Tragweite hinzuweisen:

1. Von einer zukunftsweisenden Gestaltung der interdisziplinären Zusammenarbeit hängt zu einem guten Teil die Erhaltung unseres freien Berufes ab. Wir haben uns früher ausschließlich um wissenschaftliche Vorwärtsentwicklung gekümmert, nicht genug jedoch um die praktische Verwirklichung. So ist ein Nachholbedarf

entstanden, der nun in Kürze das verlangt, was in Generationen nicht oder nicht ausreichend genug bedacht wurde. In manchen Bereichen ist weitgehendes Umdenken notwendig. Wir stehen vor der Möglichkeit tiefreichender Umstrukturierung ärztlicher Arbeitsbedingungen. Interdisziplinäre Zusammenarbeit ist — so gesehen — notwendige Abwehr und konstruktive Vorwärtsverteidigung zugleich.

2. Jede Zeit setzt ihre spezifischen Aufgaben. Wir hatten uns daran gewöhnt, daß der Fortschritt in der Hauptsache durch Einzelerfolge erzielt werden kann. Nun aber spüren wir, daß sich im Ringen um den Fortschritt neue Gewichte bilden. Es ist nicht mehr so sehr der Einzelne, der den Erfolg erzielt. Es ist der Verbund, es ist die Summation von Einzelleistungen, wie wir es bei dem gigantischen, aus vielen addierten Hochleistungen gespeisten und deshalb erfolgreichen Vorhaben erlebt haben, den Menschen auf den Mond zu bringen.

So wird auch in der Medizin und speziell in der Chirurgie der Fortschritt mehr und mehr das Ergebnis planvoller Zusammenarbeit sein, in deren Mittelpunkt der kranke Mensch steht, dem zu helfen alleiniger Sinn all unserer Arbeit ist. Dabei wird uns — so scheint mir — die Aufgabe gestellt, aus dem Zusammenwirken über viele Grenzen hinweg in bewußter Antithese zu der trostlosen Einöde der Staatsmedizin ein neues ärztliches Identitätsbewußtsein zu entwickeln, das aus der Gemeinschaftsverpflichtung zur Heilung der Kranken neue schöpferische Kräfte mobilisiert. Damit kann auch der Jugend ein neuer Weg gewiesen werden, der ihrem Denken entgegenkommt und ihr eine neue Faszination von der Chirurgie vermittelt.

Dr. med. W. Müller-Osten
D-2000 Hamburg 13
Mittelweg 22
Bundesrepublik Deutschland

Langenbecks Arch. Chir. 337 (Kongreßbericht 1974)

III. Freie Vorträge mit Diskussionen

Mittwoch, 8. Mai 1974

Konferenzsaal I 14.30—17.30 Uhr

Sektion A: Bauchchirurgie — Galle, Pankreas, Ileus, Dickdarm

137. Über die Vermeidbarkeit einer Laparotomie bei einem Ikterus unklarer Genese

A. Grabiger und H. Seitz

Chirurgische Klinik der Universität München

Avoidance of Laparatomy in Jaundice of Uncertain Genesis

Summary. During the last 11 years 500 patients with obstructive jaundice have been operated on in the surginal clinic of the University of Munich. In a further 10 patients no obstruction of the bile duct was observed but intrahepatic cholestasis was present. Exact preoperative chemical blood tests in combination with percutaneous transhepatic cholangiography should reduce the number of diagnostic laparatomies performed in future.

Key words: Differential Diagnosis, Obstructive Jaundice — Intrahepatic Cholestasis.

Zusammenfassung. An der Chirurgischen Universitätsklinik München wurden während der vergangenen 11 Jahre 500 Patienten mit einem Verschlußikterus operiert. Bei weiteren 10 Patienten fand sich kein Gallenwegsverschluß, sondern eine intrahepatische Cholestase. Die genaue präoperative Blut-chemische Untersuchung in Verbindung mit der percutanen transhepatischen Cholangiographie sollte in Zukunft die Zahl der diagnostischen Laparotomien senken.

Schlüsselwörter: Differentialdiagnose Verschlußikterus — Intrahepatische Cholestase.

138. Biliodigestive Fisteln

H.-D. Schmidt und C. P. Ehlert

Chirurgische Universitätsklinik Mainz

Biliodigestive Fistulae

Summary. In the last ten years 65 patients have been operated on for biliodigestive fistulae. In most cases connections to the duodenum had been detected. The most frequent cause was cholelithiasis. Choledocholithiasis or a disease of the papilla made revision of the choledochus necessary as well as cholecystectomy in more than half these cases. The only true therapy is cholecystectomy and revision of the choledochus with closing of the fistula opening in the stomach and the gut. Intraoperative cholangiography and manometry are important.

Key words: Biliodigestive Fistulae.

Zusammenfassung. In den letzten 10 Jahren wurden 65 Patienten wegen einer biliodigestiven Fistel operiert. In den meisten Fällen bestand eine Verbindung mit dem Duodenum. Die häufigste Ursache war eine Cholelithiasis. In über der Hälfte der Fälle mußte neben einer Cholecystektomie der Choledochus wegen einer Choledocholithiasis oder krankhaften Papillenveränderungen revidiert werden. Als Therapie der Wahl ist eine Sanierung der erkrankten Gallenblase und der Gallenwege mit Verschluß der Fistelöffnung im Magen-Darm-Trakt anzustreben, wobei der intraoperativen Cholangiographie und Manometrie eine besondere Bedeutung zukommt.

Schlüsselwörter: Biliodigestive Fisteln.

139. Zur radikalen Operation bei der chronischen Pankreatitis

K.-H. Kersting, C. Manegold und M. Trede

Chirurgische Klinik im Klinikum Mannheim

Radical Operation for Chronic Pancreatitis

Summary. Operative therapy of chronic pancreatitis has hitherto been largely limited to partial resection with or without drainage. However, even successfull drainage of the pancreatic duct frequently cannot prevent recurrent bouts of parenchymal inflammation. Seven cases of duodenopancreatectomy are presented to illustrate the contention that in cases of generalized pancreatic involvement total pancreatectomy may be preferable to partial resection. Preoperative endoscopy and postoperative intensive care contribute to the success of these dangerous procedures.

Key words: Chronic Pancreatitis — Total Pancreatectomy.

Zusammenfassung. Die operative Behandlung der chronischen Pankreatitis bestand bislang in der Resektion mit oder ohne Drainage. Aber selbst die erfolgreiche Drainageoperation am Pankreasgang ändert oft nichts an den rezidiven Entzündungsschüben im Parenchym. Deswegen wird an Hand von 7 Duodenopankreatektomien die Frage diskutiert, ob nicht bei generalisierten Veränderungen am Pankreas eine totale Pankreatektomie der Teilresektion vorzuziehen ist. Moderne Endoskopie und Intensivpflege tragen entscheidend zum Gelingen des risikoreichen Eingriffes bei.

Schlüsselwörter: Chronische Pankreatitis — Totale Pankreatektomie.

140. Wie kann das operative Risiko
der partiellen Duodenopankreatektomie vermindert werden?

M. Stulhofer

Opca Bolnica „Dr. Ozren Novosel" Kirurski, Zagreb

Reduction of the Operative Risk of Duodenopancreatectomy

Summary. Duodenopancreatectomy is an operation accompanied by considerable degree of risk. Surgical tactics and details of the technique which decrease the operative risk are the following: performance of the operation in a single session, obligatory cholecystectomy, partial gastrectomy with or without vagotomy, and an adequate technique in the creation of the pancreatojejunal and biliodigestive anastomosis. Primary healing of the anastomoses in question is ensured by a one-layer suturing technique. The author's experience is based upon a series of 40 patients.

Key words: Duodenopancreatectomy — Tactics — Technique.

Zusammenfassung. Die partielle Duodenopankreatektomie bedeutet immer eine Operation mit großem Risiko. Einige Momente der chirurgischen Technik und Taktik werden dargestellt, welche das Risiko der Duodenopankreatektomie herabsetzen: Ausführung der Operation in einem Akt, obligate Cholecystektomie, partielle Resektion des Magens mit oder ohne Vagotomie und angemessene Technik der Anlegung der Anastomose des resezierten Pankreas und des Choledochus mit dem Jejunum. Die Nahttechnik der pankreatojejunalen und choledochojejunalen Anastomose in einer Schicht ermöglicht die Heilung der Anastomosen „per primam". Der dargestellte Standpunkt des Verfassers wird durch die Analyse von 40 duodenopankreatektomierten Kranken bekräftigt.

Schlüsselwörter: Duodenopankreatektomie — Taktik — Technik.

141. Stoffwechselstörungen nach Duodenopankreatektomie

H. G. Beger, E. S. Bücherl, B. J. Krüger, F. Mielke und Th. Schirop

Chirurgische Klinik im Klinikum Westend, Berlin

Metabolic Disturbances after Pancreaticoduodenectomy

Summary. In 11 patients we investigated digestive, resorptive, and endocrine functions after pancreatico-duodenectomy. In order to improve the nutritional state of the patients after pancreatico-duodenectomy we performed the reconstruction of the upper alimentary tract with particular attention to the proximal jejunum.

We observed: 1. unpaired fat digestion in all patients; 2. a slight restriction of protein digestion in 3 patients; 3. diminished gastrin and insulin concentrations in the basal state.

Key words: Pancreatico-duodenectomy — Food assimilation.

Zusammenfassung. Resorptive, digestive und endokrine Störungen wurden bei 11 Patienten nach partieller Duodenopankreatektomie untersucht. Die Rekonstruktion des Gastrointestinaltraktes erfolgte immer mit der proximalen Jejunumschlinge.

1. Bei allen Patienten bestand eine Störung der Fettdigestion; eine leicht eingeschränkte Eiweißdigestion hatten 3 Patienten.

2. Eine Malabsorption kam nur bei einem Patienten zur Beobachtung.

3. Die Insulin- und Gastrinkonzentration im Blut waren infolge Verminderung der Beta-Zell- und G-Zell-Masse erniedrigt.

Schlüsselwörter: Partielle Duodenopankreatektomie — Nahrungsverwertungsstörungen.

142. Invaginationen des späten Kindes- und Erwachsenenalters

J. F. Bußmann, K. R. Loewe und U. Wemmer

Chirurgische Klinik im Klinikum Mannheim

Intussusceptions in Older Children and Adults

Summary. In 11 of 14 patients over 5 years of age, intussusceptions were caused by macroscopic alterations in the bowel wall. Except in one case these intussussusceptions were jejuno-jejunal, ileo-ileal and coeco-colic in type. Prodromal symptoms were characteristic for all intussusceptions with a tumorous leading point, and the absence of intestinal obstruction characterized the cases of coeco-colic intussusception. Small malignomas can easily be overlooked; in the coecum, it is difficult to differentiate them from inflammatory changes. Thus, in older children and adults, a bowel resection is justified even with equivocal findings.

Key words: Intussusception — Intestinal Obstruction.

Zusammenfassung. Die Invaginationen bei 11 von 14 Patienten, die über 5 Jahre alt waren, wurden durch makroskopische Darmwandveränderungen verursacht. Typenmäßig handelte es sich bis auf eine Ausnahme um jejuno-jejunale, ileo-ileale und coeco-colische Invaginationen. Charakteristisch für alle Invaginationen mit einem tumorartigen Leitgebilde waren Prodromalsymptome, für coeco-colische Invaginationen fehlende Ileussymptome. Noch kleine Malignome sind leicht zu übersehen und im Coecumbereich von entzündlichen Wandveränderungen nur schwer zu unterscheiden. Selbst ein fraglicher Befund rechtfertigt deshalb bei älteren Kindern und Erwachsenen eine Darmresektion.

Schlüsselwörter: Darminvagination — Ileus.

143. Diagnostische und therapeutische Probleme beim Kombinationsileus

W. Seitz und P. Kirschner

Chirurgische Universitätsklinik Mainz

Problems in Diagnosis and Treatment of Combination Ileus

Summary. In recent years, six cases of combination ileus have been observed in the Surgical Clinic of Mainz University. In three patients the secondary factor did not become apparent until the postoperative phase, and a second operation was necessary for its verification. A precise history of the illness and exact examination of the abdomen can yield significant indications of the presence of a combination ileus.

Key words: Combination Ileus.

Zusammenfassung. An der Chirurgischen Universitätsklinik Mainz wurden in den letzten Jahren sechs Fälle mit einem Kombinationsileus beobachtet. Bei drei Patienten wurde die Zweitursache erst in der postoperativen Phase offenkundig und durch den Zweiteingriff verifiziert. Im Einzelfall können eine genaue Erhebung der Anamnese und eine exakte Exploration des Abdomens wichtige Hinweise für einen Kombinationsileus geben.

Schlüsselwörter: Kombinationsileus.

144. Behandlungsergebnisse bei Adhäsionsileus

Ch. Käufer und P. Aigner

Chirurgische Universitätsklinik Bonn

Results following Treatment for Intestinal Obstruction

Summary. Between 1952 and 1972, 277 patients were subjected to surgery for intestinal obstruction at the Bonn University Department of Surgery. Of these 90% had been operated upon before (43% appendectomy, 30% gynecological surgery). In 10% of cases there was an early obstruction within 3 weeks following laparotomy. Half the total number of patients developed obstruction more than 4 years after the original operation. The operative risk has lately declined from 12% to 9%. Follow-up examinations an average of 8 years after surgery showed 57% of the patients were well, while 25% had slight symptons. The best results were found in cases with single adhesions. Apart from early obstructions, recurrences amounted to 6%.

Key words: Intestinal Obstruction — Postoperative Adhesions.

Zusammenfassung. Zwischen 1952 und 1972 277 Patienten wegen Adhäsionsileus operiert. 90% postoperativer Ileus, davon 43% nach Appendektomie, 30% nach gynäkologischen Eingriffen. Bei 10% bestand Frühileus 3 Wochen nach vorangegangener Laparotomie. Im ganzen sind Intervalle über 35 Jahre verteilt, die Hälfte aller Patienten entwickelten Ileus jenseits des 4. Jahres nach der Erstoperation. Letalität 12%, in den letzten 10 Jahren 9%. Ergebnis: Durchschnittlich nach 8 Jahren 57% beschwerdefrei, 25% leichte Beschwerden. Beste Ergebnisse nach einfachem Strangileus, bei ausgedehnten Verwachsungen mehr Beschwerden. Abgesehen von 14 Fällen mit Frührezidivileus 6% Rezidive. Die Ergebnisse werden mit den Resultaten nach Noblescher-Plikation verglichen.

Schlüsselwörter: Adhäsionsileus — Postoperative Adhäsionen.

145. Die konservative Therapie des postoperativen akuten Nierenversagens

Ch. Förster

Chirurgische Universitätsklinik Mainz

Conservative Treatment of Postoperative Acute Renal Insufficiency

Summary. Acute renal insufficiency is still a frequent complication after surgical interventions. It progresses in three distinct phases and prevention is possible to an extent. Sodium and osmotic diuretics are discussed, followed by a report of recent experiences with anabolic infusion therapy (renal failure fluids). Postoperative acute renal insufficiency is the most frequent initial manifestation of incipient peritonitis. Drug therapy can only be successfully applied after surgical clearing of the primary cause.

Key words: Prophylaxis — Renal Failure, 3 Stages of — Renal Failure Fluid — Peritonitis, Initial Manifestation.

Zusammenfassung. Nach chirurgischen Interventionen ist das postoperative akute Nierenversagen immer noch eine häufig auftretende Komplikation. Es läuft in drei Phasen ab und ist bis zu einem gewissen Grade der Prophylaxe zugänglich.

Natriuretisch und osmotisch wirkende Substanzen werden diskutiert, außerdem neue Erfahrungen mit anabolisierenden Infusionen. Postoperativ ist das akute Nierenversagen die häufigste Erstmanifestation einer beginnenden Peritonitis. Eine medikamentöse Therapie ist erst nach chirurgischer Bereinigung der Ursache als erfolgreich anzusehen.

Schlüsselwörter: Prophylaxe — 3 Phasen — Renal Failure Fluid — Erstmanifestation bei Peritonitis.

146. Zur verzögerten Indikationsstellung beim stumpfen Bauchtrauma

P. Klaue und C. Nordanlycke

Chirurgische Universitätsklinik Würzburg

Diagnostic Delay in Blunt Abdominal Trauma

Summary. In 60 cases with blunt abdominal trauma the decision to operate was wrong or delayed. Eight patients had an unnecessary laparotomy. In 52 cases the operation was delayed by up to 10 days. This delay was responsible for 14 deaths. The most frequently misdiagnosed lesion was splenic rupture. Concomitant multiple injuries and cerebral trauma were the main causes of the diagnostic problems. Since the introduction of diagnostic peritoneal lavage, decisions to operate have been wrong or delayed in only 4 of 139 patients. This diagnostic procedure was performed without complications in over 100 cases.

Key words: Blunt Abdominal Trauma — Diagnostic Delay — Diagnostic Peritoneal Lavage.

Zusammenfassung. Bei 60 von 330 Patienten mit stumpfem Bauchtrauma von 1965 bis 1972 erfolgte eine falsche Indikationsstellung. 8 wurden unnötigerweise, 52 mit einer Verzögerung von bis zu 10 Tagen laparotomiert. 14 verstarben wegen dieser Verzögerung. Die größten Probleme machte die Milzruptur. Dafür waren vor allem Begleitverletzungen und Schädel-Hirntraumen verantwortlich. Seit Einführung der diagnostischen Peritonealspülung war die Indikationsstellung nur bei 4 von 139 Patienten falsch. Diese Untersuchung selbst erfolgte bisher in über 100 Fällen ohne Komplikationen.

Schlüsselwörter: Stumpfes Bauchtrauma — Fehldiagnosen — Peritoneallavage.

147. Operativ-taktisches Vorgehen bei der Endometriose des Darmes und der Bauchhöhle

H. Krieg, R. Brückner und H. Brünner

Chirurgische Universitätsklinik Mainz

Surgical Technique in Extragenital Abdominal Endometriosis

Summary. From 1959 to 1973 thirteen cases of extragenital abdominal endometriosis were observed. Surgical treatment is necessary in this condition because of the possibility of severe complications and the difficulty of excluding a malignant tumour. The surgical technique to be adopted is determined by the patient's age and the localization and size of local processes and complications. The diagnosis of extragenital endometriosis should be confirmed by histological examination of biopsy material.

Key words: Extragenital Endometriosis.

Zusammenfassung. Von 1959 bis 1973 beobachteten wir 13 Fälle von extragenitaler Endometriose des Abdomens. Lebensbedrohliche Komplikationen und die nicht sichere Abgrenzung gegenüber neoplastischen Prozessen erfordern eine chirurgische Behandlung. Die Konsequenzen für das operativ-taktische Vorgehen werden vom Alter der Patientinnen, der Lokalisation und Größe der Herde sowie der bestehenden Komplikationen bestimmt. Die Diagnose der extragenitalen Endometriose sollte grundsätzlich durch histologische Untersuchung von Biopsiematerial gesichert werden.

Schlüsselwörter: Extragenitale Endometriose.

148. Das Gardner-Syndrom.
Ein Beitrag zur intestinalen Polypose

H. G. Hartung, R. Kirchner und H. Mikosch

Chirurgische Universitätsklinik Freiburg

Gardner's Syndrome: Examination of Patients with Intestinal Polyposis

Summary. A family in which death resulted from malignant tumors of the gastrointestinal tract repeatedly over three generations is reported. A thorough examination of this family shows the complete picture of Gardner's syndrome in only three members, the others members of the family having either no symptoms at all or polyposis alone or in associating with cutaneous or osseous symptoms. We consider whether familiary polyposis of the colon is a fragment or variation of Gardner's syndrome and whether bronchiectasis can be interpreted as a further symptom of Gardner's syndrome.

Key words: Gardner's Syndrome — Familiary polyposis — Bronchiectasis.

Zusammenfassung. Bericht über eine Familie, bei der seit drei Generationen immer wieder Todesfälle infolge maligner Tumoren des Gastrointestinaltraktes vorgekommen sind. Die Durchuntersuchung dieser Familie ergibt, daß nur drei Mitglieder das Vollbild des Gardner-Syndroms zeigen, die übrigen, jedoch entweder gar keine Symptome aufweisen oder nur eine Polypose oder eine Polypose und cutane oder ossäre Symptome haben. Es wird diskutiert, ob die familiäre Colonpolypose ein Fragment oder eine Variante des Gardner- Syndroms ist und inwieweit Bronchiektasen als weiteres Symptom des Gardner-Syndroms gedeutet werden können.

Schlüsselwörter: Gardner-Syndrom — Familiäre Polypose — Bronchiektasen.

149. Die demukosierte Darmanastomose.
Eine Verbesserung der termino-terminalen Anastomose
im Dickdarmbereich

E. Raschke, W. Beste † und U. Hiller

Allgemeines Krankenhaus Barmbek, Hamburg

Colon Anastomosis after Removal of the Mucosa.
An Improvement of the Termino-Terminal Anastomosis in the Colon

Summary. After removal of the mucosa in the distal colon stump over a length of 1 inch, the anastomosis is performed in an end-to-end fashion and one-layer sutures are used between the proximal colon and the distal rim of the mucosa. Thus the proximal colon and the anastomosis are covered by the outer layer of the sero-muscularis. The combination of this technique with astronautic food reduces the frequency of suture insufficiency of large bowel anastomoses.

Key words: Colon Anastomosis — Sero-Muscular Cuff — Astronautic Food.

Zusammenfassung. Nach Entnahme einer 3—5 cm breiten Mucosamanschette aus dem aboralen Dickdarmschenkel wird die Anastomose allschichtig zwischen oralem Resektionsrand und aboraler Mucosa angelegt und so in den überstehenden Seromusculariscylinder hineingezogen Die gleichzeitige Unterstützung der Anastomosenheilung durch Astronautenkost reduziert die Häufigkeit von Nahtinsuffizienzen.

Schlüsselwörter: Seromuscularismanschette — Dickdarmanastomose — Astronautenkost.

150. Zur Indikation und operativen Taktik
bei der Diverticulitis des Dickdarmes

H. Gieseler und P. Völker

Chirurgische Abteilung der Evangelisch-lutherischen Diakonissenanstalt Flensburg

Indications for Surgery and Surgical Treatment of Sigmoid Diverticulitis

Summary. 73 patients with sigmoid diverticulitis and complications of this condition have been treated by operation during the past five years. Mortality was 4.2%.—The complications we observed were: perforation, localized abscess, obstruction, bleeding, fistulation, and carcinoma, and they were treated by: local repair, drainage, proximal colostomy, exteriorization of involved segment, primary or secondary resection. The treatment methods for the different complications are discussed.

Key words: Sigmoid Diverticulitis — Complications — Surgical Treatment.

Zusammenfassung. In 5 Jahren wurden 73 Patienten mit einer Dickdarmdiverticulitis und ihren Komplikationen operativ behandelt. Primäre Letalität 4,2%. — Bei den Komplikationen, nämlich Perforation, divertikulitischer Tumor mit Stenose, Striktur oder Ileus, Fistelbildung, Blutung und Kombination mit einem Cacinom, stehen als operative Maßnahmen zur Diskussion: Die Übernähung, Vorlagerung, Drainage mit oder ohne entlastendem Transversumanus, das ein- oder mehrzeitige resecierende Vorgehen. — Das operativ-taktische Vorgehen bei den einzelnen Komplikationen wird erörtert.

Schlüsselwörter: Dickdarmverticulitis — Komplikationen — Operatives Vorgehen.

151. Erfahrungsbericht über 30 Wandresektionen
bei tiefsitzendem Rectumcarcinom

W. Hartenbach

Chirurgische Klinik Wiesbaden

Report on 30 Intestine Wall Resections in Cases
of Deeply Rooted Carcinoma of the Rectum

Summary. 30 patients were treated for carcinoma of the rectum by transanal resection of the intestine walls. The observation period extended over an average of more than two years. In 8 patients with carcinomatous degeneration of a polypus no relapses were observed. Relapses occurred in four cases where the carcinoma penetrated into pararectal tissue and histological examination revealed small cell carcinoma of low indifference.

Key words: Resection of Intestine Walls Advisable.

Zusammenfassung. 30 Patienten wurden wegen eines Rectumcarcinomes mittels transanaler Wandresektion behandelt. Die Durchschnittsbeobachtungszeit beträgt über 2 Jahre. Bei 8 Patienten mit einem carcinomatös entarteten Polypen war kein Rezidiv zu beobachten. Bei ulcerierenden Carcinomen trat in vier Fällen ein Rezidiv auf, bei denen das Carcincm ins pararectale Gewebe eingedrungen war und das histologische Bild ein kleinzelliges, wenig indifferentes Carcincm ergab.

Schlüsselwörter: Wandresektion empfehlenswert.

152. Zur Differentialdiagnose
von Blasenentleerungsstörungen nach Rectumamputationen

H. U. Drüner, H. Palmtag, F. Boettger und J. Schneider

Chirurgische Universitätsklinik Heidelberg

Differential Diagnosis of Bladder Dysfunction following Excision of the Rectum

Summary. In the evaluation of postoperative bladder dysfunction following excision of the rectum, the complex method of cine/pressure/flow/cystourethrography was found to facilitate the differentiation of mechanical and neurogenic factors, especially in combined disorders. Of the 52 patients studied, neurogenic lesions were found in 6%. Retroposition of the bladder into the presacral space seems to enhance the effectivity of pre-existing bladder-neck obstruction.

Key words: Bladder Dysfunction — Rectal Surgery — Cine/Pressure/Flow/Cystourethrography.

Zusammenfassung. Die Diagnostik postoperativ auftretender Miktionsstörungen nach Rectumamputationen wird durch die kinematographische Cysto-Urethrographie mit simultaner Druckflußmessung verfeinert und ergänzt. Besonders bei kombinierten Störungen erlaubt sie die zahlenmäßige Erfassung und Differenzierung mechanischer und neurogener Einflüsse. Unter 52 Nachuntersuchten fanden sich neurogene Störungen in 6%; Blasenverlagerungen in die präsacrale Höhle scheinen die Wirksamkeit von Abflußhindernissen zu beeinflussen.

Schlüsselwörter: Miktionsstörung — Rectumamputation — Kine-Cystourethrografie mit Druckflußmessung.

153. Postoperative Darmentleerungsstörungen
nach Sigmaresektionen im Kindesalter

G. H. Willital

Kinderchirurgische Station,

Chirurgische Klinik der Universität Erlangen-Nürnberg, Erlangen

Postoperative Constipation after Sigma Resection in Children

Summary. The investigations necessary in children with constipation are: (1) X-ray investigation of the large bowel after a barium enema; (2) double-suction biopsy (Erlangen); (3) anorectal manometry. Laxatives should not be given before an exact diagnosis has been established by these investigations. Indications for resection of the sigmoid are elongated sigma and Hirschsprung's disease; these account for 35% of all cases of constipation in children. Of 25 children in whom resection was performed, constipation disappeared immediately in 56%, while in 44% there were postoperative bowel disturbances. Reasons for these are: (1) resection was performed too low, so that anorectal reflexes were destroyed. In such cases there is no sphincter-inhibition reflex and no relaxation of the internal sphincter. In these cases sphincteromyotomy is indicated; (2) after resection there might be residual dilatation of the anastomosed rectum. Sphincter-inhibition reflex in those cases is registered only after gross distension by abnormal bowel contents. In those cases lavage and drug treatment are indicated to diminish the size of the bowel.

Key words: Anorectal Pressure Test — Rectal Double-Suction Biopsy — Sphincter-Inhibition Reflex.

Zusammenfassung. Stuhlentleerungsschwierigkeiten im Kindesalter müssen immer geklärt werden durch 1. Kontrasteinlauf, 2. Doppelsaugbiopsie, 3. Anorectale Druckmessung. Verabreichung von Laxantien ohne klare Diagnose durch oben erwähnte Untersuchungsmethoden ist kontraindiziert. Indikation zur Sigmaresektion im Kindesalter sind das Sigma elongatum und der Morbus Hirschsprung, sie machen 35% aller Fälle von kindlicher Obstipation aus. 25 Kinder wurden sigmareseziert, 56% sind postoperativ beschwerdefrei, 44% hatten postoperativ weiter Stuhlentleerungsschwierigkeiten. Ursache dafür sind: zu tiefe Rectumresektion mit Durchtrennung anorectaler Reflexbögen und fehlender Internusrelaxationsreflex als Wegbereiter der Defäkation. Therapie ist in diesen Fällen: Sphincteromyotomie. Nach Sigmaresektion kann im Anastomosenbereich eine Restdilatation vorliegen. Der Sphincterhemmreflex setzt erst bei größerer Darmdehnung ein. In diesen Fällen sind Reinigungseinläufe und medikamentöse Therapie indiziert, um eine Normalisierung des Darmvolumens zu erzielen.

Schlüsselwörter: Anorectale Druckuntersuchung — Rectale Doppelsaugbiopsie — Sphincterhemmreflex.

Langenbecks Arch. Chir. 337 (Kongreßbericht 1974)

Donnerstag, 9. Mai 1974
Konferenzsaal I 8.30—13.00 Uhr

Sektion A: Bauchchirurgie — Oesophagus, Magen, Dünndarm

154. Peptische Oesophagitis im Kindesalter

F. J. Berchi, A. Aransay, E. Blesa, J. Dominguez und J. Monereo

Madrid

Peptic Oesophagitis in Children

Summary. Experience with 33 children operated on for peptic esophagitis and esophageal stenosis is reported. Diagnosis was confirmed in all cases by X-ray and esophagoscopy, the latter being essential in our view for localization of and recognition of the degree of the stenosis. These is special reference to the Monereo elongation technique for lowering the stomach into the abdominal cavity, particularly in the case of secondary brachyesophagus. Dilatations should be carried out only postoperatively. All the children were operated on according to the "quadruple method" advocated by Monereo, 19 abdominally, 14 thoraco-abdominally. Results were satisfactory in 29 cases, adequate in 2, and unsatisfactory in 2. There were no fatalities.

Key words. Peptic Esophagitis — Pediatric Surgery.

Zusammenfassung. Bericht über Erfahrungen bei 33 wegen Oesophagitis und Oesophagus-stenose operierten Kindern. Sicherung der Diagnose in allen Fällen röntgenologisch und durch Oesophagoskopie, letztere unseres Erachtens unerläßlich zur Lokalisation und Qualifikation der Stenose. Besonders hingewiesen wurde auf die Verlängerungstechnik nach Monereo zur Senkung des Magens in den Bauchraum, speziell bei Sekundär-Brachyoesophagus. Dilatationen sollten erst postoperativ erfolgen. Operation aller Kinder nach dem von Monereo befürworteten „Vierfach-Eingriff", 19 abdominell, 14 thoraco-abdominell. Erfolg in 29 Fällen befriedigend, in 2 ausreichend, in 2 unbefriedigend. Todesfälle waren nicht zu verzeichnen.

Schlüsselwörter: Peptische Oesophagitis — Kinderchirurgie.

155. Zur chirurgischen Behandlung der Refluxoesophagitis nach Fundektomie

F. Scherer

Chirurgische Abteilung des Knappschaftskrankenhauses Dortmund-Brackel

Surgical Treatment of Reflux Esophagitis after Fundectomy

Summary. The following surgical technique is recommended for reflux esophagitis **after** unsuccessful conservative treatment:
a) resection of as much of the stomach as possible;
b) anastomosis of the stump of the stomach with the efferent loop of the jejunum;
c) implantation of the afferent loop into its efferent part at the most distal.
Result: Prompt evacuation and reduced secretion, while reflux of bile secretion into the stomach is more difficult is not impossible.

Key words: Reflux Esophagitis — Fundectomie — Surgical Technique.

Zusammenfassung. Zur operativen Behandlung der konservativ nicht zu beeinflussenden Refluxoesophagitis wird empfohlen, einen möglichst großen Teil des Magenrestes zu entfernen, seinen Stumpf mit der abführenden Jejunumschlinge zu anastomosieren und die zuführende Schlinge möglichst am tiefsten Punkt in die abführende einzupflanzen: Hierdurch wird die Magensaft- und Säureproduktion verringert, der Magen schneller entleert und einen Rückfluß von Galle erschwert, wenn nicht unmöglich gemacht. Die bisher erzielten Ergebnisse sind gut:
Die Methode wird zur weiteren Erprobung empfohlen.

Schlüsselwörter: Refluxoesophagitis — Fundektomie — Operative Behandlung.

156. Die Therapie refluxoesophagitischer Strikturen

F.-J. Stücker, G. Heberer und H. Rudert

Chirurgische Universitätsklinik Köln-Lindenthal

Therapy of Strictures due to Reflux Esophagitis

Summary. The causal therapy of esophagus stenoses due to reflux esophagitis consists in the restitution of the sphincter mechanism of the cardia. When dealing with strictures in the upper portion of the esophagus the operative procedure of choice is fundoplication. In the case of strictures in the lower portion of the esophagus a longitudinal incision of the stricture with interposition of the gastric fundus in combination with fundoplication, vagotomy and pyloroplasty is a technique that has good results. Preoperative bougirage on the so-called endless thread has proved particularly helpful.

Key words: Esophageal Strictures — Cardia — Fundoplication — Gastro-Esophageal Reflux.

Zusammenfassung. Die kausale Therapie refluxoesophagitischer Stenosen besteht in der Wiederherstellung der Kardiafunktion. Operationsmethode der Wahl bei hochsitzenden Strikturen ist die Fundoplicatio. Zur Behandlung der im distalen Abschnitt gelegenen Strikturen stellt die Längsspaltung der Striktur mit Fundusinterposition in Verbindung mit Fundoplicatio, Vagotomie und Pyloroplastik ein aussichtsreiches Verfahren dar. Besonders bewährt hat sich die präoperative Aufbougierung der Striktur auf dem sog. endlosen, per anum ausgeleiteten Faden.

Schlüsselwörter: Refluxoesophagitische Striktur — Fundoplicatio — Fundusinterposition.

157. Fundopexie bei Hiatushernien
(Modifikation nach Kümmerle)

A. Kolokythas

II. Chirurgische Klinik des Tzanion-Hospitals in Piräus

Tholopexy in the Management of Esophageal Foramen
(Adaptation of the Kümmerle Technique)

Summary. Reflux disease requires surgical treatment when esophagitis is present, even if no etiological relationship has been established between insufficiency of the lower esophageal sphincter and the sliding hernias of the esophageal foramen. The modification of the Kümmerle technique we use in sliding esophageal or para-esophageal hernias, with narrowing of the esophageal foramen and fixation of the vault only to the left concavity of the diaphragm, ensures avoidance of relapse and elimination of symptoms. Our satisfactory results are illustrated by means of some surgically treated cases.

Key words: Tholopexy, Kümmerle — Hernias, Esophageal.

Zusammenfassung. Die Refluxkrankheit bedarf der operativen Kardiakorrektur bei Vorliegen einer Oesophagitis, auch wenn kein kausaler Zusammenhang zwischen Sphincterinsuffizienz des unteren Oesophagus und Gleitbrüchen des Hiatus erwiesen ist. Die von uns angewandte Methode der Modifikation der Fundopexie nach Kümmerle bei Gleitbrüchen und paraoesophagealen Hernien, mit Einengung der Hiatuszwinge und Fixation des Fundus nur in die linke Diaphragmakuppe, gewährt eine Vorbeugung des Rezidivs und der Beschwerden. Anhand von operierten Fällen werden unsere befriedigenden Resultate demonstriert.

Schlüsselwörter: Fundopexie — Hiatushernien — Modifikation nach Kümmerle.

158. Ergebnisse nach operativer Behandlung von Hiatushernien

F. Baumgartl, R. Hohenbleicher, E. Klotz und H. P. Wald

II. Chirurgische Klinik Augsburg

The Results of Operative Treatment of Hiatus Hernia

Summary. During the last 5 years we have performed transthoracic operations on 45 patients with hiatus hernias. We lost no patients and no pulmonary embolisms, infarcts, infections, or other complications were recorded. Of 30 patients examined postoperatively, only two had suffered relapses, and their preoperative symptoms had ceased. The 28 others had no relapse or reflux but sometimes suffered from mild heatburn which was related to gastritis in one case and to incompletely healed esophagitis in one other case.

Key words: Hiatus Hernia — Transthoracic Treatment.

Zusammenfassung. In den letzten 5 Jahren operierten wir 45 Patienten mit Hiatushernien transthorakal. Wir verloren keinen Patienten und hatten keine Lungenembolien, Infarkte, Infektionen oder andere Komplikationen zu verzeichnen. Von 30 Nachuntersuchten hatten nur 2 ein Rezidiv, ihre präoperativen Beschwerden waren geschwunden. Von den restlichen 28 rezidiv- und refluxfreien Nachuntersuchten hatten 2 manchmal auftretendes mäßiges Sodbrennen, das einmal auf eine Gastritis und einmal auf die noch nicht vollständig abgeklungene Oesophagitis zu beziehen war.

Schlüsselwörter: Hiatushernie — Transthorakale Operationsmethode.

159. Hiatushernien —
Symptomatik — Operationsmethoden — Rezidive

H. Richter

Chirurgische Universitätsklinik Tübingen

Esophageal Hiatus Hernias: Symptoms, Surgical Techniques, Recurrence Rate

Summary. The autor reports on 230 patients with esophageal hiatus hernia, 188 of whom were subjected to surgery. Only the sliding hernia and the paraeosophageal hernia are discussed, together with their symptoms, indications for operation and the surgical techniques. The best results were obtained with fundoplication and with Loratat-Jacob's operation combined with gastropexy. With these methods the recurrence rate was only 6.1%.

Key words: Esophageal Hiatusal Hernias.

Zusammenfassung. Es wird über 230 Fälle von Hiatushernien berichtet, wovon 188 Kranke operiert wurden. Abgehandelt werden nur die axiale Gleithernie und die paraoesophageale Hiatushernie. Ihre Symptomatik, die Indikation zur Operation und die Operationsmethoden werden beschrieben. Am besten bewährt haben sich die Fundoplikation, die Operation nach Lortat-Jacob und die Gastropexie. Bei diesem Vorgehen fanden wir nur 6,1% Rezidive.

Schlüsselwörter: Hiatushernien.

160. Cardiomyotomie mit selektiver proximaler Vagotomie und Pyloroplastik bei Achalasie der Cardia

F. Holle und H. Bauer

Chirurgische Poliklinik der Universität München

Cardiomyotomy with Selective Proximal Vagotomy and Pyloroplasty in Cases of Achalasia of the Cardia

Summary. Achalasia of the cardia, usually known in clinical practice as "cardiospasm", is a consequence of (a) neural and (b) hormonal inefficiency. The neural condition is gangliocytopenia (Stochdorph, 1968) and the hormonal condition a deficiency of the effect of endogenous gastrin, which normally regulates the pressure at the esophageal sphincter. Eighteen cases were treated by the combined operation described below.

(a) Cardiomyotomy similar Gottstein-Heller; (b) Selective Proximal Vagotomy (SPV) in extension according to basal pH value; SPV raises basal and postprandial gastrin. This restores the weakened closure of the cardia; (c) Gastropexy, especially in cases of IIIrd and IVth degree; this measure restores the stretching mechanism of the upper stomach; (d) Submucous pyloroplasty to facilitate emptying after SPV and gastropexy.

Of these cases, 16 were completely free of symptoms after surgery and 2 had moderate symptoms of reflux. There were no recurrences.

Key words: Cardiospasm — Cardiomyotomy — SPV — Pyloroplasty — Gastropexy.

Zusammenfassung. Die Achalasie der Kardia, klinisch meist „Kardiospasmus" genannt, beruht auf a) neuraler, b) hormonaler Störung. Erstere ist eine Ganglio-Cytopenie (Stochdorph, 1968), letztere durch einen Wirkungsverlust des endogenen Gastrins bedingt, der den Druck im Oesophagussphincter reguliert. Bei 18 Fällen wurde deshalb folgende Kombinationsoperation angewandt:

a) Kardiomyotomie ähnlich Gottstein-Heller;

b) SPV, dosiert entsprechend dem basalen pH, dadurch Erhöhung des basalen + postprandialen Gastrins, wodurch der geschwächte Kardiaverschluß suffizient wird;

c) Gastropexie, speziell in Fällen von Stadium III + IV zur Streckung der Kardia schräg nach links-vorne-unten.

d) Submuköse Pyloroplastik zur Entleerungsverbesserung nach SPV und Gastropexie.

In 16 Fällen Beschwerdefreiheit, in 2 Fällen mäßige Refluxbeschwerden, kein Rezidiv.

Schlüsselwörter: Kardiospasmus-Kardiomyotomie — SPV — Pyloroplastik — Gastropexie.

161. Spätresultate nach operierten Hiatushernien

P. Kyrle, H. Härb und P. Rappert

II. Chirurgische Abteilung der Krankenanstalt Rudolfstiftung, Wien

Delayed Results of Surgical Treatment of Hiatus Hernias

Summary. From 1957—1970, 86 operations for ruptured diaphragms were performed on 77 patients at the Rudolfstiftung in Vienna. Follow-up examinations were conducted 3 to 17 years after surgery. Surgical methods varied; there were: 43 operations according to Nissen, 13 according to Boerema, 13 according to Allison, and 17 cases in which 6 other procedures were used. In 16 cases, the results of primary surgery were unsatisfactory. In ten of these satisfactory results were obtained by secondary surgery, so that positive surgical results were finally obtained in 67 of the 77 cases.

Key words: Hiatus Hernia — Operative Procedures — Results at Follow-up.

Zusammenfassung. Von 1957—1970 wurden an der chirurgischen Abteilung der Rudolfstiftung in Wien an 77 Patienten 86 Zwerchfellbruchoperationen vorgenommen. Diese Kranken wurden nun 3—17 Jahre nach der Entlassung nachuntersucht. Es waren 43 Operationen nach Nissen, 13 nach Boerema, 13 nach Allison durchgeführt worden. Bei den übrigen 17 Kranken wurden 6 verschiedene andere Verfahren angewendet. Von 16 Patienten, die nach der Erstoperation ein schlechtes Ergebnis aufwiesen, konnten durch Nacheingriffe noch 6 zufriedenstellend gebessert werden. Bei 67 von 77 nachuntersuchten Kranken wurde ein positives Operationseregbnis erreicht.

Schlüsselwörter: Hiatushernien — Verschiedene Operationsmethoden — Spätresultate.

162. Erfahrungen mit der Fundektomie in der Behandlung der Oesophagusvaricenblutung

K. Lennert und F. Stelzner

Zentrum der Chirurgie der Johann Wolfgang Goethe-Universität, Frankfurt

Results of Fundectomy in the Treatment of Bleeding Esophageal Varices

Summary. Stelzner reported in 1967 and 1971 on 61 patients treated by esophageal transection. At that time he recommended the fundectomy and emphasized its various effects, in particular the elimination of uncontrollable hemorrhage with esophageal varices, the ulcus diathesis in cirrhotic patients and the splenogenic thrombopenia. In the last two years 24 patients have been treated by this method. During this period none of the patients has had a fresh hemorrhage. Mortality depends on the basic disease.

Key words: Esophageal Varices — Fundectomy — Results.

Zusammenfassung. Stelzner berichtete 1967 und 1971 über 61 Kranke, die mit gutem Ergebnis durch eine Sperroperation behandelt wurden. Er empfahl damals auch die Fundektomie und würdigte ihre vielfältige Wirksamkeit neben der Varicenunterbrechung: Beseitigung der Ulcusdiathese beim Cirrhotiker und Ausschaltung der splenogenen Markhemmung. Mit dieser Methode haben wir inzwischen 24 Kranke versorgt. Keiner hat innerhalb dieser 2 Jahre wieder geblutet. Die Mortalität wird von der Grundkrankheit diktiert.

Schlüsselwörter: Oesophagusvaricen — Fundektomie — Ergebnisse.

163. Zur Behandlung der Magenulcera im Kindesalter

J. Medrano, H. Löbermann und M. Schreiber

Chirurgische Klinik des Universitätsklinikums der Gesamthochschule Essen

The Treatment of Gastric and Duodenal Ulcers in Childhood

Summary. During a period of 10 years 19 children ware treated for peptic ulceration of the stomach and duodenum. Of these, 13 presented with the complications of bleeding and perforation, which made surgical treatment necessary in three cases. The characteristic features of the gastric and duodenal ulcers in childhood are discusses. Operation is indicated only in the presence of complications that cannot be controlled with conservative treatment.

Key words: Peptic Ulcers in Childhood — Ulcer, Complication — Ulcer, Treatment.

Zusammenfassung. In einem Zeitraum von 10 Jahren wurden 19 Kinder wegen Magen- bzw. Duodenalulcera behandelt. In 13 Fällen kam es zu Komplikationen in Form von Blutungen und Perforationen, die dreimal zur aktiven chirurgischen Behandlung zwangen. Die Charakteristiken des kindlichen Magen- und Duodenalulcus werden besprochen. Nur bei Auftreten von konservativ nicht zu beeinflussenden Komplikationen ist eine operative Behandlung indiziert.

Schlüsselwörter: Kindliches peptisches Ulcus — Ulcuskomplikation — Ulcusbehandlung.

164. Probleme des kardianahen Magengeschwürs

U. Baer, R. Häring und St. John

Chirurgische Klinik im Klinikum Steglitz, Berlin

Problems of High Gastric Ulcer

Summary. This paper reports on 79 patients with high gastric ulcers operated on with different methods. In 29 cases the operation was necessary because of massive hemorrhage. History, clinical features and pathogenesis of high gastric ulcer are discussed. As treatment, we recommend resection of the stomach including the ulcer. The high percentage of malignancy in high gastric ulcers, where the cancerous nature of the lesion cannot be ensured at preoperative examination, is an argument against leaving the ulcer *in situ*.

Key words: High Gastric Ulcer — Surgical Treatment — Rate of Malignancy.

Zusammenfassung: Es wird berichtet über 79 Patienten mit kardianahen Magengeschwüren, die nach verschiedenen Methoden operiert wurden. Der Eingriff mußte bei 29 Kranken (37%) wegen massiver Blutung durchgeführt werden. Anamnese, Klinik, Pathogenese sowie die Problematik des Eingriffes werden diskutiert. Als Behandlung empfehlen wir in jedem Falle die Magenresektion unter Mitnahme des Geschwürs. Der hohe Prozentsatz maligner Entartung (14%) und die Tatsache, daß die Dignität des Ulcus weder durch prä- noch durch intraoperative Befunde einschließlich Histologie festgelegt werden konnte, spricht gegen die Belassung des Ulcus.

Schlüsselwörter: Kardiaulcus — Chirurgische Behandlung — Bösartigkeit.

165. Das Wesen und die Therapie des Stasegeschwürs im Magen

A. Schmitt-Köppler

Chirurgische Abteilung des Städtischen Krankenhauses Offenburg

Entity and Therapy of the Gastric Stasis Ulcer

Summary. The etiology of duodenal and gastric ulcers is not identical. The essential cause of gastric ulcer is found in disease of the pyloric channel. In our clinical investigations we encountered 96 gastric ulcers, including 84 with changes in the pyloric area (transpyloric prolapse, pyloric hypertrophy, postpyloric obstruction, etc.). In 181 cases of duodenal ulcer we found alterations in the pylorus only in 3. According to these observations and to experimental studies with Heidenhain dogs, pyloroplasty after Jaboulay, combined with excision of the ulcer *without vagotomy* (vagal hopotonicity in gastric ulcers), seems to be an adequate therapy for gastric ulcer with pyloric channel disease (pyloric stasis ulcer).

Key words: Pyloric Channel Disease — Gastric Stasis Ulcer — Adequate Therapy.

Zusammenfassung. Magen- und Duodenalgeschwüre haben eine differente Ätiologie. Wesentliche Ursache des Magengeschwürs ist die Pyloruskanalerkrankung (Stase). Bei 96 Magengeschwüren fanden wir 84 Pylorusalterationen (Magenschleimhautprolaps, Pylorushypertrophie, Fibrosen, postpylorische Obstruktionen). Nur drei solcher Läsionen wurden bei 181 Duodenalgeschwüren gefunden. Diese Beobachtungen und Studien an Heidenhainhunden lassen die Pyloroplastik nach Jaboulay in Verbindung mit der Geschwürexcision *ohne Vagotomie* bei den meist vagushypotonen Magengeschwürsträgern mit Pyloruskanalerkrankung als adäquate Therapie erscheinen.

Schlüsselwörter: Pyloruskanalerkrankung — Stasegeschwür des Magens — Adäquate Therapie.

166. Nahtgeschwüre nach Magenoperationen

K. Asp und T. V. Kalima

II. Kirurgian Klinikka, Helsinki

Postgastrectomy Stitch Ulcers

Summary. Stitch ulcers are one cause of postgastrectomy symptoms. They are diagnosed mainly by endoscopy and may cause gastrointestinal bleeding, epigastric pain and stomal stenosis. Stitch ulcers usually appear in the stomach with low acid production some months or years after the gastric operation. It can sometimes be treated simply by the removal of suture material, but in many cases laparotomy is required for resection of the whole anastomosis. This postoperative complication can be prevented completely by the use of absorbable suture material in gastric surgery. Two different types of suture material are available: nonsynthetic catgut and synthetic polyglycolic acid polymer.

Key words: Stitch Abscess — Gastrectomy, Postoperative Symptoms — Suturing Material.

Zusammenfassung. Nahtgeschwür ist eine der Ursachen für die nach Magenresektion auftretenden Symptome. Seine Diagnose geschieht in der Hauptsache mittels endoskopischer Technik; es kann Blutungen im Verdauungskanal, epigastrische Schmerzen und Stomalstenose hervorrufen. Nahtgeschwüre stellen sich gewöhnlicherweise in einem Magen mit geringer Säureerzeugung einige Monate oder Jahre nach der Magenoperation ein. Die Behandlung kann einfach Entfernung des Nahtmaterials sein, aber in zahlreichen Fällen ist Laparotomie zum Resezieren der gesamten Anastomose erforderlich. Diese postoperative Komplikation läßt sich gänzlich vermeiden, indem man in der Magenchirurgie absorbierbares Nahtmaterial verwendet. Es steht Nahtmaterial von zwei verschiedenen Typen zur Verfügung: Catgut und synthetisches Polyglykolsäure-Polymer.

Schlüsselwörter: Nahtgeschwüre — Beschwerden nach Magenresektionen — Nahtmaterial.

167. Der Wert der Vagotomie und Pyloroplastik in der Erstbehandlung des blutenden Gastro-Duodenalulcus

V. Zühlke, R. Siewert und Th. Stuhler

Klinik und Poliklinik für Allgemeinchirurgie der Universität Göttingen

Value of Vagotomy and Pyloroplasty in Patients with Bleeding Peptic Ulcers

Summary. The results obtained in 49 patients with bleeding peptic ulcers who were treated with vagotomy and pyloroplasty ($n = 20$), gastric resection ($n = 25$) and plain ligation or excision of the ulcer ($n = 4$) are reported. Overall mortality was 34.7%. If patients with stress ulcers are analized separately, the mortality in patients treated with vagotomy and pyloroplasty was 11.8% as against 35% in those who underwent gastric resection. Rebleeding was observed more frequently after vagotomy and pyloroplasty, but a second operation was necessary only in 2 patients. If the age of the patients, underlying diseases, and mortality rates are all taken into account, the risk attached to early vagotomy-pyloroplasty with ulcer-base ligation and ligation of supplying arteries is justifiable in patients with bleeding peptic ulcers.

Key words: Vagotomy in Bleeding Peptic Ulcers.

Zusammenfassung. Es wird über 49 Patienten berichtet, die zwischen 1969 und 1974 wegen blutenden Gastroduodenalulcera mit Vagotomie, Pyloroplastik und Ulcusumstechung ($n = 20$) sowie Resektionen ($n = 25$) und einfacher Ulcusumstechung/Ulcusexcision ($n = 4$) behandelt wurden. Die Gesamtletalität lag bei 34,7%. Werden akute postoperative Ulcera gesondert betrachtet, lag die Operationsletalität der Patienten mit Vagotomie und Pyloroplastik bei 11,8% gegenüber 35% der magenresezierten Patienten. Nachblutungen traten nach Vagotomie und Pyloroplastik zwar häufiger auf als nach Resektion; jedoch mußten nur zwei Fälle reoperiert werden. Unter Berücksichtigung des Alters der Patienten, möglicher Begleiterkrankungen sowie der Letalität ist die frühzeitige Operation in Form einer Vagotomie und Pyloroplastik mit Ulcusumstechung und Unterbindung der zuführenden Gefäße ein Operationsverfahren, das bei Patienten mit blutenden Gastro-Duodenalulcera mit vertretbarem Risiko durchgeführt werden kann.

Schlüsselwörter: Vagotomie bei Gastroduodenalulcusblutung.

168. Indikation und Taktik der Operation des Ulcus pepticum jejuni

K. Reichel, B. Grotelüschen, A. J. Coburg und R. Pichlmayr

Abteilung Abdominal- und Transplantationschirurgie der Medizinischen Hochschule Hannover

Indications for Surgery and Surgical Technique in the Treatment of Peptic Jejunal Ulcer

Summary. Operative treatment of peptic jejunal ulceration was applied in 56 patients with peptic jejunal ulcer. Of this group, 25 underwent additional resection plus vagotomy, while in 18 only abdominal and in 13 only transthoracic vagotomy was performed. In the presence of stenosis, large gastric ramnants or penetrating ulcer, resection is indicated. With small gastric stumps or after multiple operations, transthoracic vagotomy is simpler and carries a lower risk.

Key words: Ulcer, Peptic Jejunal — Vagotomy, Tranthoracic.

Zusammenfassung. Anhand von 56 Fällen, die in den letzten Jahren wegen Ulcus pepticum ejuni operiert wurden, wird das operationstaktische Vorgehen erläutert. 34 Patienten, die bis 72 operiert wurden, wurden nachuntersucht. Insgesamt wurden 25 Nachresektionen mit Vagotomie und 18 Patienten allein abdominell und 13 Fälle allein transthorakal vagotomiert. Bei Stenosen, großem Magenrest oder Ulcuspenetration ist die Nachresektion erforderlich. In besonderen Fällen, bei kleinem Magenrest oder nach zahlreichen vorangegangenen Operationen wurde die alleinige transthorakale Vagotomie durchgeführt. Dieser Eingriff ist kürzer und postoperativ ärmer an Komplikationen.

Schlüsselwörter: Ulcus pepticum jejuni — Transthorakale Vagotomie.

169. Zur Vagotomie ohne Nachresektion beim peptischen Rezidivulcus

V. Zumtobel, G. Feifel, A. Larena-Avellaneda und J. Witte

Chirurgische Klinik der Universität München
und Chirurgische Universitätsklinik Köln

Treatment of Recurrent Ulcer by Vagotomy without Resection of the Anastomosis

Summary. 190 patients suffering from recurrent ulcers after gastrectomy were treated in the surgical department of the University of Cologne by vagotomy and resection of the anastomosis; complications occurred in 18.9% and lethality was 8.4%. Due to particular circumstances, 27 patients, some of whom had large, penetrating ulcers, received only selective vagotomy without resection of the anastomosis. All ulcers healed within 2 weeks and the gastric acid output was reduced by 78.3% for BAO and 66.2% for PAO. There were no severe complications and no fatalities. Over a follow-up period of 6 months to 5 years no further recurrence of ulcers has been seen.

Key words: Recurrent Ulcer — Selective Vagotomy — Complications — Lethality.

Zusammenfassung. 190 an der Chirurgischen Universitätsklinik Köln durch Anastomosennachresektion und Vagotomie behandelte Kranke mit peptischen Rezidivulcera wiesen eine Komplikationsrate von 18,9% und eine Operationsletalität von 8,4% auf. Infolge besonderer Situationen wurde bei 27 Patienten mit zum Teil großen, penetrierenden Geschwüren auf die Nachresektion verzichtet und lediglich eine selektive Vagotomie vorgenommen. Sämtliche belassenen Ulcera heilten innerhalb von 2 Wochen ab und die Salzsäureproduktion wurde für die BAO um 78,3%, die PAO um 66,2% reduziert. Ernsthafte Komplikationen, Todesfälle oder erneute Rezidive wurden 6 Monate bis 5 Jahre postoperativ nicht beobachtet.

Schlüsselwörter: Rezidivulcus — Selektive Vagotomie — Komplikationen — Letalität.

170. Zur Notwendigkeit der Vagotomie bei Reinterventionen wegen Rezidivulcus nach Magenoperationen

H. Bauer, W. Brückner und F. Holle

Chirurgische Poliklinik der Universität München

Necessity of Vagotomy in Reoperations for Stomal Ulcer

Summary. The main etiological factor in recurrent ulcer after resection is an insufficient reduction of the vagally induced release of acid. Recurrence due to hypergastrinemia is rare. A positive result in insulin test and low gastrin levels in spite of the confirmed presence of an ulcer demonstrate the dominance of vagal hypersecretion and the necessity of performing a vagotomy in a second operation for stomal ulcer. This should be performed especially in conversion procedures (BII to BI), because gastrin levels after feeding have been observed, which could induce a new ulcer in the gastric remnant. Selective vagotomy is the method of choice.

Key words: Anastomotic Ulcer — Vagotomy.

Zusammenfassung. Eine ungenügende Reduktion der vagal induzierten Säuresekretion stellt den wesentlichen ätiologischen Faktor beim Anastomosengeschwür dar. Ulcusrezidive infolge Hypergastrinämie sind selten. Ein positives Ergebnis im Insulintest und niedrige Gastrinspiegel trotz gesicherten Ulcus belegen die Dominanz der vagalen Hypersekretion und die Notwendigkeit zur Vagotomie. Diese sollte vor allem bei Wiederherstellungsresektionen angewendet werden, da sich hier noch evtl. ulcerogen wirkende Gastrinspiegel nach Fütterung nachweisen lassen. Als Methode der Wahl gilt die selektive Vagotomie.

Schlüsselwörter: Anastomosenulcus — Vagotomie.

171. Neue Aspekte zur Behandlung des Postvagotomiesyndroms

W. Stremmel

Chirurgische Universitätsklinik Freiburg

New Aspects in the Treatment of the Postvagotomy Syndrome

Summary. The most important symptom of the postvagotomy syndrome is diarrhoea. It is assumed that the diarrhoea after vagotomy is caused by an impaired bile acid metabolism (chologenic diarrhoae). Treatment with cholestyramine (Quantalan ® Lappe) is followed by a rapid improvement of the diarrhoea, which is an indirect sign that the diarrhoea is chologenic, because cholestyramine binds bile acids. The elevated gastrin levels after vagotomy may be responsible for the impaired bile acid metabolism, impaired bile acid absorption in the ileum, and dysfunction of the ileocoecal sphincter.

Key words: Postvagotomy Syndrome — Diarrhoea — Cholestyramine — Gastrin.

Zusammenfassung. Das Postvagotomiesyndrom geht einher mit Diarrhoen. Es ist anzunehmen, daß die Diarrhoen durch einen gestörten Gallensäurenstoffwechsel infolge der Vagotomie verursacht sind (chologene Diarrhoe). Die Behandlung mit Cholestyramin (Quantalan, Lappe) führt zu einem prompten Sistieren der Diarrhoe, ein indirekter Hinweis für das Vorliegen einer chologenen Diarrhoe, da Cholestyramin die Gallensäuren bindet. Die nach Vagotomie erhöhten Gastrinspiegel könnten ursächlich für den gestörten GS-Stoffwechsel verantwortlich sein.

Schlüsselwörter: Postvagotomiesyndrom — Diarrhoe — Cholestyramin — Gastrin.

172. Die Umwandlungsresektion B II nach B I — Indikationen und Ergebnisse

H. Geisbe und J. Durst

Chirurgische Universitätsklinik Tübingen

Gastric Transformation Resection B II → B I: Indications and Results

Summary. In 66 patients with subtotal gastric resection, a gastric transformation operation (from gastrojejunostomy technique [BII] to gastroduodenostomy technique [BI]) was performed because of peptic ulcers, dumping syndrome or various other undesirable results of subtotal gastric resection. Of all the patients, 41% were completely symptom-free, white 47% continued to need special diet but were substantially improved apart from occasional disorders.

In 12% of patients there was no significant improvement.

Key words: Gastric Transformation Resection BII → BI.

Zusammenfassung. Es wird über 66 Magenumwandlungsresektionen BII nach BI berichtet, die wegen peptischer Geschwüre, Dumpingbeschwerden und verschiedener anderer Resektionsschäden durchgeführt wurden.

Rund 41% der Patienten wurden völlig beschwerdefrei, 47% blieben zwar diätabhängig, haben gelegentlich Beschwerden bei erheblicher Besserung insgesamt.

12% der Patienten konnte nicht entscheidend geholfen werden.

Schlüsselwörter: Magen: Umwandlungsresektion BII nach BI.

173. Indikationen und Ergebnisse der Magenresektionen nach Billroth I

H. Schaudig

Chirurgisches Krankenhaus Bad Mergentheim

Billroth I Gastroduodenostomy: Indications and Results

Summary. Billroth I gastroduodenostomy was performed for chronic gastric ulcer, acute bleeding ulcer, technically inadequate vagotomy, and small antral carcinoma in elderly patients. Mortality of 62 chronic gastric ulcers was 0%. In a series of 19 acute bleeding ulcers there were 4 deaths and in a series of 15 perforated ulcers there was 1. One fistula was closed by suction. One postoperative hemorrhage was stopped by three-quarter resection (BII).

Key words: B-I Gastroduodenostomy — Indication — Result.

Zusammenfassung. Die Indikation zur B-I-Resektion wurde bei komplizierten Ulcera, akuter großer Blutung, technisch unsicherer Vagotomie und beim kleinen Antrumcarcinom alter Patienten gestellt. Mortalität bei 62 chronischen Ulcera 0%; 19 Ulcusblutungen 4; 15 Perforationen 1 Todesfall. Eine Nahtinsuffizienz wurde durch Dauersogbehandlung beherrscht, eine Nachblutung durch Umstechung und Umwandlungsoperation geheilt.

Schlüsselwörter: B-I-Resektion — Indikation — Ergebnis.

174. Die gastro-intestinale Blutung als Komplikation von Milzarterienaneurysmen

G. Mappes

Chirurgische Klinik des Neuen St. Vincentius-Krankenhauses Karlsruhe

Massive Gastrointestinal Hemorrhage Resulting from Ruptured Aneurysms of the Splenic Artery

Summary. Rupture of an aneurysm of the splenic artery into the gastrointestinal tract is a rare cause of acute blood loss. Three observed cases are presented. Rupture into the stomach occurred in one case and in one case the aneurysm ruptured first into the duodenum (aneurysm of gastro-duodenal artery) and 2 years later into the transverse colon. None of the patients died. The possibility of a splenic artery aneurysm should be entertained in massive gastrointestinal bleeding when no definite etiology can be found.

Key words: Gastrointestinal Hemorrhage — Spenic Artery Aneurysms.

Zusammenfassung. Massive gastrointestinale Blutungen werden nur selten durch rupturierte Milzarterienaneurysmen ausgelöst. Drei eigene Beobachtungen werden mitgeteilt. Einmal war das Aneurysma in den Magen perforiert, einmal fand sich eine Perforation in das Colon, nachdem 2 Jahre zuvor ein Aneurysma der A. gastroduodenalis in das Duodenum eingebrochen war.

Alle Patienten überlebten. Bei massiven gastrointestinalen Blutungen sollte, wenn andere Blutungsmöglichkeiten ausgeschlossen sind — auch an die Möglichkeit einer Milzarterienaneurysmablutung gedacht werden.

Schlüsselwörter: Milzarterienaneurysmablutung — Magen-Colon-Perforation.

175. Erfahrungen mit der Verwendung von freien lyophilisierten Peritonealtransplantaten bei Duodenalstumpfinsuffizienz

M. Prcic

Chirurgische Universitätsklinik Sarajevo, Jugoslawien

Experience with the Use of Free Lyophilized Peritoneal Grafts in Cases of Duodenal Stump Leakage

Summary. Duodenal stump leakage after resection of the stomach and the consequent peritonitis is the most frequent and the most difficult complication of stomach resection by the Billroth II technique.

Experiments with dogs have shown that duodenal stump leakage could be prevented if the duodenal stump were covered with a lyophilized free peritoneal graft obtained from the peritoneum of an other patient. These grafts are lyophilized and prepared by a special method to make them sufficiently durable for use.

Key words: Peritoneal Grafting — Lyophilized Grafts — Duodenal Stump Leakage.

Zusammenfassung. Die Duodenalstumpfinsuffizienz bzw. die Nahtdurchlässigkeit des Zwölffingerdarmstumpfes nach Magenresektion mit nachfolgender Bauchfellentzündung ist die häufigste und schwerste Komplikation der Magengeschwüroperation nach der Methode Billroth II.

Experimente an Hunden haben gezeigt, daß man derartige Nahtinsuffizienzen verhindern kann, indem man bei der Stumpfnaht des Zwölffingerdarms noch zusätzlich ein freies Transplantat, gewonnen vom Bauchfell (Bruchsack) des Menschen auf dem Stumpf aufnäht. Diese Transplantate sind nach besonderer Methode lyophilisiert und entsprechend haltbar.

Schlüsselwörter: Peritonealtransplantation — Lyophilisiertes Transplantat von dem Bruchsack — Duodenalstumpfinsuffizienz.

176. Zur präoperativen Diagnose der Milzcysten

R. Loth und J. Grönniger

Chirurgische Universitätsklinik Mainz

Preoperative Diagnosis of Spleen Cysts

Summary. The paper reports on 11 spleen cysts (9 pseudocysts, 2 genuine). Gastrointestinal X-ray, colon contrast enema, urogram, cholecystcholangiography, angiography, and laparoscopy allow differential diagnosis against other forms of intestinal displacement. Spleen scintigraphy proved highly reliable and least stress to the patient. We disapprove of test puncture. The possibility of complications makes immediate operation essential when spleen cysts are diagnosed.

Key words: Spleen Cyst — Spleen Scintigraphy.

Zusammenfassung. Es wird über 11 Milzcysten (9 Pseudocysten, 2 echte) berichtet. MDP, Colonkontrasteinlauf, i.v. Urogramm, Cholecystcholangiographie, Angiographie und Laparoskopie erlauben die differentialdiagnostische Abgrenzung gegen andere intestinale Raumforderungen. Als sehr zuverlässig und wenig belastend erwies sich die Milzszintigraphie. Von Probepunktionen wurde abgeraten. Jede nachgewiesene Milzcyste stellt wegen der Komplikationsmöglichkeiten eine Operationsindikation dar.

Schlüsselwörter: Milzcyste — Milzszintigraphie.

177. 8 Monate nach dem Unfall endoskopisch diagnostizierte Duodenalruptur

P. W. Merkle

Department für Chirurgie der Universität Ulm-Safranberg

Endoscopic Diagnosis of a Rupture of the Duodenum 8 months after Trauma

Summary. The unusual course of a retroperitoneal duodenal rupture, diagnosed by endoscopy 8 months after the trauma, is presented. Posttraumatic inguinal abscesses, which healed following incision, occurred in conjunction with septic fever. A fistula between the duodenal rupture site and the groin was detected by endoscopy after the injection of a contrast medium. After suturing of the rupture further recovery was uneventful.

Key words: Retroperitoneal Rupture of the Duodenum — Duodenoscopy.

Zusammenfassung. Es wird der besondere Verlauf einer retroperitonealen Duodenalruptur dargestellt, bei dem die Diagnose 8 Monate nach dem Trauma endoskopisch gestellt wurde. Begleitet von septischen Fieberschüben waren posttraumatisch Leistenabscesse aufgetreten, die nach Incisionen abheilten. Endoskopisch konnte nach Injektion von Kontrastmittel eine Fistel zwischen der Rupturstelle des Duodenums und der Leiste nachgewiesen werden. Nach Übernähung der Ruptur war der weitere Verlauf komplikationslos.

Schlüsselwörter: Retroperitoneale Duodenalruptur — Duodenoskopie.

178. Besonderheiten des kindlichen Malabsorptions- und Gallensäureverlustsyndroms nach Dünndarmresektionen

A. M. Holschneider und M. P. Dewald

Kinderchirurgische Klinik der Universität München

Special Aspects of Malabsorption Syndrome and Bile Salt Depletion following Small Bowel Resection in Childhood

Summary. Partial resection of the small bowel was performed in 66 children aged between 2 h and 16 years. The length of the sections removed varied between 1.8% and 88% of the total length of the small bowel. Five of the children died. In the postoperative phase, malabsorption symptoms were observed in 21 of these patients, in three of whom bile salt depletion was detected. The postoperative malabsorption symptoms persisted in 11 cases for 6 months, in 3 cases for 12 months, and in 2 cases for over 6 years. Small bowel resection was better tolerated by the newborns and younger children than by older children and adults. The malabsorption syndrome was dominated less by steatorrhea than by malabsorption of vitamin B_{12}, which persisted in some cases for many years.

Key words: Malabsorption Syndrome — Bile Salt Depletion — Small Bowel Resection.

Zusammenfassung. Bei 66 Kindern im Alter von 2 Std bis 16 Jahren wurden Dünndarm-Teilresektionen vorgenommen. Die Länge der Resektate schwankte zwischen 1,8 und 88 % der gesamten Dünndarmlänge. Postoperativ entwickelten 21 Patienten eine Malabsorptionssymptomatik, davon 3 ein Gallesäureverlustsyndrom. 5 Patienten verstarben. Die Malabsorptionssymptomatik hielt in 11 Fällen 6 Monate, in 3 Fällen 12 Monate und in 2 Fällen bis zu 6 Jahren nach der Operation an. Vom Neugeborenen und Säugling wurden Dünndarmresektionen besser ertragen als vom älteren Kind. Im Vordergrund der Malabsorptionssymptomatik stand weniger die Steatorrhoe als eine langjährige Vitamin B_{12}-Resorptionsstörung.

Schlüsselwörter: Malabsorptionssyndrom — Gallensäureverlustsyndrom — Dünndarmresektion.

179. Der Strahlenschaden am Dünn- und Dickdarm, ein diagnostisches und therapeutisches Problem

I. Boettcher, H. U. Badziong, V. Kindhäuser und G. W. Stauch

Chirurgische Universitätsklinik und Strahlenklinik der Gesamthochschule Essen

Radiation Injury of the Bowels: a Problem of Diagnosis and Treatment

Summary. Between 1962 and 1972, 30 patients suffering from radiation injuries of the small bowel and the colon underwent operative treatment. In 20 cases recurrence of tumor was suspected before surgery, but this was only confirmed in 5 cases. 13 patients have survived for 5 years, 3 of these for 10. Early or late death occurred within 5 years after the discovery of neoplasms. Side-to-side anastomosis of the small bowel seems to be safer than end-to-end anastomosis.

Key words: Radiation Injury — Bowel — Diagnosis — Treatment.

Zusammenfassung. Zwischen 1962 und 1972 wurden 30 Patienten wegen eines Strahlenschadens des Dünn- und Dickdarms operativ behandelt. 20mal wurde klinisch der Verdacht auf ein Tumorrezidiv geäußert, aber nur 5mal bestätigt. 13 Patienten überleben 5 Jahre, davon 3 10 Jahre. Früh- und Spättodesfälle fielen in die ersten 5 Jahre nach Tumorentdeckung. Vom operationstechnischen her ist die Seit-zu-Seit-Anastomose am Dünndarm sicherer als die End-zu-End-Anastomose.

Schlüsselwörter: Strahlenschäden — Darmbereich — Diagnose — Behandlung.

Langenbecks Arch. Chir. 337 (Kongreßbericht 1974)
© by Springer-Verlag 1974

Donnerstag, 9. Mai 1974

Konferenzsaal I 14.30—17.30 Uhr

Sektion C: Thorax-, Herz- und Gefäßchirurgie

180. Therapie der Pleuraläsion bei Thoraxtraumen

D. Maroske, M. Fischer, J. Nitschke und W. Priesack

Chirurgische Universitätsklinik Marburg

Treatment of the Pleural Lesions in Patients with Thoracic Trauma

Summary. Pleural lesions were treated successfully by simple puncture, Monaldidrainage or Bülau drainage in 106 patients without fractures of the thoracic wall and in 306 patients with multiple rib fractures. In only $25\,^0/_0$ of the cases was surgical treatment necessary because collections of air, blood, exsudation, pus or lymphatic fluid in the interpleural space could not be removed successfully by puncture of tube drainage. In patients with multiple trauma including pleural lesions thoracotomy should be performed only in exceptional cases and after particularly careful diagnosis.

Key words: Pleurallesion — Pneumothorax — Hematothorax — Serothorax.

Zusammenfassung. Pleuraläsionen des Thorax bei 100 Patienten ohne knöcherne Thoraxverletzung und bei 305 Patienten mit Rippenserienfrakturen konnten in der überwiegenden Mehrzahl konservativ durch Punktion oder durch die wenig belastende Monaldi- bzw. Bülau-Drainage erfolgreich behandelt werden. Aktives operatives Vorgehen war nur in ein Viertel der Fälle angezeigt, wo Luft, Blut, Exsudat, Eiter oder Lymphe nicht schnell und vollkommen aus der Pleurahöhle entfernt werden konnten. Bei polytraumatisierten Patienten ist die Indikation zur operativen Behandlung der Pleuraläsionen besonders streng zu stellen.

Schlüsselwörter: Pleuraläsion — Pneumothorax — Hämatothorax — Serothorax.

181. Die posttraumatische endobronchiale Blutung

G. Zierott, K. Fischer und R. W. Sattler

Chirurgische Universitätsklinik Kiel

Poattraumatic Intrabronchial Bleeding

Summary. The 312 thoracic injuries treated in the surgical clinic of the University of Kiel included 15 cases ($15\,^0/_0$) with posttraumatic intrabronchial bleeding. One third of the vases received surgical and two thirds conservative treatment. Four Patients died as a result of respiratory insufficiency. Regular X-ray and endoscopic monitoring makes a conservative approach justifiable. Surgical intervention is indicated when bleeding continues for 3—4 h, especially during artificial ventilation.

Key words: Posttraumatic Intrabronchial Bleeding.

Zusammenfassung. Unter 312 in der Kieler Chirurgischen Universitätsklinik behandelten Thoraxtraumen fanden sich 15 Fälle (15%) mit einer posttraumatischen endobronchialen Blutung. Ein Drittel wurden operativ und zwei Drittel konservativ behandelt. 4 Patienten verstarben an den Folgen der respiratorischen Insuffizienz. Regelmäßige röntgenologische und endoskopische Kontrollen rechtfertigen ein zunächst abwartend konservatives Verhalten. Bei Fortdauern der Blutung über 3—4 Std, insbesondere unter den Bedingungen der künstlichen Ventilation wird zur operativen Therapie geraten.

Schlüsselwörter: Posttraumatische endobronchiale Blutung.

182. Zur Behandlung der kombinierten Kehlkopf-, Sternum- und beiderseitigen Rippenfraktur

E. Kessler und W. Wernitsch

Chirurgische Universitätsklinik Mainz

Treatment of Combined Fractures of Larynx, Sternum and Ribs

Summary. The treatment of choice for severe rib fractures is assisted or controlled respiration under positive pressure. Unfortunately, auxiliary surgical methods of thoracic stabilization have been almost forgotten. The authors recommend their own method of stabilization of severe rib fractures by means of a series of pericostal sutures applied not from the outside but from the inside of the thoracic cage.

Key words: Severe Rib Fractures, Surgical Stabilization of.

Zusammenfassung. Die Respiratorbehandlung unter positivem Druck ist heute die Therapie der Wahl bei schweren Verletzungen des Thorax. Leider sind zusätzliche chirurgische stabilisierende Maßnahmen fast in Vergessenheit geraten. Verfasser empfehlen eine eigene Methode der Stabilisierung ausgedehnter Rippenbrüche durch von der Thoraxinnenseite her angelegte Pericostalnähte aus resorbierbarem Material (Chromcatgut oder Dexon).

Schlüsselwörter: Chirurgische Stabilisierung schwerer Thoraxverletzungen.

183. Die Bedeutung der Dextro-Lävographie für die diagnostische Abklärung und die Wahl des operativen Vorgehens bei Risikopatienten

W. Vogel, P. Haarmann, G. Schramm, F.-J. Stücker und G. Wintzer

Chirurgische Universitätsklinik Köln

The Significance of Dextro-Laevographie in Diagnosis and the Choice of Operating Procedures in High-Risk Patients

Summary. A delayed levocardiogram through the pulmonary artery yielded excellent angiograms of the thoracic and abdominal aortas and their branches in high-risk patients and patients in whom conventional methods had proved unsuccessful. The new technique involved practically no complications and eased the decision as to whether surgery was necessary and the choice of operative procedure.

Key words: Transvenous Aortography — Aorta — Aortic Aneurysms — Traumatic Aortic Ruptures.

Zusammenfassung. Mit Hilfe der Dextro-Lävographie (abgewartetes Lävogramm via A. pulmonalis) konnte beim Versagen anderer angiographischer Nachweismethoden oder bei Gefährdung der Kranken in 66 Untersuchungen eine einwandfreie Darstellung der Brust- und Bauchaorta mit ihren Seitenästen erreicht werden. Mit diesem weitgehend komplikationsfreien Verfahren wurde die Operationsindikation verbessert und die Wahl des operativen Vorgehens, vor allem bei Risikopatienten, erleichtert.

Schlüsselwörter: Transvenöse Aortographie — Aorta — Aortenaneurysmen — Traumatische Aortenrupturen.

184. Frühzeitige Operation eines traumatischen Ventrikelseptumdefektes nach stumpfer Thoraxverletzung

H. H. Storch, A. Ahmadi, U. Mösseler, J. Ostermeyer, W. Schmitz und H. Walther

Chirurgische Universitätsklinik Heidelberg

Early Surgical Treatment of a Traumatic Ventricular Septal Defect (VSD) after Bland Chest Trauma

Summary. This report concerns the case of a 19-year-old student who developed a loud systolic murmur over the precordium and signs of venous inflow obstruction following a bland chest trauma. The diagnosis of a traumatic VSD was confirmed by right- and transseptal left heart catheterization. The patient was operated upon 6 h after the accident with the aid of a cardiopulmonary By-pass. The defect was 1.5 cm in diameter and was located within the membranous part of the septum. Postoperatively the patient developed acute renal failure, which was most probably related to the state of shock which had been present before the operation. He died 11 days after surgery. The terminal event was bilateral pneumonia.

Key words: Ventricular Septal Defect — Bland Chest Trauma.

Zusammenfassung. Traumatisch bedingte Ventrikelseptumrupturen nach stumpfen Thoraxtraumen sind als Seltenheit anzusehen. Einem 19jährigen Studenten war während der Arbeit beim Entladen eines LKW eine 30 kg schwere Kiste auf den Brustkorb gefallen. Bei der Aufnahme bestand ein kardiogener Schock und über dem Herzen war ein lautes systolisches Geräusch zu hören. 6 Std nach dem Unfall konnte der Septumdefekt durch einen Teflonpatch verschlossen werden. Postoperativ kam es zu einer Anurie, bedingt durch den schweren präoperativen Schock. Der Patient verstarb am 11. postoperativen Tag am akuten Nierenversagen und einer Bronchopneumonie.

Schlüsselwörter: Ventrikelseptumdefekt — Stumpfes Thoraxtrauma — Comotio cordis.

185. Beitrag zur geschlossenen, traumatischen Aortenruptur

M. A. Schmuziger und Ch. Hahn

Chirurgische Universitätsklinik Genf

Traumatic Rupture of the Aorta Secondary to Blunt Chest Trauma

Summary. Experience with eight patients operated on for rupture of the thoracic aorta after blunt chest trauma is described. The analysis of their clinical course and a review of the literature lead to definite recommendations as to the diagnostic and therapeutic approach to be adopted in such patients.

Key words: Trauma — Chest — Rupture — Aorta.

Zusammenfassung. Acht operierte Patienten mit Aortenrupturen nach geschlossenem Thoraxtrauma (drei akute und fünf chronische Fälle) werden vorgestellt. Ihre Analyse verbunden mit einer Literaturübersicht gestatten den Autoren gewisse diagnostische und therapeutische Richtlinien auszuarbeiten.

Schlüsselwörter: Thoraxtrauma — Aortenruptur.

186. Mitralklappenersatz wegen unbefriedigendem Ergebnis nach Kommissurotomie

H. Oelert, H.-G. Borst, H. Dalichau, D. Dragojevic und P. Walter

Chirurgische Klinik der Medizinischen Hochschule Hannover

Mitral Valve Replacement following Unsatisfactory Outcome of Commissurotomy

Summary. 53 patients in whom commissurotomy had been performed for mitral stenosis underwent mitral valve replacement between 1968 and 1973. In 12 cases commissurotomy had failed and was followed at once by mitral valve replacement. In 41 cases a mean of 7.1 years elapsed between the two surgical procedures. The overall mortality rate was 17% in acute and 21% in delayed mitral valve replacement. It rose to 67% when not only the mitral but also the tricuspid and/or aortic valve was replaced.

Key words: Mitral Stenosis — Commissurotomy — Mitral Valve Replacement — Multiple Valve Replacement.

Zusammenfassung. 53 Kranke, die wegen Mitralstenose kommissurotomiert worden waren, wurden zwischen 1968 und 1973 dem Mitralklappenersatz unterzogen. In 12 Fällen folgte der Mitralklappenersatz unmittelbar der fehlgeschlagenen Kommissurotomie, in 41 Fällen lagen im Mittel 7,1 Jahre zwischen beiden Operationen. — Die Gesamtsterblichkeit betrug 17% bei akut und 21% bei verzögert durchgeführtem Mitralklappenersatz. Sie erhöhte sich auf 67%, wenn nicht nur die Mitral-, sondern auch Tricuspidal- und/oder Aortenklappe ersetzt wurden.

Schlüsselwörter: Mitralstenose — Kommissurotomie — Mitralklappenersatz — Mehrklappenersatz.

187. Überzugdefekt und Hämolyse nach Starr-Edwards-Klappenersatz in Aortenposition

P. Walter, H. G. Borst, H. Dalichau, G. Hempelmann und H. Oelert

Chirurgische Klinik der Medizinischen Hochschule Hannover

Indications for Starr-Edwards Aortic-Valve Replacement due to Hemolysis and Deterioration of Coating Material

Summary. Aortic valve replacement was performed in 118 patients with Starr-Edwards Prostheses with synthetic coating (models 2300, 2310, and 2320). Six patients developed severe hemolytic anemia requiring implantation of a new prosthesis, generally 14 months after the first operation. Examination of the removed valves revealed defects in the coating material over the struts and/or the orifice. Replacement of these prostheses was followed by normalization of the hemolysis with reduction of the elevated serum lactic acid dehydrogenase.

Key words: Hemolysis — Clothwear — Starr-Edwards Prosthesis.

Zusammenfassung. Bei 118 Patienten mit einem Aortenvitium wurden Starr-Edwards-Prothesen der Modelle 1300, 2310 und 2320 implantiert. Sechs Kranke entwickelten eine so hochgradige Hämolyse, daß ein erneuter Klappenersatz notwendig wurde. Nach diesem Eingriff verstarb einer von diesen sechs Patienten. Die entfernten Prothesen wiesen Defekte am Kunststoffüberzug auf, die die Hämolyse verursachten. Nach Ersatz dieser Klappen trat eine Normalisierung der Hämolyseparameter ein, wobei ein Abfall der stark erhöhten Serum-LDH-Werte besonders repräsentativ war.

Schlüsselwörter: Hämolyse — Überzugsdefekt — Starr-Edwards-Aortenklappen — Zweit-eingriff.

188. Programmierbare Schrittmacher und myokardiale Schraubelektroden.
Zwei neue Gesichtspunkte in der Schrittmacherbehandlung

J. Mulch, F. W. Hehrlein, K. Krämer und P. Walter

Chirurgische Universitätsklinik Gießen

Programmable Cardiac Pacemaker and Myocardial Screw-In Electrode — New Aspects in Treatment with Pacemakers

Summary. The new Omnicor pacer system (Cordis) permits a change of rate and of output current at any time, before or after implantation. Since October 1973, in the Surgical Clinic of the University of Giessen we have implanted 110 Omnicor pacemakers. In all patients the output of the pacers could be distinctly reduced. Since June 1973 we have been combining the Omnicor pacers with a new sutureless myocardial lead (Medtronic). This lead is easily installed and low stimulation thresholds can be received.

Key words: Programmable Pacemakers — Prolongation of Battery Life — Myocardial Sutureless Lead.

Zusammenfassung. Das neue Omnicor-Schrittmacher-System (Fa. Cordis) ermöglicht auch nach der Implantation jederzeit die Veränderung von Schrittmacherfrequenz und Impuls-stromstärke. Seit Oktober 1972 wurden an der Gießener Chir. Univ.-Klinik 110 dieser Omnicor-Schrittmacher implantiert. In sämtlichen Fällen konnte die Ausgangsleistung der Schritt-macher deutlich reduziert werden. Seit Juni 1973 wurden 50 Schrittmacher mit einer myo-kardialen Schraubelektrode (Fa. Medtronic) kombiniert. Die Implantation dieser Elektrode ist problemlos und zeitsparend, die Reizschwellenwerte sind sehr günstig.

Schlüsselwörter: Programmierbare Herzschrittmacher — Laufzeitverlängerung — Schraub-elektrode.

189. Chronisches Verschlußsyndrom nach arterieller Embolie der Extremitäten:
Prinzipielles Vorgehen, chirurgische Technik und Prognose

J. Ammann, H. Seiler und B. Vogt

Chirurgische Klinik, Kantonsspital Luzern

Surgical Technique in Delayed Arterial Embolectomy

Summary. Analysis of 17 cases of delayed arterial embolectomy of the limb (8 to 63 days, average 23 days) gives strong evidence that the results of the operation depend primarily on surgical technique. Direct embolectomy by a local or regional approach is shown to produce better results than conventional balloon catheter embolectomy.

Key words: Delayed Embolectomy   Local Embolectomy.

Zusammenfassung. Treten bei einer arteriellen Embolie der Gliedmaßen wegen peripherer Emboluslokalisation und/oder guter Kollateralisation keine neuromuskulären Störungen, aber ischämische Zeichen in Ruhe oder bei Anstrengung auf, so wird die Diagnose vielfach verzögert und die Operation kann erst verspätet durchgeführt werden. Die Analyse von 17 solchen Fällen (Operation zwischen 8 und 63, durchschnittlich 23 Tagen) ergibt eindrücklich, daß bei verzögerter Embolektomie die indirekte Desobliteration mit dem Fogarty-Katheter schon eine Woche nach dem Emboliereignis der direkten Embolektomie durch verschlußnahe Arteriotomie unterlegen ist.

Schlüsselwörter: Verzögerte Embolektomie — Direktembolektomie.

190. Ergebnisse bei Zweit- und Mehrfacheingriffen nach Rekonstruktion von arteriellen Verschlüssen der unteren Extremitäten

E. Krause und O. Elert

Abteilung für Thorax-, Herz- und Gefäßchirurgie im Zentrum der Chirurgie, Frankfurt

Results of Second and Third Interventions after Reconstructive Surgery of Obstructive Arterial Disease of the Lower Legs

Summary. In 472 cases with arteriosclerotic occlusions of the lower leg, reconstructive surgery was performed in 755 regions and second operations were performed in 49 cases with early and late thrombosis (6.4%). Six reoperations on arteries were necessary because of bacterial infections (1.27%). The indications for reoperation were early thrombosis and late occlusion stages III and IV (Fontaine scheme). In early postoperative thrombosis thrombectomy was successful in 44% of cases, in late occlusion only in 17%. Autologous venous by-passes were successful in 40% of cases and the overpass technic in 60%. Septic rupture of arteriotomy sutures can be repaired with an angioplastic patch combined with a wrapping technic under the protection of antibiotics.

Key words: Multiple Intervention in Arterial Occlusive Disease.

Zusammenfassung. Bei 472 rekonstruktiven Eingriffen an 755 Gefäßetagen wegen chronischer arterieller Verschlußkrankheit an den unteren Extremitäten erfolgten 49 Reoperationen wegen Sofort-, Früh- und Spätverschlüssen, entsprechend 6,4%, 6 Reoperationen wegen bakterieller Infektionen, in Prozenten: 1,27. Die Indikation zur Reoperation wurde generell bei Sofort- und Frühthrombosen gestellt, bei Spätverschlüssen für die Stadien III und IV. Nach Thrombektomie als Reoperationsmethode bei Sofortverschlüssen wurden in 44% palpable Fußpulse erreicht, beim Früh- und Spätverschluß nur in 17%. Der autologe Venen-By-pass hatte bei Früh- und Spätverschluß eine 40%ige Erfolgsquote, der overpass war in 60% erfolgreich. Bei der septischen Gefäßruptur ohne Beteiligung alloplastischen Materials kann im Oberschenkelbereich eine direkte patch-plastik mit Umhüllung durch autologe Vene versucht werden.

Schlüsselwörter: Mehrfacheingriffe bei arterieller Verschlußkrankheit.

191. Elektive Stenosen und Verschlüsse der A. poplitea

U. Spieler und U. Brunner

Chirurgische Universitätsklinik, Kantonsspital Zürich

Elective Stenosis and Occlusion of the Popliteal Artery

Summary. Three rare conditions can cause elective stenoses and occlusions of the poplitea artery: 1. aneurysm, 2. the entrapment syndrome, and 3. elective arteriosclerosis of the popliteal artery. The clinical symptoms indicative of these conditions, the radiological findings, and the treatment and prognosis are discussed. This report describes 27 cases of femoro-popliteal aneurysm, 5 of the entrapment syndrome and 8 of elective arteriosclerosis of the popliteal artery.

Key words: Aneurysm — Entrapment — Elective Arteriosclerosis of the Popliteal Artery.

Zusammenfassung. Drei relativ seltene Krankheitsbilder können elektive Stenosen oder Verschlüsse der A. poplitea verursachen: 1. das Aneurysma, 2. das Kompressionssyndrom und 3. die elektive Arteriosklerose der A. poplitea. Die wegweisenden klinischen Symptome, die radiologischen Befunde sowie die gefäßchirurgischen Behandlungsmethoden mit ihrer Prognose werden für diese drei Gefäßkrankheiten diskutiert. Das eigene Krankengut umfaßt 27 femoro-popliteale Aneurysmen, 5 Kompressionssyndrome und 8 Patienten mit elektiver Popliteasklerose.

Schlüsselwörter: Poplitea-Aneurysma — Kompressionssyndrom — Elektive Popliteasklerose.

192. Zur Therapie des hohen Aortenverschlusses

U. Rückert, M. Trede und K. H. Kersting

Chirurgische Klinik im Klinikum Mannheim

Treatment of Distal Aortic Occlusion

Summary. Four different methods of treating distal aortic occlusion in high-risk patients are discussed: (1) direct correction by aorto-iliac or aorto-femoral by-pass; (2) indirect correction by axillo-femoral by-pass; (3) bilateral embolectomy in cases of acute aortic occlusion, and (4) fibrinolysis, followed if necessary by thrombectomy from a point of easy access. In the past 18 months we have performed vascular surgery on 233 patients, 10 of whom had high aortic occlusions (4 treated by bifurcation by-pass, 4 by axillo-femoral by-pass, 1 by embolectomy and 1 by fibrinolysis and femoral thromectomy). All these patients have experienced relief of their ischemic pains and claudications throughout follow-up so far.

Key words: High Aortic Occlusion.

Zusammenfassung. Zur Behandlung des hohen Aortenverschlusses werden beim Risikopatienten vier unterschiedliche Verfahren beschrieben. 1. Die direkte Rekonstruktion durch Aorten-Bifurkations-By-pass. 2. Die indirekte Rekonstruktion durch axillo-femoralen By-pass. 3. Die bilaterale Fernembolektomie beim akuten Verschluß und 4. Ein kombiniertes konservativ-chirurgisches Verfahren mittels Fibrinolyse und, falls erforderlich, nachfolgender Thrombektomie von leicht zugänglicher Stelle. Von Oktober 1972 bis April 1974 wurden an der Chirurg. Univ.-Klinik Mannheim unter 233 Gefäßoperationen 10 hohe Aortenverschlüsse (4mal Bifurkations-By-pass, 4mal Axillo-femoraler By-pass, 1mal Fernembolektomie und 1mal Fibrinolyse und transfemorale Thrombektomie) operiert. Alle Patienten sind innerhalb der noch kurzen Beobachtungszeit schmerzfrei und wieder gehfähig.

Schlüsselwörter: Hoher Aortenverschluß.

193. Der axillo-femorale Bypass:
Bericht über 52 operierte Patienten der letzten 4 Jahre

Ch. Witte, B. J. Krüger und U. Stockmann

Chirurgische Klinik im Klinikum Westend der Freien Universität und
Chirurgische Abteilung am Städtischen Krankenhaus Neukölln, Berlin

Axillary-Femoral By-Pass Grafting: a Report on 52 Patients

Summary. From May 1970 to April 1974, 52 poor-risk patients with rest pain or gangrene underwent 60 axillary-femoral by-pass operations. *Results:* After an observation period of four years, 31 patients are alive. Of these, 24 have functioning prostheses and no rest pain. In 13 patients successful reoperations because of graft thrombosis were performed up to 3 years after the implantation. Five patients died within thirty days of the operation.

Key words: Axillary-Femoral By-Pass Grafting.

Zusammenfassung. Bei 52 Risikopatienten (Durchschnittsalter 68 Jahre) wurden 60 untere Extremitäten im Stadium III oder IV nach Fontaine durch eine Prothesenimplantation zwischen Art. axillaris und Art. femoralis versorgt. 11 dieser Patienten hatten hohe Aortenverschlüsse. Die rekonstruktiven Standardverfahren waren nicht anwendbar. *Ergebnisse:* Nach einem Beobachtungszeitraum von 4 Jahren leben heute 31 Patienten, 24 von ihnen haben funktionstüchtige Prothesen und sind in einem Stadium II Fontaine. Bei 13 Patienten wurde der Bypass wegen einer Thrombose bis zu 3 Jahren nach der Implantation erfolgreich revidiert. Die Operationsletalität betrug 9,6%.

Schlüsselwörter: Axillo-femoraler Bypass.

194. Atypische Umleitungsverfahren im Aorta-Iliaca-Abschnitt

A. Zehle, F.-J. Stücker und A. Chorus

Chirurgische Universitätsklinik Köln

Subcutaneous Arterial By-Pass Grafts in the Management
of Occlusion of the Aortoiliac Region

Summary. We carried out 36 atypical by-pass procedures (8.6% of 420 reconstructions in the aortoiliac region) in high-risk patients. We recommend the femoro-femoral by-pass for patients with occlusion of one iliac artery, and when both segments of the iliac artery are obstructed an aorta-femoral by-pass graft with an extraperitoneal approach on one side and revascularization of the other side by means of an additional femoro-femoral graft. This technique shows better late results than the axillo-femoral by-pass. The value of atypical by-pass procedures in the management of infected aortic bifurcation grafts is discussed.

Key words: By-Pass Procedures, Atypical — Aortoiliac Region.

Zusammenfassung. Bei Kontraindikationen gegenüber herkömmlichen Verfahren wurden 36mal (in 8,6% der Fälle) atypische Umleitungsverfahren vorgenommen. Neben dem femorofemoralen By-pass bei einseitigem Beckenarterienverschluß wird bei beiderseitigen Verschlüssen dieses Abschnittes die einseitige extraperitoneale aorto-femorale und eine zusätzliche femoro-femorale Prothese zur Revascularisierung der Gegenseite empfohlen. Dieses Verfahren ist wegen besserer Spätergebnisse der axillo-femoralen Umleitung überlegen. Die atypischen Umleitungsverfahren bei Gefäßinfektionen werden besprochen.

Schlüsselwörter: Atypische Umleitungsverfahren — Aorta-iliaca-Abschnitt.

195. Diagnostische Probleme
beim rupturierten abdominellen Aortenaneurysma

F. Kappey und H. D. Strube

Chirurgische Universitätsklinik Mainz

Problems in Diagnosis of Infrarenal Aneurysmal Rupture

Summary. From 1969—1973, 18 patients with ruptured aneurysm of the abdominal aorta were admitted to the surgical clinic of the University of Mainz. Three died immediately on admission, and 15 were operated on; 4 are still alive. Only 7 cases were diagnosed on admission; the triad of *shock, abdominal pain,* and *pulsating tumor* was only detected in 4 cases. The commonest symptoms were abdominal pain, acute abdomen, shock, back pain, and unilateral tenderness over the kidneys. Preoperative anuria or shock lasting for over 4 h had a fatal outcone.

Key words: Ruptured Abdominal Aortic Aneurysms, Diagnosis.

Zusammenfassung. 1969—1973 kamen in der Chir. Univ.-Klinik Mainz 18 Kranke mit einem rupturierten abdominellen Aortenaneurysma zur Aufnahme. 3 verstarben sofort, 15 konnten operativ behandelt werden, 4 sind noch am Leben. — Nur bei 7 Kranken konnte die Diagnose bei der Aufnahme gestellt werden; die Symptomen-Trias, *Schock, Leibschmerz, pulsierender Tumor,* war nur in vier Fällen nachweisbar. Häufigste Symptome waren Leibschmerzen, „akuter Bauch", Schock, Rückenschmerzen, einseitiger Nierenlagerklopfschmerz. Eine präoperativ bestehende Anurie, sowie ein länger als 4 Std bestehender Schock wurden nicht überlebt.

Schlüsselwörter: Rupturiertes infrarenales Aortenneurysma, Diagnose.

196. Behandlung begleitender Gefäßverletzungen bei Unfällen

S. Horsch, G. Baumann, H.-M. Becker, H. D. Kaufmann und F. W. Schildberg

Chirurgische Universitätsklinik München

Treatment of Concomitant Vascular Injury in Accidents

Summary. The report deals with 314 vascular operations after accidents, 35 of which involved aortic injury. Etiology: penetrating, iatrogenic, traumatic, following traffic accidents. Treatment: primary ligations in 40, amputation in 9, conservative treatment in 19 patients. Arterial reconstruction was performed in 246 cases. Results: 183 reconstructions resulted in good, 18 in limited function, 24 patients needed amputation, and 31 died. Twenty-eight ligations left good and 5 bad function, 6 patients needed amputation, and 1 died. Of the conservatively treated patients, 9 had good, and 5 had limited function, 1 required amputation, and 3 died.

Key words: Vascular Injury — Arterial Reconstruction — Traumatic Ischemia.

Zusammenfassung. Bericht über 314 Eingriffe am Arteriensystem nach Unfällen, davon 35 Aortenverletzungen. Unfallursachen: penetrierende, iatrogene, stumpfe Verletzungen, Verkehrsunfälle. Therapie: primär 40 Ligaturen, 9 Amputationen, 19 mal konservative Behandlung. 246 Arterien wurden rekonstruiert. Ergebnis: 183 Rekonstruktionen zeigen gute, 18 eingeschränkte Funktion, 24 Patienten wurden amputiert, 31 starben. — 28 Ligaturen zeigen gute Funktion, 5 schlechte Funktion, 6 Patienten wurden amputiert, 1 starb. — Die konservativ Behandelten zeigen 9 mal gute, 5 mal eingeschränkte Funktion, 1 Amputation und 3 mal letalen Ausgang.

Schlüsselwörter: Gefäßverletzung — Arterienrekonstruktion — Traumatisch bedingte Ischämie.

197. Die operative Korrektur iatrogener Schäden
am arteriellen System

G. Baumann, H. M. Becker und S. Horsch

Chirurgische Universitätsklinik München

The Operative Correction of Iatrogenic Injuries in the Arterial System

Summary. From 1966 to 1973, 110 patients with iatrogenic arterial injuries were treated in the department for vascular surgery of the surgical clinic of the University of Munich. 72 patients in whom accidents had arisen after percutaneous catheter investigations and 8 with X-ray injuries were successfully treated, as were 22 out of 30 with intraoperative lesions. Five patients died. In 2 cases infections necessitated closure of the vessel. Amputation at the tigh was necessary in one case. After arterial injuries no unsuitable clamps should be used; the injury must be recognized very quickly, and if there is any doubt an angiography should be performed at once.

Key words: Iatrogenic Arterial Injuries — Catheter Accidents — X-ray Injuries — Intraoperative Arterial Lesions.

Zusammenfassung. In der gefäßchirurgischen Abteilung der Chirurgischen Universitätsklinik München wurden von 1966—1973 110 Patienten wegen iatrogener Schäden an den Arterien behandelt. 72 Zwischenfälle nach percutanen Kathetheruntersuchungen und 8 Strahlenschäden konnten erfolgreich behandelt werden. Von den 30 intraoperativen Verletzungen wurden 22 erfolgreich rekonstruiert, 5 sind verstorben, 2 mußten wegen Infektionen und Arrosionsblutung ligiert werden, 1 Oberschenkelamputation wurde erforderlich. Bei Verletzungen keine ungeeigneten Klemmen verwenden, rasch erkennen, bei Zweifeln sofort angiographieren.

Schlüsselwörter: Iatrogene Arterienverletzungen — Katheterzwischenfälle — Strahlenschäden — Intraoperative Arterienverletzungen.

198. Die Resultate der operativen Behandlung
des postthrombotischen Syndroms

N. Psathakis

Chirurgische Klinik des Oldenburgischen Landeskrankenhauses Sanderbusch, Sande

Results of Operative Treatment of the Postphlebitic Syndrome

Summary. For the elimination of deep venous insufficiency we use the "substitute valve" operation at the popliteal vein. After this operation a valve-like function corresponding to the function of the normal vein valves begins, which leads to normalization or at least amelioration of the venous hemodynamics. This effect is demonstrated by the results of examinations during an 11-year follow-up and confirmed by clinical examination, by phlebography, by isotope phlebography and especially by measurement of the comparative vein pressure before and after the "substitute valve" operation at the popliteal vein.

Key words: "Substitue Valve" Operation — Vein Pressure Measurement — Results.

Zusammenfassung. Zur Beseitigung der tiefen Veneninsuffizienz wenden wir die „Ersatzklappen"-Operation an der V. poplitea an. Nach dieser Operation entsteht eine Klappenfunktion, die der normalen Venenklappen entspricht; diese führt zu einer Normalisierung oder mindestens zu einer Besserung der venösen Hämodynamik. Die Spätergebnisse beweisen die günstige Beeinflussung der Hämodynamik; die klinische Untersuchung, die Phlebographie, die Isotopen-Phlebographie und hauptsächlich die vergleichenden prä- und postoperativen Venendruckmessungen untermauern diese Tatsache.

Schlüsselwörter: „Ersatzklappen"-Operation — Venendruckmessungen — Resultate.

Langenbecks Arch. Chir. 337 (Kongreßbericht 1974)

Freitag, 10. Mai 1974
Konferenzsaal I 8.30—13.00 Uhr

Sektion B: Unfallchirurgie

199. Unfallverletzungen, eine Computeranalyse gerichtsmedizinischer und klinischer Daten

K. Walter, R. F. Lick, E. Schulz und H. Wulf

Chirurgische Universitätsklinik Würzburg

Accidental Traumas: Computer Analysis of Forensic and Clinical Data

Summary. The autopsy reports of 939 accidental deaths were evaluated and compared with the clinical data of those of the patients who had received clinical therapy. Intrathroacic and intra-abdominal injuries are seen less often by the clinician then by the pathologist. The lesions most frequently overlooked in clinical diagnosis are fractures of the ribs and of the vertebral spine, intracranial haematomas, and injuries of intra-abdominal parenchymatous organs.

Key words: Accidental Trauma, Clinic Treatment — Autopsy.

Zusammenfassung. Es wurden die Sektionsprotokolle von 939 Unfalltoten ausgewertet und mit den klinischen Unterlagen der Patienten verglichen, welche in klinische Behandlung kamen. Der Kliniker wird mit den Verletzungen der inneren Organe des Brust- und Bauchraumes seltener konfrontiert als der Pathologe. Bei der klinischen Diagnostik werden am häufigsten übersehen die Rippenserienfraktur und Wirbelfraktur, das intrakranielle Hämatom und eine Verletzung der parenchymatösen Bauchorgane.

Schlüsselwörter: Unfallverletzungen — Klinische Befunde — Sektionsbefunde.

200. Klinik des Fettembolie-Syndroms nach Mehrfachverletzungen

R. Bedacht, H. M. Höhne und M. Zimmermann

Chirurgische Universitätsklinik München

Clinical Treatment of Fat-Emboli Syndrome following Multiple Trauma

Summary. 1) The mechanical invasion of fat and the lipid-mobilization syndrome, i.e. activation of lipase at the site of trauma, cannot provide an adequate explanation for all aspects of the pathogenesis of the fat-emboli syndrome. Hemorrhagic shock is the main factor in the pathoanatomy and pathophysiology. 2) According to Fuchsig, fat-embolism or fat-emboli disease has to be considered as a complication following multiple trauma. Prophylaxis is still the best treatment.

Key words: Trauma — Hemorrhagic Shock — Fat Embolism.

Zusammenfassung. 1. Die mechanische Fetteinschwemmung und das Lipoid-Mobilisations-Syndrom — d.h. die Lipaseaktivierung am Ort der Traumaeinwirkung — reicht zur Erklärung der komplexen Pathogenese des Fettembolie-Syndroms nicht aus. Die zentrale Stellung hat der hämorrhagische Schock mit einheitlichem patho-anatomischen Substrat und pathophysiologischem Geschehen. — 2. Die Fettembolie bzw. die Fettemboliekrankheit als Komplikation nach Mehrfachverletzungen muß mit Fuchsig als ein Epiphänomen des traumatischen Schocks erachtet werden. Die umsichtige Prophylaxe ist hier die beste Therapie.

Schlüsselwörter: Trauma — Hämorrhagischer Schock — Fettembolie.

201. Die dynamische Kompressionsplatte (DCP): Technische und biologische Untersuchungen

S. M. Perren, J. Cordey, B. A. Rahn und M. Allgöwer

Chirurgische Universitätsklinik, Bürgerspital Basel

The Dynamic Compression Plate

Summary. The dynamic compression plate represents a further development of the conventional ASIF compression plate with round screw holes which has stood the test of time. Experimental investigation of its technical characteristics has proved that adequate compression is achieved with little variation. The compression initially obtained decreases very gradually *in vivo*, which means that the rigidity of fixation is maintained. In the animal, primary fracture healing was regularly observed even under difficult experimental conditions.

Key words: Fractures, Treatment of Compression Plate.

Zusammenfassung. Die dynamische Kompressionsplatte stellt eine Weiterentwicklung der bewährten AO-Rundlochplatte dar. Die experimentelle Abklärung zeigt, daß sich mit der DCP günstige Kompressionswerte mit geringer Streuung realisieren lassen. Die initial erreichte Kompression nimmt in vivo als Ausdruck erhaltener Stabilität nur langsam ab. Im Tierexperiment konnte selbst unter erschwerten Bedingungen regelmäßig eine primäre Knochenheilung beobachtet werden.

Schlüsselwörter: Frakturbehandlung — Kompressionsplatte.

202. Die dynamische Kompressionsplatte (DCP): Indikation und Erfahrungen

P. Matter, M. Allgöwer, Th. Rüedi und A. Staubli

Allgemeinchirurgische Klinik, Departement für Chirurgie, Kantonsspital Basel

The Dynamic Compression Plate (DCP): Indications and Experiences

Summary. The indications for application of the DCP are basically the same as those for use of the conventional ASIF plate. Thanks to the spherical gliding principles operative in every hole the new plate is much more versatile, and the absence of the removable tension device means that exposure of the bone can be reduced to a minimum (fore-arm and acetabular fractures). If exposure is no problem, however, the use of the tension device is still recommended (e.g. femur). The DCP has been applied in over 2000 cases treated by internal fixation at our clinics, and has proved to be very satisfactory.

Key words: Compression Plating — DCP.

Zusammenfassung. Die Indikationen für die Anwendung der DCP sind grundsätzlich dieselben wie die der AO-Rundlochplatte. Dank dem kugelförmigen Schraubenkopf und der sphärischen Bohrung jedes Plattenlochs ergibt sich eine größere Vielseitigkeit, und durch den Wegfall des Plattenspanners kann die Freilegung des Knochens auf ein Minimum reduziert werden. Davon profitieren speziell Vorderarm- und Acetabulumbrüche. Sofern der Zugang keine Probleme stellt (z.B. am Femur) empfiehlt sich weiterhin der abnehmbare Plattenspanner. Die DCP wurde bisher bei rund 2000 Osteosynthesen unserer Kliniken angewendet. Die Erfahrungen und Resultate sind dabei sehr befriedigend.

Schlüsselwörter: Kompressionsosteosynthese — DCP.

203. Phonoarthrographie —
ein neuer Weg in der Gelenkdiagnostik

R. A. Oehl, J. Bohnenberger und P. Krueger

Institut für Experimentelle Chirurgie der Technischen Universität München

Phonoarthrography—A New Method in the Diagnosis of Joint Diseases

Summary. An objective and permanent record of sounds produced by the knee during movement is obtained by attaching a modified crystal microphone to the patella. The signals from the microphone are filtered, amplified, and stored by a tape recorder, together with a record of the corresponding degrees of flexion. Visual interpretation of the sound recordings and preliminary computer analyses show clear differences between healthy and diseased joints.

Key words: Analysis of Sounds of Joints.

Zusammenfassung. Zur objektiven und dokumentierbaren Registrierung von Gelenkgeräuschen wird am Kniegelenk ein modifiziertes Kristallmikrophon über der Patella befestigt. Dessen Signale werden gefiltert, verstärkt und synchron mit den Beugewinkeln auf ein Bandgerät gespeichert. Optische Auswertungen der Geräuschkurven und erste computeranalytische Untersuchungen zeigen deutliche Unterschiede zwischen gesunden und kranken Gelenken.

Schlüsselwörter: Gelenkgeräusche — Modifiziertes Kristallmikrophon — Geräuschkurven.

204. Reduktion des Restharns bei Querschnittsgelähmten
durch den Alphareceptorenblocker Phenoxybenzamin
(Pharmakologische Beeinflussung der Blasenentleerung
bei neurogenen Harntransportstörungen)

W. Dürr, G. Grassl, H.-D. Lang und H. Sparwasser

Unfallchirurgische Abteilung am Krankenhaus Evangelisches Stift St. Martin, Koblenz, und Urologische Abteilung des Städtischen Krankenhauses Kemperhof

Decrease of Residual Urine in Paraplegic
and Tetraplegic Patients by Means of Phenoxybenzamine

Summary. Urological complications of neurogenic disorders of urine release are frequent and have severe consequences. With phenoxybenzamine it is possible to improve impaired bladder function by pharmacological means.

This drug has been in use in a department treating patients with spinal cord injuries for the past year.

The volume of residual urine was reduced to less than 100 ml by means of drugs in 24 of 33 paraplegic and tetraplegic patients; this result takes no account of any spontaneous remissions that may have occurred during the first two years after injury.

Key words: Phenoxybenzamine — Decrease of Residual Urine — Neurogenic Disorders of Urine Release.

Zusammenfassung. Urologische Komplikationen neurogener Harnentleerungsstörungen sind häufig und folgenschwer. Mittels Phenoxybenzamin ist es möglich, die pathologisch gestörte Blasenfunktion auf pharmakologischem Wege zu verbessern.

Seit einem Jahr wurde dieses Medikament an einer Sonderstation für Querschnittsgelähmte eingesetzt.

Summarisch läßt sich sagen, daß eine Senkung des Restharnes unter 100 ml medikamentös bei 24 von 33 Querschnittsgelähmten erreichbar war, unbeschadet spontaner Remissionen und der Inhomogenität des Krankengutes.

Schlüsselwörter: Phenoxybenzamin — Restharnsenkung — Neurogene Harnentleerungsstörungen.

205. Das Schädel-Hirntrauma im Kindesalter. Symptomatologie der Verletzungsformen und ihre Prognose

P. K. Mattes, Ch. Herfarth und U. Chmelirsch

Department für Chirurgie der Universität Ulm

Head Injury in Children: Symptoms and Prognosis of the Different Injuries

Summary. The commonest cause of death in children is head injury. Between 1961—1970 details of 1383 children with head injuries were recorded. This paper examines:
1. the age group most frequently affected;
2. the percentages of the different head injuries;
3. the increase in the incidence of head injuries from 1961—1970;
4. the prognosis of head injuries in children;
5. the symptoms of the different injuries;
6. the value of the Echo-encephalogram and EEG.

Key words: Contusion — Skull Fractures — Brain Hemorrhage.

Zusammenfassung. Das Schädel-Hirntrauma ist die häufigste Todesursache im Kindesalter. Im Zeitraum von 1960—1971 wurden 1383 Kinder mit Schädel-Hirnverletzungen erfaßt. Es wurde untersucht:
1. Welche Altersgruppen am gefährdesten sind.
2. Die prozentuale Verteilung der Verletzungsformen.
3. Die Zunahme der Schädel-Hirnverletzungen von 1961—1970.
4. Die Prognose der kindlichen Schädel-Hirntraumen.
5. Die Symptome der verschiedenen Verletzungsformen.
6. Die Aussagekraft von Echo- und Elektroencephalogramm.

Schlüsselwörter: Intrakranielle Blutungen — Contusio — Schädelfrakturen.

206. Zur Behandlung der dislozierten Radiushalsfraktur im Kindesalter

K. F. Rückert und G. Fuchs

Chirurgische Abteilung des Kreiskrankenhauses Ammerland

Treatment of Dislocated Fracture of the Neck of the Radius in Children

Summary. Fractures of the neck of the radius are typical childhood injuries. Minimal displacement requires only conservative treatment. In cases with more severe dislocation of the head of the radius (more than 30°) operative reduction followed by fixation with a wedge of spongiosa is recommended. Full function of the elbow joint is recovered.

Key words: Radius-neck Fractures in Childhood — Spongiosa.

Zusammenfassung. Radiushalsfrakturen sind typische Verletzungen des Kindesalters. Bei geringer Dislokation des Radiusköpfchens ist die konservative Behandlung ausreichend. Bei Abkippwinkeln über 30° wird die operative Aufrichtung empfohlen und Unterfütterung mit einem Spongiosakeil zur Fixation. Anschließend für 6 Wochen Oberarmgipsverband. In allen Fällen kam es zur vollen Funktionsrückkehr des Ellenbogengelenkes.

Schlüsselwörter: Radiushalsfrakturen — Kindesalter — Spongiosaunterfütterung.

207. Indikatorische Probleme bei der Behandlung ellbogengelenksnaher Brüche im Wachstumsalter

K. Walcher

Chirurgische Abteilung II im St. Joseph-Krankenhaus I, Berlin

Problems in the Selection of Treatment for Fractures in the Elbow Region during the Growth Period

Summary. Fractures of the elbow in childhood are usually treated by operative methods. The various techniques are discussed. Extensive use is made of slides for the purpose of illustration, and attention is drawn to poor long-term results after conservative treatment.

Key words: Pediatrics — Fractures, Elbow — Surgical Treatment.

Zusammenfassung. Nach ausgiebiger Diapositivdemonstration und unter Hinweis auf schlechte Langzeitergebnisse nach konservativer Behandlung kindlicher Ellbogenfrakturen werden die meist operative Behandlung und deren verschiedene Techniken abgehandelt.

Schlüsselwörter: Operative Behandlung kindlicher Ellbogenfrakturen.

208. Die traumatische Epiphysenlösung am peripheren Oberschenkelende

H. Schneider und H. G. Ender

Unfallkrankenhaus Kalwang

Epiphyseal Injuries at the Distal End of the Femur

Summary. During 9 years we encountered 16 epiphyseal fractures at the distal end of the femur in our hospitals. This is a large number of this rare type of injury. The Aitken classification proved useful. Reconstruction of the metaphysis by the epiphyseal cartilage had particularly impressive results after severe damage of the metaphysis. Exact repositioning achieved the best results. In cases where conservative reduction was not possible, operative treatment was necessary. All patients must be checked to watch for any increasing deformity and to judge the optimum moment for corrective osteotomy if this proves necessary.

Key words: Epiphyseal Fracture of Distal Femur.

Zusammenfassung. In unseren beiden Häusern fanden wir in 9 Jahren 16 Epiphysenlösungen am peripheren Oberschenkelende, eine große Zahl dieser verhältnismäßig seltenen Verletzung. Die Einteilung nach Aitken hat sich bewährt. Nach starker Zertrümmerung der Metaphyse zeigt sich besonders eindrucksvoll die Rekonstruktion vom Fugenknorpel aus. Exakte Reposition bringt ein gutes Ergebnis. Dort wo sie konservativ nicht erzielt werden kann, muß blutig reponiert werden. Nachuntersuchungen sind erforderlich um bei Wachstumsstörungen zum jeweils günstigsten Zeitpunkt entsprechende Korrekturosteotomien durchzuführen.

Schlüsselwörter: Epiphysenlösungen am distalen Oberschenkelende.

209. Die schwere Kombinationsverletzung der Hand

E. Brug

Chirurgische Universitätsklinik Münster

Severe Mixed Trauma of the Hand

Summary. The indications for reconstruction of severe mixed traumata depend essentially on the circulatory condition. Extensor-sided vascularization alone can suffice. In the wrist, even small-caliber Aa. interosseae anastomoses promise to remain permeable after total amputation. Perfusion and shortening osteotomy are essential. Global maintenance is aimed at. In the case of serial fractures and solitary fractures with division of tendons and nerves in the metacarpal region the pindrilling method is preferable to the ASIF method.

Key words: Occupational Accidents — Replantation — Global Maintenance — Osteosynthesis, Pindrilling.

Zusammenfassung. Die Indikation zur Rekonstruktion schwerer Kombinationstraumen ist im wesentlichen abhängig vom Durchblutungszustand. Streckseitige Vascularisation allein kann ausreichen. Im Handgelenksbereich sogar die dünnkalibrigen Aa. interosseae. Gefäßanastomosen am Handgelenk nach totaler Amputation versprechen durchgängig zu bleiben. Perfusion und Verkürzungsosteotomie sind wesentlich. Es wird globale Versorgung angestrebt. Bei Serienfrakturen und solitären Frakturen mit Durchtrennung von Sehnen und Nerven im Metacarpalbereich wird dem Spickdraht gegenüber dem AO-Verfahren der Vorzug gegeben.

Schlüsselwörter: Arbeitsunfälle — Replantation — Globale Versorgung — Spickdrahtosteosynthese.

210. Erfahrungen mit dem Kleinfragmentinstrumentarium (AO) bei der Versorgung mittlerer und kleiner Röhrenknochen mit und ohne Gelenkbeteiligung

K. Wilhelm und G. Hauer

Chirurgische Universitätsklinik München

Experiences with Minor Surgery Instrumentarium (ASIF) in the Treatment of Medium-Sized and Small Bones with and without Joint Involvement

Summary. A detailed examination of 394 cases of fractures of bones in the hand is reported to mustrate the range of efficacy and applications of the ASIF minor surgery instrumentarium. The ASIF methods are shown to lead to *restitutio ad integrum* in 80% of dislocated metacarpal fractures with and without involvement of the joint. When the size of the fragments was adequate thes methods also proved valuable when applied to the phalanges of the digits of the hand. The possibility of complications need hardly be considered.

Key words: Osteosynthesis — Minor Surgery Instrumentarium (ASIF) — Small Bones.

Zusammenfassung. Anhand einer eingehenden Nachuntersuchung von 394 Frakturen am Handskelet wird die Leistungs- und Indikationsbreite des Kleinfragmentinstrumentariums der AO dokumentiert. Es kann gezeigt werden, daß dieses Verfahren bei dislozierten Metacarpalfrakturen mit und ohne Gelenkbeteiligung in 80% zu einer Restitutio ad integrum führt. Bei ausreichender Fragmentgröße hat sich diese Methode auch an den Phalangen bewährt. Mit Komplikationen ist kaum zu rechnen.

Schlüsselwörter: Osteosynthese — Kleinfragmentinstrumentarium — Handskelet.

211. Korrekturosteotomien bei posttraumatischen Veränderungen an Hand und Vorderarm

R. R. Rahmanzadeh, F. G. Fernando Gaiao und W. B. Wolfgang Belzer

Unfallchirurgische Abteilung der Universitätskliniken Mainz

Corrective Osteotomy in Posttraumatic Changes in the Hand and Forearm

Summary. The treatment of fractures in the region of forearm, wrist, and metacarpals has often resulted in moderate or even severe deformities, early arthrosis and dysfunctions of the above parts. Early recognition and proper application of osteosynthesis would definitely prevent these late complications.

Key words: Corrective Osteotomy in Forearm.

Zusammenfassung. Im Anschluß an die Behandlung von Frakturen im Bereich des Unterarmschaftes, des Handgelenkes und der Handwurzel kann es immer wieder zu hochgradigen Deformitäten und Fehlstellungen kommen, die zu Früharthrose, Funktionseinschränkung und Gebrauchsminderung des Armes und der Hand führen können. Bei rechtzeitigem Eingreifen, exakter Indikationsstellung und optimaler Osteosynthese können diese Fehlstellungen korrigiert und schwere Spätschäden verhindert werden.

Schlüsselwörter: Korrekturosteotomie am Vorderarm.

212. Operative Behandlung der habituellen Schulterluxation durch Derotationsosteotomie des Humerus

D. Havemann und J. Hasselmann

Chirurgische Universitätsklinik Kiel

Operative Treatment of Recurrent Dislocation of the Shoulder by Derotating Osteotomy of the Humerus

Summary. Posttraumatic dilatation of the articular capsule of the shoulder, damage to the musculotendinous system, rupture of the labrum glenoidale and the groove defect of the humeral head are causal factors in the recurrent dislocation of the shoulder, which occurs, when a critical degree of supination of the arm is reached. Derotation of the humeral head by 25—30° can interrupt the mechanism of dislocation. The operative technique and the method for determination of the derotation angle is described. Follow-up examinations of 16 patients revealed no relapses. This operative method is recommended as a valuable contribution to the therapy of recurrent shoulder dislocation.

Key words: Recurrent Dislocation of the Shoulder Joint — Operative Treatment by Humerus Osteotomy.

Zusammenfassung. Die posttraumatische Gelenkkapselerweiterung, die Schädigung der Rotatorenplatte, der Abriß des Labrum glenoidale und der Impressionsbruch des dorsolateralen Humeruskopfabschnittes sind ursächliche Momente der habituellen Schulterluxation. Die Luxation tritt ein bei Erreichen eines „kritischen" Außenrotationsgrades. Durch Derotation des Humeruskopfes um 25—30° kann der Luxationsmechanismus unterbrochen werden. Die Operationsmethode und die Bestimmung des Derotationswinkels werden beschrieben. Die Nachuntersuchung von 16 Patienten ergab kein Rezidiv. Die Operationsmethode wird als wertvolle Bereicherung der Therapie der habit. Schulterluxation empfohlen.

Schlüsselwörter: Habituelle Schulterluxation — Derotierende Humerusosteotomie.

213. Die acromeoclavicularen Operationsmethoden der Schultereckgelenksverrenkung

L. J. Lugger und F. Mathie

Chirurgische Universitätsklinik Innsbruck

Acromeoclavicular Operative Methods for Total Dislocation of the Outer End of the Clavicle

Summary. Open reduction and transarticular traction band fixation was performed in 25 fresh total dislocations of the acromeoclavicular joint in young and physically hard-working people. Slight overcorrection is desirable. The coracoclavicular ligaments were not sutured. A plaster cast was applied and was worn for six weeks after the operation. Excellent results were obtained in 24 cases. Prolonged transfixation caused migration of a wire in one case and breaking of a wire in another case.

Key words: Coracoclavicular Dislocation — Traction Band Fixation — Results at Follow-up.

Zusammenfassung. Die transarticuläre acromeoclaviculare Zuggurtung nach offener Reposition, Naht des acromeoclavicularen unter Außerachtlassen des coracoclavicularen Bandapparates hat sich bei der Versorgung der frischen, totalen Schultereckgelenksverrenkung beim Jugendlichen und körperlich schwer Arbeitenden bei 24 von 25 nachuntersuchten Fällen bewährt. Primäre, leichte Überkorrektur ist günstig, sechswöchige Gipsfixation und Metallentfernung nach 6—8 Wochen unumgänglich. Einmaliger Stiftbruch und einmaliges Herauswandern sind Folge patientenbedingter zu später Metallentfernung.

Schlüsselwörter: Zuggurtung — Schultereckgelenksverrenkung — Spätergebnisse.

214. Periphere Nervenkompressionssyndrome als Verletzungsfolgen

D. Wessinghage

Operative Klinik des Rheumazentrums Bad Abbach

Peripheral Nerve Compression Syndrome Following Injuries

Summary. Irritations and lesions of peripheral nerves following direct or indirect trauma are not rare. The causes are soft tissue damage with and without intra- or perineural hematomas and scar formation. Fractures and luxations healing in malposition and with extensive callus formation, and also conservative and surgical measures, can lead to the nerve compression syndrome. Osteoarthrosis secondary to trauma has the same result. Once this syndrome is diagnosed operative treatment is frequently indicated.

Key words: Nerve Compression Syndrome, Peripheral — Posttraumatic.

Zusammenfassung. Die Irritation und Schädigung peripherer Nerven als direkte und indirekte Traumafolge sind nicht selten. Ursachen sind Weichteilläsionen mit und ohne intra- oder perineurale Hämatome sowie Narbenbildungen. Frakturen und Luxationen, die mit Fehlstellung und großer Callusbildung abheilen, können, ebenso wie konservative oder operative Behandlungsmaßnahmen ein Nervenkompressionssyndrom hervorrufen. Auch die sekundäre Arthrose kann auslösend wirken. Liegt ein Kompressionssyndrom vor, so ist häufig eine operative Behandlung indiziert.

Schlüsselwörter: Nervenkompressionssyndrom, peripher — Verletzungsfolge.

215. Der Hüftpfannenbruch

E. H. Kuner, K. K. The und F. Weyand

Unfallchirurgie der Chirurgischen Universitätsklinik Freiburg

The Acetabular Fracture

Summary. Between 1961 and 1970 we were able to re-examine 36 patients with 37 fractures of the acetabulum, who had received conservative treatment in the form of reduction and extension (group A). This group A is compared with a group (B) of 32 patients with 33 acetabular fractures, who were treated operatively, well documented and re-examined.

In group B osteosynthesis that remained stable during exercise was achieved in 30 cases. The stable osteosynthesis was performed with a specially bent ASIF plate on the posterior fracture of the acetabular rim. Recently we have used a plate made of synthetic material, which has proved very useful. The use of screws alone in such fractures was not very successful.

Key words: Osteosynthesis in Acetabular Fractures.

Zusammenfassung. Aus der Zeit von 1961—1970 konnten aus unserem Krankengut 36 Patienten mit 37 Hüftpfannenfrakturen, die konservativ durch Reposition und Extension behandelt worden waren, nachuntersucht werden. Dieser Gruppe (A) wird eine geschlossene Serie von 32 Patienten mit 33 Acetabulumfrakturen, die operativ behandelt, lückenlos dokumentiert und vollständig nachkontrolliert wurden, als Gruppe (B) gegenübergestellt. Bei der operativen Gruppe (B) wurde in 30 Fällen eine übungsstabile Osteosynthese erreicht, die mit einer entsprechend gebogenen AO-Platte bei der hinteren Pfannenrandfraktur vorgenommen wurde. In der letzten Zeit verwendeten wir eine eigene Platte aus Kunststoff, die sich sehr bewährt hat. Die reine Verschraubung solcher Frakturen hat sich uns nicht bewährt.

Schlüsselwörter: Osteosynthesen bei Acetabulumfrakturen.

216. Die Fixierung subtrochanterer Brüche mit Federnägeln

H. G. Ender

Wien

Fixation of Subtrochanteric Fractures with Elastic Pins

Summary. The curvature of high-elasticity pins imparts a spring force to the pin in the medullary canal which ensures closed reduction of fractures even if there is considerable displacement of fracture fragments. As insertion of the pins from the medial and lateral femoral condyle into the head and neck fragment and also into the greater trochanter involves no major surgery, this almost percutaneous technique is ideally suited for elderly patients and in multiple injuries. Non-union and infection were not observed.

Key words: Reduction, Closed — Stability.

Zusammenfassung. Die Federnägel sind speziell gebogene Rundnägel aus besonders elastischem Stahl. Die Biegung des hochelastischen Nagels gibt der Nagelspitze im Markraum die Kraft einer Feder, mit der sich auch stark verschobene Bruchstücke gedeckt reponieren lassen.

Wir erzielten immer eine erstaunlich hohe Stabilität und mußten nie eine Pseudarthrose oder eine Infektion beobachten.

Durch das nahezu percutane Einschlagen am medialen und lateralen Oberschenkelcondyl in das Kopf-Halsfragment und den Trochantermajor eignet sich diese schonende Methode auch besonders für alte und multiple Verletzte.

Schlüsselwörter: Gedeckte Reposition — Gute Fixation.

217. Behandlungsergebnisse operativ versorgter Frakturen im Kniegelenksbereich

L. Bartusch und K. H. Welsch

Results of Operative Treatment of Fractures in the Knee-Joint Area

Summary. On account of the differentiated technical possibilities of operative stabilization of fractures by means of metallic foreign bodies, step-free rebuilding of articulating bone/ cartilage areas is now generally demanded. Closure of the wound without tension is aimed at. The main causes of fractures in the knee-joint area are traffic accidents and falls. The incidence is highest in the 20—40 and 60—70 age groups. In all complicated fractures immediate osteosynthesis was carried out. Primary spongiosa autoplasty was used on a large scale. In addition lesions of ligaments or menisci should be looked for. In these cases the primary suture is preferable to the secondary ligament plastic operation. Subsequent infirmity is frequent, especially deforming arthrosis.

Key words: Knee-Joint Fractures — Osteosynthesis.

Zusammenfassung. Wegen der differenzierten technischen Möglichkeiten der operativen Stabilisierung von Frakturen mit metallischen Fremdkörpern wird heute gefordert, bei Frakturen im Bereich großer Gelenke die artikulierenden Knochen-Knorpelflächen stufenlos wiederherzustellen. Der spannungsfreie Wundverschluß ist anzustreben. Hauptursachen für Frakturen im Kniegelenkbereich sind Verkehrsunfälle und Absturztraumen. Größte Häufigkeit findet sich im Alter zwischen 20 und 40 sowie zwischen 60 und 70 Jahren. Bei allen komplizierten Frakturen wurde die sofortige Osteosynthese durchgeführt. Von der primären Spongiosaplastik wurde großzügig Gebrauch gemacht. Zusätzliche Band- oder Meniscusverletzungen müssen beachtet werden. Hier ist die primäre Naht besser als die sekundäre Plastik. Spätschäden, vor allem die Arthrosis deformans, sind häufig.

Schlüsselwörter: Kniegelenksfrakturen — Osteosynthese.

218. Ein funktioneller Unterschenkelgehgipsverband bei frischen Unterschenkelfrakturen

F. Koch

Chirurgische Universitätsklinik Heidelberg

A Functional Below-Knee Walking Cart for the Treatment of Fresh Tibial Fractures

Summary. Following advances in orthopedic technique, in 1965 Sarmiento developed a special type of cast, which makes it possible to treat tibial fractures without immobilizing the knees. This cast allows early weight-bearing and is based on the principles of the PTB prosthesis. This method of treatment was adopted by the Orthopedic Clinic in the University of Heidelberg in 1971. A critical review of 93 patients treated in this way is given.

Key words: Below-Knee Walking Cart — Tibial Fracture.

Zusammenfassung. Ausgehend von den Fortschritten in der technischen Orthopädie entwickelte Sarmiento Mitte der 60er Jahre eine Gipsverbandsanordnung, mit der frische Unterschenkelfrakturen unter Vermeidung einer Knieruhigstellung behandelt werden können. Diese Verbandsanordnung, die eine frühzeitige Belastung ermöglicht, basiert auf dem Prinzip der PTB-Prothese. Dieses Verfahren wurde im Jahre 1971 in das Behandlungsprogramm unserer Klinik aufgenommen. Es wurde über 93 Unterschenkelfrakturen, die in dieser Weise behandelt wurden, kritisch berichtet.

Schlüsselwörter: Unterschenkelgehgips — Unterschenkelfraktur.

219. Ursachen und Behandlungsprobleme der symmetrischen Unterschenkelfraktur

W. Müller, W. Belzer und D. Wessinghage

Unfallchirurgie der Universitätskliniken Mainz

Pathogenesis and Therapeutic Problems of Symmetrical Fracture of the Lower Leg

Summary. Symmetrical fractures of the lower legs are caused by direct trauma such as a blow against a sharp edge, collision of vehicles or a blow against the shock adsorber. Frequently combined injuries of the legs, the skull or the pelvis occur subsequently. Open multi-fragment fractures at different levels of the lower leg are most commonly found. Lesions of the vascular or nervous supply are relatively rare. The vital urgency in bilateral combined fractures makes individual decisions on osteosynthesis essential, this is performed as a "delayed primary" operative therapy. The present accident-prevention systems should be improved.

Key words: Direct Trauma — Multiple Fractures — Primary Stabilization, Delayed.

Zusammenfassung. Als Ursache der symmetrischen Unterschenkelfrakturen gibt es direkte Trauma durch „Kantensturz", „Fahrzeugkollision" oder „Stoßstangenanprall". Gehäuft treten die zweizeitigen Kombinationsverletzungen Beine, Kopf, Becken auf. Lokal überwiegen die offenen Trümmerbrüche verschiedener Höhe. Gefäß-Nerven-Verletzung ist relativ selten. Therapeutisch erfordert die Mehrfachverletzung individuelle Indikationsstellung nach vitaler Dringlichkeit. Daher Osteosynthese praktisch nur verzögert primär möglich, und dann eventuell mit zwei Operationsgruppen. Vorbeugend sind verbesserte Sicherheitssysteme zur Unfallverhütung zu fordern.

Schlüsselwörter: Direktes Trauma — Mehrfachverletzungen — Verzögerte Primärversorgung — Verbesserte Vorsorgesysteme.

220. Vergleichende Untersuchungen zwischen operativ und konservativ behandelten Knöchelfrakturen

F. Weyand, J. Härtwig, E. H. Kuner, H. W. Springorum, U. Haag und M. Glaser

Abteilung für Unfallchirurgie der Chirurgischen Universitätsklinik Freiburg

A Study of Conservate and Operative Treatment of Ankle-Joint Fractures

Summary. Of 563 patients with fractures of the ankle joint who received conservative treatment between 1962 and 1967, a follow-up examination was performed in 100. Of 280 patients undergoing surgical treatment between 1965 and 1970, 105 presented for follow-up examination. The findings were evaluated according to strict criteria laid down by Weber. Only 45% of the patients who received conservative treatment showed good or very good results, whereas 84% of the surgically treated patients had been successfully or very successfully treated. This study suggests that at least in types B and C, is surgical treatment is definitely indicated.

Key words: Ankle-Joint Fractures, Treatment.

Zusammenfassung. Von 563 Patienten mit Knöchelfrakturen, die in den Jahren 1962 bis 1967 konservativ behandelt wurden, konnten 100 Patienten nachuntersucht werden, während von 280 Patienten, die in der Zeit zwischen 1965—1970 operativ versorgt wurden 105 nachuntersucht wurden. Die Beurteilung der Ergebnisse erfolgte unter Anlegen strengster Maßstäbe nach Weber. Bei den konservativ behandelten Patienten fand sich nur in 43% ein sehr gutes bis gutes Ergebnis, während bei den operierten Patienten in fast 84% ein sehr gutes bis gutes Resultat erreicht wurde. Daraus ergibt sich zumindest für Typ B und C eine absolute Operationsindikation.

Schlüsselwörter: Behandlung von Knöchelfrakturen.

221. Isoelastische Endoprothese am Schultergelenk

W. Spier und C. Burri

Department für Chirurgie der Universität Ulm

Isoelastic Shoulder Prosthesis

Summary. The indications for the implantation of an isoelastic shoulder prosthesis are presented. They are comminution of the humeral head (in carefully selected cases), painful posttraumatic osteoarthritis, and necrosis of the humeral head, and also malignant or benign destructive tumors of the proximal end of the humerus, as long as there are no metastases. An implant made of material of the same degree of elasticity as the bone can be fixed without bone cement. Postoperative check-ups generally show a functionally adequate though restricted range of mobility.

Key words: Shoulder Prosthesis — Indications — Fixation.

Zusammenfassung. Indikationen zum Einsetzen einer Schulterprothese sind ausgewählte Fälle traumatischer Zertrümmerungen des Oberarmkopfes, schmerzhafter posttraumatischer Schulterarthrosen und Kopfnekrosen, sowie semimaligne und maligne Tumoren des proximalen Oberarmendes, solange noch keine Metastasen bestehen. Die Fixation einer dem Knochen isoelastischen Prothese aus Polyacetalharz ist ohne Knochenzement möglich. Nachuntersuchungen zeigen eine nützliche Schulterfunktion bei eingeschränkter Beweglichkeit.

Schlüsselwörter: Isoelastischer Schultergelenkersatz — Zementlose Fixation.

222. Indikation, Technik und Ergebnisse des alloplastischen Hüftgelenkersatzes bei per- und subtrochanteren Frakturen

W. Puhl, R. Plaue und J. Städtler

Orthopädische Klinik der Universität, Heidelberg-Schlierbach

Indications, Techniques and Results in Alloarthroplasty of the Hip after Subtrochanteric and Pertrochanteric Fractures

Summary. Fractures of the proximal end of the femur can be fatal in old people if they lead to prolonged confinement to bed. Fractures of the femoral neck and also pertrochanteric and subtrochanteric fractures are therefore a vital indication for alloarthroplasty.

From July 1971 to July 1973, 32 cases of pertrochanteric and subtrochanteric fractures were treated by total hip replacement. In 16 cases the Mathys and Müller crutch stick prosthesis was used. Indications, surgical technique, results, and complications are discussed.

Key words: Alloarthroplasty — Femoral Neck Fractures — Total Hip Replacement — Crutch Stick Prothesis.

Zusammenfassung. Frakturen des coxalen Femurendes gefährden das Leben alter Menschen, wenn sie längere Bettlägerigkeit erzwingen. Nicht nur Schenkelhalsfrakturen, sondern auch per- und subtrochantere Frakturen stellen so eine vitale Indikation für die Alloarthroplastik dar.

Von 32 per- und subtrochanteren Frakturen wurden 16 durch Hüftprothese mit überlangem Stiel, 16 weitere durch sog. Krückstockprothese versorgt. Indikationen, operatives Vorgehen, Ergebnisse und Komplikationen werden diskutiert.

Schlüsselwörter: Schenkelhalsfraktur — Subtrochantere Oberschenkelfraktur — Hüftalloarthroplastik — Hüftspezialprothese.

223. Das Röntgenbild der Komplikationen nach Implantation von Hüftgelenkstotalendoprothesen und seine Beurteilung

H. Weigand und G. Ritter

Institut für klinische Strahlenkunde der Universität Mainz

Assessment of X-Ray Pictures of Complications after Implantation of Total Hip Protheses

Summary. In recent years the implantation of total hip protheses has become more and more popular and has led to an increasing number of primary and secondary complications. X-ray examination is very important for definition of the complications, which are analyzed and differentiated on the basis of several examples. We discuss primary and secondary malpositioning, mechanical loosening, infections, so-called sterilized late inflammation, and ossification around the protheses. A specialized analysis of the X-ray pictures is evaluated in connection with the clinical observations with reference to the biomechanics of total hip protheses.

Key words: Total Hip Protheses; Complications — X-ray Pictures.

Zusammenfassung. Die in den letzten Jahren rasch ansteigende Zahl implantierter Hüfttotalendoprothesen führt zahlenmäßig immer häufiger zu primären und sekundären Komplikationen. Bei der Beurteilung kommt dem Röntgenbild eine besondere Bedeutung zu. An Hand von Beispielen werden die verschiedenen Komplikationen: mechanisch bedingte Lockerung, der bakterielle Infekt, die sterile Spätentzündung und Weichteilossifikationen, analysiert und gegeneinander abgegrenzt. Die differenzierte Beurteilung der Röntgenbefunde wird unter Berücksichtigung biomechanischer Verhältnisse in den klinischen Zusammenhang gestellt.

Schlüsselwörter: Hüfttotalendoprothesen — Komplikationen, primäre, sekundäre — Röntgenbefunde.

224. Möglichkeiten und eigene Erfahrungen beim endoprothetischen Kniegelenkersatz

H. Ritter und W. Overbeck

Chirurgische Klinik des Städtischen Krankenhauses Kaiserslautern

Possibilities of and Experiences with Permanent Endoprosthetic Knee Joints

Summary. The main problem with any endoprosthetic joint is permanent fixation in the bone. The biomechanical problems in fixation of the prosthesis in the preponderantly spongy bone at the knee joint are different from those encountered at the hip. Everything is in favor of the total endoprosthesis and nothing of a partial prosthesis. Guépar total prostheses have been inserted in 32 patients. In most of these cases the indication was severe painful arthrosis deformans, more rarely it was chronic rheumatism, and in one case of the fragmented fracture tibia head. No postoperative disturbances or mechanical defects have so far been observed.

Key words: Endoprosthetic Knee Joints.

Zusammenfassung. Hauptproblem jeder Gelenkendoprothese wird die dauerhafte Verankerung im Knochen sein. Die biomechanischen Probleme sind mit der Verankerung der Prothese im überwiegend spongiösen Knochen am Kniegelenk anders als an der Hüfte. Alles spricht für die Totalendoprothese und gegen die Teilprothese. 32mal wurde eine Guépar-Totalprothese eingesetzt. Die Indikation war hauptsächlich die schwere, schmerzhafte Arthrosis deformans, seltener der chronische Rheumatismus und einmal eine Tibiakopf-Trümmerfraktur. Postoperative Störungen oder mechanische Defekte wurden bisher nicht beobachtet.

Schlüsselwörter: Endoprothetischer Kniegelenkersatz.

Freitag, 10. Mai 1974

Kongreßsaal I 15.30—17.30 Uhr

Sektion D: Plastische und Wiederherstellungschirurgie

225. Bedeutung der Photographie für die Behandlung von Gesichtsverletzungen

P. Stanković

Chirurgische Klinik und Poliklinik der Universität Göttingen

The Importance of Photographic Documentation in the Treatment of Facial Wounds

Summary. Facial wounds vary widely in outline, depth, state of edges, and perfusion, according to the anatomic features of the skull. It is therefore very difficult to document them ade quately by verbal description alone. Not only as a record of the healing process but also in order to have evidence available in case of a request we strongly recommend additional photographic documentation of facial wounds. Clinical cases are illustrated.

Key words: Facial Wounds — Photographic Documentation.

Zusammenfassung. Die Verletzungen im Gesichtsbereich sind nicht selten in Hinblick auf ihre Form, Tiefe, Zustand der Wundränder und Durchblutung so vielseitig, daß man sie schriftlich nur unvollkommen wiedergeben kann. Um einerseits den Behandlungsverlauf überprüfen zu können und zum anderen im Falle eines Regreßanspruches Beweismaterial zu haben, wird empfohlen, die Befunde bei Gesichtsverletzungen im Bild festzuhalten.
Demonstration von klinischen Fällen.

Schlüsselwörter: Gesichtsverletzungen — Photographie.

226. Bewährte Standardverfahren zum Ersatz von Lippendefekten

A. Buschmann

Chirurgische Klinik der Städtischen Krankenanstalten Ludwigshafen

Proven Standard Procedure for Repair of Defects of the Lips

Summary. Defects of the lips are usually iatrogenic, resulting from tumour removal, or the effect of an accident. Clefts of the lips, however, are not true defects but "tears", but surgical correction of clefts follows the same principles as defect repair, which is aimed at a lip normal in form and funktion.
Proven methods for the repair of defects, from treatment of the immediately adjoining area up to complete substitution of the lips, are presented with the aid of sketches and examples.

Key words: Defects of the Lips.

Zusammenfassung. Lippendefekte ergeben sich hauptsächlich iatrogen nach Tumorentfernung oder als Unfallfolge. Bei Spaltbildungen handelt es sich zwar nicht um echte Defekte, sondern um „Rißbildungen", ihre Operationen folgen jedoch auch den Gesetzen des Defektverschlusses, dessen Ziel eine formal und funktionell weitgehend normale Lippe ist. Bewährte Methoden zur Defektbeseitigung aus der unmittelbaren Defektumgebung bis hin zum vollständigen Lippenersatz werden anhand von Operationsskizzen und Beispielen dargestellt.

Schlüsselwörter: Lippendefekte.

227. Behandlung von cicatricellen mento-jugularen Kontrakturen im allgemeinen Krankenhaus

R. A. Kümmel

Chirurgisches Klinik der Städtischen Krankenanstalten Ludwigshafen

Surgical Treatment of Cicatric Mentojugular Contractures in General Hospitals

Summary. The treatment of cicatric contractures between throat and thorax after burning during excision and transplantation of split grafts is discussed. Problems of postoperative immobilization and treatment are illustrated with reference to several cases. This method can also be used by general surgeons.

Key words: Cicatric Contractures — Split Graft Transplantation.

Zusammenfassung. Das Krankengut — von Verbrennungsfolgen dieser Art — eines Allgemeinkrankenhauses wird nach Alter und Therapieerfolg aufgeschlüsselt und dargestellt. Die plastische Versorgung mittels freier Hauttransplantation wird anhand von mehreren Fällen demonstriert. Auf die Problematik möglicher Rezidivneigungen cicatriceller mento-jugularer Kontraktionen im Erwachsenenalter wird hingewiesen.

Schlüsselwörter: Cicatricelle mento-jugulare Kontraktionen.

228. Indikation und Technik der Korrekturoperation an der Mamma

H. E. Köhnlein

Chirurgische Universitätsklinik Freiburg

Indications for and Technique of Corrective Surgery on the Mammary Gland

Summary. Juvenile hypertrophy, massive ptosis and unilateral hypertrophy are indications for a reduction mammaplasty. A variation of the Stroembeck technique is described, which was used in over 200 patients with good results. The augmentation mammaplasty is used in aplasia, asymmetry and idiopathic involution. Dermis-fat grafts were not very succesful and are only used in a few cases, as are liquid-filled prostheses. We used almost exclusively silicon-gel prostheses; these were implanted between pectoralis fascia and mammary gland through an axillary Z-shaped incision.

Key words: Mammaplasty, Indications and Problems.

Zusammenfassung. Die jugendliche Hypertrophie, die massive Ptose und die einseitige Mammahypertrophie sind eindeutige Indikationen für eine Mammareduktionsplastik. Es wird eine Variation der Technik von Strömbeck beschrieben, die bei über 200 Patientinnen mit gutem Erfolg angewendet wurde. Die Augmentationsplastik der Mamma wird bei Aplasie, Asymmetrie und idiopathischer Involution durchgeführt. Dermisfetttransplantate haben sich nicht bewährt, ebenso flüssigkeitsgefüllte Prothesen. Es werden fast ausschließlich Silicongelprothesen verwendet, die wir von einer axillären Z-Incision aus zwischen Pectoralisfascie und Brustdrüse einbringen.

Schlüsselwörter: Mammaplastik — Indikation und Probleme.

229. Die Rekonstruktion der weiblichen Brust nach radikaler Mastektomie

H. Höhler

Klinik für Plastische und Wiederherstellungschirurgie St. Markus-Krankenhaus Frankfurt

Reconstruction of the Breast after Radical Mastectomy

Summary. Reconstruction of the breast is still a rare operation, although in Germany some 12000—15000 women per year suffer from carcinoma of the breast. In order to improve the quality of life after mastectomy we have developed a method which fulfills the following requirements: 1) Replacement of the missing skin. 2) Replacement of the missing gland, fat, and muscular tissue. 3) Restoration of the symmetry of the upper thorax and of the breast itself. 4. Replacement of the mamilla and areola.

The possibility of reconstruction of the breast should be widely publicized so that patients will consult a doctor earlier.

Key words: Reconstruction of the Breast — Radical Mastectomy — Carcinoma of the Breast.

Zusammenfassung. Der Wiederaufbau der Brust nach radikaler Mastektomie gehört zu den operativen Raritäten, obwohl in Deutschland jährlich zwischen 12000 und 15000 Frauen an einem Mammacarcinom erkranken. Um die Qualität der Überlebenszeit der Patientin zu verbessern, wird eine Methode vorgestellt, die folgende Forderungen erfüllt: 1. Ersatz der fehlenden Haut. 2. Ersatz des fehlenden Drüsen-, Fett- und Muskelgewebes. 3. Wiederherstellung der Symmetrie der oberen Thoraxhälfte und der Brust selbst. 4. Ersatz der Brustwarze mit Warzenhof.

Die Möglichkeit der Rekonstruktion der Brust sollte allgemein bekannt gemacht werden, nicht zuletzt, damit die Frauen früher einen Arzt aufsuchen.

Schlüsselwörter: Rekonstruktion der Brust — Radikale Mastektomie — Mamma-Carcinom.

230. Der Aufbau der weiblichen Brust nach einseitiger Amastie

W. D. Mühlbauer und K. Wangerin

Abteilung für Plastische und Wiederherstellungschirurgie der Technischen Universität München

Formation of a Breast in Unilateral Amastia

Summary. Unilateral agensis of the female breast, analyzed with reference to 26 cases seen in our own clinic, is recognized as a key symptom of a complex deformity of the upper "Extremitätenknospe" (extremity bud). Degrees of severity are specified and the therapeutic consequences are outlined.

Key words: Unilateral Amastia — Complex Deformity.

Zusammenfassung. Die einseitige Agenesie der weiblichen Brust wurde nach Analyse von 26 eigenen Patienten als Leitsymptom einer komplexen Hemmungsbildung einer oberen Extremitätenknospe erkannt. Ausprägungsformen und Schweregrade werden systematisiert und therapeutische Schlußfolgerungen gezogen.

Schlüsselwörter: Amastie — Extremitätenknospe — Mißbildung.

231. Plastisch-chirurgische Wiederherstellung bei Hautdefekten an der unteren Extremität

G. M. Lösch

Chirurgische Klinik der Medizinischen Akademie Lübeck

Plastic Reconstruction of Skin Defects on the Lower Extremity

Summary. The indications for reconstruction of skin defects on the lower extremities are presented. In 100 cases with 127 skin defects of traumatic genesis, the upper extremity was affected in 52 % and the lower extremity in 41 %.

Key words: Skin Defects on the Lower Extremity — Lower Extremity, Plastic Reconstruction.

Zusammenfassung. Es werden die Indikationen bei der Wiederherstellung von Hautdefekten verschiedener Genese an der unteren Extremität anhand einiger klinischer Beispiele aufgezeigt. Bei 127 traumatischen Hautdefekten war in 52 % die obere und 41 % die untere Extremität befallen.

Schlüsselwörter: Hautdefekte an der unteren Extremität — Plastische Rekonstruktion, untere Extremität.

232. Die Hautzüchtung als Vorbereitung großer infizierter Wundflächen auf freie und gestielte Lappenplastiken

P. Klein

Chirurgische Universitätsklinik Marburg

Skin Cultivation for the Preparation of Large Infected Wound Areas for Free and Pediculated Grafts

Summary. A skin culture which can be used on any infected wound with bad circulation after only a few days of preparation is suitable for the planning and execution of safe final plastic surgery. During the time which would otherwise have to be spent in preparation of a temporary split-skin graft, this process, due to its complete closure of the wound, makes an area absolutely ready to receive transplantation. Thus, for example, a pediculated flap can be planned and prepared at the same time. The rapid provisional covering with skin allows final plastic surgery to be executed much sooner, thereby raising the safety factor.

Key words: Skin Cultivation — Plastic Surgery.

Zusammenfassung. Die Hautzüchtung bietet sich zur Planung und Durchführung einer sicheren und endgültigen Lappenplastik an. Während der Zeit, die sonst zur Vorbereitung einer temporären Spalthautplastik angewendet werden muß, führt dieses Verfahren durch vollständigen Wundschluß zur absolut transplantationsbereiten Empfängerfläche. Gleichzeitig kann z.B. ein gestielter Lappen geplant und vorbereitet werden. Durch die schnelle provisorische Überhäutung wird die Zeit bis zur Durchführung einer endgültigen Lappenplastik hiermit wesentlich verkürzt bei gleichzeitiger Steigerung des Sicherheitsfaktors.

Schlüsselwörter: Hautzüchtung — Lappenplastiken.

233. Spalthaut-Netz-Transplantate als Kontrakturprophylaxe bei Defektwunden über Gelenken

W. Haas, R. Baumeister und H. Bohmert
Chirurgische Universitätsklinik München

Mesh Skin Grafts as a Prophylaxis against Contractures after Defect Wounds over Joints

Summary. Defect wounds over 92 joints on 54 patients were resurfaced with mesh skin grafts. Thirsch grafts often produce dermatogenic contractures due to shrinkage of the graft, but this does not occur with mesh grafts as the elastic parts of the split graft are cut with a mesh dermatome. The advantage of good wound drainage results in an excellent quota of graft takes, even on poor recipient areas or infected or fresh wounds. In none of the cases properly operated on was dermatogenic contracture seen. In functional, esthetic and mechanical respects results were always good.

Key words: Dermatogenic Contracture — Mesh Skin Graft — Defect Wounds over Joints.

Zusammenfassung. Bei 54 Kranken wurden Defektwunden über insgesamt 92 Gelenken durch Spalthaut-Netz-Transplantate gedeckt. Bei Verwendung von Thiersch-Transplantaten kommt es durch primäre Transplantatschrumpfung häufig zu dermatogenen Kontrakturen. Hingegen werden durch das Mesh-Graft-Dermatom die elastischen Anteile des Spalthaut-Transplantats durchtrennt und so die Kontraktur vermieden. Wegen des Vorteils einer guten Wunddrainage durch die Epithellücken wurden auch auf mangelhaft ernährtem Wundboden und bei frischen oder superinfizierten Wunden gute Anheilungsquoten erzielt. In keinem typisch operierten Fall trat eine dermatogene Kontraktur auf.

Schlüsselwörter: Kontrakturprophylaxe — Mesh-Graft.

234. Hauttransplantation mit Nervenanschluß

A. Berger und G. Meissl
Abt. für Plastische und Wiederherstellungschirurgie der I. Chirurg. Universitätsklinik Wien

The Sensitive Full-Thickness Skin Flap

Summary. The sensation recovered is relatively slight in full-thickness grafts and poor in split-skin grafts. Functional recovery is rare. Neurovascular island flaps provide a good degree of sensitivity, but there are problems with coordination. Our experimental and clinical investigations on crossed-finger flaps and full-thickness skin flaps with regional nerves indicate a new method. Anastomosis of the nerve from the flap or graft with the recipient nerve provides good sensitivity without impairment of perception. The functional result is satisfactory.

Key words: Sensitivity — Sensitive Flap — Reconstruction of Nerve.

Zusammenfassung. Nach freier bzw. gestielter Hautverpflanzung stellt sich durch Fasereinsprossung eine gewisse Sensibilität wieder ein. Diese entspricht aber häufig nicht den funktionellen Anforderungen. Hautverpflanzung am Nerv-Gefäßstiel (Insellappen) ist nicht immer möglich. (Koordinationsstörungen.) Es wird über klinische und experimentelle Erfahrungen mit Hauttransplantaten berichtet, bei denen ein Nervenstiel mitverpflanzt und an einen Nerven im Bereiche der Empfängerstelle angeschlossen wurde. Dies ermöglicht eine Wiederherstellung der sensiblen Funktion der Hand.

Schlüsselwörter: Sensibilität — Sensibler Lappen — Nervenwiederherstellung.

235. Freie Muskeltransplantation mit Nervenanschluß

G. Meissl und H. Millesi

Abt. für Plastische und Wiederherstellungschirurgie der I. Chirurg. Universitätsklinik Wien

Transplantation of Muscles with Nerve Anastomosis

Summary. Since publication of the papers by Thomson in 1970, interest in the transplantation of muscles has revived. We have modified the original method of transplantation, and neurotization of muscle is now achieved by means of direct nerve anastomosis. A 7-year-old boy with complete palsy of the right N. facialis sustained at birth is described to illustrate our version of the method. In this case, reconstruction was achieved by means of a muscle graft and nerve anastomosis with the left N. facialis. Clinical and EMG follow-up checks have confirmed a good function of the grafted muscles.

Key words: Muscle Transplantation — Nerve Anastomoses — Cases.

Zusammenfassung. Die freie Muskeltransplantation hat seit den Arbeiten von Thomson 1970 wieder vermehrt Beachtung gefunden. Wir sind dazu übergegangen die Originalmethode bei der Transplantation etwas abzuändern. Die Neurotisation des Muskels erfolgt nun durch direkten Nervenanschluß. Als Beispiel wird ein 7jähriger Patient mit geburtstraumatischer Facialisparese rechts vorgestellt. Die Wiederherstellung erfolgt mit freier Muskeltransplantation und Nervenanschluß vom linken N. facialis. Klinische und EMG-Untersuchungen zeigten die gute Funktion des transplantierten Muskels.

Schlüsselwörter: Muskeltransplantation — Nervenanastomose — Fallbericht.

236. Gewebetransfer durch Mikrogefäßanastomosen

H. Piza-Katzer

Abt. für Plastische und Wiederherstellungschirurgie der I. Chirurg. Universitätsklinik Wien

Tissue Transplantation by Microvascular Anastomosis

Summary. Two cases in which the technique of microvascular surgery was necessary are reported. One entailed the free transplantation of the omentum majus for reconstruction of a skin defect in the calf, and the other the free transplantation of a groin flap for reconstruction of scar tissue in the neck after burning. The importance of a continuous training program in microvascular surgery to the special problems of reconstructive surgery of the skin is pointed out.

Key words: Microvascular Surgery — Free Transplantation of the Omentum — Free Transplantation of the Skin.

Zusammenfassung. Zwei Fälle werden vorgestellt, bei denen mit mikrochirurgischer Technik Gefäße anastomosiert wurden. Eine freie Transplantation eines Teiles des großen Netzes zur Rekonstruktion eines Hautdefektes am Unterschenkel und eine freie Transplantation eines gestielten Haut-Fettlappens der Hüfte zur Rekonstruktion von Narbengewebe am Hals nach Verbrennung. Die Wichtigkeit eines kontinuierlichen Trainingsprogrammes in der Mikrogefäßchirurgie für die plastische und rekonstruktive Chirurgie wird besonders betont.

Schlüsselwörter: Mikrogefäßchirurgie — Freie Netzverpflanzung — Freie Haut-Fettlappentransplantation.

Langenbecks Arch. Chir. 337 (Kongreßbericht 1974)

Samstag, 11. Mai 1974
Kongreßsaal I 8.30—10.00 Uhr

Sektion A: Allgemeine Bauchchirurgie

237. Anwendungsmöglichkeiten des Diatrizoat-Präcipitationstestes in der Abdominalchirurgie

R. Schiessel, K. Dinstl, K. Keminger, G. Lechner und P. Riedl

Chirurgische Universitätsklinik Wien

Application of Diatrizoate Precipitation Test in Abdominal Surgery

Summary. The value of the diatrizoate-precipitation test for the diagnosis of intestinal perforation or suture line disruption was examined in 64 patients by simultaneous X-ray. In 53 cases correlation between the results of the test and the X-ray findings was seen. Of the 11 non-correlating results, 6 cases had negative X-ray but positive test results. Because of the complicated postoperative course (fever, fistula, later positive X-ray), we had to assume anastomotic leakage in these cases. Each of five patients with positive X-ray but negative test results had a spontaneously healing fistula or abscess. The results justify recommendation of the test (a) when X-ray examination is not available, (b) when a patient cannot be moved (intensive care), (c) when there is clinical suspicion of anastomotic leakage when X-ray is negative.

Key words: Emergency Diagnosis — Perforation — Anastomotic Leakage — Intensive Care.

Zusammenfassung. An 64 Patienten wurde durch gleichzeitige Röntgenuntersuchung die Zuverlässigkeit des Diatrizoat-(Gastrografin)-Präcipitationstestes im Harn bei Perforationen und Nahtdehiszenzen überprüft. Ein korrelierendes Ergebnis zwischen Test und Röntgen ergab sich bei 53 Patienten. Von 11 nicht korrelierenden Ergebnissen war bei 6 das Röntgen negativ, der Test aber positiv. Auf Grund des komplizierten postoperativen Verlaufes (Fieber, Fistel, später positives Röntgen) konnte eine röntgenologisch nicht nachweisbare Nahtdehiszenz angenommen werden. Fünf Fälle mit röntgenologisch nachgewiesenem Extravasat waren im Test negativ. Es handelt sich nach dem weiteren Verlauf um spontan heilende Fisteln bzw. Abscesse. Die Ergebnisse lassen den Diatrizoat-Test bei: a) fehlendem Röntgen, b) immobilen Patienten (Intensivpflege), c) bei klinischem Verdacht auf Nahtdehiszenz bei negativem Röntgen, empfehlen.

Schlüsselwörter: Notfalldiagnosticum — Perforation — Nahtdehiszenz — Intensivpflege.

238. Zusammenfassung zum Vortrag nicht eingegangen

239. Zusammenfassung zum Vortrag nicht eingegangen

240. Die Anwendung automatischer Nahtgeräte in der allgemeinen Bauchchirurgie

F. M. Streichen

Montefionre Hospital Pittsburgh, Pennsylvania, U.S.A.

The Use of Autosuture instruments in Abdominal Operations

Summary. We have used autosuture instruments in 378 abdominal operations since 1967. The thin staples used for suturing are made of stainless steel and are available in preloaded, presterilized, disposable cartridges. Each instrument can accomodate a variety of cartridges. So far, we have observed the advantages of minimal tissue trauma, accelerated gastrointestinal function, and shorter duration of operations with the use of these instruments. They have caused a total of 17 (4.5%) nonlethal complications.

Key words: Autosuture — Stainless Steel Staples — Cartridges, Disposable.

Zusammenfassung. Mit Hilfe der semi-automatischen („Auto-Suture") chirurgischen Nahtgeräte haben wir 378 allgemeine Bauchoperationen seit 1967 vorgenommen. Die dünnen Klammern, die zur Gewebenaht gebraucht werden, sind aus nichtrostendem Stahl und sind in austauschbaren, maschingeladenen, sterilen Magazinen vorhanden für schnellen und praktischen operativen Gebrauch. Soweit haben wir größere Schonung der Gewebe, beschleunigte postoperative Organfunktion und Abkürzung der Operationsdauer beobachtet. Die Instrumente sind für 17 (4,5 %) nicht lethale Komplikationen verantwortlich gewesen.

Schlüsselwörter: Auto-Suture — Stahlklammern — Sterile Magazine.

241. Vortrag zurückgezogen

242. Die Spontanremission eines klinisch malignen Phäochromocytoms

C. P. Ehlert und T. Philipp

Chirurgische Universitätsklinik Mainz

Spontaneous Remission of a Clinically Apparent Malignant Pheochromocytoma

Summary. An excessively high secretion of catecholamines (10 times the normal amount), the loss of the A. coeliaca, and the inoperable nature of a pheochromocytoma all seemed to indicate that the growth was malignant. Postoperative rises in the levels of transaminases etc. were interpreted as a sign of metastasis in the liver. The malignancy was later questioned due to a spontaneous clinical remission beginning two years ago (the patient is quite capable of his work as a car mechanic). Follow-up angiography confirmed progressive expansive growth of the tumor, however, as the examination revealed the loss of the right kidney.

Key words: Pheochromocytoma — Malignancy.

Zusammenfassung. Die auf das 10fache gesteigerte Katecholaminausscheidung, der Abbruch der A. coeliaca und seine Inoperabilität ließen ein Phäochromocytom als maligne erscheinen. Eine postoperativ auftretende Transaminasenerhöhung usw. wurde als Lebermetastasierung gedeutet. Die seit 2 Jahren bestehende Spontanremission (der Patient ist als Kraftfahrzeugmechaniker wieder voll arbeitsfähig!) ließen die Malignität anzweifeln. Eine Kontrollangiographie bestätigte jedoch durch den Ausfall der rechten Niere das fortschreitende expansive Wachstum des Tumors.

Schlüsselwörter: Phäochromocytom — Dignitätsbestimmung.

243. Chirurgische Erfahrungen
mit der angiographischen Diagnostik endokriner Tumoren

S. Kügler, H. Wehling und E. Farthmann

Chirurgische Universitätsklinik Hamburg

Surgical Results in Angiographic Diagnosis of Endocrine Tumors

Summary. Diagnosis and localization of tumors of the endocrine system are possible when superselective angiographic methods are applied. Better operative procedures minimize the risk associated with surgery. In pancreatic, adrenal and parathyroid tumors the angiographic diagnosis was correct in 90% of cases.

Key words: Tumors of Endocrine System — Angiographic Localization.

Zusammenfassung Lokalisation des Tumors und Sicherung der Diagnose ist durch superselektive Angiographie möglich. Damit werden verstümmelnde Operationen vermieden. Durch bessere operative Taktik wird das Operationstrauma und -risiko gemindert. Bei Pankreas-(Insulinom/Gastrinom), Nebennieren- (Cushing, Phäochromocytom) und Epithelkörperchentumoren waren Lokalisation und Diagnose in 90% richtig.

Schlüsselwörter: Angiographie — Endokrine Tumoren — Lokalisation.

244. Grenzen und Gefahren der Lokalisationsdiagnostik
beim primären Hyperparathyreoidismus

M. Rothmund und H. Brünner

Chirurgische Universitätsklinik Mainz

Methods for the Localization of Parathyroid Tumors: a Critical Review

Summary. Parathyroid tumors can be localized by radioisotope techniques, by the stratigraphic technique of pneumo-mediastinum, by selective arteriography and venography and by the measurement of immunoreactive parathyroid hormone in blood samples obtained from the venous system of the neck. The hormonal "hot spot" indicates the location of the tumor. The technique was successfully used in four of six patients. Selective arteriography was accompanied by disturbances of arterial circulation of the brain in three of seventeen patients.

Key words: Parathyroid Tumors — Localization — Immunoreactive Hormone.

Zusammenfassung. Zur präoperativen Lokalisationsdiagnostik von Epithelkörperchentumoren beim primären Hyperparathyreoidismus sind folgende Verfahren brauchbar: Die Szintigraphie mit Selenmethionin, das Pneumomediastinum, Arteriographie und Venographie, sowie die gezielte Entnahme von Blutproben aus verschiedenen Stellen in den Halsvenen und die Bestimmung von Parathormon in ihnen. Die höchsten Werte weisen auf die Lokalisation des Tumors hin. Die Methode war bei vier von sechs bisher untersuchten Patienten erfolgreich.

Schlüsselwörter: Epithelkörperchen — Lokalisationsdiagnostik — Parathormonbestimmung.

245. Ist die hyperbare Oxygenation ein Fortschritt in der Therapie des Gasödems?

H. Schott

Chirurgische Universitätsklinik Würzburg

Is Hyperbaric Oxygenation a Step Forward in the Treatment of Gas Gangrene?

Summary. Thirty-eight patients with gas gangrene received a combined treatment with surgery, hyperbaric oxygen and antibiotics. Of these, 14 died of the gas gangrene itself and 5 died of complications related to the infection. In 15 of the 19 survivors extremities had to be amputated. Our own experience with 118 patients in whom gas gangrene was suspected suggests that the primary surgical procedure is of paramount importance for diagnosis and therapy. Hyperbaric oxygenation alone cannot control gas gangrene.

Key words: Gas Gangrene — Hyperbaric Oxygenation.

Zusammenfassung. 38 Gasödem-Patienten wurden kombiniert mit chirurgischer Intervention, hyperbarer Oxygenation und Antibiotica behandelt. 14 starben unmittelbar am Gasödem, 5 an mittelbaren Komplikationen. Bei 15 der 19 Überlebenden mußten Gliedmaßen amputiert werden. Nach den eigenen Erfahrungen an 118 mit der Verdachtsdiagnose Gasödem zugewiesenen Patienten ist eine primäre chirurgische Intervention für Diagnostik und Therapie unerläßlich. Mit der hyperbaren Oxygenation allein kann ein fortgeschrittenes Gasödem nicht beherrscht werden.

Schlüsselwörter: Gasödem — Hyperbare Oxygenation.

IV. Forum

Die Vorträge F1 bis F77 liegen als gesonderter Band vor im „Chirurgisches Forum 1974 für experimentelle und klinische Forschung", Langenbecks Archiv für Chirurgie, Supplement 1974, das im April 1974 ausgeliefert worden ist.

Langenbecks Arch. Chir. 337 (Kongreßbericht 1974)

V. Filme

246. Operationsverfahren und Verlauf nach Totalersatz des Herzens durch künstliche Herzpumpen

E. S. Bücherl

Chirurgische Universitätsklinik und Poliklinik, Klinikum Westend der Freien Universität Berlin

Surgical Technique of and Course after Total Replacement of the Heart with Artificial Blood Pumps

Summary. The film underlines the significance of research in the field of cardiac and circulatory assistance with reference to cases of cardiac death. The surgical technique of total heart replacement with two blood pumps is shown. The film closes with a view of the laboratory, showing an animal with an artificial heart eating and standing. It also shows several continuously recorded parameters.

Key words: Total Cardiac Replacement — Artificial Blood Pumps.

Zusammenfassung. Der Film unterstreicht anhand der Herztodesfälle die Bedeutung der Forschung auf dem Gebiet der Herz-Kreislauf-Unterstützung und zeigt dann die operative Technik beim Totalersatz des Herzens durch zwei Blutpumpen. Er schließt mit einer Laboratoriumsübersicht, im Mittelpunkt mit dem stehenden und nahrungsaufnehmenden Versuchstier, mit künstlichem Herzersatz und Darstellung einiger fortlaufend aufgezeichneter Meßgrößen.

Schlüsselwörter: Herztotalersatz — Blutpumpen.

247. Erfolgreiche Resektion eines traumatischen Aneurysma des linken Ventrikels

B. Hasper, P. Hassenstein, D. Kies und W. Schmitz

Chirurgische Universitätsklinik Heidelberg

Successful Resection of a Traumatic Aneurysm of the Left Ventricle

Summary. An aneurysm of the left ventricle that led to intermittent systolic obstruction of a branch of the left coronary artery was revealed by angiographic studies in a 26-year-old locksmith. Because of severe Angina pectoris, which started suddenly $6^1/_2$ weeks after a blunt chest injury, he was readmitted to the hospital. The aneurysm was resected successfully with the aid of cardiopulmonary by-pass. Postoperative coronary angiography showed normal flow in the previously intermittently obstructed branch of the left coronary artery.

Key words: Resection of Aneurysm of the left Ventricle — Blunt Chest Trauma — Coronary Angiography — Intermittent Obstruction of Coronary Artery.

Zusammenfassung. Ein Aneurysma des linken Ventrikels verursachte einen intermittierenden systolischen Verschluß eines Astes der linken Coronararterie bei einem 26 jährigen Bauschlosser. Er wurde $6^1/_2$ Wochen nach stumpfem Thoraxtrauma wegen plötzlicher starker pektangionöser Beschwerden in die Klinik wieder aufgenommen. Das Aneurysma wurde mit Hilfe der Herz-Lungenmaschine erfolgreich reseziert. Postoperativ war der Coronararterienast systolisch und diastolisch frei durchgängig.

Schlüsselwörter: Ventrikelaneurysmaresektion — Stumpfes Thoraxtrauma — Coronarographie — Intermittierender Coronarverschluß.

248. Biomechanik des Beins in der Skitraumatologie

E. Asang

München

Biomechanics of the Leg in Ski-ing Traumatology

Summary. Methods of measuring the individual injury thresholds of the human leg are described and qualitative and quantitative results of static and dynamic loading of the tibia in foreward, backward and torsional directions and of combined loading (bending and twisting) are given, together with those of electronic measurement of muscle forces combined with electromyograms and telemetric field measurements of steering and disturbing forces in Alpine ski-ing. Individual protection of the skiers by the application of a useful injury prevention program is discussed, as are the applied biomechanics of ski-ing traumatology.

Key words: Loading Limits of the Human Tibia — Muscle Forces of the Leg — Downhill Forces in Alpine Ski-ing — Injury Prevention in Ski-ing.

Zusammenfassung. Untersuchungsmethodik der individuellen Verletzungsgrenzen des Beins. Qualitative und quantitative Ergebnisse statischer und dynamischer Belastungen der Tibia in frontaler, dorsaler und Drehrichtung sowie kombinierter Biege- und Drehbelastungen, elektronischer Messungen der Muskelkräfte mit EMG-Ableitungen und telemetrischer Bestimmung der Steuer- und Störkräfte beim alpinen Skilauf. Praktischer Verletzungsschutz beim Skisport durch Voraussage der individuellen Verletzungsgrenzen: Risikominderung des typischen Unterschenkelbruches um 92% im Großversuch bei 8000 Skifahrern.

Schlüsselwörter: Tibia: Belastungsgrenzen — Bein: Muskelkräfte — Alpiner Skilauf: Fahrkräfte — Skisport: Individueller Verletzungsschutz.

249. Die Verriegelungsnagelung des Oberschenkels

W. D. Schellmann und K. Klemm

Berufsgenossenschaftliches Unfallkrankenhaus Frankfurt am Main

Osteosynthesis of the Femur with the Interlocking Nail

Summary. The interlocking nail with transverse perforations for the insertion of locking bolts widens the indications for intramedullary nailing to include (a) comminuted fractures of the femur, (b) shaft fractures of the femur close to the joints, (c) pseudoarthroses of the femur, including infected pseudoarthroses and pseudoarthroses with defect, and (d) lengthening osteotomies of the femur.

Key words: Interlocking Nail — Comminuted Fractures of Femur — Pseudoarthroses of Femur — Lengthening Osteotomies of Femur.

Zusammenfassung. Gegenüber dem konventionellen Marknagel weist die Verriegelungsnagelung Querbohrungen auf, die zur Erzielung zusätzlicher Stabilität mit Gewindebolzen besetzt werden. Die Verriegelung des Marknagels ermöglicht eine Ausweitung der Indikationen für die Nagelosteosynthese auf

a) Trümmerbrüche des Oberschenkelschaftes,

b) Gelenknahe Oberschenkelschaftsbrüche,

c) Pseudarthrosen am Oberschenkel einschließlich der infizierten und der Defektpseudarthrosen,

d) Verlängerungsosteotomien des Oberschenkels.

Schlüsselwörter: Verriegelungsnagel — Oberschenkeltrümmerbrüche — Oberschenkelpseudarthrosen — Verlängerungsosteotomien.

250. Schwimmprothesen bei Doppelamputierten

W. Dürr und B. Petracic

Unfallchirurgische Abteilung am Krankenhaus Evangelisches Stift St. Martin, Koblenz

Prosthesis for Use during Swimming after Bilateral Leg Amputation

Summary. After amputation of both legs, patients tend to obesity, bowel movement disorders and muscular atrophy of the abdominal wall and the stumps. The newly developed prosthesis enables the patient to train these muscles more easily without the help of other persons while swimming at a fairly high speed. The individually fitted prosthesis is held in place by suction. It can be adapted for different styles of swimming. The film demonstrates the use and advantages of the new device.

Key words: Prosthesis — Amputation at Thigh, Bilateral — Rehabilitation.

Zusammenfassung. Die Oberschenkeldoppelamputierten sind lebenslang an ihren Rollstuhl gebunden. Dadurch kommt es zur Atrophie der Stumpf- und Bauchmuskulatur, zu Beugekontrakturen im Hüftgelenk und Neigung zu Übergewicht. Mit Entwicklung der Schwimmprothese wird eine Kräftigung der Stumpf- und Bauchmuskulatur und eine Behandlung der Beugekontraktur erreicht. Die Prothese hat einen Köcher und Flossen mit verstellbaren Gelenken, so daß die Prothese bei verschiedenen Schwimmarten individuell angepaßt werden kann. Am Stumpf wird die Prothese durch Saugprinzip festgehalten. Im Film wird die Anwendung der Prothese dargestellt.

Schlüsselwörter: Prothetik — Doppeloberschenkelamputierte — Krankengymnastik — Rehabilitation.

251. Schädigungen der Endstrombahn im Mesenterium des Kaninchens nach Darmstrangulation

J. Eisenbach, J. Bereiter-Hahn und H. Heine

Chirurgische Universitätsklinik Frankfurt am Main

Lesions of the Microcirculation of the Mesentery of Rabbit after Strangulation of the Small Intestine

Summary. Changes in the microcirculation of the mesentery of rabbit after ischemia of 45 min duration are demonstrated by capillary cinematography. Diapedesis of red blood cells, interstitial edema, and swelling of endothelial cells in the postcapillary vessels are the most frequent indications of damage observed. Intravenous injection of black ink can be used to show that the damage to endothelial cells starts in the venules. Most of the capillary lesions can be avoided by intravenous injection of Trasylol® (100000 KIU) before the application of a tourniquet. Almost the same effect is achieved if Trasylol® is injected 15 min before release of the circulation.

Key words: Microcirculation — Postischemia — Trasylol.

Zusammenfassung. Capillarkinematographisch werden die Veränderungen der Endstrombahn des Mesenteriums von Kaninchen nach einer Ischämiedauer von 45 min demonstriert. Diapedeseblutungen, interstitielles Ödem und Endothelzellschwellungen in postcapillären Gefäßen stehen im Vordergrund. Durch Tusche-Injektion kann gezeigt werden, daß der Endothelzellschaden in den Venolen beginnt. Durch i.v. Injektion von Trasylol (100000 KIE) lassen sich die genannten Schäden weitgehend vermeiden, wenn die Applikation vor Anlegen des Tourniquets erfolgt. Der annähernd gleiche Effekt tritt auch dann noch ein, wenn den Tieren Trasylol 15 min vor Lösen des Tourniquets injiziert wird.

Schlüsselwörter: Mikrozirkulation — Postischämie — Trasylol.

252. Oesophagustotalresektion mit Colonzwischenschaltung in einem Akt

A. Zängl und H. Briem

II. Chirurgische Abteilung der Landeskrankenanstalten Salzburg

Total Esophageal Resection with Interposition of the Colon in a Single Operation

Summary. In order to improve the hitherto disappointing results of excisional therapy and to spare patients the ordeal of a multiple-stage procedure, total resection of the esophagus and interposition of the left half of colon is now carried out in a single operation. In addition to surgery, pre- and postoperative irradiation is applied and the antitumor antibiotic Bleomycin is given.

Key words: Esophageal Cancer — Colon Interposition — Irradiation — Bleomycin Therapy.

Zusammenfassung. Um eine Verbesserung der bislang dürftigen Ergebnisse der Chirurgie des Speiseröhrenkrebses zu erzielen und um den Patienten die Unannehmlichkeit eines mehrzeitigen Eingriffes zu ersparen, wird als flankierende Maßnahme die prä- und postoperative Tele-Kobalt-Therapie in einer Dosis von 6000 r durchgeführt und außerdem das Antitumor-Antibioticum Bleomycin angewendet. Der Totalexstirpation wird im gleichen Akt die Interposition der linken Colonhälfte hinzugefügt.

Schlüsselwörter: Oesophagus-Carcinom — Colon-Zwischenschaltung — Strahlentherapie — Bleomycinbehandlung.

253. Der Rectum-Resektor

F. W. v. Ungern-Sternberg, H. Geister und G. Hancken

Chirurgische Klinik an den Städtischen Krankenanstalten Stade

The Rectal Resector

Summary. The film illustrates a new operation, rectal electroresection with the aid of a water rinse. This method is basically similar to the electroresection technique use in urology.

The rectal ampulla is filled with water. Using a specially constructed instrument, the rectal resector, the surgeon can perform complete resection of polyps and small tumors under a steady stream of rinsing water. The instrument also allows the surgeon to observe the operation. Bleeding is subsequently stopped by electrocoagulation. The resector is manufactured by Winter & Ibe, Hamburg.

Key words: Rectal Resector — Electroresection, Rectal.

Zusammenfassung. Der Film zeigt ein neues Operationsverfahren, die Elektroresektion im Rectum mit Hilfe einer Wasserspülung. Das Verfahren ähnelt im Prinzip der bekannten Elektroresektion in der Urologie. Die Ampulle des Rectums wird mit Wasser aufgefüllt, dann unter Sicht mit einem eigens konstruierten Instrument, dem Rectum-Resektor, unter einem ständigen Spülstrom Polypen und kleinere Tumoren vollständig reseziert. Die Blutstillung erfolgt anschließend durch Elektrokoagulation.
Hersteller des Rectum-Resektors: Fa. Winter & Ibe, Hamburg.

Schlüsselwörter: Rectum-Resektor — Wasserelektroresektion im Rectum.

254. Eine Methode der Reduktionsmammaplastik

H. Höhler

Klinik für Plastische und Wiederherstellungschirurgie St. Markus-Krankenhaus Frankfurt

A Method of Reduction Mammaplasty

Summary. A method of performing reduction mammaplasty in a single session with a vertical mamillary flap is shown, which has the following advantages: (1) It is suitable for nearly all deformities and for all hypertrophies and ptoses of the female breast; (2) It guarantees optimal safety for both patient and surgeon; (3) The shape can be adapted to the patient's wishes and can be varied, if necessary, at any stage of the operation; (4) The position of the nipples is not predetermined, but is decided according to the shape and the level of the inframammary fold at the end of the operation; (5) The possibility of lactation is preserved, except after free nipple transplantation; (6) Sensitivity of the nipples returns to normal very soon after the operation. The method has been applied in our clinic in more than 700 cases.

Key words: Reduction Mammaplasty — Mammaplasty — Mammaplasty, One-Stage.

Zusammenfassung. Es wird eine einzeitige Methode der Reduktionsmammaplastik vorgestellt. Die Vorteile dieser Operationsmethode sind: 1. Sie ist für fast alle Deformitäten, besonders für alle Hyperplasien, auch in ihren schwersten Formen, und für alle Ptosen der weiblichen Brust geeignet. 2. Sie bietet ein Optimum an Sicherheit für die Patientin wie auch für den Chirurgen. 3. Während der ganzen Operation kann die Form und Größe der Brust geändert werden, so daß dem Wunsche der Patientin nach einer runden oder spitzen, kleinen oder größeren Brust ohne Schwierigkeiten entsprochen werden kann. 4. Die Position der Mamille wird nicht vorausbestimmt, sondern der neuen Form der Brust angepaßt und erst am Ende der Operation in Relation zur Inframammarfalte an die optimale Stelle gebracht. 5. Die Stillfähigkeit und die Sensibilität der Brustwarze bleiben erhalten.
Diese Methode wurde an unserer Klinik in über 700 Fällen durchgeführt.

Schlüsselwörter: Reduktionsmammaplastik — Mammaplastik — Einzeitige Reduktionsmammaplastik.

255. Wiederherstellung der Lidfunktion
bei Facialisparese durch Dauermagneten

W. D. Mühlbauer

Abteilung für Plastische und Wiederherstellungschirurgie der Technischen Universität
München

Restoration of Eyelid Function with Permanent Magnets in Facial Palsy

Summary. The film presents a method of restoring a dynamic eyelid sphincter by means of
the implantation of small permanent magnetic rods for the correction of paretic lagophthalmos
in facial palsy.

Key words: Facial Palsy — Palpebral Magnets.

Zusammenfassung. Durch Implantation von zwei Dauermagnetstäbchen in das Ober- und
Unterlid wird ein dynamisch wirkender Lidsphincter wiederhergestellt zur Korrektur des paretischen Lagophthalmus bei Facialisparese.

Schlüsselwörter: Facialisparese — Lidmagneten.

256. „Rasterkleben", eine neue Methode
der chirurgischen Gewebevereinigung
I. Hauttransplantation

R. Gottlob, H. Bruck und G. Meissl

I. Chirurgische Universitätsklinik Wien

Grid Adhesion, a New Method of Achieving Surgical Tissue Union
I. Skin Transplantation

Summary. The conventional application of the cyanoacrylate tissue adhesives does not
bring about any genuine tissue union. The adhesives form long-lasting barriers that are imper-
meable to newly formed vessels. The adhesive was therefore applied in the form of a grid. A
teflon roller was used to paint 12—16 droplets per cm^2 on the wound, and the graft was
attached immediately after wards. Firm adhesion of the graft resulted. The strength of adhesion by far surpassed the strength of bonding by newly formed fibrin. The method was applied
in animal experiments and in human patients. The firm adhesion allows open-wound treatment of large skin defects.

Key words: Grid Adhesion — Tissue Adhesives — Surgical Tissue Union — Skin Grafting.

Zusammenfassung. Echte Gewebevereinigungen, wie sie seit über 2000 Jahren mit Nadel-
und Faden erzielt werden, konnten durch Klebstoffe aus der Cyanoacrylatreihe bisher nicht
erzielt werden, da der Klebstoff eine dauerhafte Barriere bildet, durch die Gefäße nicht
durchwachsen können. In Experimenten wurde eine echte Gewebevereinigung durch raster-
förmiges Aufwalzen des Klebstoffes (12—16 Tröpfchen/cm^2) erreicht. Die Methode wurde
auch klinisch bei der Hauttransplantation angewandt. Die Transplantate können direkt auf
die Unterlage geklebt werden. Die feste Haftung ermöglicht eine offene Wundbehandlung bei
großflächigen Defekten.

Schlüsselwörter: Rasterkleben — Gewebekleber — Gewebevereinigung — Hauttransplantation.

Langenbecks Arch. Chir. 337 (Kongreßbericht 1974)

VI. Wissenschaftliche Ausstellung

257. Mikrogefäßchirurgische Methoden an der Ratte

G. Dostal, H. Löbermann und J. Medrano

Chirurgische Klinik des Universitätsklinikums der Gesamthochschule Essen

Microvascular Methods in Rat

Summary. The value of microvascular methods for the study of numerous problems under standardized experimental conditions in rat has been well documented. The great variety of possible applications of these methods is demonstrated. The authors have performed cavaportal and renoportal end-to-side anastomoses and renal transplantations with renocaval and renoportal anastomoses. These operations are demonstrated with illustrations and photographs of the operative site.

Key words: Microsurgery — Methods in Experimental Animals.

Zusammenfassung. Die Bedeutung mikrogefäßchirurgischer Methoden bei der Ratte zur Bearbeitung zahlreicher pathophysiologischer Fragestellungen unter standardisierten Bedingungen ist vielfach dokumentiert. Ziel der Ausstellung war es, die vielfältigen Anwendungsmöglichkeiten dieser Methoden darzustellen. Von den Autoren wurden cavoportale und renoportale End-zu-Seit-Anastomosen sowie Nierentransplantationen mit renocavalen und renoportalen Anastomosen durchgeführt. Sie wurden anhand graphischer Darstellungen und Situsbilder demonstriert.

Schlüsselwörter: Mikrogefäßchirurgie — Methoden im Tierversuch.

258. Computer-gestützte Krankenüberwachung

W. P. Klövekorn, S. Hagl, H. Meisner, N. Mendler, S. Paek, E. Struck
und F. Sebening

Deutsches Herzzentrum München

Computer-Assisted Patient Monitoring

Summary. Modern methods of medical intensive care have caused a steady increase in the amount of hemodynamic data and laboratory values generated per patient and unit of time. Acquisition, display and evaluation of these data require a considerable amount of time and man-power. A computer (Siemens 404/3) with very fast and nearly unlimited storage and calculation capacity is being used in the cardiology center in Munich to investigate to what extent and in what ways electronic data processing can be used in medicine.

Key words: Patient Monitoring — Computer — Electronic Data Processing.

Zusammenfassung. Moderne Methoden der medizinischen Intensivüberwachung haben dazu geführt, daß pro Patient und Zeiteinheit eine stetig wachsende Anzahl von Meß- und Laborwerten anfällt. Die Dokumentation und Verarbeitung dieser Werte ist mit einem erheblichen Aufwand an Arbeitskräften und Zeit verbunden. Mittels Computer (Siemens 404/3), der in kürzester Zeit eine nahezu unbegrenzte Anzahl von Daten speichern und verarbeiten kann, wird im „Deutschen Herzzentrum München" untersucht, inwieweit und in welchen Bereichen die elektronische Datenverarbeitung für die Medizin nutzbar gemacht werden kann.

Schlüsselwörter: Intensivüberwachung — Computer — Elektronische Datenverarbeitung.

259. Winkelosteotomie bei Oberarmstümpfen

E. Marquardt und G. Neff

Heidelberg

Angulation Osteotomy of Above-Elbow Stumps

Summary. Angulation osteotomy is necessary when above-elbow stumps are to be fitted with prostheses without shoulder suspension (open splint construction for long stumps, plastic socket for medium-length stumps). The advantages are direct transfer of the total range of motion of the shoulder joint and of the shoulder girdle to the prosthesis, in children, the avoidance of reamputation due to overgrowth, and preserved touch sensation of the end of the stump due to open splint construction.

Key words: Angulation Osteotomy — AE Stumps — Free Shoulder Motion.

Zusammenfassung. Operative Winkelbildung am distalen Humerusstumpf zur Versorgung mit schulterfreier Oberarmprothese (offene Schienenkonstruktion bei langen Stümpfen, Gießharzköcher bei mittellangen Stümpfen).

Vorteile gegenüber bisheriger Versorgung: direkte Übertragung der vollen Beweglichkeit des Schultergelenkes und des Schultergürtels auf die Prothese; beim Kind Vermeidung der Reamputation bei drohender Durchspießung, bei offener Schienenkonstruktion Stumpfende zum Tasten frei.

Schlüsselwörter: Winkelosteotomie — Humerusstümpfe — Freie Schulterbewegungen.

260. Angiographische Diagnostik bei der akuten gastrointestinalen Blutung

H. Wehling, H. Eichfuß und N. Soehendra

Chirurgische Röntgenabteilung des Universitäts-Krankenhauses Eppendorf

Angiographic Diagnosis of acute Gastrointestinal Bleeding

Summary. Selective angiography has brought about new diagnostic possibilities in acute massive gastrointestinal bleeding. The site can be angiographically located when the contrast medium appears from the vessels and gathers in the lumen of the alimentary tract. Localization enables the surgeon to adopt an adequate and cautious procedure. The advantages of angiography are that the size of the bleeding defect is unimportant, the cooperation of the patient is not necessary, and if the alimentary tract is full of blood and food remains this does not impair the procedure.

Key words: Selective Angiography — Acute Massive Gastrointestinal Bleeding.

Zusammenfassung. Die selektive viscerale Angiographie hat bei der akuten massiven Magen-Darmblutung neue diagnostische Möglichkeiten gebracht. Eine Blutungsquelle läßt sich angiographisch dadurch nachweisen, daß das Kontrastmittel aus dem Gefäß austritt und als Extravasat im Lumen des Magen-Darmkanals nachweisbar wird. Der Nachweis der Quelle und damit die Blutungslokalisation ermöglichen dem Chirurgen ein gezieltes und schonendes Vorgehen. Von großem Vorteil bei der Angiographie ist, daß die Größe des blutenden Defektes unwichtig, die Mitarbeit des Schwerkranken nicht notwendig und ein mit Blut und Nahrungsmitteln gefüllter Magen-Darmkanal nicht störend sind.

Schlüsselwörter: Selektive Angiographie — Massive gastrointestinale Blutung.

261. Organgewinnung und Organkonservierung

J. Medrano, F. Beersiek, G. Dostal und H. G. Hartmann

Chirurgische Klinik des Universitätsklinikums der Gesamthochschule Essen

Removal and Storage of Organs for Transplants

Summary. Kidney transplantation is an essential complement to chronic dialysis, but the frequency of transplantation is very low in the Federal Republic of Germany. One reason is the shortage of donor organs. The exhibition demonstrates the method of organ exstirpation and preservation of the organs as well as describing the necessary administrative measures: A list of the transplantation centres in the Federal Republic of Germany is given to encourage other clinics to become involved in kidney transplant operations.

Key words: Kidney — Organ Preservation — Transplantation.

Zusammenfassung. Die Nierentransplantation ist eine wesentliche Ergänzung der Dauer-dialysebehandlung geworden. In der Bundesrepublik Deutschland ist die Transplantations-frequenz jedoch sehr niedrig. Dies ist unter anderem auf den Mangel an Spenderorganen zu-rückzuführen. Die Ausstellung hatte zum Ziel, die Methodik der Organentnahme und der Organkonservierung sowie die notwendigen organisatorischen Maßnahmen aufzuzeigen. Die in der BRD aktiven Transplantationszentren wurden aufgeführt, um die Beteiligung anderer Kliniken an der Transplantationschirurgie anzuregen.

Schlüsselwörter: Niere — Organkonservierung — Transplantation.

262. Ein neuer endotrachealer Tubus mit minimalem Totraum

P. Krueger, U. Pfeiffer und W. Tölle

Institut für Experimentelle Chirurgie der Technischen Universität München

A New Endotracheal Tube with a Minimal Dead Space

Summary. The purpose of this system is to reduce the dead space and resistance to air flow in the tube and thereby the respiratory work to a minimum, particularly in premature babies and infants under one year. Systems available hitherto have a relatively large dead space, which must be compensated by hyperventilation. However, higher respiratory rates increase ventilation of the dead space. The present system can be applied in semi-closed or closed circuits, and allow adequate monitoring of the pulmonary ventilation. This is achieved by separation of the exspiratory and inspiratory ducts as far as the vocal cords.

Key words: Anaesthesia of Premature Babies — Anaesthesia of Small Animals — Tube.

Zusammenfassung. Das System dient der Reduzierung von Totraum, Atemarbeit und Tu-buswiderstand auf ein Minimum — vorwiegend bei Früh-, Neugeborenen und Säuglingen bis zu einem Jahr. Die bisher bekannten Systeme haben einen relativ großen Totraum, welcher durch Hyperventilation kompensiert werden muß. Durch Erhöhung der Atemfrequenz kommt es jedoch zu einer vermehrten Totraumventilation. Das vorgestellte System wird im halb-geschlossenen oder geschlossenen Kreissystem eingesetzt und ermöglicht eine ausreichende Kontrolle der Lungenventilation. Dies wird gelöst durch Trennung von Exspirations- und Inspirationsschenkel bis zur Stimmritze.

Schlüsselwörter: Säuglingsanaesthesie — Labortieranaesthesie — Tubus.

263. Gasödem — Klinische Erfahrungen mit 118 zur hyperbaren Oxygenation zugewiesenen Patienten

H. Schott und J. Wolter

Chirurgische Universitätsklinik Würzburg

Gas Gangrene: Clinical Experience with 118 Patients Transferred for Hyperbaric Oxygenation

Summary. In 118 patients in whom gas gangrene was suspected, this diagnosis was only correct in 38 (32.2%). Other diseases important in the differential diagnosis and the authors' program of therapy are described. The primary surgical procedure is of greatest importance for the diagnosis and more important than hyperbaric oxygenation in the treatment. Hyperbaric oyxgenation alone cannot control progressing gas gangrene. The results of therapy are presented.

Key words: Gas Gangrene.

Zusammenfassung. Bei 118 mit der Verdachtsdiagnose Gasödem zugewiesenen Patienten war diese Diagnose nur in 38 Fällen (32,2%) richtig. Darstellung der differential-diagnostisch wichtigen Krankheitsbilder und des nach den eigenen Erfahrungen richtigen Therapieplanes. Eine primäre chirurgische Intervention ist für die Diagnostik unerläßlich und hat in der Therapie Vorrang vor der hyperbaren Oxygenation. Mit dieser allein kann ein fortgeschrittenes Gasödem nicht beherrscht werden. Behandlungsergebnisse.

Schlüsselwörter: Gasödem.

264. Die Photographie in der Medizin — heute

H. Kramer, J. Matthes und H. Terporten

Chirurgische Universitätsklinik Heidelberg

Photography in Medicine

Summary. The exhibition material (1.40 × 11.00 m) is presented in three sections. The first section contains reproductions of old photographic material. It is shown that soon after the invention of photography by Daguerre and Niépée it was introduced for documentation in several hospitals.

The second section shows new methods in medical photography and the production of pictures. The third section demonstrates the daily routine of the photographic laboratory of a surgical hospital.

Key words: Photography in Medicine.

Zusammenfassung. Die Ausstellung (in der Größe von 1,40 × 11,0 m) ist in drei Abschnitte unterteilt. Im ersten Drittel werden Reproduktionen von alten Aufnahmen gezeigt. Dabei wird deutlich, daß schon bald nach der Erfindung der Photographie durch Daguerre u. Niépée diese neue Kunst in verschiedenen Krankenhäusern zur Dokumentation eingesetzt wurde.

Im mittleren Teil werden die neuesten Möglichkeiten in der medizinischen Photographie gezeigt und deren Herstellung der Aufnahmen erklärt.

Der dritte Abschnitt zeigt an Bildbeispielen die täglich anfallende Arbeit der Fotoabteilung in einer Chirurgischen Klinik.

Schlüsselwörter: Photographie in der Medizin.

265. Methoden zur Erfassung reparativer Vorgänge an Hautwunden

P. Krueger, W. Erhardt, W. Heinkelmann und O. Petrowicz

München

Methods for Measuring Reparative Processes in Skin Wounds

Summary. Standardized punch-hole wounds were produced on the dorsal skin of rats to measure wound-healing processes. Two methods were used:

1. Photographic Method. The original wound area is compared to the wound areas on days 3, 6, and 9 and the differences are statistically evaluated. This model allows the study of the effect of Kallikrein on the healing process.

2. Thermographic Method. Isothermic regions are measured in three circular zones of the wound. The most peripheral zone equals 0; the total wound temperature on days 3, 6, and 8 is compared to this value and the results are subjected to statistical analysis.

Key words: Wound Healing — Measurement of Wounded Areas — Thermography — Kallikrein.

Zusammenfassung. An standardisierten Stanzwunden in der Rückenhaut der Ratten werden zwei Methoden zur metrischen Erfassung von Wundheilungsvorgängen dargestellt.

1. Photographische Methode: Auf die Wundfläche vom 0 Tag = 100% werden diejenigen des 3., 6. und 9. Tages bezogen und statistisch berechnet. Beispiel: Versuchsreihe über wundverkleinernde Wirkung von Kallikrein®.

2. Thermographische Methode: Vermessung der Isothermen in drei Kreiszonen der Wundfläche. Äußere Kreiszone = 0 — darauf Bezugnahme der Gesamtwundtemperatur am 3., 6. und 8. Tag und statistische Berechnung.

Schlüsselwörter: Wundheilung — Wundflächenvermessung — Thermographie — Kallikrein®.

266. Die Malabsorption als chirurgische Therapie der extremen Fettsucht

B. Husemann

Erlangen

Malabsorption as a Surgical Therapy for Extreme Obesity

Summary. Because of the poor effect of internal therapy of extreme obesity, the jejuno-ileal bypass is being used with increasing frequency. The malabsorption brings about a good weight loss and normalizes the fat and carbohydrate intolerance. Complications are rare under medical supervision. Age over 50 years and absence of cooperation contraindicate this operation. The long-term effect is dependent on the patient himself; he must learn to reduce his calorie intake and to adopt new habits.

Key words: Obesity — Jejuno-Ileal Shunt — Malabsorption.

Zusammenfassung. Wegen des geringen Dauererfolgs der konservativen Therapie der extremen Fettsucht wird die sog. Dünndarmausschaltungsoperation in Form der Jejuno-ileostomie mit 20 cm Jejunum und 20 cm unterem Ileum häufiger angewandt. Die Malabsorption führt zur Gewichtsabnahme, Fetthaushalt und Kohlenhydratintoleranz normalisieren sich. Komplikationen sind selten. Als Kontraindikationen gelten ein Alter über 50 Jahren und eine mangelnde Bereitschaft zur Kooperation. Der Langzeiterfolg hängt entscheidend vom Patienten selbst ab: Er muß lernen, eine vernünftige Lebensweise zu führen.

Schlüsselwörter: Fettsucht — Dünndarmausschaltung — Malabsorption.

267. Herkunft und prospektive Potenz der Zellen des Makrophagensystems

L.-D. Leder und A. Thiede

Pathologisches Institut und Chirurgische Universitätsklinik Kiel

Origin and Developmental Capacities of the Cells of the Macrophage System

Summary. Monocytes are the basic cell form of the macrophage system. They originate in the bone marrow from promyelocytes, passing through the stage of promonocytes. After reaching the blood they leave the vessels and turn into various types of macrophage (gitter cells, alveolar and peritoneal macrophages, lipophages, Kupffer cells, phagocytic reticulum cells of the hemopoietic organs, etc.). Epithelioid cells and reactive giant cells are further derivatives of monocytes. Endothelial cells, fibroblasts, and tissue mast cells can also develop from monocytes.

Key words: Macrophages — Monocytes — Reticulum Cells — Fibroblasts.

Zusammenfassung. Mittelpunkt des Makrophagensystems sind die Monocyten. Sie bilden sich im Knochenmark aus Promyelocyten über Promonocyten. Nach Ausschwemmung ins Blut verlassen sie die Gefäße und werden extravasal zu Makrophagen verschiedener Gestalt (Fettkörnchenzellen, Alveolar- und Peritonealmakrophagen, Lipophagen, Kupffer-Zellen, phagocytierende Reticulumzellen der hämopoietischen Organe etc.). Auch Epitheloidzellen und reaktive Riesenzellen sind Monocytenderivate. Ferner können sich Endothelzellen, Fibroblasten und Gewebsmastzellen aus Monocyten entwickeln.

Schlüsselwörter: Makrophagen — Monocyten — Reticulumzellen — Fibroblasten.

268. Hautersatz bei Verbrennungen mit Spalthautnetz- und Xenotransplantaten

H. Bohmert, W. Brendel, Ch. Chaussy und H. W. Sollinger

Chirurgische Universitätsklinik München

Skin Replacement in Burns with Mesh Grafts and Xenografts

Summary. The combination of autogenous mesh grafts with fetal calf skin xenografts as a temporary coverage markedly stimulates the growth of healthy granulation tissue and accelerates epithelialization, thus resulting in wound closure in the shortest possible time. The final cosmetic result is better and the functional result noticeably better than that obtained with the usual mesh graft method. This is well documented in figures showing various stages of healing after burns.

Key words: Burns — Transplantation — Immunology.

Zusammenfassung. Durch Überdeckung von autogenen Netztransplantaten mit fetalen Kalbshautxenotransplantaten wird zum frühestmöglichen Zeitpunkt die offene Wunde in eine geschlossene verwandelt bei gleichzeitiger optimaler Ausnutzung von Eigenhaut. Verlaufsserien von Abbildungen über die Wundheilungsphasen bei schweren Verbrennungen dokumentieren ein deutlich besseres funktionelles und ästhetisches Resultat gegenüber der konventionellen mesh-graft-Methode.

Schlüsselwörter: Verbrennungen — Transplantation — Immunologie.

269. Die Durchströmungsverteilung bei hypothermer Nierenperfusion

R. T. Grundmann, E. Meusel, H. Pichlmaier und M. Raab

Chirurgische Universitätsklinik Köln-Lindenthal

The Flow Distribution in Kidneys Perfused under Hypothermia

Summary. The intrarenal flow distribution in kidneys perfused under hypothermia was visualized by means of silicon rubber injection. (A) It was demonstrated that pulsatile and non-pulsatile perfusion yield equivalent results. (B) After nonpulsatile perfusion of human cadaver kidneys for up to 96 hr a uniform intrarenal flow distribution was found although an extremely low perfusion pressure (20 mm Hg) was used. (C) In kidneys that showed poor function immediately after transplantation the cortex was only slightly perfused.

Key words: Kidney Preservation — Flow Distribution — Silicon Rubber Injection.

Zusammenfassung. Die Durchströmungsverteilung in hypotherm perfundierten Nieren wurde durch Injektion einer Silikongummilösung sichtbar gemacht. A. In einer vergleichenden Untersuchung am Hund konnte gezeigt werden, daß sich Nieren in gleicher Weise pulsierend und nichtpulsierend konservieren lassen. B. Humannieren wurden bis zu 96 Std nichtpulsierend perfundiert: es fand sich trotz des extrem niedrigen Perfusionsdruckes von 20 mm Hg eine gleichmäßige Perfusion von Mark und Rinde. C. In Nieren ohne ausreichende Sofortfunktion war nur eine geringe Rindenperfusion nachweisbar.

Schlüsselwörter: Nierenkonservierung — Durchströmungsverteilung — Silikongummi-injektion.

270. Grundlagenforschung zur Organisation des Unfallrettungswesens

K. Herzog

Krefeld

Basic Research on the Organization of an Accident Rescue Service

Summary. The results of several years' investigation of the traffic and accident rescue service are shown on 20 large plates. The numerous subject headings refer among other things to the victim and transportation of the victim, the possible ways of transmitting information, public knowledge of the quantitative problems of the rescue service, etc.

The majority of current routine surveys on the problems of accident rescue operations are of no value due to gross inaccuracies in the quantitative area. Our own results correct this deficiency and extend quantitative documentation.

Key words: Traffic Accident Rescue Service — Accident Rescue Service.

Zusammenfassung. Auf 20 großformatigen Tafeln sind Ergebnisse mehrjähriger Untersuchungen aus dem Gebiet des Verkehrs- und Unfallrettungswesens dargestellt. Die zahlreichen Einzelthemen beziehen sich u.a. auf den Verletzten und seinen Transport, die Nachrichten-möglichkeiten, die Kenntnisse der Allgemeinheit über quantitative Probleme des Rettungs-wesens usw. Ergebnis: Der größte Teil der derzeitigen Routineansichten über Verkehrs-rettungsprobleme ist wegen grober Unrichtigkeiten auf quantitativem Gebiet unbrauchbar; die eigenen Ergebnisse korrigieren dies und erweitern die quantitativen Unterlagen.

Schlüsselwörter: Verkehrsrettungswesen — Unfallrettungswesen.

271. Die Technik der Hüftgelenktransplantation nach Thomas

G. Thomas

Bonn

Thomas Technique of Hip-Joint Transplantation

Summary. Jaros and Stryhal were the first to transplant femur heads according to the suggestion of Krompecher and Pap. The excellent results obtained by Jaros, Wagner and Matzen (150 cases of partial hip-joint transplantation) encouraged the author to develop a completely new technique for the transplantation of both the femur head and the acetabulum. The instruments were specially designed to allow accurate preparation of the transplant so that no empty space would be left between the transplant and the host tissue.

Key words: Hip-joint Transplantation, New Technique.

Zusammenfassung. Jaros u. Stryhal sind die Ersten gewesen, die nach den Erkenntnissen von Krompecher u. Pap Transplantationen des Schenkelkopfes vornahmen. Die guten Resultate, die Jaros, Wagner u. Matzen mitteilen (150 Fälle von Hüftteilgelenktransplantationen) regten den Autor an, eine neue Technik der Hüftgelenktransplantation zu entwickeln, mit der Kopf und Pfanne paßgenau zu 5 mm dicken Schalen bearbeitet und so transplantiert werden können. Das Verfahren wurde im Film gezeigt und die Röntgenergebnisse der ersten sechs auf diese Weise operierten Patienten dargestellt.

Schlüsselwörter: Hüftgelenktransplantation, neue Technik.

272. Notarzt-System, Bonn-Süd (Rendezvous-System)

G. Ott, H. Menzel und J. Schulte

Bonn

Emergency-Call System in South Bonn (Rendez-Vous System)

Summary. The emergency service has dealt with 1461 calls in 2 years. The doctor on duty (at the Protestant hospital in Bad Godesberg) and the ambulance (from the Fire Department) meet at the scene of the accident ("rendez-vous" system) after simultaneous alerts. The doctor is the resident in surgery or anesthesia, and is also responsible for duties in the hospital. The average time from alert to departure is 70 sec, the average driving time 3 min 45 sec. Surgical and medical cases are equal in frequency. False alarms account for 25 % of all calls. Car accidents involving young drivers occur most often in the city center during the rush hour. Most of the surgical emergencies involve shock and head injuries (62.2%) or multiple injuries (31.4%). The majority of medical cases are accounted for by myocardial infarction, drug overdose, and alcohol intoxication. The treatments administered in surgical emergencies include infusions, intubation, and correct positioning of patients, while supervision during transport and careful transportation to hospital are the measures most frequently adopted in the medical cases. This system is advantageous when a large area has to be covered, and helps to prevent suffering, invalidism, and death.

Key words: Emergency, Call System.

Zusammenfassung. 1461 Notfalleinsätze in 2 Jahren. NAW (Ev. Krankenhaus Bad Godesberg) und RTW (Feuerwache) treffen sich nach gleichzeitiger Alarmierung am Notfallort: Rendezvoussystem. Notarzt (Chirurgen und Anästhesisten) bleiben in die ambulante Krankenhausarbeit integriert. Mittlere Ausrückzeit 70 sec, mittlere Fahrzeit 3 min 45 sec. Chirurgische und interne Notfälle fast gleich häufig. Ein Viertel Fehleinsätze. PKW-Unfälle gehäuft bei jüngeren Fahrern an den städtischen Verkehrsknotenpunkten der B9 im Berufsverkehr. *Chirurgische Notfälle:* Vorrangig Schock, 62,2$^0/_0$ Kopfverletzungen, 31,4$^0/_0$ Mehrfachverletzungen, Inf., Intubationen und Lagerung vorrangig. *Interne Notfälle:* Herzinfarkt, Suicide, Alkoholabusus häufig. Transportüberwachung und schonender Transport vorrangig. Das System hat Vorteile bei ausgedehntem Versorgungsgebiet, Vermeidung von Leiden, Invalidität und in Katastrophenfällen.

Schlüsselwörter: Notarztsystem, Bonn-Süd (Rendezvoussystem).

273. Rettungshubschrauber im Einsatz

Th. Lange, H. Brüggemann und H. Tscherne

Unfallchirurgische Klinik der Medizinischen Hochschule Hannover

Air-Rescue Helicopter in Action

Summary. Air rescue by the helicopter "Christoph 4" is discussed with reference to 1610 flights during a period of 18 months. The mean flight time is 8.4 min and an average distance of 23.4 km is flown to the place of the accident.

Alltogether 1434 patients were treated over the 18-month period. Of these, 86.4$^0/_0$ were surgical and 6.4$^0/_0$ medical emergencies. The rate of false alarms was 22.4$^0/_0$ and vital emergencies made up 21.8$^0/_0$. In all, 116 intubations and 18 successful resuscitations were carried out at the scene of the accident.

Key words: Air-rescue by Helicopter — Emergencies, Rescue.

Zusammenfassung. Anhand von 1610 Einsätzen des Rettungshubschraubers „Christoph 4" in Hannover wird das Prinzip der Hubschrauberrettung erklärt. Bei einer mittleren Flugzeit von 8,4 min und einer durchschnittlichen Entfernung von 23,4 km zur Notfallstelle wurden innerhalb von 18 Monaten 1434 Notfallpatienten versorgt, 86,4$^0/_0$ davon waren chirurgische und 6,4$^0/_0$ interne Notfälle. Bei einer Fehleinsatzquote von 22,4$^0/_0$ betrug die vitale ärztliche Indikation der Einsätze 21,8$^0/_0$, insgesamt wurden 116 Intubationen und 18 erfolgreiche Reanimationen an der Notfallstelle durchgeführt.

Schlüsselwörter: Rettungshubschrauber in Hannover — Unfallrettung.

Notes on Preparation of Illustrations

Selection of illustration material: In order to obtain the best results in reproduction, to avoid delays during production and hence unnecessary costs, we ask authors to note the following points when selecting and preparing illustration copy.

1. **Half-tones** (photographs, photomicrographs, X-rays, instrument traces etc.)

   - Send only good, well-contrasted glossy prints of the original negative; prints should be trimmed at right angles; send contact copies of X-rays — if these are not available, the actual X-ray films.

   - Mark or trim off marginal portions which are not required (at right angles, please).

   - State scale of reduction, if any, with due allowance for the format of the printed page (print area).

   - Group figures into whole-page plates; see that they match in the proposed scale of reduction.

   - With X-rays, in particular, mark the significant portions on the back of the copy, or on a cover sheet.

   - Enter inscriptions, marker lines etc. neatly and in the appropriate size, either on the photograph itself or on a cover sheet.

2. **Line drawings**

   - State final size of illustration, with due allowance for print area.

   - The ideal is for drawings to be twice the final size and executed in indelible black ink.

   Important points to note: thickness of lines, size of inscriptions, size of measuring points, adequate spacing of shaded and dotted areas.

   Words should be in upper and lower case characters (not block capitals).

Example showing the effect of reduction $\times\ ^1/_2$.

ABCDEFGHIJKLMNOPQRSTUVWXYZ
aabcdefghijklmnopqrstuvwxyzß
1234567890
(!:;"+=;×?%)

ABCDEFGHIJKLMNOPQRSTUVWXYZ
aabcdefghijklmnopqrstuvwxyzß
1234567890
(!:;"+=;×?%)

Some more examples see overleaf

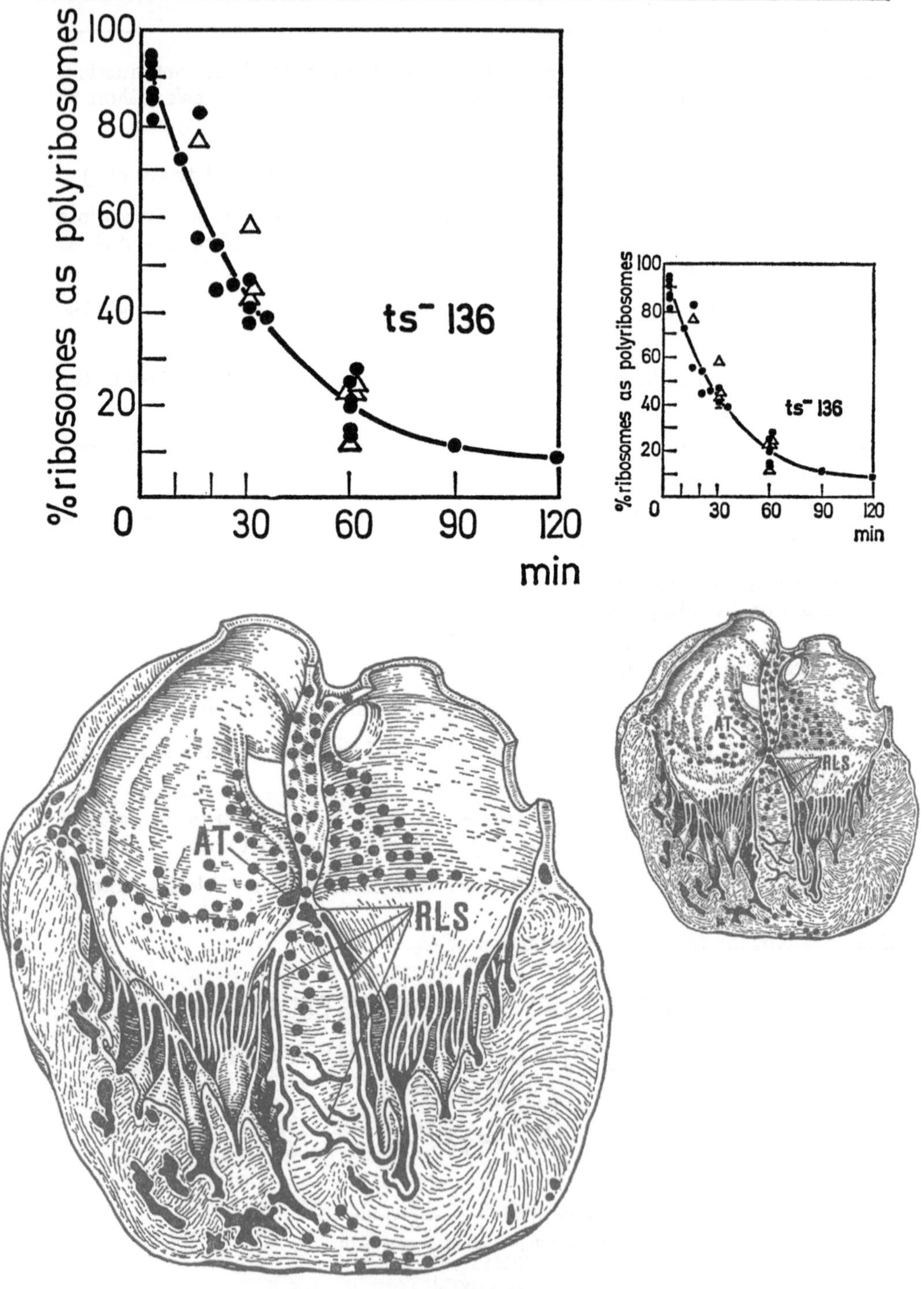

Examples showing the effect of reduction × ¹/₂

Langenbecks Archiv für Chirurgie

Ab Band 120 Kongreßorgan der Deutschen Gesellschaft für Chirurgie. „Archiv für klinische Chirurgie" begründet 1860 von *B. v. Langenbeck*. Herausgegeben von *Th. Billroth, E. Gurlt, E. v. Bergmann, W. Körte, A. v. Eiselsberg, A. Bier, F. Sauerbruch, E. Payr, A. Borchard, O. Nordmann* u. a. Bis Band 117 (1921) Berlin, A. Hirschwald, ab Band 118 Berlin, Springer.

Seit 1948 (Band 207/260) unter dem Titel „Langenbecks Archiv für klinische Chirurgie" vereinigt mit: Deutsche Zeitschrift für Chirurgie. Begründet 1872 von *A. v. Bardeleben, W. Baum* u. a. Herausgegeben von *H. v. Haberer* und *F. Sauerbruch*. Bis Band 254 Leipzig-Berlin, F. C. W. Vogel, ab Band 255 (1941) Berlin, Springer.

Ab Band 324 „Langenbecks Archiv für Chirurgie".

Manuskripte nehmen entgegen:

Professor Dr. M. Allgöwer, Department für Chirurgie der Universität Basel, Kantonsspital, CH-4004 Basel,

Professor Dr. F. Linder, Chirurg. Universitätsklinik, D-6900 Heidelberg, Kirschnerstr. 1,

Professor Dr. M. Trede, Chirurgische Klinik im Klinikum Mannheim der Universität Heidelberg, D-6800 Mannheim, Theodor Kutzer-Ufer.

Von jeder Arbeit werden 40 Sonderdrucke kostenlos zur Verfügung gestellt. Weitere Separata können von den Autoren zum Selbstkostenpreis bezogen werden.

Bei Arbeiten aus Instituten, Kliniken usw. ist eine Erklärung des Direktors oder eines Abteilungsleiters beizufügen, daß er mit der Publikation der Arbeit aus dem Institut bzw. der Abteilung einverstanden ist und den Verfasser auf die Aufnahmebedingungen aufmerksam gemacht hat.

Im Interesse der unbedingt gebotenen Sparsamkeit wollen die Herren Verfasser auf knappste Fassung ihrer Arbeiten und Beschränkung des Abbildungsmaterials auf das unbedingt erforderliche Maß bedacht sein.

Grundsätzlich dürfen nur Arbeiten eingereicht werden, die vorher weder im Inland noch im Ausland veröffentlicht worden sind. Der Autor verpflichtet sich, seinen Beitrag auch nachträglich nicht an anderer Stelle zu publizieren. Mit der Annahme des Manuskriptes und seiner Veröffentlichung durch den Verlag geht das Verlagsrecht für alle Sprachen und Länder einschließlich des Rechts der fotomechanischen Wiedergabe oder einer sonstigen Vervielfältigung, auch in Mikroform, an den Verlag über. Jedoch wird gewerblichen Unternehmen für den innerbetrieblichen Gebrauch nach Maßgabe des zwischen dem Börsenverein des Deutschen Buchhandels e. V. und dem Bundesverband der Deutschen Industrie abgeschlossenen Rahmenabkommens die Anfertigung einer fotomechanischen Vervielfältigung gestattet. Wenn für diese Zeitschrift kein Pauschalabkommen mit dem Verlag vereinbart worden ist, ist eine Wertmarke im Betrag von DM 0,40 pro Seite zu verwenden. *Der Verlag läßt diese Beträge den Autorenverbänden zufließen.*

Die Wiedergabe von Gebrauchsnamen, Handelsnamen, Warenbezeichnungen usw. in dieser Zeitschrift berechtigt auch ohne besondere Kennzeichnung nicht zu der Annahme, daß solche Namen im Sinn der Warenzeichen- und Markenschutz-Gesetzgebung als frei zu betrachten wären und daher von jedermann benutzt werden dürften.

Die Zeitschrift erscheint, um eine rasche Publikation zu ermöglichen, in einzelnen Heften, die zu Bänden vereinigt werden. Ein Band besteht im allgemeinen aus 4 Heften. Der Preis eines Bandes beträgt DM 148,—, für Mitglieder der Deutschen Gesellschaft für Chirurgie DM 118,40, jeweils zuzüglich Porto und Versandgebühren.

Springer-Verlag

69 Heidelberg 1	1 Berlin 33	Springer-Verlag
Postfach 105 280	Heidelberger Platz 3	New York Inc.
Fernsprecher (06221) 487-1	Fernsprecher (0 30) 82 20 01	175 Fifth Avenue
Fernschreiber 04-61 690	Fernschreiber 01-83 319	New York, N.Y. 10010

Verantwortlich für den Anzeigenteil: L. Siegel, 1 Berlin 15, Kurfürstendamm 237.
Telefon: (030) 8 82 10 31   Telex: 01-85 411

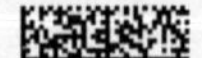